Problemloses
Gleiten

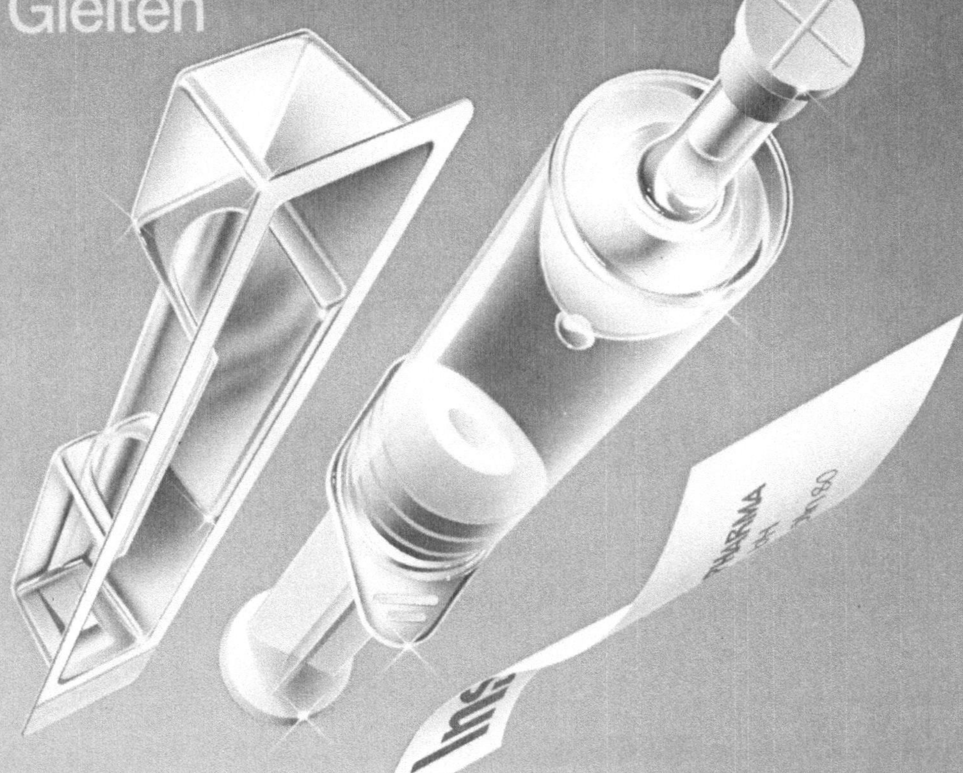

garantierte Sterilität für Inhalt und Verpackung

Instillagel®

Katheter-Gleitmittel
in steril verpackter Einmal-Spritze
desinfiziert – anästhesiert

Farco-Pharma GmbH, Köln, **Instillagel**®
Zusammensetzung: 100 ml Gel enthalten: Lidocainhydrochlorid 2,000 g, Chlorhexidindigluconat 0,050 g, Methyl-4-hydroxybenzoat 0,060 g, Propyl-4-hydroxybenzoat 0,025 g. **Anwendungsgebiete:** Gleitmittel, Desinfizienz und Lokalanästhetikum z.B. bei Katheterisierungen, Sondierungen, auch intraoperative, alle Formen von Endoskopien, Wechsel von Fistelkathetern, Intubationen, auch bei Beatmung; in der Pädiatrie zur Verhütung von iatrogenen Verletzungen an Rektum und Colon. **Gegenanzeigen:** sind nicht bekannt. **Nebenwirkungen:** Trotz erwiesener großer Sicherheitsbreite von Instillagel sind bei schweren Harnröhrenverletzungen unerwünschte Wirkungen des Lokalanästhetikums Lidocain möglich: Bei Blutdruckabfall: Gegenmaßnahme z.B. Isoprenalin i.v., bei Bradykardie: z.B. Atropin i.v., bei Krämpfen: z.B. kleine Dosen eines kurzwirkenden Barbiturates.

Wechselwirkungen: sind nicht bekannt.
Darreichungsform und Packungsgrößen:
Einmalspritze 6 ml: Einzelspritze, Anstaltspackung zu 10 Spritzen;
Einmalspritze 11 ml: Einzelspritze, Anstaltspackung zu 10 Spritzen.

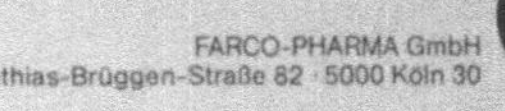

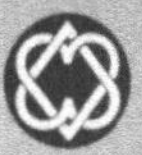

Verhandlungsbericht der Deutschen Gesellschaft für Urologie

34. Tagung
20. bis 23. Oktober 1982, Hamburg

Tagungsleitung
H. Klosterhalfen, Hamburg

Redigiert durch den zweiten Schriftführer
der Deutschen Gesellschaft für Urologie
J. Kaufmann, Hamburg

Mit 217 Abbildungen und 248 Tabellen

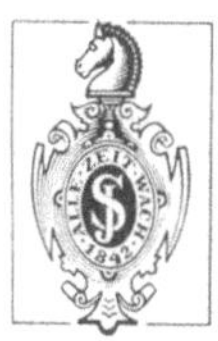

Springer-Verlag
Berlin Heidelberg New York Tokyo
1983

Prof. Dr. Herbert Klosterhalfen
Direktor der Urolog. Univ.-Klinik, Martinistraße 52, D-2000 Hamburg 20

Prof. Dr. Joachim Kaufmann
Chefarzt der Urolog. Abtlg., Allg. Krankenhaus Altona, Paul-Ehrlich-Straße 1, D-2000 Hamburg 50

ISBN-13: 978-3-540-12476-4 e-ISBN-13: 978-3-642-82065-6
DOI: 10.1007/978-3-642-82065-6

CIP-Kurztitelaufnahme der Deutschen Bibliothek
Deutsche Gesellschaft für Urologie:
Verhandlungsbericht der Deutschen Gesellschaft für Urologie: Tagung. – Berlin; Heidelberg; New York; Tokyo: Springer
ISSN 0070-413X
Bis 33. 1981 (1982) mit d. Erscheinungsorten: Berlin, Heidelberg, New York
34. 1982. 20. bis 23. Oktober 1982, Hamburg. – 1983.

Das Werk ist urheberrechtlich geschützt. Die dadurch begründeten Rechte, insbesondere die der Übersetzung, des Nachdruckes, der Entnahme von Abbildungen, der Funksendung, der Wiedergabe auf photomechanischem oder ähnlichem Wege und der Speicherung in Datenverarbeitungsanlagen bleiben, auch bei nur auszugsweiser Verwertung, vorbehalten.
Vergütungsansprüche des § 54, Abs. 2 UrhG werden durch die „Verwertungsgesellschaft Wort“, München, wahrgenommen.
© Springer-Verlag Berlin Heidelberg 1983
Softcover reprint of the hardcover 1st edition 1983
Die Wiedergabe von Gebrauchsnamen, Handelsnamen, Warenbezeichnungen usw. in diesem Werk berechtigt auch ohne besondere Kennzeichnung nicht zu der Annahme, daß solche Namen im Sinne der Warenzeichen- und Markenschutz-Gesetzgebung als frei zu betrachten wären und daher von jedermann benutzt werden dürften.

Verantwortlich für den Anzeigenteil: H. Hüttig, Kurfürstendamm 237, D-1000 Berlin 15
2122/3321-543210

Bei neurogenen Blasenentleerungsstörungen

Zusammensetzung: 1 Kapsel Dibenzyran 1 enthält 1 mg Phenoxybenzaminhydrochlorid. 1 Kapsel Dibenzyran 5 enthält 5 mg Phenoxybenzaminhydrochlorid. 1 Kapsel Dibenzyran 10 enthält 10 mg Phenoxybenzaminhydrochlorid.
Indikationen: Mittelschwere und schwere Formen der Hypertonie, ggf. in Kombination mit einem ß-Rezeptorenblocker – paroxysmaler oder permanenter Hochdruck beim Phäochromozytom, insbesondere zur Vorbehandlung bei allen operativen oder diagnostischen Eingriffen – schwere Herzmuskelinsuffizienz – periphere Durchblutungsstörungen (z. B. Raynaud-Syndrom) – neurogene Blasenentleerungsstörungen – Miktionsstörungen infolge Prostata-Adenom.
Kontraindikationen: Zustände, bei denen eine Blutdrucksenkung unerwünscht ist.
Nebenwirkungen: Zu Behandlungsbeginn und bei Dosissteigerungen sollte auf orthostatische Dysregulationen geachtet werden. Mit einschleichender Dosierung lassen sie sich meist vermeiden, oder sie verschwinden auch bei Fortdauer der Behandlung. Um einer reflektorischen Tachykardie zu begegnen, kann in niedriger Dosierung ein ß-Rezeptorenblocker verordnet werden. Weiterhin können auftreten: leichte Sedierung, Schwellung der Nasenschleimhaut und Pupillenverengung. Bei Männern wird häufiger von einem Verlust der Ejakulationsfähigkeit berichtet, jedoch ohne Beeinflussung von potentia coeundi und Orgasmus. Bei Frauen kann es zu Unregelmäßigkeiten der Menses kommen. Die Begleiterscheinungen sind individuell ausgeprägt und resultieren aus der Hemmung des adrenergen Systems. Gewöhnlich verschwinden sie bei Fortdauer der Behandlung oder Verminderung der Dosis, können aber wieder auftreten durch Alkoholkonsum, Einnahme einer ausgedehnten Mahlzeit oder körperliche Anstrengung. Erbrechen, Apathie und Schockzustand sind nur bei ungewöhnlich hohen Dosen zu erwarten. In einem solchen Fall empfiehlt sich die Hochlagerung der Beine, eventuell intravenöse Infusion, der Noradrenalin (Arterenol®) oder Angiotensinsinamidum (Hypertensin CIBA) unter Beachtung des Blutdrucks zugesetzt werden kann. Es kann erforderlich sein, den Kranken 24 Stunden oder länger flach zu legen, da die Arzneiwirkung lange anhält. Das Anlegen fester Beinbandagen und eines Leibwickels kann die Wiederherstellung abkürzen. Cave: Eine Injektion von Adrenalin soll wegen der Gefahr der Wirkungsumkehr nicht vorgenommen werden. Sie würde eine weitere Blutdrucksenkung bewirken.

Hinweise: Bei fortgeschrittener Koronar- oder Zerebralsklerose ist wegen der Blutdrucksenkung Dibenzyran mit Vorsicht anzuwenden.
Handelsformen und Preise: Dibenzyran 1 N 1 mit 20 Kapseln DM 16,55; N 2 mit 50 Kapseln DM 31,85; N 3 mit 100 Kapseln DM 58,85. Dibenzyran 5 N 1 mit 20 Kapseln DM 18,45; N 2 mit 50 Kapseln DM 35,40; N 3 mit 100 Kapseln DM 64,15. Dibenzyran 10 N 1 mit 20 Kapseln DM 20,45; N 2 mit 50 Kapseln DM 38,60; N 3 mit 100 Kapseln DM 69,30.

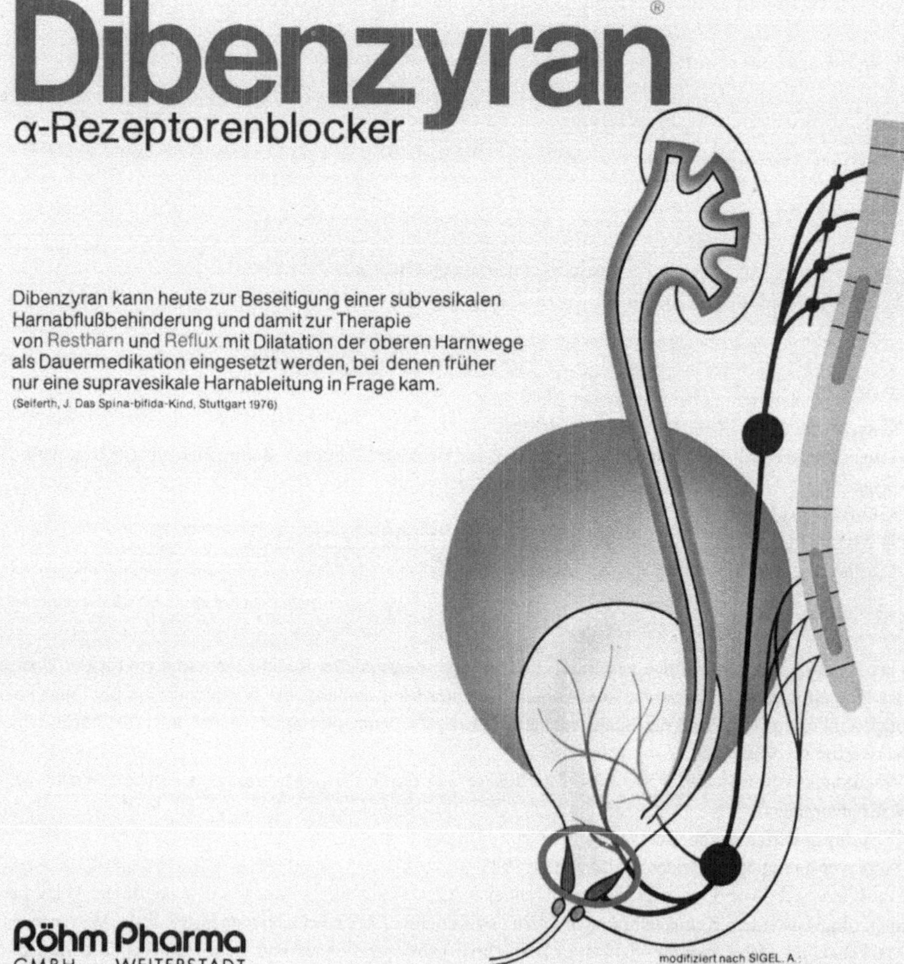

W. Mauermayer

Transurethrale Operationen

Mit Beiträgen von K. Fastenmeier, G. Flachenecker, R. Hartung, G. H. Schlund, W. Schütz 2359/5/1

1981. 240 Abbildungen, 14 Farbtafeln. XXVI, 523 Seiten.
(Allgemeine und spezielle Operationslehre, Band 8. 3. völlig neubearbeitete Auflage, Teil 1)
Gebunden DM 480,–; approx. US $ 206.90
Subskriptionspreis (gilt bei Verpflichtung zur Abnahme aller Bände des Handbuchs)
Gebunden DM 384,–; approx. US $ 165.60
ISBN 3-540-10957-9

Inhaltsübersicht: Arbeitsräume für transurethrale Operationen. - Instrumente und Instrumentenpflege. - Präoperative Maßnahmen. - Allgemeine Resektionstechnik: Technik und Methodik des Schneidens. - Spezielle Resektionstechnik. - Die Technik der Blutstillung. - Transurethrale Operationen in der Harnblase. - Sonderformen der Elektroresektion am Blasenhals. - Die Lithotripsie. - Die Zeiss-Schlinge und das Einlegen von Ureterdauerkathetern. - Endoskopische Operationen in der Harnröhre. - Die Bougierung der Harnröhre. - Die Nachbehandlung nach der Operation. - Grundsätze ärztlicher Aufklärung von transurethralen Operationen. - Lernen und Lehren der transurethralen Operationstechnik. - Tafelteil. - Literaturverzeichnis. - Sachverzeichnis.

Diese Operationslehre ist der Extrakt aus 30 Jahren Operationserfahrung eines der Pioniere seines Faches, der mehr als 10.000 transurethrale Operationen ausgeführt oder mitbeobachtet hat. Seit den klassischen Werken von NESBIT und BARNES 1943 ist der Stoff nicht mehr in so ausführlicher Weise dargestellt worden.
In einer fast 30jährigen Lehrtätigkeit hat der Autor die transurethralen Operationsmethoden einer großen Zahl von Urologen vermittelt; er kennt die typischen Fehler und Gefahren und beschreibt – ohne „Werkstattgeheimnisse“ – detailliert die Möglichkeiten zu ihrer Vermeidung und zur Korrektur. Alle mitgeteilten Operationstechniken sind tausendfach erprobt, verbessert und didaktisch so dargestellt, daß sie nachvollziehbar sind – auch für Urologen, die nicht an einem endoskopischen Zentrum ausgebildet wurden.
Besonderen didaktischen Wert hat die Darstellung der „Grundtechnik“ der Resektion, die seit der ersten deutschen TU-Operationslehre des gleichen Autors 1962 in keinem anderen Buch in dieser klaren Weise gezeigt wurde.
Der komprimierte, einprägsame Text wird durch zahlreiche anschauliche schematische Abbildungen ergänzt. Brilliante Farbphotographien wurden ausgewählt, wenn sie besser als Zeichnungen oder Beschreibungen eine bestimmte Situation darstellen.

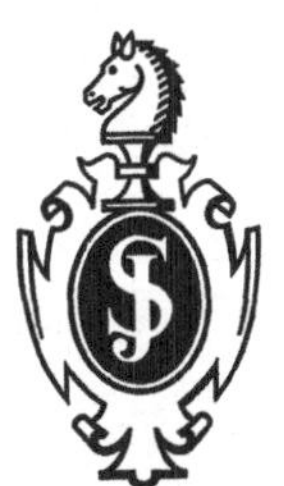

Springer-Verlag
Berlin
Heidelberg
New York
Tokyo
Tiergartenstr. 17, D-6900 Heidelberg 1
175 Fifth Ave., New York, NY 10010, USA
37-3, Hongo 3-chome, Bunkyo-ku, Tokyo 113, Japan

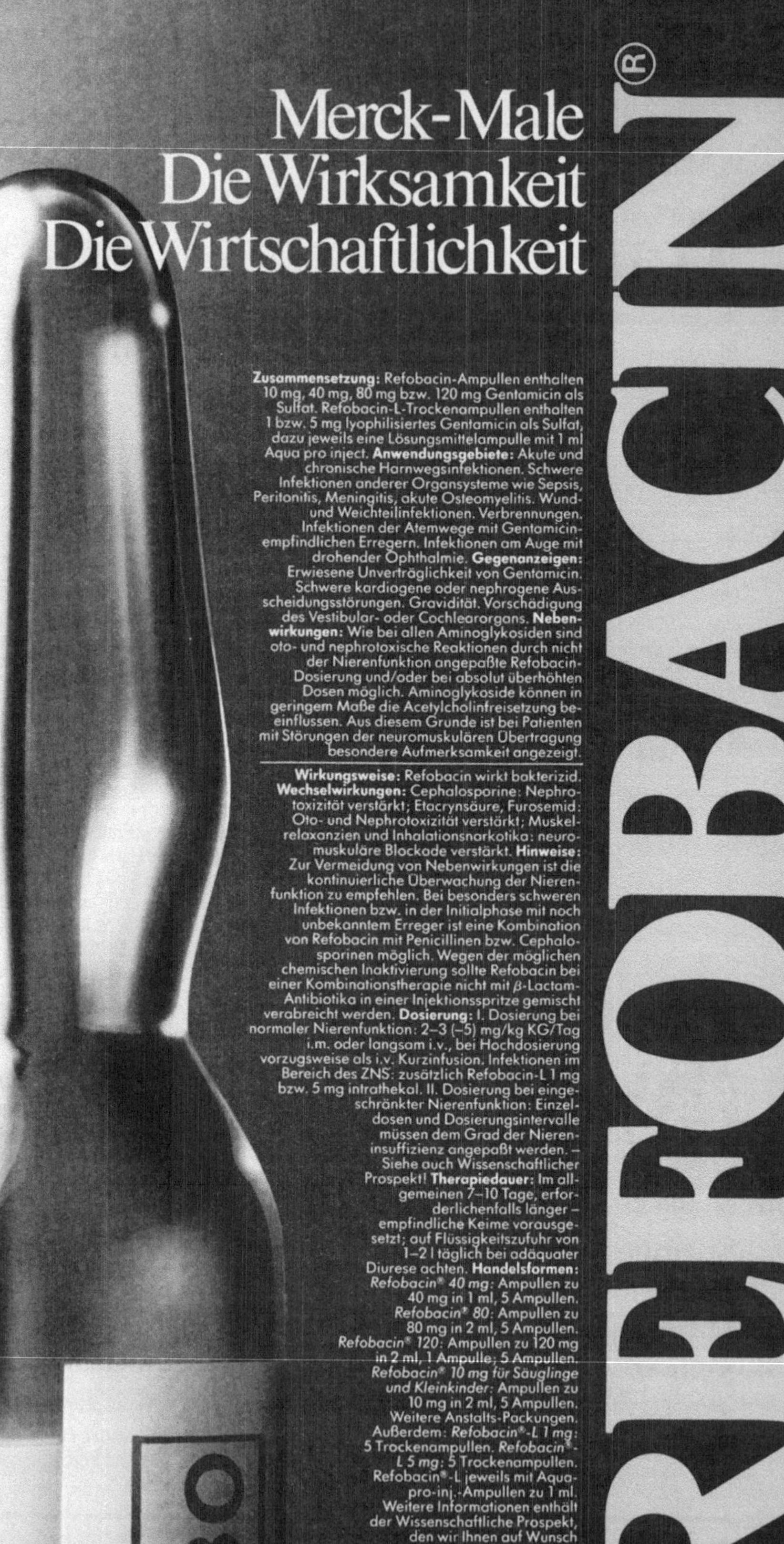
REFOBACIN®
Merck-Male
Die Wirksamkeit
Die Wirtschaftlichkeit
Zusammensetzung: Refobacin-Ampullen enthalten 10 mg, 40 mg, 80 mg bzw. 120 mg Gentamicin als Sulfat. Refobacin-L-Trockenampullen enthalten 1 bzw. 5 mg lyophilisiertes Gentamicin als Sulfat, dazu jeweils eine Lösungsmittelampulle mit 1 ml Aqua pro inject. Anwendungsgebiete: Akute und chronische Harnwegsinfektionen. Schwere Infektionen anderer Organsysteme wie Sepsis, Peritonitis, Meningitis, akute Osteomyelitis. Wund- und Weichteilinfektionen. Verbrennungen. Infektionen der Atemwege mit Gentamicin-empfindlichen Erregern. Infektionen am Auge mit drohender Ophthalmie. Gegenanzeigen: Erwiesene Unverträglichkeit von Gentamicin. Schwere kardiogene oder nephrogene Ausscheidungsstörungen. Gravidität. Vorschädigung des Vestibular- oder Cochlearorgans. Nebenwirkungen: Wie bei allen Aminoglykosiden sind oto- und nephrotoxische Reaktionen durch nicht der Nierenfunktion angepaßte Refobacin-Dosierung und/oder bei absolut überhöhten Dosen möglich. Aminoglykoside können in geringem Maße die Acetylcholinfreisetzung beeinflussen. Aus diesem Grunde ist bei Patienten mit Störungen der neuromuskulären Übertragung besondere Aufmerksamkeit angezeigt.
Wirkungsweise: Refobacin wirkt bakterizid. Wechselwirkungen: Cephalosporine: Nephrotoxizität verstärkt; Etacrynsäure, Furosemid: Oto- und Nephrotoxizität verstärkt; Muskelrelaxanzien und Inhalationsnarkotika: neuromuskuläre Blockade verstärkt. Hinweise: Zur Vermeidung von Nebenwirkungen ist die kontinuierliche Überwachung der Nierenfunktion zu empfehlen. Bei besonders schweren Infektionen bzw. in der Initialphase mit noch unbekanntem Erreger ist eine Kombination von Refobacin mit Penicillinen bzw. Cephalosporinen möglich. Wegen der möglichen chemischen Inaktivierung sollte Refobacin bei einer Kombinationstherapie nicht mit β-Lactam-Antibiotika in einer Injektionsspritze gemischt verabreicht werden. Dosierung: I. Dosierung bei normaler Nierenfunktion: 2–3 (–5) mg/kg KG/Tag i.m. oder langsam i.v., bei Hochdosierung vorzugsweise als i.v. Kurzinfusion. Infektionen im Bereich des ZNS: zusätzlich Refobacin-L 1 mg bzw. 5 mg intrathekal. II. Dosierung bei eingeschränkter Nierenfunktion: Einzeldosen und Dosierungsintervalle müssen dem Grad der Niereninsuffizienz angepaßt werden. – Siehe auch Wissenschaftlicher Prospekt! Therapiedauer: Im allgemeinen 7–10 Tage, erforderlichenfalls länger – empfindliche Keime vorausgesetzt; auf Flüssigkeitszufuhr von 1–2 l täglich bei adäquater Diurese achten. Handelsformen: Refobacin® 40 mg: Ampullen zu 40 mg in 1 ml, 5 Ampullen. Refobacin® 80: Ampullen zu 80 mg in 2 ml, 5 Ampullen. Refobacin® 120: Ampullen zu 120 mg in 2 ml, 1 Ampulle; 5 Ampullen. Refobacin® 10 mg für Säuglinge und Kleinkinder: Ampullen zu 10 mg in 2 ml, 5 Ampullen. Weitere Anstalts-Packungen. Außerdem: Refobacin®-L 1 mg: 5 Trockenampullen. Refobacin®-L 5 mg: 5 Trockenampullen. Refobacin®-L jeweils mit Aqua-pro-inj.-Ampullen zu 1 ml. Weitere Informationen enthält der Wissenschaftliche Prospekt, den wir Ihnen auf Wunsch gerne zusenden.
Stand 1. 4. 1982
MERCK
Postfach 4119, 6100 Darmstadt 1
80

Traumatologie des Urogenitaltraktes

Von H. U. Braedel, S. Chlepas, G. Durben, W. Lutzeyer, H. Melchior, P. Rathert, A. Sigel, O. Trentz

Herausgeber: W. Lutzeyer

1873/5/1a

1981. 133 Abbildungen. XVI, 353 Seiten (22 Seiten in Englisch).
(Handbuch der Urologie, Band 14)
Gebunden DM 220,–; approx. US $ 94.90
Subskriptionspreis: Gebunden DM 176,–; approx. US $ 75.90
ISBN 3-540-05143-0
(Der Subskriptionspreis gilt bei Verpflichtung zur Abnahme aller Bände des Handbuches)

Inhaltsübersicht: Verletzungen der Niere. – Spezielle radiologische Untersuchungsverfahren bei Nierenverletzungen. – Stumpfe, nicht penetrierende Verletzungen des Harnleiters. – Verletzungen der Harnröhre und der Harnblase. – Verletzungen der Genitalorgane. – Polytrauma. Unter besonderer Berücksichtigung des Urogenitaltraktes. – Sachregister.

Durch die Zunahme von Verkehrunfällen, Massenkatastrophen und Sportunfällen gewinnt die Traumatologie des Urogenitaltraktes immer mehr an Bedeutung. Differenzierte diagnostische Maßnahmen ermöglichen, einzeln oder in Kombination, die sofortige oder auch verzögerte Versorgung der verschiedenen Organe des Urogenitaltraktes, angefangen von den Nieren und den Nierengefäßen über Harnleiter, Blase und äußere Genitale.
Dieses Werk stellt die neuesten wissenschaftlichen und praktisch-klinischen Erfahrungen kritisch dar. Dabei kommen den einzelnen Kapitel die großen persönlichen Erfahrungen der Autoren zugute. Neue Gesichtspunkte des Pathomechanismus mit Rückwirkung auf Art und Schwere des Traumas werden aufgezeigt. Relative Seltenheit der Harnleiterverletzung im Gegensatz zur Häufigkeit von Blasenverletzungen und Verletzungen der hinteren Harnröhre ergeben sich aus den großen und modernen Statistiken. Verletzungen der äußeren Genitale wie Hoden und Nebenhoden sind nicht nur vom psychologischen, sondern auch vom versicherungsrechtlichen Aspekt her wichtig.
Daher ist dieses Werk für Urologen, Unfallchirurgen und Allgemeinchirurgen, aber auch Kinderchirurgen und Pädiater eine unerläßliche Informationsquelle.

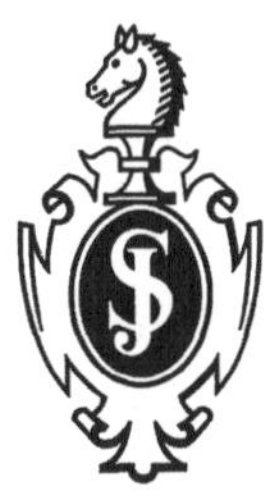

Springer-Verlag
Berlin
Heidelberg
New York
Tokyo

Tiergartenstr. 17, D-6900 Heidelberg 1
175 Fifth Ave., New York, NY 10010, USA
37-3, Hongo 3-chome, Bunkyo-ku, Tokyo 113, Japan

PROSTAMED®

Prostata-Adenom mit Harnverhaltung, Kongestionen, Miktionsstörungen, Blasenhalssklerose, Prostatitis chronica, Resturin, Zustand nach TUR, Reizblase

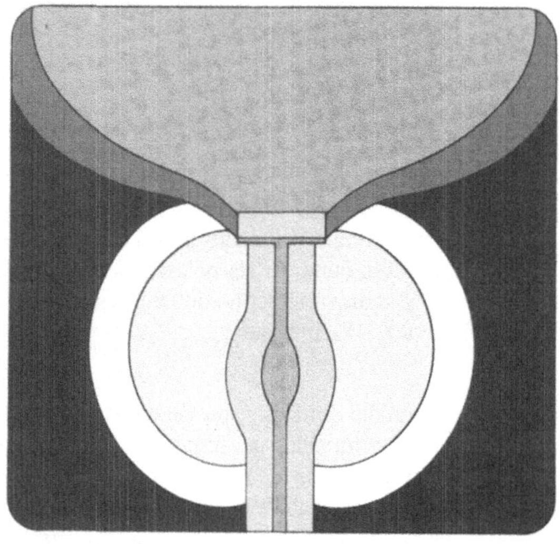

Nebenwirkungsfreie Langzeittherapie prostatischer Erkrankungen, Besserung der Kongestionsprostatitis und der Miktionsbeschwerden. Steigerung des Uroflow, Reduzierung des Resturins, Behandlung vor und nach Operationen.

Zusammensetzung: Kürbisglobulin 0,1 g, Kürbismehl 0,2 g, Extr. fl. Solidago 0,04 g, Extr. fl. Pop. trem. 0,06 g, Kakao 0,05 g, Sacch. lact. ad 0,5 g.
Dosierung: 3mal täglich 2 - 4 Tabletten einnehmen.
Handelsform und Preise (incl. MwSt.): 60 St. DM 8,45
120 St. DM 14,48
360 St. DM 34,78

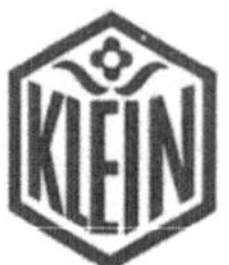

Dr. Gustav Klein, Arzneipflanzenforschung,
7615 Zell-Harmersbach/Schwarzwald

H. Bartels

Uro-Sonographie

Ein Leitfaden für die praktische Anwendung

Mit einem Geleitwort von K. F. Albrecht
1980. 102 Abbildungen in 289 Teilfiguren. XV, 154 Seiten
Gebunden DM 88,–; approx. US $ 38.00
ISBN 3-540-10126-8

2360/5/1

Inhaltsübersicht: Einleitung. – Allgemeines zur medizinischen Sonographie. – Spezielle Uro-Sonographie. – Schädigungsmöglichkeiten und Nebenwirkungen durch diagnostische Ultraschall-Anwendung. – Nachwort. – Sachverzeichnis.

Der Autor beschäftigt sich seit 10 Jahren mit der Uro-Sonographie. Seine großen Erfahrungen sind in diesem Leitfaden niedergelegt, der erstmals die Möglichkeiten und Grenzen der Uro-Sonographie unter praktisch-klinischen Gesichtspunkten aufzeigt.

Im Laufe der Zeit haben sich neben der ursprünglich einzigen Fragestellung, nämlich Abgrenzbarkeit von soliden gegenüber cystischen Raumforderungen, zahlreiche andere Indikationen für die Uro-Sonographie erarbeiten lassen. Diese erfolgten stets unter praktisch-klinischen Gesichtspunkten mit dem Ziel, dem Patienten unangenehmere und aufwendigere Untersuchungen ohne jeden Verlust an diagnostischer Sicherheit zu ersparen. Nicht nur bei Kindern spielt dabei der röntgenstrahlensparende Effekt eine zusätzliche Rolle.

Zwangsläufig haben sich mit der Uro-Sonographie wesentliche Änderungen im diagnostischen Gesamtkonzept für zahlreiche Erkrankungen ergeben. Sämtliche bislang erarbeiteten Indikationen der Uro-Sonographie werden dargestellt, und zwar jeweils mit den sich ergebenden Konsequenzen für das diagnostische oder therapeutische Vorgehen. Dabei sind die differentialdiagnostischen Erwägungen berücksichtigt, die sich aus den sonographischen Befunden ergeben. Die Darstellung zeigt aber ebenso die Grenzen des jungen Verfahrens auf und weist zudem auf häufige sonographischen Irrtümer hin.

In speziellen Kapiteln werden die Möglichkeiten und der Wert der Uro-Sonographie für die Kinder-Urologie und die invasive urologische Ultraschall-Diagnostik dargestellt.

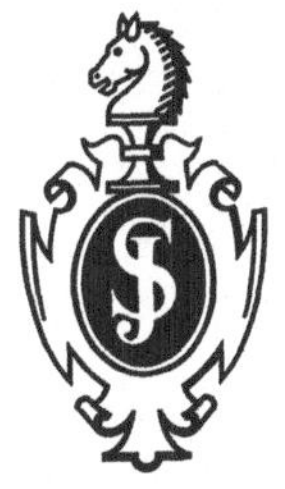

Springer-Verlag
Berlin
Heidelberg
New York
Tokyo

Tiergartenstr. 17, D-6900 Heidelberg 1
175 Fifth Ave., New York, NY 10010, USA
37-3, Hongo 3-chome, Bunkyo-ku, Tokyo 113, Japan

Telebrix® 300
Schnellinfusion

50 ml Infusionsflasche
zur Doppeldosis-Urographie
Schnellinfusion

Byk
setzt
Kontraste

Gute Verträglichkeit
bei urographischen
(und allen angiographischen)
Untersuchungen.

Grundinformation zu Telebrix®
Byk Gulden, 7750 Konstanz

Zusammensetzung
Telebrix 300, 50 ml Schnellinfusion
Meglumin-ioxitalamat 660 mg/ml
entspr. 15,0 g Jod/50 ml

Anwendungsgebiet
Doppeldosis-Urographie
Schnellinfusion

Gegenanzeigen
Gleichzeitig bestehende Schädigungen von Leber und Nieren, Plasmozytom, Thyreotoxikose und schwere Allgemeinerkrankung. Vorsicht ist geboten bei Patienten mit allergischer Disposition, schwerer Arteriosklerose, schlechtem Allgemeinzustand, Herz-Kreislauf-insuffizienz und manifester bzw. latenter Hyperthyreose. Ein erhöhtes Risiko besteht bei Kontrastmittelüberempfindlichkeit. Für die Myelographie ist Telebrix nicht geeignet. Die besonderen Risiken und Nebenwirkungen der verschiedenen Untersuchungsverfahren sind zu beachten.

Nebenwirkungen
Überempfindlichkeitsreaktionen, in seltenen Fällen bis hin zum anaphylaktischen Schock.

Weitere Angaben zu Telebrix®

Zur Beachtung
Eine ausreichende Vorbereitung auf einen möglichen Kontrastmittelzwischenfall muß sichergestellt sein.

Eine Karenzzeit bei der Durchführung des Radiojodtestes ist zu beachten.

Vor der Anwendung sind die Anweisungen der Packungsbeilage zu berücksichtigen.

Anwendung
50 ml Lösung werden in 3 min infundiert.

Handelsformen und Preis
Telebrix 300
1 Infusionsflasche mit 50 ml
+ Infusionsgerät DM 36,45
und Klinikpackungen

(Stand 1/83)

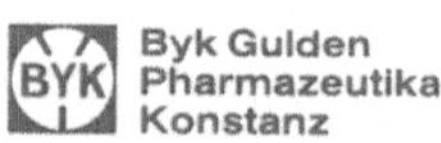

In Zusammenarbeit mit
Guerbet S. A., Frankreich

Für die tägliche Arbeit aller operativ tätigen Ärzte

Indikation zur Operation

Herausgeber: **G. Heberer, L. Schweiberer**
Mit Beiträgen von zahlreichen Wissenschaftlern
2., neubearbeitete und erweiterte Auflage. 1981. 437 Abbildungen in 633 Einzeldarstellungen, 252 Tabellen. XXIII, 1053 Seiten
Gebunden DM 428,–; approx. US $ 171.20. ISBN 3-540-10385-6

Inhaltsübersicht: Ärztlich-rechtliche Fragen zur Operationsindikation. – Allgemeiner Teil. – Spezieller Teil: Neurochirurgie. Chirurgie der Kiefer, der Mundhöhle und des Gesichtes. Thoraxchirurgie. Kardiovaskuläre Chirurgie. Zwerchfell, Ösophagus, Kardia. Bauchchirurgie. Endokrine Chirurgie. Organtransplantation. Urogenitalchirurgie. Chirurgie des Bewegungsapparates. Handchirurgie. Chirurgie der Haut, Plastische Chirurgie, Replantation. – Sachverzeichnis.

Hygieneanforderungen an Operationsabteilungen

Herausgeber: **G. Hierholzer, E. Ludolph, F. Watermann**
1982. 36 Abbildungen. X, 94 Seiten. DM 48,–; approx. US $ 19.20. ISBN 3-540-11086-0

Inhaltsübersicht: Anforderung an eine Operationsabteilung aus sozialrechtlicher und sozialmedizinischer Sicht. – Anforderungen an eine Operationsabteilung aus chirurgischer Sicht. – Begriffsbestimmung und Bedeutung der Asepsis, Desinfektion und Sterilisation. – Der Hospitalismus als aktive und passive Gefahr für den Patienten. – Bauliche und organisatorische Anforderungen an eine Operationsabteilung aus der Sicht des Krankenhaushygienikers. – Luftkeimzahlmessungen als Indikator der Reinheit von Operationseinrichtungen. – Bauliche und organisatorische Anforderungen an eine Operationsabteilung aus der Sicht des Unfallchirurgen. – Bauliche und organisatorische Anforderungen an eine Operationsabteilung aus der Sicht des Allgemeinchirurgen. – Bauliche und organisatorische Anforderungen an eine Operationsabteilung aus der Sicht des Orthopäden. – Bauliche und organisatorische Anforderungen an eine Operationsabteilung aus der Sicht des Urologen. – Was kosten raumlufttechnische Anlagen? – Diskussion und Zusammenfassung. – Sachverzeichnis.

Operationstechnik und technische Hilfsmittel in der Chirurgie

Vorträge, die anläßlich der 146. Tagung der Vereinigung Niederrheinisch-Westfälischer Chirurgen vom 27. bis 29. 9. 1979 in Münster/Westfalen gehalten wurden
Herausgeber: **H. Bünte, R.-D. Keferstein**
1981. 183 Abbildungen, 85 Tabellen. XVI, 302 Seiten
DM 130,–; approx. US $ 52.00. ISBN 3-540-10450-X

Inhaltsübersicht: Bauch- und Thoraxtrauma. – Magenchirurgie. – Gallenchirurgie. – Kolorektale Chirurgie. – Gefäßchirurgie. – Schädel-Hirn-Trauma. – Intensivbehandlung. – Operative Knochenbruchbehandlung. – Knocheninfektionen. – Hand- und Mikrochirurgie.

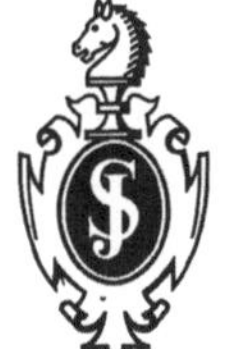

Springer-Verlag
Berlin
Heidelberg
New York

Tiergartenstr. 17, D-6900 Heidelberg 1 oder
175 Fifth Ave., New York, NY 10010

Moderne Nahtmaterialien und Nahttechniken in der Chirurgie

Ergebnisse der experimentellen Forschung und klinischen Anwendung

Herausgeber: **A. Thiede, H. Hamelmann**
1982. 281 Abbildungen. XIV, 431 Seiten
Gebunden DM 148,–; approx. US $ 59.20
ISBN 3-540-11798-9

Inhaltsübersicht: Bewertungskriterien von Nahtmaterialien und Nahthilfsmitteln. – Pathophysiologische Aspekte der experimentellen Nahtmaterialienforschung. – Experimentelle Ergebnisse der Nahtmittelforschung im Gastrointestinalbereich. – Nahtmaterialien bei klinischer Anwendung. – Allgemeine Gesichtspunkte zur Wundheilung, der Wahl der Nahtmittel und den Nahtreaktionen. – Anatomische und funktionelle Grundlagen für die Wahl von Nahtmitteln und Nahttechniken in der Klinik. – Anhang. – Sachverzeichnis.

2252/ 5/1

"Verfeinern" Sie Ihren Tastsinn mit Enzygnost®-PAP

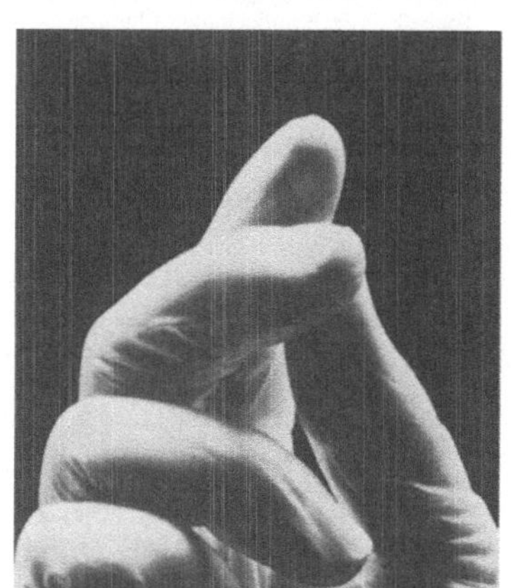

Enzygnost®-PAP ist ein hochempfindlicher Enzymimmunoassay zur Diagnostik- und Therapie-Verlaufskontrolle des Prostatakarzinoms.

Mit Enzygnost®-PAP können Sie die Prostata-spezifische saure Phosphatase (PAP; Prostatic Acid Phosphatase) mit immunologischer Spezifität und photometrischer Präzision ermitteln.

Der Enzymimmunoassay weist die PAP anhand ihrer Antigeneigenschaften nach und besitzt damit die hohe Spezifität einer immunologischen Bestimmung.

Weitere Charakteristiken von Enzygnost®-PAP:
- Testverfahren nach dem Sandwich-Prinzip
- einfache Durchführung ohne Geräteaufwand
- praxisgerechtes Arbeiten bei Raumtemperatur
- photometrische Auswertung
- keine Störung durch Hämolyse
- Ergebnisse am selben Tag erhältlich

Enzygnost®-PAP
Ein Test mit immunologischer Spezifität und hoher Empfindlichkeit

Lh 10385b

BEHRING INSTITUT

Behring Diagnostika

Behringwerke AG · Medizinische Information und Vertrieb · Postfach 800280 · 6230 Frankfurt am Main 80

Clinical Practice in Urology

Series Editor:
Geoffrey D. Chisholm, Edinburgh

New in the series

P.H. Abrams, R.C.L. Feneley, M.J. Torrens, Bristol

Urodynamics

1983. 95 figures. 29 tables. Approx. 248 pages.
Cloth DM 110,– (approx. £ 29.90)
ISBN 3-540-11903-5

Urodynamics provides a practical guide to the functional investigation of patients with incontinence and voiding disorders. Normal bladder and urethral function and the anatomy of the lower urinary tract are outlined. The basic urodynamic techniques of uroflowmetry, inflow cystometry and outflow cystometry as well as other less common investigative methods are then described in detail, and their clinical applications discussed with reference to specific patient groups. In subsequent chapters advice is given on the selection of urodynamic equipment and on the establishment of a urodynamic investigation service.

Previously published

Chemotherapy and Urological Malignancy

Editor: **A.S.D Spiers,** Albany

1982. XVII, 163 pages.
Cloth DM 98,– (approx. £ 26.60)
ISBN 3-540-11543-9

"The role of chemotherapy in the management of malignant disease of the urogenital tract is presented in this multiauthor volume according to anatomical site. Thus there are comprehensive reviews on chemotherapy in the management of carcinoma of the adrenal gland, kidney, pelvis, ureter and bladder, prostate, penis, male and female urethra, and testis. I found the chapter on the E.O.R.T.C. experience in urological tumours of interest because it explains the considerable amount of effort required in the organisation and management of multicentre trials in malignant disease. All chapters are well written and make up a well-balanced book."

The Lancet

Urinary Diversion

Editor: **M.H. Ashken,** Norwich

1982. 53 figures. XIII, 143 pages.
Cloth DM 98,– (approx. £ 26.60)
ISBN 3-540-11273-1

"This collection of six masterly essays comes most opportunely. David Thomas and Anthony Rickwood review the ways that diversion may be avoided in neuropathic disorders of the bladder, and in children with dilated upper tracts, putting the new fashions for self-catheterization and undiversion into perspective. Marberger and Straub take another look at the place for ureterosigmoidostomy and the evidence from Hohenfellner's department that a well-constructed loop of sigmoid with anti-reflux valves may be a better long-term diversion than a freely draining loop of ileum. Ashken gives a fascinating account of his own efforts to make a continent urinary reservoir along the lines pioneered by Gilchrist and Merricks, and reviews the tireless ingenuity of the many who have laboured in this particularly difficult and unrewarding field ... Anthony Walsh considers a wealth of useful variations on the theme of diversion that may be deployed for the individual clinical problem ... Auriol Lawson's fact-filled chapter on stoma care is a particularly happy and valuable part of this excellent book. As usual Springer have produced a lovely, if expensive volume, but how comforting to see that they came to England to have it printed. It is thoroughly recommended."

Journal of the Royal Society of Medicine

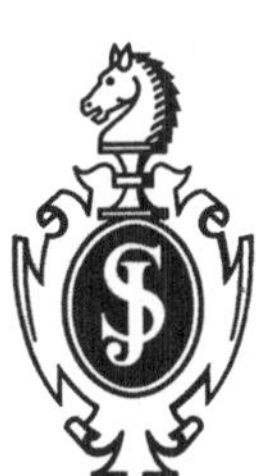

Springer-Verlag
Berlin
Heidelberg
New York
Tokyo

Tiergartenstr. 17, D-6900 Heidelberg 1
175 Fifth Ave., New York, NY 10010, USA
37-3, Hongo 3-chome, Bunkyo-ku, Tokyo 113, Japan

2287/5/1

Penicillin Therapie

Von Fleming bis heute

PIPRIL®

PIPRIL®

Die logische Konsequenz

CYANAMID GMBH, Abt. Lederle Arzneimittel, Wolfratshausen, Pipril. **Zusammensetzung**: 1 Flasche Pipril 1 g enthält 1,0425 g Piperacillin-Natrium, entsprechend 1,0 g Piperacillin. 1 Flasche Pipril 2 g enthält 2,085 g Piperacillin-Natrium, entsprechend 2,0 g Piperacillin. 1 Flasche Pipril 4 g enthält 4,17 g Piperacillin-Natrium, entsprechend 4,0 g Piperacillin. 1 Flasche Pipril 6 g enthält 6,255 g Piperacillin-Natrium, entsprechend 6,0 g Piperacillin. **Anwendungsgebiete**: Systemische und lokale Infektionen durch Piperacillin-empfindliche gramnegative und grampositive Aerobier und Anaerobier, bei Mischinfektionen sowie Perioperative Prophylaxe. **Gegenanzeigen**: Bekannte Penicillinallergie, mögliche Kreuzallergie mit Cephalosporinen beachten. Keine ausreichenden Erfahrungen während Schwangerschaft und Stillzeit. **Nebenwirkungen**: Nebenwirkungen werden selten beobachtet. Leichte hypererge Reaktionen, gastrointestinale Störungen, Schmerzen am Injektionsort bei i.m.-Gabe, Phlebitis bei wiederholter i.v.-Injektion nicht empfehlungsgemäß verdünnter Lösungen. Wie bei allen Penicillinen sind Blutbildveränderungen und vorübergehender Anstieg der Leberenzyme möglich. Schwere hypererge Reaktionen können, obwohl bisher nicht beobachtet, nicht ausgeschlossen werden und erfordern die üblichen Gegenmaßnahmen. **Wechselwirkungen**: In-vitro-Synergismus mit Aminoglykosiden. Physikalische Verträglichkeit mit Cefazolin, Cefamandol, Cefoxitin und Flucloxacillin erwiesen. Wegen chemischer Instabilität nicht zusammen mit natriumhydrogencarbonathaltigen Lösungen verabreichen. **Dosierung**: Die empfohlene Tagesdosierung für Erwachsene liegt üblicherweise zwischen 100 und 200 mg/kg KG, verteilt auf 2–4 Einzelgaben. In schweren Fällen sollten täglich zwischen 200 und 300 mg/kg KG gegeben werden. Die Applikation sollte in 3–4 Einzeldosen erfolgen. Die übliche klinische Dosierung liegt damit bei 6–12 g pro Tag, verteilt auf 2–4 Einzelgaben. Die empfohlene Tageshöchstdosis beträgt 24 g. Dosierungsempfehlungen für Kleinkinder, Kinder sowie bei eingeschränkter Nierenfunktion siehe Packungsbeilage oder wiss. Prospekt. **Dauer der Anwendung**: Die Behandlungsdauer ist entsprechend dem Krankheitsverlauf festzulegen. Bei akuten Infektionen sollte die Behandlung 3–4 Tage über das Abklingen der Symptome hinaus erfolgen. **Art der Anwendung**: Pipril wird parenteral als langsame i.v.-Injektion oder i.v.-Kurzinfusion verabreicht. Bei i.m.-Injektion sollten pro Injektion an derselben Stelle nicht mehr als 2 g gegeben werden. Geeignete Lösungsmittel siehe Packungsbeilage. **Handelsformen**: Pipril 1 g: A.P. 10 x 1 g mit Lösungsmittel; Pipril 2 g: A.P. 10 x 2 g mit Lösungsmittel; Pipril 4 g: A.P. 10 x 4 g mit Lösungsmittel, Pipril 4 g: A.P. 10 x 4 g (ohne Lösungsmittel), Pipril 6 g: A.P. 10 x 6 g mit Lösungsmittel, Pipril 6 g: A.P. 10 x 6 g (ohne Lösungsmittel). Stand 1.4.83

CYANAMID GMBH · ABT. LEDERLE ARZNEIMITTEL · 8190 WOLFRATSHAUSEN

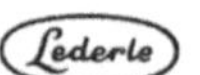

Springer AV-Lehrprogramm

Ultraschall in der Nierensteinchirurgie

Eine Videoproduktion über die ultraschallgesteuerte avasculäre Nephrotomie zur Nierensteinsanierung

von J.W. Thüroff, P. Alken, R. Hohenfellner, Mainz
Medizinische Illustrationen von R. Kende, Mettmann

Produktion: Springer-Verlag Berlin Heidelberg New York
in Zusammenarbeit mit Film Design, Wiesbaden, 1982

Technische Daten: Farbe, 15 Minuten, Videokassetten (VHS, Beta, U-matic, Video 2000)
Sprachfassungen: deutsch, englisch

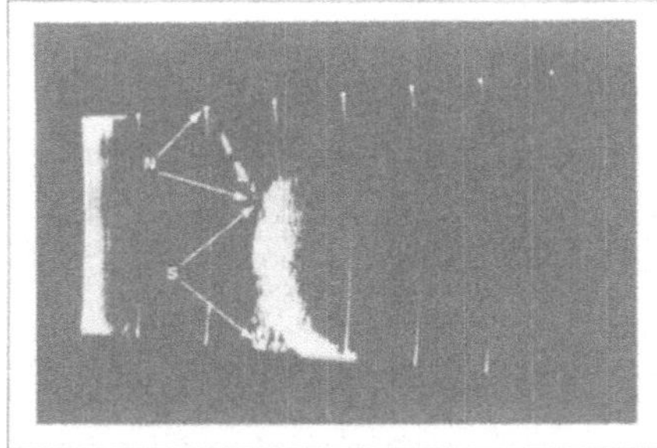

B-Bild eines Nierensteins (S)
und einer schallgezielten Markierungsnadel (N)

Chirurgische Anatomie des Nierenhohlsystems und des intrarenalen Gefäßverlaufs.
Transparenchymale Zugangswege in der Nierensteinchirurgie.
Technische Prinzipien der intraoperativen Doppler- und B-Bild-Sonographie.
Charakteristische intraoperative Schallbilder mit Trickerklärung der Befunde.
Operationstechnik der ultraschallgesteuerten avasculären radialen Nephrotomie.

Zur Erzielung der Steinfreiheit wird bei einem Drittel aller Nierensteinoperationen ein transparenchymales Vorgehen erforderlich.
Bisher war die Nierenstielabklemmung zur Vermeidung stärkerer Blutungen unerläßlich. Die Kühlung des Parenchyms diente bei Ausdehnung der Ischämiezeit zur Verhinderung einer ischämischen Parenchymschädigung.

Die vorgestellte Operationstechnik, die an der Urologischen Universitätsklinik Mainz entwickelt wurde, ermöglicht Nierenparenchymeingriffe ohne Unterbrechung der Blutversorgung. Dabei wird in der Region, in der die Nephrotomie durchgeführt werden soll, mittels intraoperativer Doppler-Sonographie ein avasculäres Parenchymareal aufgesucht. Die exakte Steinlokalisation erfolgt durch intraoperative B-Bild-Sonographie. Die Nephrolithotomie wird in den avasculären Arealen durchgeführt, so daß arterielle Gefäßläsionen vermieden werden können.

Vertrieb:
Springer-Verlag, AV-Medien, Heidelberger Platz 3, D-1000 Berlin 33

Auslieferung über den Buchhandel

2152/5/1

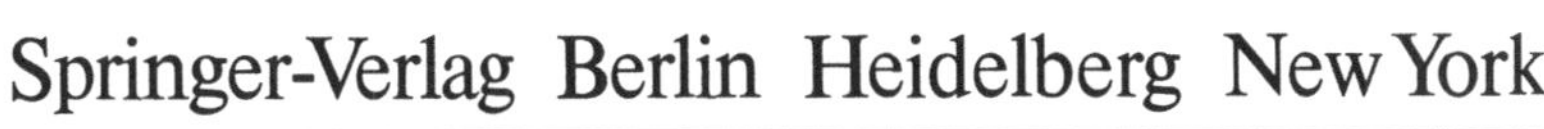

Springer-Verlag Berlin Heidelberg New York

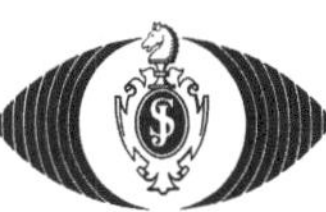

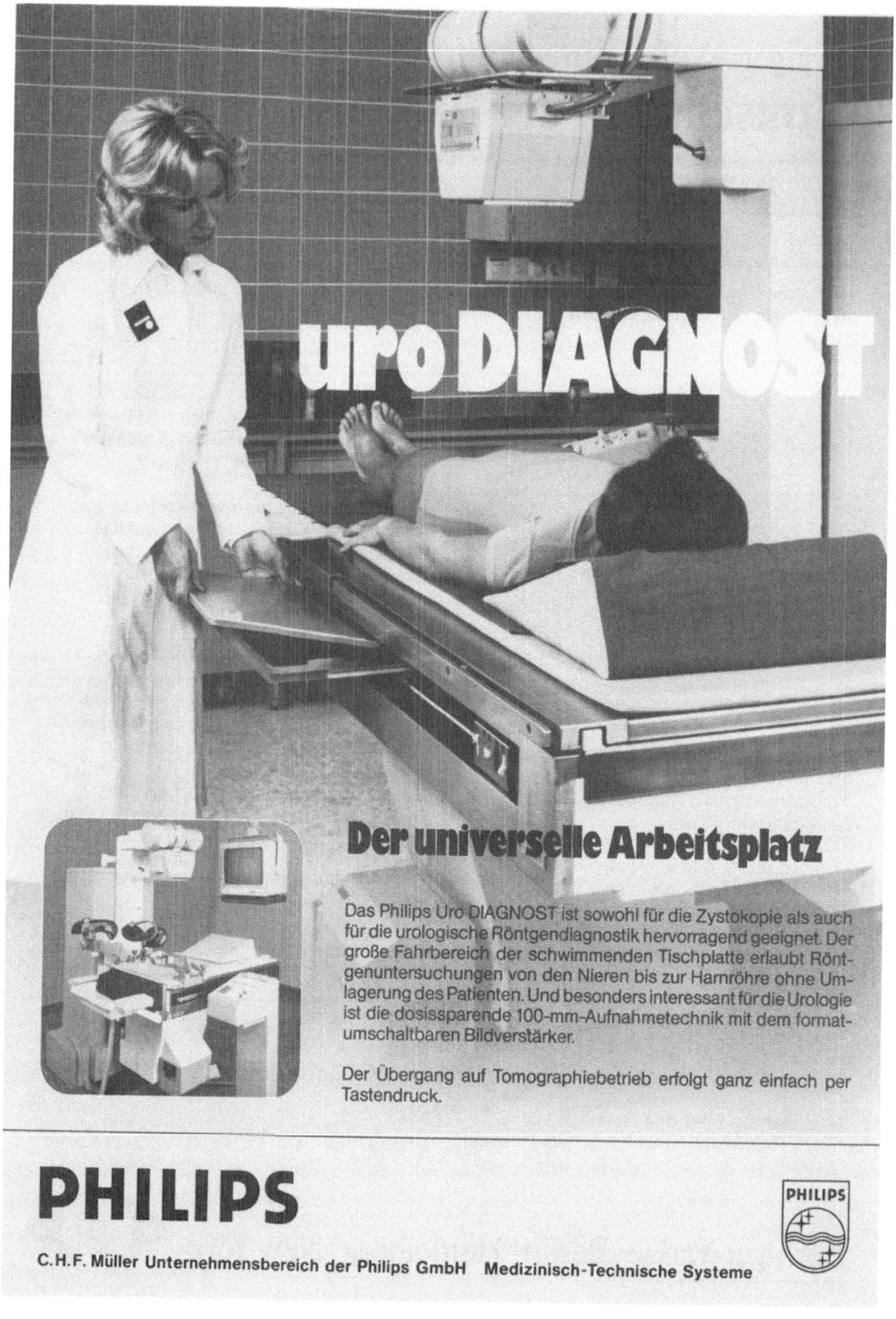

uro DIAGNOST

Der universelle Arbeitsplatz

Das Philips Uro DIAGNOST ist sowohl für die Zystokopie als auch für die urologische Röntgendiagnostik hervorragend geeignet. Der große Fahrbereich der schwimmenden Tischplatte erlaubt Röntgenuntersuchungen von den Nieren bis zur Harnröhre ohne Umlagerung des Patienten. Und besonders interessant für die Urologie ist die dosissparende 100-mm-Aufnahmetechnik mit dem formatumschaltbaren Bildverstärker.

Der Übergang auf Tomographiebetrieb erfolgt ganz einfach per Tastendruck.

PHILIPS

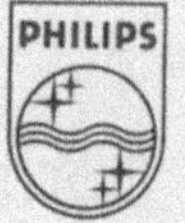

C.H.F. Müller Unternehmensbereich der Philips GmbH Medizinisch-Technische Systeme

ADRIBLASTIN®/ADRIBLASTIN® 50 mg
Doxorubicin-hydrochlorid (I.N.N.)
(Syn.: Adriamycin-hydrochlorid) Zytostatikum

Zusammensetzung: ADRIBLASTIN® Inj.Fl. I (rot): Doxorubicin-hydrochlorid 10 mg, Lactose (als Trägersubstanz) ad 60 mg; **Inj.Fl. II:** Isotonische, pyrogenfreie, sterile Natriumchlorid-Lösung 5 ml. **ADRIBLASTIN® 50 mg Inj.Fl. I (rot):** Doxorubicin-hydrochlorid 50 mg, Lactose (als Trägersubstanz) ad 300 mg; **Inj.Fl. II:** Isotonische, pyrogenfreie, sterile Natriumchlorid-Lösung 25 ml. **Eigenschaften: ADRIBLASTIN®** dringt schnell in die Zellen ein und bindet sich an Desoxyribonukleinsäure (DNA) durch Anlagerung (Interkalation). **Anwendungsgebiete:** Siehe Standardprospekt. **Nebenwirkungen, Begleiterscheinungen:** Unter der systemischen Behandlung mit **ADRIBLASTIN®** kommt es häufig zu Alopezie, Stomatitis bzw. Soor-Infektionen und Knochenmarkdepressionen (Leukopenie, Thrombopenie). Ferner kann es zu Übelkeit, Brechreiz und Appetitlosigkeit kommen; bei Leukämie-Formen mit Leukozytosen zu einer Hyperurikämie, die eine Verabreichung von Xanthinoxidase-hemmenden Präparaten erforderlich macht. Aufgrund der bisherigen Erfahrungen sind diese toxischen Nebenwirkungen nach Absetzen von **ADRIBLASTIN®** reversibel. Da kardiotoxische Wirkungen auftreten können, ist es angebracht, die Behandlung mit **ADRIBLASTIN®** vor allem bei älteren Patienten oder bei Patienten mit kardialer Anamnese mit besonderer Vorsicht durchzuführen. Die Frage nach einer Erythropenie durch **ADRIBLASTIN®** ist noch offen, deshalb sind häufige Kontrollen der Laborwerte erforderlich. **Unverträglichkeiten und Risiken: ADRIBLASTIN®** darf bei Knochenmarkdepressionen infolge vorangegangener Behandlung, bei kardiopathologischer Anamnese sowie in der Schwangerschaft nicht angewendet werden. **Besondere Hinweise: ADRIBLASTIN®** ist nur bei sicher intravasaler Injektion zu applizieren, da eine paravenöse Fehlinjektion zu lokaler Nekrose und Thrombophlebitis führt. **ADRIBLASTIN®** darf nicht als Langzeittropfinfusion, intramuskulär oder intrathekal verabreicht werden! Die Behandlung sollte in einer Klinik oder in Kooperation mit einer Klinik erfolgen. Die Anwendung ist streng nach Vorschrift durchzuführen. **Bei Harnblasentumoren kann ADRIBLASTIN® intravesikal instilliert werden (50 mg Trockensubstanz gelöst in 30 ml physiologischer Kochsalzlösung pro intravesikale Instillation). Darreichungsformen und Packungsgrößen: ADRIBLASTIN®** Originalpackung: mit 1 Inj.Fl. à 10 mg **ADRIBLASTIN®** + 1 Inj.Fl. à 5 ml isotonische, pyrogenfreie, sterile Natriumchlorid-Lösung; Anstaltspackungen mit 20, 100 bzw. 500 Inj.Fl. à 10 mg **ADRIBLASTIN®** + 20, 100 bzw. 500 Inj.Fl. à 5 ml isotonische, pyrogenfreie, sterile Natriumchlorid-Lösung. **ADRIBLASTIN® 50 mg** Originalpackung: mit 1, 2 Inj.Fl. à 50 mg + 1, 2 Inj.Fl. à 25 ml isotonische, pyrogenfreie, sterile Natriumchlorid-Lösung; Anstaltspackungen mit 1, 2, 20 bzw. 100 Inj.Fl. à 50 mg **ADRIBLASTIN®** + 1, 2, 20 bzw. 100 Inj.Fl. à 25 ml isotonische, pyrogenfreie, sterile Natriumchlorid-Lösung.
Zur Information für den Urologen: Bei der lokalen Instillation von **ADRIBLASTIN®** in die Blase ist nicht mit systemischen Nebenwirkungen und Begleiterscheinungen zu rechnen, jedoch können lokale Irritationen oder Chemocystitiden auftreten, deren Stärke den weiteren Verlauf der Behandlung bestimmt.

Einer geht immer voran
MONTEDISON-GRUPPE
FARMITALIA CARLO ERBA
Merzhauser Straße 112 · 7800 Freiburg i. Br.

F. Hadžiselimović

Cryptorchidism

Management and Implications
With contributions by W.J. Cromie, F. Hinman, B. Höcht, S.J. Kogan, T.S. Trulock, J.R. Woodard
Foreword by F. Hinman

1983. 67 figures. XV, 135 pages
Cloth DM 118,–; approx. US $ 50.90
ISBN 3-540-11881-0

2328/5/2 q

A rational new therapy for cryptorchidism and the histological, endocrinological, ultrastructural, and clinical principles on which it is based are described in this book. The authors point to intrauterine gonadotropine deficiency as the main cause of this condition and shed new light on the role of the epididymis in testicular descent. They discuss the incidende and electron microscopic appearance testicular carcinoma, a problem especially prevalent in cryptorchid patients. The closing chapters are devoted to the examination and treatment of cryptorchidism. The authors detail the indications, techniques and results of hormonal and surgical therapies, including the use of a new gonadotropin-releasing hormone (GnRH) nasal spray, microsurgical (autotransplantation) techniques, and neonatal transabdominal orchiopexy.

Contents: Introduction. – History and evolution of testicular descent. Implications: Embryology of testicular descent and maldescent. Histology and ultrastructure of normal and cryptorchid testes. Endocrinology of the hypothalamo-pituitary-gonadal axis. Fertility in cryptorchidism. Cryptorchidism and malignant testicular disease. – Treatment: Examinations and clinical findings in cryptorchid boys. Indications and contraindications for orchiopexy. Hormonal treatment. Surgical treatment of cryptorchidism. Conclusions. Treatment schedule. Prospects.

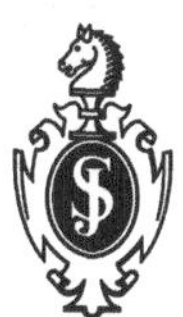

Springer-Verlag
Berlin Heidelberg New York Tokyo

Tiergartenstr. 17, D-6900 Heidelberg 1, 175 Fifth Ave., New York, NY 10010, USA, 37-3, Hongo 3-chome, Bunkyo-ku, Tokyo 113, Japan

Wien · **Adriamycin – Wirksamkeit beim oberflächlichen Harnblasenkarzinom bestätigt!** Die auf dem 5. Kongreß der Europäischen Gesellschaft für Urologie publizierten Daten lassen vermuten, daß Adriamycin die Rezidivrate der oberflächlichen Harnblasenkarzinome signifikant reduziert. Prof. Dr. Claude Schulman, Abteilung für Urologie, Universitätsklinik Brüssel, berichtete über eine Studie, an der sechs belgische Kliniken beteiligt waren.
Die Gruppe konnte an 82 von 110 Patienten mit Harnblasenkarzinomen im Stadium T_1, die rezidivprophylaktische Wirkung von Adriamycin untersuchen. Nur 35% der behandelten Patienten entwickelten ein Rezidiv. Die erwartete Rezidivrate ohne Chemoprophylaxe betrug 60%. Patienten mit vorangegangenen Rezidiven entwickelten in 47% ein erneutes Rezidiv. Erwartet werden konnte eine Rezidivquote von 80%.
Von den Tumoren, die rezidivierten, wurde bei 27 kein invasives Wachstum beobachtet, 5 wiesen ein invasives Wachstum auf. Adriamycin wurde in einer Dosierung von 50 mg in 50 ml NaCl instilliert. Die erste Instillation wurde bereits 24 Stunden post TUR verabreicht, 2 weitere Instillationen folgten in der ersten Woche, dann wurde viermal im folgenden Monat sowie im weiteren Behandlungsverlauf monatlich, insgesamt für ein Jahr instilliert. Die Cystoskopie wurde vierteljährlich durchgeführt. Es wurden keine systemischen Nebenwirkungen beobachtet. Bei 21/110 Patienten traten Chemocystitiden auf, die eine Therapiebeendigung erforderlich machten. Nach einem Beobachtungszeitraum von zwei bis drei Jahren war die Hälfte der Patienten noch rezidivfrei, während bei sechs Patienten ein invasiv gewachsener Tumor gefunden wurde.
Die belgische Arbeitsgruppe resümiert, daß Patienten, die ein Jahr nach Abschluß der Therapie rezidivfrei waren, zu 80% ohne Rezidiv in den folgenden zwei Jahren blieben:
„Der benefitäre Effekt von Adriamycin ist offensichtlich. Er kommt besonders beim frühen Beginn der Instillationen und deren Wiederholungen zum Tragen, sowie auch durch das Medikament selbst, bzw. beide Faktoren", schlußfolgerte Prof. Dr. C. Schulman.
In einer weiteren Multicenter-Studie mit 37 Institutionen und mehr als 500 Patienten mit oberflächlichem Harnblasenkarzinom sind die Ergebnisse mit intravesical verabreichtem Adriamycin ähnlich ermutigend, referierte Dr. A. Emanueli, Abteilung für klinische Forschung, Farmitalia Carlo Erba, Mailand.
Die italienische Studiengruppe berichtete über eine Gesamtrezidivrate von 36,1% im Vergleich zu einer erwarteten Rezidivquote von 50% in einem medianen Beobachtungszeitraum von acht Monaten. Eine geringere Rezidivzahl wurde, wie auch in Belgien, bei Patienten mit Ersttumor diagnostiziert. Bei 5,9% traten chemische Zystitiden auf, die eine Therapiebeendigung erforderlich machten.
Dr. Robin W. Glashan, Department of Urology, the Royal Infirmary, Huddersfield, England, berichtete über Erfahrungen an 50 Patienten mit erstmaligem oder rezidivierendem Carcinoma-in-situ. Adriamycin führte zu einer massiven Vernichtung der malignen Zellen. 11 von 12 Patienten mit primärem Karzinom zeigten ein hervorragendes Ansprechen während des bis zu zweieinhalbjährigen Beobachtungszeitraumes. Zytologisch waren bei 7 von 12 Patienten nur benigne Zellen nachweisbar.
In der Patientengruppe mit rezidivierenden Carcinomata-in-situ ließ sich bei 12 von 13 Patienten zystoskopisch und zytologisch ein Therapieerfolg nachweisen, aber 2 Tumoren rezidivierten. In einer dritten Gruppe, bei der das Karzinom mit einem lokalisierten Tumor einherging, sprachen nur 9 von 15 Patienten an, 5 der resistenten Tumoren wurden durch weitere Tumorausbreitung progredient.
In einer von Dr. G. Jaske, Urologische Universitätsklinik Innsbruck, durchgeführten Studie, ebenfalls beim Carcinoma-in-situ, wurde bei 3 von 10 Patienten ein Rezidiv nachgewiesen. Die Patienten beendeten die Therapie nach 2 Jahren, das Rezidiv trat innerhalb von 6–12 Monaten auf, weiteren Rezidiven kann nur vorgebeugt werden, wenn die Behandlung über 2 Jahre hinaus fortgeführt wird.
„Trotzdem", forderte Dr. Jaske, „ist die intravesicale Anwendung von Adriamycin bei einem Carcinoma-in-situ wirksam und kann als alternative Behandlung zu einer frühen Zystektomie angesehen werden".

Brüssel · **Dr. K. Burk, Urologische Universitätsklinik Marburg, berichtete anläßlich des EORTC-Symposiums zum Thema „urologische Karzinome" im Oktober 1982 in Brüssel über eine Studie mit 144 Patienten mit oberflächlichen Harnblasenkarzinomen, die mit Adriblastin® behandelt wurden.**
Die Rezidivrate vor der Behandlung betrug 9,14; nach der Behandlung 0,82. Von allen beobachteten Patienten hatten 7,4% nach 1 Jahr ein Rezidiv. Bezieht man die Patienten in die Auswertung mit ein, die länger als 1 Jahr beobachtet wurden, erhöht sich die Zahl der Rezidive auf 13,4%. Es traten nur bei 8,3% der behandelten Patienten Chemocystitiden auf.

50 mg Adriblastin® wurden in 30 ml NaCl-Lösung gelöst und nach folgendem Protokoll verabreicht:

3 Instillationen in jeweils wöchentlichem Intervall
6 Instillationen in vierzehntägigem Intervall und
8 Instillationen in monatlichem Abstand.

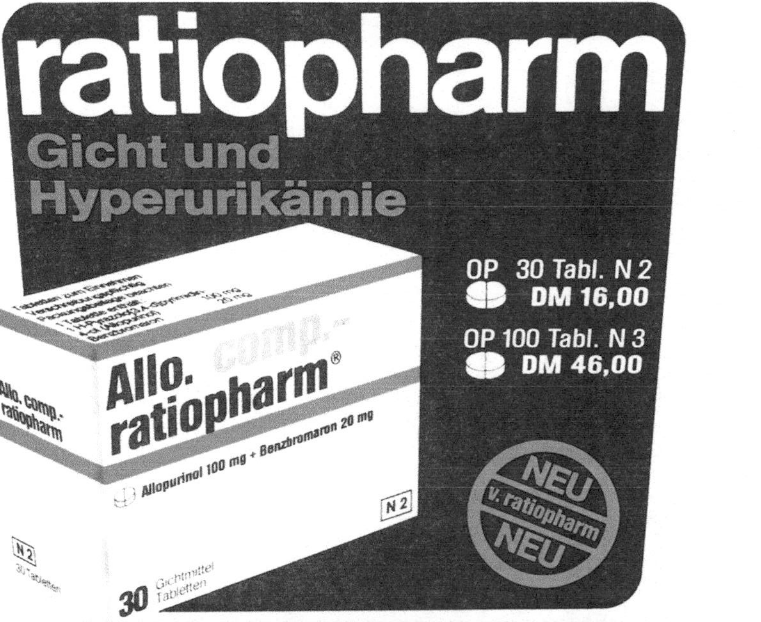

Bezeichnung des Fertigarzneimittels: Allo. comp.-ratiopharm®, verschreibungspfl. **Chemisch-pharmakologische Stoffgruppe:** Allopurinol: Xanthinoxydasehemmer, Benzbromaron: bromhaltiges Benzofuranderivat. **Wirksame Bestandteile:** 1 Tabl. enth. 100 mg Allopurinol u. 20 mg Benzbromaron. **Indikationen:** Gicht, Hyperurikämie. **Gegenanzeigen u. Anwendungsbeschränkungen:** Bekannte Überempfindlichkeit gegen Allopurinol od. Benzbromaron bzw. Brom. Schwangerschaft u. Stillzeit. Sehr schwere Nierenfunktionsstörungen. **Nebenwirkungen:** Hautveränderungen, Vasculitis, Übelkeit, Erbrechen, Durchfall od. Bauchschmerzen, Kopfschmerzen, Schwindel, Störungen des blutbildenden Systems. **Wechselwirkungen mit anderen Mitteln:** 6-Mercaptopurin, Azathioprin, Cytostatika, Cumarinderivate. **Warnhinweise:** Gleichzeitige Gabe m. Azathioprin od. 6-Mercaptopurin: Dosisreduzierung erforderlich. Gleichzeitige Gabe m. Dicumarol: engmaschige Quickwertkontrollen, evtl. Dosisreduzierung. **Andere Hinweise:** Entfällt. **Dosierung u. Anwendung:** Tägl. 1–3 Tabl. Allo. comp.-ratiopharm®. **Überdosierung u. Intoxikationen:** Vergl. Nebenwirkungen. **Wirkungen:** Allopurinol: Xanthinoxydasehemmung. Benzbromaron: Senkung der Serumharnsäurekonzentration. Pharmakokinetik u. Bioverfügbarkeit: s. Broschüre „ratiopharm-Arzneimittel – dokumentierte Bioäquivalenz" od. Einzelbl. Fachinformation (Gebrauchsinformation für Fachkreise) zu Allo. comp.-ratiopharm®. **Besondere Aufbewahrungs- u. Haltbarkeitshinweise:** a) Arzneimittel für Kdr. unzugängl. aufbewahren. b) Das Medikament ist bei normaler Zimmertemp. u. Luftfeuchtigkeit mind. 3 Jahre haltbar. **Handelsform u. Packungsgrößen:** Allo. comp.-ratiopharm® OP mit 30 Tabl. u. 100 Tabl.
ratiopharm GmbH, Arzneimittel, Postf. 1156, 7902 Blaubeuren **Stand der Information:** 15.3.83

ratiopharm
Hyperurikämie

Allopurinol-ratiopharm® 300
300 mg
100 Tabletten
Bei Hyperurikämie

OP 20 Tabl. **DM 9,10**
OP 60 Tabl. **DM 19,99**
OP 100 Tabl. **DM 31,35**

	Normal-dosis	Maximal-dosis
morgens	—	⊖
mittags	⊖	⊖
abends	—	⊖

Bezeichnung des Fertigarzneimittels: Allopurinol-ratiopharm® 300 mg Tabletten, verschreibungspflichtig. **Chemisch-pharmakologische Stoffgruppe:** Xanthinoxydasehemmer. **Wirksamer Bestandteil:** 1 Tablette enthält 300 mg Allopurinol. **Indikationen:** Gicht, Harnsäuresteine, Hyperurikämie jeder Genese. **Gegenanzeigen und Anwendungsbeschränkungen:** Bekannte Überempfindlichkeit gegen Allopurinol. Schwangerschaft und Stillzeit. Idiopathische Hämochromatose, Hyperthyreose. **Nebenwirkungen:** Juckreiz, Exantheme, Fieber, Leukopenie, Eosinophilie. **Wechselwirkungen mit anderen Mitteln:** Mercaptopurin, Azathioprin, Cumarinderivate. **Warnhinweise:** Bei gleichzeitiger Gabe von Azathioprin oder 6-Mercaptopurin deren Dosierung auf etwa 25 % senken. Bei gleichzeitiger Gabe von Dicumarol Quickwert besonders sorgfältig überwachen. **Andere Hinweise:** Wünschenswert ist eine Senkung der Serumharnsäure auf Werte unter 4,5 mg% bzw. 300 Micromol/L. **Dosierung und Anwendung:** Im allgemeinen täglich 1 Tablette zu den Mahlzeiten. **Überdosierung und Intoxikationen:** Vergleiche Nebenwirkungen. **Wirkungen:** Pharmakokinetische Parameter von Allopurinol und von Oxypurinol sowie Bioverfügbarkeit: siehe Bioverfügbarkeitsdokumentation-ratiopharm S. 25 und 28. **Besondere Aufbewahrungs- und Haltbarkeitshinweise:** a) Arzneimittel für Kinder unzugänglich aufbewahren! b) Die Präparate sind bei korrekter Lagerung über 3 Jahre haltbar. **Handelsformen und Packungsgrößen:** Allopurinol-ratiopharm® 300 Packungen mit 20, 60 und 100 Tabletten.
ratiopharm GmbH, Arzneimittel, Postfach 11 56, 7902 Blaubeuren **Stand d. Information:** 8/81–3/82

Inhaltsverzeichnis

Das metastasierte Carcinom

Niere

Blase

Penis

Hoden

Nierentransplantation

Freie Themen

Niere

Steine

Prostata

Blase

Hoden

Varia

Schlußsitzung

Fortbildungsseminar „Klinische Andrologie im Alltag“

Leitung: Prof. Dr. C. Schirren, Prof. Dr. H. Klosterhalfen

Für und wider Vasektomie

5. Jahresbericht: „Register und Verbundstudie für Harnwegstumoren Aachen“

Moderatoren des Kongresses

Donnerstag, 21. Oktober 1982

Freitag, 22. Oktober 1982

Samstag, 23. Oktober 1982

Eröffnung des Kongresses und Begrüßung durch den Präsidenten, Herrn Prof. Dr. H. Klosterhalfen

Verhandlungsbericht der Deutschen Gesellschaft für Urologie, 34. Tagung (1982), XI–XV
© Springer-Verlag Berlin Heidelberg 1983

Verehrte Gäste, liebe Kollegen, meine Damen und Herren!

Zur Eröffnung des deutschen Urologenkongresses, der nach fast 30 Jahren wieder einmal in Hamburg stattfindet, begrüße ich Sie herzlich und freue mich mit Ihnen über zahlreiche Gäste aus fast allen europäischen Ländern.

Ich bitte um Verständnis, wenn auch ich in diesem Zusammenhang das oft überstrapazierte Schlagwort von der Wissenschaft, die keine Grenzen kennt, anführe; ich meine aber, wir haben heute allen Grund, das zu tun: Wir freuen uns ganz besonders darüber, daß nach langen Jahren der Abstinenz eine Delegation der Gesellschaft der Urologie der DDR mit ihrem derzeitigen Vorsitzenden, Prof. Müller aus Magdeburg, an unserem Kongreß teilnimmt.

Liebe Kollegen, wir sollten gemeinsam darauf hinarbeiten, daß wir solche Besuche in Zukunft nicht als etwas Besonderes ansehen, sondern als einen normalen Vorgang empfinden.

Ein besonderer Gruß gilt den anwesenden Ehrenmitgliedern unserer Gesellschaft und namentlich unter ihnen Prof. Mayor, zu dem ich ein besonderes Wort sagen möchte:

Wir müssen leider zur Kenntnis nehmen, daß Sie, lieber Herr Mayor, in ungezählten wissenschaftlichen Diskussionen erprobt, respektiert und manchmal auch gefürchtet, daß Sie sich vom Amt zurückziehen und zum letzten Mal als Ordinarius von Zürich an einem deutschen Kongreß teilnehmen. Die deutschen Urologen haben Ihnen manche kollegiale Anregung und freundschaftlichen Rat zu verdanken. Sie sind für viele von uns ein Vorbild gewesen, oft ein unbeugsames Vorbild, und dafür darf ich Ihnen im Namen unserer Gesellschaft herzlich danken.

Vor 34 Jahren, 1948, eröffnete Hans Boeminghaus in Düsseldorf die erste Nachkriegstagung unserer Gesellschaft. Daß sie zustande kam, war das Verdienst einer kleinen Gruppe von Urologen, vor allem aber meines eigentlichen urologischen Lehrers Boeminghaus. Ich gedenke am heutigen Tage dieses als Kliniker und als Wissenschaftler so großen Mannes, für seine eigene Person so bescheidenen Mannes, mit Hochachtung und Bewunderung.

Hochachtung und Bewunderung empfinde ich ebenso gegenüber unserem Ehrenmitglied Prof. Brosig, bei dem ich nach der Ausbildung in Düsseldorf Oberarzt war, und der den Start der Urologie an der Universität Hamburg immer mit besonderem Interesse und freundschaftlichem Rat verfolgt hat.

Meine Damen und Herren, in die Freude über unser Wiedersehen mischt sich die Trauer um diejenigen Mitglieder unserer Gesellschaft, die seit der Tagung in Köln verstorben sind, und deren Namen ich jetzt verlese:

Dr. Damerow, Coburg
Dr. Hasse, Aschaffenburg
Prof. Otto Hennig, Augsburg, einer der Pioniere unseres Faches. Von ihm stammte das auch nach ihm benannte Absaugverfahren für papilläre Blasentumoren.
Dr. Lechner, Bremerhaven
Dr. Lohmann, Neuwied
Prof. Seifert, Lingen
Dr. Skopnik, Köln
Dr. Uhl, Betigheim

Ich möchte an dieser Stelle auch noch einmal unseres zu früh verstorbenen Ehrenmitgliedes Peter Bischoff gedenken, der lange Jahre in dieser Stadt gewirkt hat und der 1955 den ersten Hamburger Kongreß der deutschen Gesellschaft für Urologie leitete. Ich bitte um eine Gedenkminute für unsere verstorbenen Mitglieder.

Meine Damen und Herren, der Vorstand der deutschen Gesellschaft für Urologie hat beschlossen, zwei korrespondierende Mitglieder zu ernennen. Hamburg liegt hoch im Norden der Bundesrepublik, und so liegt es nahe, die wissenschaftlichen und freundschaftlichen Bande zu unserem nördlichen Nachbarland

Dänemark zu stärken. Ich bitte Dr. Tage Hald und Dr. Finn Rasmussen zu mir auf das Podium.

Beide Herren sind Chefärzte der Abteilung für Urologie am Herlev Hospital in Kopenhagen. Beide Herren sind die Initiatoren des über die Grenzen des Landes hinaus bekannten Kopenhagener Symposions für transurethrale Operationen. Hier werden nicht nur die wissenschaftlichen und die klinischen Seiten dieses Operationsverfahrens mit großer Perfektion demonstriert, sondern hier werden auch internationale Verbindungen gepflegt, die bis in unsere Gesellschaft hineinreichen.

Wir freuen uns, zwei so bedeutende Vertreter der dänischen Gesellschaft als korrespondierende Mitglieder aufnehmen zu können. Wir wollen damit die enge Verbundenheit der beiden wissenschaftlichen Gesellschaften zum Ausdruck bringen. Ich darf Ihnen hiermit die Ernennungsurkunden überreichen.

Meine Damen und Herren, und nun einige Worte zum wissenschaftlichen Programm unseres Kongresses:

Mit dem ersten Hauptthema, den metastasierten Carcinomen des Urogenitalsystems, werden wir uns mit einem Gebiet befassen, das allgemein als schwierig, von manchen auch als undankbar angesehen wird. Für die Beeinflussung von Metastasen bietet sich heute in erster Linie die Chemotherapie an. Neben dieser kommt der Radiotherapie und in Ausnahmefällen der operativen Therapie Bedeutung zu, während die Rolle der Immuntherapie bis heute noch kontrovers diskutiert wird. Von noch nicht abzusehendem Wert ist die Entdeckung bestimmter Tumormarker, also von Substanzen, die als „Krebsindikatoren" von Geschwulstgeweben freigesetzt werden, und es ist nicht übertrieben zu behaupten, daß es schon viele Patienten gibt, die ihr Leben der Tatsache verdanken, daß es Tumormarker gibt.

Wenn auch die therapeutischen Fortschritte bei bestimmten metastasierten Geschwülsten als überaus erfreulich bezeichnet werden können, z.B. den Hodentumoren, so deuten sie sich bei anderen Organen erst langsam an. Aber damit ist die Feststellung gerechtfertigt: *Die metastatische Krebserkrankung ist beeinflußbar geworden,* es besteht, wie noch vor einigen Jahrzehnten, kein Grund mehr, bei metastasierten Geschwülsten von vornherein und immer zu resignieren. Diese erste Feststellung ist nur auf den ersten Blick unvereinbar mit der zweiten: In vielen Fällen dieser fortgeschrittenen Erkrankungen gibt es noch keine Möglichkeit, das Schicksal zu wenden.

In diesem Zusammenhang ist der Hinweis auf den Konflikt zwischen Juristen und Ärzten geradezu zwingend. Die derzeitige Rechtsprechung hat diesen Konflikt durch übertriebene Forderungen an die Aufklärungspflicht in einer Weise verschärft, die vor allem die juristische Seite zum Überdenken ihrer Positionen veranlassen sollte.

Explizit das Thema unseres Kongresses, die Behandlung der metastasierten Carcinome, bringt den Arzt, wenn er sich der heutigen Rechtsprechung gemäß verhält, in eine Lage, die mit der Forderung nach mehr Humanität am Krankenbett unvereinbar ist. Mit anderen Worten: der heutigen Rechtsprechung folgend, müßten wir den Kranken mit der fortgeschrittenen Krebserkrankung radikal aufklären, eine Forderung, die im tiefsten Sinne inhuman ist, und die auch dem regelhaften Wunsch fast aller Patienten nach „Unwahrhaftigkeit" in dieser Situation konträr entgegensteht. Es ist bezeichnend, daß erkrankte Juristen sich ganz anders als gesunde Juristen verhalten. Vor die eigene Aufklärung gestellt, sind dann Äußerungen wie „Alles, nur das nicht" die Regel, und das ist menschlich, und das ist verständlich. Bei gerichtlichen Auseinandersetzungen in Sachen Aufklärung jedoch fehlt das Verständnis für die schwierige Lage des Arztes allzu oft. Die Folge ist, daß die Ärzte sich im Interesse ihres Selbstschutzes bei der Aufklärung der Kranken immer öfter an juristischen als an medizinischen Erfordernissen orientieren werden, eine fatale Entwicklung, bei der das Recht des Kranken auf menschliche Zuwendung, auf Mitleid, bei der das Recht auf Barmherzigkeit auf der Strecke bleiben wird.

Diese Problematik des ersten Hauptthemas schien mir so wichtig, daß ich Herrn Prof. Carstensen, Mitglied des Präsidiums der Deutschen Gesellschaft für Chirurgie, gebeten habe, unser Thema mit einem Referat unter dem Titel „Der Arzt zwischen Heilauftrag und Gesetz auf dem Weg in die defensive Medizin" zu ergänzen. Der Vortrag soll unseren Kongreß am Samstag beschließen, und ich freue mich, daß wir mit Prof. Carstensen einen so exzellenten Kenner der Materie gewinnen konnten.

Das zweite Hauptthema des Kongresses befaßt sich mit der Nierentransplantation im Kindesalter. Während es noch vor 10 Jahren einem Todesurteil gleichkam, wenn ein Kind eine terminale Niereninsuffizienz hatte, so hat die Transplantation zu einer Verbesserung der kindlichen Entwicklung und der Lebensumstände geführt, wie sie vor Beginn der Transplantationsära nicht für möglich gehalten wurde. Ziel unserer Bemühungen sollte es deshalb sein, in absehbarer Zeit alle Kinder, die terminal insuffizient sind, mit einem Transplantat zu versorgen. Diese Aspekte werden also Gegenstand der Diskussion unseres zweiten Hauptthemas sein.

Meine Damen und Herren, erlauben Sie mir nach diesen einleitenden Bemerkungen in unser Programm nun einige persönliche Gedanken zu einem Problem vorzutragen, das allen Beteiligten auf den Nägeln brennen sollte:

1. Die Zulassung zum Medizinstudium
2. Die Ausbildung der Medizinstudenten

Beides, Zulassung und Ausbildung, werden von allen, die sich beruflich damit zu beschäftigen haben, von den Hochschullehrern also, heftig kritisiert. Aber ebenso heftig verweigert werden Korrekturen der Reformen von *denen,* die für die verunglückten Reformen verantwortlich sind. Hier wird mit Gesundheit Politik gemacht, und zwar keine Gesundheitspolitik, die ja etwas Positives sein kann, sondern hier wird mit Gesundheitspolitik Gesellschaftspolitik gemacht. Unter diesem Blickwinkel muß man schon die heutigen Auswahlkriterien für die Zulassung zum Medizinstudium sehen. Wie Sie wissen, beklagen die Gesundheitspolitiker und solche, die sich dafür halten, den Mangel an Ärzten auf dem Lande bzw. den Mangel an Hausärzten im alten guten Sinne des Wortes. Nun, man braucht keine geistigen Klimmzüge zu machen, um dieses Phänomen zu erklären. Ich möchte an dieser Stelle nicht alle dafür bekannten Argumente wiederholen, sondern einen selten genannten Grund herausstellen: Die meisten Kinder der Landärzte scheitern am für die Zulassung erforderlichen Notendurchschnitt, und damit entfällt die Möglichkeit, die traditionell von einer Generation auf die andere weitergegebene Landpraxis fortzuführen. Statt dessen sitzt in den Hochschulen ein Heer von Einser-Kandidaten, und niemand fragt danach, wie solche Spitzenzensuren zustandegekommen sind. Es ist keine Anekdote, sondern traurige Wirklichkeit, daß unter den Einser-Abiturienten viele sind, die für das Medizinstudium essentielle Fächer wie Physik, Chemie oder gar Biologie in der Oberstufe abgewählt haben, um mit Traumnoten in Sport und Musik die nötigen Punkte zu machen. Wenn etwas ganz dringend reformiert werden muß, dann ist es die reformierte Oberstufe der Schule, an der heute Universität gespielt wird und an der manche Lehrer sich als verhinderte Hochschullehrer aufführen und z.B. 16jährige den Zitronensäurezyklus pauken lassen, in meiner Generation Physikumsstoff.

Es ist in der Tat mit normalem Verstand nicht zu begreifen, die Abiturnote zur Voraussetzung für einen Beruf zu machen, der Intuition erfordert, eine zur Menschenführung befähigte und zum Mitleid befähigte Persönlichkeit erfordert, der nicht zuletzt auch manuelle Geschicklichkeit erfordert. Diese Merkmale spielen aber schon seit vielen Jahren für die Zulassung keine Rolle. Tatsache ist, daß diese weltfremde Zulassungspraxis zu einer unerwünschten Persönlichkeitsselektion geführt hat, von der die gesamte Bevölkerung auf die Dauer betroffen sein wird. Hier wächst ein unzufriedenes Heer von medizinischen Akademikern heran, das sich vom Berufsbild des Arztes zum Teil überraschende Vorstellungen zu machen scheint: Allen Ernstes wurde kürzlich von Studentenfunktionären die 40-Stunden-Woche gefordert, selbstredend unter Beibehaltung des großzügig, d.h. ohne Beziehung zur Leistung verteilten Bafög. Großzügig verteilt auch insofern, als die Bildungspolitiker sich lange Jahre dem vernünftigen Ansatz, die Bafög-Gelder auf Darlehensbasis umzustellen, strikt widersetzt haben, und sie wissen auch warum.

Jetzt soll das nun endlich geändert werden, und schon führen die Anwälte der absurden Logik von der Gleichheit das erprobte Stück von der sozialen Demontage auf. Ihnen sollte man empfehlen, einmal den Blick auf den sonst immer als Vorbild gepriesenen Mustersozialstaat Schweden zu lenken. Schweden verschenkt kein Bafög. Dort kann jeder Student Bafög bekommen, egal wie hoch das Einkommen der Eltern ist, egal, was er selbst dazuverdient. Daß der staatliche Kredit dennoch nicht über Gebühr in Anspruch genommen wird, hat einen ganz einfachen Grund: Er muß zurückgezahlt werden.

Bei uns allerdings spielte Geld bei der Durchsetzung gesellschaftspolitischer Ziele, wie wir das alle erfahren mußten, keine Rolle. So hat es die Politiker auch nie interessiert, was die Demokratisierung der Universität mit ihrem unsäglichen Gremienkult eigentlich kostet. In einer Zeit der leeren Kassen muß man danach fragen dürfen, auch wenn die Reformprotagonisten die Offenlegung derartiger Zahlenvergleiche fürchten wie der Teufel das Weihwasser. Man muß auch deshalb danach fragen, weil inzwischen eine Entwicklung eingetreten ist, die die Erfinder der Gruppenuniversität eigentlich beunruhigen sollte: Die mit so hohem Anspruch angetretene Gruppenuniversität hat nur eigentlich noch bei den Funktionären Resonanz, bei den Studenten kaum noch Resonanz. Wahlbeteiligung findet nicht mehr statt, in der Gesamthochschule Kassel zum Beispiel waren es noch ganze 8% der Studenten, die zur Wahl gingen, und wenn die im Zuge der Reformhysterie eigens etablierten und kopfstarken Universitätswahlämter sanft entschlafen würden, die große Masse der Studenten würde es nicht bemerken.

Meine Damen und Herren, die an sich schon jede vernünftige Ausbildung sprengenden Zulassungszahlen werden zusätzlich belastet von den sogenannten „Gerichtsstudenten". Man kann nicht auf der einen Seite die mangelnde Praxisbezogenheit des Medizinstudiums beklagen, wenn die Verwaltungsgerichte ständig dafür sorgen, daß zu Lasten der Qualität der Ausbildung die Zulassungszahlen immer noch weiter steigen. Für die Überlegungen der Juristen scheinen dabei rechnerisch erfaßbare Größen, wie die Kopfzahl der Mitarbeiter einer Klinik – nach der Devise: auch der jüngste Assistent ein Hochschullehrer –, mehr Gewicht zu haben, als die Unterrichtsbelastung, die die Kranken zu ertragen haben. In den Kapazitätsverordnungen spielt der Patient als limitierender Faktor offenbar überhaupt keine Rolle, auf der Strecke bleibt die anderenorts so viel beklagte Humanität im Krankenhaus. Wenn ich mich dabei auf unser Fach beziehe, in dem ja viele Untersuchungsvorgänge im Intimbereich ablaufen, dann sollte man allen Ernstes vorschlagen, die Bildungsstrategen und Verwaltungsgerichte nur eine Woche den von ihnen geforderten Gruppengrößen auszuliefern, die Herren wären schnell eines Besseren belehrt.

Meine Damen und Herren, Kritik um ihrer selbst willen ist ärgerlich und führt zu nichts, gefragt ist konstruktive Kritik. Es gibt relativ einfache Möglichkeiten, die Auswüchse des jetzigen Zulassungsverfahrens zu korrigieren.

Erste Voraussetzung: Man sollte vor dem Studium ein einjähriges Krankenhauspraktikum verlangen, das lediglich mit einer Bescheinigung abgeschlossen wird. Das zur Zeit in der Planung befindliche – man höre und staune – 1986 erstmalig zur Anwendung kommende halbjährliche Praktikum mit abschließender Eignungsprüfung ist *wiederum* praxisfremd und wird einen bürokratischen Wasserkopf zeugen, weil eine solche Eignungsprüfung gerichtsfest sein muß, wie das bei uns inzwischen ja unumgänglich ist. Die einjährige Studienvorbereitung hätte gleich mehrere Vorteile: Innerhalb weniger Wochen wäre die Spreu vom Weizen getrennt, weil die große Masse der Einser-Abiturienten die Krankenzimmer schon sehr bald mit blassen Nasen verlassen würde. Diejenigen aber, die mit der praktischen Vorbereitungszeit Medizin von der Pike auf lernen würden, könnten schon vor dem Studium wichtige praktische Fertigkeiten erlernen, deren Fehlen bei den Examenskandidaten heute allerseits beklagt wird.

Und wer eigentlich, so frage ich, verbietet es, daß auch die Studenten der vorklinischen Semester famulieren?

Zweite Voraussetzung zur Zulassung aller Abiturienten, die ihrer Neigung nach Medizin studieren möchten: Aufhebung des Numerus clausus. Dies ist nicht wirklichkeitsfremd, aber natürlich nur dann praktizierbar, wenn – wie das in England und Frankreich zum Beispiel üblich ist – nur die Leistung zählt, d.h. wenn frühzeitig und streng herausgeprüft wird, wer sich nicht eignet und wer die Anforderungen nicht erfüllt. Das erfordert allerdings ein völliges Umdenken der Bildungsplaner und eine grundlegende Änderung der Geisteshaltung der Studenten. Die von den heute üblichen Examensergebnissen verwöhnten Medizinstudenten müßten sich dann an eine Durchfallquote gewöhnen, die in anderen Ländern und auch in anderen Fächern bei uns üblich und normal ist. Aber, meine Damen und Herren, es braucht niemand zu zittern, daß das so gehandhabt werden könnte: Die vom Ausland als sensationell empfundene, aber bezeichnenderweise nirgendwo als nachahmenswert empfundene demokratisierte deutsche Gruppenuniversität hat sehr viel weniger Mut, strenge Qualitätsurteile zu fällen. Im Gegenteil: Die Prüfungsanforderungen wurden fast überall herabgesetzt, vor allem an bestimmten Hochschulen wurden sie oft zur reinen Farce.

Dazu kommen Prüfungsmodalitäten, über die andere Fakultäten ungläubig den Kopf schütteln: Hier in Hamburg gibt es zum Beispiel die sinnige Vorschrift, daß der Kandidat an seinem derzeitigen Tätigkeitsort geprüft werden muß, um ihn im gewohnten Milieu zu belassen und ihm – man höre und staune – sonst drohende Verunsicherung zu ersparen. Das bedeutet zum Beispiel, daß ich oder meine Oberärzte bis auf die andere Seite der Elbe fahren müssen und praktisch einen ganzen Arbeitstag der Klinik nicht zur Verfügung stehen, nur um *einen* Kandidaten zu prüfen. Daß der Prüfer den Prüfling aufsuchen muß, gibt es in keinem anderen Fach, weder an der Universität noch anderswo. Erwartungsgemäß ist, wie die Nachfrage ergab, für diesen Unsinn heute niemand mehr verantwortlich zu machen. Aber diese Vorschrift besteht und wird praktiziert. Dieses, meine Damen und Herren, ist nur *ein* Beispiel für weltfremde Verwaltungsvorschriften, die für einen bürokratischen Leerlauf sorgen, der seinesgleichen sucht, die aber auch dafür sorgen, daß praktisch niemand mehr durchfällt.

Meine Damen und Herren, auch der Blick auf die Selbstverwaltungsebene der Universitäten ist kein beglückendes Erlebnis: Unter der Flagge einer mißverstandenen Transparenz ist es zu einem Wildwuchs von Kommissionen, Hilfskommissionen und Ausschüssen gekommen, deren Mitglieder oft mehr „Gruppenparität“ als Sachverstand repräsentieren. Das wiederum ist der Grund dafür, daß die eigentlich Sachkompetenten sich dem Kommissionstheater versagen. Ein Kliniker mit seinem durchschnittlichen 12-Stunden-Tag kann sich das zeitlich gar nicht leisten, folglich führen heutzutage sogar in solchen Gremien, die über die Geräteausstattung der Kliniken entscheiden, Leute das große Wort, die von klinischen Funktionsabläufen keine Ahnung haben. Solche Dinge sind Schuld daran, daß viele gutwillige Hochschullehrer vor der Bürokratie resignieren und sich in eine Art „innere Emigration“ zurückgezogen haben. Sie kapitulieren vor der Demokratisierung, diesem verführerischen Titel, der Mitbestimmung auch dort eingeführt hat, wo die Grundvoraussetzung für Mitbestimmung, nämlich die Mitverantwortung nicht gefordert wird.

Meine Kollegen, wir sollten uns fragen, wie lange wir uns das Diktat der Mittelmäßigen noch gefallen lassen. Wir wissen, daß der Reformübereifer des letzten Jahrzehnts Schäden angerichtet hat, für die wir alle noch teuer werden bezahlen müssen. Geben wir es auf, so zu tun, als ob alles in Ordnung sei, geben wir es auf, so zu tun, als ob wir nicht wüßten, daß die sogenannte patientenorientierte Ausbildung in Anbetracht der Zulassungszahlen eine Utopie ist.

Wenn wir noch Respekt vor uns selbst haben wollen, dann dürfen wir eben nicht mehr bereit sein, die Engpässe der Ausbildung mit immer neuer Flickschusterei so hinzubiegen, daß der Öffentlichkeit der Eindruck vermittelt wird, es handle sich um einen geregelten Betrieb. Und wenn wir vor uns selbst noch Respekt haben wollen, dann müssen wir den Mut aufbringen, amtlich verordneten Unsinn nicht nur zu ignorieren, sondern aktiv dagegen anzugehen. Insbesondere wir, die Hochschullehrer, müssen im Sinne des Wortes als Professoren, als Bekenner, handeln, und das heißt, wir müssen den Mut haben, dem Interesse der Kranken abträgliche Entwicklungen zu verhindern und dort, wo sie eingetreten sind, zu revidieren. Mühsam genug wird das werden, und dazu muß man solche Entwicklungen kennen, einige habe ich genannt.

Ich danke für Ihre Aufmerksamkeit und eröffne hiermit die 34. Tagung der Deutschen Gesellschaft für Urologie.

Prof. Dr. Herbert Klosterhalfen
Direktor der Urolog. Univ.-Klinik
Martinistraße 52
D-2000 Hamburg 20

Das metastasierte Carcinom

Verhandlungsbericht der Deutschen Gesellschaft für Urologie, 34. Tagung (1982), 3–5
© Springer-Verlag Berlin Heidelberg 1983

Die Anatomie des Lymphsystems des Urogenital-Systems

W. Lierse

Das Lymphgefäßsystem entwickelt sich im Bindegewebe. Dieser Zusammenhang bleibt stets gewahrt, so daß das Verständnis der Lymphdrainage über die Kenntnis des Bindegewebssystems des Beckens erleichtert wird. Lymphkapillaren beginnen mit blinden Enden, haben fenestrierte Endothelzellen, gehen in Lymphgefäße über, die Klappen und Muskulatur besitzen. Lymphgefäße münden in Lymphknoten, die Reihen und Ketten bilden. Schließlich fließt die Lymphe über den Ductus thoracicus in die V. subclavia.

Man kann für die Lage der Lymphknoten einige Regeln finden:

1. Die Lymphknoten der Organe des Bauchraumes und des Brustraumes liegen jeweils am Hilus, dem Ort des Gefäßein- und -austritts. Der Hilus ist, bezogen auf die dehnbaren Kapseln, der Ort der relativen Ruhe.
2. Lymphknoten liegen an den Extremitäten ebenfalls an Orten relativer Ruhe: an den Beugeseiten der Gelenke.

Das Urogenitalsystem läßt sich in dieses Schema nicht einordnen; es verdient eine gesonderte Betrachtung.

Die pelvinen Organe des Urogenitalsystems haben keinen Hilus; sie werden bilateral versorgt und entsorgt. Daher sind kontralaterale Anastomosen stets zu beachten.

Die pelvinen Organe sind mittelständig; sie sind über straffes gefäßführendes Gewebe aufgehängt und in lockeres Bindegewebe eingelagert. Die lockeren Räume sind die Spatien, die für Volumenschwankungen der Organe (Rektum, Uterus, Blase) notwendig sind und die vom Operateur für den Eingriff genutzt werden. Das straffe gefäßführende Bindegewebe gehört zum Halteapparat ebenso wie zum Blut- und Lymphgefäßsystem und zur nervösen Versorgungsstraße. Das straffe Bindegewebe ist fetthaltig und enthält glatte Muskulatur.

Es gehört zu einem Gurtungssystem, das in transversaler, sagittaler und frontaler Richtung gespannt ist und das glatte Muskeln enthält (Lissomuskulo-fibröses Beckengurtungssystem).

Im Zusammenhang mit der Lymphgefäßversorgung sind die transversalen und frontalen Teile wichtig.

Bei der Frau spannt sich das Ligamentum cardinale quer aus und umfaßt die Cervix uteri; der Rektumpfeiler und der Blasenpfeiler erreichen in quer gebogener „sagittaler“ Richtung Mastdarm und Blase.

Beim Mann spannt sich der M. ischioprostaticus quer zur Prostata; Rektum und Blase werden von ihren Pfeilern gehalten und versorgt. Auf der Quergurtung baut sich bei der Frau die frontal gestellte Falte des Ligamentum latum auf.

Das lissomuskulo-fibröse System wird unterfangen von dem Gurtungssystem, das aus quergestreifter Muskulatur besteht: dem rhabdomuskulo-fibrösen System. Es ist das System der pelvinen und urogenitalen Diaphragmen.

Durch beide Gurtungssysteme gliedern sich 3 Stockwerke im Becken:

1. das subperitoneale Stockwerk mit dem Rektumpfeiler, dem Blasenpfeiler und dem Parametrium,
2. das ischiorektale Stockwerk mit dem Pudenduspfeiler;
3. ergänzt werden beide Stockwerke durch das dritte Stockwerk, das perineale; es gehört zur subkutanen Schicht.

In der Dammregion liegen subkutan, lateral mehr als medial, Fettgewebe, Blutgefäße und Lymphgefäße, der Canalis analis, der Introitus vaginae, der Penis, das Skrotum und die weibliche distale Urethra.

Die perineale Schicht wird nach kranial begrenzt durch die Fascia perinei, die nach ventral zum Penis, zum Skrotum und zur Bauchwand hin geöffnet ist, nach dorsal am M. ischiocavernosus und am Diaphragma urogenitale verwachsen ist. Dieser Raum drainiert die Lymphe zu

Tabelle 1. Lymphknoten der Beckenorgane

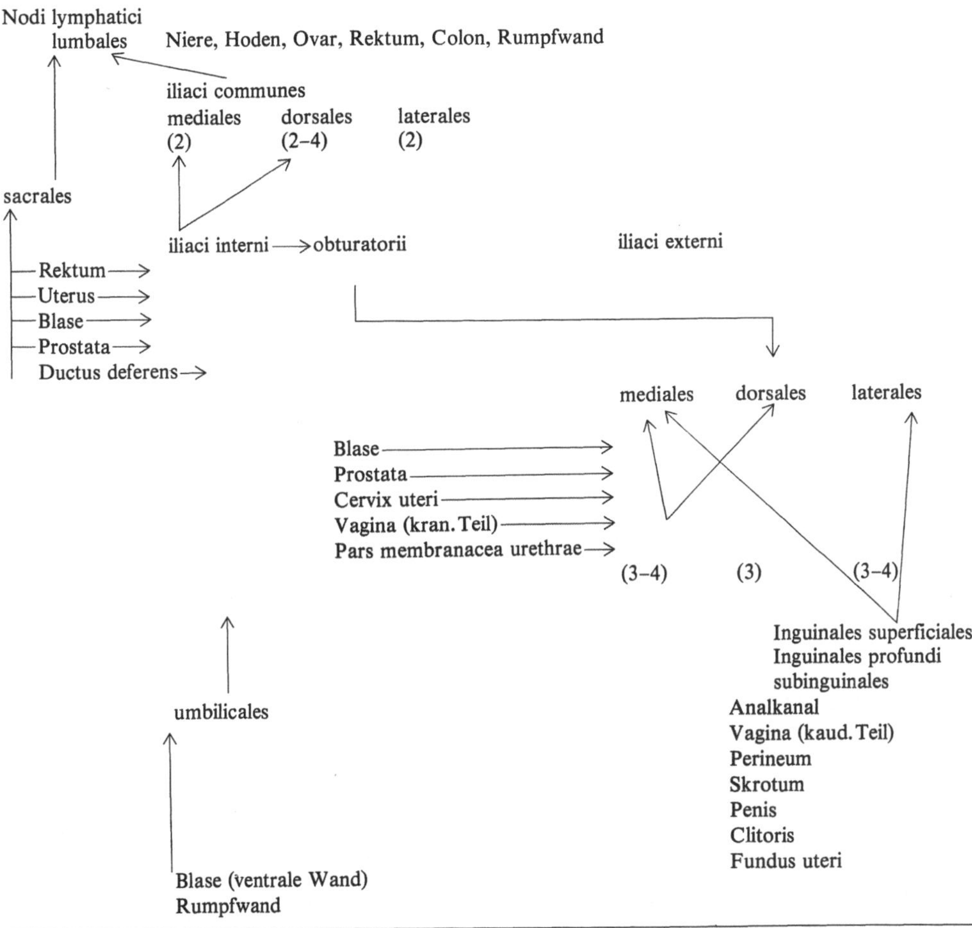

den Nodi lymphatici inguinales superficiales et profundi.

Die Fossa ischiorectalis, das zweite Stockwerk, ist kaudal begrenzt von der Fascia perinei, kranial von der kaudalen Faszie des Diaphragma pelvis, lateral von der Fascia pelvis parietalis (Fascia obturatoria) und medial von der Fascia pelvis interna (endopelvina, recti, vesicalis, prostatica, vaginalis usw.).

In der Fossa ischiorectalis liegt der „Pudenduspfeiler", der die Äste der A. pudenda interna an das Rektum, die Urethra und weiter an die subkutan liegenden Organe, Introitus vaginae, Penis und Skrotum oder das äußere weibliche Genitale heranführt. Die Lymphgefäße sind spärlicher, weil die mediale Zone der Fossa ischiorectalis schmal ist. Die Lymphgefäße erreichen die Fascia obturatoria, auf der die Nodi lymphatici obturatorii liegen.

Supralevatorisch oder subperitoneal folgt das dritte Stockwerk, das die Rektumpfeiler, die Blasenpfeiler und das Ligamentum latum enthält. Zwischen den Pfeilern liegen die Spatien, die für das operative Vorgehen und die Darstellbarkeit im Computertomogramm wichtig sind, weil sie eine geringere Dichte haben als die Gefäß-Nerven-Leitplatten (Pfeiler).

Die Lymphgefäße ziehen im Bogen zur seitlichen Beckenwand, dem Orte relativer Ruhe, zur Gefäßstraße der A. et V. iliaca interna, die in die Straße der A. et V. iliaca communis übergeht.

Rektum, Vagina, Blase, Gldd. vesiculosae, distaler Ureter drainieren in die Nodi lymphatici iliacae interni et communes.

Dieses Schema, das durch die bilaterale Drainage zur seitlichen Beckenwand gekennzeichnet ist, muß erweitert werden durch die Berücksichtigung des Entwicklungsmodus des Urogenitalsystems im Retroperitonealraum und durch die Entwicklung des Rektum. Während der Entwicklung ist das Urogenitalsystem in wesentlichen Teilen gekennzeichnet durch Aszension (Niere) und Decensus (Hoden, Ovar). Die Verschiebungen finden im lockeren Spatium retroperitoneale statt, wo trotz der Verschiebungen schon frühzeitig Gefäß-Nerven-Leitplatten gebildet werden, die durch den Deszensus vertikal gerichtet werden.

Die Niere steckt in ihrer fettgewebshaltigen Gefäß-Nerven-Leitplatte, dem perirenalen Fettgewebe, das die Aa. renales und die perirenalen Blutgefäße und Lymphgefäße enthält und das sich gegen das lockere Spatium retroperitoneale (Spatium prae- und retrorenale) durch die Gerota Faszie abgrenzt. Sie entspricht einer Grenzlamelle. Wegen des Aszensus der Niere und des Ureters und des Deszensus des Hodens und des Ovars wird die Gefäß-Nerven-Leitplatte vertikal ausgezogen und bekommt im Becken Anschluß an den Rektumpfeiler. In dieser vertikalen Gefäß-Nerven-Leitplatte ziehen die Lymphstraßen des Ovar, des Hodens zu den paraaortalen lumbalen Lymphknoten nach kranial bis in die Höhe des Abganges der Aa. renales.

Der Ureter nimmt insofern eine Sonderstellung im Becken ein, als er vom Rektumpfeiler in den Uteruspfeiler (Kreuzung mit der A. uterina) und den Blasenpfeiler wechselt.

Er hat bei diesem Verlauf eine eigene Leitplatte, die man als Ureterscheide bezeichnet und die ihn von seiner Umgebung etwas trennt.

Das Rektum ist als Teil des Colon in das Becken gelangt und wird daher z. T. von der A. mesenterica inferior versorgt, die aus der lumbalen Aorta entspringt. In der gleichen Weise streben die Lymphgefäße des kranialen Rektumabschnittes bis zu den lumbalen paraaortalen Lymphknoten. Sie ziehen in einer medianen Gefäßstraße, die im Mediastinum beginnt, praevertebral durch den Retroperitonealraum zieht und praesakral endet. Kaudal ist dieser Raum verschlossen durch eine dorsale Grenzlamelle des Rektum. Hier liegen die praesakralen Lymphknoten, die vom Rektum kommende Lymphgefäße aufnehmen. Außerhalb der dorsalen Grenzlamelle gibt es keine Lymphknoten.

Die Lymphgefäße werden durch Ketten von Lymphknoten unterbrochen.

Die Vasa afferentia durchbrechen die Kapsel der Lymphknoten jeweils an der konvexen Seite, also in gänzlich anderer Weise als die Blutgefäße, die an einem konkaven Hilus in ein Organ üblicher Bauart ziehen. Bei der Dehnung und Schwellung der Lymphknoten werden die Lücken zwischen den Kapselfasern der konvexen Lymphknotenfläche weiter, die Vasa afferentia erweitert. Es tritt daher keine Selbstblockade des Lymphzustroms durch Volumenvermehrung im Lymphknoten ein. Lymphknoten werden stark erweitert angetroffen bei wenig behindertem Fluß der Lymphe in den prae- und postnodulären Lymphgefäßen. Schrumpfungen des Bindegewebes oder die Entfernung der Lymphknoten dagegen bedingen die Lymphstauung.

Literatur

Aumüller G (1979) Prostate gland and seminal vesicules. In: Oksche A, Vollrath L (Hrsg) Handbuch der mikroskopischen Anatomie des Menschen. Springer, Berlin Heidelberg New York. – Meschan I (1975) An atlas of anatomy basic to radiology. W.B. Saunders, Philadelphia London Toronto. – Smith DR (1978) General urology, 9th edn. Lange Medical Publications, Los Altos, California

Prof. Dr. med. Lierse
Dir. Anatomisches Institut Univ. Eppendorf
Martinistr. 52
D-2000 Hamburg 20

Verhandlungsbericht der Deutschen Gesellschaft
für Urologie, 34. Tagung (1982), 6–12
© Springer-Verlag Berlin Heidelberg 1983

Grundlagen der Metastasierungsvorgänge

E. Grundmann

Auf kaum einem Gebiet der Krebsforschung sind in den letzten zehn Jahren so viele neue Erkenntnisse gereift wie in dem Problemkreis Metastasierung und invasives Wachstum. Zwei neue Zeitschriften mit relativ hoher Auflage sind allein in den letzten drei Jahren dazu gegründet worden. Das Thema ist aber nicht nur wissenschaftlich hochaktuell. Da nach allen neueren Statistiken etwa 90% der Krebstodesfälle Metastasenfolgen sind, ist die praktische Relevanz auch statistisch offenkundig. Ich will versuchen, wenigstens einige neuere Ergebnisse aufzuzeigen und vor allem auch auf offene Fragen hinzuweisen.

Nach dem modernen Drei-Schritt-Konzept der Kanzerogenese (Abb. 1), welches das Zwei-Stufen-Modell abgelöst hat, folgt dem Primärvorgang, verursacht durch „initiating agents", nach Ablauf der Latenzphase der Primärtumor unter Einwirkung der „promoting agents". Gerade Sie als Urologen wissen, daß beispielsweise in der Prostata „schlafende" Tumorareale über Jahre oder Jahrzehnte klinisch stumm bleiben können, bis es unter dem Einfluß von im einzelnen noch nicht bekannten Wachstums- und Immunfaktoren zur eigentlichen Tumorkrankheit kommt. Wie und warum Tumorzellen „schlafend" bleiben [23, 27], wissen wir noch nicht genau. An der Tatsache ist aber nicht zu zweifeln.

Unter praktischen Gesichtspunkten trennen wir eine Metastasierung in das Lymphsystem von einer solchen über die Blutwege in die entfernteren Organe. Darauf basiert das TNM-System.

Die Metastasierung in die Lymphknoten, bei Tumoren des urologischen Faches besonders wichtig, hat zwei Aspekte:

Einmal gelangen Tumorzellen über die afferenten Lymphbahnen in die regionären Lymphknoten, siedeln sich dort an und wachsen als Metastasen. Den zeitlichen Ablauf haben im Tierexperiment Wallace et al. [24] eindrucksvoll dargestellt. Sie injizierten Walker-256-Tumorzellen in die Hodenlymphbahnen von Sprague-Dawley-Ratten. Nach einminütiger Injektion von 3×10^5 Tumorzellen wurde der Versuch beendet und der gleichseitige Hoden entfernt. Durch licht- und elektronenmikroskopische Untersuchungen des gleichseitigen posterioren paraaortalen Lymphknotens konnte der Invasionsablauf der Tumorzellen im Abstand von einer Minute bis 6 Tagen in Stufen verfolgt werden. Erwartungsgemäß fanden sich die ersten Tumorzellen in den subkapsulären Sinus zusammen mit Leukozyten

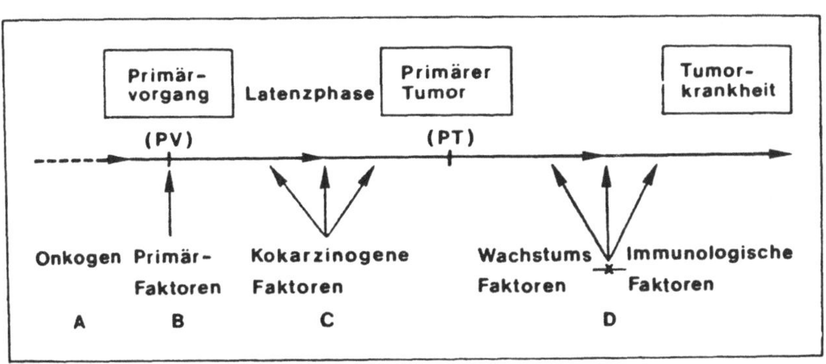

Abb. 1. Drei-Stufen-Modell der Kanzerogenese nach Grundmann (1981a)

und Zelldetritus. Die Tumorzellen wanderten unterschiedlich schnell zu den Intermediärsinus und zeigten dabei alle morphologischen Kriterien der Lokomotion. Ein lokales Tumorwachstum konnte in den Randsinus erst nach 24 Stunden beobachtet werden, und dann begann auch die Infiltration in die Lymphknotenkapsel. Die Marksinusoide erreichten die Tumorzellen relativ spät, und zwar erst nach 48 Stunden. Retikuloendotheliale Zellen schienen einen Block gegen das Tumorwachstum zu bilden, der erst durch massives Tumorzellwachstum überwunden werden konnte. Wenn aber die Marksinusoide erreicht waren, fanden sich die Tumorzellen auch rasch in den efferenten Lymphbahnen.

Während dieser Wanderung und des Wachstums der Tumorzellen in den Lymphknoten erfolgt der intensivste Kontakt mit den Immunzellen. Entsprechend der topologischen Gliederung des lymphatischen Gewebes kann man die Reaktion der lymphatischen Zellen in den Lymphknoten differenzieren in solche der zellvermittelten Immunreaktionen (T-Zellen-Reaktion): man sieht eine Vergrößerung der Parakortikalzone mit Ausbildung sogenannter Tertiärfollikel. Als Ausdruck einer Steigerung der humoralen Immunreaktionen vergrößern sich die Keimzentren, und in den Marksträngen vermehren sich die Plasmazellen. Diese beiden Reaktionstypen wurden im Tierexperiment und beim Menschen inzwischen vielfältig beobachtet [2, 16]. Die Plasmazellen liegen in den Marksträngen und geben analog den Zellen einer endokrinen Drüse ihre Antikörper in die Lymphe und in das Blut ab. Ein anderes morphologisches Zeichen einer lokalen Immunantwort der Lymphknoten ist die starke Vermehrung von Histiozyten und Retikulumzellen in der Parakortikalzone [15]. Sie kann bekanntlich bis zur Bildung von sarkoidähnlichen Granulomen führen [12].

In unmittelbarer Umgebung der Tumoren und der Metastasen, also im immunologischen Reaktionsfeld der Tumoren, finden sich nach den Studien am Kehlkopfkarzinom von Blaeser [1] vorwiegend Lymphozyten, Plasmazellen und Histiozyten, und es ist interessant, daß zwar nicht die Lymphozyten, wohl aber die Plasmazellen in der Lage sind, in Umgebung der Tumoren zu proliferieren. Das beweisen ^{3}H-Thymidin-Inkubationsstudien von frisch entnommenem Operationsmaterial. In der gleichen Untersuchung [1] wurde auch deutlich, daß eine umgekehrte Korrelation besteht zwischen der Zahl der Mesenchymzellen in der Umgebung eines Tumors und

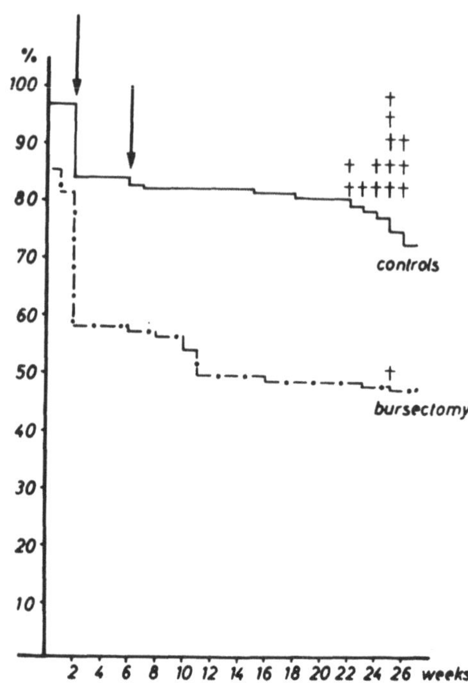

Abb. 2. Sterblichkeitskurve von 160 bursektomierten (–·–·–·–·) und 160 Kontroll-Hühnchen (——) vom Schlüpfen bis zur 27. Woche. Die Pfeile markieren die Zeitpunkte der i.m. Injektion von je 10 mg 3,4 Benzo(a)pyren. Die bursektomierten Hühnchen zeigen eine höhere Sterblichkeit während der ersten 2 Lebenswochen unmittelbar nach der ersten BP-Injektion. Zwischen der 22. und 27. Woche zeigt sich eine gesteigerte Mortalität der tumortragenden, nicht-bursektomierten Tiere. Die Differenz ist mit $p < 0{,}045$ signifikant. (Nach Niedorf et al., 1978)

der Menge der ^{3}H-Thymidin inkorporierenden Tumorzellen, also der Wachstumsintensität.

Außer den Makrophagen und den natural killer cells spielen nach heutiger Kenntnis die T-Lymphozyten als Produktionsstätten von Lymphokinen und als Helferzellen für die B-Zell-Funktionen die Hauptrolle. Witting und Hultsch [28] konnten darlegen, daß die durch die Graft-versus-Host-Reaktion verursachte T-Lymphozytenreduktion in der Peripherie auch in der Tumorrandzone festzustellen ist. Die GVHR ist eine extreme T-Zellen-Mangelsituation, und durch Benzpyren induzierte intramuskuläre Sarkome der Maus metastasieren innerhalb der ersten 12 Wochen nur bei diesem extremen T-Zellen-Mangel: nach 8 Wochen haben 6% der Tiere Metastasen, nach 12 Wochen 21%. Kontrolltiere oder auch Mäuse nach Milzexstirpation sind metastasenfrei [11].

Tabelle 1. Unterschiedliche Tumor-Eigenschaften in vivo (im Organismus)

	Nicht metastasierend	Metastasierend	
	Eb	ESb	MDAY-D2
Tumor-Dosis TD_{50}[a]	1000–10000 Zellen	< 10 Zellen	< 10 Zellen
Überlebensrate (t_{50})[b]	28 Tage	9 Tage	16 Tage
Tumor-Durchmesser zu einem bestimmten Zeitpunkt[c]	25 ± 5 mm	$2{,}5 \pm 0{,}5$ mm	10 ± 2 mm
Tumor-Versorgung mit Blutgefäßen (Angiogenese), Abb. 48	±	+++	ND
Zellen der körpereigenen Abwehr am Lokaltumor Abb. 43	+++	+	+
Induktion einer spezifischen Immunabwehr	+++	+	+
Bevorzugte Organe der Metastasenbildung[d]	–	Lunge Leber Milz Knochenmark Gehirn	Lunge Leber Milz Knochenmark

[a] TD_{50} = Tumor-Dosis, bei der der Tumor bei 50 Prozent der Tiere anwächst

[b] t_{50} = Zeitpunkt nach subkutaner Inokulation von 10^6 Tumorzellen, zu dem noch 50 Prozent der Tiere überleben

[c] Zeitpunkt t_{50}

[d] Leber-Metastasen makroskopisch sichtbar (siehe Abb. 44), alle anderen histologisch oder durch Tumor-Auswachsen nachgewiesen. ND = not done, nicht bestimmt

Aus: Schirrmacher V (1981): Die Bildung von Tochtergeschwülsten im Organismus und die körpereigene Abwehr. In: Krebsforschung heute, Berichte aus dem Deutschen Krebsforschungszentrum. Steinkopff, Darmstadt, S. 108–118

Einen analogen B-Zellen-Mangel kann man experimentell nur bei Vögeln hervorrufen, und zwar durch Bursektomie. Niedorf u. Mitarb. [17] haben dies bei Hühnern vorgenommen. Zwei Wochen nach Bursektomie starben etwa 40% der Tiere an den Operationsfolgen, 16% der Kontrolltiere an den Folgen der Scheinoperation. Vier Wochen später erhielten die Tiere Benzpyren intramuskulär, und etwa 22 Wochen später begannen die ersten Kontrolltiere, an den großen Primärtumoren mit begleitender Kachexie zu sterben. Nach 26 Wochen waren 13 Kontrolltiere an der Tumorkachexie verstorben, jedoch nur eines der bursektomierten Tiere (Abb. 2). Der Unterschied kann trotz statistischer Signifikanz angezweifelt werden, da die Zahl der bursektomierten Tiere als Folge der Operation bis unter 50% abgenommen hatte. Eindeutig war aber der Unterschied bei den Metastasen: in der 26. Versuchswoche hatten 39,3% der scheinoperierten Kontrolltiere Metastasen, dagegen nur 17,4% der bursektomierten Tiere [17]. Die Reduktion der B-Zellzahl führte demnach zu einer Reduktion der Metastasen, nächstliegend also zu einer Verbesserung der Immunabwehr. Dies ist nicht leicht zu erklären. Wahrscheinlich wurden in den scheinoperierten Tieren mit normaler B-Zell-Aktivität die Tumorzellen durch humorale Antikörper vor dem Angriff der T-Killerzellen geschützt, hatten also eine größere Chance zur Flucht (escape). Freilich sind hier auch noch andere Deutungen möglich (vgl. [17]).

Die Bedeutung der Immunphänomene beim Metastasierungsvorgang ist z. Z. Gegenstand intensiver Forschungen. An mehreren Tiermodellen mit unterschiedlich intensiv metastasierenden, sonst aber sehr ähnlichen Zellsystemen ließ sich nachweisen, daß eine Vielzahl von Eigenschaften solche Zellsysteme voneinander unterscheidet. Schirrmacher u. Mitarb. [20, 21] verglichen drei durch Methylcholanthren bei der DBA/2-Maus induzierte Lymphomtypen. Eines (Eb) metastasiert nicht, zwei andere (ESb und MDAY-D2) metastasieren schnell und intensiv. Die Überlebensrate des nicht-metastasierenden Eb-Tumors ist höher, und die Tumoren sind zu diesem Zeitpunkt wesentlich größer (Tabelle 1). Bei dem stark metastasierenden ESb-Tumor ist die Blutgefäßversorgung erheblich stärker als beim nicht-metastasierenden Eb-Stamm. Wichtiger noch ist, daß die nicht-metastasierenden

Eb-Lymphome eine wesentlich stärkere immunologische Tumorabwehr aufweisen; sie haben insbesondere mehr Histiozyten und „killer cells" als die metastasierenden Tumortypen, ja: die Induktion der spezifischen Immunabwehr hemmt die Metastasierung spezifisch.

Im Drei-Stufen-Modell der Kanzerogenese (Abb. 1) spielt mit überwiegender Wahrscheinlichkeit das Immunsystem im dritten Schritt, d.h. während des Übergangs vom Primärtumor zur Tumorkrankheit, eine ganz entscheidende Rolle. Prinzipiell liegen hier Möglichkeiten einer Immuntherapie [19]. Ob die Entstehung eines Pirmärtumors durch immunologische Faktoren gesteuert und damit beeinflußt werden kann, ist offen.

Noch ein Wort zu der verstärkten Vaskularisation in den metastasierenden Tumoren (Tabelle 1): Dhom [3] wies darauf hin, daß das Metastasenwachstum so lange gehemmt ist, wie die Ernährung nur durch Diffusion erfolgt. Erst wenn der von Folkman [7] postulierte und inzwischen vielfältig bewiesene Angiogenese-Faktor wirksam wird, können aus den „schlafenden" Krebszellen proliferierende werden (vgl. Rabes [18]).

Die Vaskularisation ist wichtig für die hämatogene Metastasierung. Welche Rolle spielt aber der „Umweg" der Metastasierung über das lymphatische System?

Wir haben in unserem Onkologischen Nachsorgeregister der GBK, dem Register des Tumorzentrums Münster, 257 Todesfälle an Tumoren des urologischen Fachgebietes auswerten können. In dieser Studie befanden sich 80 „hypernephroide" Karzinome (Abb. 3), von denen 29% Lymphknotenmetastasen hatten, aber 38% Lungenmetastasen. 21% hatten Skelettmetastasen, 16% Lebermetastasen. Diese Verteilung entspricht weitgehend den bislang ausführlichsten Obduktionsstudien von Walther [25]. Im Gegensatz zu den Waltherschen Untersuchungen aus dem Jahre 1948 haben in unserem Untersuchungsgut 34% der Patienten gar keine Metastasen – wahrscheinlich ein Ergebnis der verbesserten Operationstechnik in den letzten 40 Jahren.

Die malignen Nierentumoren ohne „hypernephroiden" Charakter zeigen ebenfalls sowohl in den Angaben von Walther als auch in unseren Untersuchungen mehr Lungen- als Lymphknotenmetastasen (Abb. 4). Beim Harnblasenkarzinom (Abb. 5) sind Lymphknoten- und Lebermetastasen etwa gleich häufig, nicht dagegen beim Prostatakarzinom (Abb. 6). Bei diesen beiden

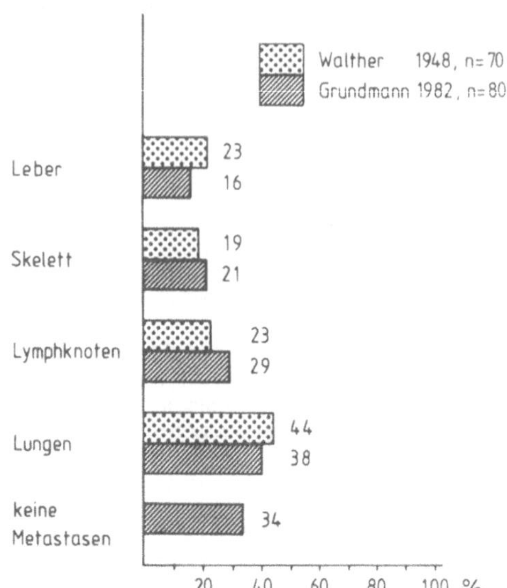

Abb. 3. Metastasierung des „hypernephroiden" Nierenkarzinoms

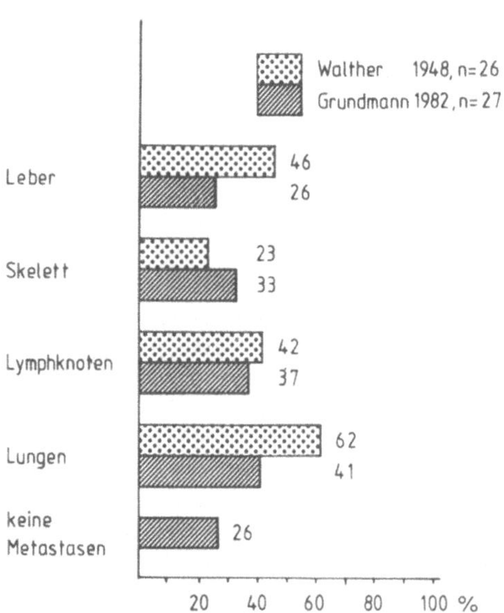

Abb. 4. Metastasierung maligner Nierentumoren ohne „hypernephroiden" Charakter

Tumoren haben wir ebenfalls eine relativ hohe Rate von Todesfällen ohne Metastasen, beim Harnblasenkarzinom über 60%, beim Prostatakarzinom 54%. Die nahezu sprichwörtliche Beteiligung des Skeletts beim Prostatakarzinom ist sowohl nach den Waltherschen Zahlen als auch nach unseren Untersuchungen gar nicht so deut-

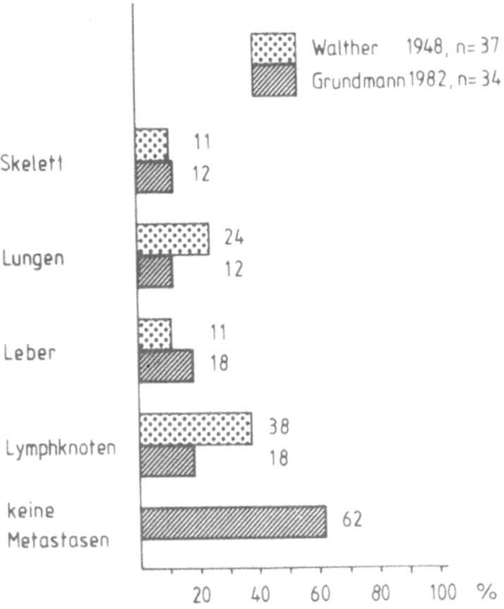

Abb. 5. Metastasierung des Harnblasenkarzinoms

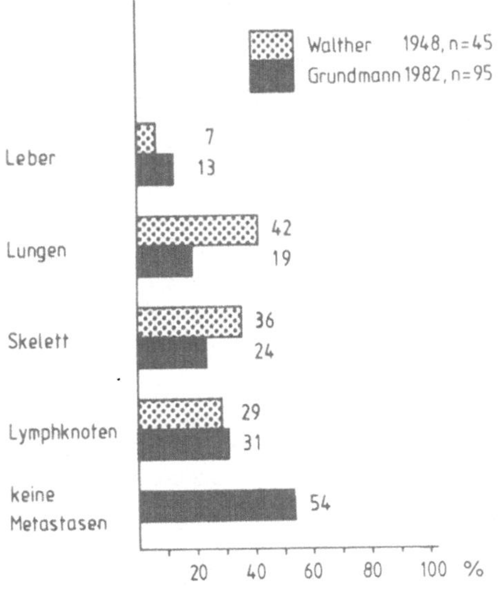

Abb. 6. Metastasierung des Prostatakarzinoms

lich; sie ist zumindest niedriger als bei den malignen Nierentumoren „nicht-hypernephroiden Charakters" (Abb. 4).

Die malignen Hodentumoren metastasieren ebenfalls häufiger in die Lungen als in die Lymphknoten (Abb. 7), und auch Leber- und Hirnmetastasen sind zumindest in unserem Untersuchungsgut mit jeweils 40–60% sehr häufig.

Die Auflistung der Metastasierungsfrequenz der verschiedenen Tumoren des männlichen Urogenitalbereichs und der Nieren in den Abb. 3–7 zeigt, in welchen Organen man bei der Metastasentherapie die häufigsten Metastasen suchen sollte.

Seit langem wissen wir, daß täglich Millionen von Tumorzellen aus soliden bösartigen Geschwülsten in das periphere Blut gelangen [26]. Bei den meisten Obduktionen ist aber die Zahl der Metastasen etwa in der Leber durchaus noch zählbar, verglichen mit der Zahl der tuberkulösen Herde bei einer Miliartuberkulose. Die Metastasierung ist also – vom Gesichtspunkt der Tumorzelle her – ein höchst in-effizienter Prozeß, der eine massive Selektion der Tumorzellen voraussetzt [10]. Diese Selektion erfolgt wahrscheinlich zum Teil auf immunologischem Wege. Zum Teil beruht sie aber auch auf einer primären Selektion. Spätestens seit den Untersuchungen von Fidler und Kripke [4, 5, 6] wissen wir sicher, daß bösartige Tumoren aus verschiedenen Subpopulationen zusammengesetzt sind, die auch eine unterschiedliche Metastasierungsfreudigkeit besitzen. Ja, man muß annehmen, daß etwa beim menschlichen hypernephroiden Karzinom nur *eine* von 10^8 Zellen eine Metastase auslöst.

Der Metastasierungsvorgang seinerseits ist ein Zwei-Phasen-Mechanismus [26] mit einer Invasions- und einer Implantations-Phase. Für die Invasion sind sowohl die schon erwähnte Auto-Lokomotion der Tumorzellen entscheidend [22] als auch oberflächliche lytische Faktoren wie etwa das von Liotta et al. [14] gefundene spezifische Enzym, welches selectiv Kollagen

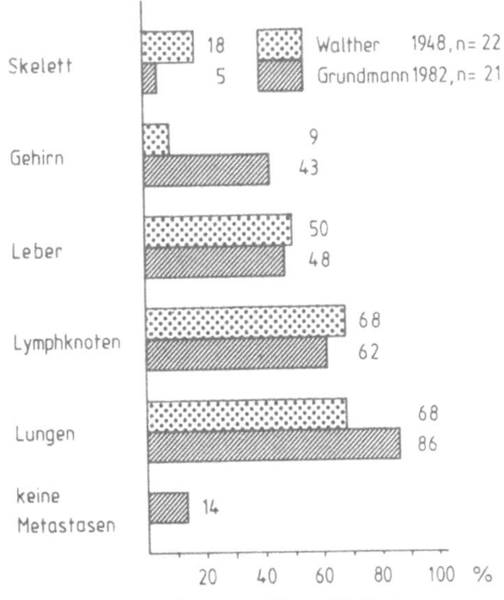

Abb. 7. Metastasierung maligner Hodentumoren

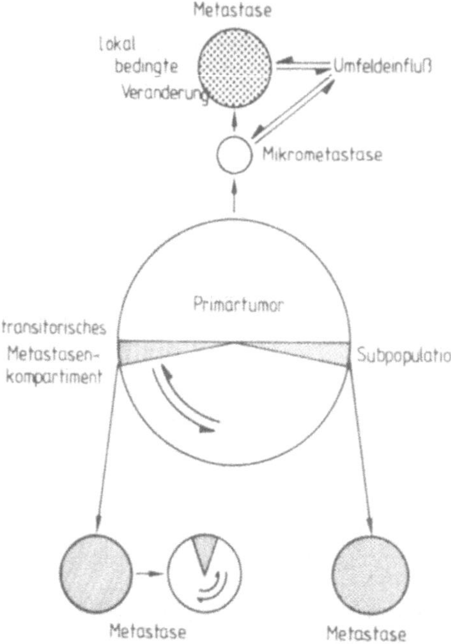

Abb. 8. Die drei Möglichkeiten der Zuordnung von Tumorzellen im Primärtumor und den daraus entstehenden Metastasen. Ein „transitorisches Metastasenkompartiment" führt zu Metastasen, die wiederum ein solches Kompartiment enthalten. Die unmittelbar zur Metastasierung neigende Subpopulation läßt eine monoclonale Metastase entstehen. Aus Mikrometastasen bilden sich erst unter verschiedenen Umwelteinflüssen und lokal bedingten Veränderungen Tochtergeschwülste (nach Weiss, 1980)

Typ IV aufzulösen vermag, also das für die Basalmembran charakteristische Kollagen. Lokomotion und Histolyse sind die wesentlichen Charakteristika des malignen Wachstums [8, 9].

Zur Zeit spricht alles dafür, daß die zur Metastasierung befähigte Subpopulation eines soliden Tumors sich durch eben diese Charakteristika zumindest quantitativ von den übrigen Tumorzellen unterscheidet. Weiss [26] postuliert ein spezifisches „transient metastatic compartment" im Primärtumor (Abb. 8), wobei der vorübergehende Charakter dieses Kompartiments ebenfalls die relative Ineffizienz des Metastasierungsvorgangs – vom Standpunkt des Tumors aus gesehen – verursacht. Auch in den Metastasen selbst gibt es nach Weiss [26] verschiedene Populationen, und in Mikrometastasen sind wahrscheinlich verschiedene Umweltfaktoren entscheidend für die Ausbildung der Metastasen, so z. B. der Angiogenesefaktor von Folkman [7].

Daß bösartige Tumoren, zumindest solche vom soliden Typ, von verschiedenen Populationen aufgebaut werden, ließ sich sowohl immunologisch als auch biochemisch [13] und vor allem auch autoradiographisch nachweisen [18]: In jedem Tumor gibt es Proliferationszonen und ruhende Zonen. Die genauere Charakterisierung derjenigen Zellpopulation, welche gegenüber den Abwehrmechanismen des Organismus so stabil ist, daß sie ihnen erfolgreich widerstehen und damit in einem anderen Organ als Metastase wachsen kann, erscheint zur Zeit als die wichtigste Aufgabe der Metastasenforschung.

Literatur

1. Blaeser B (1975) Proliferationskinetik im peritumoralen Entzündungsfeld menschlicher Kehlkopf-Carcinome. Inauguraldissertation Med Fak Münster. – 2. Cottier H, Turk J, Sobin LH (1972) A proposal for a standardized system of reporting human lymph node morphology in relation to immunological function. WHO Bull 47:375–406. – 3. Dhom G (1982) Latente Metastasen. In: Krebsmetastasen, ihre Entstehung und Behandlung. 4. Oberaudorfer Gespräch 1981. G. Thieme, Stuttgart New York, pp 34–44. – 4. Fidler IJ, Kripke ML (1977) Metastasis results from pre-existing variant cells within a malignant tumor. Science 197:893–895. – 5. Fiedler IJ (1978) Tumor heterogeneity and the biology of cancer invasion and metastasis. Cancer Res 38:2651–2660. – 6. Fiedler IJ, Hart IR (1981) The origin of metastatic heterogeneity in tumors. Europ J Cancer 17:487–494. – 7. Folkman J (1975) Tumor angiogenesis. In: Becker FF (ed) Cancer. A comprehensive treatise, vol 3. Plenum Press, New York London. – 8. Grundmann E (1981a) Das Wesen des malignen Wachstums. Neue Erkenntnisse über die Entstehung von Metastasen. Klin Wochenschr 59:931–941. – 9. Grundmann E (1981b) Allgemeine Geschwulstlehre. In: Zenker R, Deucher F, Schink W (Hrsg) Chirurgie der Gegenwart. Bd 1, Kap 25. Urban & Schwarzenberg, München Wien Baltimore. – 10. Grundmann E (1982) Die Pathologie der Metastasierung. In: Schmähl D (Hrsg) Krebsmetastasen, ihre Entstehung und Behandlung. 4. Oberaudorfer Gespräch 1981. G. Thieme, Stuttgart New York, pp 1–12. – 11. Grundmann E, Witting C (1980) Einfluß der chronischen Allogenkrankheit auf die Karzinogenese. Forschungsber Nordrhein-Westfalen No. 2977, Fachgr Medizin. Westdeutscher Verlag, Opladen. – 12. Heymer B (1980) Sarcoid-like granulomatous reactions against malignancies. In: Grundmann E (ed) Metastatic tumor growth, Cancer campaign, vol 4. Gustav Fischer, Stuttgart New York, pp 167–172. – 13. Kim U (1980) Biochemical and immunological properties of tumor cells and their influence on the host immune system in the development of metastasis. In: Grundmann E (ed) Metastatic tu-

mor growth, Cancer campaign, vol 4. Gustav Fischer, Stuttgart New York, pp 131–140. - 14. Liotta LA, Tryggvason K, Garbisa S, Robey PG, Murray JC (1980) Interaction of metastatic tumor cells with basement membrane collagen. In: Grundmann E (ed) Metastatic tumor growth, Cancer campaign, vol 4, Gustav Fischer, Stuttgart New York, pp 21–30. - 15. Meyer EM, Schlake W, Nomura K, Grundmann E (1980) Reactive histological changes in lymph nodes during carcinogenesis and tumor growth. In: Grundmann E (ed) Metastatic tumor growth, Cancer campaign, vol 4. Gustav Fischer, Stuttgart New York, pp 173–184. - 16. Meyer EM (1981) Zur funktionellen Bedeutung der histologischen Lymphknotenreaktionen. Klin Wochenschr 59:265–273. - 17. Niedorf HR, Lusznat A, Hultsch E, Grundmann E (1978) The influence of embryonal bursectomy on benzpyrene-induced sarcoma of the chicken. Z Krebsforsch 91:323–334. - 18. Rabes H (1980) Zellkinetik und Wachstumsverhalten von Primärtumoren und Metastasen. - 19. Riethmüller G (1982) Immunologische Aspekte der Metastasierung. In: Schmähl D (Hrsg) Krebsmetastasen, ihre Entstehung und Behandlung. 4. Oberaudorfer Gespräch 1981. G. Thieme, Stuttgart - New York, pp 23–27. - 20. Schirrmacher V, Hübsch D, Clauer K (1980) Tumor metastases and cell-mediated immunity in a model system in DBA/a mice. IX. Radioassay analysis of tumor cell spread from a local site to the blood and liver. In: Grundmann E (ed) Metastatic tumor growth. Cancer campaign, vol 4. Gustav Fischer, Stuttgart New York, pp 147–158. - 21. Schirrmacher V, Bosslet K (1980) Tumor metastases and cellmediated immunity ... X. Immunoselection of tumor variants differing in tumor antigen expression and metastatic capacity. Int J Cancer 15:781–788. - 22. Sträuli P, Haemmerli G (1980) Interaction of locomotive and lytic activities of tumor cells in invasion. In: Grundmann E (ed) Metastatic tumor growth, Cancer campaign, vol 4. Gustav Fischer, Stuttgart New York, pp 1-9. - 23. Tulinius H (1982) Latent malignancies. In: Grundmann E, Clemmesen J, Muir CS (ed) Geographical pathology in cancer epidemiology. Cancer campaign, vol 6. Gustaf Fischer, Stuttgart New York, pp 129–137. - 24. Wallace AC, Josephson RL, Hollenberg NK (1980) Observations on lymph node metastases. In: Grundmann E (ed) Metastatic tumor growth. Cancer campaign, vol 4. Gustav Fischer, Stuttgart New York, pp 83–99. - 25. Walther HE (1948) Krebsmetastasen. Benno Schwabe, Basel. - 26. Weiss L (1980) Comments on possible differences between cancer cells in primary tumors and their metastases. In: Grundmann E (ed) Metastatic tumor growth. Cancer campaign, vol 4. Gustav Fischer, Stuttgart New York, pp 53–64. - 27. Wheelock EF, Weinhold KJ, Goldstein LT (1980) Tumor dormancy in animals and man. In: Grundmann E (ed) Metastatic tumor growth. Cancer campaign, vol 4. Gustav Fischer, Stuttgart New York, pp 123–130. - 28. Witting C, Hultsch E (1978) Effect of generalized Graft-versus-Host-Reaction on B- and T-lymphocytes and a benzpyrene-induced murine sarcoma. Z Krebsforsch 92:255–265.

Prof. Dr. E. Grundmann
Dir. d. Path. Inst.
der Wilhelms-Univ. Münster
Domagkstr. 7
D-4400 Münster

Verhandlungsbericht der Deutschen Gesellschaft für Urologie, 34. Tagung (1982), 13–17
© Springer-Verlag Berlin Heidelberg 1983

Perspektiven der Chemotherapie urologischer Tumoren

D. K. Hossfeld

Drei Tumorerkrankungen werden in diesem Referat besprochen, die beispielhaft das gesamte Spektrum der derzeitigen Ergebnisse der Chemotherapie maligner Erkrankungen widerspiegeln, nämlich die Möglichkeit der Kuration von Patienten mit metastasiertem Hodenkarzinom, die der Palliation bei Patienten mit Harnblasenkarzinom und die Frustration bei Patienten mit metastasiertem Nierenkarzinom.

Das *Hodenkarzinom* ist durch eine Reihe von Merkmalen gekennzeichnet, welche die Grundlagen ihrer in der Erwachsenen-Onkologie einzigartigen Therapieerfolge darstellen:

1. Germinales, mehr oder weniger undifferenziertes, schnell proliferierendes Gewebe, welches ausgeprägte, fast selektive Chemosensibilität verheißt.
2. Die vergleichsweise festgelegten Metastasierungswege ermöglichen erfolgreiche chirurgische Maßnahmen.
3. Die Tumormarker HCG, AFP und LDH erlauben Verlaufskontrollen weit über den sichtbaren Bereich hinaus.
4. Das jugendliche Alter der meisten Patienten und ihr in der Regel guter Allgemeinzustand lassen aggressive Chemotherapie-Maßnahmen zu.

Bezüglich der Merkmale 1 und 4 liegt eine Situation vor, die in der pädiatrischen Onkologie so häufig spektakuläre Erfolge ermöglicht.

Die gebräuchlichsten Zytostatika-Kombinationen für die Chemotherapie von Patienten mit metastasiertem Hodenkarzinom sind:

1. Die von Einhorn u. Mitarb. [1] eingeführte Kombination der Substanzen Platin, Velbe und Bleomycin.
2. Die von Golbey u. Mitarb. [2] schrittweise entwickelte Induktionstherapie mit Platin, Velbe, Bleomycin, Cyclophosphamid, Cosmegen in Verbindung mit einer Konsolidations-Therapie mit Velbe, Leukeran und Adriamycin bzw. Cosmegen.
3. Die von Schmidt u. Mitarb. [3] bei inzwischen mehr als 200 Patienten erprobte Therapie mit Velbe + Bleomycin und Adriamycin + Platin im Wechsel.

Man kann wohl davon ausgehen, daß keine der genannten Therapien einer anderen überlegen ist. Vollremissionen werden bei 60% bis 70% der Patienten erreicht, durch zusätzliche chirurgische Maßnahmen im Anschluß an die Chemotherapie kann der Anteil der Patienten mit Vollremissionen um 10% gesteigert werden. Bei 10% bis 15% der Patienten muß mit einem Rezidiv gerechnet werden. 60% bis 65% der Patienten können eine Heilung erwarten.

Es hat sich gezeigt, daß die Erfolge der Chemotherapie von Patienten mit metastasiertem Hodenkarzinom abhängig sind von inzwischen klar definierten prognostischen Faktoren. Es ist darüber hinaus erkannt worden, daß die Erfolge nicht verbessert werden konnten durch das Hinzufügen weiterer Zytostatika, z.B. Adriamycin [1] oder Ifosfamid [4] ebensowenig wie durch das Einschieben von Konsolidierungs-Therapien [5]. Schließlich wurde die Erfahrung gemacht, daß bei Patienten mit großer Tumormasse die primäre Chemotherapie erfolgversprechender ist als die initiale chirurgische Tumorreduktion [6].

Unter den prognostischen Faktoren hat die bei Diagnose vorliegende Tumormasse überragende Bedeutung. Gemäß internationaler Vereinbarung geht man von einer großen Tumormasse aus, wenn in den Lungen mehr als 5 Metastasen nachweisbar und diese größer als 2 cm im Durchmesser sind und/oder wenn die retroperitonealen Lymphknoten-Metastasen größer als 5 cm sind. Alle anderen prognostischen Faktoren (Tumorlokalisation, Tumortyp, Verhalten auf Standardtherapien, Patientenzustand) sind im großen und ganzen abhängig von der Tumormasse. Patienten mit großer Tumormasse haben häufiger Metastasen in der Leber, im Intestinum oder im Gehirn; es sind diese Patienten, bei denen die Tumormarker stark erhöht sind, die seltener durch eine Standardtherapie in eine komplette Remission gelangen und deren Allgemeinzustand oft erheblich reduziert ist.

Patienten mit derartig schlechten prognostischen Faktoren stellen die Herausforderung der kommenden Jahre dar. Für sie müssen andere Chemotherapien entwickelt werden. Wir haben gute Erfahrungen mit der Kombination Platin + Vepesid gemacht.

Herr Seeber [7] berichtete, daß 45% der Patienten, die auf die Standardtherapie nicht ansprachen, durch Ifosfamid + Vepesid in Remission gelangten.

Herr Schmoll von der Medizinischen Hochschule Hannover organisiert zur Zeit eine multizentrische Therapie-Studie für Risikopatienten, in der die Verabreichung hoher Dosen von Platin und Vepesid + Bleomycin vorgesehen ist.

Zweifelsfrei ist die Chemotherapie der Patienten mit Hodenkarzinom reich an Nebenwirkungen. Zwar ist die Mortalität gering (ca. 1%), ein allgemeines Krankheitsgefühl während und nach der Therapie aber um so häufiger. Sekundäre Neoplasien wurden bisher nicht beobachtet.

Bekannt sind aber die nicht immer reversiblen Schäden des tubulären Apparates der Nieren durch Platin, die u.a. zu erheblichen Magnesiumverlusten Anlaß geben [8];

bekannt sind die Bleomycin-induzierten Lungenfibrosen sowie die durch Bleomycin + Velbe verursachte Raynaud-Symptomatik an Händen und Füßen [9].

Schließlich ist sich jeder Therapeut der Gefahr einer Darmlähmung durch Velbe bewußt sowie der Möglichkeit, durch die Chemotherapie allgemein eine Obligo- bis Azoospermie zu erzeugen.

Diese Nebenwirkungen sowie die Erfahrung, daß etwa 90% der Patienten mit minimaler Metastasierung durch Chemotherapie geheilt werden konnten, haben während der letzten Jahre eine Zurückhaltung bei der *adjuvanten* Chemotherapie von Patienten in den Stadien I und II veranlaßt. Darüber hinaus bewirkte die Effektivität der Chemotherapie und die verbesserten Möglichkeiten der konservativen Diagnostik bei der Stadieneinteilung (Sonographie, Computertomographie, Tumormarker), daß die Notwendigkeit der retroperitonealen Lymphadenektomie in Frage gestellt wurde. Es wäre außerordentlich reizvoll, die verschiedenen Therapiemöglichkeiten der verschiedenen Stadien zu diskutieren, wie sie beispielhaft für das klinische Stadium I in Abb. 1 genannt werden. Aus Zeitgründen ist es an dieser Stelle nicht möglich. Der

Therapiemöglichkeiten im *klin.* Stadium I

- Lymphadenektomie ± Chemotherapie
- Radiotherapie ± Chemotherapie
- Chemotherapie
- Beobachtung (T1–T2)

Abb. 1

Referent möchte sich deshalb darauf beschränken, die Ergebnisse von Peckam u. Mitarb. [10] vorzustellen, die bei Patienten im klinischen Stadium I nach einer mittleren Beobachtungszeit von 15 Monaten erreicht und kürzlich veröffentlicht wurden. Die 53 Patienten in dieser Studie wurden nach der Orchiektomie lediglich beobachtet. Bei 9 Patienten trat innerhalb von 8 Monaten ein Rezidiv auf. Durch Chemotherapie wurde bei allen diesen Patienten eine Vollremission erreicht. Ein retrospektiver Vergleich mit den Ergebnissen nach Orchiektomie + Strahlentherapie ergab keinen Vorteil für eine der beiden Maßnahmen. Rezidive wurden in beiden Gruppen am häufigsten bei Patienten mit embryonalen Karzinom (MTU) gesehen.

Wenn man die Merkmale der Hodenkarzinome mit denen der *Nierenkarzinome* vergleicht, wird man realisieren, daß die Ausgangssituation von vorn herein erheblich ungünstiger ist. Der Tumor ist in der Regel differenziert und wächst langsam. Die Metastasierungswege sind weniger gut voraussehbar. Das Durchschnittsalter der Patienten liegt zwischen 55 und 60 Jahren.

Würde man alle die Zytostatika aufzählen, die in Mono- oder Kombinationstherapie bei Patienten mit Nierenkarzinom angewandt wurden, gäbe das eine sehr lange Liste ohne Informationsgewinn. Statt dessen möchte sich der Referent damit bescheiden, einige neuere Therapie-Studien zu nennen, die gemacht wurden mit:

- den Anthracyclinderivaten Epiadriamycin [11] und Dihydroanthracendion [12].
- dem Aminoacridinanalog AMSA, das vermutlich ähnlich wirkt wie die Anthracycline [13].
- Platin [14].
- Hydroxyharnstoff [15].
- Methyl-Guanylhydrazon, einem Polyaminhemmer [16].
- Methotrexat hochdosiert mit Leucovorin-Gabe [17].
- Velbe-Dauerinfusion [18].

Daneben sollen neuere Hormon-Therapiestudien erwähnt werden, die mit den Antiöstrogenen Nafoxidin [15] und Tamoxifen in konventioneller [19] und hoher [20] Dosis, einem Anti-Androgen [21] und schließlich der Kombination von Anti-Östrogenen und Progesteron gemacht wurden.

Zwar blieb allen genannten Hormon-Therapiestudien ein wesentlicher Erfolg versagt. Dennoch gibt es eine rationale Basis für die Hormon-Therapieversuche der Patienten mit Nierenkarzinom, und das ist der Nachweis von Rezeptoren für Östrogen, Progesteron, Androgen, Glucocorticoiden und Aldosteron an den Tumorzellen. Die Bindungsaffinität der Rezeptoren ist jedoch gering (weshalb man glaubte, hohe Dosen geben zu müssen) und die Rezeptorkonzentration ist niedrig. So kann es nicht überraschen, daß keine der genannten Hormon-Therapien erfolgreicher war als die traditionelle Therapie mit Progesteron, soweit man dabei überhaupt von einer Therapie reden darf, wenn man bedenkt, daß unter Progesteron nur bei 2%, höchstens 5% der Patienten eine Tumorrückbildung zu sehen ist.

Unter den obengenannten neueren Zytostatika haben nur 2 Substanzen eine bescheidene Wirkung gehabt, nämlich Methyl-Guanylhydrazon und Velbe.

Die Urologische Klinik hat zusammen mit uns während der vergangenen 18 Monate eine Phase-II-Studie mit Velbe als Dauerinfusion durchgeführt. Die Dosierung betrug initial 1,5 mg/m^2 Körperoberfläche pro Tag an 5 aufeinanderfolgenden Tagen. Nachdem wir mit dieser Dosis kaum hämatologische oder andere Nebenwirkungen festgestellt hatten, wurde sie bis auf 2,5 mg/m^2 Körperoberfläche angehoben. 12 derartig behandelte Patienten, die wenigstens 2 Therapien erhalten hatten, sind bislang auswertbar. Bei einem Patienten kam es zu einer fast kompletten Rückbildung der Lungenmetastasierung, bei 4 zu Therapiebeginn progredienten Patienten wurde ein Wachstumsstillstand für eine Dauer bis zu 3 Monaten erreicht, bei 7 Patienten war die Erkrankung progredient.

Dies sind fürwahr keine stimulierenden Ergebnisse, welche den Aufwand und die Kosten (5tägiger stationärer Aufenthalt) rechtfertigen könnten. Dennoch hat sie zu einem vielleicht nicht unwichtigem Resultat geführt. Und zwar hat Dr. Otto aus der Urologischen Univ.-Klinik bei den Tumoren dieser Patienten durch Impulszytophotometrie den Anteil proliferierender Zellen bestimmt. Nur bei einem der Patienten lag dieser Anteil über 20%, und dieser Patient erreichte als einziger eine Remission. Daraus möchten wir vorsichtig folgern, daß wir in Zukunft die Chemotherapie zumindest mit Velbe auf Patienten mit einem hohen Anteil an proliferierenden Zellen im Tumorgewebe beschränken sollten. Um bei der Therapie von Patienten mit metastasiertem Nierenkarzinom voranzukommen, soll darüber hinaus eine prätherapeutische Zytostatika-Testung an Zellkulturen und nackten Mäusen betrieben werden, wobei wir uns auf die wenigen Substanzen konzentrieren wollen, die bisher bei den Patienten eine gewisse Wirksamkeit gezeigt haben (Methyl-Guanylhydrazon, Ifosfamid, Velbe).

Schließlich laufen bei uns Untersuchungen, durch den Einsatz sog. „Biological Response Modifier" indirekt das Tumorwachstum zu hemmen. Dabei zeigt sich schon jetzt ganz klar, daß es nicht sinnvoll ist, derartige Substanzen bei Patienten mit maximaler Tumormasse im Finalstadium einzusetzen. Risikopatienten mit geringerer Tumormasse, z.B. solche mit locoregionaler Lymphknotenmetastasierung, wären eine geeignete Zielgruppe.

Im Gegensatz zum Nierenkarzinom ist das *Harnblasenkarzinom* ein Zytostatik-sensibler Tumor. Die wirksamste Substanz ist Platin mit einer Remissionsrate von etwa 40% [22, 23]. Die Substanz Cyclophosphamid, 5-Fluorouracil, Adriamycin, Methotrexat, Bleomycin und Mitomycin bewirken Tumorrückbildung bei etwa 30% der Patienten [22]. Auch bei dieser Patientengruppe wurde versucht, die Therapieergebnisse durch Zytostatika-Kombinationen zu verbessern.

Am häufigsten wurde die Kombination Platin, Endoxan $\pm$ Adriamycin eingesetzt [24, 25]. Wenn man die während der letzten 3 Jahre publizierten Therapieergebnisse bei Patienten mit disseminiertem Harnblasenkarzinom analysiert, ergibt sich eine enttäuschende Remissionsrate von nur 30% und eine mittlere Remissionsdauer von nur 6 Monaten. Diese Daten scheinen den Wert der Kombinationstherapie in Frage zu stellen [26]. Tatsächlich hat die National Bladder Cancer Collaborative Group A in einer 123 Patienten umfassenden Therapiestudie herausgefunden, daß Platin + Cyclophosphamid nicht erfolgreicher ist als Platin alleine [27].

Wir haben vor 10 Monaten ein Protokoll aktiviert, das die Kombination der Substanzen Platin, Methotrexat und Bleomycin umfaßt. Bislang wurden erst 5 Patienten nach diesem Protokoll behandelt, die alle nach spätestens 2 Kursen eine eindeutige Tumorrückbildung zeigten, wobei die Remission namentlich die Lungenmetastasen, aber auch Lymphknotenmetastasen und locoregionales Wachstum betraf. Allerdings erwies sich die Therapie als erheblich Knochenmarks-toxisch, so daß wir auf die zweite Gabe von Bleomycin und Methotrexat am 8. Tag des Therapiezyklus verzichten mußten.

Es wird wohl bis auf weiteres der individuellen Entscheidung des Arztes überlassen bleiben zu befinden, ob ein Chemotherapieversuch bei Patienten mit metastasiertem Harnblasenkarzinom sinnvoll ist oder nicht. Mit einer Heilung kann derzeit kaum gerechnet werden. Eine Lebensverlängerung können wir nur bei den Patienten erwarten, die auf die Therapie ansprechen. Sicher ist aber, daß die meisten Patienten – auch die, die nicht mit einer objektivierbaren Tumorregression reagieren – eine manchmal erstaunliche Palliation namentlich in Form einer Schmerzlinderung erfahren.

Zum Abschluß sollen noch einige kurze Anmerkungen zur Chemotherapie des nicht-invasiven Harnblasenkarzinoms gemacht werden.

Das Hauptinteresse konzentriert sich zur Zeit auf die in Abb. 2 angeführten Substanzen.

Intravesikale Chemotherapie
des nicht-invasiven Harnblasenkarzinoms

Thiotepa
Adriamycin
Mitomycin C
Epodyl
VM-26
Platin

Abb. 2

Ob das Podophyllinderivat VM-26 so wirksam ist wie Thiotepa, muß erst noch gezeigt werden.

Nach den Untersuchungen der Arbeitsgruppe von Whitmore [28] ist Platin in Dosen zwischen 50 mg und 150 mg unwirksam. Adriamycin (50 mg) erwies sich in einer kontrollierten Studie als ebenso effektiv wie Thiotepa (60 mg) [29]. Mitomycin war bei 13 von 37 Patienten, die auf Thiotepa nicht angesprochen hatten, noch erfolgreich [30]. Im Gegensatz zu Thiotepa wird Mitomycin ebenso wie Adriamycin nicht resorbiert; das ergab u. a. die Untersuchung der Schwester-Chromatid-Austauschrate lymphatischer Zellen von mit Mitomycin behandelten Patienten [31].

Eine Standardtherapie des nicht-invasiven Harnblasenkarzinoms nennen zu wollen, wäre zum jetzigen Zeitpunkt kaum korrekt. Zu viele Fragen sind offen, wozu die nach der Patientenselektion, die nach der Art und Dosierung des optimalen Zytostatikum, nach Frequenz und Dauer der Therapie sowie die nach den Langzeit-Effekten gehören. Schließlich ist noch nicht aus der Diskussion die Frage, ob die aufwendige, für den Patienten lästige intravesikale Applikation nicht durch eine orale Therapie ersetzt werden kann [32].

Literatur

1. Einhorn LA, Williams SD (1980) Chemotherapy of disseminated testicular cancer. A random prospective study. Cancer 46:1339–1344. – 2. Vugrin D, Herr HW, Whitmore WF Jr, Sogani PC, Golbey RB (1981) VAB-6 combination chemotherapy in disseminated cancer of the testis. Ann Internal Med 95:59–61. – 3. Scheulen ME, Higi M, Schilcher RB, Meier CR, Seeber S, Schmidt CG (1980) Sequentiell alternierende Chemotherapy nicht-seminomatöser Hodentumoren mit Velbe/Bleomycin und Adriamycin/Cisplatin. I. Ergebnisse einer randomisierten Studie bei 71 Patienten mit pulmonaler Metastasierung (Stadium IV). Klin Wschr 58:811–821. – 4. Schmoll HJ (1982) The role of ifosfamide (IPP) in testicular cancer. Proc 13th Int Cancer Congr, Seattle 1982, p 626. – 5. Einhorn LH, Williams SD, Troner M, Birch R, Greco FA (1981) The role of maintenance therapy in disseminated testicular cancer. New Engl J Med 305:727–731. – 6. Donohue JP, Einhorn LH, Williams SD (1980) Cytoreductive surgery for metastatic testis cancer: Considerations of timing and extent. J Urol 123:876–880. – 7. Seeber S (1982) Current concepts in the management of early and late testicular cancer. Proc 13th Int Cancer Congr, Seattle 1982. – 8. Blachley JD, Hill JB (1981) Renal and electrolyte disturbances associated with cisplatin. Ann Internal Med 95:628–632. – 9. Vogelzang NJ, Bosl GJ, Johnson K, Kennedy BJ (1981) Raynaud's phenomenon: A common toxicity after combination chemotherapy for testicular cancer. Ann Internal Med 95: 288–292. – 10. Peckham MJ, Barrett A, Husband JE, Hendry WF (1982) Orchidectomy alone in testicular stage I non-seminomatous germ-cell tumours. Lancet II:678–680. – 11. Fossa SD, Wik B, Lien HH (1982) Phase II study of 4'-Epidoxorubicin in metastatic renal cancer. Cancer Treat Rep 66:1219–1221. – 12. Taylor SA, von Hoff DD (1982) Phase II trial of dihydroxyanthracenedione (DHAD) in advanced renal cell carcinoma. A swog study. Proc Am Soc Clin Oncol 1:118. – 13. Fuks JZ, van Echo DA, Aisner J, Kravitz S, Wiernik PH (1980) A phase II trial of 4'-(9-acridinylamino)-methanesulfon-m-anisidide (AMSA) in patients with renal cell carcinoma of the lung (SCCL). Proc Am Ass Cancer Res and Am Soc Clin Oncol 21:477. – 14. Merrin CE (1979) Treatment of genitourinary tumors with cis-dichlorodiammineplatinum (II): Experience in 250 patients. Cancer Treat Rep 63:1579–1584. – 15.

Stolbach LL, Begg CB, Hall T, Horton J (1981) Treatment of renal carcinoma: A phase III randomized trial of oral medrodyprogesterone (provera), hydroxyurea, and nafoxidine. Cancer Treat Rep 65:689–692. – 16. Todd RF III, Garnick MB, Canellos GP, Richie JP, Gittes RF, Mayer RJ, Skarin AT (1981) Phase I–II trial of methyl-GAG in the treatment of patients with metastatic renal adenocarcinoma. Cancer Treat Rep 65:17–20. – 17. Baumgartner G, Heinz R, Arbes H, Lenzhofer R, Pridun N, Schüller J (1980) Methotrexate-citrovorum factor used alone and in combination chemotherapy for advanced hypernephromas. Cancer Treat Rep 64:41–45. – 18. Zeffren J, Yagoda A, Kelsen D, Winn R (1980) Phase I trial of a 5-day infusion of vinblastine (VLB). Proc Am Ass Cancer Res and Am Soc Clin Oncol 21:178. – 19. Al-Sarraf M, Eyre H, Bonnet J, Saiki J, Gagliano R, Pugh R, Lehane D, Dixon D, Bottomley R (1981) A study of tamoxifen in metastatic renal cell carcinoma and the influence of certain prognostic factors: A Southwest Oncology Group Study. Cancer Treat Rep 65:447–451. – 20. Papac R, Luikhart S, Kirkwood J (1980) High dose tamoxifen in patients with advanced renal cell cancer and malignant melanoma. Proc Am Ass Cancer Res and Am Soc Clin Oncol 21:358. – 21. Benedetto P, Yagoda A, Watson RC, Sogani P, Neri RO, Pertschuk LP, Fishman J, Bradlow JL (1981) Phase II trial of flutamide in hypernephroma correlation with hormone receptor sites. Proc Am Ass Cancer Res and Am Soc Clin Oncol 22:466. – 22. Smith PH (1981) Chemotherapy of bladder cancer: A review. Cancer Treat Rep 65:173. – 23. Herr HW (1980) Cis-diamminedichloride platinum II in the treatment of advanced bladder cancer. J Urol 123:853–855. – 24. Kedia KR, Gibbons C, Persky L (1981) The management of advanced bladder carcinoma. J Urol 125:655–658. – 25. Troner MB, Hemstreet GP (1981) Cyclophosphamide, doxorubicin, and cisplatin (CAP) in the treatment of urothelial malignancy: A pilot study of the Southeastern Cancer Study Group. Cancer Treat Rep 65:29–32. – 26. Baker LH, Al-Sarraf M, Opipari M (1980) Combination chemotherapy (CAP) in patients with advanced urothelial cancers. Proc Am Ass Cancer Res and Am Soc Clin Oncol 21:429. – 27. Einstein A, Soloway M, Corder M, Bonney W, Coombs J (1981) Diamminedichloroplatinum (DDP) VS. DDP plus cyclophosphamide (CY) for metastatic bladder carcinoma. Proc Am Ass Cancer Res and Am Soc Clin Oncol 22:461. – 28. Blumenreich MS, Needles B, Yagoda A, Sogani P, Grabstald H, Whitmore WF Jr (1982) Intravesical cisplatin for superficial bladder tumors. Cancer 50:863–865. – 29. Horn Y, Eidelman A, Walach N, Ilian M, Markowitz A (1982) Treatment of superficial bladder tumors in a controlled trial with adriamycin versus thio-tepa. Proc 13th Int Cancer Congr, Seattle 1982, p 619. – 30. Issell BF, DeFuria MD, Fandrich SE (1981) Topical mitomycin C (MMC) in thiotepa refractory non-invasive bladder cancer. Proc Am Ass Cancer Res and Am Soc Clin Oncol 22:464. – 31. Wajsman Z, Lee F, Mac Donald S, Sandberg AA, Pontes JE (1982) Absorption studies of mitomycin C (MMC) during intravesical treatment of superficial bladder cancer. Proc Am Soc Clin Oncol 1:116. – 32. Hall RR, Herring DW, McGill AC, Gibb I (1981) Oral methotrexate therapy for multiple superficial bladder carcinomata. Cancer Treat Rep 65:175–178.

Prof. Dr. D.K. Hossfeld
Med. Klinik, Abt. für Onkologie und Hämatologie
Universitäts-Krankenhaus Eppendorf
Martinistraße 52
D-2000 Hamburg 20

Verhandlungsbericht der Deutschen Gesellschaft für Urologie, 34. Tagung (1982), 18/19
© Springer-Verlag Berlin Heidelberg 1983

Die Aussagekraft der Lymphangiographie bei metastasierenden urologischen Tumoren

M. Blech, A. Zimmermann, D. Basak und F. Truss

Durch die Einführung und ständige Weiterentwicklung der Computertomographie und der Sonographie hat sich die Bedeutung der Lymphangiographie für die Stadieneinteilung urologischer Tumoren deutlich verringert. Der diagnostische Wert der pedalen Lymphangiographie ist dadurch eingeschränkt, daß bestimmte Lymphknotengruppen der Leiste, des kleinen Beckens und des Retroperitonealraumes aus anatomischen Gründen nicht oder nur unvollständig darstellbar sind, was zu falsch-negativen Befunden führen kann. Falsch-positive Resultate können sich dann ergeben, wenn in nicht vergrößerten Lymphknoten Strukturveränderungen durch Fetteinwucherungen oder Entzündungen entstanden sind. Andererseits lassen sich mit der Lymphangiographie im Gegensatz zur Computertomographie und Sonographie auch kleinere Metastasen in den noch nicht vergrößerten Lymphknoten darstellen. Über die Treffsicherheit der Lymphangiographie bei urologischen Tumoren werden in der Literatur sehr unterschiedliche Angaben gemacht.

Wir haben deshalb aus dem Krankengut der Jahre 1970 bis 1982 bei 18 Patienten mit Nierentumoren, bei 41 Patienten mit nicht seminomatösen Hodentumoren und bei 23 Patienten mit Peniskarzinomen den präoperativen Lymphangiographiebefund mit der Lymphknotenhistologie verglichen.

Bei malignen Nierentumoren (Tabelle 1) kam die Lymphangiographie nur bei 10% der Patienten zur Anwendung. Dabei ergab sich eine Gesamtrate richtiger Befunde von 67%. Der Prozentsatz falsch-positiver Befunde lag mit 28% relativ hoch. Demgegenüber waren keine falsch-negativen Befunde zu verzeichnen. Somit ergab sich für die Lymphangiographie beim Nierentumor eine Sensitivität von 100% bei einer Spezifität von 62,5%. Die Gesamttreffsicherheit liegt etwa in der Mitte des in der Literatur angegebenen Bereichs, der von 40 bis 97,5% reicht.

Tabelle 1. Maligne Nierentumoren (n = 18), Vergleich: LAG-Befund – Lymphknotenhistologie

Histolog. Metastasennachweis	2 (11%)
Histolog. kein Metastasennachweis	16 (89%)
LAG Richtig-positiv	2 (11%)
LAG Richtig-negativ	10 (56%)
LAG Falsch-positiv	5 (28%)
LAG Falsch-negativ	0 (0%)
LAG Fraglich	1 (5%)
Gesamtrate richtiger LAG-Befunde	67%
Sensitivität = 100%	
Spezifität = 62,5%	

Tabelle 2. Maligne Hodentumoren (n = 41), Vergleich: LAG-Befund – Lymphknotenhistologie

Histolog. Metastasennachweis	26 (63%)
Histolog. kein Metastasennachweis	15 (37%)
LAG Richtig-positiv	25 (61%)
LAG Richtig-negativ	4 (10%)
LAG Falsch-positiv	10 (25%)
LAG Falsch-negativ	1 (2%)
LAG Fraglich	1 (2%)
Gesamtrate richtiger LAG-Befunde	71%
Sensitivität = 96,2%	
Spezifität = 26,7%	

Bei Hodentumoren wurde die Lymphangiographie in jedem Fall durchgeführt. In 71% (Tabelle 2) war eine Übereinstimmung zwischen Lymphangiographie und Histologie zu verzeichnen. Auffallend ist auch hier die mit 25% relativ hohe Rate falsch-positiver Befunde. Falsch-negative Ergebnisse fanden sich nur in 2%. Damit beträgt die Sensitivität der pedalen Lymphangiographie beim Hodentumor in unserer Serie 96,2%. Die Spezifität liegt demgegenüber bei nur 26,7%. In der Literatur schwanken die Angaben über die Gesamttrefferrate wiederum stark. Sie reichen von 50 bis 90%. Im Gegensatz

Tabelle 3. Maligne Penistumoren (n = 23), Vergleich: LAG-Befund – Lymphknotenhistologie

Histolog. Metastasennachweis	11 (48%)
Histolog. kein Metastasennachweis	12 (52%)
LAG Richtig-positiv	8 (35%)
LAG Richtig-negativ	5 (22%)
LAG Falsch-positiv	7 (30%)
LAG Falsch-negativ	3 (13%)
LAG Fraglich	0 (0%)
Gesamtrate richtiger LAG-Befunde	57%
Sensitivität = 72,7%	
Spezifität = 41,7%	

zu unseren Ergebnissen sind dort die meisten lymphangiographischen Fehldiagnosen „falsch-negativ". Offenbar besteht an unserem Klinikum eine gewisse Tendenz zur Überinterpretation lymphangiographischer Befunde.

Bei unseren Peniskarzinompatienten wurde in etwa 80% der Fälle eine Lymphangiographie durchgeführt. In 57% ergab sich eine Übereinstimmung zwischen lymphangiographischem und histologischem Befund (Tabelle 3). 30% der Lymphangiographiebefunde waren falsch-positiv und 13% falsch-negativ. Daraus ergab sich eine Sensitivität von 72,7% und eine Spezifität von nur 41,7%. Der Wert dieser Zahlenangaben ist jedoch dadurch eingeschränkt, daß die Entscheidung zur operativen Ausräumung der Leisten häufig vom Lymphangiographiebefund abhängig gemacht wurde. Somit konnte in einigen Fällen mit negativem Lymphangiographiebefund eine histologische Überprüfung nicht durchgeführt werden.

Abschließend läßt sich sagen, daß die Lymphangiographie im Rahmen der präoperativen Metastasensuche bei Nierentumoren wegen der fehlenden therapeutischen Konsequenzen im allgemeinen nicht erforderlich ist. Bei Hodentumoren lassen sich mit Hilfe der Lymphangiographie, insbesondere wenn ein negativer sonographischer und computertomographischer Befund vorliegt, Zusatzinformationen über kleine Metastasen gewinnen. Beim Peniskarzinom ist die Treffsicherheit der Lymphangiographie gering. In Einzelfällen kann sie jedoch eine Entscheidungshilfe bei der Indikationsstellung zur inguinalen Lymphadenektomie darstellen. Somit tritt die Lymphangiographie als Verfahren zur Metastasensuche hinter moderne Verfahren in die Position einer Zusatzuntersuchung zurück. Sie kann dann eingesetzt werden, wenn Sonographie und Computertomographie keine ausreichenden Informationen liefern.

Literatur

Basak D, Truss F, Zimmermann A (1982) Verh Ber Dtsch Ges Urol 33:57–59. – Blech M, Zimmermann A, Truss F, Gregl A (1982) Therapiewoche 32:661–662. – Carl P, Klein U, Gebauer A, Schmied E (1977) Eur Urol 3:286–288. – Cosgrove MD, Metzger CK (1975) J Urol 113:93–95. – David E, Ikinger U, van Kaick G, Möhring K (1982) In: Illiger HJ, Sack H, Seeber S, Weißbach L (Hrsg) Nicht seminomatöse Hodentumoren. Basel, S 59–64. – Göthlin J, Jonsson K (1976) Acta Radiol Diagnosis 17:321–327. – Gregl A, Heitmann D (1977) Fortschr Röntgenstr 126:339–344. – Hermanek P (1977) Rec Res Cancer Res 60:202–211. – Hutschenreiter G, Alken P (1979) Verh Ber Dtsch Ges Urol 30:161–164. – Kademian M, Wirtanen G (1977) Urology 9:218–220. – Lackner K, Weißbach L, Boldt I, Scherholz K, Brecht G (1979) Fortschr Röntgenstr 130:636–643. – Lüning M, Schulz W, Röder K, Raab K, Rauste J (1977) Rad Diagn 3:315–323. – Mayor G (1979) Verh Ber Dtsch Ges Urol 30:19–22. – Nowrousian MR, Firusian N, Konert HM, Rüther U, Wilke M, Schmidt CG (1982) In: Illiger HJ, Sack H, Seeber S, Weißbach L: Nicht seminomatöse Hodentumoren. Basel, S 65–71. – Rübben H, Lutzeyer W (1981) Urologe [A] 20:31–37. – Safer ML, Green JP, Crews QE, Hill DR (1975) Cancer 35:1603–1605. – Storm PB, Kern A, Loening SA, Brown RC, Culp DA (1977) J Urol 118:1001–1003. – Vahlensieck W (1979) Verh Ber Dtsch Ges Urol 30:14–18. – Zaunbauer W, Kunz R, Leuppi R (1977) Fortschr Röntgenstr 126:335–338

Dr. med. M. Blech
Urologische Univ.-Klinik
Robert-Koch-Straße 40
D-3400 Göttingen

Verhandlungsbericht der Deutschen Gesellschaft
für Urologie, 34. Tagung (1982), 20/21
© Springer-Verlag Berlin Heidelberg 1983

Die Wertigkeit der Sonographie zur Erfassung von retroperitonealen Metastasen bei Tumoren des Urogenitaltraktes

G. Kunit, H. Schmoller, H. Joos, Th. Irnberber und J. Frick

Die Sonographie erlaubt eine exakte Untersuchung generell des gesamten Abdomens, insbesonders aber des Oberbauches, der Nieren und Nierenloge sowie des Retroperitoneums. Als nicht invasive sowie beliebig oft reproduzierbare Methode bietet sie sich geradezu an, im Rahmen des Abklärungsplanes oder auch als Verlaufskontrolle bei Malignomen des Urogenitaltraktes eingesetzt zu werden.

Material und Methode

Alle in das urologische Fachgebiet fallende Tumorpatienten ab 1976 wurden praeoperativ der sonographischen Abklärung zugeführt und auch in der Folge regelmäßig sonographisch kontrolliert. Anhand von 112 Hypernephrompatienten, 16 Nierenbeckencarcinom- und 53 Hodentumorpatienten wurde die Zuverlässigkeit und Exaktheit der Sonographie zur Erfassung retroperitonealer Lymphknotenmetastasen überprüft.

Die Untersuchung selbst erfolgte zunächst mit dem Vidoson 635 bzw. 735 und ab 1. 1. 1980 mit dem RA 1 der Firma Siemens mit einem 3,5 Megahertz Transducer. Die Examination wurde in Rückenlage immer von demselben Untersucher durchgeführt. Das sonographische Erscheinungsbild der retroperitonealen Lymphknotenmetastasen ist charakterisiert durch echoarme, rundliche, häufig auch polizyklisch begrenzte Areale im reflexreichen Retroperitoneum und sind ab einer Größe von 1½ cm Durchmesser erfaßbar (Abb. 1 und 2). Sie stehen in enger Beziehung zu den großen Gefäßen, dem Verlauf des retroperitonealen, lymphatischen Apparates entsprechend.

Die Kontrolle der Befunde erfolgte einerseits durch die Operation, insbesondere durch die retroperitoneale Lymphadenektomie und ab 1978 zusätzlich durch die Computertomographie.

Diskussion

Die Korrelation bei den Hypernephrompatienten und Nierenbeckencarcinompatienten hinsichtlich der retroperitonealen Lymphknotenmetastasen war immer gegeben. So wiesen 8% der Hypernephrome und 16% der Nebennierenbek-

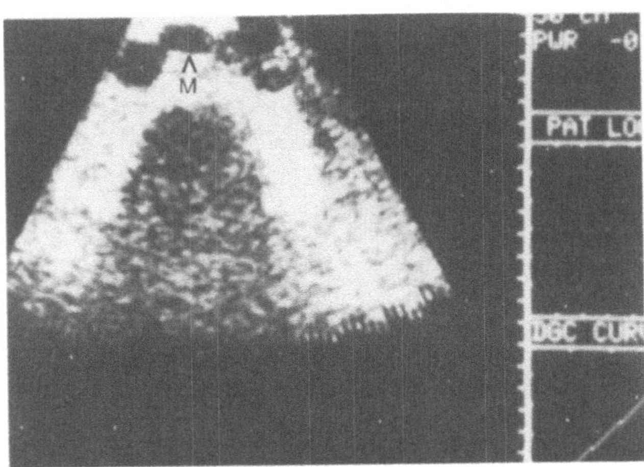

Abb. 1. Sonographischer Querschnitt durch retroperitoneale Lymphknotenmetastasen (M = Metastasen)

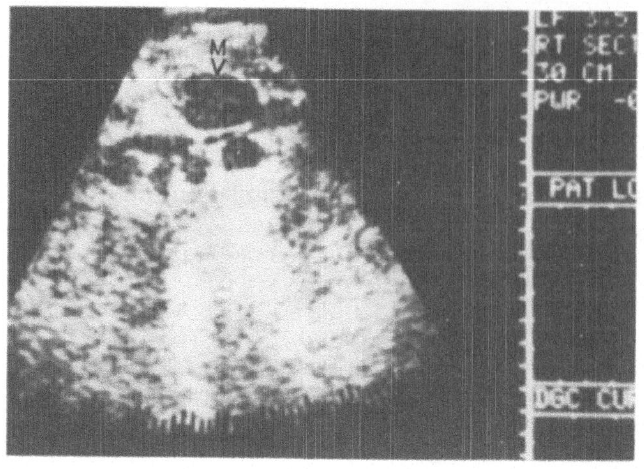

Abb. 2. Sonographischer Längsschnitt durch retroperitoneale Lymphknotenmetastasen (M = Metastasen)

kencarcinome Lymphknotenmetastasen auf. Bei den 53 Hodentumorpatienten jeglicher Histologie erfolgte die engmaschigste Kontrolle des Sonographiebefundes. Einerseits mittels CT und andererseits bei 15 Patienten durch Lymphadenomektomie oder Obduktion von 11 Patienten. Die Übereinstimmung der Sonographie und der anderen Parameter waren bei 52 Patienten gegeben. Lediglich bei 1 adipösen Patienten wurde ein falsch-negativer, sonographischer Befund erhoben. Die Computertomographie war in diesem Falle doch aussagekräftiger.

Zusammenfassung

181 Patienten mit selektionierten Tumoren des Urogenitaltraktes wurden praeoperativ, postoperativ oder im Verlauf nach entsprechend therapeutischen Maßnahmen, sonographisch hinsichtlich retroperitonealer Lymphknotenmetastasen untersucht. Die Treffsicherheit der Sonographie war umgelegt auf alle Patienten nahezu 100%, bezogen auf die Hodentumorpatienten allein 98%. Die Sonographie erweist sich somit als eine ausgezeichnete, nicht invasive und auch ökonomische Methode beim Staging von Malignomen des Urogenitaltraktes. Voraussetzung ist allerdings eine gute Technik sowie große Erfahrung des Untersuchers.

Literatur

Bernarding MG, Green B, Goldstein HM (1978) Ultrasonography in the evaluation of postnephrectomy renal cancer patients. Radiology 128:455. – Green B, Goldstein HM, Weaver RM Jr (1979) Abdominal pansonography in the evaluation of renal cancer. Radiology 132:421. – Kratochwil A (1977) Ultraschalldiagnostik in der Inneren Medizin. Chirurgie und Urologie. Thieme, Stuttgart. – Kyle KF, Deane RF, Morley P, Barnett E (1971) Ultrasonography of the urinary tract. Br J Urol 43:709. – Lutz H (1978) Ultraschalldiagnostik (B-Scan) in der Inneren Medizin. Springer, Berlin. – Schmoller H (1978) Ultraschalldiagnostik als Zusatzuntersuchung zu radiologisch-diagnostischen Maßnahmen. Wien med Wschr, suppl 49, p 128. – Schmoller H (1981) Praktische Nephrosonographie. (1. Auflage) Facultas, Wien IX, Österreich

Dr. G. Kunit
Urologische Abteilung
Landeskrankenanstalten
A-5020 Salzburg
Österreich

Verhandlungsbericht der Deutschen Gesellschaft
für Urologie, 34. Tagung (1982), 22–24
© Springer-Verlag Berlin Heidelberg 1983

Operativ gesicherte Fehlinterpretationen computertomographischer Befunde bei Metastasen urologischer Tumoren

P. Knoke, Gh. Mohebbi, A. Zimmermann und F. Truss

Seit 1978 werden in unserer Klinik bei Tumoren des Urogenitaltraktes neben anderen diagnostischen Methoden häufig computertomographische Untersuchungen durchgeführt. In dieses Verfahren haben wir besonders hinsichtlich der Erfassung von Metastasen maligner Geschwülste zunächst hohe Erwartungen gesetzt. Es zeigte sich jedoch bald, daß bei der Computertomographie mehr Fehldiagnosen vorkommen, als ursprünglich angenommen.

Bei 124 Patienten unseres Krankengutes, die an einem Karzinom der Niere, des Nierenbeckens, der Harnblase oder des Hodens erkrankt waren, wurde retrospektiv überprüft, inwieweit sich hinsichtlich einer Metastasierung eine Übereinstimmung zwischen Computertomographie und Operations- bzw. histologischem Befund ergab.

Wie Tabelle 1 zeigt, hatten von diesen 124 Patienten 39 operativ und histologisch gesicherte Metastasen, 85 Patienten waren metastasenfrei. Demgegenüber erbrachte die Computertomographie lediglich in 32 der 124 Fälle einen Metastasenverdacht. Metastasenfreiheit wurde bei 92 Patienten angenommen. Der Vergleich zeigt, daß Diskrepanzen zwischen Operationsbefund und computertomographischer Beurteilung mit Ausnahme des Nierenbeckens alle untersuchten Organe betrafen.

In der Tabelle 2 sind die bei den Patienten mit gesicherter Metastasierung erhobenen CT-Befunde aufgeschlüsselt. Aus dem Anteil richtig-positiver Ergebnisse errechnet sich eine Sensitivität der Methode, die für die Metastasen der Nierentumoren 64% und die der Hodentumoren 68% beträgt. Eine Aussage zur Sensitivität bei Nierenbecken- und Blasenkarzinomen erscheint uns wegen der geringen Fallzahl nicht sinnvoll. Insgesamt wurden von 39 Patienten mit Metastasen 28 durch den CT-Befund als richtig-positiv und 11 als falsch-negativ eingeordnet, so daß sich eine Gesamtsensitivität von 72% ergibt.

Tabelle 3 zeigt die Ergebnisse der Computertomographie bei den Patienten, bei denen Metastasen ausgeschlossen werden konnten. Gute Ergebnisse zum Metastasenausschluß lieferte die Methode bei Tumoren der Niere, des Nierenbeckens und der Harnblase, bei denen die Spezifität 87 bis 100% beträgt. Ungünstig waren die Ergebnisse bei Hodentumoren, bei denen nur eine Spezifität von 45% erreicht werden konnte. Insgesamt wurden bei 85 metastasenfreien Patienten 74 richtig-negative und 11 falsch-positive Befunde erhoben, so daß die Gesamtspezifität 87%

Tabelle 1. Maligne urologische Tumoren (n = 124), Vergleich Operationsbefund – CT-Befund

Organ	n	operativ gesicherte		CT-Befund	
		Metastasen	keine Metastasen	Metastasen	keine Metastasen
Niere	54	14	40	9	45
Nierenbecken	14	1	13	1	13
Blase	26	5	21	9	17
Hoden	30	19	11	13	17
Gesamt	124	39	85	32	92

Tabelle 2. Metastasierte urologische Tumoren (n = 39), Sensitivität der Computertomographie

Organ	n	Gesicherte Metastasierung		
		CT-Befund		Sensitivität
		richtig-positiv	falsch-negativ	%
Niere	14	9	5	64
Nierenbecken	1	1	–	(100)
Blase	5	5	0	(100)
Hoden	19	13	6	68
Gesamt	39	28	11	72

Tabelle 3. Nicht metastasierte urologische Tumoren (n = 85), Spezifität der Computertomographie

Organ	n	Keine Metastasierung		
		CT-Befund		Spezifität
		richtig-negativ	falsch-positiv	%
Niere	40	35	5	87
Nierenbecken	13	13	–	100
Blase	21	21	0	100
Hoden	11	5	6	45
Gesamt	85	74	11	87

beträgt. Eine weitergehende Analyse hat gezeigt, daß bei den meisten der computertomographisch falsch-positiven Befunde relativ große Metastasen beschrieben wurden, wogegen sich bei falsch-negativen Beurteilungen die nachgewiesene Metastasengröße in einem Durchmesserbereich von maximal 2 cm bewegte.

Vergleicht man diese Ergebnisse mit denen der Literatur, so sind unsere Resultate bei metastasierenden Hodentumoren deutlich, bei Metastasen von Nierentumoren aber nur wenig schlechter als die im Schrifttum mitgeteilten Zahlen. Eine Ursache hierfür dürfte darin zu suchen sein, daß die Untersuchungen erst seit etwa 1½ Jahren an einem Computertomograph der 3. Generation durchgeführt werden. Seitdem sehen wir deutlich weniger Fehlinterpretationen. Hinzu kommt, daß anfänglich die zahlreichen Möglichkeiten der Fehldeutung nicht genügend bekannt waren und daher wohl nicht alle Artefakte richtig interpretiert wurden.

Wie bei jedem neuen diagnostischen Verfahren mußte auch bei der Computertomographie ein Lernprozeß durchgemacht werden. Damit fließen in diese retrospektive Studie, die auch die Anfangsphase des klinischen Einsatzes der Apparatur miterfaßt, neben den genannten noch weitere Fehler in die Statistik ein. Trotzdem läßt sich aus diesen Untersuchungen und den Erfahrungen mit den neueren Geräten ableiten, daß die Computertomographie ein zunehmend wertvoller werdendes diagnostisches Hilfsmittel zur präoperativen Metastasensuche darstellt.

Literatur

Breimann RS (1978) Radiology 126:159–166. – Burney BT (1979) Radiology 132:415–419. – Küster W, Imhof H (1979) Röntgen-Bl 32:526–532. – Lackner K, Weißbach L (1979) Fortschr Röntgenstr

130:636-643. – Lee JKT (1978) Am J Roentgenol 131:675-679. – Levine E (1979) Radiology 132:395-398. – Levitt RG (1978) Radiology 126:149-152. – Marchal G (1979) Fortschr Röntgenstr 128:746-753. – Magilner AD (1978) Radiology 126:715-718. – Schauer EG (1977) Computed Tomography 1:176-181. – Schoenberger A (1982) Urologe [A] 21:195-200. – Stadler HW (1979) Klinikarzt 8:608-615. – Walsh JW (1980) Radiology 137:157-166. – Williams RD (1980) J Urol 123:872-875

Peter Knoke
Urologische Univ.-Klinik
Robert-Koch-Straße 40, D-3400 Göttingen

Verhandlungsbericht der Deutschen Gesellschaft
für Urologie, 34. Tagung (1982), 25–27
© Springer-Verlag Berlin Heidelberg 1983

Skelett- und Lebermetastasierung bei Harnblasen- und Hodenmalignomen: Szintigraphie als primäre Stagingmethode?

J. W. Thüroff, U. K. Wenderoth, K. Hahn und G. H. Jacobi

Die Inzidenz von Skelett- oder Lebermetastasen bei Harnblasen- und Hodenmalignomen, also bei Tumoren, für welche Skelett und Leber nicht als Metastasierungsprädilektionsorgane gelten, wird in der Literatur sehr uneinheitlich angegeben. Je nach Patientenselektion, Intensität der Stadienabklärung, Metastasenabklärung im Rahmen der Primärdiagnostik, im Therapieverlauf oder aber Metastasennachweis erst bei der Autopsie, schwanken die Angaben für das Blasenkarzinom bezüglich der Skelettmetastasierung zwischen 0,9 % und 64 %, bezüglich der Lebermetastasierung zwischen 3 % und 51 %. Für das Hodenkarzinom werden ebenfalls extreme Schwankungsbreiten von 0,3 %–18 % bzw. 9 %–75 % angegeben.

Ziel der vorliegenden Untersuchung war es, die Wertigkeit des Knochenscans und des Leberscans beim Blasen- und Hodenmalignom als primäre Stagingverfahren kritisch zu untersuchen und auf der Basis von Geräte-, Personal- und Sachkosten eine Kosten-Nutzen-Analyse für beide Szintigraphieverfahren zu erstellen.

Patientengut

Die retrospektive Untersuchung umfaßt 596 Patienten mit neudiagnostiziertem Blasenkarzinom und 122 Patienten mit neudiagnostiziertem Hodenmalignom der Jahre 1972 bis 1978. Zur primären Stadienabklärung wurden bei 13 % aller neuen Blasentumorfälle und bei 46 % aller neuen Hodentumorfälle insgesamt 102 Szintigramme des Skeletts und 80 Szintigramme der Leber angefertigt (Tabelle 1). Die Untersuchung erhielten nur Blasenkarzinompatienten, die als potentielle Kandidaten für eine radikale Zystektomie in Frage kamen. Hodentumoren wurden nur dann szintigraphisch weiter abgeklärt, wenn beim Patienten eine mögliche viscerale Metastasierung eine differentialtherapeutische Bedeutung hatte. Zum Zeitpunkt des Studienbeginns wurde die Knochenszintigraphie als die sensitivste Methode zur Diagnose von Skelettmetastasen angesehen, in bezug auf eine Lebermetastasierung waren zu dem Zeitpunkt die Ultraschalluntersuchung sowie die Computertomographie noch nicht Bestandteil der klinischen Routine.

Tabelle 1. Urologische Universitätsklinik Mainz (1972–1978)

Blasenkarzinom	(n = 596)
- Skelettscan	62
- Leberscan	39
13 % aller neu diagnostizierter Fälle	
Hodenkarzinom	(n = 122)
- Skelettscan	40
- Leberscan	41
46 % aller neu diagnostizierter Fälle	

Methoden

Es wurden die routinemäßigen szintigraphischen Methoden angewandt, wobei für die Skelettszintigraphie ^{99m}Tc-Phosphat als Radionuklid verwandt wurde. Für die Leberszintigraphie wurde wieder ^{99m}Tc-Schwefelkolloid verwendet, außerdem eine standardisierte Collimator-Einstellung mittels der Gamma-Kamera. Alle Szintigramme wurden von zwei Nuklearmedizinern unabhängig voneinander und ohne das Wissen um andere stadienabklärende Befunde begutachtet.

Da beide Szintigrammverfahren eine bei weitem höhere Sensitivität als Spezifität aufweisen, wurde in dieser Analyse lediglich der Frage nach richtig-positiver Befundung im Sinne einer Metastasierung nachgegangen. Zur Verifizierung des skelettszintigraphischen Befundes „richtig positiv“ wurde in allen Fällen die gezielte Röntgenuntersuchung, ggf. mit Tomogramm herangezogen. In anderen Fällen wurden Skelettmetastasen im Rahmen einer palliativen Knochenresektion verifiziert, oder aber in der Autopsie bei solchen Fällen, bei denen es kurzfristig nach der Erstdiagnose zum Exitus kam. Zur Verifizierung der „richtig positiven" Befunde im Leberszintigramm dienten die Ultraschalluntersuchung oder die Endoskopie. In anderen Fällen wurden Lebermetastasen bei der Laparotomie verifiziert oder aber bei der Autopsie.

Ergebnisse

Beim Blasenkarzinom wurde in 23 von 62 Fällen das Skelettszintigramm als metastatisch befundet, jedoch konnte dies als richtig positiv nur in 9 Fällen (14,5%) verifiziert werden. In 4 Fällen wurde der Leberscan als metastatisch befundet, in 3 der insgesamt 39 so untersuchten Blasenkarzinompatienten (7,7%) ergab diese Methode ein richtig positives Ergebnis.

Beim Hodenkarzinom wurde in 12 von 40 Fällen der Skelettscan als metastatisch befundet, jedoch konnte nur in einem Fall (2,5%) die Skelettmetastasierung als richtig positiv verifiziert werden. Demgegenüber waren 4 von 41 Leberszintigrammen als metastatisch befundet worden, in allen 4 Fällen erwies sich die leberszintigraphische Diagnose als richtig.

In Tabelle 2 ist die szintigraphische Ausbeute richtig positiver Befunde dargestellt. Dabei sind die insgesamt 102 Skelettszintigramme und 80 Leberszintigramme einerseits den 101 Szintigrammen bei Blasenkarzinomen und in 81 Szintigrammen bei Hodenkarzinomen gegenübergestellt. Insgesamt ergibt sich eine richtig positive Ausbeute von durchschnittlich 9,3%. Für beide Karzinome waren beide Szintigraphiemethoden von statistisch vergleichbar geringer metastasendiagnostischer Ausbeute, wobei jedoch beide Szintigraphieverfahren beim Harnblasenkarzinom mit 11,9% fast doppelt so treffsicher waren wie beim Hodenkarzinom (6,2%).

Kosten-Nutzen-Analyse und Diskussion

Die weitere Analyse der möglichen Stadiendiskriminierung durch beide Szintigraphieverfahren sowie die Kosten-Nutzen-Analyse stützt sich nunmehr auf 17 der 182 metastasenpositiven Szintigramme (Tabelle 2).

Von den 17 metastasenpositiven Szintigrammen stellten nur 5 Szintigramme durch ihren Metastasennachweis das einzige Indiz für die Zuordnung in die Kategorie der Fernmetastasierung (M1) dar. Hieraus ergibt sich ein sehr geringer Staging Index von 5/182, was 2,7% entspricht (Tabelle 3).

Der Krankenkasse wird für eine Skelettszintigraphie DM 160,– in Rechnung gestellt, hinzu kommen DM 45,– für das Radioisotop. Hieraus ergibt sich ohne Geräteabschreibung ein Kostenaufwand pro Skelettscan von DM 205,–, oder DM 21 000,– für das hier untersuchte Krankengut.

Für ein Leberszintigramm wird der Krankenkasse ein Betrag von DM 90,– in Rechnung gestellt, hinzu kommen DM 14,– für das Radioisotop. Hieraus ergibt sich ohne Geräteabschreibung ein Kostenaufwand pro Leberscan von DM 104,– oder DM 8300,– für das hier untersuchte Krankengut.

Unter Berücksichtigung des Staging Index von 5/182 ergibt sich ein Kostenaufwand für einen einzigen stagingrelevanten Skelettscan von DM 7000,–, beim Leberscan beträgt dieser Aufwand DM 4150,– (Tabelle 3). Es ist jedoch zu betonen, daß beide Zahlen hier wiederum ohne Berücksichtigung der Geräteabschreibung gelten.

Tabelle 2. Szintigraphische Ausbeute richtiger Befunde

	Blase (n = 101)	Hoden (n = 81)	Gesamt
Skelettscan (n = 102)	14,5	2,5	9,8
Leberscan (n = 80)	7,7	9,7	8,7
Gesamt	11,9	6,2	17/182 9,3

Tabelle 3

Stadiendiskriminierung	
17/182 metastasen-positive Szintigramme	
5/17 Scan-Befund einziges Indiz für M1-Stadium	
Staging Index 5/182 (2,7%)	
Kosten-Nutzen-Relation	
182 Scans DM 21 000,– (Skelett)	
DM 8 300,– (Leber)	
1 staging-relevanter Skelettscan	= DM 7 000,–
1 staging-relevanter Leberscan	= DM 4 150,–

Hieraus ergibt sich, daß weder nach onkologisch-diagnostischen Gesichtspunkten bemessen, noch unter Berücksichtigung volkswirtschaftlicher Annehmbarkeit die Knochenszintigraphie und Leberszintigraphie bei Patienten mit Harnblasen- oder Hodentumoren im Rahmen der Eingangsdiagnostik als Stagingverfahren zu rechtfertigen sind. Dieser Appell mag den klinisch tätigen Urologen heute kaum treffen, da zumindest zum Ausschluß einer Lebermetastasierung heute die Ultraschalluntersuchung oder aber die Computertomographie die Leberszintigraphie weitestgehend ersetzt haben. In der Praxis jedoch werden, wie unsere Erfahrungen aus einer großen Zuweisungsklinik zeigen, auch bei solchen Tumoren, für die das Skelett und die Leber nicht Metastasierungsprädilektionsorgane darstellen, beide Szintigraphieverfahren heute noch häufig und relativ kritiklos angewandt, auch dann, wenn weder klinisch noch laborchemisch Anhaltspunkte für eine Metastasierung gegeben sind. So halten wir beispielsweise beim Harnblasenkarzinompatienten eine ungezielte (Szintigraphie) oder gezielte (Röntgen-Tomographie) Suche nach Skelettmetastasen auch beim radikal zu operierenden Patienten nicht für notwendig, es sei denn, es bestünden laborchemische oder klinische Verdachtsmomente auf eine Knochenmetastasierung. Andererseits werden mit der heute routinemäßig durchgeführten Ultraschalluntersuchung des Retroperitoneums und ggf. der Computertomographie bei Patienten mit Hodenmalignomen der Oberbauch mitsamt der Leber diagnostisch miterfaßt.

Prof. Dr. G.H. Jacobi
Leitender Oberarzt
der Urologischen Klinik und Poliklinik im Klinikum
der Johannes-Gutenberg-Universität
Langenbeckstraße 1
D-6500 Mainz 1

Verhandlungsbericht der Deutschen Gesellschaft für Urologie, 34. Tagung (1982), 28–30
© Springer-Verlag Berlin Heidelberg 1983

Intraoperativer Metastasennachweis durch impulszytophotometrischen „DNS-Schnellschnitt“

A. Zimmermann, M. Blech und F. Truss

Im Rahmen unserer Untersuchungen über die Einsatzmöglichkeiten der Impulszytophotometrie in der Urologie haben wir überprüft, ob sich die automatisierte Zellkern-DNS-Bestimmung auch zur intraoperativen Schnellschnittdiagnostik an Lymphknoten eignet. Da das Ergebnis der impulszytophotometrischen Messung bereits 20 Minuten nach Gewebsentnahme vorliegt, wäre eine solche Einsatzmöglichkeit unter der Voraussetzung denkbar, daß mit dieser Methode ausreichend sicher zwischen metastasenfreien und metastasenhaltigen Lymphknoten unterschieden werden kann.

Metastasenfreie Lymphknoten ergeben impulszytophotometrisch DNS-Histogramme, die völlig denen anderer normal proliferierender Gewebe wie Niere, Harnblase oder Prostata entsprechen. Die Histogramme enthalten über 2c einen hohen Gipfel, der von den vielen in einem Gewebe enthaltenen diploiden Ruhephasezellen des Zellzyklus gebildet wird (Abb. 1). Daneben werden zwischen 2c und 4c sowie über 4c die wenigen Zellen eines Gewebes registriert, die sich in der Synthesephase beziehungsweise der tetraploiden Mitosephase befinden. Links von 2c lokalisiert sich häufig ein unterschiedlich ausgeprägter Vorgipfel D, der durch Zelldetritus verursacht wird.

Lymphknotenmetastasen zeigen im Vergleich mit diesen normalen Kurvenverläufen eine erhöhte Proliferationsrate mit höheren Gipfeln in der tetraploiden Mitosephase über 4c oder eine Aneuploidie durch Chromosomenaberrationen, die sich durch zusätzliche Gipfel dokumentiert (Abb. 1). Ein abnorm erhöhter Kurvenverlauf über 4c oder das Auftreten aneuploider Zusatzgipfel wurde in unseren Untersuchungen als Hinweis auf eine Metastasierung gewertet.

In Tabelle 1 sind die Zahl der Patienten und die Zahl der bei ihnen untersuchten Lymphknoten in Abhängigkeit von der Lokalisation des Primärtumors aufgeschlüsselt. Insgesamt handelte es sich um 114 Lymphknoten von 54 Patienten. Die impulszytophotometrische Messung wurde in Form eines intraoperativen „DNS-Schnellschnittes“ durchgeführt und mit dem Ergebnis der definitiven histologischen Beurteilung, nicht des auch mit Fehlern behafteten histologischen Schnellschnittes verglichen.

Tabelle 1. Zahl der Patienten und der untersuchten Lymphknoten in Abhängigkeit von der Lokalisation des Primärtumors

Primärtumor	Patienten n	Lymphknoten n
Hodentumor	21	58
Nierentumor	13	25
Peniskarzinom	5	9
Blasenkarzinom	4	9
nicht-urolog. Karzinom	11	13
Gesamt	54	114

78 der untersuchten Lymphknoten enthielten histologisch gesicherte Metastasen. Davon wurden durch den intraoperativen Schnellschnitt 71 erkannt, in 7 Fällen wurde die vorhandene Metastase durch die Impulszytophotometrie nicht erfaßt. Daraus errechnet sich eine Sensitivität der Methode von 91%.

36 Lymphknoten waren histologisch metastasenfrei. Ein damit übereinstimmendes Ergebnis ergab der DNS-Schnellschnitt 35mal, nur einmal ist bei einem Peniskarzinom im Sinne eines falsch-positiven Befundes impulszytophotometrisch eine Metastase angenommen worden. Somit beträgt die Spezifität der Methode 97,2%.

Betrachtet man sich das Histogramm dieses einen falsch-positiven Befundes und seines Primärtumors (Abb. 2), so zeigt sich, daß hierbei zwischen dem Peniskarzinom als Primärtumor und dem zugehörigen Lymphknoten zwar eine unterschiedliche Proliferationsrate in Form unterschiedlich hoher Kurvenverläufe besteht. Beide Histogramme weisen aber an identischer Stel-

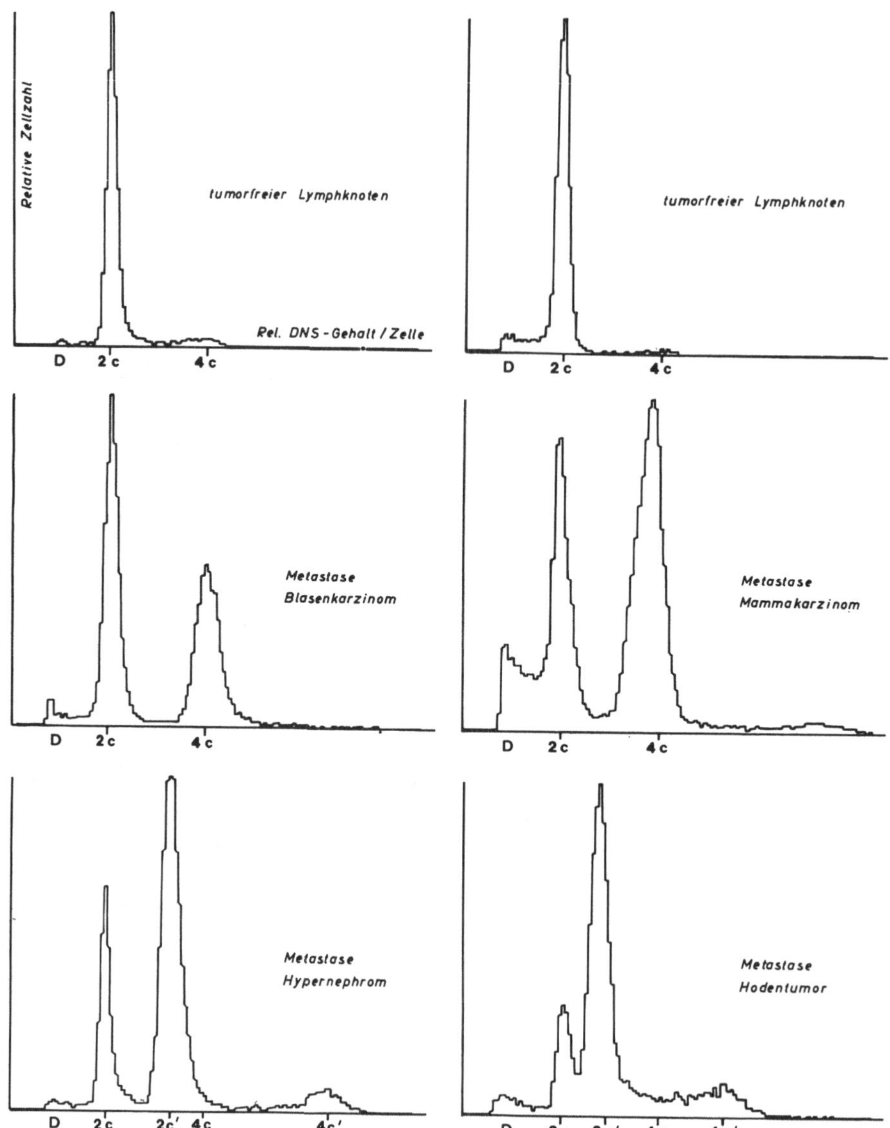

Abb. 1. Intraoperativ durch Impulszytophotometrie erstellte DNS-Histogramme von tumorfreien Lymphknoten (*oben*) sowie von metastasenhaltigen Lymphknoten mit erhöhter Proliferationskinetik (*Mitte*) und Aneuploidie (*unten*). D = Detritusbedingter Vorgipfel; 2c und 4c = Impulse der Zellen der diploiden Ruhephase und der tetraploiden Mitosephase; 2c' = aneuploide Tumorstammlinie mit eigenem Verdopplungsrhythmus nach 4c'

le einen aneuploiden Gipfel auf, der nur einem Karzinom entsprechen kann. Wir sind daher sicher, daß es sich bei diesem angeblich „falsch-positiven" Befund doch um eine Metastase gehandelt hat, die histologisch jedoch nicht erfaßt worden ist. Möglicherweise ist der entscheidende Lymphknotenbezirk nur impulszytophotometrisch, nicht histologisch untersucht worden.

Bei einer Sensitivität von 91% und einer Spezifität von fast 100% scheint mit dem impulszytophotometrischen DNS-Schnellschnitt intraoperativ relativ sicher der Nachweis oder Ausschluß von Lymphknotenmetastasen möglich zu sein. Es ist denkbar, daß an Krankenhäusern, die über keinen Pathologen verfügen, damit eine Schnellschnittdiagnostik möglich wird. Sicher

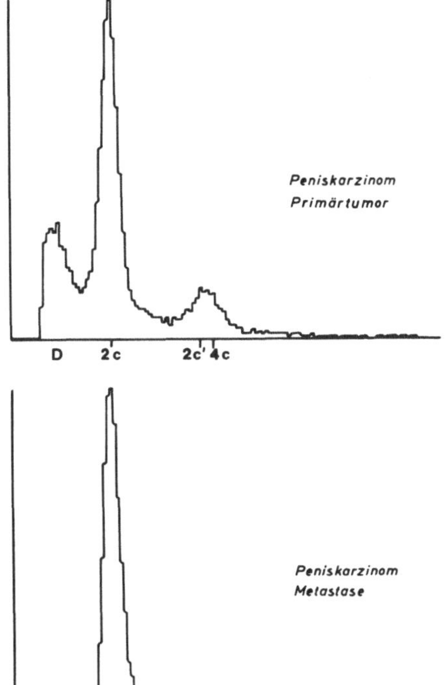

Abb. 2. Impulszytophotometrisch erstellte DNS-Histogramme eines Peniskarzinoms und seiner Leistenlymphknotenmetastase. Bei 2c' lokalisiert sich in beiden Histogrammen ein identischer aneuploider Zusatzgipfel

ist, daß durch eine zusätzlich zur histologischen Untersuchung durchgeführte impulszytophotometrische Messung die Zuverlässigkeit der intraoperativen Diagnostik steigt: Wir haben mehrfach erlebt, daß bei zunächst negativer morphologischer, gleichzeitig aber positiver DNS-Untersuchung durch die daraufhin veranlaßten weiteren histologischen Schnellschnittuntersuchungen doch noch ein intraoperativer Metastasennachweis erfolgte.

Literatur

Blech M, Zimmermann A, Truss F (1982) Stellenwert der Impulszytophotometrie für Diagnose und Prognose des Blasenkarzinoms. Helv Chir Acta 49:415. - Gustafson H, Tribukait B, Esposti PL (1982) DNA profile and tumor progression in patients with superficial bladder tumours. Urol Res 10:13. - Kjaer TB, Thommesen P, Frederiksen P, Bichel P: DNA content in cells aspirated from carcinoma of the prostate treated with oestrogenic compounds. Urol Res 7:249. - Tribukait B, Esposti PL (1978) Quantitative flow-microfluorometric analysis of the DNA in cells from neoplasms of the urinary bladder: Correlation of aneuploidy with histological grading. Urol Res 6:201. - Tribukait B, Gustafson H (1980) Impulscytophotometrische DNS-Untersuchungen bei Blasenkarzinomen. Onkologie 6:278. - Zimmermann A (1980) Aneuploidie bei malignen Hodentumoren und ihren Lymphknotenmetastasen. Urol [A] 19:391. - Zimmermann A (1982) Proliferationskinetische Hodengewebsstudien. Sexualmedizin 11:106. - Zimmermann A (1982) Untersuchungen zur Automatisierung der Zytodiagnostik des Harnblasenkarzinoms. Urol [A] 21:92. - Zimmermann A, Blech M, Truss F (1982) DNS-Grading der Karzinome des Urogenitaltraktes. Verh Ber Dtsch Ges Urol 33. Tagung. Springer Berlin Heidelberg New York, S 309–311. - Zimmermann A, Schauer A, Truss F (1979) Automatisierte Zellkern-DNS-Bestimmung zur Diagnostik des Prostatakarzinoms. Aktuel Urol 10:347

Priv.-Doz. Dr. med. A. Zimmermann
Ltd. Arzt der Abteilung Urologie
der Städt. Kliniken
An den Voßbergen 79–99
D-2900 Oldenburg/Oldb.

Verhandlungsbericht der Deutschen Gesellschaft für Urologie, 34. Tagung (1982), 31–33
© Springer-Verlag Berlin Heidelberg 1983

Serum-Fibrinogen-Spaltprodukte als möglicher Tumormarker bei urologischen Karzinomen

H. Riedmiller, J. Thüroff und G.H. Jacobi

Hämorrhagien, thromboembolische Geschehen und disseminierte intravasale Gerinnung sind bekanntermaßen häufige Begleiterscheinungen maligner Tumoren und finden ihren Ausdruck in einer erhöhten Fibrinogen- und Thrombozyten-Turnover-Rate.

Die erhöhten Serumspiegel für Fibrinogen und Fibrinogenspaltprodukte werden von Sun u. Mitarb. [1] als wichtigste Parameter zum Nachweis von Gerinnungsstörungen beim Karzinompatienten angesehen.

Aus den zahlreichen Veröffentlichungen, die über einen Anstieg der Fibrinogenspaltprodukte bei den verschiedensten Malignomen berichten, seien hier nur einige herausgegriffen (Tabelle 1):

Tabelle 1. Serum-FDP-Anstieg bei Malignomen

Tumor	Autor	Jahr
Variabel	Sun et al.	1979
Hals-Kopf-Bereich	Wilmes u. Hochstrasser	1978
Bronchial-Ca.	Gropp et al.	1980
Ovarial-Ca.	Svanberg u. Astedt	1976
Osteosarkom	Casara et al.	1980

Sun u. Mitarb. [1] fanden bei 108 Patienten mit unterschiedlichen Malignomen in 68% eine Erhöhung der Fibrinogenspaltprodukte. Bei Patienten mit Tumoren im Hals-Kopfbereich berichten Wilmes u. Hochstrasser [2] über eine FDP-Erhöhung (= *F*ibrinogen *d*egradation *p*roducts) in 57% der Fälle, bei Bronchialkarzinompatienten trifft dies nach Gropp et al. immerhin in 40% zu [3]. Vergleichbare Daten werden auch von Svanberg u. Astedt [4] bezüglich des Ovarialkarzinoms und von Casara et al. [5] hinsichtlich des Osteosarkoms berichtet. Über den Wert der Urinfibrinogenspaltprodukte als Screening-Test und Verlaufsmarker beim Blasentumor haben Alsabti [6] u. Martinez-Pineiro et al. [7] berichtet.

Eigene Untersuchungen

Im Rahmen der vorliegenden Studie wurden bei 98 Patienten mit urologischen Malignomen mit einem kommerziell erhältlichen Kit, dem Staphylokokkenclumping-Test der Fa. Böhringer, Mannheim, die Serumfibrinogenspaltprodukte bestimmt.

Patienten

Die Patienten wurden unterteilt in 60 Fälle mit operativ entferntem Harnblasenkarzinom, Nierenzellkarzinom oder Hodentumor, in 31 Patienten mit einem infiltrierenden Blasenkarzinom oder inoperablen Prostatakarzinom und Nierenzellkarzinom sowie 7 Patienten mit metastasierendem Prostatakarzinom oder Grawitz-Tumor (Abb. 1).

Zur Kontrolle wurden 61 urologische Patienten ohne Malignom herangezogen.

Ergebnisse und Diskussion

Bei den radikal operierten Karzinomen ohne klinischen Rezidivnachweis lagen die Serum-Fibrinogenspaltproduktwerte mit 2,5 µg/ml im Durchschnitt innerhalb der Grenze, wie sie mit einem Mittelwert von 2,8 µg/ml für die 61 Kontrollpatienten ermittelt wurde; signifikante Unterschiede zwischen den einzelnen Tumorformen wurden dabei mit FDP-Werten von 2,2, 2,6 bzw. 2,8 µg/ml nicht gefunden.

Bei den lokal fortgeschrittenen, aber nicht metastasierenden Tumoren waren die FDP-Werte mit durchschnittlich 8,1 µg/ml deutlich erhöht, die Patienten mit lokal fortgeschrittenem Nierenzellkarzinom wiesen in dieser Gruppe mit 11,6 µg/ml einen signifikant höheren Mittelwert auf, gegenüber 8,1 µg/ml beim Prostatakarzinom und 4,5 µg/ml beim Blasenkarzinom.

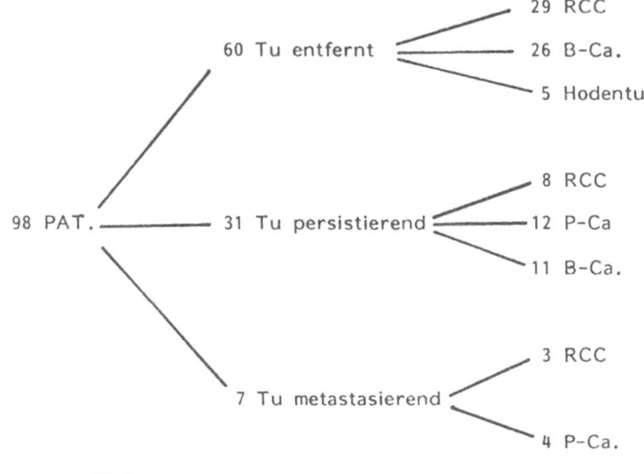

Abb. 1. Untersuchte Patientenkollektive: RCC = Nierenkarzinom, B-Ca. = Blasenkarzinom, P-Ca. = Prostatakarzinom

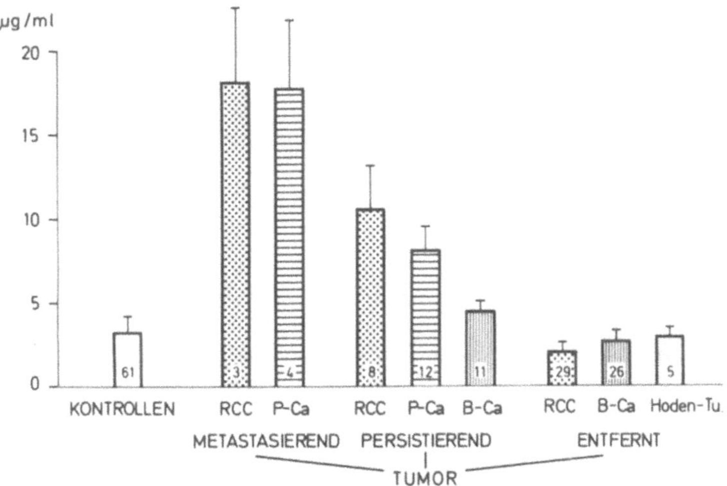

Abb. 2. Ergebnisse der Fibrinogenspaltprodukte im Serum von 98 urologischen Tumorpatienten und 61 Kontrollpersonen; Abkürzungen wie in Abb. 1

Die höchsten FDP-Werte wurden mit 18,2 µg/ml bei metastasierenden Tumoren gefunden, ein wesentlicher Unterschied zwischen Prostatakarzinom und Grawitz-Tumor wurde dabei nicht festgestellt (Abb. 2).

Unterstützt werden diese Ergebnisse durch Sufrin et al. [8], welche ebenfalls eine deutliche Erhöhung der Serum-Fibrinogenspaltprodukte beim hypernephroiden Nierenkarzinom angeben. Carlsson u. Linell berichten zudem über eine positive Korrelation zwischen FDP-Anstieg und Tumorausdehnung und Differenzierungsgrad [9].

Daraus und aus den eigenen Ergebnissen kann geschlossen werden, daß die Serum-Fibrinogenspaltprodukte einen möglichen Marker bei der Beurteilung des lokal fortgeschrittenen oder fernmetastasierenden Nierenzellkarzinoms darstellen. In diesen beiden Gruppen waren die Fibrinogen-Spaltprodukte immerhin in 88% der Fälle deutlich erhöht.

Der klinische Wert der Serum-Fibrinogenspaltprodukte als Verlaufsmarker beim Nierenzellkarzinom soll in einer Langzeitstudie überprüft werden, wobei dann die Frage nach der Sensitivität und Spezifität der FDP-Erhöhung erstrangig einer Klärung bedarf.

Literatur

1. Sun NCJ, McAfee WM, Hum GJ, Weiner JM (1979) Hemostatic abnormalities in malignancy, a prospective study of one hundred eight patients. Part 1. Coagulation studies. Am J Clin Pathol 71:10. – 2. Wilmes EII, Hochstrasser K (1978) Fibrin und Fibrinogenspaltprodukte im Serum bei Tumoren im Hals-Kopf-Bereich. Laryngol Rhinol Otol 57:1083. – 3. Gropp C, Egbring R, Haveman K (1980) Fibrinogen split products, antiproteases and granulocytic elastase in patients with lung cancer. Eur J Cancer 16:679. – 4. Svanberg L, Astedt B (1976) Release of fibrinolytic activators from human ovarian tumors in organ culture. Ann Chir Gynaec 65:405. – 5. Casara D, Cartel G, Costa S, Pengo V, Fiorentino M, Calzavara F (1980) Radioiodinated fibrinogen in the evaluation of patients with osteosarcoma. Eur J Cancer 16:261. – 6. Alsabti EAK (1979) Prognostic value of urinary fibrinogen degradation products in bladder carcinoma. Eur Surg Res 11:185. – 7. Martinez-Pineiro JA, Pertusa C, Maganto E, Zancajo VG, Magallon M, Lasada G, Ortega F (1978) Urinary fibrinogen degradation products (FDP) in bladder cancer. Eur Urol 4:348. – 8. Sufrin G, Mink I, Fitzpatrick J, Moore R, Murphy GP (1978) Coagulation factors in renal adenocarcinoma. J Urol 119:727. – 9. Carlsson S, Linell F (1973) Fibrin degradation products in serum and urine in patients with renal carcinoma. Scand J Urol Nephrol 7:43

Dr. med. H. Riedmiller
Urologische Klinik und Poliklinik im Klinikum
der Johannes-Gutenberg-Universität Mainz
Langenbeckstraße 1
D-6500 Mainz 1

Verhandlungsbericht der Deutschen Gesellschaft für Urologie, 34. Tagung (1982), 34–37
© Springer-Verlag Berlin Heidelberg 1983

Notwendigkeit und Grenzen ärztlicher Entscheidungsfreiheit zur Frage der Drainage tumorbedingter Hydronephrosen

L. V. Wagenknecht und R. Winkler

Bei Patienten mit beidseits tumorbedingter Harnstauung stellt sich die Frage, ob der absehbare und „gnädige“ Tod in der Urämie oder der zeitlich unabsehbare, invalidisierende und schmerzhaftere Leidensweg einer inkurablen Tumorerkrankung vorzuziehen ist.

Neue komplikationsarme Drainagesysteme wie perkutane Nephrostomie und innerer Uretersplint verführen zu mechanistischem Denken und einer oberflächlichen „Problemlösung“.

Die Prognose der vorliegenden Tumorerkrankung, der allgemeine und psychosoziale Status des Patienten sowie die Möglichkeiten der Zytostase, Hormon- und Radiotherapie müssen in interdisziplinärem Konsil erörtert werden. Der Einsatz neuartiger Zytostatika, deren Wirksamkeit unklar ist, deren Erprobung jedoch wünschenswert wäre, hat seine Grenzen in der zusätzlichen Belastung des Karzinompatienten durch teils erhebliche Nebenwirkungen. Bei der

Tabelle 1. Teilaspekte der interdisziplinären Entscheidung zur Drainage tumorbedingter Stauungsnieren

1. Technische Neuerungen zur Harndrainage (perkutane Nierenfistelung, Uretersplints)
2. Stadium, Grading und Progreß des Tumors
3. Allgemeiner und psychosozialer Status des Patienten
4. Prognose der Tumorerkrankung (+-Harndrainage)
5. Möglichkeiten der Zytostase, Hormon- und Radiotherapie
6. Mitentscheidung durch Patient und Familie
7. Ärztliche Ethik bei der Diagnose des Sterbens
8. Juristische Normen: Leben erhalten – sterben dürfen
9. Moraltheologische Prinzipien der „Sterbehilfe“
10. Kosten – sozialökonomische Aspekte

WAS HEISST „LOHNENDE BEHANDLUNG“?

Quelle: Senn, H. J.
Z. Allg. Med. 55
(1979) 284-295

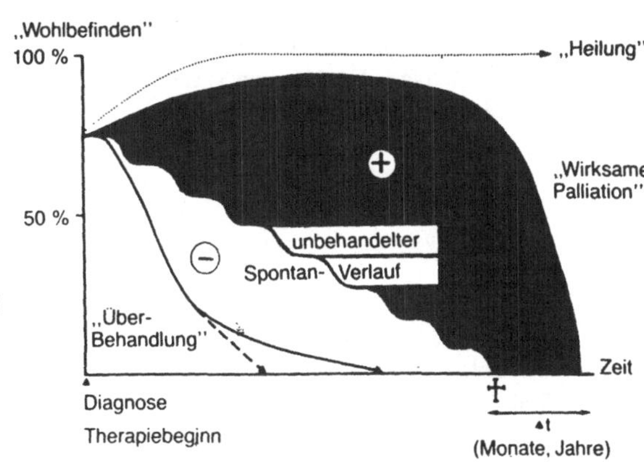

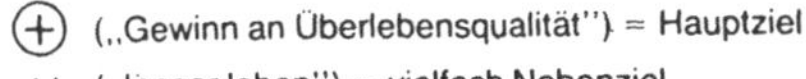

Abb. 1. Behandlungsablauf

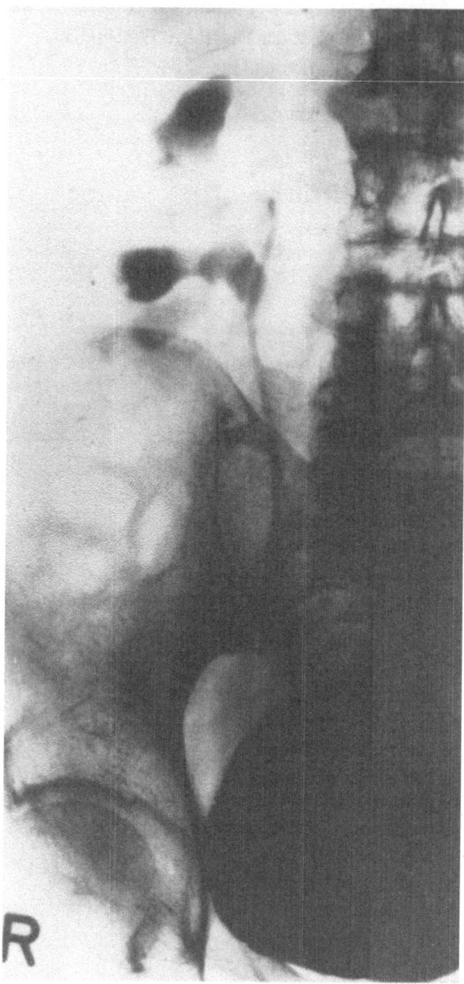

Abb. 2. Innere Ureterschiene zur Drainage einer Harnstauung rechts bei Prostata-Ca.

so wichtigen Mitentscheidung des betroffenen Patienten und der Familie kollidieren ärztliche Ethik oft mit juristischen Normen und moraltheologischen Prinzipien. Der Kostenfaktor für notwendige Folgebehandlungen nach Entscheidung für eine Harndrainage und aggressive Therapie sollte zwar zuletzt, aber immerhin für den Einzelfall und die finanzielle Tragfähigkeit eines Gesundheitssystems betrachtet werden (Tabelle 1).

Die Frage nach der „lohnenden Behandlung" (Abb. 1) ist so vielschichtig wie marginal am Lebensende angesetzt. Wenn ein Gewinn an Überlebensqualität als Hauptziel erreicht werden kann, das alleinige „Länger leben" zum Nebenziel wird und der Verlust an Lebensqualität vermieden werden kann, sind die Voraussetzungen für eine Harndrainage erfüllt.

Unter Berücksichtigung aller Kriterien muß die Entscheidung auf den Einzelfall abgestellt sein.

Bei einem geistig und körperlich aktiven 80jährigen Mann (Abb. 2) mit lokal infiltrativem und metastasierendem Prostatakarzinom, stummer Niere links und Hydronephrose rechts, sicherte ein Doppel-J-Splint rechts, beidseitige Orchidektomie und Extracyt-Zytostase eine komfortable 2-Jahresüberlebenszeit.

Bei einer 37jährigen Mutter von 3 Kindern mit metastasierendem Ovarial-Ca. (Abb. 3) wurde eine Wirbelkörperstabilisierung und interne Ureterdrainage wegen postoperativer Ureterfistel und schmerzhafter Hydronephrose vor Beginn der Zytostase durchgeführt. Der Tod erfolgte 4 Wochen später nach multiplen Thromboembolien mit Tumordissemination. Beide Verlaufsextreme lassen sich alters-, organ- und tumorbezogen nicht verallgemeinern:

Von 105 perkutanen Nierenfisteln sahen Günther u. Mitarb. nur 14 Komplikationen. Neuartige Uretersplints wie Cook-Pigtail oder Finney-Doppel-J-Splint haben keine, oder wenig schwere Komplikationen wie Aufwärtswanderung, Knickbildung, Sepsis oder Nephrektomie. In ca. 50% malignombedingter Ureterstenosen ist eine Uretersondierung und Splinteinbringung möglich, doch darf das technisch Mögliche nicht zum Grundsatz des Tuns werden (Tabelle 2).

Die Definition der Lebensqualität wurde von Culp u. Mitarb. bei Tumorpatienten und Harnwegsdrainage in 3 Sparten vorgenommen:

A = entlassungs- und gehfähiger, schmerzfreier Patient, psychisch aktiv, familiär integriert
B = entlassungsfähiger Patient mit verminderter Aktivität und kontrollierbarem Schmerz
C = Hospitalisation bis zum Tod mit Schmerzen und allgemeinem Verfall.

Von 378 Patienten mit tumorbedingter Stauungsniere erwies sich die Harndrainage bei Zervix- und Prostata-Ca. überwiegend als nützliche Maßnahme, während sie bei Blasen und anderen Krebsarten überwiegend invalidisierend und nicht wesentlich lebensverlängernd war (Tabelle 3).

Unsere eigene Statistik von 68 Harndrainagen bei gynäkologischen, intestinalen und urologischen Karzinomen zeigte den gleichen Trend wie Tabelle 2. Von Ausnahmen abgesehen, bewährte sich die Drainage bei Prostata- und Zervix-Ca., während Ovarial-, Blasen- und intestinale Karzinome kurze Überlebenszeiten bei schlechter Le-

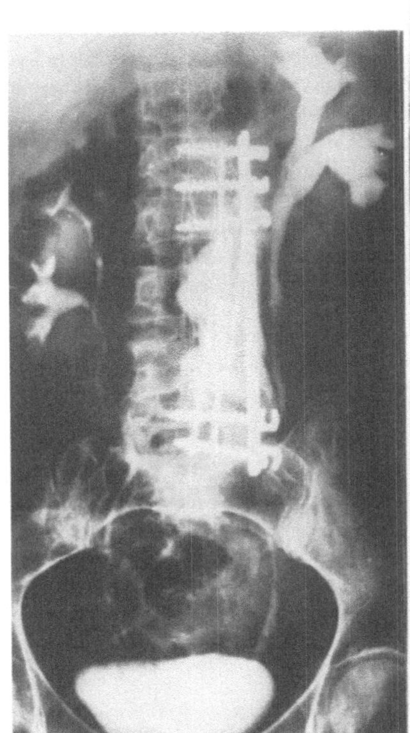
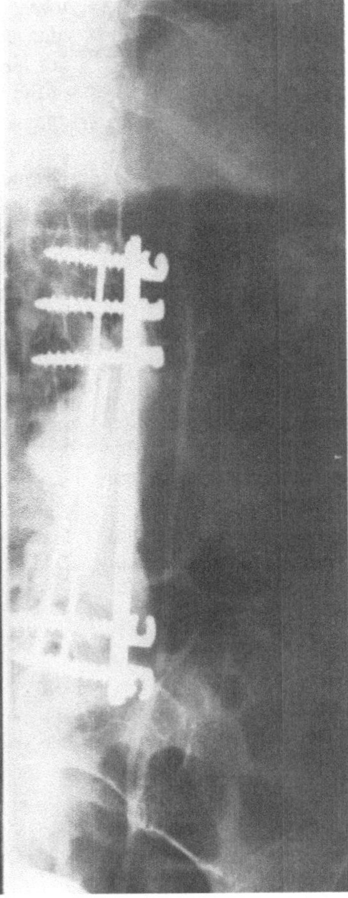

Abb. 3. Uretersplint links bei metastasierendem Ovarial-Ca. (siehe Text)

Tabelle 2. Retrospektivanalyse einer westeuropäischen Umfragestatistik zur Komplikationsrate von Uretersplints (Wagenknecht, L. V., Eur. Urol. 1978)

Komplikationen	PVC-Splint n = 145	Gibbons n = 86	Wepsinger n = 31	Cock-Pigtail n = 25	Finney n = 55	Gesamt n = 302
Hämaturie	49	39	2	2	5	177
Fieber	56	26	2	3	7	94
Abwärtswanderung	31	9	3	1	–	44
Schwierige Einführung	5	32	–	1	2	40
Knickbildung	12	–	1	–	2	15
Aufwärtswanderung	6	3	–	–	–	9
Kalzifikation	14	8	–	2	2	26
Septikämie/Nephrektomie	1	–	–	1	–	2

Komplikationen von Uretersplints bei 180 von 363 Patienten

Tabelle 3. Lebensqualität nach Harndrainage bei 378 Patienten mit tumorbedingter Hydronephrose

Neoplasma (% n)	A	B	C
Zervix	20	67	13
Prostata	30	43	27
Blase	10	38	52
Verschiedene	32	15	53

Quelle: Fallon, Olney u. Culp (Jowa/USA) (1980) Nephrostomy in Cancer patients: to do or not to do. Brit. J. Urol. 52:237

bensqualität hatten. Nach unserer Analyse und Literaturangaben starben 20–50% der Patienten letzter Gruppe noch im Krankenhaus 1–6 Monate nach Harndrainage einen meist schweren Tod.

Außer dem Tumortyp, dessen Aggressivität und Beeinflußbarkeit ergaben sich keine Indikatoren (ein- oder bds. Harnstauung, Vorbehandlung etc.), die wesentlich für die Entscheidung zur Harndrainage wären.

Bei der Diagnose des Sterbens können ärztliches Verantwortungsbewußtsein und die uns zugeordneten Verpflichtungen mit juristischen Normen kollidieren. Prinzipien der Menschlichkeit und der medizinischen Ethik erfordern bei inkurablen Tumorpatienten auch die Diskussion über den Behandlungsverzicht. Nichts-Tun ist dabei unter Umständen die beste Palliativtherapie. In diesem Konflikt kulminiert die ganze Breite ärztlicher Erfahrung und menschlicher Fürsorge unter dem Gesichtspunkt: Leben lassen – Lebensqualität erhalten – aber sterben dürfen.

Prof. Dr. L. V. Wagenknecht
Urolog. Univ.-Klinik Eppendorf
Martinistr. 52
D-2000 Hamburg 20

Verhandlungsbericht der Deutschen Gesellschaft für Urologie, 34. Tagung (1982), 38–40
© Springer-Verlag Berlin Heidelberg 1983

Passagere Harnableitungen bei fortgeschrittenen Malignomen – Sinn und Anforderungen bei aggressiver Chemotherapie und Radiotherapie

D. Kröpfl, R. H. Ringert, A. Waubke, S. Seeber, H. Gerhard und R. Hartung

Obstruktive Uropathie, bedingt durch Wachstum bösartiger Tumoren im kleinen Becken, stellt ein häufiges klinisch-onkologisches Problem dar. Operatives Eingreifen bei schwerkranken Patienten mit schlechter oder unsicherer Prognose macht die Entscheidung zur passageren Harnableitung schwierig. Endovesikale Schienung und perkutane Nephrostomie bieten sich als Methoden der Wahl an.

Material und Methodik

Zwischen Anfang 1979 bis Anfang 1982 wurde bei 78 Patienten eine passagere Harnableitung durchgeführt. Es handelte sich um 33 männliche und 45 weibliche Patienten im Alter von 17–76 Jahren.

Es wurden 73 retrograde Harnleiterschienungen und 56 perkutane Nephrostomien durchgeführt. Patienten mit einem Harnblasenkarzinom oder Kollumkarzinom sind am häufigsten einer Harnableitung zugeführt worden, gefolgt von Patienten mit Hodentumoren, Rektumkarzinom, Ovarial- und Prostatakarzinom (Tabelle 1).

Die Harnableitung erfolgte zur Behebung einer Urämie, zur Verbesserung der Lebensqualität und im Rahmen eines kurativen multimodalen Therapiekonzeptes.

Tabelle 1. Histologische Diagnose der Grunderkrankung bei 78 Patienten mit passagerer Harnableitung

Histologie	n
Harnblasenkarzinom	18
Kollumkarzinom	18
Hodenkarzinom	9
Rektumkarzinom	7
Ovarialkarzinom	6
Prostatakarzinom	5
Korpuskarzinom	3
Harnleiterkarzinom	3
Mammakarzinom	3
Sigmakarzinom	2
Rhabdomyosarkom	1
Hyernephrom	1
Vulvakarzinom	1
unbekannt	1
	78

Ergebnisse

Bei 40 Patienten genügte ein Eingriff zur Erreichung des freien Urinflusses, bei 25 Patienten mußte der Eingriff wiederholt werden, und bei 13 Patienten waren 3 Eingriffe notwendig. Eine Harnleiterschienung war bei 27 der 73 Eingriffe nicht erfolgreich. Eine perkutane Nierenfistelung mißlang bei 11 der 56 Eingriffe. Eine offene Nierenfistelung mußte 13mal durchgeführt werden. Die Harnableitung konnte bei 52% der Harnleiterschienungen und 95% der perkutanen Nephrostomien in örtlicher Betäubung durchgeführt werden.

Intraoperative Komplikationen traten bei 10 von 129 durchgeführten Eingriffen auf. Bei 7% der Harnleiterschienungen und bei 9% der perkutanen Nephrostomien gelang infolge dieser Schwierigkeiten das Einbringen eines Katheters in den oberen Harntrakt nicht. Eine Nierenbekkenverletzung mußte operativ versorgt werden. Die intraoperativ entstandenen Blutungen sowie die Harnleiterperforationen konnten mit konservativen Mitteln beherrscht werden.

Im postoperativen Verlauf trat bei 8 Patienten ein fieberhafter Harnwegsinfekt auf, der bei 3 Patienten zur Pyonephrose und bei einem Patienten zur Urosepsis führte. Bei 3 Patienten war die Ursache des Fiebers nicht sicher einem Harnwegsinfekt zuzuordnen (Tabelle 2).

Einer zusätzlichen Behandlung sind nach der Harnableitung 39 von 78 Patienten zugeführt worden. Am häufigsten wurden Chemotherapie

Tabelle 2. Perioperative Komplikationen

Intraoperative Komplikationen	Schienung n = 73	PNP n = 56	Postoperative Komplikationen n = 12/129	
Blutung	1	2	fieberhafter Harnwegsinfekt	5
Harnleiterperforation	1		Pyonephrose	3
Nierenbeckenperforation		2	Urosepsis	1
nicht spezifiziert	3	1	Fieber ohne Angabe der Ursache	3
	5	5		12 / 9,3%

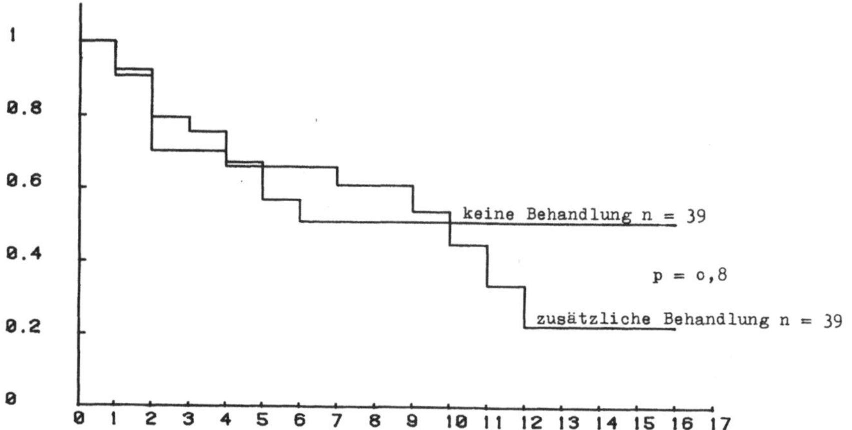

Abb. 1. Überlebenszeit nach der passageren Harnableitung

und Radiotherapie angewandt, gefolgt von Hyperthermie und operativen Eingriffen. 3 Monate nach dem Eingriff lebten noch 75% der Patienten, nach 6 Monaten noch 67% der Patienten und nach einem Jahr 40% der Patienten. Vergleicht man Patienten mit und ohne zusätzliche Behandlung nach einer Harnableitung, dann sieht man, daß die zusätzliche Behandlung nicht zu einer Verlängerung des Überlebens beigetragen hat (Abb. 1).

Diskussion

Die obstruktive Uropathie durch maligne Tumoren stellt ein häufiges Problem dar. Bei den meisten Patienten kann sie durch endovesikale Harnleiterschienung oder perkutane Nierenfistelung beseitigt werden. Die perkutane Nierenfistelung erwies sich als weniger belastend. Die perioperative Morbidität war bei beiden Methoden gering. Eine auf die durchgeführte Harnableitung bezogene Mortalität wurde nicht beobachtet. Beide Methoden sind sinnvoll im Rahmen eines kurativen Konzeptes [1, 3, 5] oder wenn durch operative, chemotherapeutische oder radiotherapeutische Maßnahmen eine Verbesserung der Lebensqualität oder eine gewünschte Lebensverlängerung gewährleistet ist [2, 3, 4, 5, 6].

Die Erarbeitung eines Indikationskataloges zur Harnableitung bei Patienten mit fortgeschrittenem Malignom ist nicht sinnvoll. Die Entscheidung zur Harnableitung ist für jeden Patienten individuell vom behandelnden Arzt in Zusammenarbeit mit dem Patienten und seinem sozialen Umfeld zu treffen.

Für die statistische Auswertung danken wir Herrn Zeller aus dem Institut für Med. Informatik und Biomathematik.

Literatur

1. Abeloff MD, Lenhard RE Jr (1974) Clinical management of ureteral obstruction secondary to malignant lymphoma. Hopkins Md J 134:34. – 2. Brin EN, Schiff M Jr, Weiss RM (1975) Palliative urinary diversion for pelvic malignancy. J Urol 113:619. – 3. Fallon B, Olney L, Culp DA (1980) Nephrostomy in cancer patients: To do or not to do? Brit J Urol 52:237. – 4. Gibbons RP, Mason JT, Correa RJ Jr (1974) Experience with indwelling silicone rubber ureteral catheters. J Urol 111:594. – 5. Grabstald H, McPhee M (1973) Nephrostomy and the cancer patient. South Med J 66:217. – 6. Michigan S, Catalona WJ (1977) Ureteral obstruction from prostatic carcinoma: Response to endocrine and radiation therapy. J Urol 118:733

D. Kröpfl
Urologische Universitätsklinik
Hufelandstr. 55
D-4300 Essen 1

Verhandlungsbericht der Deutschen Gesellschaft
für Urologie, 34. Tagung (1982), 41–43
© Springer-Verlag Berlin Heidelberg 1983

Palliative Therapiemöglichkeiten urologischer Krankheitsbilder bedingt durch metastasierende Neoplasmen

K. Maar, C. Nolte und Ch. Schmellenkamp

Einleitung

Von 1960 bis 1982 wurden an unserer Klinik 637 Patienten wegen einer Harnleiterstenose behandelt und nachuntersucht. Bei 72 dieser Patienten (11,3%) wurde eine ein- oder beidseitige Harnleiterverengung durch ein metastasierendes Grundleiden verursacht. Nachfolgend werden die zu Stenosen führenden Ursachen analysiert und die uns zur Verfügung stehenden therapeutischen Möglichkeiten aufgeführt. Schließlich wird an Hand der Nachuntersuchungsergebnisse auf die Prognose der Folgeerkrankung „Stenose" hingewiesen.

Patienten

Die zur Ureterstenosierung führenden metastasierenden Prozesse lassen sich aufgrund der Häufigkeit in gynäkologische und nicht gynäkologische Tumoren einteilen (Tabelle 1 und 2).

Tabelle 1. Metastasierende gynäkologische Karzinome, die zu Harnleiterstenosen führen

Collum-Ca	38
Ovarial-Ca	2
Corpus-Ca	1
Total	41

Tabelle 2. Nicht gynäkologische metastasierende Karzinome, die Harnleiterstenosen hervorrufen

Harnblasen-Ca	9
Sigma-Ca	9
Rektum-Ca	7
Pankreas-Ca	4
Hoden-Ca	2
Total	31

Wie aus Tabelle 1 ersichtlich ist, nimmt das Collumkarzinom die erste Stelle bei den gynäkologischen Tumoren ein. Daneben findet sich auch das Ovarial- und Corpuskarzinom als seltene Ursache einer Stenose. Insgesamt handelt es sich um 41 Frauen, die älteste war 78, die jüngste 30 Jahre alt. Das Durchschnittsalter betrug 50,5 Jahre.

Von 38 Patientinnen mit einem Collumkarzinom waren 33 bereits behandelt worden, d.h., es war entweder eine Radikaloperation oder eine Radiatio, oder eine Kombination beider Therapieformen erfolgt. Bei fünf Patientinnen war dagegen zum Zeitpunkt der festgestellten Ureterstenosen noch keine operative bzw. radiologische Therapie eingeleitet worden.

Die übrigen Patientinnen mit einem fortgeschrittenen Ovarial- bzw. Corpuskarzinom waren ebenfalls bereits operiert bzw. bestrahlt worden.

Der bei all diesen Erkrankten ausgeprägte Grad der Metastasierung wurde durch den gynäkologischen Palpationsbefund und die Cystoskopie (Tumoreinbruch in die Blase) bzw. durch beide Untersuchungsmethoden objektiviert. Bei 21 Patientinnen trug ein Sektionsbefund zur Feststellung der allgemeinen Metastasierung bei.

Die Tabelle 2 zeigt eine Aufstellung der Patienten, deren Harnleiterverengungen durch nicht gynäkologische metastasierende Prozesse verursacht wurden. Es handelt sich um 31 Tumoren, an deren Spitze das Harnblasen- und das Sigmakarzinom stehen; ferner riefen das Rektum-, Pankreas- und Hodenkarzinom durch Weiterwachsen Harnleiterstenosen hervor. Der jüngste Patient war 24 Jahre alt mit einem metastasierenden Hodentumor, der älteste war 74 Jahre und litt an einem fortgeschrittenen Harnblasenkarzinom.

Zur Lokalisation der Stenosen ist festzustellen, daß die gynäkologischen Karzinome, das Harnblasen- und Darmkarzinom immer tiefsitzende beidseitige Verengungen verursachten, während das Hoden- und Pankreaskarzinom zu hohen einseitigen Stenosen führte.

Symptomatik

Die Palette der Beschwerden gynäkologischer Patienten reichte von beid- bzw. einseitigem Flankenschmerz bis zu den Komplikationen, die in Tabelle 3 zusammengefaßt sind. Hierbei sind

Tabelle 3. Urologische Komplikationen bei metastasierendem gynäkologischem Karzinom

Blasenscheidenfistel	8
Tumoreinbruch in die Blase	8
Anurie	6
Präurämie	3
Total	25

besonders die Blasenscheidenfistel, Tumoreinbruch in die Blase sowie Anurie und drohende Urämie aufzuführen; diese Komplikationen beeinträchtigen nicht nur das Allgemeinbefinden der Patienten erheblich, sondern stellten auch große pflegerische Probleme.

Die Symptomatik bzw. das Beschwerdebild der anderen Patientengruppe (Darm-Ca, Harnblasen-, Hoden- und Pankreaskarzinom) war z.T. durch uncharakteristische Symptome wie Pollakisurie und Nykturie gekennzeichnet. Andererseits dominierten Flankenschmerz und Hämaturie bei Stauung der Nieren bzw. Tumoreinbruch in die Blase.

Kolikartige Schmerzen wurden bei hochsitzenden Harnleiterverengungen durch metastasierendes Pankreas- bzw. Hodenkarzinom geklagt; zwei dieser Patienten wurden mit Steinverdacht eingewiesen.

Einige Patienten hatten allerdings – insbesondere bei langsam fortschreitender Grunderkrankung – keinerlei urologische Beschwerden und der Befund „Stauungsniere" wurde oft erst zufällig im Rahmen anderweitiger Untersuchungen erhoben.

Therapie

Wie Tabelle 4 zeigt, wählten wir 56x ein operatives und 12x ein konservatives Verfahren. In 4 Fällen verhielten wir uns ebenfalls konservativ,

Tabelle 4. Therapeutisches Verhalten bei Harnleiterstenosen, durch metastasierende Prozesse verursacht

Operativ	56
Konservativ	12
Symptomatisch	4
Total	72

indem wir eine Hämaturie bei Tumoreinbruch in die Blase und nur geringfügigem Nierenstau symptomatisch behandelten.

Unter einer konservativen Therapie bei Harnleiterstenosen, die eine Urinableitung erfordern, verstehen wir das Einlegen einer Schiene (Endoprothese).

Früher verwandten wir Schienen aus Polyäthylenmaterial, da zu diesem Zeitpunkt selbsthaftende Schienen von der Industrie nicht herstellbar waren. In den letzten Jahren haben wir, seitdem „pig-tail-Schienen" (double – J™ – ureteral stent) auf dem Markt sind, mit diesen gute Erfahrungen gemacht.

Sollte das Hochführen einer pig-tail-Schiene zunächst nicht gelingen, weil die Stenose mit der Schiene nicht passierbar ist, so wird zunächst versucht, die Enge sukzessiv mit Ureterkatheter aufzubougieren, um letztendlich eine Schiene plazieren zu können.

War eine Harnleiterstenose jedoch nicht auf diesem Weg zu überwinden, so standen bis vor kurzem operative Verfahren zur Verfügung, die in Tabelle 5 aufgeführt sind.

Tabelle 5. Operative Verfahren, die bei unseren Patienten zur Anwendung kamen

Ureterhautfistel	31
Durchzugsfistel	7
In situ-Fistel	6
Ureterolyse + Laterofixation	4
Nephrektomie	4
TUR	3
Nephrektomie re., Blasenteilresektion + Neuimplantation li.	1
Total	56

Besonders bei Harnleiterstenosen, die durch ein metastasierendes gynäkologisches Karzinom oder Harnblasen- bzw. Darmkarzinom verursacht worden waren, wählten wir hauptsächlich die ein- oder beidseitige Ureterhautfistel, je nach

Stauungs- bzw. Funktionszustand (seitengetrennte Isotopenclearance) der Nieren und Allgemeinzustand des Patienten.

War eine Mobilisation des Ureters nach distal durch ausgeprägte Metastasenummauerung nicht möglich, so kam – bei den zuletzt genannten Grunderkrankungen – eine ein- oder beidseitige Durchzugsfistel in Frage.

Das in situ Fistelungsverfahren bot gerade bei Risikopatienten eine gute Alternative zu den zuvor genannten Verfahren. Hierbei gingen wir so vor, daß mittels eines hohen Pararektalschnittes eingegangen wurde und über eine Pyelotomie ein Katheter ins Pyelon so eingelegt wurde, daß Pyelon und Katheter einen rechten Winkel bilden; diese Position des Katheters erleichtert einen eventuell erforderlichen Katheterwechsel.

Bei 4 Patienten (2x Pankreas-Ca und 2x Sigma-Ca) konnte durch eine Ureterolyse der Harnleiter aus einer relativ kurzstreckigen Verwachsung mobilisiert werden.

Leider sind diese Patienten einige Wochen nach der Operation verstorben.

Zur Technik der Laterofixation ist zu ergänzen, daß nach erfolgter Ureterolyse das Peritoneum über das alte Ureterbett hinweg am lateralen Psoasrand fixiert wird und damit den Ureter in Lateroposition hält.

Bei stark gestauter und infizierter Niere kam in 4 Fällen (3x Pankreas-Ca, 1x gynäkologisches Ca) nur eine Nephrektomie in Frage, wobei die kontralaterale Niere nicht gestaut war.

Eine TUR wurde in 3 Fällen beim Harnblasenkarzinom, das das Ostium mit einbezog, durchgeführt, indem über das Ostium hinweg reseziert wurde.

In einem Fall wurde nach vorheriger gynäkologischer Radikaloperation (Wertheim-Meigs) eine Nephroureteroektomie rechts sowie eine Blasenteilresektion mit Neuimplantation links vorgenommen. Dieser relativ große Eingriff wurde bei Tumoreinbruch in die Blase bei einer 31jährigen Patientin als Versuch einer kurativen Therapie unternommen.

Prognose und Schlußbemerkung

Die durchschnittliche Überlebenszeit betrug nach dem urologischen Eingriff 6,63 Monate. Eine Ausnahme bildeten zwei Patientinnen mit einer Überlebenszeit von 13 und 4 Jahren; bei beiden war eine gynäkologische Radikaloperation erfolgt und bei Tumoreinbruch in die Blase eine Blasenteilresektion mit Ureterneuimplantation durchgeführt worden.

Zurückhaltung bei der Indikation zur Operation ist daher bei Patienten mit metastasierendem Grundleiden und gleichzeitig dadurch bereits vorhandenen Abflußbehinderungen des Hohlsystems unserer Meinung nach angebracht. Unser therapeutisches Konzept ist daher so angelegt, das wenngleich auch nur noch kurze Leben dieser Patienten erträglicher zu gestalten und nicht zuletzt das damit verknüpfte pflegerische Problem (z. B. Blasenscheidenfistel) zu lösen.

So versuchen wir zunächst, mit einem Minimaleingriff (Schiene) eine innere Urinableitung herbeizuführen. Gelingt dies bei totalem Passagehindernis nicht, so kommt je nach Grad der Metastasierung eine supravesikuläre Urindiversion in Frage.

In diesem Zusammenhang muß erwähnt werden, daß das ultraschallgesteuerte perkutane Einbringen von Schienen immer mehr an Bedeutung gewinnt und einen festen Platz im urologisch-therapeutischen Repertoire in geeigneten Fällen in Zukunft einnehmen wird.

Einen therapeutischen Nihilismus halten wir bei diesen Patienten mit leider oft infauster Prognose für nicht vertretbar.

Priv.-Doz. Dr. K. Maar
Urolog. Universitätsklinik Düsseldorf
Moorenstr. 5
D-4000 Düsseldorf

Verhandlungsbericht der Deutschen Gesellschaft
für Urologie, 34. Tagung (1982), 44–46
© Springer-Verlag Berlin Heidelberg 1983

Chirurgie des Primärtumors beim metastasierenden Nierenkarzinom

D. Jonas, W. Weber, H. Beckert, B. Thoma, H. Müller und H.J. Stutte

Für die retrospektive Analyse „Nierenkarzinom" wurden insgesamt 369 Fälle der letzten 20 Jahre nachuntersucht.

Material und Methode

116 oder 32% der in dieser Zeit überwiesenen Patienten mit Nierenkarzinom hatten bereits zum Zeitpunkt der Krankenhauseinweisung Fernmetastasen. Dabei handelte es sich um 82 Männer und 34 Frauen, also im Verhältnis 7:3.

Bei 82 dieser 116 Nierenkarzinom-Patienten wurde die primäre lumbale Tumornephrektomie durchgeführt, insbesondere dann, wenn erhebliche Komplikationen von seiten des Primärtumors, wie z. B. rezidivierende starke Blutungen mit Anämie bestanden.

Zusätzlich zu diesen Nachuntersuchungen wurde – ausschließlich bei den nephrektomierten Patienten – ein Tumorgrading durchgeführt.

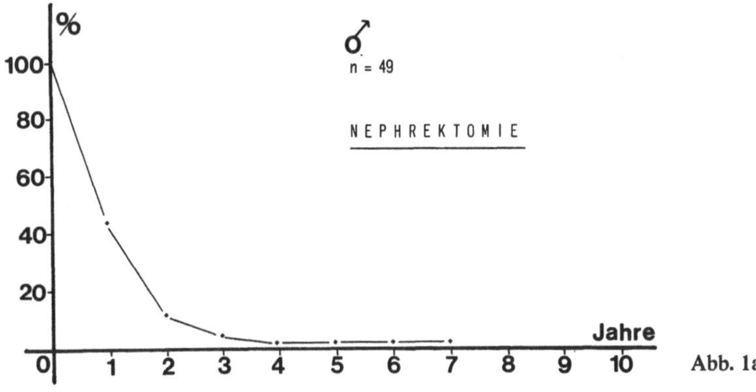

Abb. 1a

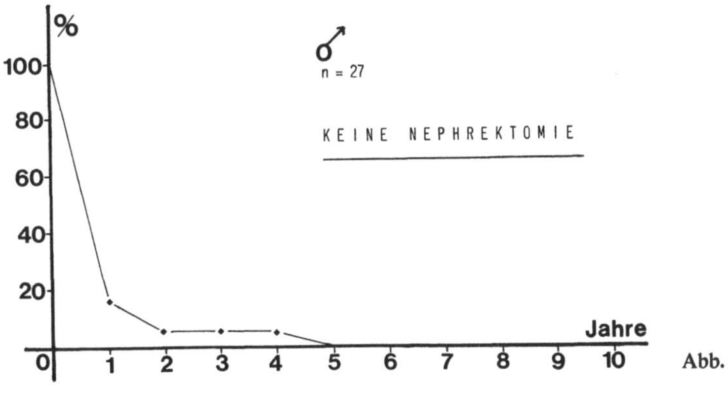

Abb. 1b

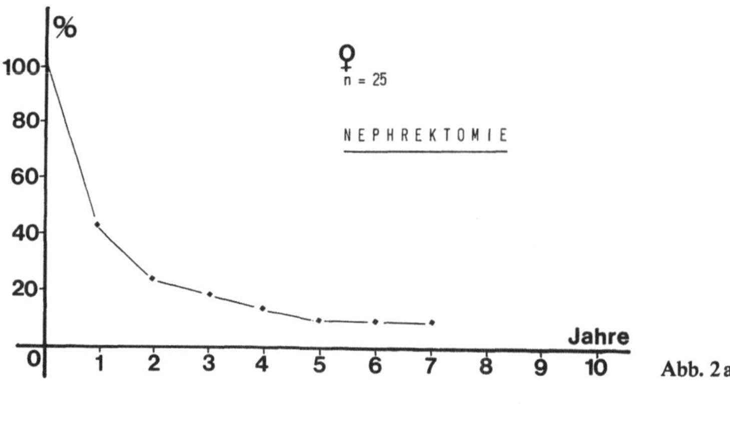

Abb. 2a

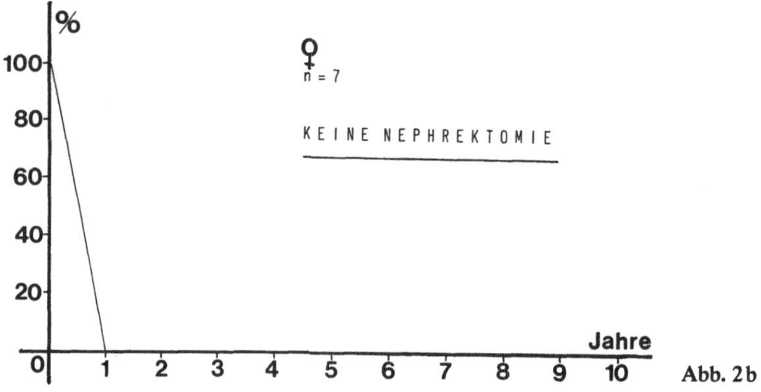

Abb. 2b

Da vermutlich Androgen-, Östrogen- und Gestagen-Rezeptoren in Nierentumoren für den Ablauf des Krankheitsgeschehens mitbestimmend sind, schien eine getrennte Betrachtung der männlichen und weiblichen Nierentumorpatienten angebracht: Die höhere Metastasierungsrate des Mannes im Vergleich zum primär nichtmetastasierenden Nierenkarzinompatienten und eine deutlich geringere Überlebensrate des Mannes beim metastasierenden, gradidentischen Nierentumor gegenüber der Frau, schienen diese Annahme klinisch zu rechtfertigen.

Ergebnisse

Unter dieser extremen Indikationsstellung, die durch die Schwere des eigenen Krankengutes wesentlich mitbedingt war, lag die primäre Letalität innerhalb der ersten 30 Tage bei 6,1%.

Die Behandlungsergebnisse sind im folgenden nach Männern und Frauen getrennt dargestellt:

Nach 1 Jahr lebten von 49 nephrektomierten Männern noch 44%, von 27 nicht nephrektomierten Männern noch 16% (Abb. 1a und b).

Von 25 nephrektomierten Frauen lebten nach 1 Jahr noch 43%, von 7 nicht nephrektomierten Frauen überlebte kein Patient das erste Jahr (Abb. 2a und b).

Allerdings finden sich in diesem Krankengut der nicht nephrektomierten Männer und Frauen einige nicht mehr operable Fälle.

In der Gruppe der nephrektomierten Patienten überlebten nach 3 Jahren von 25 Frauen noch 19%, von 49 Männern nur noch 5%.

Bis auf 2 Patienten mit dem Tumorgrad I wiesen alle übrigen Patienten den Tumorgrad II oder III auf: Von 37 Männern mit Grad-II-Tumor lebten nach 2 Jahren noch 6%, 6 Männer mit Grad-III-Tumor überlebten nicht 2 Jahre. Von 16 Frauen mit Grad-II-Tumor lebten nach 2 Jahren noch 41%, von 9 Frauen mit Grad-III-Tumor waren nach 2 Jahren alle Patienten verstorben.

Diskussion und Schlußbetrachtung

Diese Resultate lassen erkennen, daß die Überlebenschancen bei den nephrektomierten Patienten etwas günstiger sind als bei den nichtnephrektomierten. Innerhalb der nephrektomierten Gruppe überlebten die Frauen länger als die Männer. Bei Berücksichtigung des histologischen Grades ergibt sich eine Abhängigkeit der Überlebensrate vom Tumorgrad zuungunsten der Männer gegenüber den Frauen.

Die Chirurgie des Primärtumors beim metastasierenden Nierenkarzinom ist im wesentlichen die palliative Nephrektomie. Die Blockade der Arteria renalis als nicht offene Methode kann bei profusen Blutungen für Patienten in sehr schlechtem Allgemeinzustand gelegentlich in Betracht gezogen werden, beinhaltet aber die bekannten Gefahren der Tumornekrose.

Eine Verbesserung der Überlebensrate der Patienten mit metastasierendem Nierenkarzinom durch Nephrektomie ist statistisch in unserem Material für das erste Überlebensjahr nachweisbar. Allerdings passen sich nach 3 Jahren die Ergebnisse der Nephrektomierten denen der Nichtnephrektomierten an, offenbar durch gleichlaufendes Metastasenwachstum. Eine Beeinflussung der Metastasen in Form von Tumorremission haben wir in keinem Fall gesehen. Sie ist auch nach allgemeiner Erfahrung wenig gesichert und kann nicht für die Indikationsstellung zur Nephrektomie berücksichtigt werden.

Dagegen verhindert die Nephrektomie die Gefahren durch Tumorblutung und Tumorzerfall und schafft dem Patienten oft eine spürbare subjektive Besserung des Allgemeinbefindens für die Zeit bis zum späten Metastasenwachstum. Die Indikation sollte aber mit größter Kritik gestellt werden.

Unter dieser Forderung verblieben als *dringliche Indikationen* für die Nephrektomie beim metastasierenden Nierenkarzinom die schweren Komplikationen aus dem Primärtumor, als *palliative-präventive-Indikation* das frühzeitig metastasierende Nierenkarzinom bei Patienten in noch relativ gutem Allgemeinzustand.

Prof. Dr. med. Dietger Jonas
Abteilung für Urologie
Klinikum der Johann-Wolfgang-Goethe-Universität
Theodor-Stern-Kai 7
D-6000 Frankfurt/Main 70

Verhandlungsbericht der Deutschen Gesellschaft für Urologie, 34. Tagung (1982), 47–49
© Springer-Verlag Berlin Heidelberg 1983

Das Hypernephrom mit solitärer Fernmetastase: Ergebnisse der Tumornephrektomie und Metastasenchirurgie

G. Hubmer, H. Gnad und P. Vilits

Nierenkarzinompatienten mit multiplen Metastasen – seien es Knochen-, Weichteil- oder kombinierte Metastasen – weisen durch eine Tumornephrektomie gegenüber nichtnephrektomierten Patienten weder einen signifikanten Unterschied in der Überlebenszeit, noch einen besseren klinischen Verlauf auf.

Hingegen hat sich gezeigt, daß Kranke mit solitären Metastasen, die zumeist das Knochensystem befallen, von der Tumornephrektomie profitieren. In der Literatur finden sich Angaben von 5 Jahresüberlebenszeiten bis zu 35% [1], wobei die Ergebnisse wesentlich besser sind, wenn die Metastasen spät nach der Nephrektomie auftreten. Nach Swanson u. Mitarb. [2] beträgt die 5-Jahresüberlebenszeit bei primärer Solitärmetastase 15%, bei den im Durchschnitt 15 Monate nach der Nephrektomie auftretenden sogar 45%.

Die Spätmanifestation von einzelnen Metastasen soll aber nicht Gegenstand dieser Mitteilung sein. Es soll vielmehr der Wert der Tumornephrektomie und der synchron oder in engstem zeitlichen Zusammenhang vorgenommenen rein chirurgischen Therapie der primären Solitärmetastase im eigenen Krankengut erfaßt werden. In den Jahren 1974 bis 1978 wurden 109 Patienten mit Nierenkarzinom einer Tumornephrektomie unterzogen (Abb. 1). Von diesen wiesen 14 nach der UICC-Klassifizierung die M-Kategorie M1b auf (entsprechend einer Einzelmetastase in einem Organ) (Abb. 2).

Die Lokalisation der Metastasen zeigt die Abb. 2. Bevorzugte Organe waren mit 5 von 14 Fällen die langen Röhrenknochen. Bei 5 Patienten war die Metastase das erste Symptom der Erkrankung: 4mal pathologische Frakturen, einmal bei einer Scheidenmetastase eine Blutung in der Menopause. Bei den restlichen Fällen führte die primär urologische Untersuchung zur Entdeckung der Absiedelung. Von den heute üblichen Untersuchungsverfahren stand die CT nur 1978 zur Verfügung. Der Primärtumor war in allen Fällen transperitoneal operabel. Eine radikale Lymphadenektomie wurde nicht vorgenommen, lediglich suspekt vergrößerte Knoten entfernt. In derselben Narkose wurden Primärtumor und Metastase bei 3 Patienten entfernt:

1 Lungenmetastase im ipsilateralen Lungenunterlappen durch Lobektomie bei thorakoabdominalem Zugang, 1 Vaginalmetastase und eine Knochenmetastase.

Im übrigen wurden die pathologischen Frakturen zuerst von Orthopäden ausgeräumt und nach den Regeln der Ostheosynthese stabilisiert. Bei den restlichen Fällen wurde die Metastasenentfernung sobald wie möglich nach der Tumornephrektomie vorgenommen, ausnahmslos jedoch noch innerhalb eines Krankenhausaufenthaltes. Die orthopädischen Eingriffe am Knochen wurden bewußt auf dauerhafte Stabilisierung angelegt. Der postoperative Verlauf war im Falle der synchron mit der Nephrektomie vorgenommenen Lobektomie für den Patienten überraschend beschwerlich, so daß uns in der Zukunft dieses Vorgehen nicht ratsam erscheint.

Die Ergebnisse waren insgesamt nicht befriedigend. Keiner der Patienten überlebte 5 Jahre.

Nierenkarzinome 1974 - 1978

119 Nierenkarzinome

10 (8,4 %) nicht operiert

109 (91,6 %) Tumornephrektomie

Abb. 1. Anzahl der operierten Nierenkarzinome im Untersuchungszeitraum 1974 bis 1978

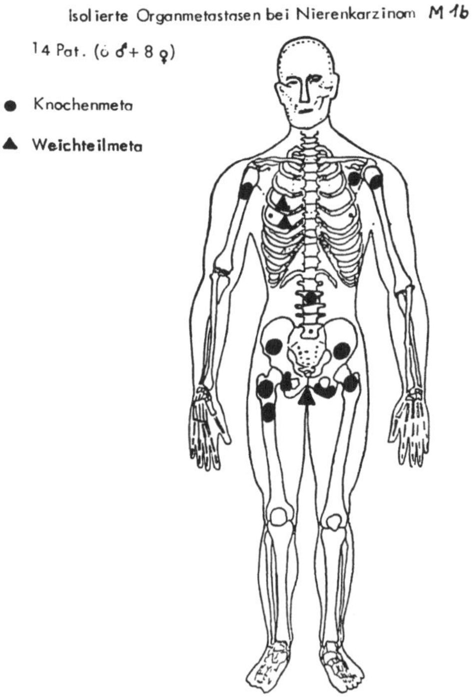

Isolierte Organmetastasen bei Nierenkarzinom M 1b

14 Pat. (6 ♂ + 8 ♀)

● Knochenmeta

▲ Weichteilmeta

Abb. 2. Verteilung der Knochen- und Weichteilmetastasen bei 14 Patienten der M-Kategorie M1b

Die längste Überlebenszeit betrug aber immerhin 4 Jahre (Metastase im Os ileum), die kürzeste 2 Monate (Metastase im Femur). Sie betrug im Durchschnitt 18,5 Monate. Verglichen mit der Überlebenszeit derer, die, wie wir es früher gehandhabt haben, auch mit multiplen Metastasen (M1d) nephrektomiert worden waren und die im Durchschnitt nur 7,7 Monate gelebt haben, war die Überlebenszeit der M1b-Patienten allerdings um 10,8 Monate besser. Bemerkenswert erschien, daß in allen Fällen die operierten Metastasen lokal beherrschbar waren. Die Osteosynthesen blieben allesamt stabil, auch eine nicht radikal ausgeräumte Wirbelmetastase bereitete bei einer Überlebenszeit von 15 Monaten keine Probleme.

Zusammenfassend kann gesagt werden: Patienten mit Nierenkarzinom und primärer solitärer Fernmetastase entsprechend M1b (UICC) haben eine wesentlich schlechtere Prognose als solche, deren Metastase nach längerem Intervall nach der Tumornephrektomie auftritt. Die möglichst gleichzeitige Entfernung von Primärtumor und solitärer Metastase (M1b) ergibt eine um 10,8 Monate bessere Überlebenszeit als die Tumornephrektomie bei multipler Metastasierung (M1d) und ist daher vertretbar. Sowohl Knochen- als auch Weichteilmetastasen erweisen sich als chirurgisch gut behandelbar.

Eine solitäre Metastase bei Nierenkarzinom entspricht wohl nicht einer zufälligen Aussaat, sondern eher der einzig faßbaren Manifestation einer allgemeinen Metastasierung.

Literatur

1. Tolia BM, Whitmore WF Jr (1975) Solitary metastasis from renal cell carcinoma. 17th annual

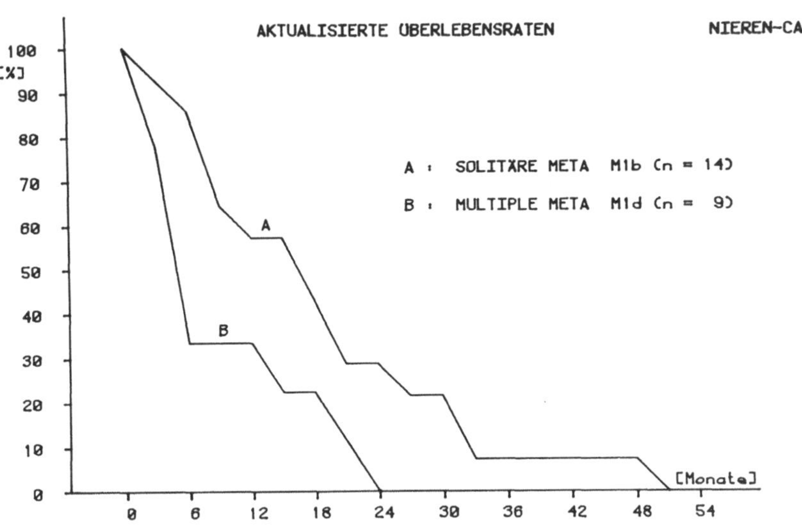

Abb. 3. Vergleich der Überlebenszeit der M1b-Patienten mit M1d und Tumornephrektomie

meeting AUA, Miami Beach. – 2. Swanson AS, Orovan WL, Johnson DE, Giacco G (1981) Osseous metastases secondary to renal cell carcinoma, Urology XVIII:556

Univ.-Prof. Dr. G. Hubmer
Department für Urologie
an der Univ.-Klinik für Chirurgie, Graz
A-8036 Graz

Verhandlungsbericht der Deutschen Gesellschaft für Urologie, 34. Tagung (1982), 50/51
© Springer-Verlag Berlin Heidelberg 1983

Ergebnisse der Tumornephrektomie beim metastasierenden Nieren-Carcinom

H. R. Osterhage und H. Frohmüller

Etwa ⅓ aller Patienten mit einem Nierenzell-Carcinom haben zum Zeitpunkt der Diagnose bereits klinisch nachweisbare Metastasen. Die seltene Beobachtung der spontanen Regression vor allem von Lungenmetastasen nach Entfernung des primären Nierenzell-Carcinoms ist der Grund dafür, daß viele Urologen auch in solchen, offensichtlich infausten Fällen die radikale Tumornephrektomie für gerechtfertigt halten. Es erschien uns deshalb lohnend bei der Analyse unseres Krankengutes von Patienten mit Nierenzell-Carcinom dem Verhalten der Metastasen nach Entfernung des Primärtumors unsere besondere Aufmerksamkeit zu schenken.

Von 1966 bis 1981 wurde an der Urologischen Universitätsklinik Würzburg bei 187 Patienten wegen eines metastasierenden Nierenzell-Carcinoms eine Nephrektomie durchgeführt. In den letzten Jahren hat die Häufigkeit der bereits metastasierten Tumoren pro Jahr etwas abgenommen, wohl aufgrund des frühzeitigen Einsatzes von Ultraschall und Computertomographie. So erfolgten 1981 72 Tumornephrektomien, 17 davon beim metastasierten Nierenzell-Carcinom.

Bei 121 Patienten, also 65%, waren die Metastasen in einem Organ lokalisiert und bei 66 Kranken (35%) in mehreren Organen (Tabelle 1).

Bei solitärem Organbefall, (nach dem TNM-System würde hier die Klassifikation M1b und M1c lauten), war die Lunge am häufigsten von Metastasen betroffen, gefolgt von Lymphknoten, Skelettsystem und Nebennieren. Leber, Cerebrum, die kontralaterale Niere, Peritoneum, Omentum, Ovar und Herz waren nur in Ausnahmefällen an der Metastasierung beteiligt (Tabelle 2).

Tabelle 1. Lokalisation der Metastasen zum Zeitpunkt der Nephrektomie

Organmanifestation	Patienten	%
Solitär	121	65
Multipel	66	35
Gesamtzahl	187	100

Tabelle 2. Solitäre Organmanifestation beim metastasierten Nierenzellcarcinom (n = 121)

	Patienten	%
Lunge	46	38,0
Lymphknoten	36	29,7
Knochen	18	14,9
Nebenniere	7	5,8
Leber	4	3,3
Cerebrum	4	3,3
Niere	2	1,6
Peritoneum	1	< 1
Omentum	1	< 1
Ovar	1	< 1
Herz	1	< 1

Bei den 66 Patienten mit Metastasen in mehreren Organen, (nach dem TNM-System M1d), zeigte sich ein ähnliches Bild. Die Reihenfolge der am häufigsten betroffenen Organe ist die gleiche. Die häufigste Kombination war eine Metastasierung in Lunge und Skelettsystem (Tabelle 3).

Ein Jahr nach der Operation waren über 70% der Patienten mit multiplen Metastasen verstorben, nach 4 Jahren lebte keiner dieser Patienten mehr. Demgegenüber lebten die Patienten mit solitären Organmetastasen bis zu maximal 7 Jahren. Die längsten Überlebenszeiten fanden sich bei Patienten mit solitärer Lymphknotenmetastasierung.

Eine weitere Beziehung fand sich zwischen Überlebenszeit und histopathologischer Klassifizierung. Die 5-Jahresüberlebenszeit war bei kombinierten Zellformen (G2 und G3) geringer als bei wasserklaren Zellen (G1).

Überraschenderweise zeigte auch die Größe des Primärtumors einen Bezug zur Überlebens-

Tabelle 3. Multiple Organmanifestation beim metastasierten Nierenzellcarcinom, n = 66 (Mehrfachkombination möglich)

	Organbefall	%
Lunge	46	69
Knochen	36	55
Lymphknoten	31	47
Nebenniere	17	26
Leber	12	18
Cerebrum	8	12
Peritoneum, Ileum, Omentum, Pleura, Herz, Haut, Vagina, Milz, Pankreas, Larynx		<5

zeit beim metastasierten Nierenzell-Carcinom. Patienten mit T1-Tumoren lebten länger als Patienten mit nachweisbar großem Primärtumor (T2 - T3 - T4). Die Größe des Primärtumors scheint also einen Einfluß auf die Progredienz der Metastasen zu haben.

Die vorliegende retrospektive Studie und explorative Datenanalyse weist daraufhin, daß es für die Überlebenszeit der Patienten mit einem metastasierten Nierenzell-Carcinom sowohl maßgebend ist, ob nur ein oder mehrere Organe von der Metastasierung betroffen sind, als auch die Tatsache, welches Organ Sitz der Metastasen ist. Die besten Überlebenschancen bestehen bei solitärer Metastasierung in die regionalen Lymphknoten und in das Skelettsystem. Des weiteren besteht eine Beziehung zwischen histopathologischem Grad und Überlebenszeit, ferner scheint eine Beziehung zwischen Primärtumorgröße und Überlebenszeit zu bestehen.

Priv.-Doz. Dr. med. H. R. Osterhage
Urologische Klinik und Poliklinik
der Universität
Luitpoldkrankenhaus
D-8700 Würzburg

Verhandlungsbericht der Deutschen Gesellschaft für Urologie, 34. Tagung (1982), 52/53
© Springer-Verlag Berlin Heidelberg 1983

Behandlung des Nierenkarzinoms mit solitären Metastasen der anderen Niere

H.J. de Voogt

Bereits 1879 hat sich Billroth bei simultan auftretenden Tumoren in beiden Nieren die Frage gestellt, ob es sich um eine Metastasierung oder zufällig gleichzeitig entstandene primäre Tumore handelt. Leider ist es bis heute, trotz der modernsten histologischen Techniken, nicht möglich, diese Frage eindeutig zu beantworten.

Doppeltumoren in beiden Nieren werden in etwa 1-3 % der Fälle von renalen Adenokarzinomen gesehen [1, 2]. Es lohnt sich, die Frage zu stellen, welche Therapie in solchen Fällen zu bevorzugen sei. Kurative Therapie für metastasierte Nierenkarzinome ist kaum vorhanden oder befindet sich noch im experimentellen Stadium. Aber die technischen Möglichkeiten zu nierenerhaltenden chirurgischen Eingriffen laden zu einer operativen Behandlung doch ein [3, 4]. Dazu gibt es dann theoretisch drei Alternativen:

1. Nephrektomie beidseitig und nachher Dialyse oder Nierentransplantation [5]
2. In situ partielle Nephrektomie:
   - simultan oder mit kurzem Intervall
   - ein- oder doppelseitig [6, 7]
3. Nephrektomie einseitig und ex situ partielle Nephrektomie mit Autotransplantation (Bench surgery)

Die erste Alternative wird vielleicht nur noch für Kinder in Frage kommen [8], weil meistenfalls zu wenig Donoren vorhanden sind und die chronischen Dialyseprogramme schon überfüllt sind und deswegen keine Karzinomfälle aufnehmen. Auch kann man das Risiko des Metastasenwachstums während der nachfolgenden Immuno-Suppressionstherapie nicht außer Betracht lassen. Weil nicht jeder Urologe über die Möglichkeiten der Bench-Surgery mit Perfusion und Autotransplantation verfügen kann, bevorzugen wir, auch aus didaktischen Gründen, die zweite Alternative [9].

Wir zeigen eine Patientin, 56 Jahre alt, die sich mit Makrohämaturie meldete und bei der auf dem IVU raumfordernde Prozesse in beiden Nieren zu sehen waren. Die Angiographie und der CT-scan wiesen auf, daß es sich um zwei maligne Tumore handelte. Dabei war an rechter Seite der Eindruck gewonnen, als wachse der Tumor von medial aus mitten in den Nierenhilus hinein; er hatte aber das Nierenparenchym noch nicht weit infiltriert.

Nachdem die Metastasenforschung negativ ausgefallen war, haben wir zur ausgedehnten medianen Laparotomie beschlossen. Dabei wurden unsere Vermutungen bestätigt. Leber und andere Organe waren alle frei von Metastasen, und es gab keine befallenen Lymphknoten. Der Tumor in der rechten Niere konnte in situ unter Kühlung ausgeschnitten werden, wobei das Parenchym größtenteils erhalten werden konnte. Die linke Niere mußte exstirpiert werden, weil zu wenig normales Parenchym übrig war und die Gefäße nicht umgangen werden konnten.

Die postoperative Heilung war ohne Komplikationen. Ein halbes Jahr später war das Serum Kreatinin auf 140 µmol/l normalisiert, und das neue IVU zeigte eine gut funktionierende Restniere. Mikroskopisch waren zwei verschiedene histologische Bilder zu sehen. Also doch zwei Primärtumore? Der Beweis dafür fehlt, weil es immer möglich bleibt, daß diese Tumore aus verschiedenen histologischen Teilen aufgebaut sind.

In selber Zeit sahen wir einen zweiten Patienten, einen Mann mit doppelseitigen Nierentumoren. Nach gleicher Vorbereitung wurde auch hier eine Laparotomie unternommen, aber bald zeigten sich Lymphknoten mit Metastasen. Deswegen wurde von einer operativen Therapie abgesehen.

Wo Überlebensraten von über 70% gemeldet sind [3, 4], ist unseres Erachtens diese konservative Chirurgie immer zu bevorzugen in Fällen von simultanen Tumoren in beiden Nieren.

Danksagung. Wir danken Herrn P.P.M. Karthaus und J.J.M. Bekkers für die Zur-Verfügung-Stellung der Daten des zweiten Patienten.

Literatur

1. Vermillion CD, Skinner DG, Pfrister RC (1972) Bilateral renal cell carcinoma. J Urol 108:219. – 2. Viets DH, Darracott Vaughan E, Howards SS (1977) Experience gained from the management of 9 cases of bilateral renal cell carcinoma. J Urol 118:937. – 3. Novick AC, Stewart BH, Straffon RA, Banowsky LH (1977) Partial nephrectomy in the treatment of renal adenocarcinoma. J Urol 118:932. – 4. Carini M, et al. (1981) Conservative Surgery for renal cell carcinoma. Eur Urol 7:19. – 5. Stroup RF, Shearer JK, Traurig AR, Lytton B (1974) Bilateral adenocarcinoma of the kidney treated by nephrectomy. J Urol 111:272. – 6. Bersha D, Block NL, Politano VA (1976) Simultaneous surgical management of bilateral hypernephroma. J Urol 115:648. – 7. Finkbeiner A, Moyad R, Herwig K (1976) Bilateral simultaneously-occuring adenocarcinoma of the kidney. J Urol 116:26. – 8. Ehrlich RM, Goldman R, Kaufman JJ (1974) Surgery of bilateral Wilms tumors. J Urol 111:277. – 9. Williams GM (1974) Editorial. J Urol 111:271

Prof. Dr. H.J. de Voogt
Abt. Urologie, AZVU
de Boelelaan 1117
1007 MB Amsterdam-NL

Verhandlungsbericht der Deutschen Gesellschaft für Urologie, 34. Tagung (1982), 54–57
© Springer-Verlag Berlin Heidelberg 1983

Besonderheiten und spezielle operative Behandlungsmöglichkeiten bei Skelettmetastasen des Hypernephroms

H.-D. Strube, R. Hohenfellner, G. Ritter und T. Schärfe

Die meisten Hypernephrome manifestieren sich primär renal, jedoch treten zum Zeitpunkt der Diagnose bereits bei einem Drittel der Patienten Metastasen klinisch in Erscheinung. Hierbei ist das Skelettsystem mit 35% am zweithäufigsten betroffen, nach den Lungen mit 55% und vor Leber und Gehirn.

Wichtig zu wissen ist, daß urologisch primär okkulte hypernephroide Karzinome in zwei Drittel der Fälle extrarenal zuerst durch morphologisch verifizierbare Knochenmetastasen in Erscheinung treten.

Dies ist dann bedeutsam, wenn primär eine pathologische Fraktur oder ein als Osteolyse verdächtiger klinisch-radiologischer Befund Anlaß zur Primärtumorsuche sind.

Bei der somit obligaten histologischen Untersuchung des entfernten Knochenmetastasengewebes zeigt sich nämlich im Gegensatz zu anderen Malignomen immer eine Übereinstimmung in der Differenzierung mit dem Primärtumor. Es findet sich das charakteristische Bild hypernephroider Areale, oder aber es läßt sich zumindest anhand einzelner Bezirke ein Hypernephrom vermuten (Jacobi, Schneider u. Marberger, 1978).

Im eigenen Krankengut von Knochenmetastasen mit chirurgischer Konsequenz der letzten 10 Jahre bei verschiedenen malignen Primärgeschwülsten außerhalb des Skelettsystems zeigte sich in Übereinstimmung mit anderen Statistiken, daß das Hypernephrom hinsichtlich seiner Fernmetastasierungstendenz in das Skelett an vierter Stelle steht nach dem Mamma-, Prostata- und Lungenkarzinom. So bei uns allein im Extremitätenbereich in 15 von 130 Fällen. Bei diesen 8 männlichen und 7 weiblichen Patienten von durchschnittlich 65 Jahren war das Hypernephrom in 12 Fällen bekannt, 3mal wurde der bis dahin okkulte Tumor aufgrund einer Knochenmetastase erkannt. Diese verursachten 11mal eine pathologische Fraktur und wurden 4mal im Rahmen der Tumornachsorge festgestellt. Hauptmanifestationsorte waren das proximale Humerus- und coxale Femurende (Tabelle 1).

Während das Therapieziel bei primären malignen Knochengeschwülsten die vollständige Ausheilung oder zumindest die Verlängerung der Überlebenszeit ist, handelt es sich bei Skelettmetastasen vorrangig um Palliativeingriffe im Sinne der Schmerzlinderung, Funktionserhaltung und raschen Belastbarkeit der betreffenden Extremität hinsichtlich Mobilisierung und somit Pflegeerleichterung.

Je nach Lokalisation und Ausdehnung der Osteolysen werden zur Frakturprophylaxe oder Stabilisierung und Defektüberbrückung nach der Metastasenausräumung folgende Operationsverfahren angewandt (Strube et al., 1980):

1. Die sogenannte Verbundosteosynthese, d.h. die Kombination von Metallimplantaten (meistens Platten) und Kunststoff- bzw. Knochenzement.
2. Der endoprothetische Gelenkersatz, insbesondere am Hüft- und Schultergelenk; fallweise auch mittels spezieller Tumorprothesen.
3. In speziellen Ausnahmesituationen auch echte radikale, d.h. sogenannte „verstümmelnde" Verfahren mit Amputation oder gar Exartikulation.

Bei den häufigen Osteolysen im Humeruskopfbereich hat sich trotz verschiedentlich verbleibender Funktionsbeeinträchtigung im Schultergelenk die vollständige Oberarmkopfresektion mit nachfolgendem Ersatz durch eine Kopf-Schaft-Prothese aus Kunststoff (Harz) bewährt.

So auch im vorliegenden Fall einer zum Zeitpunkt der Hypernephromdiagnose 44jährigen Frau mit bis dahin solitärer Humeruskopfmetastase 5 Jahre nach der Nephrektomie.

Ein Jahr später wurde eine zweite kleinere Osteolyse im kontralateralen Oberarmkopf festgestellt, und man entschloß sich hier zunächst zur Verbundosteosynthese mit einer kleinen T-Platte und Defektauffüllung der ausgeräumten

Tabelle 1. Knochenmetastasen beim Hypernephrom (obere und untere Extremität) mit pathologischer Fraktur (1972–1982)

Primärtumor	obere E.	untere E.	Häufigkeit
Mamma-Ca.	15	22	37
Prostata-Ca.	7	14	21
Lungen-Ca.	8	9	17
Hypernephrom	6	9	15
Schilddrüsen-Ca.	6	5	11
Urogenital-Trakt (Uterus, Ovar, Blase, Hoden)	2	7	9
Gastro-Intestinal-Trakt (Magen, Darm, Leber, Pankreas)	3	5	8
Systemerkrankungen (Leukosen, Plasmozytom)	3	4	7
Sonstige Malignome (Melanom, Weichteil-Sa., Nervensystem, Respirationswege)	2	3	5
Gesamtzahlen	52	79	130

davon: 8 männliche und 7 weibliche Patienten mit Hypernephrom (durchschnittlich 65 Jahre), 4 drohende und 11 erfolgte pathologische Frakturen, Hauptlokalisation: hüftnahes Femurende, proximaler Humerus

(Abt. f. Unfallchirurgie d. Chirurg. Univ.-Klinik Mainz)

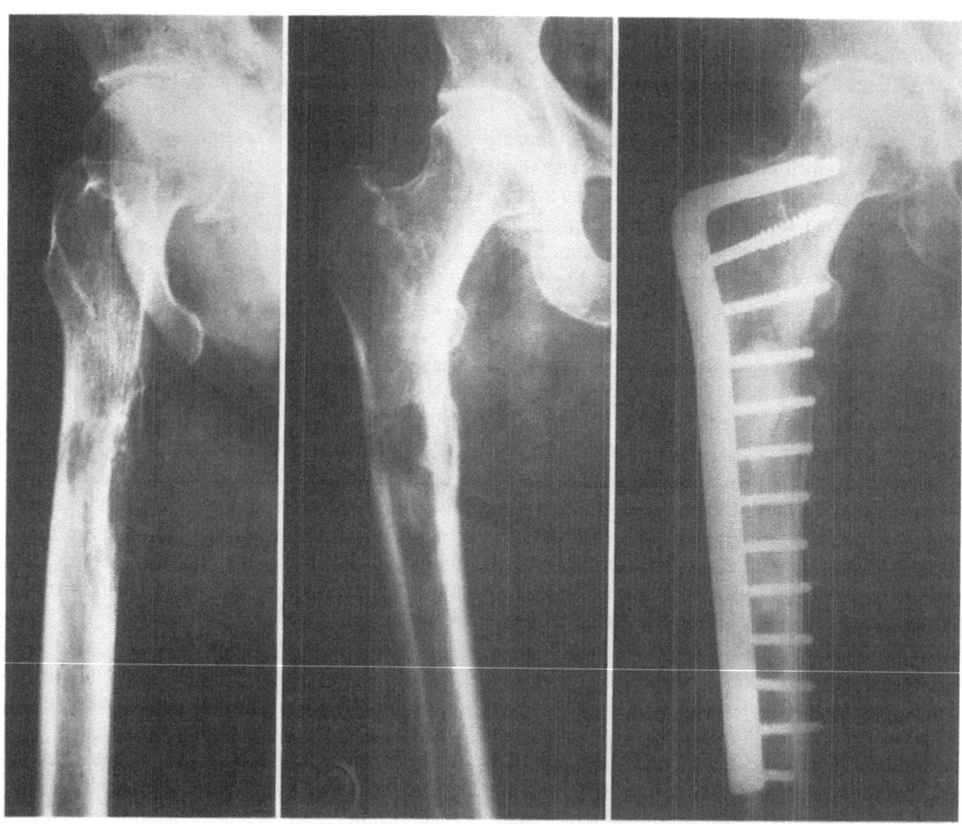

Abb. 1. Hypernephrommetasen am Femur mit drohender pathologischer Fraktur und protektiver Stabilisierung durch Verbundosteosynthese bei einem 57jährigen Patienten 7 Jahre nach der Nephrektomie

Metastase mit Knochenzement. Wegen eines sich dann aber innerhalb eines halben Jahres rasch entwickelnden lokalen Rezidivs mußte schließlich auch hier der prothetische Ersatz durchgeführt werden. Es ist dies ein seltener Fall mit beidseitigen Oberarmkopfprothesen wegen Hypernephrommetastasen. Die Patientin ist schließlich doch trotz langjähriger adjuvanter Hormontherapie und zuletzt noch zusätzlicher Armbestrahlung bei generalisierter Fernmetastasierung 7 Jahre nach der Nephrektomie und 5 Jahre nach Erstmanifestation einer Knochenmetastase verstorben.

Auch im folgenden Fall einer 66jährigen Frau mit zunächst okkultem Hypernephrom mußte wegen einer primär aufgetretenen pathologischen subkapitalen Humerusfraktur eine Prothese implantiert werden. Ein Jahr später kam es am inzwischen von einer weiteren Metastase destruierten linken Hüftgelenk zu einer pathologischen Schenkelhalsfraktur. In solchen Situationen bedeutet die Möglichkeit der Hüftkopfresektion mit nachfolgendem totalendoprothetischen Ersatz die günstigste Konstellation für die Operation mit sofortigem Erfolg. Es handelte sich hier um ein ebenfalls seltenes Beispiel für die Behandlung von gelenknahen solitären Hypernephrommetastasen mit Implantation von Oberarmkopf- und Hüftgelenksprothese am selben Patienten und dadurch erzielter rascher Mobilisierung.

Wesentlich ungünstigere biomechanische Voraussetzungen für eine in kurzer Zeit belastungsstabile Osteosynthese bieten die weiter distal im Femur lokalisierten Metastasen. Um hier und insbesondere per- und subtrochanter primär bei der ohnehin dünnen Kortikalis Stabilität zu erzielen, kommt alternativ nur die Verbundosteosynthese in Frage (Ritter et. al., 1974).

So auch bei einem 57jährigen Mann, bei dem 7 Jahre nach der Nephrektomie links ein ausgedehnter osteolytischer Bezirk mit weitgehendem Kortikalisaufbrauch und drohender Fraktur am proximalen rechten Femur festgestellt wurde (Abb. 1).

Marknagelungen mit oder ohne Defektauffüllung mit Knochenzement bei Schaftmetastasen mit drohender oder bereits erfolgter pathologischer Fraktur insbesondere am Oberschenkel sind Ausnahmeindikationen. Die Gefahr der intraoperativen Tumorzellabschwemmung und der späteren Nagelauslockerung- und -wanderung ist zu groß. Diese sonst gute Stabilisie-

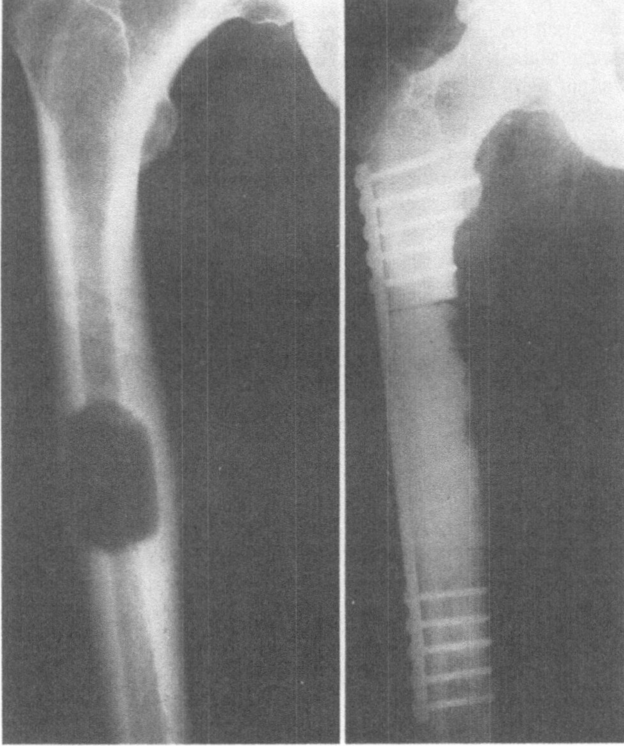

Abb. 2. Solitäre Hypernephrommetastase im Oberschenkelschaft, Resektion im gesunden mit benachbarten Weichteilen und Stabilisierung mittels Zementplombe und Platte

rungsmöglichkeit kommt nur bei noch kurzer Überlebenszeit und Inoperabilität des Primärtumors in Betracht.

Zur Überbrückung größerer Knochendestruktionen im Trochanterbereich kann man fallweise bei Patienten in noch gutem Allgemeinzustand, operabler bzw. bereits operierter Primärgeschwulst und ohne sonstige Metastasen auch spezielle langstielige Tumorprothesen am Hüftgelenk implantieren. Allerdings wird dann durch die wesentlich größere operative Belastung sowie Schädigung des Weichteilmantels und der Muskelansätze die angestrebte Frühmobilisation verzögert. Wegen der zusätzlichen Luxations-, Auslockerungs- und Infektionsgefahr ist deshalb alternativ immer auch die kürzere, weniger belastende und vor allem radikalere Exartikulation des gebrauchsunfähigen und Ballast bedeutenden Beines zu erwägen. Dies nicht zuletzt auch bei den heutigen prothetischen Möglichkeiten mittels Umschnallprothesen.

Zusammenfassend konnten wir bei unseren Patienten die bereits 1967 von Middleton beschriebenen Beobachtungen bestätigen, daß nämlich die Entfernung von Fernmetastasen im Skelettsystem, welche bereits vor oder zum Zeitpunkt der Diagnose Hypernephrom bestehen, keinen wesentlich lebensverlängernden Effekt von über einem Jahr hat.

Wesentlich günstiger ist es jedoch – auch im Vergleich zu anderen Malignomen – wenn Metastasen erst im späteren Krankheitsverlauf nach vorangegangener Nephrektomie auftreten, frühzeitig erkannt und möglichst im Gesunden mittels En-bloc-Resektion reseziert werden können (Abb. 2).

Solche mit einem primären Knochenmalignom von sog. „low grade malignancy" vergleichbaren Solitärmetastasen zeigen eine extrem langsame Wachstumstendenz bzw. sogar Stillstand.

Bei zusätzlicher Hormonbehandlung mit Gestagenen sind echte kurative Behandlungen möglich, wobei auch die Rekonstruktion des entfernten Knochens durch schrittweisen Austausch des Zementes gegen Spongiosa in Frage kommt.

Literatur

1. Jakobi GH, Schneider HM, Marberger M (1978) Primär nicht-urologische Erscheinungsformen des hypernephroiden Nierenkarzinoms: Die primäre Metastase. Urologe [A] 17:64–72. – 2. Middleton RG (1967) J Urol (Baltimore) 97:973. – 3. Ritter G, Schweikert CH, Grünert A, Müller W (1974) Probleme der Verbundosteosynthese. Experimentelle Untersuchungen zu den physikalischen Eigenschaften der Knochenzemente und zur Stabilität verschiedener Osteosynthesen. Act traumatol 4:243–248. – 4. Strube HD, Ludwig B, Schweikert CH, Diethelm L (1981) Maligne Knochentumoren und Metastasen. In: (Heberer G, Schweiberer L) Indikation zur Operation, 2. Aufl. Springer, Berlin Heidelberg New York, S 927–945

Priv.-Doz. Dr. med. H.-D. Strube
Prof. Dr. med. G. Ritter
Abteilung für Unfallchirurgie
der Chirurgischen Universitätsklinik

Prof. Dr. med. R. Hohenfellner
Dr. med. T. Schärfe
Urologische Universitätsklinik
Langenbeckstraße 1
D-6500 Mainz

Verhandlungsbericht der Deutschen Gesellschaft für Urologie, 34. Tagung (1982), 58–60
© Springer-Verlag Berlin Heidelberg 1983

Wann sind welche stabilisierenden Maßnahmen bei ossärer Metastasierung von Nierenzell- und Urothelkarzinomen indiziert?

D. Molitor und J. Kühr

Einleitung

Das Urothelkarzinom metastasiert in 12% der Fälle und das Nierenzellkarzinom in 25% in den Knochen [1]. Dabei treten in 3–23% pathologische Frakturen auf (Tabelle 1).

Tabelle 1. Skelettmetastasierung von Urothel- und Nierenzellkarzinomen

Organ	Häufigkeit	Autor
Urothelkarzinom	12%	Dominok/Knoch
Nierenkarzinom	25%	Dominok/Knoch
	24%	Ackermann/Spjut

Obwohl die Prognose aller ossär metastasierten Tumoren schlecht ist, stellten wir bei manifesten Frakturen der großen Gliedmaßen, der Wirbelsäule und des knöchernen Thorax aus 3 Gründen die Indikation zur Osteosynthese [3, 4].

Es galt bei einer Lebenserwartung von mehr als 4 Wochen, die Gebrauchsfähigkeit der betroffenen Extremität wiederherzustellen, durch Stabilisierung die Schmerzen zu lindern und im verbleibenden Lebensabschnitt durch baldige Mobilisation eine Verbesserung der Lebensqualität zu erreichen (Tabelle 2).

Die gleiche Indikation gilt prinzipiell auch bei der drohenden Fraktur, die Entscheidung über eine operative Intervention im Einzelfall kann jedoch schwierig sein.

Tabelle 2. Operationsindikation bei pathologischen Frakturen

1. Wiederherstellung der Mobilität und Gebrauchsfähigkeit
   - Schmerzlinderung durch Stabilisierung
   - Verbesserung der Lebensqualität
2. Lebenserwartung mehr als 4 Wochen

Tabelle 3. Operative Möglichkeiten bei pathologischen Frakturen

I. Endoprothetik
II. Verbundosteosynthese
   1. Verplattung
   2. Verschraubung

In unserer Klinik wiesen von 284 Patienten mit einem Urothelkarzinom 9 Knochenmetastasen auf. Bei 2 war die Operation indiziert. Von 142 Nierenkarzinomträgern wurden von 9 Patienten mit Knochenmetastasen 4 operiert.

An operativen Maßnahmen stehen die Verfahren der Endoprothetik und der Verbundosteosynthese zur Verfügung. Bei der Verbundosteosynthese wird metastatisch aufgebrauchte Knochensubstanz durch Knochenzement ersetzt und durch Metall oder Kunststoff stabilisiert (Tabelle 3). 4 Beispiele sollen diese möglichen Verfahren dokumentieren:

Fallberichte

Fall 1: Bei einem 67jährigen Patienten mit einem metastasierten Nierenzellkarzinom kam es nach einem Bagatelltrauma zu einer Spontanfraktur des linken Oberschenkels. Das krebskranke Knochengewebe wurde in toto reseziert und der entstandene Knochendefekt durch eine Oberschenkelschaftprothese überbrückt. Der Patient lebt seit 2½ Jahren. Bis auf eine erhöhte Senkung besteht kein Anhalt für einen Progreß (Abb. 1/2).

Fall 2: Bei einem 57jährigen Patienten mit Nierenzellkarzinom erfolgte 4 Jahre nach radikaler Tumornephrektomie eine diffuse Skelettmetastasierung. Besonders betroffen waren die linken Oberschenkelkondylen sowie der rechte Tibiakopf. Wegen einer drohenden Spontanfraktur in beiden Beinen und daraus resultierender Bettlä-

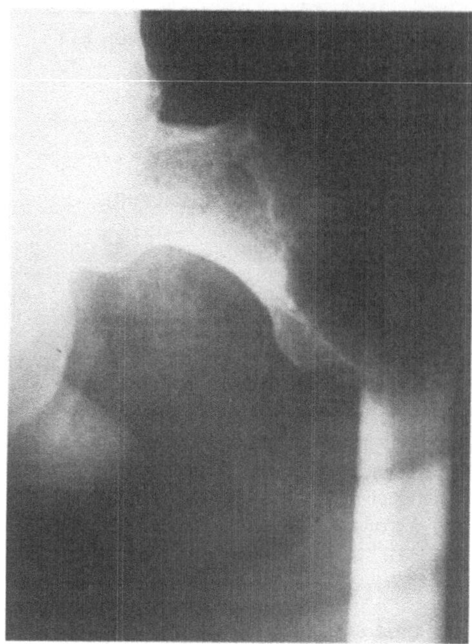

Abb. 1. Pathologische Oberschenkelfraktur rechts (Radiol. Uni.-Klin. Bonn, Direktor Prof. Dr. P. Thurn)

gerigkeit erfolgte die Versorgung des linken Oberschenkels und des rechten Tibiakopfes durch Verbundosteosynthese mit Wiedererlangung der Gehfähigkeit und vollständiger Schmerzfreiheit.

Fall 3: 59jähriger Patient mit Nierenzellkarzinom. Kurze Zeit nach Entfernung des Primärtumors kam es zu einer Schwellung der Thoraxwand mit extremer Schmerzhaftigkeit und Atembehinderung. Es handelte sich um eine solitäre großflächige Rippenmetastase der 4.–6. Rippe links, die wir großzügig resezierten. Den entstandenen Thoraxwanddefekt überbrückten wir zur Stabilisierung mit Marlexnetz. Der Patient lebt seit 2½ Jahren ohne Hinweis auf ein Tumorrezidiv.

Fall 4: 64jähriger Patient mit einem metastasierenden Blasentumor, Oberschenkelschaftmetastasen, drohende Spontanfraktur, Versorgung durch Verbundosteosynthese mit Winkelplatte, Erlangung der Gehfähigkeit, Progreß mit letalem Ausgang nach 9 Monaten (Abb. 3).

Zusammenfassung

Selbst bei infauster Prognose erscheint uns in Anbetracht des geringen operativen Aufwandes die Osteosyntheseversorgung pathologischer Frakturen beim Nierenzell- und Urothelkarzinom gerechtfertigt.

Bei richtiger Indikationsstellung erlangt der Patient für den verbleibenden Lebensabschnitt eine befriedigende funktionelle und soziale Reaktivierung.

Literatur

1. Dominok W, Knoch HG (1977) Knochengeschwulste und geschwulstähnliche Knochenerkrankungen. Gustav Fischer, Jena, S 302ff. – 2. Schweikert CH, Müller W (1975) Mschr Unfallheilkunde 78:232–241. – 3. Wilson IB, Onuigbo MB (1976) J Medicin 771–772

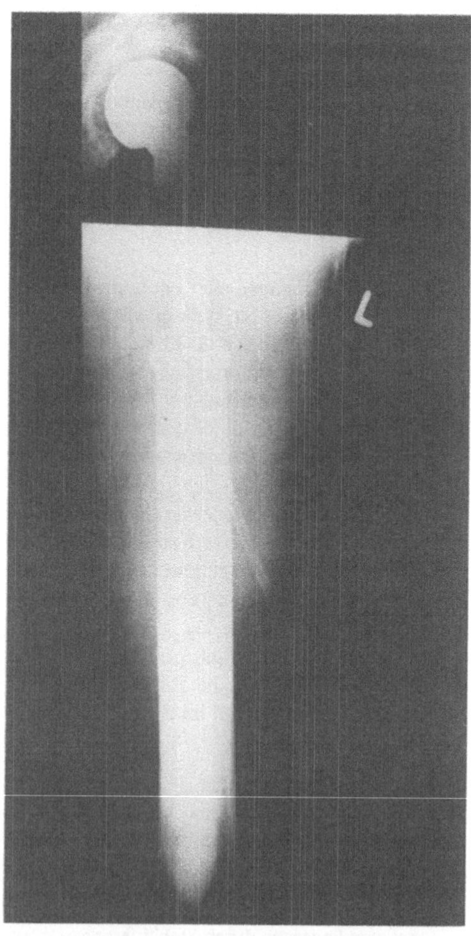

Abb. 2. Oberschenkelschaftprothese (zusammengesetztes Foto) (Radiol. Uni.-Klin. Bonn, Direktor Prof. Dr. P. Thurn)

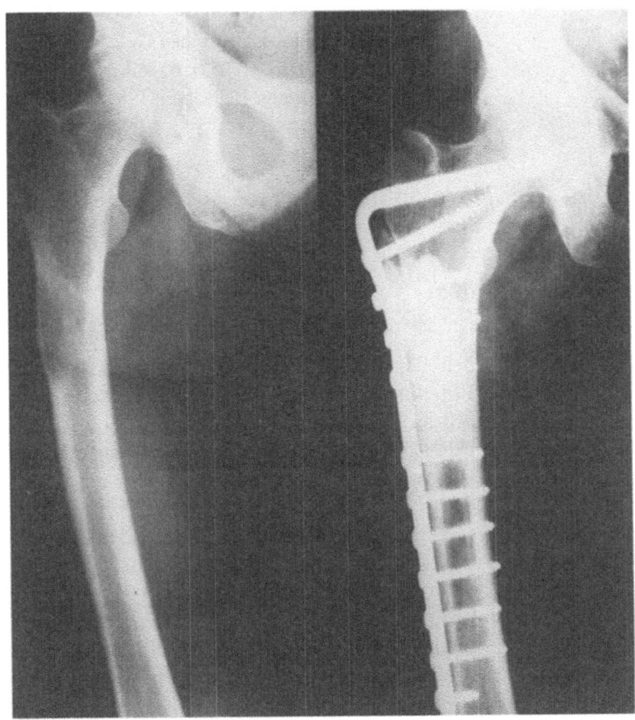

Abb. 3. Oberschenkelschaftmetastasen und ihre Versorgung durch Verbundosteosynthese mit Winkelplatte (Radiol. Uni.-Klinik Bonn, Direktor Prof. Dr. P. Thurn)

Dr. D. Molitor
Prof. Dr. J. Kühr
Urologische/Chirurgische Universitätsklinik
Sigmund-Freud-Straße 25
D-5300 Bonn 1

Verhandlungsbericht der Deutschen Gesellschaft für Urologie, 34. Tagung (1982), 61–63
© Springer-Verlag Berlin Heidelberg 1983

Wert der Rezeptor-Bestimmung und der Hormontherapie beim metastasierenden Hypernephrom

J. Weißmüller, A. Herrlinger und K. v. Maillot

Ausgehend von Ergebnissen im Tierversuch, nach denen Nierentumoren durch Östrogene induziert und durch Hormonentzug wieder inhibiert werden können, begann man in den 60er Jahren mit der Hormon-Behandlung metastasierter Nierencarcinome. Bloom gab 1973 in einer Sammelstatistik die durchschnittliche Remissionsrate bei 272 Fällen mit 15% an, bei seinen eigenen 80 Fällen unter Ausschluß der binnen 6 Wochen Verstorbenen sogar mit 22%. Alle späteren Studien konnten trotz hoher Dosierungen auch an großen Kollektiven von insgesamt 565 Fällen diese Remissionsraten nicht erreichen, sondern lediglich ca. 1,5%. Hiervon wäre die spontane Remissionsrate von knapp 0,8% noch abzuziehen.

Analog der gezielten Hormon-Therapie nach Rezeptor-Bestimmung beim Mammacarcinom veröffentlichte Concolino 1978 erstmals eine Serie von 23 Fällen, davon allerdings nur 3 mit Metastasen, die nach Tumornephrektomie und Rezeptor-Bestimmung mit Medroxyprogesteronacetat und in einem Fall mit Tamoxifen behandelt wurden. Eine objektive Verbesserung der Prognose beim metastasierten Nierencarcinom ließ sich daraus nicht ableiten. Wir bestimmten bei 129 Nierentumoren die Steroidrezeptoren. Dies wurde im biochemischen Labor der Erlanger Universitäts-Frauenklinik von Herrn Prof. v. Maillot ausgeführt. Es sollte gefunden werden:

- Wie häufig Nierencarcinome die einzelnen Steroidrezeptoren besitzen,
- ob durch eine Hormon-Therapie beim rezeptor-positiven metastasierten Nierencarcinom eine Remission erreicht werden kann,
- schließlich, ob der spezifisch antiöstrogene Wirkstoff Tamoxifen wirkungsvoller ist als Gestagene.

Im Vergleich zu Concolino fanden wir deutlich weniger progesteronrezeptor-positive und östrogen-plus progesteron-rezeptor-positive Tumoren. Dies kann mit unserer fast 6fach höheren Fallzahl erklärt werden.

Im einzelnen waren von unseren 129 Tumoren 30 für alle 4 bestimmten Steroidrezeptoren negativ. Etwa ¾, nämlich 99, waren für wenig-

VERTEILUNG DER STEROID - REZEPTOREN BEIM NIERENKARZINOM (ERLANGEN)

	Untersuchte Tumoren		E_2 - R	P - R	DHT - R	C - R
R -	30	M 22	/	/	/	/
		W 8				
R +	99	M 63	61	16	10	3
		W 36	33	8	5	5
Total	129	M 85	94	24	15	8
		W 44				

Abb. 1

stens einen Rezeptor positiv: für Östrogen-Rezeptoren 94, für Progesteron-Rezeptoren 24, und nur wenige für die außerdem bestimmten Androgen- und Cortisol-Rezeptoren. Letztere wurden mitbestimmt, da für die Therapie beim metastasierten Mammacarcinom mitgeteilt wurde, daß die Remissionsraten höher ausfallen, wenn neben den Östrogen-Rezeptoren gleichzeitig auch Androgen- und Cortisol-Rezeptoren positiv sind. Diese Konstellation ergab sich aber bei keinem der von uns behandelten Patienten (Abb. 1).

Da Bloom für Männer eine erheblich höhere Ansprechrate auf Hormon-Therapie als für Frauen angab, interessierte auch die Aufschlüsselung nach Geschlechtern (Abb. 2). Prozentual waren ebenso viele Frauen wie Männer für einen der Rezeptoren positiv.

Auch fanden wir keine Abhängigkeit der Rezeptor-Häufigkeit bzw. -verteilung vom Malignitätsgrad des Primärtumors.

Einer Hormon-Therapie unterzogen wurden 20 tumornephrektomierte Patienten mit röntgenologisch oder szintigraphisch nachgewiesenen Lungen- und/oder Knochenmetastasen, gleichgültig ob diese bei Stellung der Tumordiagnose vorhanden waren oder im Verlauf erst auftraten.

Wir setzten in der Mehrzahl der Fälle nicht das in früheren Untersuchungen vielfach angewandte Medroxyprogesteronacetat (Handelsna-

VERTEILUNG DER STEROIDREZEPTOREN BEIM NIERENKARZINOM (ERLANGEN)

Untersuchte Tumoren (Rezeptor-positive)	E_2 - R	P - R	DHT - R	C - R
M 63	96 %	25 %	16 %	5 %
W 36	92 %	22 %	14 %	14 %
Total 99	95 %	24 %	15 %	8 %

Abb. 2

HORMONTHERAPIE BEI 20 PATIENTEN⁺ MIT METASTASIERENDEM NIERENTUMOR (ERLANGEN)

	E_2 - R + / P - R +	E_2 - R +	P - R +	E_2 - R - / P - R -
Progression n = 13 (68 %)	2 T	3 T 3 M 1 T + M	1 T	2 T 1 M
Stabilisierung n = 5 (26,5 %)	2 T	3 T		
Remission n = 1 (5,5 %)	1 M (partiell)			
	5	10	1	3

\+ bei 1 Patient Tamoxifen - Unverträglichkeit

T = Tamoxifen (80 mg / die) = Nolvadex R

M = Medroxyprogesteronacetat (300 - 900 mg / die) = Clinovir R

Abb. 3

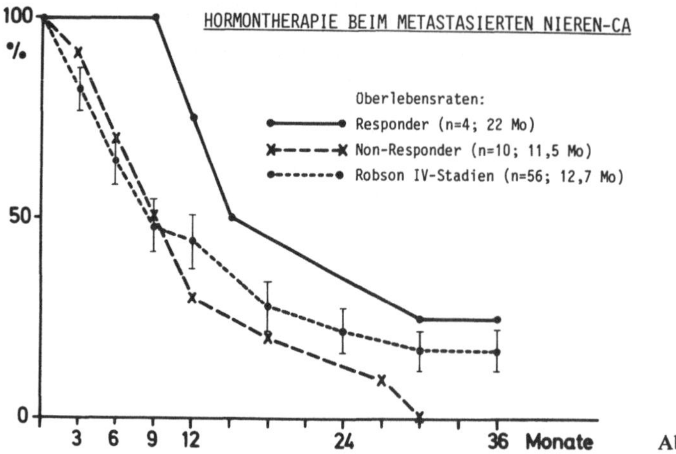

Abb. 4

me Clinovir) in Dosierung 300–900 mg/die ein, sondern Tamoxifen (im Handel als Nolvadex) in einer Dosierung von 80 mg/die, ein spezifisches Antiöstrogen, das in der Behandlung des metastasierten Mammacarcinoms bei Vorhandensein von Östrogen-Rezeptoren durchschnittlich 32% Remission erzielt.

Bei 13 Patienten (davon 9 mit Nolvadex behandelt) zeigte sich keine objektivierbare Wirkung, sondern weitere Progression (Abb. 3). In diese Gruppe gehören auch die 3 behandelten rezeptor-negativen Fälle. Stabilisierung der Erkrankung unter Nolvadex zeigten 5 Patienten über durchschnittlich 11,6 Monate bei einer Schwankungsbreite zwischen 4 und 33 Monaten. Der nach 36 Monaten einzige noch lebende Patient hat nach 33 Monaten mit mehreren stabilen Knochenmetastasen eine Hirnmetastase entwickelt. Da er seit langem das Mistelpräparat Iscador zusätzlich nimmt, werden Iscador-Freunde die Wirkung aber eher darauf beziehen wollen.

Der einzige Patient mit partieller Remission von Lungenmetastasen über 3 Monate wurde mit Clinovir 25 Monate lang behandelt und bei zuletzt rascher Progression kurz vor seinem Tode noch einer Palliativ-Bestrahlung und Zytostase zugeführt.

Die Überlebensraten der non-responder gehen konform mit den von uns für 56 Robson-IV-Stadien ermittelten. Die nach rechts verschobene Kurve für responder spiegelt ein signifikant günstiges Therapie-Ergebnis vor. Die zugrunde gelegte Fallzahl von 4 (in 2 weiteren Fällen war der Todeszeitpunkt nicht zu ermitteln) bedingt eine zu große Fehlerbreite (Abb. 4).

Zusammenfassend ist festzustellen: Auch mit einer gezielten Hormon-Therapie nach Rezeptor-Bestimmung lassen sich die bisherigen enttäuschenden Ergebnisse beim metastasierten Nierencarcinom nur bestätigen. Ob eine neuerliche Studie der Gruppe Concolino, die nach Bestimmung der Androgen-Rezeptoren speziell in der Kernfraktion mit Clinovir therapiert, bessere Erfolge bringen wird, bleibt abzuwarten. Nachdem eine neuere Tamoxifen-Studie der South West Oncology Group in den USA ohne vorherige Rezeptor-Bestimmung eine Remissionsrate von 6,3% bei insgesamt 76 Patienten angibt, behält jedenfalls das spezifische Anti-Östrogen-Tamoxifen insbesondere nach Rezeptor-Bestimmung eine gewisse Berechtigung in der Therapie des metastasierten Nierencarcinoms, bis andere Therapieformen durch eindeutig bessere Ergebnisse überzeugen.

Literatur

Al-Sarraf M et al. (1981) Cancer treatment reports 65/5–6:447. – Bloom HJG (1973) Cancer 32/5:1066. – Concolino G et al. (1978) Cancer Research 38:4340. – Concolino G et al. (1981) J Steroid biochemistry 15:397. – De Kernion JB et al. (1980) Cancer 45:1947. – Mc Donald MW (1982) J Urol 127:211. – Possinger K et al. (1981) In: Schmiedt E, Bauer HW: Diagnostik u. Therapie des Nierenkarzinoms. Zuckschwerdt, München, S 184. – Raghavaiah NV (1982) Urology 19/2:123. – Weiselberg L et al. (1981) Cancer clin trials 4:195

Dr. J. Weißmüller
Urologische Universitätsklinik
Maximiliansplatz
D-8520 Erlangen

Verhandlungsbericht der Deutschen Gesellschaft für Urologie, 34. Tagung (1982), 64/65
© Springer-Verlag Berlin Heidelberg 1983

Nierenkarzinom: Lokale Radiotherapie von Metastasen in der Wirbelsäule

K.H. Kurth, B. van der Werf-Messing und P.A. Maksimović

Die Radiotherapie mit palliativer Intention bei nachgewiesenen Wirbelmetastasen wegen lokaler Schmerzen oder neurologischer Symptome ist ein allgemein akzeptiertes und empfohlenes Verfahren. Die Behandlung sollte frühzeitig erfolgen, um möglichst pathologische Frakturen und „irreparable" Schädigung des ZNS zu vermeiden.

Wir berichten über 60 Patienten, die wegen Metastasen der Wirbelsäule bestrahlt wurden. Die Metastasen waren cervical, thoracal, thoracolumbal und lumbal lokalisiert (Tabelle 1). Bei 36 Patienten handelte es sich um Metastasen nach Nephrektomie, bei 24 Patienten bestanden bereits bei Diagnosestellung Fernmetastasen. Bei 11 Patienten fanden sich solitäre Wirbelmetastasen, bei allen übrigen Patienten neben Skelettmetastasen auch Metastasen in anderen Organen. Indikation zur Strahlenbehandlung war bei 28 Patienten die lokale Schmerzsymptomatik, bei 32 Patienten der neurologische Symptomenkomplex mit Schmerzen (Tabelle 2). Schmerzfrei wurden durch eine Herddosis von 3000 Rad, gleichmäßig verteilt über 10 Tage, 63% der Patienten, bei 20% wurde eine Reduzierung der Schmerzsymptomatik erreicht, d.h. die Verabreichung von Analgetica konnte zumindest auf einen längeren Zeitraum vermindert werden, bei 17% hatte die Strahlentherapie keinen Effekt.

Bei den 32 Patienten mit neurologischen Symptomen bildeten sich bei 7 Patienten Paresen und Querschnittslähmung so weit zurück, daß Gehfähigkeit zumindest mit einem Laufreck bestand, neurologische Symptome bildeten sich bei 9 Patienten zurück. Bei 16 Patienten blieb die neurologische Symptomatik durch die Strahlenbehandlung unbeeinflußt. Eine Analyse dieser Fälle ergibt, daß die Chance gering ist, durch die Radiotherapie Paresen oder drohende Querschnittslähmungen günstig zu beeinflussen, wenn mehr als 2 Wochen seit dem Auftreten dieser Symptome bis zur Radiotherapie verstrichen sind oder wenn die paretischen Erscheinungen plötzlich auftraten (Tabelle 3).

Tabelle 1. Adenocarcinoma renis T1–4 M1: Lokalisation der Wirbelmetastasen

Cervical	14
Thoracal	14
Thoraco-lumbal	21
Lumbal	11
Total	60

Tabelle 2. Adenocarcinoma renis T1–4 M1: Symptome der Wirbelmetastasen (n = 60)

Lokalisation	Schmerzen	Neurol. Sympt. + Schmerzen
Cervical	3	11
Thoracal	7	7
Thoraco-lumbal	7	14
Lumbal	11	—
	28	32

Tabelle 3. Adenocarcinoma renis T1–4 M1: Effekt der Radiotherapie 10x3 Gy auf neurologische Symptome (n = 32)

	„Geheilt"	Unverändert
Parese/Paralysis	7	10*
Andere neurolog. Symptome	9	6° +
	16 (50%)	16

* Paralysis > 2 Wochen 9 Pat.
Paralysis innert 2 Tage 1 Pat.
° 1 Pat. Laminektomie
+ 1 Pat. Progression n. Radiotherapie

Auf die Prognose des metastasierten Nierenkarzinoms hat die gezielte Radiotherapie von Wirbelmetastasen keinen Einfluß, wenn ihr auch im Einzelfall eine lebensverlängernde Wirkung nicht abzusprechen ist. Bei solitären Knochenmetastasen betrug die mittlere Überlebenszeit 15 Monate, sie reichte von 2 Wochen bis 5,3 Jahren, bei multiplen Metastasen betrug die mittlere Überlebenszeit 7 Monate, hier reichte die „range“ von 4 Tagen bis 2,5 Jahren.

Osteolytische Herde im Skelettsystem verursachen im allgemeinen eher Schmerzen als osteoblastische Läsionen, beide sprechen etwa gleich gut auf die Strahlenbehandlung an. Patienten mit multiplen Knochenmetastasen können sowohl unter ausstrahlenden Schmerzen leiden als auch unter Schmerzen, die nur in einem oder zwei Herden lokalisiert sind. Lokalisierte Schmerzen sprechen am ehesten auf die Radiotherapie an, während ausstrahlende Schmerzen sinnvollerweise erst dann behandelt werden sollten, wenn der veranwortliche Herd genau definiert und lokalisiert werden kann (neurologische Untersuchung). Die übliche Gesamtdosis zur Bestreitung von Schmerzen liegt zwischen 2000 bis 3500 Rad, die Einzeldosen zwischen 200 bis 300 Rad.

Tumoren, die in den Knochen metastasieren, lösen simultan 2 Prozesse aus: Knochenneubildung und Knochendestruktion. Die Knochenneubildung basiert vermutlich auf reaktiven Prozessen, vergleichbar der Callusbildung bei Frakturen, die Destruktion auf der die Osteoblastentätigkeit stimulierenden Sekretion tumoreigener Stoffe (Weiss u. Gilbert 1981). Bei Wirbelmetastasen mit paretischen oder paralytischen Erscheinungen ist durch Laminektomie selten eine vollständige Tumorresektion möglich (Rodriguez et al. 1980; Wright 1963). Deshalb wird auch nach Laminektomie strahlentherapeutische Nachbehandlung empfohlen. Die Bestrahlung kann bereits wenige Tage nach Laminektomie gestartet werden. Radiotherapie als alleinige Behandlungsform bei Paresen hat bisher wenig Aufmerksamkeit gefunden. Immerhin berichtete Mones (1966) eine „response“ von 34% bei neurologischen Ausfallserscheinungen, Khan (1967) von 40% bei 82 Patienten. Entscheidend für den Erfolg ist vor allem frühest möglicher Behandlungsbeginn.

Literatur

1. Weiss L, Gilbert HA (1981) Bone metastasis. G.K. Hall, Medical Publishers, Boston. – 2. Khan FR, Glicksman AS, Chu FCH, Nickson JJ (1967) Treatment by radiotherapy of spinal cord compression due to extradural metastases. Radiology 89:495–500. – 3. Rodriguez M, Dinapoli RP (1980) Spinal cord compression with special reference to metastatic epidural tumors. Mayo Clin Proc 55:442–448. – 4. Mones RJ, Dozier D, Berrett A (1966) Analysis of medical treatment of malignant extradural spinal cord tumors. Cancer 19:1842–1853. – 5. Wright RL (1963) Malignant tumors in the spinal extradural space – Results of surgical treatment. Ann Surg 157:227–231

Dr. K. H. Kurth
Afdeling Urologie
Erasmus Universiteit
Dr. Molewaterplein 40
3015 GD Rotterdam
Niederlande

Verhandlungsbericht der Deutschen Gesellschaft
für Urologie, 34. Tagung (1982), 66–68
© Springer-Verlag Berlin Heidelberg 1983

Der Stellenwert der Radiotherapie bei Metastasen des hypernephroiden Karzinoms

F. Bostel, H.J. Kuhne-Velte, P. Wöllgens und A. Heinz

Zur Behandlung des metastasierten Hypernephroms stehen bislang vor allem lokale Maßnahmen mit palliativer Zielsetzung zur Verfügung. Wir sind in unserer Arbeit der Frage nachgegangen, welcher Stellenwert der Radiotherapie von Metastasen des hypernephroiden Karzinoms zukommt.

In unserem Untersuchungsgut von 42 Patienten waren am häufigsten Knochenmetastasen anzutreffen (Tabelle 1), in der überwiegenden Zahl der Fälle als Erstmanifestation des Metastasenwachstums. Danach folgen in absteigender Häufigkeit Lungen-, Leber- und Hirnmetastasen, charakteristischereise für das Hypernephrom auch viele seltene Metastasenlokalisationen: mediastinale Lymphknoten, Schilddrüse, Nasennebenhöhlen, die Abdominalwand. Es wurden 19 Patienten über 75 Knochenregionen und 16 Patienten über 18 Organlokalisationen bestrahlt.

Tabelle 1. Häufigkeit von Metastasenregionen beim Hypernephrom (n = 42 Patienten)

Knochenmetastasen	64,3%
Lungenmetastasen	47,6%
Lebermetastasen	14,3%
Hirnmetastasen	9,5%

Wir haben für jede einzelne bestrahlte Lokalisation den Therapieerfolg bezüglich des objektivierbaren Effekts einerseits (z.B. röntgenologischer Nachweis einer Sklerosierungsreaktion oder Abnahme einer begleitenden Weichteilschwellung) und der subjektiven Angabe der Schmerzlinderung andererseits analysiert. Stichtage waren der Tag der letzten Bestrahlungsfraktion sowie ein Kontrolltermin etwa 3 Monate danach (Tabelle 2 und 3).

Tabelle 2. Hypernephroides Karzinom – Knochenmetastasen, Palliativbestrahlung, Dosis ≤30 Gy (38 Patienten)

	Therapieende	3 Monate später
objektiv	0–2%	–
subjektiv	9–39%	13–63%

Tabelle 3. Hypernephroides Karzinom – Knochenmetastasen, Palliativbestrahlung, Dosis >30 Gy (37 Patienten)

	Therapieende	3 Monate später
objektiv	0–10%	9–26%
subjektiv	24–59%	59–97%

Ergebnisse

Schmerzhafte und/oder frakturgefährdete *Knochenmetastasen* wurden bei uns einer Telekobalt- oder Photonenbestrahlung zugeführt. In Einzeldosen von 2–4 Gy strebten wir jeweils zunächst eine Standarddosis von 30 Gy an; in etwa der Hälfte der Fälle entschlossen wir uns in unmittelbarem Anschluß daran oder nach einem kurzen zeitlichen Intervall zu einer Dosiserhöhung auf Werte zwischen 40 und 60 Gy. In Abhängigkeit davon, ob für die Bewertung nur ein stark ausgeprägter oder aber bereits ein gerade eben registrierbarer Behandlungseffekt herangezogen wurde, ergeben sich die in diesen beiden Tabellen zusammengefaßten Prozentspannen des Therapieerfolges.

Differenziert nach der applizierten Dosis erlauben diese Daten 3 Rückschlüsse:

1. Der Effekt der Bestrahlung von Knochenmetastasen wird meist erst in den Wochen und Monaten nach Behandlungsende deutlich.

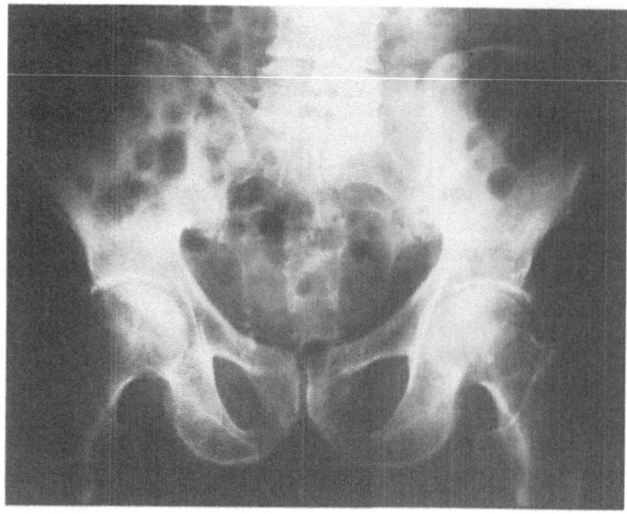

Abb. 1. Beginnende Metastasierung im rechten oberen Schambeinast. Zustand vor palliativer Schmerzbestrahlung

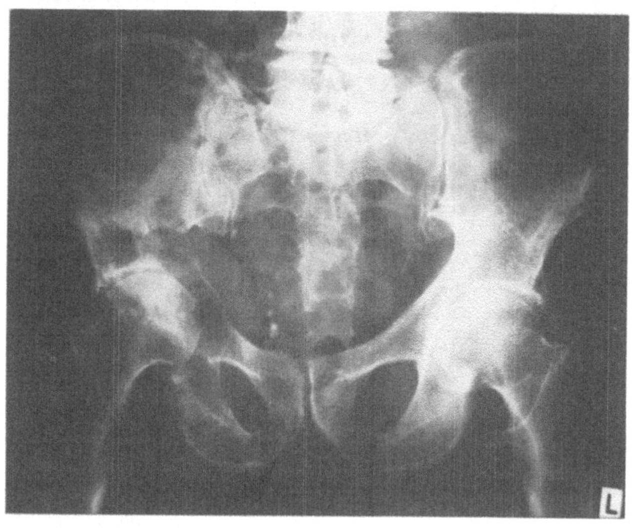

Abb. 2. Zustand unmittelbar nach Applikation von 51 Gy. Trotz progredienter osteolytischer Destruktion mit Infraktur besteht Schmerzfreiheit

2. Eine vollkommene Beschwerdefreiheit ist oftmals nur durch eine Aufsättigung der Herddosis auf Werte um 40 bis 60 Gy zu erreichen.
3. Der subjektive Erfolg, also die Schmerzlinderung oder -beseitigung, ist sehr viel überzeugender als die meist fehlenden oder nur diskret ausgeprägten Reparationsvorgänge im Röntgenbild vermuten lassen.

Abb. 1 und 2 dokumentieren anhand einer Metastasierung am rechten oberen Schambeinast – Abb. 1 vor der Bestrahlung, Abb. 2 unmittelbar nach Applikation von 51 Gy – eine besonders krasse Diskrepanz. Röntgenologisch ist keine Sklerosierung, sondern eine Progredienz der Osteolyse mit Infraktur zu erkennen – der Patient wurde trotzdem durch die Bestrahlung an dieser Stelle völlig schmerzfrei!

Eine starke osteoplastische Reaktion nach Bestrahlung ist hingegen eine Seltenheit bei Hypernephrom-Metastasen. Szintigraphische Kontrollen zeigen Monate später trotz der induzierten osteoplastischen Reparation charakteristischerweise eine Verkleinerung und Intensitätsabnahme der pathologischen Aktivitätsanreicherung über den bestrahlten Regionen, während nicht behandelte Areale eine deutliche Progredienz aufweisen.

Überraschend häufig findet sich beim Hypernephrom ein peripherer Typ der Knochenmetastasierung mit überwiegendem Befall von Extremitätenknochen. Trotz scheinbar exakter röntgenologischer Abgrenzbarkeit der Spongiosa- und Corticalisdestruktionen eines Herdes scheint die chirurgische Amputation einer Extremität zur Sanierung problematisch, da wir in den beiden Fällen unseres Krankengutes exakt 6 Monate nach dem Eingriff eine Fortsetzung der Metastasierung im Amputationsstumpf festgestellt haben.

Lungenmetastasen, nicht selten mit Pleurabeteiligung und Weichteilschwellung einhergehend, stellen die zweite große Gruppe unter den metastasierten Hypernephromen. Eine palliative Radiatio haben wir nur bei einer Solitärmetastasierung erwogen, wenn chirurgische Maßnahmen kontraindiziert waren. Die Erfahrung mit unserem begrenzten Krankengut legt zwar den Schluß nahe, daß die Radiatio das weitere Größenwachstum einer Lungenmetastase hemmen kann, dieser Erfolg wird durch die Progression weiterer Lungenfiliae an anderer Stelle jedoch oftmals relativiert. So kommt eine durchschnittliche Überlebensrate nach dem Erstauftreten einer pulmonalen Metastasierung von unter 1 Jahr zustande.

Die Indikationsstellung zur Bestrahlung einer Lungenmetastase sollte auch wegen der Möglichkeit einer post radiationem entstandenen Fibrosebildung streng gestellt werden.

Bezüglich der seltenen Metastasenregionen ist noch die Bestrahlung von *Hirnmetastasen* hervorragend zu erwähnen; schwerwiegende cerebrale Symptome können dadurch vollkommen regredient werden. In einem Einzelfall können wir eine Überlebenszeit von fast 7 Jahren nach ausschließlicher Strahlentherapie zweier Hirnmetastasen belegen! Charakteristischerweise ist die volle Wirkung der Bestrahlung von Hirnmetastasen analog zu den Knochenmetastasen erst bei einer relativ hohen Herddosis von 50 Gy zu erwarten.

Zusammenfassung

Die Bestrahlung von Metastasen des hypernephroiden Karzinoms ermöglicht nur ausnahmsweise eine Verlängerung der Lebenserwartung der betroffenen Patienten, führt jedoch in den meisten Fällen zu einer subjektiv verbesserten Lebensqualität. In Ermangelung alternativer systemischer Therapiemöglichkeiten bietet die Strahlentherapie eine realistische Chance zur Erzielung eines echten Palliationseffektes.

Dr. med. F. Bostel
Städtische Kliniken Darmstadt
Radiologie II
Grafenstraße 9
D-6100 Darmstadt

Verhandlungsbericht der Deutschen Gesellschaft für Urologie, 34. Tagung (1982), 69–71
© Springer-Verlag Berlin Heidelberg 1983

Behandlungsergebnisse der zytostatischen Therapie beim metastasierten Nieren-Carcinom

J. Weißmüller, H.J. König und M. Missmahl

Nachdem bei Diagnosestellung des Nieren-Carcinoms bereits in 50% verborgen oder offenkundig Fernmetastasen vorhanden sind, die früher oder später nach therapeutischen Maßnahmen drängen, wird seit über 2 Jahrzehnten mit enttäuschenden Ergebnissen nach einer effektiven zytostatischen Chemotherapie gefahndet. Etwa 100 zytotoxische Substanzen und Kombinationen wurden erfolglos getestet.

Während ältere Studien für die verschiedenen Zytostatika-Gruppen bei größeren Fallzahlen Rückbildungsraten zwischen 7 und 11% angaben (nach einer Aufstellung von Ehrhart 11% Rückbildungsrate bei 203 mit Alkylantien, 9% bei 194 mit Antimetaboliten, 7% bei 45 mit Antibiotika und 9% bei 32 mit Alkaloiden behandelten Patienten), weckten jüngere Studien zu den Substanzen Vinblastin und Ifosfamid mit Ansprechraten deutlich über 20% gewisse Hoffnungen. Für Vinblastin wurden bei 151 Fällen 3, für Ifosfamid bei 86 Fällen immerhin 8 Vollremissionen angegeben (Abb. 1).

Zahlreiche Kombinationsversuche von Zytostatika untereinander, mit Hormon-Therapie (insbesondere mit Medroxyprogesteronacetat) oder mit Immun-Therapie (BCG) ergaben keine signifikant besseren Ergebnisse als Vinblastin und Ifosfamid alleine. Zudem waren diese Substanzen bei den effektivsten Kombinationen beteiligt.

Beachtung verdient die von Ishmael 1978 berichtete Remissionsrate von 33% bei immerhin 31 Patienten mit der Kombination Vincristin + Adriamicin + BCG + Medroxyprogesteronacetat.

Hartwich und König erprobten an der Erlanger Medizinischen Universitätsklinik seit 1972 erstmals die Kombination Vincristin/Ifosfamid auch beim metastasierten Nieren-Carcinom. 48 von uns zuvor tumornephrektomierte Patienten wurden dieser Therapie unterzogen.

Am 1. Tag eines Zytostase-Kurses wurde meist 2x1 mg Vincristin gegeben (entsprechend etwa 0,03 mg/kg), daneben vom 1. bis 5. Tag je 35 mg/kg Holoxan. Zur Verhinderung einer Ifosfamid-bedingten hämorrhagischen Cystitis wurde seit einigen Jahren mit gutem Erfolg zusätzlich der Uroprotektor Uro-Mitexan in der vorgeschriebenen Dosierung gegeben. In jüngster Zeit wurde Vincristin durch das neue

CYTOSTATISCHE MONOTHERAPIE BEIM METASTASIERTEN NIERENCARCINOM

Cytostatikum	Autor	Jahr	Patientenzahl	Ansprechrate %	PR	CR
Vinblastin (Gruppe Alkaloide)	Hrushesky	1977	135	25 %	23	3
	De Kernion	1980	16	25 %	1	0
Ifosfamid (Gruppe Alkylantien)	Drings	1972	5	20 %	0	1
	Brühl	1975	27	48 %	11	2
	Schnitker	1976	22	50 %	8	3
	Vahlensieck	1978	32	16 %	3	2

Abb. 1

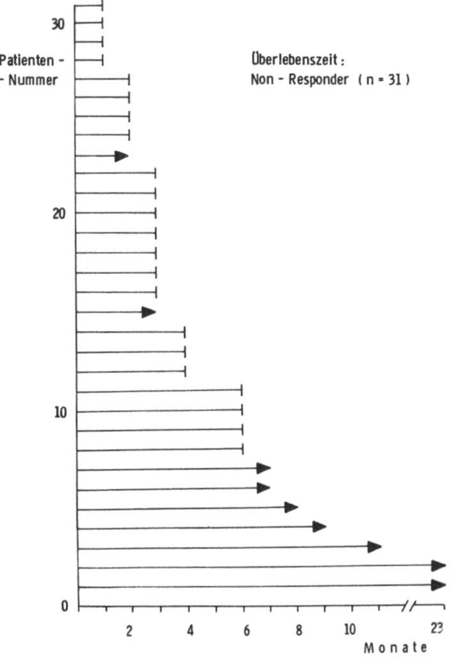

Abb. 2

Vinca-Alkaloid Vindesine (im Handel als Eldisine) ersetzt, das im Vergleich zu Vincristin und Vinblastin in vitro höhere zytotoxische Potenz und im Tierversuch geringere Toxizität zeigt. Eine vergleichende Bewertung von Vindesine ist in unserem Krankengut noch nicht möglich.

Das Therapie-Schema wurde in 14tägigen Intervallen wiederholt, dann nach Wirkungseintritt die Intervalle verlängert.

Von den 48 Patienten sprachen 31, das sind 64,5%, nicht auf die Therapie an. Von ihnen waren nach 3 Monaten die Hälfte verstorben, nach 1 Jahr insgesamt 22, d.h.: 30% überlebten das erste Jahr. Die längste Nachbeobachtungszeit für 2 Fälle dieser Gruppe beträgt 23 Monate (Abb. 2).

17 Patienten oder 35,5% sprachen auf die Chemotherapie an, davon 4 mit Vollremission, 13 mit Teilremission. Von 12 Patienten mit auswertbarem Beobachtungszeitraum waren nach 1 Jahr erst 3 verstorben, d.h. 75% überlebten das erste Jahr (Abb. 3 und 4).

Der längste Beobachtungszeitraum nach Zytostasebeginn für partielle Remissionen (Abb. 3) beträgt 32 Monate, der kürzeste einen Monat. Durchschnittliche Dauer der partiellen Remissionen 8,2 Monate.

Bei den kompletten Remissionen (Abb. 4) liegt der Beobachtungszeitraum nach Zytostasebeginn zwischen 4 Monaten und 10 Jahren.

Im ersten Fall, einer 63jährigen Patientin mit multiplen Lungenmetastasen wenige Monate nach transabdominaler Tumornephrektomie, machte die eindrucksvolle Remission nach nur wenigen Wochen erneuter Progression Platz.

Beim zweiten Fall, einer 61jährigen Patientin, trat 3 Monate nach transabdominaler Tumornephrektomie ein ausgedehntes Lokalrezidiv auf. Die Vollremission hält jetzt seit 8 Monaten an (Behandlung in Händen von Prof. Dr. G. Hartwich/Nürnberg).

Im dritten Fall, eines jetzt 51jährigen Patienten, lagen bereits zum Zeitpunkt der Tumornephrektomie links und der Tumorenukleation aus der rechten Niere multiple Lungenmetastasen vor. Unter Tamoxifen-Therapie entwickelte sich ein großes Lokalrezidiv. ½ Jahr nach Zytostase-

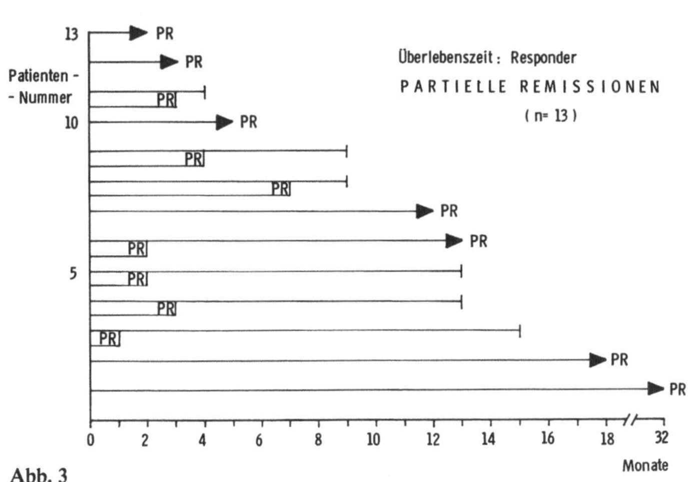

Abb. 3

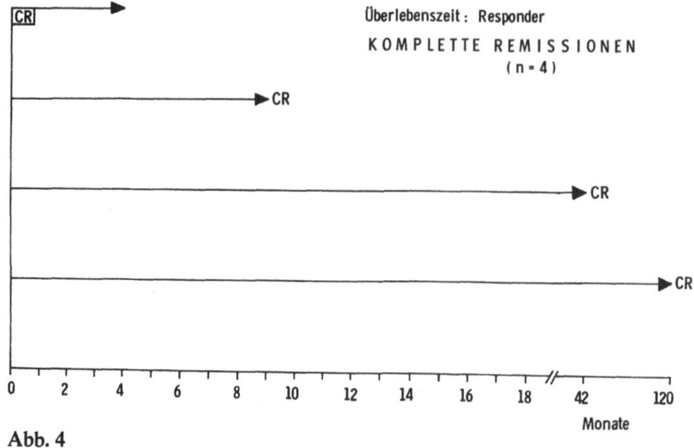

Abb. 4

beginn war kein Tumor mehr nachweisbar. Nachbeobachtungszeit jetzt 3½ Jahre.

Der vierte Fall, eine jetzt 62jährige Frau, entwickelte 2 Jahre nach Tumornephrektomie eine Knochen- und mehrere Lungenmetastasen. Nach 3 Therapie-Kursen waren die Lungenmetastasen, nach 2 Jahren auch die osteolytische Knochenmetastase nicht mehr nachweisbar. Nunmehr 10 Jahre komplette Remission!

Trotz insgesamt noch unbefriedigender Ergebnisse der Zytostase des metastasierten Nieren-Carcinoms und bei aller Skepsis gegenüber den noch geringen Fallzahlen rechtfertigen die dargestellten Ergebnisse ein Therapiekonzept, nach dem bei Auftreten von Metastasen oder Lokalrezidiven solange Zytostase-Kurse nach dem Vincristin-Holoxan-Schema durchgeführt werden, bis erneut eindeutige Progression eintritt.

Literatur

Ammon J et al. (1980) Cancer treatment reviews 7:29. – Bodey GP (1979) In: Johnson DE, Samuels ML (eds) Cancer of the genitourinary tract. Raven Press, New York, 67.– Ehrhart H (1975) In: Verh Ber d Dt Ges f Urologie. Springer, 26:160. – Ishmael DR et al. (1978) Abstract Proc Amer Soc Clin Oncol 19:407. – – König HJ, Hartwich G (1980) DMW. Thieme, 105:52, 1810. – McDonald MW (1982) J Urol 127:211. – Possinger K et al. (1981) In: Schmiedt E, Bauer HW (Hrsg) Diagnostik u. Therapie des Nierenkarzinoms. Zuckschwerdt, München, S 185

Dr. J. Weißmüller
Urologische Universitätsklinik
Maximiliansplatz
D-8520 Erlangen

Verhandlungsbericht der Deutschen Gesellschaft für Urologie, 34. Tagung (1982), 72–74
© Springer-Verlag Berlin Heidelberg 1983

Erste Erfahrungen mit der palliativen Chemotherapie metastasierender Nierenkarzinome

F.J. Marx, W. Wieland, K. Possinger und H. Wagner

Es ist allgemein bekannt, daß die bisherigen Ergebnisse einer Chemotherapie des metastasierten Nierenkarzinoms nicht ermutigen. Unter den als Einzelsubstanzen eingesetzten Pharmaka weisen das Cytostatikum Vinblastin [2, 3] und das Antiöstrogen Tamoxifen [1], letzteres allerdings nicht unwidersprochen [5], noch die relativ besten Ansprechraten auf. Vor diesem Hintergrund lag es nahe, diese Prinzipien zu kombinieren, wobei auch die zu erwartende vergleichsweise geringe Nebenwirkungsrate besonders attraktiv erschien. Durch eine vorausgehende adjunktive Tumornephrektomie sollte die Tumormasse mit dem Ziel einer Verbesserung des Ansprechens der Chemotherapie verkleinert werden.

Die Indikation zur kombinierten Chemotherapie stellten wir beim Nachweis von multiplen progredienten Metastasen bei Kranken, die aufgrund ihres Allgemeinzustandes auch im Hinblick auf die adjunktive Tumornephrektomie günstige Voraussetzungen boten (Abb. 1). Dieser Eingriff wurde bei 12 der 14 in die prospektive Studie aufgenommenen Patienten durch-

Chemotherapie des metastasierten progredienten Nierenkarzinoms mit Vinblastin / Tamoxifen

Krankengut (n = 14)

1. Geschlecht — ♂ n = 8; ♀ n = 6
2. Alter — MW 52 Jahre (37-65)
3. Tumornephrektomie
   - adjunktive Tumornephrektomie n = 12 (postop. Radiatio n = 4)
   - Tumorausschälung n = 1
   - keine Tumornephrektomie n = 1
4. Metastasenlokalisation
   - Lunge n = 11
   - Skelett n = 4
   - extraregionäre LK n = 3
   - Haut n = 1

Abb. 1

Chemotherapie des metastasierten progredienten Nierenkarzinoms mit Vinblastin / Tamoxifen

Durchführung (ambulant)

Medikation

Vinblastin (Velbe®) 7,5 mg/m² / Woche i.v.
Tamoxifen (Novaldex®) 4 x 10 mg / tgl. p.o.

mindestens über 3 Monate

Kontrollen

wöchentlich: neurol. Status, Blutbild
3-wöchentlich: Leberstatus, Kreatinin, Elektrolyte, Kalzium, Phosphat
nach 3 Monaten: Röntgen-Thorax (CT), Skelett-Szintigramm, CT-Abdomen (CT-Schädel)

Abb. 2

Chemotherapie des metastasierten progredienten Nierenkarzinoms mit Vinblastin / Tamoxifen

Kriterien des Therapieerfolges

1.0 "Erfolgreiche Therapie" (response)
   - 1.1 Vollremission: kein Tumor mehr nachweisbar
   - 1.2 Teilremission: Reduktion der Tumormasse um mindest. 50% mindestens 1 Monat anhaltend
   - 1.3 no change: Reduktion der Tumormasse um weniger als 50% bzw. Persistenz des Status quo

2.0 "Therapieversager" (no response)
   Progredienz trotz Therapie

Abb. 3

geführt. Bei einem kompensiert Niereninsuffizienten wurde der Tumor ausgeschält; ein Kranker wurde nicht nephrektomiert. Bei 11 von 14 Kranken fanden sich Lungenmetastasen, während Knochen-, Haut- und extraregionäre Lymphknotenmetastasen seltener waren.

In Abb. 2 sind die wichtigsten Daten zur praktischen Durchführung der ambulanten Vinblastin-Tamoxifen-Kombinationstherapie zusam-

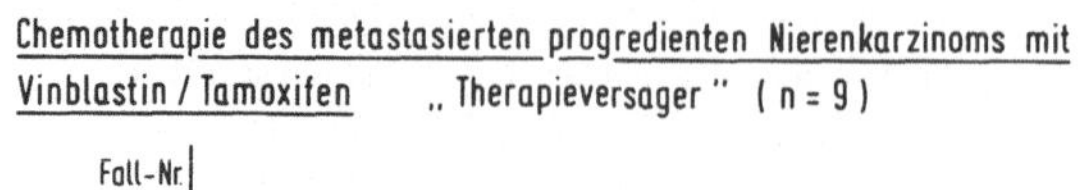

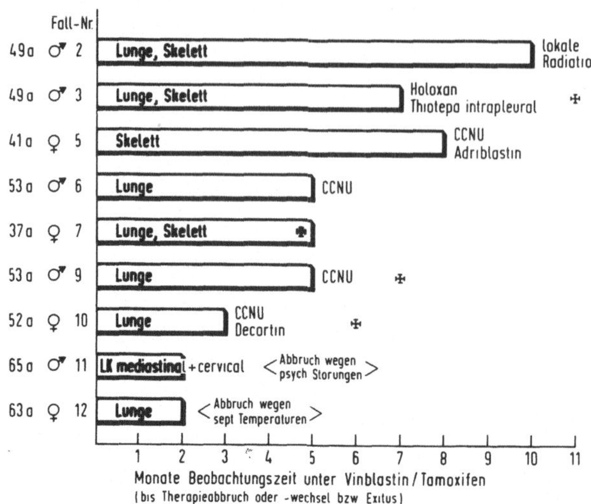

Abb. 4

Chemotherapie des metastasierten progredienten Nierenkarzinoms mit
Vinblastin / Tamoxifen „erfolgreiche Therapie" (n = 5)

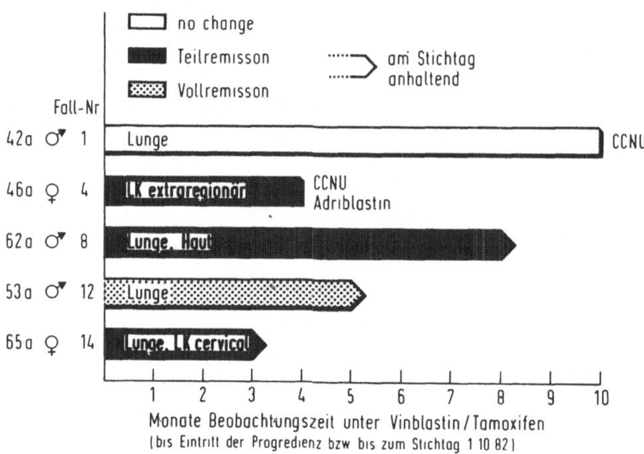

Abb. 5

mengestellt. Die Kriterien der Therapiebeurteilung [4] finden sich in Abb. 3.

Die Abbildungen 4 und 5 zeigen unsere bisherigen Ergebnisse. Die Länge der Säulen auf den Graphiken entspricht bei den Therapieversagern (Abb. 4) jeweils der Beobachtungszeit unter Vinblastin/Tamoxifen bis zum Abbruch oder Wechsel der Therapie bzw. bei den erfolgreich Behandelten (Abb. 5) der Beobachtungszeit bis zum Eintritt einer Progredienz oder, bei anhaltendem Therapieerfolg, bis zum Stichtag. Von den 9 nicht erfolgreich behandelten Kranken verstarben 4 nach 11, 7, 6 und 5 Monaten, wobei die Vinblastin/Tamoxifen-Therapie meist vorher schon abgebrochen wurde. Die in vielen Fällen dann noch sekundär eingesetzten „aggressiveren" Cytostatika wie CCNU, Adriblastin oder Holoxan brachten in der Regel keinen zusätzlichen Effekt mehr. Alle 5 auf die Behandlung ansprechenden Kranken (Abb. 5) lebten am Stichtag noch. Bei einem Kranken mit multiplen Lungenmetastasen kam es zur Vollremission, die jetzt nach 5 Monaten noch anhält, 2 Kranke haben nach 8 bzw. 3 Monaten noch anhaltende Teilremissionen. Bei einer Kranken kam es nach 4 Monate langer Teilremission, bei einem weite-

Chemotherapie des metastasierten progredienten Nierenkarzinoms mit Vinblastin / Tamoxifen

Nebenwirkungen
(insgesamt 14 Kranke)

Vinblastin (Velbe®): 7,5 mg/m²/Woche i.v. + Tamoxifen (Novaldex®): 4 x 10 mg/tgl. p.o.

2 x Myopathie (reversibel) (→ Absetzen)

1 x Wadenkrämpfe (→ Absetzen)

1 x sept. Temperaturen (→ Absetzen)

1 x Magenschmerzen Parästhesien (Besserung unter Thioctacid® Therapie fortgesetzt)

Abb. 6

ren nach 10 Monate langem Tumorstillstand zur sekundären Metastasenprogression.

Die Nebenwirkungen der Therapie (Abb. 6) erschienen nicht gravierend, die Lebensqualität der ambulant gut zu führenden Patienten war nicht wesentlich beeinträchtigt.

Faßt man unsere ersten wegen der noch kleinen Patientenzahl und relativ kurzen Beobachtungszeit mit großer Zurückhaltung zu interpretierenden Ergebnisse zusammen, ist sicher kein Platz für großen Optimismus. Wir halten uns aber bei einer Ansprechrate von 36% (5/14) doch für berechtigt, weitere Erfahrungen mit Vinblastin/Tamoxifen zu sammeln, zumal es keine überlegene therapeutische Alternative gibt, und die Behandlung ambulant mit vertretbarer Nebenwirkungsrate durchführbar ist. Ob die Bestimmung der Östrogenrezeptoren im Tumorgewebe, die wir auch vorgenommen haben – wobei allerdings die Ergebnisse noch nicht vollständig vorliegen und deshalb auch noch nicht diskutiert wurden –, eine Verbesserung im Sinne einer Selektion Tamoxifen-empfindlicher Tumoren bringt, bleibt dahingestellt.

Literatur

1. Al-Sarraf M, Eyre H, Bonnet J, Saiki J, Gagliano R, Pugh R, Lehane D, Dixon D, Bottomley R (1981) Study of Tamoxifen in metastatic renal cell carcinoma and the influence of certain prognostic factors: a southwest oncology group study. Cancer treatment reports 65:447. – 2. DeKernion JB, Berry D (1980) The diagnostic and treatment of renal cell carcinoma. Cancer 45:1947. – 3. Hrushesky WJ, Murphy GP (1977) Current status of the therapy of advanced renal carcinoma. J Surg Oncol 9:277. – 4. Sauer HJ, Wilmanns W (1979) Internistische Therapie maligner Erkrankungen. In: Bock HE, Gerok W, Hartmann F (Hrsg) Klinik der Gegenwart. Urban und Schwarzenberg, München Wien Baltimore, S E 246a. –5. Spiers ASD (1982) Cytotoxic drugs and hormonal manipulations in the management of carcinoma of the kidney. In: Spiers ASD (Hrsg) Chemotherapy and urological malignancy. Springer, Berlin Heidelberg New York, p 9

Prof. Dr. med. F.J. Marx
Oberarzt der Urologischen Klinik
der Ludwig-Maximilians-Universität München
Klinikum Großhadern
Marchioninistr. 14,
D-8000 München 70

Verhandlungsbericht der Deutschen Gesellschaft für Urologie, 34. Tagung (1982), 75–77
© Springer-Verlag Berlin Heidelberg 1983

Prognose des hämatogen metastasierten Nierenzell-Carcinoms (pT1–4 Nx M1) nach Tumornephrektomie plus Ifosfamid

J. Heising und R. Engelking

1. Ausgangssituation

Die bestehende therapeutische Ratlosigkeit bei fernmetastasierten Nierenzell-Carcinomen wird durch die folgenden Zitate beschrieben:

- die Lebenserwartung beträgt ab Auftreten von Fernmetastasen 5–7 (Johnson et al. 1975) bis 11 Monate (Pauer et al. 1981).
- diese Lebenserwartung wird durch die Tumornephrektomie nicht verlängert, lediglich bei Vorliegen solitärer Knochenmetastasen findet sich eine nicht signifikante Lebensverlängerung (Johnson u. Swanson 1979).
- die postoperative „Spontanregression" von Weichteilmetastasen reduziert sich bei großen Statistiken auf 0,8 % (n = 4/474 Fälle: Montie et al. 1977). Sieht man davon ab, daß fast durchgehend der histologische Nachweis der Nierenzellcarcinommetastase fehlt, werden solche Regressionen gelegentlich auch ohne Tumornephrektomie beschrieben. Dem steht eine Operationsmortalität in den USA von 2,3 % bis 11 % gegenüber (Montie et al. 1977).
- die Resistenz gegenüber Bestrahlung mit kurativer Zielsetzung
- der fehlende Effekt einer adjuvanten Hormontherapie mit Gestagenen (Klippel u. Altwein 1979)
- die bei realistischer Beurteilung bis heute praktisch fehlende Wirksamkeit von Zytostatika (Cavalli 1982)
- lediglich Versuche mit der aktiven Immuntherapie (Tykkä et al. 1978, Klippel et al. 1981) scheinen ermutigender zu sein.

Diese heute gültigen Feststellungen waren 1977 nur zum Teil in dieser Deutlichkeit bekannt. Insbesondere aufgrund sehr ermutigender Berichte aus der Arbeitsgruppe Brühl, Hoefer-Janker und Scheef (u. a. Brühl et al. 1976) über Teil- und Vollremissionen nach Ifosfamid entschlossen wir uns 1977 zur adjuvanten Therapie mit dieser Substanz nach Tumornephrektomie.

2. Krankengut

Im Jahre 1977 behandelten wir 12 Patienten der Stadien pT1–4 Nx M1 durch transperitoneale radikale Tumornephrektomie (mit Adrenalektomie, Entfernung der Nierenfettkapsel, jedoch wegen des Stadiums ohne obligatorische Lymphadenektomie). Strahlentherapie, hormonelle Maßnahmen oder andere Zytostatika wurden weder prä- noch postoperativ eingesetzt. Die Ifosfamid-Behandlung wurde unter den vom Hersteller angegebenen Vorsichtsmaßnahmen, jedoch damals noch ohne das Uroprotektivum Uromitexan, durchgeführt. Alle Kurse erfolgten fraktioniert, d. h. 60 mg pro kg KG an jeweils 5 aufeinanderfolgenden Tagen. Abweichend von den bis dahin gültigen Therapieempfehlungen wurde auch bei Kreatininwerten bis zu 3 mg % therapiert, um Zeit zu gewinnen. Da ein Patient nach dem zweiten Kurs (Teilremission von multiplen Lungenmetastasen) Suicid beging, bleiben die in Tabelle 1 aufgeführten 11 Patienten zur Auswertung. An Nebenwirkungen fanden wir in 6 Fällen erhebliche psychische Alterationen mit Verwirrtheitszustand und Halluzinationen. Sämtliche dieser Patienten hatten bei Beginn der Ifosfamid-Therapie erhöhte Retentionswerte. Makrohämaturien traten trotz des damaligen Fehlens von Uromitexan nur selten auf. Alle Leukopenien und Thrombopenien bildeten sich spontan zurück. Ein Patient starb nach dem ersten Ifosfamid-Kurs an einer generalisierten Sepsis.

Der Therapieerfolg (Tabelle 1) war bei dem Einsatz von Ifosfamid als Monosubstanz nach der Tumornephrektomie enttäuschend. Zwar fanden sich neben 5 Therapieversagern 5 Teil- und eine Vollremission, das postoperative Überleben betrug im Mittel jedoch nur 122 Tage.

Tabelle 1. Eigenes Krankengut; Erfolg von Tumornephrektomie plus Ifosfamid

Pat.	Alter	multiple Metast.		Ifos-famid Kurse[a]	Kar-nofsky Index %	Remission		Ver-sager	Über-leben (Tage)
		knö-chern	vis-ceral			Teil-	Voll-		
E ♀	67	+		2	30			+	150
G ♂	61		+	1[b]	30			+[b]	30
H ♂	60		+	3	30			+	91
K ♂	46		+	3	20	+			118
K ♂	62		+	3	20			+	59
L ♂	47	+	+	3	20			+	58
P ♀	47		+	3	?	+			120
S ♀	72	+		3	?	+			119
S ♂	51	+	+	3	20	+			130
U ♂	64		+	3	?	+			110
Z ♂	68		+	3	40		+		350
	59	4 (2)	9			5	1	5	122

[a] = 300 mg/kg KG fraktioniert an 5 Tagen
[b] = Therapiebedingter Tod durch Sepsis nach erstem Kurs (Sektion)

Tabelle 2. Behandlung des metastasierten Hypernephroms mit Ifosfamid als Monosubstanz. Literaturzusammenstellung

Autor	n	VR	TR	Versager	Dosis/kg KG
Drings u. Fritsch 1972	5	1		4	150
Brühl et al. 1976	27	2	11	14	300
Fossa 1980	11		2	9	300[a]
Klein et al. 1980	3		3		300
Scheef u. Soemer 1980	4		1	3	300
	50	3	17	30 = 60%	

[a] = z. T. vorbestrahlt

3. Diskussion

Die eigenen Ergebnisse mit einer Kombination von Tumornephrektomie und fraktionierter Ifosfamid-Behandlung dürften sich mit einer Überlebenszeit von 122 Tagen (Tabelle 1) nicht wesentlich von den Ergebnissen anderer Autoren mit Ifosfamid als Monosubstanz (Tabelle 2) sowie Ifosfamid in Kombination (Tabelle 3) unterscheiden.

Beim Krankengut anderer Autoren ist eine exakte Bezifferung der Lebenserwartung nicht möglich, nach den zitierten Arbeiten darf aber allenfalls von einer Lebenserwartung von etwa 6 Monaten bei Einsatz als Mono- und Kombinationssubstanz ausgegangen werden.

Demgegenüber ist die Lebenserwartung bei alleiniger Tumornephrektomie (Johnson u. Swanson 1979; Pauer et al. 1981) mit 5 bis 11 Monaten gleichwertig. Nach Johnson u. Swanson (1979) ist sie ohnehin nur dann indiziert, wenn eine solitäre Knochenmetastase vorliegt; der Unterschied in der Lebenserwartung bei metastasierten Nierenzellcarcinomen mit Knochen- und Weichteilmetastasen nach Tumornephrektomie wird auch von Montie et al. (1977) bestätigt, er ist jedoch nicht signifikant. Die ermutigenden Ergebnisse von Tykkä et al. (1978), die mit der aktiven Immuntherapie durch autochthone Tumorzellen eine Fünfjahresüberlebensrate der metastasierten Hypernephrome von 23,6% gegenüber 4,3% der Kontrollgruppe erreichen sowie von Klippel et al. (1981) ebenfalls mit der Immuntherapie metastasierter Hypernephrome müssen den obigen schlechten Ergebnissen gegenübergestellt werden, auch wenn es sich zunächst nur um kleine Fallzahlen handelt.

Tabelle 3. Ergebnisse beim metastasierten Hypernephrom mit Ifosfamid als Kombinationstherapie. Literaturzusammenstellung

Autor	n	VR	TR	Versager	Kombination
Hartwich et al. 1975	6	1		5	Vincristin
Schnitker et al. 1976	22	3	8	11	div.[a]
Douwes 1980	6	1	2	3	Gestagen
Klein et al. 1980	2			2	„Cytostatika"
Varini u. Monfardini 1980	6		1	5	„Cytostatika" (n = 4)
	42	5	11	26 = 62%	

[a] = Op. und/oder Strahlentherapie und/oder Chemotherapie; durchschnittliches Überleben 154 Tage

4. Schlußfolgerung

Die zusätzliche fraktionierte Ifosfamid-Gabe in hoher Dosierung und in drei Kursen hat sich in unseren Händen als nicht geeignet erwiesen, eine deutliche Besserung der Lebenserwartung von Patienten mit hämatogen metastasierten Nierenzellcarcinomen zu erreichen. Die Ergebnisse anderer Autoren mit Ifosfamid als Mono- und Kombinations-Therapie beim Nierenzellcarcinom sind insgesamt nicht als besser zu bewerten.

Literatur

Brühl P, Günther U, Hoefer-Janker H, Hüls W, Scheef W, Vahlensieck W. (1976) Results obtained with fractionated ifosfamide massive-dose treatment in generalized malignant tumours. Int J Clin Pharmacol 14:29–39. – Cavalli F (1982) Die Chemotherapie der urologischen Tumoren. Hypernephrom. In: Hohenfellner R, Zingg EJ (Hrsg) Urologie in Klinik und Praxis, Bd I. Stuttgart New York, S 487. – Douwes FR (1980) Erfahrung mit einer Kombinationsbehandlung aus Ifosfamid und Medroxyprogesteronacetat beim metastasierten Hypernephrom. Beitr Onkol 5:117–120. – Drings P, Fritsch H (1972) Erfahrungen mit Ifosfamid in hoher Einzeldosis bei metastasierenden soliden Tumoren. Ver Ges Inn Med 78:166–169. – Fossa SD (1980) Die Behandlung des metastasierenden Hypernephroms mit Holoxan und Uromitexan. Beitr Onkol 5:104–110. – Hartwich G, Ehler R, Flügel H (1975) Zytostatische Kombinationstherapie mit Vincristin und Ifosfamid. Klinikarzt 4:413–416. – Johnson DE, Kaesler KE, Samuels ML (1975) Is nephrectomy justified in patients with metastatic renal carcinoma? J Urol 114:27–29. – Johnson DE, Swanson DA (1979) The role of nephrectomy in metastatic renal carcinoma. In: Johnson DE, Samuels ML (eds) Cancer of the genitourinary tract. New York, S 27–32. – Klein HO, Wickramanayake PD, Coerper C, Christian E (1980) Experimentelle und klinische Untersuchungen zur Bedeutung des Uroprophylaktikums Natrium-2-mercaptoethansulfonat (Uromitexan) für die zytostatische Therapie mit Oxazaphosphorinen. Beitr Onkol 5:25–39. – Klippel KF, Altwein JE (1979) Palliative Therapiemöglichkeiten bei metastasierenden Hypernephromen. Dtsch med Wschr 104:28–31. – Klippel KF, Jacobi GH, Schulte-Wissermann H (1981) Multiple Immuntherapie bei metastasierten Hypernephromen. Akt Urol 12:161–165. – Montie JE, Stewart BH, Straffon RA, Banowsky LHW, Hewitt CB, Montague DK (1977) The role of adjunctive nephrectomy in patients with metastatic renal cell carcinoma. J Urol 117:272–275. – Pauer W, Mikuz G, Jakse G (1981) Ist die Nephrektomie beim metastasierenden Nierencarcinom sinnvoll? Akt Urol 12:146–149. – Scheef W, Soemer G (1980) Die Behandlung solider bösartiger Tumoren mit Holoxan und Uromitexan. Beitr Onkol 5:21–24. – Schnitker J, Brock N, Burkert H, Fichtner E (1976) Evaluation of a cooperative clinical study of the cytostatic agent Ifosfamide. Drug Res 26:1783–1793. – Tykkä H, Oravisto KJ, Lethonen T, Sarna S, Tallberg T (1978) Active specific immunotherapy of advanced renal cell carcinoma. Eur Urol 4:250–258. – Varini M, Monfardini S (1980) Natrium-2-mercaptoethansulfonat (Mesna, Uromitexan) oral bei Ifosfamid-Behandlung, präliminäre Erfahrungen. Beitr Onkol 5:48–53

PD Dr. J. Heising
Urologische Universitätsklinik
D-5000 Köln 41

Verhandlungsbericht der Deutschen Gesellschaft
für Urologie, 34. Tagung (1982), 78–81
© Springer-Verlag Berlin Heidelberg 1983

Pilotstudie Immuntherapie des metastasierten Hypernephroms: Technik und Anwendung

T. Schärfe, K.F. Klippel und R. Hohenfellner

Das metastasierte Hypernephrom hat mit einer mittleren Überlebenszeit von 12 Monaten eine schlechte Prognose bei weitgehender Therapieresistenz gegen Chemo- oder Strahlentherapie.

Unter der Vorstellung, die körpereigene Abwehr zu aktivieren, wurde schon frühzeitig der Einsatz einer Immuntherapie versucht. Unspezifische Immunstimulantien führten zu keinen be-

a

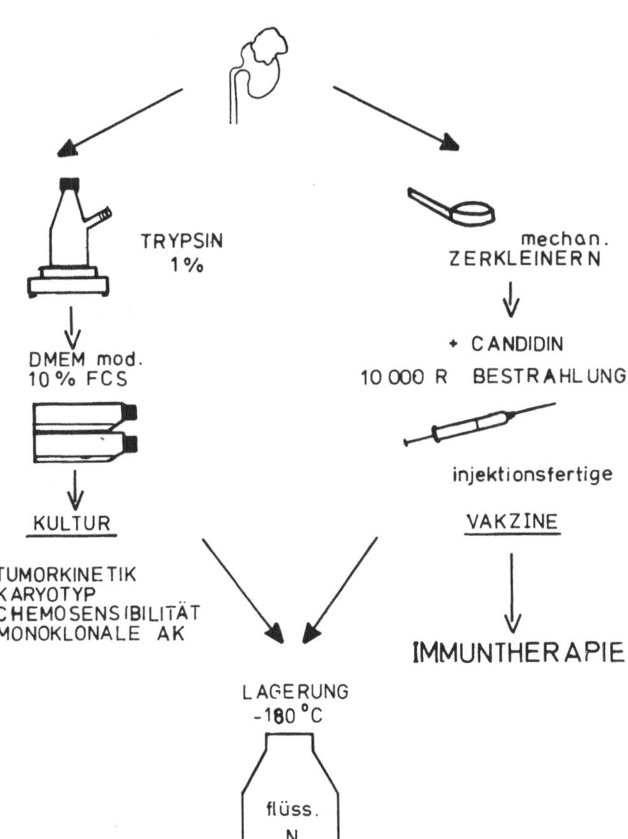

Abb. 1. a Herstellung der Tumorvakzine sowie Tumorzellkultur, b Nierenzellkarzinom 4 Wochen in Kultur, Passage 4, 200x Phaco, c Normale Niere 4 Wochen, P4, 200x Phaco

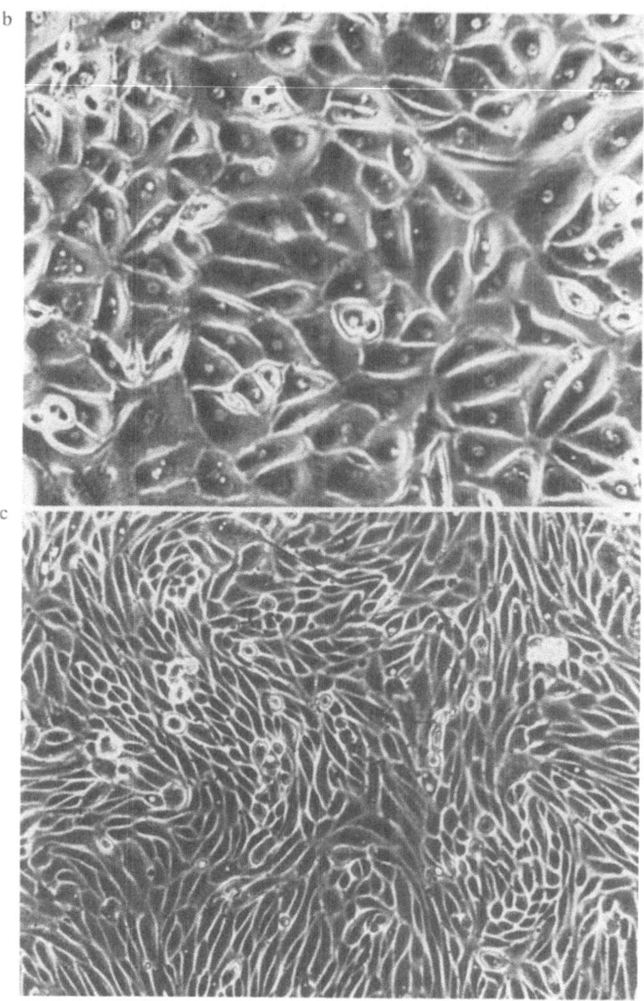

friedigenden Ergebnissen, es wurde daher eine tumorspezifische aktive Immunisierung angewandt.

Schapira und Tykkä (1978 und 1979) zeigten eine signifikante Verlängerung der Überlebenszeit sowie Regression von Lungenmetastasen unter dieser Behandlung, auch wenn die 5-Jahres-Überlebensrate 20% nicht überschritt.

Diese Ergebnisse regten uns zur Durchführung einer Pilotstudie an, um die Wertigkeit einer solchen Behandlung zu überprüfen. Unsere Ergebnisse decken sich mit denen von Tykkä. Wir möchten unser Therapiekonzept vorstellen und zur Teilnahme an einer multizentrischen prospektiven Studie anregen.

Die Herstellung der Tumorvakzine geschieht durch mechanische Zerkleinerung des intraoperativ gewonnenen Tumormaterials, Abtötung der Zellen durch Gamma-Bestrahlung und Suspension in Candidin. Gleichzeitig legen wir von jedem Patienten eine Tumorzellkultur an, um später eventuell Vakzine für weitere Behandlungszyklen herstellen zu können.

Bei Patienten, die zum Operationszeitpunkt bereits Fernmetastasen aufweisen, beginnen wir nach abgeschlossener Wundheilung mit der Immunisation. Bei solchen, die keine nachweisbaren Metastasen bei Operation haben, wird die Vakzine tiefgefroren, um bei Auftreten bei Absiedlungen eine Immuntherapie einleiten zu können (Abb. 2).

Die Immuntherapie wird in 2 Zyklen durchgeführt mit jeweils 4 Injektionen, beginnend mit abgeschlossener Wundheilung. Der 2. Zyklus schließt sich nach Ablauf eines Jahres an. Zwischenzeitlich wird in 3monatigen Abständen eine standardisierte Nachsorgeuntersuchung durchgeführt, wobei besonderer Wert auf den Metastasenstatus gelegt wird (Abb. 3).

Zusammenfassend zeigen 6 der 20 immuntherapierten Patienten eine Metastasenregression, bei 3 sind keine Filiae mehr nachweisbar (die komplette Remission hält inzwischen länger als 3 Jahre an). 5 Patienten verstarben an ihrem Tumor, mit progredienten Wachstum leben noch 6. In 3 Fällen beobachteten wir ein dissoziiertes Metastasenwachstum, Lungenfiliae verschwanden, dafür wurde eine ZNS-Beteiligung klinisch

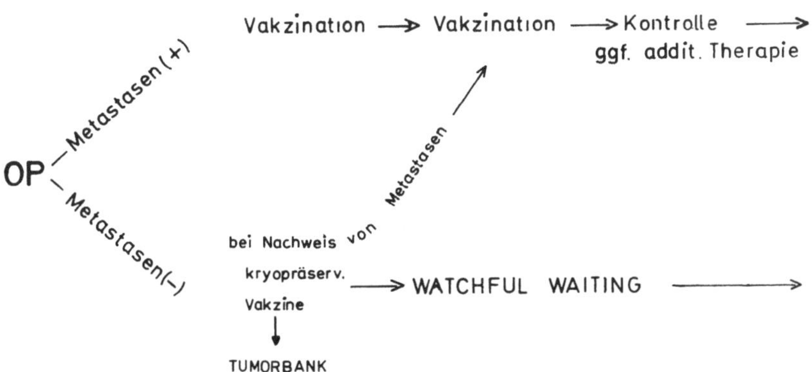

Abb. 2. Selektionskriterien für die Immuntherapie des metastasierten Hypernephroms

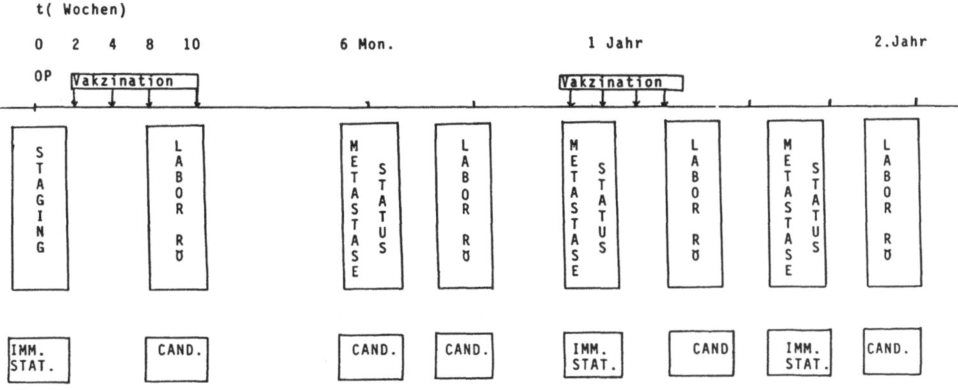

Abb. 3. Therapieschema und Nachuntersuchungen für die Immuntherapiestudie beim metastasierten Hypernephrom

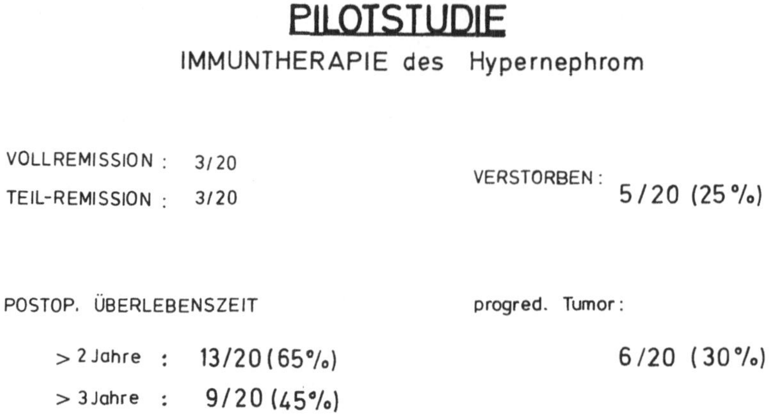

PILOTSTUDIE

IMMUNTHERAPIE des Hypernephrom

VOLLREMISSION : 3/20

TEIL-REMISSION : 3/20

VERSTORBEN : 5/20 (25 %)

POSTOP. ÜBERLEBENSZEIT

> 2 Jahre : 13/20 (65 %)

> 3 Jahre : 9/20 (45 %)

progred. Tumor : 6/20 (30 %)

Abb. 4. Ergebnisse der 1976 begonnenen Pilotstudie Immuntherapie des metastasierten Hypernephroms (follow-up bis Oktober 1982)

MULTIZENTRISCHE VERBUNDSTUDIE

„Immuntherapie des metastasierten Hypernephrom"

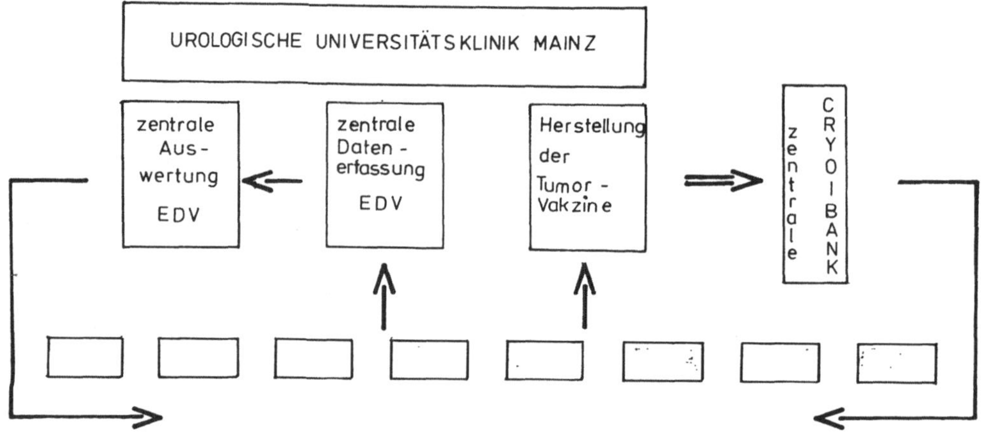

KOOPERIERENDE ZENTREN

Abb. 5. Vorschlag zur Organisation einer multizentrischen Verbundstudie „Immuntherapie des metastasierten Hypernephroms"

apparent. Die postoperative Überlebensrate betrug 65% länger als 2 Jahre und 45% länger als 3 Jahre (Abb. 4).

Zur Überprüfung des sich abzeichnenden Trends haben wir gemeinsam mit der Urologischen Universitätsklinik Innsbruck ein Protokoll für eine multizentrische Studie ausgearbeitet, der sich mehrere Zentren wie die Uni-Kliniken Essen, Hamburg, die Urologische Klinik Fulda, Duisburg, Ansbach und Koblenz bereits beteiligen oder beteiligen wollen. Denjenigen, die sich mit der Eigenherstellung der Vakzine nicht belasten wollen, bieten wir an, diese als „Service" zur Verfügung zu stellen. Als Gegenleistung bitten wir um exakte Dokumentation der Krankheitsverläufe (Abb. 5).

Dr. Schärfe
Urolog. Univ.-Klinik
Langenbeckstraße 1
D-6500 Mainz

Verhandlungsbericht der Deutschen Gesellschaft für Urologie, 34. Tagung (1982), 82-85
© Springer-Verlag Berlin Heidelberg 1983

Die Schachbrettvakzination in der Behandlung des metastasierenden Hypernephroms

C.F. Rothauge, R. Voss, J. Kraushaar, S. Gutschank, H. Wentzel und H. Ecke

Nach den 1980 veröffentlichten Untersuchungen von Kreutz und Bandhauer [2] ist bekannt, daß die Prognose des hypernephroiden Nierenkarzinoms in hohem Maße vom immunologischen Reaktionsvermögen abhängig ist. Daraus wäre die therapeutische Konsequenz zu ziehen, beim metastasierenden hypernephroiden Nierenkarzinom eine Stimulation des Immunsystems vorzunehmen. Die Inauguratoren waren bereits von meinem Vorredner genannt worden. Andererseits ist bekannt, daß bei einer großen Tumormasse die Beeinflussung des Immunsystems äußerst schwierig, wenn nicht sogar unmöglich ist. Hieraus ergibt sich, daß die Reduzierung der Tumormasse als ein Teil der immunologischen Behandlung anzusehen ist. Die beste Immuntherapie ist die radikale Entfernung des Tumorgewebes, da sich danach erfahrungsgemäß alle immunologischen Parameter mit Ausnahme des EM-Testes normalisieren. Aus diesem Grunde wurde bei 14 oder 15 Patienten, bei denen in den Jahren 1981 und '82 eine spezifische Immuntherapie durchgeführt wurde, zunächst die Tumornephrektomie durchgeführt, während bei einem Patienten, bei dem die andere Niere funktionell nicht tragfähig war, der Tumor durch Nierenteilresektion entfernt wurde. Daß man mit der Tumornephrektomie allein beim metastasierenden hypernephroiden Nierenkarzinom schon eine Lebensverlängerung erzielen kann, können sie aus dem Diapositiv (Abb. 1) entnehmen, das ich einer Arbeit von Alvaro Morales entnommen habe [3]. Darüber hinaus wurden elfmal größere Metastasen, deren Organmanifestation Sie aus dem nächsten Diapositiv (Tabelle 1) ersehen können, chirurgisch entfernt. Nach histologi-

Tabelle 1. Chirurgische Metastasenentfernung bei 15 spezifisch immunologisch behandelten Patienten mit metastasierendem hypernephroiden Nierencarcinom aus

Knochen	6x
Restniere	1x
contralateraler Nebenniere	1x
Gehirn	1x
Zwerchfell	1x
Virchow'schen Lymphknoten	1x

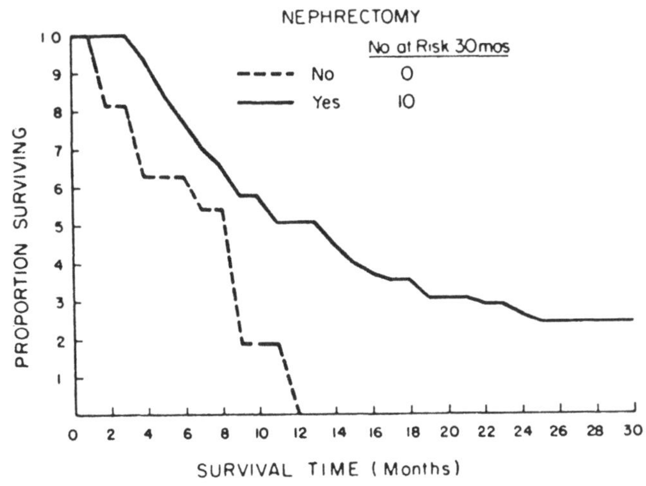

Abb. 1

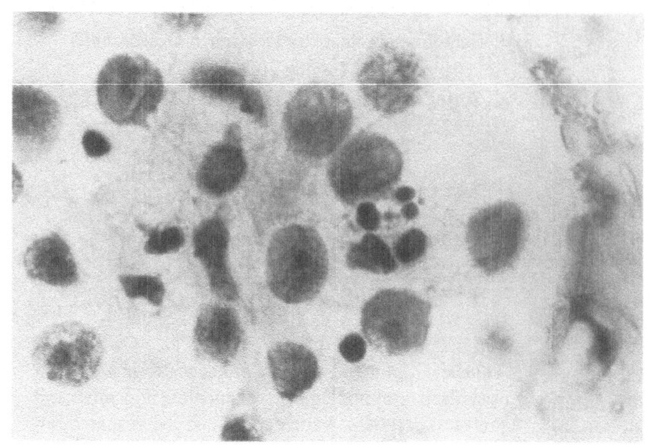

Abb. 2

	NEURAMINIDASE (I. E.)			
Zellen	0	0, 02	0, 06	0, 20
0	●	●	●	●
10^5	●	●	●	●
10^6	●	●	●	●
10^7	●	●	●	●

Schema der Schachbrettvakzination.

Abb. 3

scher Sicherung wurden aus den entfernten Primärtumoren und Metastasen Tumorzellkulturen angelegt, und nach mechanischer und chemischer Präparation wurde ein Teil des Tumorgewebes zu einer Einzelzellsuspension aufgearbeitet [6].

Das folgende Dia (Abb. 2) zeigt das mikroskopische Bild einer solchen Tumoreinzelzellsuspension in Ölimmersion. Die Tumorzellen werden durch Zugabe von 50 μg Mitomycin C zu 10^7 Zellen inaktiviert. Danach werden steigende Tumorzellzahlen mit steigenden Neuraminidasedosen an der Vorderfläche eines Oberschenkels in Form der sog. Schachbrettvakzination injiziert. Die Dosierung geht aus der nächsten Abbildung (Abb. 3) hervor. Die restlichen Tumorzellen werden programmgesteuert eingefroren. Revakzinationen erfolgen je nach klinischem Verlauf in 4-, 6- oder 12wöchentlichen Intervallen. Endziel ist, die Karzinomzellen durch Züchtung in der Gewebekultur durch fortlaufende

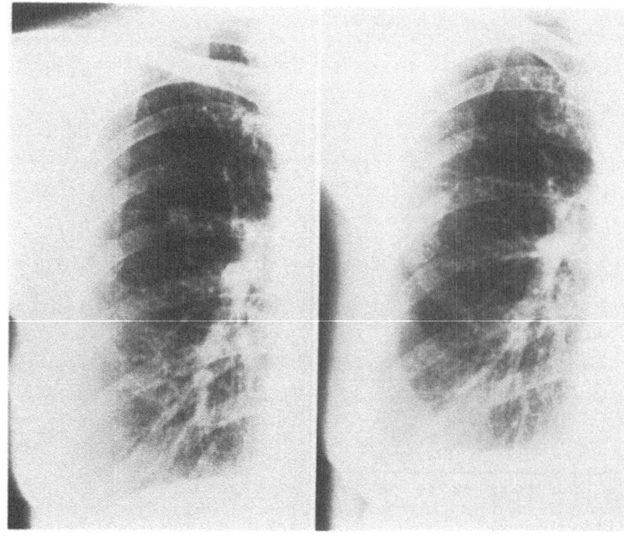

Abb. 4

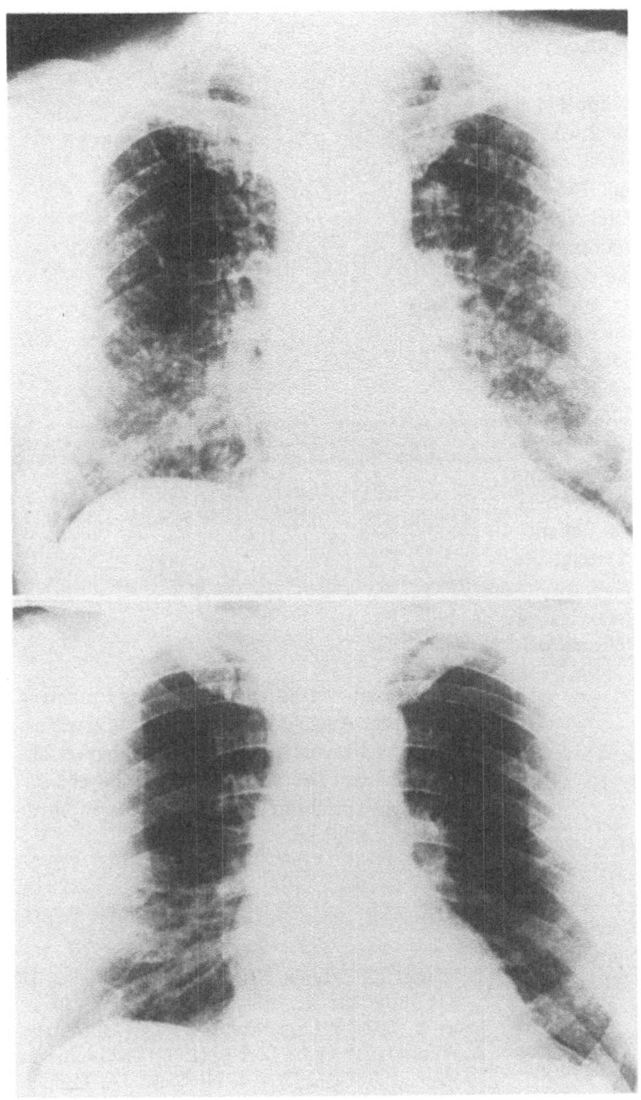

Abb. 5

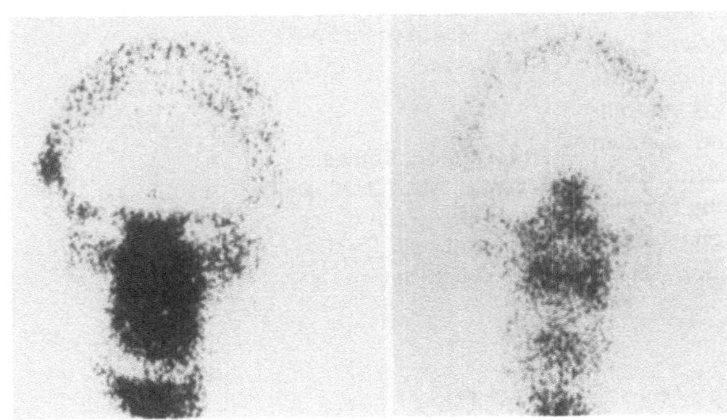

Abb. 6

Passagen derart zu vermehren, daß eine zeitlich unbegrenzte Revakzinierung in regelmäßigen Intervallen möglich wird.

Eine T-Zell-Suppression, wie von Klippel et al. [1] beobachtet, konnten wir nicht nachweisen, vielmehr stiegen, bis auf eine Ausnahme, die T-Lymphozyten prozentual deutlich an. Die folgende Abbildung (Abb. 4) zeigt die Rückbildung einer Lungenmetastase links vor, rechts nach Schachbrettvakzination. Das Bild einer sog. karzinomatösen Pneumonie sehen Sie auf dem nächsten Diapositiv (Abb. 5) oben im Bild und unten die Rückbildung 10 Wochen nach Beginn der spezifischen Immuntherapie. Die Rückbildung einer Metastase der Schädelkalotte unter spezifischer Immuntherapie wird auf dem folgenden beiden Szintigraphien (Abb. 6) ersichtlich, die ich Herrn Kollegen Beduhn aus Wetzlar verdanke (links vor, rechts nach der Behandlung). Die nächste Tabelle (Tabelle 2) zeigt die Ergebnisse der Schachbrettvakzination bei 15 in den Jahren 1981–82 behandelten Patienten mit metastasierenden hypernephroiden Nierenkarzinomen. Dabei ist zu bemerken, daß 2 Patienten trotz röntgenologisch nachweisbarer Zunahme der Metastasierung subjektiv völlig beschwerdefrei sind und einer 10 kg an Gewicht zugenommen hat. Ein Therapiewechsel sollte unseres Erachtens nur nach in vitro-Austestung erfolgen. Daß man mit einer solchen spezifischen Immuntherapie eine signifikante Verlängerung der Überlebenszeit gegenüber einem Kollektiv konventionell behandelter Patienten erzielen kann, wird aus dem folgenden Diagramm (Abb. 7), das ich einer Arbeit von Oravisto et al. [5] entnommen habe, evident. Diese Ergebnisse konnten von Neidhard et al. [4] bestätigt werden.

Tabelle 2. Ergebnisse der Schachbrettvakzination des metastasierenden hypernephroiden Nierencarcinoms 1981–1982, n = 15

Tumorfrei	2
Stillstand des Metastasenwachstums	2
Progression	6
verstorben	4
Therapiewechsel	1

Ich fasse zusammen: Die spezifische Immuntherapie ist nach vorhergehender, weitgehender chirurgischer Reduzierung der Tumorlast ein neues Therapieverfahren, das unseres Erachtens bei weiterem Ausbau bessere Resultate erwarten läßt als die konventionellen Behandlungsverfahren. Bei einem Therapieversagen sollte ein Behandlungswechsel nur nach vorheriger in vitro-Austestung erfolgen.

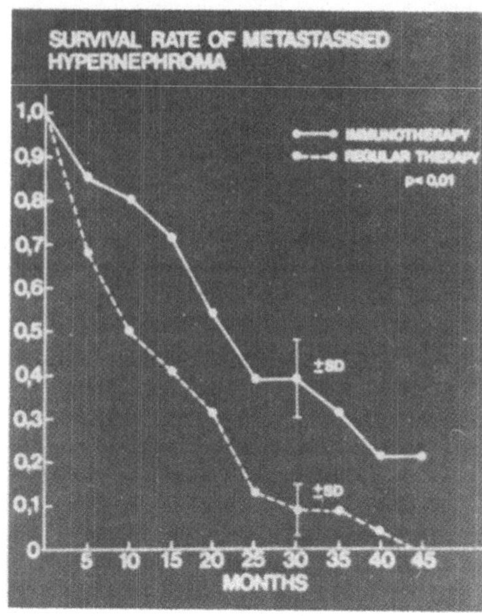

Abb. 7

Literatur

1. Klippel KF, Jacobi GH, Schulte-Wissermann H (1981) Aktuel Urol 12:161–165. – 2. Kreutz G, Bandhauer K (1980) Z Urol Nephrol 73:73. – 3. Morales A, Wilson JL, Pater JL, Loeb M (1982) The Journal of Urology, 127:230–235. – 4. Neidhard JA, Murphy SG, Hennick CA, Wise HA (1980) Cancer 46:1128–1134. – 5. Oravisto KJ, Tykka H, Tallberg Th, Lehtonen L, Sarna S (1976) Bulletin de la Societé international d'Urology. Tome 2:180–182. – 6. Rothauge CF, Kraushaar J, Gutschank S, Sedlacek HH (1981) Med Welt 32:50–53

Prof. Dr. med. Rothauge
Leiter der Abt. f. Urologie
Justus-Liebig-Univ.
Klinikstraße 37
D-6300 Gießen

Verhandlungsbericht der Deutschen Gesellschaft für Urologie, 34. Tagung (1982), 86-89
© Springer-Verlag Berlin Heidelberg 1983

Embolisation der Nierenarterie, eine Behandlung bei metastasierten Nierentumoren?

R. Ovelgönne, B. Terwey, U. Ikinger und K. Möhring

In den letzten Jahren wird die präoperative bzw. palliative Embolisation von Nierentumoren in zunehmendem Maße empfohlen [1, 3, 6, 7, 8]. Diente sie zunächst der nicht-operativen Beendigung lebensbedrohlicher renaler Blutungen bzw. der Erleichterung der Tumphrektomie insbesondere im Hinblick auf eine Minderung des intraoperativen Blutverlustes und der Tumorzellverschleppung (no-touch), so wird sie in jüngerer Zeit darüber hinaus als präoperative Maßnahme mit kurativer Zielsetzung durchgeführt [5, 8, 9]. Nachdem Wallace et al. über einen hohen Prozentsatz von Regressionen bei metastasiertem Hypernephrom berichteten, haben wir ebenfalls seit August 1978 bis April 1982 die gezielte Embolisation von nierentumortragenden Nieren im definierten Abstand zur Tumornephrektomie im Rahmen einer kontrollierten Studie durchgeführt.

Patientengut und Methode

Im genannten Zeitraum wurden bei 35 Patienten, bei denen ein Harnwegsinfekt ausgeschlossen worden war, vor der geplanten Tumornephrektomie die Nierenarterien embolisiert. Während dieser Eingriff bei 4 Patienten lediglich palliativen Charakter hatte und 6 Patienten unmittelbar post embolisationem der Operation zugeführt wurden, erfolgte bei 25 Patienten, über die hier berichtet wird, die Tumornephrektomie durchschnittlich 9 Tage nach Embolisation. Innerhalb dieses zeitlichen Intervalls erwarteten wir eine adäquate tumorimmunologische Umstellung durch die nach Embolisation möglicherweise vermehrt gebildeten Tumor-Antigene.

Es wurden jeweils alle, die tumoröse Niere versorgenden Gefäße mittels Gianturco-Spiralen in der von ihm angegebenen Weise okkludiert [3]. Durch die Auswahl der dem Gefäßlumen entsprechenden Spiralen wurde ein möglichst vollständiger Verschluß der Arterien angestrebt.

Tabelle 1. Procedere bei Nierentumor-Embolisation

Ausscheidungsurogramm Renovasographie	
	Embolisation
Oberbauchsonographie Funktionsszintigraphie Computertomographie Knochenszintigraphie Röntgenaufnahme Lunge evtl. CT des Schädels	↓ Intervall im Mittel 9 Tage ↓
	Tumornephrektomie

Tabelle 1 gibt das diagnostische Procedere im Rahmen der dargestellten Behandlung wieder. Nachdem die Diagnose Hypernephrom durch Ausscheidungsurogramm und/oder Sonographie sowie konsekutive Renovasographie gestellt war, wurde die Embolisation der die entsprechende Niere versorgenden Gefäße vorgenommen. Das Intervall bis zur Operation wurde zum Tumor-Staging mittels CT, Oberbauchsonographie, Röntgen-Thorax sowie Nierenfunktions- und Knochenszintigraphie genutzt, bis schließlich bei linksseitigen Hypernephromen die transrektal-retroperitoneale (nach Gregoir), bei rechtsseitigen Hypernephromen die retroperitoneale, vom Interkostalschnitt zwischen 11. und 12. Rippe (nach Turner-Warwick) angegangene Tumornephrektomie, Adrenalektomie sowie regionale Lymphadenektomie in typischer Weise erfolgte. Bei 15 Patienten wurden Randbiopsate von der Tumorcircumferenz zur Gewebeanzüchtung entnommen.

Nach erfolgter Embolisation wurden die Patienten bezüglich des Postinfarktsyndroms überwacht und in angemessener Weise analgetisch, antipyretisch und antihypertensiv behandelt, Ileusprophylaxe und antiemetische Therapie erfolgten obligatorisch.

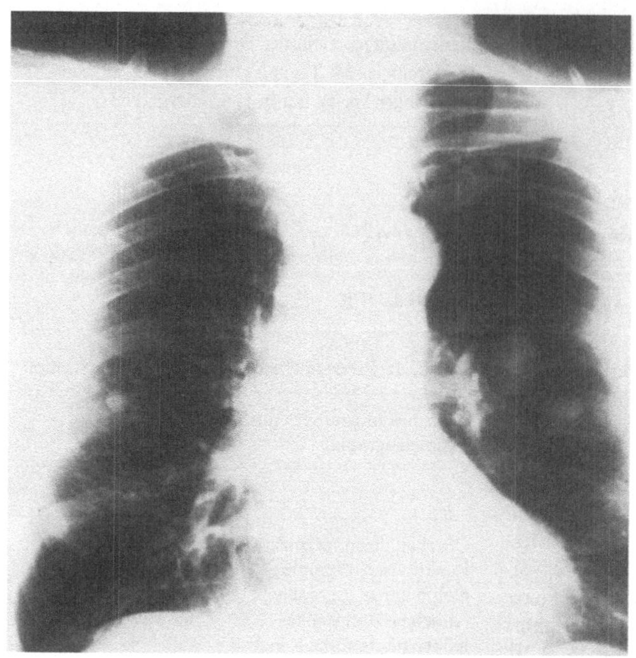

Abb. 1. Präoperative Thoraxaufnahme bei Patienten mit metastasiertem Hypernephrom

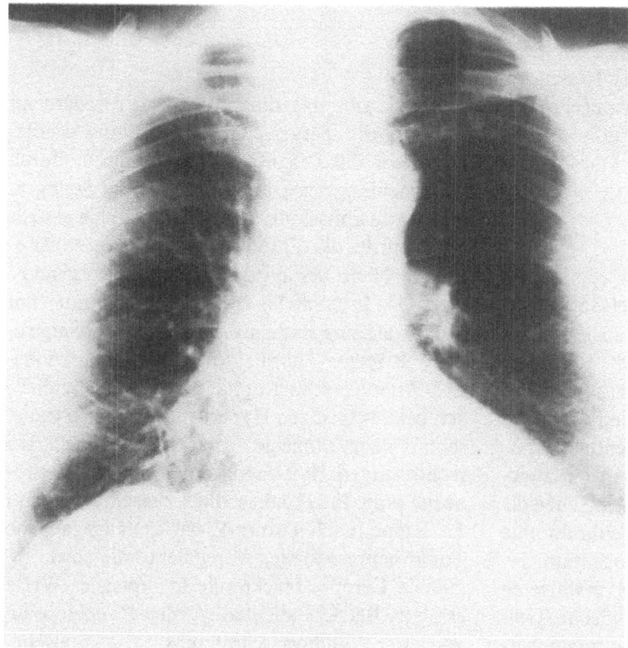

Abb. 2. Patient wie Abb. 1. Kontrolle 1 Jahr nach Embolisation und Tumornephrektomie

Die postoperative Nachsorge der Patienten bestand in radiologischen Kontrollen von Lunge und Solitärniere, sonographischen des Oberbauches sowie szintigraphischen der Knochen in regelmäßigen Abständen.

Ergebnisse

Während bei 37% der Patienten Fernmetastasen weitgehend ausgeschlossen werden konnten, wurde bei 48% eine Fernmetastasierung gesichert und bei 15% als fraglich eingestuft. Die gesicherten Metastasen fanden sich mit fast 65% in der Lunge, der Rest verteilte sich in abnehmender Häufigkeit auf Leber, Knochen und Gehirn. Bei 2 der mit Lungenmetastasen behafteten Patienten konnten wir im Rahmen unserer Nachsorge eine Regression der Metastasen beobachten, bei einem Patienten anhaltend seit 2 Jahren. Die präoperative Lungenaufnahme eines damals 77jährigen Patienten, bei dem im Juni 1981 die Embolisation mit 8 Tagen später erfolgter Tumornephrektomie durchgeführt wurde, zeigt multiple, bis ca. 3 cm große Lungenmetastasen (Abb. 1). Die jüngste Kontrolle des in bestem Zustand befindlichen Patienten im September 1982 läßt deutlich die Regression der Metastasen erkennen; der im linken Oberlappen befindliche, persistierende Rundherd ist vermutlich spezifischer Natur (Abb. 2). Bei einer weiteren, 1979 embolisierten und tumornephrektomierten Patientin zeigen knochenszintigraphische Kontrollen abnehmende pathologische Nuklidspeicherungen im Bereich der linken Sacroiliacalfuge. Auch bei dieser radiologisch verifizierten Metastase scheint eine Regression vorzuliegen. Nachdem wir in unserem Krankengut bislang keine Spontanremissionen nach alleiniger Tumornephrektomie beobachtet haben, führen wir die Metastasenremission in 3 von 15 Fällen auf einen post-embolischen Effekt zurück.

Drei Patienten wurden nach erfolgter Embolisation angiographiert. Die hierbei erhobenen und computertomographisch sowie nuklearmedizinisch gestützten Befunde beweisen den „palliativen" Charakter der Embolisation, da keine komplette Infarzierung des Tumors nachzuweisen war. Teilweise erfolgt eine arterielle Versorgung des Tumors über Kapsel- bzw. Lumbal- oder Interkostalarterien. Auch in den Fällen, in denen eine collaterale Blutversorgung des Tumors angiographisch nicht zu verifizieren war, gelang der Nachweis einer inkompletten Devitalisierung durch Anzüchtung von im Rahmen der Tumornephrektomie entnommenen Tumorzellen aus kapselnahen Tumorrandgebieten.

In keinem Falle machten die bekannten, durch das Postinfarktsyndrom hervorgerufenen Komplikationen eine vorzeitige Nephrektomie erforderlich. Blutdruckspitzen von mehr als 160 mmHg traten lediglich bei 17% der embolisierten Patienten auf und waren gut beherrschar. Durch Ausschluß von Patienten mit Harnwegsinfekt von der Embolisation wurden infektbedingte Komplikationen wie Urosepsis oder Abszeßbildung der okkludierten Niere verhindert.

Bei 3 Patienten kam es im Rahmen der Embolisation zum Verlust der Gianturco-Spiralen; während 2 Spiralen durch den Seldinger-Katheter wieder aufgefangen bzw. retrahiert werden konnten, machte die dritte abgeströmte Spirale eine Arteriotomie der Arteria femoralis erforderlich. Nach Applikation der Spiralen traten keine Gefäßkomplikationen auf, insbesondere wurde keine Arrosion der Arteria renalis gesehen, ebenso wenig wurden Dislokationen der applizierten Spiralen intraoperativ beobachtet. Entsprechend ließ sich bei allen Eingriffen die Spirale in toto mit dem Operationspräparat entfernen.

Diskussion

Nach den von uns gemachten Beobachtungen ist der präoperativen Tumorembolisation ein kurativer Effekt beizumessen, da wir bei 3 der präoperativ embolisierten Patienten eine Metastasenremission beobachten konnten, während sich in unserem lediglich tumornephrektomierten Krankengut keine Spontanremission findet. Wenn auch der Mechanismus bislang nicht aufgedeckt ist, sprechen doch Beobachtungen dafür, daß es durch die Embolisation zur Freisetzung von Tumor-Antigenen und anschließender Bildung von Anti-Tumor-spezifischen Antikörpern kommt [8]. Sowohl immunologische als auch klinische Studien sollten die gemachten Beobachtungen weiter verfolgen.

Die mit der Embolisation verbundenen, in der Literatur beschriebenen [2, 8] und auch von uns beobachteten Metastasenremissionen rechtfertigen den invasiven, nicht immer ohne Komplikationen ablaufenden Eingriff [2, 5]. Durch Ausschluß Harnwegsinfekt-behafteter Patienten konnten wir hierdurch bedingte, schwerwiegende Komplikationen wie Abszedierung oder Urosepsis verhindern. Weiterhin sahen wir bei unserem Vorgehen keine Spiralen-bedingten Gefäßkomplikationen wie Arterienarrosion oder -perforation, nach erfolgter Embolisation wurde darüber hinaus keine Dislokation der implantierten Spiralen beobachtet. Durch exakte, ausreichend hilusnah erfolgte Applikation der Spiralen wurde deren postembolische Ausschwemmung verhindert. Auch ließ sich dadurch eine nur partielle Durchtrennung der Spirale vor der aortennahen Ligatur der Arterie vermeiden.

Das von anderen Gruppen [6, 8] beschriebene Postembolisationssyndrom wurde durch prophylaktische Verabreichung von Antihypertensiva, Antipyretika, Antiemetika und Analgetika beherrscht, bei keinem unserer Patienten war eine vorzeitige Nephrektomie aufgrund eines oder mehrerer dieser Komplikationen erforderlich.

Die Embolisation diente und dient noch immer der Verhinderung der intraoperativen Tumorzellverschleppung und der Minderung des intraoperativen Blutverlustes. Sie führt jedoch nur in wenigen Fällen zu einer vollständigen Unterbindung der tumortragenden Niere von der Zirkulation, da wir bei 3 Patienten trotz erfolgter Embolisation angiographisch, computertomographisch und szintigraphisch eine weitere Perfusion dieser Nieren beobachten konnten. Darüber hinaus gelang es in 15 Fällen, aus intraoperativ kapselnah entnommenen Biopsaten Tumorzellen anzuzüchten, so daß eine definitive Devitalisierung des Tumors durch Embolisation ausgeschlossen werden kann.

Die Embolisation im definierten zeitlichen Abstand zur Tumornephrektomie in Erwartung einer wie auch immer gearteten tumorspezifischen Reaktion wird unser therapeutisches Procedere bereichern. Ob sie generell bei allen tumortragenden Nieren angewandt werden oder nur beim metastasierten Carcinom erfolgen sollte, ließe sich nur anhand kontrollierter klinischer Studien evaluieren.

Literatur

1. Almgard LE, Fernström I, Haverling M, Ljungquist A (1973) Treatment of renal adenocarcinoma by embolic occlusion of the renal circulation. Br J Urol 45:474–479. – 2. Chuang VP, Wallace S, Swanson DA (1981) Technique and complications of renal carcinoma infarction. Urol Radiol 2:223–228. – 3. Gianturco C, Anderson JH, Wallace S (1975) Mechanical device for arterial occlusion. AJR 124:428–435. – 4. Giuliani L, Carmignani G, Belgrano E, Puppo P, Quattrini S (1981) Usefulness of preoperative transcatheter embolization in kidney tumors. Urology 17:431–434. – 5. Habighorst LV, Kreutz W, Klug B, Sparwasser HH, Göbel EA (1978) Spiralembolisation der Nierenarterie nach Gianturco. Fortschr Röntgenstr 128:47–51. – 6. Marx FJ, Chaussy C, Moser E (1982) Grenzen und Gefahren der palliativen Embolisation inoperabler Nierentumoren. Urologe [A] 21:206–210. – 7. Mee AD (1982) Prognosis after radical nephrectomy for carcinoma: the influence of pre-operative arterial balloon occlusion. Br J Urol 54:201–203. – 8. Swanson DA, Wallace S, Johnson DE (1980) The role of embolization and nephrectomy in the treatment of metastatic renal carcinoma. Urologic Clinics of North America 7:719–730. – 9. Wallace S, Chuang VP, Green B, Swanson D, Johnson DE (1979) Diagnostic radiology in renal carcinoma. Cancer of the genitourinary tract, 33–45

Dr. med. R. Ovelgönne
Chir. Klinik, Abt. Urologie
Univ. Heidelberg
Im Neuenheimer Feld 110
D-6900 Heidelberg 1

Verhandlungsbericht der Deutschen Gesellschaft für Urologie, 34. Tagung (1982), 90–92
© Springer-Verlag Berlin Heidelberg 1983

Einfluß der präoperativen Embolisierung auf die Behandlungsergebnisse von Kranken mit metastasierendem Nierenkrebs

J. Darewicz und B. Karasewicz

Das Ziel unserer Mitteilung ist das Aufmerksammachen auf den Einfluß der Embolisierung auf das Behandlungsergebnis von Kranken mit metastasierenden Nierenkrebs im Aspekt morphologischer und immunologischer Veränderungen.

Material und Methode

Seit 1975 wurden in unserer Klinik 45 Kranke mit Nierenkrebs behandelt, unter denen bei zehn Metastasen beobachtet wurden. In dieser Gruppe waren 8 Männer und 2 Frauen im Alter von 32 bis 79 Jahren. Bei allen Kranken wurde eine präoperative Embolisierung der Nierenschlagader mittels Spongostan durchgeführt. Im Zeitraum von 7 bis 30 Tagen nach der Embolisierung wurde die Nephrektomie vorgenommen.

In der 10 Kranke zählenden Bezugsgruppe, in der 7 Männer und 3 Frauen im Alter von 40 bis 68 Jahren waren, wurde nur die Nephrektomie, ohne vorhergehende Embolisierung, durchgeführt.

In beiden Gruppen wurden morphologische und immunologische Untersuchungen durchgeführt, indem der Prozentsatz der T- und B-Lymphozyten im peripheren Blut vor und dann ein und zwei Jahre nach der Embolisierung und Nephrektomie bestimmt wurde. In der nichtembolisierten Gruppe wurden die Lymphozyten vor der Nephrektomie sowie ein und zwei Jahre nach dem Eingriff bestimmt.

Ergebnisse

In der nichtembolisierten Gruppe sind während der zwei Jahre dauernden Beobachtungszeit 7 Personen verstorben und bei einem Kranken wurden zusätzliche Metastasen konstatiert. Gleichzeitig wurde eine charakteristische Senkung der Zahl der T-Lymphozyten beobachtet. Das Verhalten der B-Lymphozyten war nicht charakteristisch. Die morphologischen Untersuchungen zeigten, daß bei Mehrzahl der Fälle im Krebsgewebe verschieden zahlreiche und verschieden große Nekroseherde auftraten (Abb. 1).

In der präoperativ embolisierten Gruppe wurde während der zweijährigen Beobachtungszeit bei zwei Kranken ein Rückgang der Metastasen und bei 3 ein Fehlen neuer Metastasen festge-

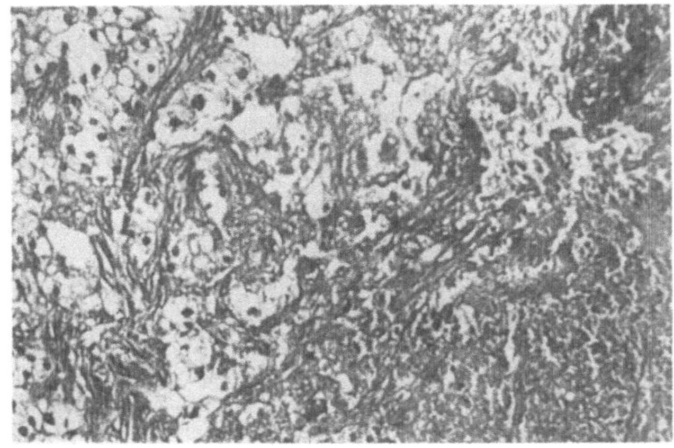

Abb. 1. Nekrotische Veränderungen innerhalb der nicht embolisierten Geschwulst

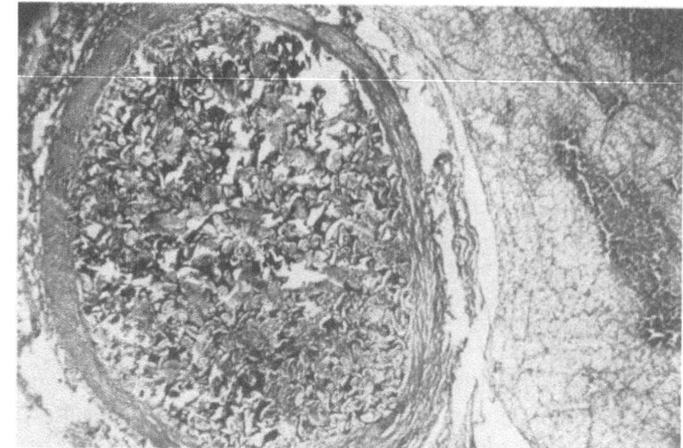

Abb. 2. Innerhalb der Geschwulst ist ein Gefäß sichtbar, dessen Licht durch einen Thrombus mit zahlreichen Spongostanpartikeln ausgefüllt ist. In der Nachbarschaft befindet sich Gewebe des hellzelligen Krebses

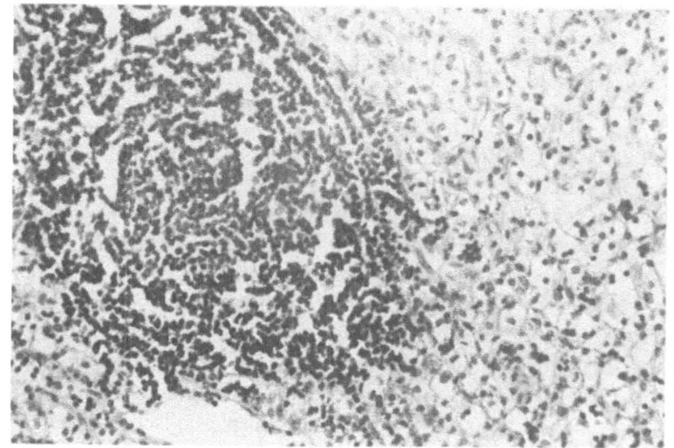

Abb. 3. Lymphozyteninfiltrate die an Lymphoknötchen erinnern

stellt. Fünf Kranke sind verstorben. Bei zwei von diesen sind ein Jahr vor dem Tod multiple Metastasen konstatiert worden. Bei den Kranken, die eine zweijährige Beobachtungszeit erlebt haben, wurde ein charakteristischer Anstieg der Zahl der T-Lymphozyten festgestellt. Das Verhalten der B-Lymphozyten war nicht charakteristisch.

Die morphologischen Untersuchungen: in den feinen Blutgefäßen innerhalb der Geschwulst wurden Spongostanpartikel nachgewiesen (Abb. 2). An den Rändern der Schwammpartikel waren zahlreiche Zellen vom Typ der Histiozyten, insbesondere multinukleare Riesenzellen vom Typ um den Fremdkörper sichtbar. In den Präparaten, die von Kranken stammten, bei denen die Embolisierung zwischen dem 12. und 30. Tag vor der Nephrektomie durchgeführt worden war, waren diese Zellen besonders zahlreich. An der Grenze zwischen der Geschwulst und dem Nierenparenchym wurden zahlreiche Infiltrate lymphoidaler Zellen festgestellt, die an Lymphoknötchen erinnern (Abb. 3).

Diskussion

Anhand der erzielten Daten darf gesagt werden, daß in der Gruppe der präoperativ embolisierten Kranken die Ergebnisse entschieden besser waren. Zwar fehlt es nicht an Mitteilungen über einen spontanen Rückgang der Metastasen des hellzelligen Nierenkrebses und über verhältnismäßig lange Überlebenszeiten. Doch muß gesagt werden, daß der deutliche Anstieg der Zahl der T-Lymphozyten in dieser Gruppe seine Widerspiegelung im morphologischen Bild findet, die sich durch massive Infiltrate lymphoidaler Zellen manifestiert, was für einen günstigen Einfluß der Embolisierung sprechen könnte. Ein Teil der Verfasser ist der Ansicht, daß die bloße Embolisierung keinen größeren Einfluß auf das Wachstum der T-Lymphozyten besitzt, aber deren einige Tage nach dem Eingriff durchgeführte Untersuchungen sind zu wenig überzeugend. Es kann auch darüber diskutiert werden, ob der Anstieg der Zahl der T-Lymphozyten nicht die Folge nur der Nephrektomie sei, was eine allgemein bekannte Tatsache ist. Der Vergleich der in beiden Gruppen erzielten Daten zeigt jedoch deutlich, daß die Koppelung der Embolisierung und der Nephrektomie eine bedeutende Aktivierung des immunologischen Systems hervorruft. Einen ähnlichen Standpunkt repräsentieren auch andere Verfasser, die nicht nur eine bedeutende Verlängerung der Überlebensdauer, sondern ebenfalls einen Rückgang der Metastasen beobachtet haben.

Schlüsse

1. Die Embolisierung der Nierenschlagader bei Kranken mit Nierenkrebs ergibt eine immunologische Antwort.
2. Die Embolisierung der Nierenschlagader und die darauf folgende Nephrektomie verbessern die Behandlungsergebnisse von Kranken mit Nierenkrebs, im Vergleich zu den nur operativ Behandelten und verursachen eine deutliche Aktivierung des immunologischen Systems.

Doz. Dr. med. J. Darewicz
Urologische Klinik
der Medizinischen Akademie
15-276 Bialystok
Sklodowska-Curie Str. 24 a
Polen

Verhandlungsbericht der Deutschen Gesellschaft
für Urologie, 34. Tagung (1982), 93/94
© Springer-Verlag Berlin Heidelberg 1983

Embolisation und subsequente Nephrektomie bei primär metastasiertem Nierenkarzinom

K.H. Kurth, C. Bollack, R.T.D. Oliver, C.C. Schulman und J. Cinqualbre

Für die 30 bis 50% der Patienten, bei denen bereits bei Diagnosestellung eines Adenokarzinoms der Niere Fernmetastasen gefunden werden, erschöpfen sich die therapeutischen Möglichkeiten in palliativen Maßnahmen. Verschiedentlich wurde argumentiert, durch die Nephrektomie könnte die spontane Remission von Metastasen stimuliert und die Prognose quo ad vitam verbessert werden. Diese Annahme ist ausreichend widerlegt, unter den vielen Publikationen sei hier verwiesen auf die Veröffentlichungen von Johnson u. Mitarb. aus dem Jahre 1975. Mit Nephrektomie im Stadium der Metastasierung betrug die Überlebenszeit 11,3 Monate, ohne Nephrektomie 7,9 Monate. Klugo et al. (1977) verglichen Hormontherapie plus Chemotherapie versus hormonelle Therapie plus Nephrektomie und fanden im ersteren Fall eine mittlere Überlebenszeit von 4,5 Monaten, im letzteren von 15 Monaten. Die Häufigkeit spontaner Remissionen beim Nierenkarzinom wird überschätzt. 1981 publizierte Fairlamb eine Übersicht über die in der Literatur (1928–1981) berichteten Fällen von spontaner Regression. Insgesamt fand er 67 dokumentierte Fälle. Unter 474 Patienten mit nachgewiesenen Metastasen beobachtete Monti (1977) 4 Patienten mit spontaner Remission der Metastasen nach Nephrektomie, dies entspricht einer Inzidenz von 0,8%. Dem steht gegenüber die Erfahrung, die Swanson et al. (1980) publizierte: 50 Patienten mit nachgewiesenen Fernmetastasen wurden zunächst embolisiert und mit einem Intervall von 5 bis 7 Tagen neprektomiert.

Alle Patienten wurden nachbehandelt mit einem Gestagenpräparat. Die Resultate dieser kombinierten Behandlung wurden gegenübergestellt der Nephrektomie und der palliativen Behandlung. Wurden nur Patienten mit Lungenmetastasen analysiert, so ergab sich ein signifikanter Unterschied zum Vorteil der kombinierten Embolisation/Nephrektomiebehandlung gegenüber nur Neprektomie oder nur palliativer Behandlung ohne chirurgische Maßnahme. Sieben Patienten reagierten mit einer kompletten Remission.

Diese Erfahrungen veranlaßten u.a. aktiv in der E.O.R.T.C. tätige Zentren ihre Patienten nach der geschilderten kombinierten Therapie zu behandeln. Dreiundzwanzig Patienten mit Fernmetastasen, sechzehn Männer und sieben Frauen mit einem Durchschnittsalter von 59,9 Jahren, wurden seit 1979 behandelt. Bei der Mehrzahl der Patienten waren die Metastasen lokalisiert in den Lungen, bei einem Fünftel im Skelett. Bei 3 Patienten bestanden Metastasen in mehreren Organen (Tabelle 1).

Tabelle 1. Embolisation und subsequente Nephrektomie bei Adenocarcinoma renis T1–4M1, 16 ♂/7 ♀

Lokalisation der Metastasen:	
Lunge	14
Leber	1 (1)
Skelett	5 (1)
Gehirn	(1)
Contralat, Niere	1
Lymphangitis carcinomatosa	1
N4 M0	1
Total	23 Pat.

In ( ) Patienten mit Metastasen in mehreren Organen

Die Embolisation erfolgte überwiegend mit Gelfoam und zum Verschluß der Arteria renalis mit Gianturcospiralen. Das nicht-radioopaque Histoacryl, der radioopaque Polyvinyl Alcohol Schaumstoff Ivalon und das nur bei gleichzeitiger Blockade der Arteria renalis einschwemmbare Thrombin wurden in den übrigen Fällen verwandt. Neben dem bekannten postembolischen Syndrom: Fieber, lokalen Schmerzen, temporäre Blutdruckerhöhung wurden bei keinem der behandelten Patienten schwere Komplikationen gesehen. Harnwegsinfektionen, eine absolute

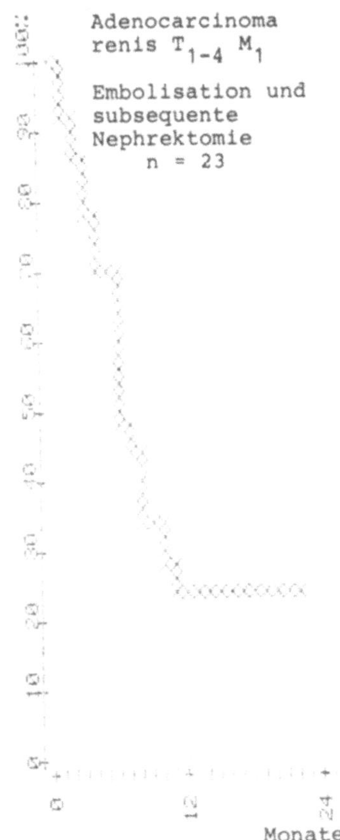

Abb. 1. Kaplan-Meier-Überlebenskurve

Contraindikation zur Embolisationsbehandlung, wurden vor Embolisation behandelt und nur bei steriler Kultur erfolgte der Verschluß der Arteria renalis. Von den 23 behandelten Patienten verstarben 18 innerhalb der ersten 12 Monate. Das Ergebnis ist in der Kaplan-Meier-Überlebenskurve dargestellt (Abb. 1).

Ein Patient reagierte mit einer kompletten Remission mit einer bisherigen Dauer von 13 Monaten. Bei diesem Patienten bildeten sich im Knochenscan nachgewiesene Hotspots völlig zurück. Nach den Kriterien der W.H.O. zählen Knochenmetastasen zu den nicht-meßbaren Parametern eines Therapieerfolges, völlige Rückbildung von Hotspots im Knochenscan können jedoch als Therapieerfolg gewertet werden. Partielle Remissionen wurden nicht beobachtet, stabile Erkrankung, d.h. keine Größezunahme von meßbaren Metastasen und kein Auftreten von Neumetastasen wurde bei 5 Patienten beobachtet. Die bisherige Dauer der stabilen Erkrankung beträgt 7, 11, 12, 14 und 22 Monate (Tabelle 2).

Tabelle 2. Embolisation und subsequente palliative Nephrektomie - Adenocarcinoma renis T1-4M1

Komplette Remission (13 Monate)	1/23
Partielle Remission	0/23
Stabile Erkrankung (7, 11, 12, 14, 22 Monate)	5/23

Nach dieser Vorstudie wurde im März dieses Jahres von der E.O.R.T.C. das Protokoll 30806 aktiviert. Es sieht vor, daß ausschließlich Patienten mit meßbaren Metastasen und hier wiederum in erster Linie mit Lungenmetastasen nach der angegebenen Methode behandelt werden. Meßendpunkte sind Progression und Überleben. Eine Analyse der bisherigen Behandlungsresultate der Kombinationstherapie Embolisation plus subsequente Nephrektomie läßt nicht erwarten, daß die Erfolge des M.D. Anderson Hospital wiederholt werden können. Unsere eigenen Patienten werden bei nachgewiesener Progression nach Embolisation/Nephrektomie aktiv, spezifisch immunotherapeutisch behandelt.

Literatur

Johnson DE, Kaesler KE, Samuels ML (1975) Is nephrectomy justified in patients with metastatic renal carcinoma? J Urol 114:27–29. - Klugo RC, Detmers M, Stiles RE, Talley RW, Cerny JC (1977) Aggressive versus conservative management of stage I renal cell carcinoma. J Urol 118:244–246. - Fairlamb DJ (1981) Spontaneous regression of metastases of renal cancer: a report of two cases including the first recorded regression following irradiation of a dominant metastasis and review of the world literature. Cancer 47:2102–2106. - Montie JE, Stewart BH, Straffon RA, Banowski LHW, Hewitt CB, Montague DK (1977) The role of adjunctive nephrectomy in patients with metastatic renal cell carcinoma. J Urol 117:272–275. - Swanson DA, Wallace S, Johnson DE (1980) The role of embolization and nephrectomy in the treatment of metastatic renal carcinoma. Urol Clin North Amer 7/3:719–730. - WHO (1979) Handbook for reporting results of cancer treatment, No. 48, Geneva. - Kurth KH, Splinter TAW, Schröder FH, Smith PhH (1982) Embolization of renal cell carcinoma and subsequent nephrectomy in patients with metastatic disease. E.O.R.T.C. protocol 30806

Dr. K.H. Kurth
Afdeling Urologie, Erasmus Universiteit
Dr. Molewaterplein 40
3015 GD Rotterdam, Niederlande

Verhandlungsbericht der Deutschen Gesellschaft für Urologie, 34. Tagung (1982), 95–97
© Springer-Verlag Berlin Heidelberg 1983

Das fernmetastasierte Adenokarzinom der Niere: Klinik und Prognose

M. Westenfelder, O. Weber und H. Sommerkamp

Der Verlauf eines jeweiligen Nierenzellkarzinoms läßt sich kaum voraussagen, auch dann nicht, wenn schon Metastasen vorliegen. Die Chemo-Hormon- und Strahlentherapie sind kaum hilfreich, so daß bisher kurativ oder palliativ nur die radikale chirurgische Intervention verbleibt.

Inwieweit eine palliative Tumornephrektomie bzw. eine Metastasenchirurgie in unserem Krankengut sinnvoll war, versuchten wir durch retrospektive Analyse unserer 67 Patienten mit Fernmetastasen zu klären die wir unter 261 Nierenzellkarzinomen zwischen 1972 und 1981 in Freiburg sahen (s. Tabelle 1).

Tabelle 1. Durchschnittswerte von 66 Patienten mit fernmetastasiertem Nierenzellkarzinom (1972–81)

Alter	T3/ T4	M1	ÜLZ/ Mon.	leben	metastasenfrei
60,8	83%	66%	17,6%	13	3

66 Patienten konnten vollständig retrospektiv ausgewertet werden. Es handelte sich um 52 Männer und 14 Frauen mit einem Durchschnittsalter von 60,8 Jahren (19–86 Jahre).

Bei über 80% lag ein T3-, T4-Stadium vor, und 66% wiesen multiple Metastasen auf. Die bis zum Auswertungsstadium verstorbenen Patienten überlebten den Tag der Erstdiagnose durchschnittlich um 17,6 Monate. 13 Patienten leben noch heute, von ihnen aber nur drei metastasenfrei, d.h. nur 4,5%.

Die Metastasenverteilung und Operationshäufigkeit der Metastasen ergibt sich aus Tabelle 2, die zeigt, daß nur sieben von 47 Lungenmetastasen operativ angegangen wurden, auch nur drei von 24 Knochenmetastasen und drei von neun Gehirnmetastasen. Insgesamt wurden 26 Metastasen bei 17 Patienten operativ entfernt.

Tabelle 2. Häufigkeit, Lokalisation und Op-Häufigkeit von Fernmetastasen bei 66 Patienten mit fernmetastasiertem Nierenzellkarzinom. Insgesamt wurden 26 Metastasen bei 17 Patienten operativ entfernt

Metastasenlokalisation		davon operiert
Lunge	47	7
Knochen	24	3
Leber	14	0
ZNS	9	3
N-Niere	6	5
Haut	4	4
kontralat. Niere	3	2
sonstige	11	2
		26 bei 17 Pat.

Da ⅔ aller Patienten multiple Metastasen aufwiesen, stellt sich die Frage nach dem Wert der palliativen Tumornephrektomie, die in unserem Krankengut bei diesen Patienten mit einer 6%igen Mortalität behaftet war.

Ein direkter Vergleich zwischen der Überlebenszeit der nephrektomierten und nicht nephrektomierten Patienten (s. Tabelle 3) ist wegen des inhomogenen Krankengutes im Grunde unmöglich und würde mit 16,4 zu 8,2 Monaten weit zugunsten der operierten Patienten ausfallen. Werden aber vergleichbare Patientenpaare bezüglich Alter, Tumorstadium und Metastasen gebildet (s. Tabelle 4), so errechnet sich die mittlere Überlebenszeit der palliativ nephrektomierten Patienten mit 6,6 Monaten und die der nicht nephrektomierten Patienten mit 9,1 Monaten. Daraus läßt sich kein lebensverlängernder Effekt der palliativen Tumornephrektomie ableiten, wenn von einer vergleichbaren Tumor- und Patientensituation ausgegangen wird.

Die Auswirkung der Chirurgie primärer Metastasen ergibt sich aus Tabelle 5. 11 Patienten

Tabelle 3. Der Einfluß der palliativen Tumornephrektomie auf die mittlere Uberlebenszeit bei primären Fernmetastasen

	n	Alter	T3/T4	M > 1	ÜLZ/ Mon.	noch leben
keine Op.	24	66,3	92%	88%	8,2	4
TM-Nephrekt (M-Op., n = 11)	20	60,7	80%	35%	16,4	3

Tabelle 4. Der Einfluß der palliativen Tumornephrektomie auf die mittlere Überlebenszeit bei primären Metastasen und Bildung vergleichbarer Patientenpaare

	n	Alter	T3/T4	M > 1	ÜLZ/ Mon.	leben
M + keine Op.	6	60	4	6	9,1	0
M + pall. Nephrekt	6	62	4	4	6,6	0

Tabelle 5. Der Einfluß der chirurgischen Behandlung primärer Metastasen nach Tumornephrektomie unter kurativer Zielsetzung. Von den 11 an solitären Primärmetastasen operierten Patienten entwickelten sechs im weiteren Krankheitsverlauf multiple Metastasen

	n	Alter	T3/T4	M > 1	ÜLZ/ Mon.	leben
TM-Nephrekt keine M-Op.	9	59,5	8	1	17,5	3
TM-Nephrekt M-Op.	11	61,8	8	0→6 sek.	15,5	0

Tabelle 6. Der Einfluß der chirurgischen Behandlung sekundärer Metastasen nach Tumornephrektomie unter kurativer Zielsetzung

	n	Alter	T3/T4	M > 1	ÜLZ/ Mon.	leben	metastasenfrei
TM-Nephrekt keine M-Op.	16	63,4	8 5	14	(14,7)	2	1
TM-Nephrekt M-Op.	6	46,1	4 0	2	(> 52)	2	

mit primären solitären Metastasen wurden nach der Tumornephrektomie an ihren Metastasen operiert unter der Zielsetzung der chirurgischen Heilung. Wie Tabelle 5 zeigt, konnte keiner dieser Patienten geheilt werden. Alle Patienten mit primären operierten Metastasen sind am Tumorleiden nach durchschnittlich 15,5 Monaten verstorben. Sie lebten damit im Durchschnitt sogar zwei Monate kürzer als die nicht an Metastasen operierten Patienten, von denen heute immerhin noch drei nach durchschnittlich über 17 Monaten am Leben sind.

Der Wert der aggressiven Metastasenchirurgie bei primären Metastasen läßt sich statistisch also in unserem Krankengut ebenfalls nicht nachweisen.

Die Auswirkung der Chirurgie sekundärer Metastasen zeigt Tabelle 6. Bei sechs von 22 Patienten mit sekundär aufgetretenen Metastasen wurden diese radikal operativ entfernt. Wie sich zeigt, waren diese an Metastasen operierten Patienten im Durchschnitt erheblich jünger (46,1 Jahre) und ihre primäre Tumorausgangssituation eindeutig günstiger als die nicht operierten Patienten. Vier der Patienten leben noch heute, zwei sind metastasenfrei. Ihre mittlere Überlebenszeit beträgt augenblicklich über 52 Monate.

Zusammenfassung

Von 66 zwischen 1972 und 1981 behandelten Patienten mit fernmetastasiertem Nierenzellkarzinom leben heute nur noch 13, davon drei (= 4,5 %) metastasenfrei. Bei primären Fernmetastasen ließ sich durch die palliative Tumornephrektomie das Leben der Patienten nicht verlängern. Auch der Versuch, 11 Patienten mit primären solitären Fernmetastasen nach Tumornephrektomie durch radikale Metastasenchirurgie zu heilen, mißlang, da alle am progredienten Leiden verstarben.

Dagegen konnte durch die chirurgische Therapie von sekundären Metastasen zumindest eine erhebliche Lebensverlängerung, wenn nicht sogar Heilung in zwei Fällen erreicht werden. Bei diesen Patienten muß allerdings berücksichtigt werden, daß für sie eine besonders günstige Ausgangssituation bestand.

Beachtet man, daß retrospektive Analysen meist zu optimistisch sind und bei der sehr beschränkten Lebenserwartung Operation und Krankenhausaufenthalt die Lebensqualität erheblich beeinträchtigen, so sollte dies uns davon abhalten, bei Patienten mit primären Fernmetastasen ohne gewichtige Gründe operativ zu intervenieren. Die Lebenszeit wird durch diese Operation wahrscheinlich nicht verlängert, und einige Patienten werden auch ohne Operation von Tumor und Fernmetastasen erstaunlich lange überleben.

Prof. Dr. M. Westenfelder
Leit. Oberarzt
der Urologischen Abteilung
im Zentrum Chirurgie
der Universität Freiburg
Hugstetter Str. 55
D-7800 Freiburg

Verhandlungsbericht der Deutschen Gesellschaft
für Urologie, 34. Tagung (1982), 98–100
© Springer-Verlag Berlin Heidelberg 1983

Prognose und Methodik der Exstirpation von Lungenmetastasen nach Tumornephrektomie

G. Schott, E. Mühe und B. Angermann

Einleitung

¼ bis ⅓ der Patienten mit Nierenzellcarcinom hat bei Diagnosestellung bereits Fernmetastasen. Lediglich in 1 bis 3% aller Fälle liegen Solitärmetastasen vor. Die Lunge stellt beim Hypernephrom mit etwa 50% die häufigste Lokalisation der Fernmetastasen dar.

Die erste erfolgreiche Resektion einer Lungenmetastase wurde 1926 publiziert. Seit dem spektakulären Ergebnis von Barney und Churchill aus dem Jahre 1939 wurde die Chirurgie zur Operation von Lungenmetastasen ermutigt. Bei multipler Lungenabsiedelung ist die operative Behandlung umstritten und mit den Behandlungsformen der adjuvanten Chemotherapie bzw. Immuntherapie konkurrierend. In einer retrospektiven Studie haben wir die kumulativen Überlebensraten von Patienten mit Hypernephrom und operierten Lungenmetastasen an unserer Klinik ermittelt.

Material und Methodik

An der Chirurgischen Universitätsklinik Erlangen wurden in den Jahren 1960 bis 1982 26 Patienten an Lungenmetastasen eines hypernephroiden Nierencarcinoms operiert. 20 Patienten waren männlichen und 6 Patienten weiblichen Geschlechtes. Das Alter der Patienten reichte von 36 Jahren bis 66 Jahren bei einem mittleren Alter von 47½ Jahren. Insgesamt wurden 57 Lungenmetastasen operiert. 14 Patienten hatten Solitärmetastasen, 12 Patienten 2 bis 7 Metastasen.

Als Voraussetzung zur operativen Entfernung der Lungenmetastasen galt als einziges verbindliches Kriterium ein radikal entfernter Primärtumor ohne Hinweis auf ein lokales Rezidiv oder eine generalisierte Metastasierung in ein oder mehrere Organe.

Diagnostisch wurden in allen Fällen Schichtaufnahmen der Lunge zur exakten Beurteilung der Anzahl und Metastasenlokalisation durchgeführt.

Die Operationstechnik wurde je nach Größe, Anzahl und Lokalisation der Tumormetastasen variiert. Es wurden 32 Metastasen durch Keilexzision entfernt, und 20mal wurden Lappenresektionen, meist mit hilärer Lymphknotendissektion, durchgeführt.

Das metastasenfreie Intervall zwischen Operation des Primärtumors und Auftreten der Lungenmetastasen variierte von 0 Monaten bis 72 Monaten mit einem Mittelwert von 23½ Monaten.

Ergebnisse

Seit 1960 wurden insgesamt 682 Patienten mit hypernephroidem Nierencarcinom an der Urologischen Universitätsklinik Erlangen nephrektomiert. Die kumulative Überlebensrate dieser Patienten errechneten wir mit 74,7% nach einem Jahr, 59,5% nach 3 Jahren, 48,1% nach 5 Jahren und 34,2% nach 10 Jahren.

Aus diesem Kollektiv wurden 26 Patienten mit Lungenmetastasen nach radikal entferntem Primärtumor an ihren Metastasen operiert. Die kumulative Überlebensrate betrug hier 1 Jahr nach dem Lungeneingriff 65,2%, nach 3 Jahren 60,7% und nach 5 bzw. 10 Jahren 32,1% (Tabelle 1).

3 Patienten mußten aus statistischen Gründen wegen zu kurzer postoperativer Beobachtungszeit aus dem Kollektiv genommen werden.

Die Überlebensraten nach Operation solitärer oder multipler Lungenmetastasen unterschieden sich nicht signifikant. Von 12 Patienten mit operierten Lungensolitärmetastasen lebten nach 1 Jahr noch 7 Patienten, entsprechend einer Überlebensrate von 58,3%. Nach 3 Jahren lebten noch 4 Patienten, entsprechend einer kumu-

Tabelle 1. Überlebensraten nach Operation von Lungenmetastasen

Lungenmetastasen	Anzahl der Patienten	Überlebensraten nach			
		1 Jahr	3 Jahren	5 Jahren	10 Jahren
Resezierte Lungenmetastasen der Hypernephrome	23	65,2% ± 9,9%	60,7% ± 10,2%	32,1% ± 13,5%	32,1% ± 13,5%

Tabelle 2. Überlebensraten in Abhängigkeit von der Anzahl der resezierten Metastasen, keine signifikante Korrelation

Resezierte Lungenmetastasen	Anzahl der Patienten	Überlebensraten nach			
		1 Jahr	3 Jahren	5 Jahren	10 Jahren
eine Metastase	12	58,3% ± 14,2%	49,4% ± 14,6%	18,5% ± 15,2%	keine Beob.
mehrere Metastasen (2–7)	11	72,7% ± 13,4%	72,7% ± 13,4%	48,4% ± 21,7%	48,4% ± 21,7%

Tabelle 3. Überlebensraten in Abhängigkeit von der Technik der Metastasenoperation

Operationstechnik	Anzahl der Patienten	Überlebensraten nach			
		1 Jahr	3 Jahren	5 Jahren	10 Jahren
Keilexzision	7	71,4% ± 17,0%	71,4% ± 17,0%	35,7% ± 26,7%	35,7% ± 26,7%
Lappenresektion	16	62,5% ± 12,1%	55,9% ± 12,5%	29,8% ± 15,4%	nicht beob.

lativen Überlebensrate von 49,4% und nach 5 Jahren 18,5% bei einem überlebenden Patienten.

Bei 11 Patienten resezierten wir 2–7 Lungenmetastasen. Nach 1 Jahr lebten hier noch 8 Patienten, entsprechend 72,7%, nach 3 Jahren 5 Patienten, gleichfalls 72,7% entsprechend sowie nach 5 Jahren 2 Patienten, einer kumulativen Überlebensrate von 48,5% entsprechend (Tabelle 2).

Hier finden sich scheinbar bessere Überlebensraten bei multiplen Metastasen, was bei der geringen Fallzahl vor allem durch den am längsten überlebenden Patienten mit über 9 Jahren nach Keilexzision zweier Metastasen im linken Lungenoberlappen zu erklären ist.

Im gesamten Krankengut operativ entfernter Lungenmetastasen der Chirurgischen Universitätsklinik findet man bei insgesamt 112 Patienten mit unterschiedlichen Primärtumoren eine Abhängigkeit von der Technik, welche zur Entfernung der Lungenmetastasen angewandt wurde. Die 23 Patienten dieser Studie mit einem Nierencarcinom als Primärtumor lassen bessere Ergebnisse nach Lobektomie und hilärer Dissektion nicht bestätigen (Tabelle 3).

Im Literaturvergleich stimmen unsere Ergebnisse mit Takita bzw. Moersch überein. Hier konnte man gleichfalls eine schlechte Prognose nachweisen, wenn die Lokalisation der Lungenmetastasen mehr als eine Keilexzision erforderlich machte.

Die Prognose ist vom freien Intervall zwischen Operation des Primärtumors und dem röntgenologisch sichtbaren Auftreten der Lungenmetastasen abhängig. Das freie Intervall betrug bei 7 Patienten weniger als 1 Jahr. Hier überlebte die 5-Jahresgrenze keiner. Bei 12 Patienten mit einem freien Intervall von mehr als 2 Jahren überlebten 5 Patienten, entsprechend einer kumulativen Überlebensrate von 59% 5 Jahre (Tabelle 4).

Tabelle 4. Überlebensraten in Abhängigkeit vom Intervall zwischen Operation des Nierentumors und dem Auftreten der Lungenmetastasen

Intervall	Anzahl der Patienten	Überlebensraten nach			
		1 Jahr	3 Jahren	5 Jahren	10 Jahren
< 1 Jahr	7	71,4% ±17,1%	57,1% ±17,1%	keine Beob.	
1–2 Jahre	4	100,0%	75,0% ±21,6%	75,0% ±21,6%	keine Beob.
> 2 Jahre	12	100,0%	84,6% ±10,0%	59,0% ±14,4%	59,0% ±14,4%

Schluß

Die operative Entfernung von einzelnen Lungenmetastasen erzielt unter bestimmten Bedingungen günstige Überlebensraten. Finden sich gleichzeitig bei Diagnosestellung des Nierencarcinoms operable Lungenrundherde, führen wir die Thorakotomie nach Abheilung der Primäroperation durch, wenn regionale Lymphknotenmetastasen sowie ein Vena cava-Einbruch bei der Nephrektomie ausgeschlossen wurden. Bei einzelnen positiven Lymphknoten operieren wir wegen des bereits erhöhten Risikos an lokalem Tumorrezidiv mit fortschreitender Metastasierung nach frühestens 3 Monaten, falls sich zwischenzeitlich keine Metastasenprogression zeigt. In Fällen fortgeschrittener retroperitonealer Metastasierung sind wir mit der Indikation zur Thorakotomie sehr zurückhaltend und leiten zunächst anschließend an die Primäroperation eine zytostatische Behandlung ein.

Literatur

Barney JD, Churchill EJ (1939) Adenocarcinoma of the kidney with metastasis to the lung: cured by nephrektomie and lobectomy. J Urol 52:269. – Choksi LB, Takita H, Vincent RG (1972) The surgical management of solitary pulmonary metastasis. Surg Gynecol Obstet 134:479. – Dekernion JB, Berry D (1980) The diagnosis and treatment of renal cell carcinoma. Cancer 45:1947. – Mayo P, Saha SP, McElvein RB (1981) Long-term survival after resection of multiple pulmonary metastasis from adenocarcinoma of the kidney. South Med J 74:1161. – Middleton RG (1967) Surgery for metastatic renal cell carcinoma. J Urol 97:973. – Moersch RN, Clagett OT (1961) Pulmonary resection for metastatic tumors of the lung. Surgery 50:579. – Mühe E, Angermann B, Hermanek P (1982) Chirurgische Therapie von Leber- und Lungenmetastasen. Vortrag auf dem 16. Deutschen Krebskongreß der Deutschen Krebsgesellschaft, München 3. bis 6. März 1982. – Skinner DG, Colvin RB, Vermillion CD, Pfister RC, Leadbetter WF (1971) Diagnosis and management of renal cell carcinoma. Cancer 28:1165. – Takita H, Merrin C, Didolkar MS, Douglass HO, Edgerton F (1977) The surgical management of multiple lung metastasis. Ann Thorac Surg 24:359. – Thomford NR, Woolner LB, Clagett OT (1965) The surgical treatment of metastatic tumors in the lungs. J Thorac Cardiovasc Surg 49:357

Dr. G. Schott
Urologische Universitätsklinik
Maximiliansplatz
D-8520 Erlangen

Verhandlungsbericht der Deutschen Gesellschaft für Urologie, 34. Tagung (1982), 101
© Springer-Verlag Berlin Heidelberg 1983

Prognose des metastasierten Nierenzellkarzinoms in Abhängigkeit zum Tumorgrad

G. Jakse, H. Rauschmeier, W. Pauer und G. Mikuz

Ein Klassifizierungssystem, welches Tumoren in unterschiedliche Grade der Malignität einteilt und diese einer entsprechenden Prognose zuordnet, muß auch in der Lage sein, Tumoren gleicher Ausdehnung, aber unterschiedlicher Dignität hinsichtlich ihrer Prognose einzuschätzen. Das von uns verwendete Klassifizierungsschema nach Hermanek hat die eben gestellte Forderung für die Stadien I bis III nach Robson erfüllt. Wir stellten uns daher die Frage, ob durch die Unterscheidung von 3 Malignitätsgraden auch beim metastasierten Nierenzellkarzinom eine Differenzierung der Patienten bezüglich ihrer Prognose möglich ist.

Von 1959 bis Dez. 1977 wurden 215 Patienten wegen eines Nierenzellkarzinoms an der Universitätsklinik für Urologie in Innsbruck behandelt. Bei 78 (36%) wurde zur Zeit der Diagnose eine Metastasierung festgestellt.

Im folgenden wurden nur 33 Patienten berücksichtigt, die einer Tumornephrektomie unterzogen wurden, keine Metastasenchirurgie hatten, deren histologisches Präparat einer histologischen Nachklassifizierung zur Verfügung stand, und deren Krankheitsverlauf durch mindestens 5 Jahre hindurch bekannt war.

Die durchschnittliche Überlebenszeit dieses Kollektivs war 12 Monate. Nur 2 Patienten lebten länger als 5 Jahre. Beide Patienten hatten zur Zeit der Diagnose multiple Lungenmetastasen, das histologische Präparat zeigte einen uniformen Tumor mit wasserklaren Zellen vom Grad I nach Hermanek.

Ob ein Patient mit metastasierten Nierenzellkarzinom einer Tumornephrektomie unterzogen werden soll oder nicht, ist nicht eindeutig zu beantworten. Nachdem weder hormonelle, zytostatische oder Bestrahlungstherapie von Einzelerfolgen abgesehen, eine sinnvolle lebensverlängernde Therapieform darstellen, wird nur beim lokal oder systemisch symptomatischen Nierentumor operativ vorgegangen oder eine Nierenarterienembolisierung gemacht. Erst durch günstige Ergebnisse der Immuntherapie, die von Tykkä et al. berichtet wurden, sind neue therapeutische Impulse und Hoffnungen geweckt worden.

Eine kritische Analyse der Ergebnisse von Tykkä u. Mitarb. zeigt jedoch, daß nur Patienten mit gut differenzierten Tumoren des Grades II A nach Arner und vor allem da wiederum jene mit Lungenmetastasen von der spezifischen, aktiven Immuntherapie profitieren.

Es stellen sich daher abschließend 2 Fragen:

a) ist der günstige Spontanverlauf von 2 von 5 Patienten mit Grad-I-Tumoren und Lungenmetastasen repräsentativ für eine Gruppe von metastasierten Nierenzellkarzinomen mit besserer Prognose?
b) ist die aktive spezifische Immuntherapie für Nierenzellkarzinome mit guter Differenzierung die beste adjunktive Therapie?

Literatur

Arner O, Blank C, Schreeb T (1956) Renal adenocarcinoma. Acta chir Scand Suppl 346:11–51. – Hermanek P, Sigel A, Chlepas S (1976) Histological grading of renal cell carcinoma. Eur Urol 2:189–191. – Pauer W, Mikuz G, Jakse G (1981) Ist die Nephrektomie beim metastasierenden Nierenzellkarzinom sinnvoll? Akt Urol 12:146–149. – Robson CJ (1963) Radical nephrectomy for renal cell carcinoma. J Urol 89:37–42. – Tykkä H, Oravisto KJ, Lethonen T, Sarna S, Tallberg T (1978) Active specific immunotherapy of advanced renal cell carcinoma. Eur Urol 4:250–258

Univ.-Doz. Dr. Gerhard Jakse
Dr. Hans Rauschmeier
Dr. Walter Pauer
Universitätsklinik für Urologie
Anichstraße 35, A-6020 Innsbruck/Österreich

Univ.-Prof. Dr. Gregor Mikuz
Institut für Pathologie der Universität Innsbruck
Müllerstraße 44, A-6020 Innsbruck/Österreich

Verhandlungsbericht der Deutschen Gesellschaft für Urologie, 34. Tagung (1982), 102/103
© Springer-Verlag Berlin Heidelberg 1983

Wertigkeit der flußcytometrischen DNA-Bestimmung zur Prognose des Nierenkarzinoms

U. Otto, H. Baisch und H. Huland

Bei 76 konsekutiven Patienten mit einem Nierenkarzinom im Stadium I bis III nach Robson haben wir Tumorgewebe flußcytometrisch untersucht. Dabei erweisen sich die Ergebnisse der flußcytometrischen Untersuchung des Tumorgewebes als bemerkenswerter prognostischer Parameter.

Die Flußcytometrie gibt uns Auskunft über 2 wichtige Tumoreigenschaften:

1. Den DNS-Gehalt der Tumorzellen und
2. den Anteil proliferierender, d.h. sich in Teilungsphasen befindliche Zellen.

Die Vorbereitung der Tumorproben zur Flußcytometrie wurde wie von Roters u. Mitarb. 1978 beschrieben, durchgeführt. Die mathematische Auswertung der erhaltenen DNS-Verteilung erfolgte mit einem Programm von Beck 1980. Sie gibt die Ploidiestufen der untersuchten Zellen und die Anteile der verschiedenen Phasen des Zellzyklus wieder.

Von den 76 flußcytometrisch untersuchten Nierenkarzinomen mit je einer Probe aus der Tumorperipherie, dem Tumorzentrum sowie als Kontrolle des normalen Nierengewebes, hatten insgesamt 32 Tumoren einen aneuploiden DNA-Gehalt, während die restlichen 44 Tumoren einen diploiden DNA-Gehalt aufwiesen.

Die folgende Abbildung (Abb. 1) zeigt im Teil A das typische DNA-Histiogramm des normalen Nierengewebes, im Teil B sieht man ein Beispiel für einen diploiden Tumor, während Teil C ein Nierenkarzinom zeigt, das sowohl diploide als auch hyperdiploide Zellpopulationen aufweist.

Der Anteil der proliferierenden Zellen lag bei den diploiden Tumoren bei 5%, bei den aneuploiden war der Anteil der hyperdiploiden Zellpopulation im Mittelwert bei 31,5%. Der Anteil proliferierender Zellen lag bei 11,4% und somit im Gegensatz zu den diploiden Zellpopulationen doppelt so hoch.

Bei der klinischen Auswertung wurden nur Patienten mit einer Verlaufsbeobachtung von mindestens 18 Monaten berücksichtigt. Von derartigen Patienten mit einem diploiden Tumor konnten wir den Verlauf von 30 Patienten verfolgen. Bei 5 dieser Patienten kam es zu einer Metastasierung. Bei diesen 5 Patienten war der Anteil der proliferierenden Zellen deutlich gegenüber dem Mittelwert erhöht. Der Anteil der Patienten mit einem diploiden Tumor, die Metastasen entwickelten, betrug somit 16,6%. Dagegen kam es bei Patienten mit aneuploiden Tumoren bei 21 von 29 Patienten zu einer Metastasierung, dies entspricht einem prozentualen Anteil von 72,4%. Diese Zahlen zeigen ganz eindeutig den

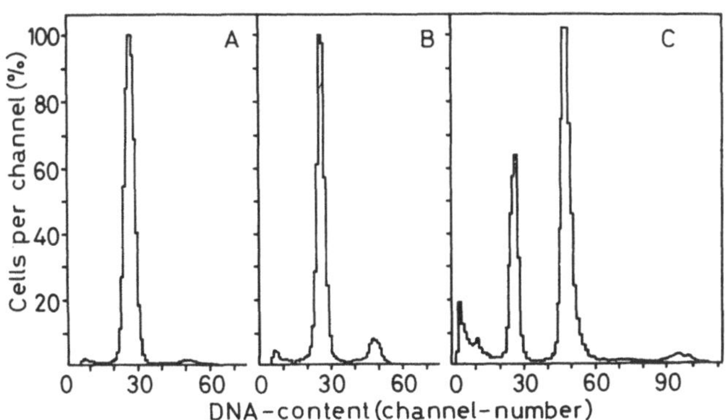

Abb. 1. DNS-Histiogramm des normalen Nierengewebes (*A*), eines Nierenkarzinoms mit einer diploiden Tumorzellpopulation (*B*) und eines Nierenkarzinoms mit sowohl hyperdiploiden als auch diploiden Tumorzellen (*C*)

Trend auf, daß diejenigen Karzinome zu einer Metastasierung neigen, die einen aneuploiden DNS-Gehalt aufweisen oder einen hohen Anteil von proliferierenden Zellen zeigen.

Zusammenfassend können wir sagen, daß die Flußcytometrie mit dem Nachweis des Proliferationsverhaltens eines Tumors und dem DNA-Gehalt eines Tumors ein wesentlicher Parameter für die Prognose der Patienten darstellt, und zwar nach eigenen Untersuchungen weit präziser als das histologische Grading.

Es ist unsere Meinung, daß mit der Flußcytometrie eine wichtige Lücke geschlossen werden kann, das Metastasierungsrisiko bei Patienten mit einem Nierenkarzinom annähernd definierbar zu machen. Davon ausgehend, daß Mikrometastasen besser auf tumorspezifische Therapien ansprechen als klinisch manifeste, können entsprechende Patienten im Stadium der Mikrometastasierung einer adjuvanten Therapie zugeführt werden. Ein overtreatment wird damit möglichst gering gehalten.

Literatur

Beck H-P (1980) Evaluation of flow cytometric data of human tumours. Cell Tissue Kinet 13:173. – Roters M, Linden WA, Heienbrok W (1978) Comparison of three different methods for the preparation of human tumours for flow cytometry (FCM). In: Third Int Symp Pulse Cytometry. (Ed Lutz) European Press, Ghent, p 423

Dr. med. Otto
Urolog. Univ.-Klinik Eppendorf
Martinistr. 52
D-2000 Hamburg 20

Verhandlungsbericht der Deutschen Gesellschaft
für Urologie, 34. Tagung (1982), 104–106
© Springer-Verlag Berlin Heidelberg 1983

Die Bedeutung der lymphogenen Metastasierung des Nieren-Carcinoms für das Vorgehen bei der radikalen Tumor-Nephrektomie

A. Herrlinger, A. Sigel und K. M. Schrott

Obwohl das Nieren-Carcinom vorwiegend hämatogen metastasiert, spielt die lymphogene Streuung von Tumorzellen keine unerhebliche Rolle.

Die Inzidenz (Tabelle 1) des Lymphknotenbefalls differiert nach Literaturangaben zwischen 10 und 32% [1, 2]. Wir haben von November 1974 bis August 1982 bei 196 Patienten ohne nachweisliche Fernmetastasen eine transabdominale Tumornephrektomie mit systematischer Lymphdissektion durchgeführt. 41 (21%) dieser Patienten wiesen tumor-positive Lymphknoten auf.

Tabelle 1. Incidenz nachgewiesener retroperitonealer Lymphmetastasen beim Nieren-Ca

Literatur 10% bis 32%
Erlangen 41/196 Patienten = 21%
Transabd. Tumornephrektomie mit systematischer Lymphdissektion (SLD), ohne Fernmetastasen (M0), Nov. 1974 bis Aug. 1982

Der Stellenwert der systematischen Lymphdissektion ist nach wie vor umstritten. Wir führen aus dreierlei Gründen auch beim Nierentumor eine ähnlich aufwendige retroperitoneale Lymphdissektion wie beim Hodentumor durch.

1. Grund: *Radikale Chirurgie* bleibt bis auf weiteres das einzig kurative Therapieverfahren.

2. Grund: Bei 44% der nachgewiesenen tumor-positiven Lymphknoten handelt es sich um *Mikrometastasen,* die vom Operateur nicht als solche erkannt werden können.

3. Grund: Gegenüber 21% tumor-positiver Lymphknoten bei systematischer Dissektion finden wir nur 14% Lymphmetastasen bei fakultativer Dissektion. Der Verdacht liegt nahe, daß bei fakultativer Dissektion ⅓ *tumor-positiver Lymphknoten nicht erfaßt* werden.

Fakultative Dissektion (FLD) bedeutet Entfernen makroskopisch suspekter Knoten oder zufällige Mitnahme von Lymphknoten zu Staging-Zwecken.

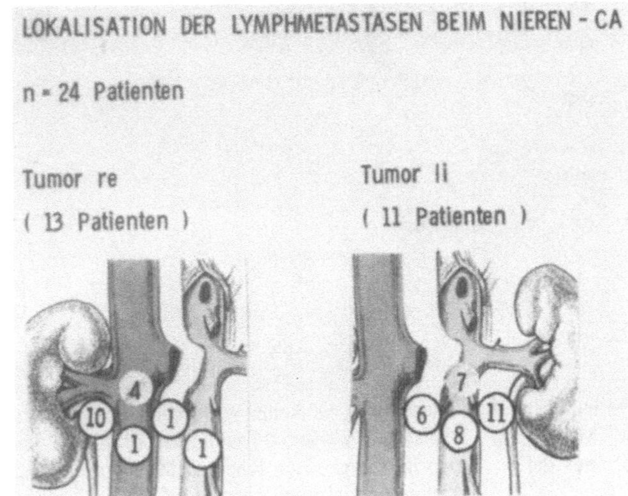

Abb. 1

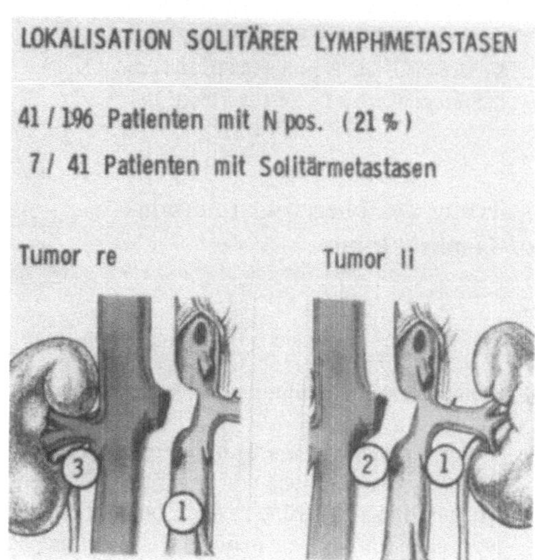

Abb. 2

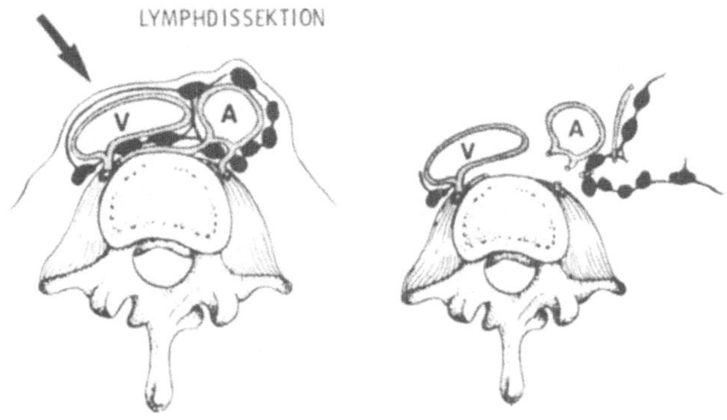

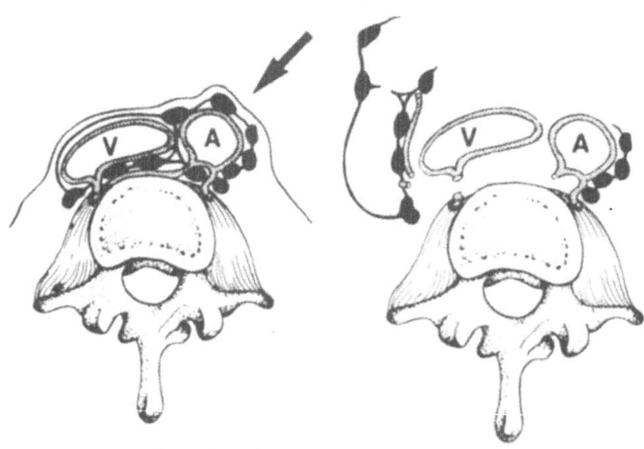

Abb. 3

Systematische Dissektion (SLD) bedeutet bei jedem Patienten Entfernung einer Mindestanzahl von Lymphknoten innerhalb einer definierten Mindestausdehnung.

Bisher gibt es keine verbindlichen *Kriterien einer standardisierten Lymphdissektion,* die den Ansprüchen größter Radikalität bei möglichst geringer Ausdehnung gerecht würde.

Die der rechten Niere zuzuordnenden Lymphknoten und Lymphgefäße sind vorwiegend paracaval und retrocaval in Richtung auf die Cysterna chyli gelegen, die der linken Niere paraaortal sowie prä- und retroaortal. Die meisten Gefäße drainieren über die Cysterna chyli in den Ductus thoracicus. Zusätzlich finden wir auf beiden Seiten hinter den Zwerchfellansätzen Lymphgefäße, die im Nebenschluß den Ductus thoracicus erst im unteren Mediastinum erreichen [3, 4].

Die Topographie-Protokolle (Abb. 1) von 24 Patienten mit tumor-positiven Lymphknoten zeigen bei rechtsseitigen Nierentumoren einen bevorzugten Befall der para- (n = 10) und retrocaval (n = 4) gelegenen Knoten, beim linksseitigen Tumor sind bevorzugt para- (n = 11), prä- (n = 8) und retroaortal (n = 7) gelegene Metastasen zu finden, jeweils von Höhe des renalen Gefäßkreuzes bis zur Bifurkation.

Die gesonderte Betrachtung der *Lokalisation solitärer Lymphmetastasen* (Abb. 2) weckt Zweifel an der Annahme einer umschriebenen homolateral begrenzten ersten Filterstation. Bei linksseitigen Tumoren fanden wir u. a. zweimal Solitärmetastasen interaortocaval, bei rechtsseitigen Tumoren u. a. eine Solitärmetastase präaortal neben dem Abgang der Arteria mesenterica inferior.

Die von uns angestrebte Mindestausdehnung der Dissektion bei makroskopisch unverdächtigen Lymphknoten ist diesen Befunden entsprechend bemessen. Besonderer Wert liegt auf der Mitnahme (Abb. 3) der retrocavalen beim rechtsseitigen und der retroaortalen Lymphknoten beim linksseitigen Tumor. Das Dissektionspräparat sollte beim linksseitigen Tumor mindestens 18 bis 20 Knoten, beim rechtsseitigen Tumor mindestens 12 bis 15 Knoten enthalten.

Wir konnten bei den kurativ operierten Patienten die aktualisierte 5-Jahresüberlebensrate von 50 ± 9% bei fakultativer Dissektion auf 62 ± 12% bei systematischer Dissektion verbessern (Tabelle 2).

Tabelle 2. Überlebensraten transabdominal operierter Patienten

Kurative Operation (R0), (M0) 1970–1980 (actuarial Methode)		
5-Jahres-ÜR	fak. Dissektion (n = 125)	50% ± 9
5-Jahres-ÜR	syst. Dissektion (n = 136)	62% ± 12

Literatur

1. Weiser HJ (1977) (Literaturübersicht), Dissertation. Erlangen. – 2. Peters PC, Brown GL (1980) Urol Clin North Amer 7:705. – 3. Parker AE (1935) Amer J Anat 56/3:409. – 4. Ssysganow AN (1930) Z gesamt Anat 91:771

Dr. med. A. Herrlinger
Urolog. Univ.-Klinik
Krankenhausstr. 12
D-8520 Erlangen

Verhandlungsbericht der Deutschen Gesellschaft für Urologie, 34. Tagung (1982), 107–109
© Springer-Verlag Berlin Heidelberg 1983

Therapeutische Möglichkeiten beim fortgeschrittenen hypernephroiden Carcinom unter besonderer Berücksichtigung einer adäquaten Schmerztherapie

N. Pfitzenmaier, D. Fritze und U. Weischedel

Das hypernephroide Carcinom macht etwa 1% aller malignen Tumoren des Menschen aus. Obwohl es sich um einen Tumor bradytrophen Gewebes handelt, findet eine Metastasierung ohne Abhängigkeit zur Tumorgröße statt.

Für den Urologen stellt sich die Frage, ob er mit der Tumornephrektomie beim Hypernephrom-Patienten seine Aufgaben erfüllt hat, oder nicht auch verpflichtet ist, über die häßlichsten Begleitsymptome dieser Krebserkrankung, die Schmerzen, die in 40 bis 80% der Patienten im fortgeschrittenen Stadium auftreten [4, 16], informiert zu sein.

Aufgrund der besonderen Verbindung von Krebspatient und Operateur muß dieser selbstverständlich auch in dieser oft erbarmungslosen Phase der Erkrankung dem Patienten helfend zur Verfügung stehen. Dies setzt neben differenziertem Wissen die Fähigkeit zur interdisziplinären Zusammenarbeit voraus.

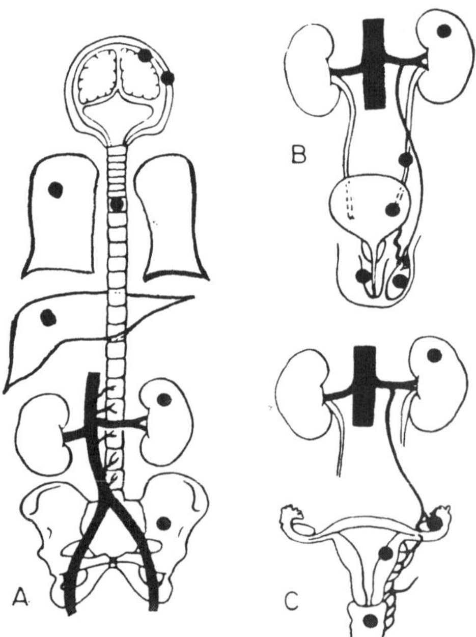

Abb. 1. Metastasierungswege des hypernephroiden Carcinoms (schematisiert)

Tabelle 1. Kausale Schmerztherapie bei Tumorpatienten

- Chirurgisch/Neurochirurgisch/Orthopädisch
- Strahlentherapie
- Hormontherapie ?
- Immuntherapie ?

Die Prädilektionsstellen für eine Metastasierung beim Hypernephrom sind allgemein bekannt (vgl. Abb. 1). Von besonderem Interesse sind dabei die Skelettherde, die sich in der Regel als Osteolysen präsentieren und den Patienten durch heftigste Schmerzen peinigen können.

Lymphknotenmetastasen können zu Nervenkompressionen und unerträglichen Schmerzen führen.

Im Gefolge einer intracerebralen Metastasierung wird eine Hirndrucksymptomatik gesehen [10].

Grundsätzlich soll eine differenzierte, nach Möglichkeit kausale Schmerztherapie, die sich an den Ursachen, Mechanismen und unter anderem den Möglichkeiten einer pharmakologischen Beeinflussung orientiert, erfolgen [1, 6, 13].

Von den kausal-palliativen Therapiemöglichkeiten sind die symptomatisch-palliativen Maßnahmen klar zu unterscheiden (vgl. Tabelle 1 und 2).

Bei chirurgischen Maßnahmen wie Stabilisierungsosteosynthesen bei Osteolysen [5], Lymphknotenentfernung bei Nervenkompressionsschmerzen oder operative Gehirnmetastasenentfernung [14, 17, 19], hat grundsätzlich die operative Belastung des Patienten in einem vernünftigen Verhältnis zum therapeutischen Gewinn zu stehen.

Beträgt die Lebenserwartung unter 3 Monaten, ist die Anwendung einer symptomatisch-palliativen Maßnahme zu bevorzugen.

Tabelle 2. Symptomatische Schmerztherapie bei Tumorpatienten

Pflegerische Maßnahmen
Psychosoziale Unterstützung
Physikalische Therapie (Elektrostimulation, Wärme)
Analgetika (Antiphlogistica, Antirheumatica)
Neuroleptica, Antidepressiva, Tranquilizer
Lokal-/Leitungs-Anästhesie
Morphinderivate
Neurochirurg. Maßnahmen (Chordotomie)

Die lokal-palliative Strahlentherapie hat ihre Indikation als alleinige oder additive Maßnahme bei isolierten Skelettmetastasen [12, 20, 21]. Bei systemischem Skelettbefall kann in einem hohen Prozentsatz die endossale Behandlung mit ^{89}Sr und ^{32}p eine Schmerzpalliation für unterschiedlich lange Zeit, meist nur für Monate, herbeiführen [8].

Obwohl nach Literaturangaben ein objektives Ansprechen von Hypernephromen bei 6–25% beobachtet wird [3], meinen andere Autoren, daß weder mit einer Hormontherapie noch mit einer Immuntherapie eine Beeinflussung des Tumorleidens möglich ist [7].

Symptomatische Schmerztherapie (vgl. Tabelle 2)

Hier spielen pflegerische Maßnahmen und überhaupt Zuwendung im allgemeinsten Sinne die wichtigste Rolle. Der chronische Schmerz des Krebskranken ist mehr eine Situation, in der der Patient lebt, als ein passageres Ereignis [9].

Aus psychischen Gründen kann es erforderlich sein, mit einem Lokalanästhetikum eine Nervenblockade durchzuführen, damit der Patient erfährt, daß sein Schmerz grundsätzlich behandelbar ist. Bei stärksten Schmerzen können durch Injektionen von Alkohol-Phenolmischungen die Nervenplexus verödet werden [15].

Bei der percutanen Chordotomie wird durch stereotaktisch geführte Hitzeläsion der Tractus spinothalamicus im oberen Cervicalmark unterbrochen [11, 19]. Gut geeignet sind Patienten mit einseitig lokalisierbaren Schmerzen. Weniger gut sprechen viscerale Schmerzen an.

Medikamentöse Schmerztherapie

Die Pharmako-Therapie soll die Gabe von Neuroleptika, Antidepressiva und Tranquilizer mit einschließen. Die Analgetika werden differenziert danach eingesetzt, ob schmerzverstärkende Mediatoren vom Typ der Prostaglandine mit im Spiel sind.

Glukokortikoide haben unter anderem eine abschwellende und euphorisierende Wirkung und sind ebenfalls geeignet [9].

In Abhängigkeit von der Schmerzstärke eignen sich bei leichten bis mäßigen Schmerzen Analgetika mit starker antiphlogistischer Wirkung wie Azetylsalizylsäure und Phenylbutazon. Sie stellen Hemmsubstanzen der Prostaglandine-Synthese dar.

Durch Kombination dieser Präparate mit Kodein und Phenacetin wird ihre Wirkung verstärkt. Tagsüber sollte die sedierende Wirkung nicht zu stark ausgeprägt sein. Als Grundregel gilt: Tagsüber eher Gelonida, abends eher Dolviran [6].

Bei stärksten Schmerzen sind Opiate und Opioide fast immer indiziert [2, 18]. Sie haben einen zentralen Angriffspunkt. Schmerzreize werden zwar noch wahrgenommen, jedoch weit weniger als subjektiv störender oder zerstörender Vorgang erlebt.

Gute Erfolge werden neuerdings auch mit der periduralen Opiat-Analgesie erreicht [22].

Die Behandlung des Metastasenschmerzes beim hypernephroiden Carcinom stellt für den Urologen eine schwierige, verantwortungsvolle Aufgabe dar. Sie erfordert neben der Kenntnis adäquater Behandlungsmöglichkeiten eine interdisziplinäre Zusammenarbeit mit internistischem Onkologen, Radiologen, Neurochirurgen und Anästhesiologen, in erster Linie jedoch menschliche Zuwendung zum Patienten.

Literatur

1. Adler R (1978) Therapieresistente Schmerzen. Medikamentöse Therapie des Karzinomschmerzes. Schweiz med Wschr 108:456. – 2. Beaver WT (1980) Management of cancer pain with parenteral medication. JAMA 244:2653. – 3. Bloom H (1976) Influence of cytotoxic drugs and hormones. In: Williams D, Chisholm G (eds) Scientific foundations of urology, vol II. London, 272. – 4. Bonica JJ (1981) Cancer Pain. Schmerz 3:67. – 5. Braun A (1982) Orthopädisch-chirurgische Therapie des Krebsschmerzes. Anaesthesist 31:11. – 6. Bruntsch U, Gallmeier WM (1980) Schmerztherapie im fortgeschrittenen Krebsstadium. Münch med Wschr 122:7. – 7. Chisholm GD (1982) Round table. 5. Kongreß der Europäischen Vereinigung für Urologie, Wien 12.–15.5. 1982. – 8. Flamm J, Burkert S (1981) Radioaktive Substanzen

(^{32}p und ^{89}Sr) in der Schmerzbehandlung bei Knochenmetastasen. Z Urol Nephrol 74:801. – 9. Fritze D (1982) Interdisziplinäre Schmerztherapie des Krebskranken. Klinikarzt 11:417. – 10. Hartenstein R (1982) Klinische Schmerz-Syndrome bei Tumorpatienten und ihre Ursachen. Anaesthesist 31:5. – 11. Kloss K, Mohsenipour J (1978) Schmerzbekämpfung in der Neurochirurgie. Z Allg Med 54:1591. – 12. Kuttig H (1982) Die Strahlentherapie von Knochenmetastasen. Anaesthesist 31:10. – 13. Lloyd JW, Glynn CJ, Adams CBT, Durrant KR (1978) The pain of cancer. Practioner 220:453. – 14. Loew F (1982) Neurochirurgische Methoden der Schmerzbehandlung. Therapiewoche 32:5563. – 15. Long DM (1980) Relief of cancer pain by surgical and nerve blocking procedures. JAMA 244:2759. – 16. Oster MW, Vizel M, Turgeon LR (1978) Pain of terminal cancer patients. Arch int Med 138:1801. – 17. Pagni CA (1979) General comments on ablative neurosurgical procedures. In: Bonica JJ, Ventafridda V (eds) Advances in pain research and therapy, vol 2. Proceedings of the International Symposium on Pain of Advanced Cancer. Raven Press, New York. – 18. Senn HJ, Glans H (1982) Schmerzen des Tumorkranken. Therapiewoche 32:5537. – 19. Siegfried J, Kühner A, Sturm V (1982) Neurochirurgische Verfahren zur Krebsschmerztherapie. Anaesthesist 31:9. – 20. Vargha ZO, Glicksman AS, Boland J (1969) Single-dose radiation therapy in the palliation of metastatic disease. Radiology 93:1181. – 21. Vaughan JM (1973) The effects of irradiation on the skeleton. Claredon Press, Oxford. – 22. Zenz M (1981) Peridurale Opiat-Analgesie. Dtsch med Wschr 106:483

PD Dr. med N. Pfitzenmaier
OA der Urologischen Universitätsklinik Heidelberg
Im Neuenheimer Feld 110
D-6900 Heidelberg

Verhandlungsbericht der Deutschen Gesellschaft für Urologie, 34. Tagung (1982), 110/111
© Springer-Verlag Berlin Heidelberg 1983

Transdermale Elektrotherapie bei Metastasenschmerz

M. Marberger und F.L. Jenkner

Regional begrenzte Metastasenschmerzen lassen sich durch Elektrotherapie über implantierte Periduralelektroden mit implantiertem Empfänger sehr wirkungsvoll bekämpfen, eine korrekte Implantationstechnik vorausgesetzt. Die Methode erfordert allerdings einen operativen Eingriff und ist durch die Möglichkeit einer Infektion und spontanen Elektrodenverlagerungen belastet. Als entscheidender Nachteil bei terminal kranken Krebspatienten dürften sich aber die hohen Kosten in der Größenordnung von ca. 5000 DM auswirken.

Eine ähnliche Wirkung kann aber durch transdermale Stimulation erreicht werden, wobei es sich korrekter um eine elektrische Nervenblockade handelt. Der operative Eingriff entfällt, das Verfahren ist völlig komplikationslos, billig und, nach Anweisung, vom Patienten selbst anwendbar. Bei Veränderung der Schmerzlage kann die Elektrodenlage verändert werden. Allerdings sind nur ein bis zwei Schmerzpunkte simultan blockierbar, und im Vergleich zu den Periduralelektroden wird natürlich weniger Energie direkt an den Nerv gebracht.

Wir verwenden Siliconelektroden. Die Anode wird über dem Verlauf der propriozetiven Nervenfasern des entsprechenden Schmerzareals angelegt, und die indifferente Kathode entgegengesetzt. Der neurochirurgische Konsiliararzt bestimmt die korrekte Elektrodenanlage, wobei spezielle Schemata hierzu zur Verfügung stehen [1], und überwacht die erste Behandlung.

Der erforderliche Galvanische Strom mit sehr kurzer Einzelimpulsdauer und Frequenzen zwischen 20–50 Hz wird von batteriegespeisten Generatoren geliefert, die in verschiedenen Ausführungen im Kostenbereich von 300–800 DM zur Verfügung stehen (komplette Geräteübersicht siehe 1, Beispiel: Relaxette, Dr. Schuhfried, Van-Swieten-Gasse 10, A-1090 Wien, Österreich, oder Eva, Horst Siggelkow, Laborgerätebau, Eschelsweg 4, D-2000 Hamburg, BR Deutschland). Je nach Schmerz wird mehrmals täglich therapiert, wobei die Behandlung unter Kontrolle, vom Patienten selbst, ambulant, vorgenommen wird.

Wir haben die Wertigkeit des Verfahrens in einer prospektiven Studie an 25 Patienten mit metastasierenden, urologischen Karzinomen untersucht, bei denen eine causale Schmerztherapie nicht mehr möglich war. Bei allen war der Schmerz das zentrale Problem ihres Leidens geworden, erschien aber doch noch regionär begrenzt zu sein und eine Lebenserwartung von mindestens sechs Monaten zuzulassen.

Zur Schmerzbewertung wurden Schmerzdauer und -stärke, der Medikamentenverbrauch und das Ausmaß der psychischen Belastung durch den Schmerz jeweils mit einem Faktor 1–4 bewertet und aus der Summe dieser Faktoren ein

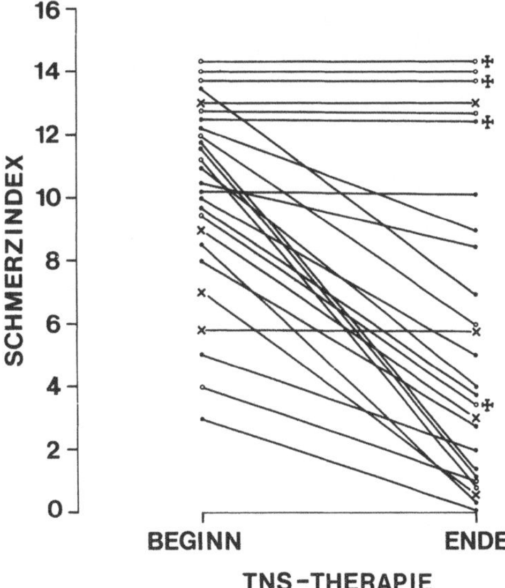

Abb. 1. Veränderung des Schmerzindex durch transdermale Elektrotherapie. x = Nierencarcinom, • = Blasencarcinom (○ = Prostatacarcinom); n = 25

„Schmerzindex" gebildet [2]. Dadurch sind auch Längsschnittuntersuchungen möglich.

Drei Patienten verstarben während der Behandlung, alle übrigen wurden mindestens sechs Monate beobachtet. Je nach Wirkung wurden zwischen 5 bis 120 Behandlungen vorgenommen, im Schnitt 38, in der Regel zwischen 1–33 täglich.

Abbildung 1 zeigt die Veränderung des Schmerzindex bei Beginn und nach Abschluß der Behandlung. Die horizontalen Linien sind gleichbedeutend mit Therapieversagern. Charakteristisch finden sie sich vor allem bei ausgeprägten, opiatbedürftigen Schmerzen, vor allem beim Blasencarcinom, aber einer dieser Patienten konnte schließlich auch auf Opiate verzichten. Die Elektrotherapie ist aber um so wirksamer, je geringer der Schmerz ist. Bei einem Schmerzindex unter zehn war mit Ausnahme eines Hypernephroms immer eine sehr gute Wirkung zu beobachten, die teilweise bis zur völligen Schmerzfreiheit führte. Mit der Schmerzbesserung und Reduzierung des Analgetikaverbrauchs wurde auch die Elektrotherapie allmählich abgebaut; der Behandlungseffekt hielt dann praktisch ausnahmslos für die verbleibende Beobachtungsdauer an.

Im Einzelfall ist schwer zu beurteilen, welcher Patient gut anspricht. Wird als Wirkung das Verhältnis Schmerzindex bei Behandlungsende gegen Schmerzindex bei Behandlungsanfang genommen, war insgesamt gesehen das Ergebnis am schlechtesten beim Nierencarcinom und mit fast 60% am besten beim Prostatacarcinom. Am besten scheinen Patienten anzusprechen, die Schmerzen im Versorgungsbereich des lumbalen Grenzstranges haben, die noch nicht so ausgeprägt sind, daß sie Opiate erfordern. Letztendlich konnten wir aber jedem zweiten unserer Patienten mit diesem einfachen und billigen Verfahren helfen, ohne daß es zu irgendwelchen Komplikationen oder Nebenwirkungen gekommen wäre. Da den Patienten sonst nur die Alternative vermehrter Analgetika oder einer neurochirurgischen Operation zur Verfügung stand, rechtfertigt diese Zahl den vermehrten Einsatz der transdermalen Elektrotherapie.

Literatur

1. Jenkner FL (1980) Nervenblockaden auf pharmakologischem und auf elektrischem Weg, 3. Aufl. Springer, Wien New York. – 2. Picaza JA, Cannon BW, Hunter SE, Boyd AS, Guma J, Maurer D (1975) Surg Neurol 4:105/114

Prof. Dr. M. Marberger
Urologische Abteilung
Krankenanstalt Rudolfstiftung
Juchgasse 25
A-1030 Wien

Verhandlungsbericht der Deutschen Gesellschaft
für Urologie, 34. Tagung (1982), 112–115
© Springer-Verlag Berlin Heidelberg 1983

Zur Prognose metastasierender Nierenbeckentumoren

U. Seppelt und E.M. Kasperk

Einleitung

Prognostische Aussagen über die Nierenbeckenkarzinome sind wegen der in allen Kliniken geringen Fallzahlen und einer noch fehlenden einheitlichen Klassifizierung problematisch. Die TNM-Klassifikation der UICC enthält diese Tumoren nicht. Wir haben die Daten von 67 Patienten mit Nierenbeckenkarzinomen, die in den letzten 12 Jahren an unserer Abteilung behandelt wurden, retrospektiv analysiert.

Tabelle 1. Pathohistologie und Metastasenfrequenz

	n	N+, M1
Transitionalzellkarzinom G1	15	–
Transitionalzellkarzinom G2	28	4 (14,3%)
Transitionalzellkarzinom G3	18	8 (44,4%)
Plattenepithelkarzinom	4	2 (50,0%)
Adenokarzinom	2	2 (100,0%)
	67	16 (23,8%)

Operative Therapie

Während die diagnostischen Maßnahmen über den genannten Zeitraum nicht einheitlich sein konnten, wurde bei allen Patienten die klassische Nephroureterektomie unter Mitnahme einer Blasenmanschette durchgeführt. Eine Lymphknotendissektion erfolgte nur fakultativ bei makroskopisch auffallenden Lymphknoten bei 19 Patienten.

Tabelle 2. Lokalisation und Häufigkeit der primären Metastasierung und der sekundären lokoregionären und generellen Rezidive (n = 67)

		primär (n)		sekundär (n)	
N:	Lymphangiosis carcinomatosa	6	18%	–	18%
	Lymphknotenbefall regionär	5		12	
	Lymphknotenbefall cervical	1		–	
M:	Lunge	2	6%	6	16%
	Leber	–		3	
	Wirbelsäule	1		2	
	Gehirn	1		–	
		16	24%	23	34%

Tabelle 3. Kumulative 5-Jahres-Überlebensraten

	n	%
Wagle et al. 1974	78	25
Johansson et al. 1976	72	51
Mazeman 1976	1090	31
Voss et al. 1977	52	65
Eigenes Krankengut 1982	67	44

Pathohistologie und Metastasenfrequenz

Transitionalzellkarzinome waren mit 91% der häufigste Tumortyp vor den Plattenepithel- und Adenokarzinomen (Tabelle 1). Hierbei wurde eine quantitativ unbedeutende plattenepitheliale oder adenomatöse Differenzierung den Transitionalzellkarzinomen zugeordnet [1]. Hochdifferenzierte G1-Tumoren waren weder lymphogen,

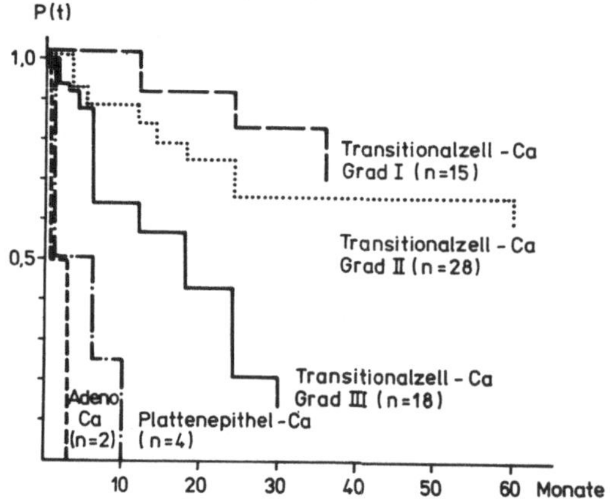

Abb. 1. Abhängigkeit der Überlebenswahrscheinlichkeit von der Tumorhistologie, berechnet nach Kaplan und Meier (1958)

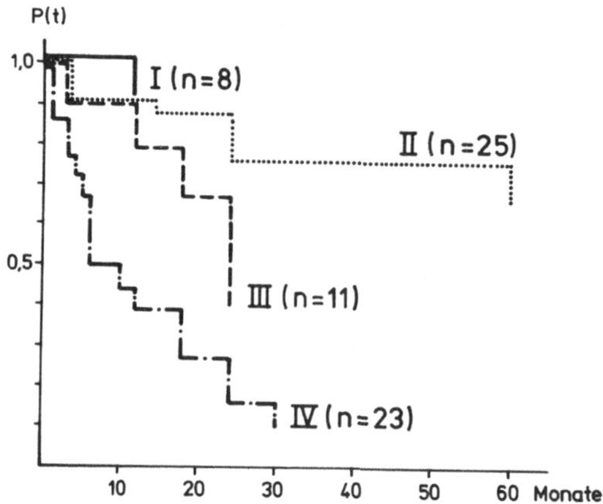

Abb. 2. Abhängigkeit der Überlebenswahrscheinlichkeit von der Infiltrationstiefe des Primärtumors nach Bennington und Beckwith (1975)

noch generalisiert metastasiert. Mit zunehmender Entdifferenzierung stieg die Metastasenfrequenz von 14,3% bei den G2-Tumoren auf 44,4% bei den G3-Tumoren. Die Hälfte der Plattenepithelkarzinome und beide Adenokarzinome waren metastasiert.

12/67 (= 18%) waren lymphogen metastasiert Tabelle 2). 4/67 (= 6%) hatten Organmetastasen. Lokoregionäre Rezidive wurden in 18% und Organmetastasen im späteren Verlauf in weiteren 16% beobachtet. Die kombinierte Metastasierungsrate lag somit bei insgesamt 58%. Alle Rezidive traten innerhalb der ersten 30 postoperativen Monate auf. Dieser Zeitraum stellte sich auch in der kumulativen 5-Jahres-Überlebenswahrscheinlichkeit als kritische Grenze dar. Die Überlebensrate lag mit 44% im Mittelfeld anderer Untersuchungen (Tabelle 3).

Prognose

Die Prognose verschlechterte sich erwartungsgemäß mit zunehmender Entdifferenzierung der Transitionalzellkarzinome (Abb. 1). Plattenepithel- und Adenokarzinome waren biologisch sehr aggressiv.

Die Überlebenswahrscheinlichkeit war weiterhin abhängig von der Infiltrationstiefe des Primärtumors nach Bennington und Beckwith [1]. die Infiltration in die Lamina propria (Stadium II), in die Muskularis (Stadium III) und in die Adventitia bzw. in das Nierenparenchym (Stadium IV) beeinflußte die Prognose ungünstig (Abb. 2).

Die primär metastasierten Karzinome hatten eine schlechte Prognose (Abb. 3). Die Hälfte der Patienten verstarb an ihrem Tumor in den ersten

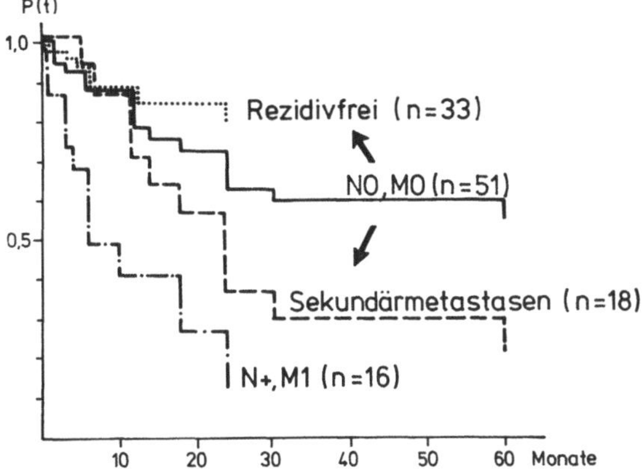

Abb. 3. Überlebenswahrscheinlichkeit der metastasierten (N+, M1) und nicht metastasierten (N0, M0) Nierenbeckentumoren. Die relativ ungünstige Prognose der N0-M0-Tumoren ist durch lokoregionäre Rezidive und sekundäre Fernmetastasen erklärt

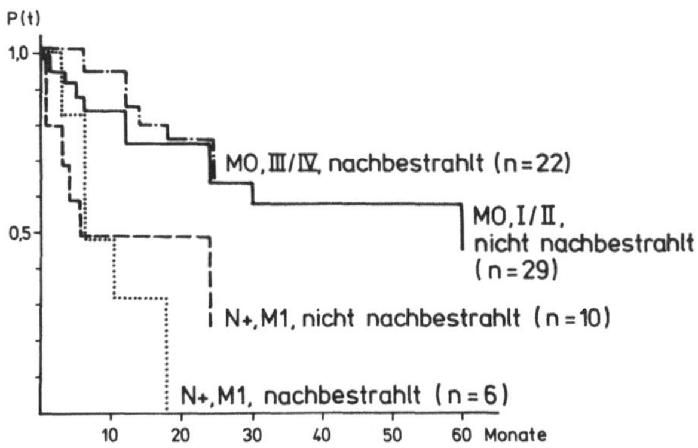

Abb. 4. Überlebenswahrscheinlichkeiten bei bestrahlten und nicht bestrahlten Patientengruppen (Details siehe Text)

6 Monaten. 2,5 Jahre wurden nur zweimal überlebt. Die auch nicht günstige Prognose der primär nicht metastasierten N0-, M0-Tumoren erklärt sich durch die im späteren Verlauf aufgetretenen Sekundärmetastasen.

Die Resultate der Nachbestrahlung zeigt Abb. 4. Bei infiltrativem Wachstum des Primärtumors (M0, III/IV) wurde eine Nachbestrahlung durchgeführt. Die Überlebenskurve deckt sich mit der Kurve der nicht infiltrierend wachsenden und nicht nachbestrahlten Karzinome (M0, I/II). Dies kann bei dem heterogenen Patientengut jedoch nur sehr zurückhaltend als ein diskreter Hinweis für einen möglichen Nutzen der Nachbestrahlung gewertet werden. Bei den primär metastasierten Karzinomen fand sich kein Unterschied bei der Gegenüberstellung der nachbestrahlten und der aus verschiedensten Gründen nicht nachbestrahlten Tumoren.

Schlußfolgerung

Die Analyse der 67 Patienten mit Nierenbeckentumoren zeigt:

1. Die therapeutischen Ergebnisse sind auch in unserem Krankengut wenig befriedigend.
2. Der Nierenbeckentumor metastasiert frühzeitig.
3. Lokoregionäre und systemische Rezidive sind häufig.
4. Die Prognose ist abhängig von der histologischen Differenzierung und dem Ausmaß der Infiltration des Primärtumors.
5. Der prognostische Wert einer Nachbestrahlung ist weiterhin unklar.

Literatur

1. Bennington JL, Beckwith JB (1975) Tumors of the kidney, renal pelvis and ureter. Armed Forces Institute of Pathology, Washington D.C. – 2. Johansson S, Angervall L, Bengtsson U, Wahlquist L (1976) A clinicopathologic and prognostic study of epithelial tumors of the renal pelvis. Cancer 37:1376–1783. – 3. Kaplan EL, Meier P (1958) Non-parametric estimation from incomplete observation. J Amer Statist Assoc 53:457–481. – 4. Mazeman E (1976) Tumours of the upper urinary tract calyces, renal pelvis and ureter. Eur Urol 2:120–128. – 5. Voss T, Hermanek P, Chle-

pas S, Fischer M (1977) Klinische Pathologie und Therapie der Urotheltumoren des Nierenhohlsystems und Harnleiters. Urologe [A] 16:93–98. – 6. Wagle DG, Moore RH, Murphy GP (1974) Primary carcinoma of the renal pelvis. Cancer 33:1642–1648

Priv.-Doz. Dr. med. U. Seppelt
Abteilung Urologie
im Klinikum der Universität Kiel
Hospitalstraße 40
D-2300 Kiel

Verhandlungsbericht der Deutschen Gesellschaft für Urologie, 34. Tagung (1982), 116–118
© Springer-Verlag Berlin Heidelberg 1983

Das metastasierte Phäochromozytom – Ist eine operative Therapie noch sinnvoll?

W. Heckl, R. Ackermann und H. Frohmüller

Extra- und intraadrenale Phäochromozytome stellen in ca. 10–19% der Fälle maligne Tumoren dar [3, 5, 8, 9]. Als maligne werden diese Tumoren angesehen, wenn sie in nicht-chromaffinem Gewebe vorkommen, rezidivieren und/oder Metastasen bilden [5]. Metastasen finden sich gewöhnlich in Lymphknoten, Leber, Lunge und Knochen, seltener im Gehirn oder in der Prostata [7]. Durch die histologische Untersuchung des Primärtumors allein läßt sich nicht eindeutig entscheiden, ob es sich um ein malignes Phäochromozytom handelt [5, 6].

Fast alle malignen Phäochromozytome sezernieren Katecholamine [6]. Ihre Metastasen können ebenfalls hormonell aktiv sein [1]. Sie unterscheiden sich gelegentlich hinsichtlich des Katecholamingehalts vom Primärtumor [4].

Die erhöhten Katecholamine bzw. der damit verbundene Hypertonus sind häufig die Erstsymptome, die ein Phäochromozytom vermuten lassen.

Am Beispiel zweier Patienten mit einem metastasierten Phäochromozytom soll die Frage erörtert werden, ob

1. der durch die Hormonaktivität des Tumors bestehende Hypertonus durch operative Maßnahmen noch korrigiert werden kann, und
2. in welchem Maße die Lebenserwartung beim malignen Charakter der Grunderkrankung beeinflußt wird.

Kasuistik

Fall 1: Bei dem 56jährigen Patienten F.R. mit einem seit Jahren medikamentös nicht beeinflußbaren Hypertonus mit Werten bis 270 mm Hg systolisch, wurde am 22. 10. 82 in einer auswärtigen Klinik bei der Biopsie eines supraclaviculären Lymphknotens links ein hellzelliges Adeno-Carcinom neuroendogenen Ursprungs nachgewiesen. Die oberen Harnwege waren urographisch unauffällig. Katecholamine und Vanellinmandelsäure waren mit 10000 μg/ml und 53 ng/24 h stark erhöht. Computertomographisch fiel eine retroperitoneale Raumforderung mit Ummauerung von Aorta und Vena cava inferior auf (Abb. 1). Parailiacal und mediastinal ließen sich Metastasen nachweisen. Die Nebennieren waren unauffällig.

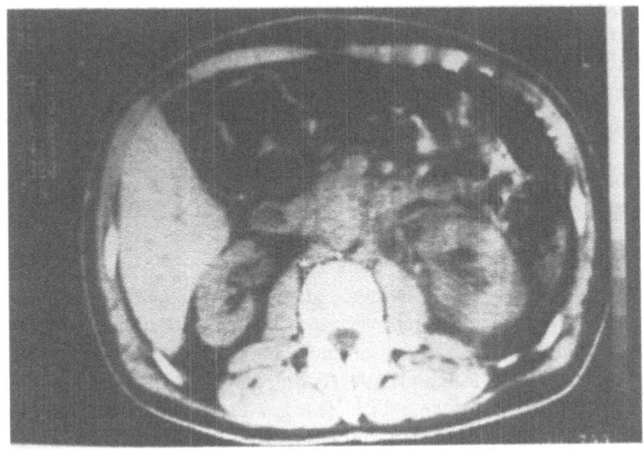

Abb. 1. Pat. F.R., 56 Jahre, Praeoperatives Computertomogramm. Retroperitonealer raumfordernder Prozeß mit Ummauerung der Aorta abdominalis und Infiltration der Vena cava inferior

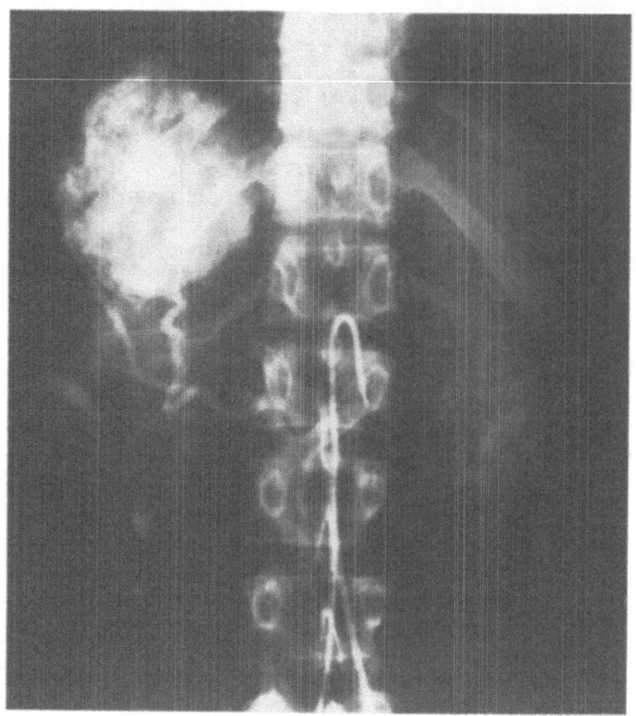

Abb. 2. Pat. H.S., 38 Jahre. Praeoperatives Angiogramm. Raumforderung der Nebenniere links und solitäre Lebermetastase rechts

Am 15. 1. 1982 wurde der retroperitoneale extraadrenale Tumor mittels einer paramedianen Incision exstirpiert. Eine partielle Resektion der Aorta abdominalis und der infiltrierten Vena cava inferior, die einen Tumorzapfen aufwies, mit Implantation eines aorto-iliacalen Bypass waren erforderlich.

Am 25. 3. 1982 wurden 3 pflaumengroße mediastinale Metastasen entfernt. Die Exstirpation des biopsierten supraclaviculären Lymphknotens links erfolgte am 21. 7. 82 durch eine Neck-Dissektion.

Die Katecholamine waren postoperativ auf 9000 μg/ml zurückgegangen. Der zuvor medikamentös nicht einstellbare Blutdruck konnte mit einem α-Blocker von 270 mm Hg systolisch auf 165–180 mm Hg gesenkt werden.

Fall 2: Bei der 38jährigen normotonen Patientin H.S. wurde am 22. 10. 75 ein metastasiertes, hormoninaktives Phäochromozytom links, das in die Umgebung eingewachsen war, mittels einer thorakoabdominalen Incision entfernt. Splenektomie, Nephrektomie links und eine Resektion des Pankreasschwanzes waren gleichzeitig erforderlich (Abb. 2).

In einer 2. Sitzung wurde die solitäre Lebermetastase aus dem rechten Leberlappen exstirpiert. Die Patientin war dann 6 Jahre vollkommen beschwerdefrei.

Seit Herbst 1981 sind computertomographisch und angiographisch Lebermetastasen bekannt, die hormoninaktiv sind (Abb. 3). Katecholamine und Vanellinmandelsäure liegen im Normbereich. Die normotone Patientin klagt lediglich über gelegentliche Oberbauchschmerzen.

Zusammenfassung

Wenn auch die Verlaufsbeobachtungen noch relativ kurz sind, erlauben die hier gezeigten Fälle und die Analyse der Literatur folgende Aussage:

Beim metastasierten Phäochromozytom ist eine frühzeitige, radikale Entfernung des Primärtumors und seiner Metastasen angezeigt, weil primär der Hypertonus mit seinen Komplikationen und sekundär die maligne Erkrankung den Patienten gefährden. Auch wenn nach der Tumorentfernung der Hypertonus noch weiterbesteht, kann er zumindest medikamentös leichter eingestellt werden. In Übereinstimmung mit Gittes et al. [2] sind das frühzeitige Erkennen der Malignität des Tumors, die Lokalisation und die radikale Entfernung wichtige Faktoren für die Prognose. Immerhin fand ReMine [8] bei 18 Pa-

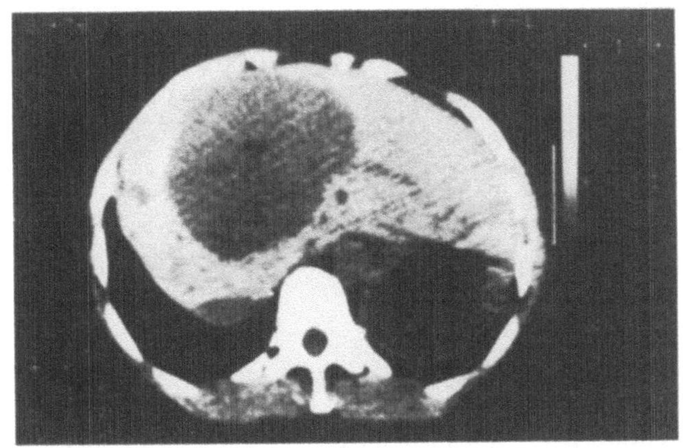

Abb. 3. Pat. H.S., 38 Jahre. Computertomogramm. Metastasen im rechten Leberlappen

tienten mit metastasiertem Phäochromozytom eine 5-Jahresüberlebensrate von 44%. Gittes [2] berichtete über 7 Patienten, von denen nach 7 Jahren noch 5 lebten.

Nach urographischen, hormonellen (zentral und peripher), angiographischen und computertomographischen Untersuchungen ist neben der transabdominalen oder thorakoabdominalen Entfernung des Primärtumors eine Exploration des gesamten Retroperitonealraumes erforderlich, um auch praeoperativ nicht nachgewiesene Tumoren auszuschließen.

Jährliche Kontrollen der Katecholamine und monatliche Blutdruckkontrollen sind erforderlich.

Literatur

1. Davis P, Peart WS, van't Hoff W (1955) Malignant pheochromocytoma with functioning metastases. Lancet II:274–275. – 2. Gittes RF, Mahoney EM (1977) Pheochromocytoma. Urol Clin N Amer 4:239–252. – 3. Graham JB (1951) Pheochromocytoma and hypertension. An analysis of 207 cases. Int Abstr Surg 92:105–121. – 4. Hermann H, Mornex R (1964) Human tumours secreting catecholamines: clinical and physiopathological study of the pheochromocytomas. Pergamon press, Oxford New York. – 5. Mahoney EM, Harrison JH (1977) Malignant pheochromocytoma: clinical course and treatment. J Urol 118:225–229. – 6. Manger WM, Gifford Jr RW (1977) Pheochromocytoma. Springer, Berlin Heidelberg New York. – 7. Melicow MM, Uson AC, Veenema RJ (1973) Malignant non-functioning pheochromocytoma of the organ of Zuckerkandl masquerading as a primary carcinoma of the prostate with metastases. J Urol 110:97–103. – 8. ReMine WH, Chong GC, Van Heerden JA, Sheps SG, Harrison Jr EG (1974) Current management of pheochromocytoma. Ann Surg 179:740–747. – 9. Scott Jr HW, Oates JA, Nies AS, Burko H, Page DL, Rhamy RK (1976) Pheochromocytoma: Present diagnosis and management. Ann Surg 183:587–592

Dr. med. W. Heckl
Urologische Klinik und Poliklinik
der Universität Würzburg
Josef-Schneider-Str. 2
D-8700 Würzburg

Verhandlungsbericht der Deutschen Gesellschaft für Urologie, 34. Tagung (1982), 119/120
© Springer-Verlag Berlin Heidelberg 1983

Cystektomie auch beim metastasierten Blasenkrebs

R. Wienhöwer, H. Kalinowski und D. Zoedler

Wer den qualvollen Endzustand eines wie auch immer behandelten Blasen-Carcinom-Patienten miterlebt, muß sich fragen, ob dem Patienten mit einer wenn auch nicht mehr kurativen sondern nur palliativen Cystektomie dieser Zustand nicht erspart geblieben wäre.

Unter der Voraussetzung, daß die Blase noch entfernbar ist, was sich durch intravesicale Sonographie, durch CT und vor allem durch bimanuelle Palpation in tiefer Narkose relativ gut abklären läßt, diskutieren wir die Möglichkeit der palliativen Cystektomie.

Wir stützen uns hierbei auf Erfahrungen, Kontroll-Untersuchungen und statistisches Material der Klinik Golzheim seit 1965, das wir Ihnen unterbreiten möchten:

Tabelle 1. Klinik Golzheim Düsseldorf

Cystektomien	1965–1981
Insgesamt	228
Männer	186 = 81,6%
Frauen	42 = 18,4%
Altersdurchschnitt	= 63,9 J.
Radikal operiert	140 = 61,5%
Nicht radikal	88 = 38,5%

Im Zeitraum von 1965 bis 1981 wurden in der Klinik Golzheim insgesamt 228 Cystektomien durchgeführt. Den Altersdurchschnitt und die Geschlechter-Verteilung entnehmen Sie bitte aus der Tabelle. Radikal operiert wurden 140 Patienten, nicht radikal operiert wurden 88 Patienten.

Uns interessieren hier die nicht radikal operierten Patienten. Bei diesen hatte das ausgedehnte Lymphdrüsenstaging während der Cystektomie durch Schnellschnitt, oder die postoperative Histologie ergeben, daß eine Metastasierung in die regionären Lymphknoten oder eine lymphogene Metastasierung in das perivesicale Fettgewebe zum Zeitpunkt der Operation vorlag.

Wir haben uns in den Fällen eines intraoperativ nachgewiesenen Lymphdrüsenbefalls nicht von der Cystektomie abhalten lassen, sondern uns nur die Art der Harnleiterableitung offengelassen.

Im Falle einer Metastasierung ziehen wir die Harnleiterhautfistelung der Harnleiterdarmimplantation vor.

Es wurden sämtliche Cystektomien, die wir in der Zeit von 1965 bis 1981 operierten, nachkontrolliert bzw. deren Schicksal erfragt.

Tabelle 2. Klinik Golzheim Düsseldorf: 5-Jahres-Überlebensrate der cystektomierten Blasen-Carcinom-Patienten

Beobachtungszeitraum 1965–1977, n = 152 Pat.	
1. *TU-Stadium:* T2-T3a/G1-G3/N0/M0	
Radikal operiert	95 = 62,5%
5-Jahres-Überlebensrate	48 = 50,5%
2. *TU-Stadium:* T3b-T4, N1-N4/M0	
Nicht radikal operiert	57 = 37,5%
5-Jahres-Überlebensrate	15 = 26,3%

Wir möchten nur kurz auf die 5-Jahres-Überlebensrate der radikal Operierten hinweisen, die sich gegenüber der Statistik die wir 1977 in Stuttgart vorstellten, deutlich gebessert hat.

Damals berichteten wir von einer 5-Jahres-Überlebensrate von 40% – heute von 50,5%.

Das Ergebnis bekräftigt uns weiterhin in der Forderung rechtzeitiger Cystektomie.

Bedeutungsvoll für unser Thema ist aber die 5-Jahres-Überlebensrate der nicht mehr radikalen Cystektomien. Von den insgesamt 88 nicht radikal Operierten liegt bei 57 Patienten die Operation länger als 5 Jahre zurück.

Wie Sie dem Punkt 2 der Tabelle 2 entnehmen können, betrug trotz dieses ungünstigen histologischen Befundes und des in der Tabelle ausge-

Tabelle 3. Klinik Golzheim Düsseldorf: 5-Jahres-Überlebensrate bei infiltrativem Blasen-Carcinom unter verschiedenen Behandlungsformen

		TU-Stadium	Behandlungsart	5-Jahres-Überlebensrate
Mayor	1976	T3N1M0, P3G2G3, L0	Cystektomie	40%
Wienhöwer, Zoedler	1981	T2-T3a, N0M0	Cystektomie	50,5%
Poole-Wilson und Bardard	1973	T2N0/N1M0	Einfache Cystektomie	25–53%
Pearse et al.	1973	T2N0/N1M0	Radikale Cystektomie	29–38%
van der Werf-Messing	1965	T2N0/N1M0	Externe Radiotherapie	12–50%
Mauermayer	1977	T2	TUR	32%
		T3	TUR	8%

Tabelle 4. Klinik Golzheim Düsseldorf: 5-Jahres-Überlebensrate bei a) die Organgrenze überschreitendem Blasen-Carcinom, b) metastasierendem Blasen-Carcinom

		TU-Stadium	Behandlungsart	5-Jahres-Überlebensrate
a)				
Genster	1977	T3-T4	Cystektomie und Radiatio	35%
Mauermayer	1977	T4	TUR	0%
Hohenfellner	1977	P3uP4G3uG4	Cystektomie ohne Lymphadenektomie	24%
b)				
Hohenfellner	1977	P3uP4G3uG4N1-Nx	Cystektomie mit Lymphadenektomie	17%
Major	1976	T4N1-N4, M1/P4-G3	Cystektomie	20%
Wienhöwer, Zoedler	1981	T3b-T4a-b, N1-N4M0	Cystektomie und z.T. Radiatio	26,3%

wiesenen Tumorstadiums die 5-Jahres-Überlebensrate noch 26,3%. Ein Prozentsatz, der vor 10–15 Jahren noch für die radikal Operierten zutraf.

Natürlich liegt dieser Prozentsatz darum relativ günstig, weil die meisten dieser Patienten zunächst unter kurativen Absichten operiert wurden und erst während oder nach der Operation die Radikalität verneint wurde.

Doch zeigt die Statistik auch, daß bei nicht mehr gegebener Radikalität durchaus Hoffnungen bezüglich der Lebenserwartung vorhanden sind, die gegebenenfalls durch weiterführende Maßnahmen noch verbessert werden können.

Wir alle kennen Statistiken über die 5-Jahres-Überlebensrate des infiltrativen Blasen-Carcinoms, das die Organgrenze noch nicht überschritten hat, unter verschiedenen Behandlungsformen wie Ihnen diese Tabelle zeigt.

In der nächsten Tabelle sehen Sie eine Gegenüberstellung von statistischen Ergebnissen bei metastasierendem und organüberschreitendem Blasen-Carcinom, ebenfalls unter verschiedenen Behandlungsformen.

Aufgrund unserer Ergebnisse sind wir der Meinung, daß bei metastasierendem Blasen-Carcinom die Cystektomie einen lohnenden Eingriff bezüglich der Lebenschance und der Lebensqualität darstellt.

So glauben wir auch berechtigt zu sein, eine Cystektomie aus primär palliativen Gesichtspunkten durchzuführen, um dem Patienten den qualvollen Endzustand eines belassenen Blasen-Carcinoms zu ersparen.

Dr. R. Wienhöwer
Facharzt für Urologie
Oberarzt der Klinik Golzheim, Urologische Abt.
Friedrich-Lau-Straße 11
D-4000 Düsseldorf

Verhandlungsbericht der Deutschen Gesellschaft
für Urologie, 34. Tagung (1982), 121–124
© Springer-Verlag Berlin Heidelberg 1983

T-G-korrelierter Lymphknotenbefall und Überlebensraten bei über 100 radikalen Zystektomien

K.M. Schrott, Ch. Bornhof, A. Sigel und P. Hermanek

In Erlangen wurden von 1968 bis 1981 *108 En-bloc-Zystektomien* durchgeführt (Tabelle 1). Mittels *91 pelviner Lymphadenektomien* bis über die Bifurkation konnten wir *in 34% positive Knoten* nachweisen. Zum Vergleich: Skinner (1982) wurde in 25% fündig, dies als Ausdruck einer zu großzügigen Indikationsstellung bereits bei „low stage" (immerhin 59 0+A von 130 Fällen).

Tabelle 1. Urologische Universitätsklinik Erlangen, 1.1. 1968 bis 31.12. 1981, 108 Enbloc-Zystektomien wegen Blasentumor

17 (14,8%) *ohne* }
91 (85,2%) *mit* } pelv. Lymphadenektomie
(davon 15 mit 2000 R präoperativ)
Durchschnittsalter 56,9 ± 9 J.
♂ 86,1% ♀ 13,9%

In den mit Großflächenschnitten aufgearbeiteten Präparaten fanden sich in 92,6% Urothelkarzinome neben Plattenepithel-Ca (2,8%), undifferenzierten Ca (2,8%) und 2 Sarkomen (1,8%).

Die Tabelle 2 über *pT zu G* zeigt die bekannte Korrelation: Fortgeschrittene Stadien sind meist mit hohem Malignitätsgrad gepaart. Die Häufung von pT3b ist weniger Ausdruck des klinischen Understaging als zu langer TUR-Versuche bei Muskelinfiltration. Wir sollten wie Blandy (1980) T2-, 3-Fälle durch Radiatio erst behandeln und selektionieren; die „Non"- und „Partial-Responders" nebst Rezidiven dann konsequent zystektomieren.

Besonderen Wert legte unser Pathologe auf den *Nachweis von oberflächlichen und tiefen Lymphgefäßeinbrüchen* (Tabelle 3), um evtl. aus Biopsien die Tendenz zur Metastasierung ablesen zu können. Prognostisch ernst werten wir L2-Einbrüche, die den Absterberaten der einzelnen Stadien am meisten entsprechen. Im Stadium pT3b haben wir 77,5% tiefe Lymphgefäßeinbrüche und fast in der Hälfte der Fälle positive Knoten (Tabelle 4). Skinner (1982) beschrieb ebenfalls 50%. In allen anderen Stadien haben wir vergleichsweise weniger positive Noduli nachgewiesen, vielleicht ein Effekt der dann klei-

Tabelle 2. Korrelation von P zu G bei 108 Zystektomien

		pTa	pT1	pT2	pT3a	pT3b	pT4a	pT4b	pTX
	Total n (%)	1 0,9	14 13,0	14 13,0	19 17,6	40 37,0	14 13,0	3 2,8	3 2,8
G1	3 2,8	1	1	0	0	1	0	0	0
G2	38 35,2	0	7	9	8	9	4	1	0
G3	61 56,5	0	5	5	10	29	7	2	3
GX	6 5,6	0	1	0	1	1	3	0	0

Tabelle 3. Häufigkeit von Lymphgefäßeinbrüchen

	Total n (%)	pTa	pT1	pT2	pT3a	pT3b	pT4a	pT4b	pTX
		1	14	14	19	40	14	3	3
L0	26 24,1	1	7	4	5	5	4	0	0
L1	17 15,7	0	4	4	3	4	2	0	0
L2	55 50,9	0	3	4	8	31 (77,5%)	7	2	0
LX	10 9,3	0	0	2	3	0	1	1	3

Tabelle 4. Häufigkeit des Lymphknotenbefalls

	Total n (%)	pTa	pT1	pT2	pT3a	pT3b	pT4a	pT4b	pTX
		1	14	14	19	40	14	3	3
pN0	60 55,6	1	12	11	12	18	6	0	0
pN1	17 15,7	0	0	1	2	11 (27,5%)	2	0	1
pN2	11 10,2	0	0	0	3	3	4	1	0
pN3	2 1,9	0	0	0	0	2	0	0	0
pN4	1 0,9	0	0	0	0	1	0	0	0
pNX	17 15,7	0	2	2	2	5	2	2	2

Bei Bezug auf rad. Zyst. + pelv. LD. in 34% (31/91) posit. Knoten

Tabelle 5. G korreliert zu L und N

		L0	L1	L2	LX	N0	N1	N2	N3	N4	NX
	Total	26	17	55	10	60	17	11	2	1	17
G1	3	2	0	1	0	2	1	0	0	0	0
G2	38	16	6	11	5	24	4	2	0	0	8
G3	61	6	11	41	3	30	11	8	2	1	9
GX	6	2	0	2	2	4	1	1	0	0	0

Tabelle 6. 5-J.-ÜR. bei 103 Zystektomien = 36,6% nach Actuarial-Methode

	n	Überlebende		†	5-J.-ÜR. (%) korrigiert	± 2 σ (%)
		>5 J	<5 J			
pT1	13	3	4	6	46,1[a]	(37,8)
pT2	14	4	5	5	67,4	(31,2)
pT3	54	10	7	37	32,9	(14,3) $p<0{,}01$
pT4	17	1	2	14	13,0	(22,2)

[a] nach Mehrfach-Rezidiv

Tabelle 7. Korrigierte 5-J.-ÜR. in Abhängigkeit von G

	n	5-J.-ÜR. (%)	± 2 σ (%)	
G2	37	53,0	(20,7)	$p<0{,}01$
G3	57	23,1	(13,0)	

Tabelle 8. Korrigierte 5-J.-ÜR. in Abhängigkeit von N

	n	5-J.-ÜR. (%)	± 2 σ (%)	
N–	57	*55,5*	(15,7)	$p<0{,}01$
N+	30	*15,0*	(15,1)	
N1	17	20,5	(24,5)	nicht signifikant
N2	11	10,4	(19,8)	

neren Fallzahlen. *Im Durchschnitt aller pT fanden wir bei 56%* (50,9% in Tabelle 3, da LX einbezogen) *tiefe Lymphgefäßeinbrüche und in 34% positive Lymphknoten.* Dabei dominieren pN1 und pN2 erst in den fortgeschrittenen Stadien pT3–4.

Die *Korrelation von G zu L und N* zeigt erwartungsgemäß, daß bei hohem Malignitätsgrad (G3) in zwei Drittel L2-Einbrüche und in der Hälfte der Fälle positive Knoten bestehen (Tabelle 5).

Die *alterskorrigierte 5-J.-Überlebensrate* (Tabelle 6) für alle unsere Zystektomie-Patienten beträgt 36,6%. Wegen zu großer Schwankungsbreiten ist in der Aufgliederung *nach Stadien* nur pT3 mit 32,9% statistisch aussagekräftig (hohe Fallzahl von 54). Vielleicht läßt sich durch die vor 2 Jahren begonnene Vorbestrahlung mit 2000 Rad (gegen Zellstreuung) diese Überlebensrate noch etwas steigern; allein deshalb aber nicht auf 50%. Whitmore (1977) und ebenfalls Reid (1976) haben diese Ergebnisse in noch zu kleinen T3-Gruppen veröffentlicht. Dies scheint eher ein Zufall, da bei 4000 Rad präoperativ nur 25% überlebten.

Die *5-J.-Überlebensrate bei Malignitätsgrad* G2 ist trotz der überwiegenden pT2–3-Stadien mit 53% noch günstig im Vergleich zu G3 mit nur noch 23% (Tabelle 7)!

Ebenso kraß ist der signifikante Unterschied zwischen der schlechten *5-J.-Überlebensrate* von nur 19% *bei tiefen Lymphgefäßeinbrüchen* im Vergleich zu den Kurven des L0-, L1-Kollektivs (Abb. 1). Diese Rate sinkt sogar auf 10,3% ab bei Kombination von G3 mit L2 (immerhin 39 Fälle). *In Biopsien festgestellte L2-Einbrüche haben deshalb eine schlechte Prognose,* oberflächliche L1 bedeuten dagegen wenig.

Die korrigierte *5-J.-Überlebensrate bei negativen Lymphknoten* beträgt *55%, bei positiven immerhin noch 15%* (diese Differenz ist statistisch signifikant mit $p<0{,}01$). Letzteres trifft für die einzelnen N1-, N2-Untergruppen nicht mehr zu. Ob dieses 15%-Ergebnis trotz positiver pelviner Knoten durch Vorbestrahlung und subtilere Lymphdissektion ebenso wie nach Reid (1976) auf 21% oder nach Skinner (1982) gar auf 36% gesteigert werden kann, wird die Zukunft erweisen (Tabelle 8).

In unserer Zystektomie-Serie ist trotz der zu-

Überlebensraten (alterskorrigiert) bei Lymphgefäßeinbrüchen

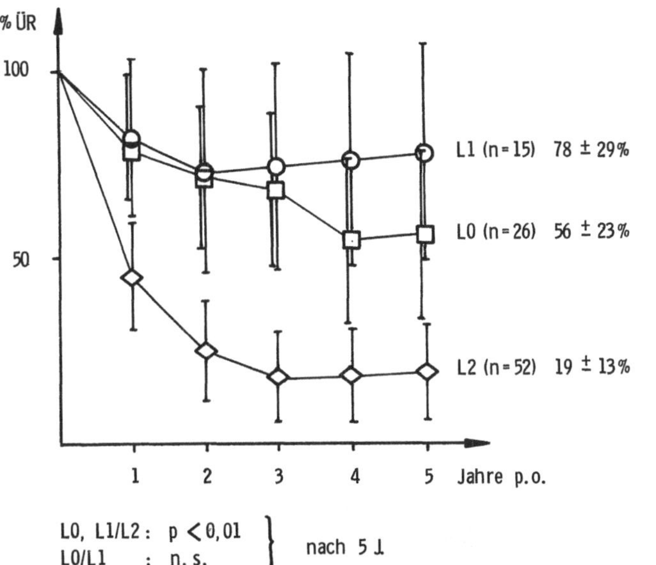

Abb. 1

sätzlichen pelvinen Lymphdissektion kein Anstieg der Mortalität (nebst Komplikationen) zu erkennen, sondern infolge verbesserter Technik und postoperativer intensiver Nachsorge sogar eine Abnahme von 14,7% (1969–74) auf 6,7% (1975–80).

Literatur

Blandy JP et al (1980) Brit J Urol 52:506. – Reid EC, Oliver JA, Fishman IJ (1976) Urology 8:247. – Skinner DG, Tift JP, Kaufmann JJ (1982) J Urol 127:671. – Skinner DG (1982) J Urol 128:34. – Whitmore WF Jr, Batata MA, Ghoneim MA, Grabstald H, Unal A (1977) J Urol 118:184

Prof. Dr. Karl M. Schrott
Urologische Universitätsklinik
Postfach 35 60
Maximiliansplatz
D-8520 Erlangen

Verhandlungsbericht der Deutschen Gesellschaft für Urologie, 34. Tagung (1982), 125/126
© Springer-Verlag Berlin Heidelberg 1983

Die Chemotherapie des metastasierenden Urothelkarzinoms

F. M. J. Debruyne, D. J. Th. Wagener und A. F. G. V. M. Ypma

Die Chemotherapie des metastasierenden Urothelkarzinoms hat in den letzten Jahren an Bedeutung gewonnen. Zum Anfang der siebziger Jahre wurden Adriamycin und 5-Fluorouracyl am meisten angewendet. Die Monotherapie mit Adriamycin erreichte jedoch nur eine Remissionsrate von 23% bei einer enttäuschenden Remissionsdauer von nur 3 Monaten.

Durch eine Kombination von Adriamycin mit 5-Fluorouracyl, Cyclofosfamid oder mit VM-26 versuchte man die Resultate zu verbessern. Eine Remissionsrate von 17 bis 40% wurde registriert, aber nur mit einer Dauer von 3 Monaten.

Im allgemeinen konnte man daraus schließen, daß die Adriamycin-Kombinationstherapie nicht besser ist als Adriamycin allein.

Methotrexat wurde fast gleichzeitig ausprobiert, und die Resultate mit 42% Remissionen bei nicht vorbehandelten Patienten haben gezeigt, daß Methotrexat ein aktiv-wirksames Mittel ist.

In den letzten Jahren hat neben Methotrexat vor allem Cisplatin an Bedeutung gewonnen. Viele Studien sind inzwischen veröffentlicht worden. Hieraus kann man die Schlußfolgerung ziehen, daß Cisplatin bis jetzt das wirksamste Mittel ist, und außerdem, daß die Kombinationstherapie mit Cisplatin der Monotherapie nicht überlegen ist.

Trotzdem versuchte man immer bessere Kombinationen zu entwickeln. In diesem Rahmen haben wir in 1980 eine Untersuchung angefangen, wobei 3 wirksame Chemotherapeutika kombiniert werden: Cisplatin (P), Adriamycin (A) und 5-Fluorouracyl (F).

Patienten und Ergebnisse

Diese sogenannte P.A.F.-Therapie wurde an Patienten mit metastasierendem Urothelkarzinom mit mindestens einer meßbaren Läsion angewendet. Wenn möglich wurde eine histologische Sicherung der Metastasen durch Biopsie durchgeführt.

Es handelte sich um 14 Patienten (1 Frau, 13 Männer) mit einem Durchschnittsalter von 58,2 Jahren. 13 Patienten hatten ein Urothelkarzinom der Blase und 1 weiterer Patient ein Nierenbeckenkarzinom.

Die Lokalisation der Metastasen verteilte sich wie folgt:

Lungenmetastasen	3 Pat.
Knochenmetastasen	2 Pat.
Extrapelvine Lymphknotenmetastasen	3 Pat.
Lokales Rezidiv im kleinen Becken	3 Pat.
„Diffuse" Metastasierung (Leber-Knochen-Lungen)	3 Pat.

Die Therapiekuren erfolgten alle 3 Wochen. Jede Kur enthielt:

Cisplatin	20 mg/m²	am Tag 1-2-3-4-5
Adriamycin	50 mg/m²	am Tag 1
5-FU	300 mg/m²	am Tag 1-2-3-4-5

Die Bewertung der Tumorantwort wurde nach 2 Zyklen (sechs Wochen) durchgeführt. Bei Progredienz des Tumors wurde die Behandlung beendet.

In die Auswertung der Ergebnisse sind nur objektive Parameter aufgenommen. Die subjektiven Parameter wie Schmerzlinderung oder bessere Mobilität sind nicht berücksichtigt, obwohl sie auch ohne objektive Remission festgestellt werden können. Die Definition der objektiven Tumorantwort geschah nach internationalen Kriterien:

1. Komplette Remission (C. R.): Verschwinden von allen bekannten Tumorlokalisationen.
2. Partielle Remission (P. R.): 50% oder mehr Reduktion der totalen Tumorbelastung.
3. Keine Veränderung: (N. C.): Weniger als 50% totale Tumorreduktion oder weniger als 25% Tumoranwuchs.
4. Progressive Erkrankung: (P. D.): 25% oder mehr Tumoranwuchs oder neue Tumorlokalisationen.

Nach 2 Zyklen wurde eine Remission oder Stabilisation festgestellt bei 8 Patienten (55%). Nach vier Zyklen war bei 2 Patienten eine komplette Remission, bei 3 eine partielle Remission festzustellen, während weitere 3 Patienten als stationär beurteilt wurden. Bei diesen Patienten wurden 2 weitere Zyklen gegeben.

Die Anzahl der Patienten mit einer kompletten und partiellen Remission beträgt 5 von 14, das heißt 35%. Zusammen mit den stationären Patienten ist die Zahl 7 von 14 oder 50%. Die mittlere Dauer zur Progression war 6,5 Monate.

Es wurde eine deutliche gastro-intestinale Toxizität beobachtet, die auch durch Antiemetika kaum beeinflußbar war. Dieses Erbrechen war für 2 Patienten der Grund, weitere Therapie abzulehnen. Die Nephrotoxizität war kein schweres Problem. Nach sechs Kuren war die Neurotoxizität beträchtlich mit ernsthaften Polyneuropathien bei 2 von 7 Patienten. Die hämatologische Toxizität war auch hoch und führte zu Dosismodifikationen bei 4 Patienten. Es wurde eine Sepsis registriert bei 3 Patienten, alle mit vorangegangener Radiotherapie. Einer dieser Patienten, in kompletter Remission, ist leider an einer Septikämie verstorben.

Diskussion

Auf Grund dieser Befunde kann die P.A.F.-Kombinationstherapie für ein aktiv-wirksames Therapieregime in der Behandlung urothelialer Neoplasien gehalten werden.

Unsere Ergebnisse lassen sich vergleichen mit denen von Williams und Einhorn (1981), die mit einer gleichartigen Kombination gearbeitet haben.

Trotzdem sind die Resultate dieser Cisplatin-Kombinationstherapie nicht besser als die von der Cisplatin-Monotherapie. Dagegen ist die Toxizität bedeutend höher.

Deswegen halten wir es für richtig die Monotherapie zu bevorzugen, vorausgesetzt, daß keine besseren Kombinationen mit akzeptabler Toxizität zur Verfügung stehen.

Möglicherweise kann man mit der Kombination der zwei wirksamsten Monotherapien, nämlich Cisplatin und Methotrexat, bessere Resultate erreichen, obwohl die Toxizität dieser Kombination uns erheblich scheint.

Zur Zeit laufen sowohl in den Vereinigten Staaten als auch in Europa (EORTC) Phase-II-Studien mit dieser Kombination. Resultate dieser Studien stehen jedoch noch nicht zur Verfügung.

Literatur

Williams SD, Einhorn LH, Donohue JP (1979) Cis-Platinum combination chemotherapy of bladder cancer. An update. Cancer Clin Trials 2:335–338

Prof. Dr. med. Debruyne
Klinik für Urologie
St. Radboud Univ.-Hospital
NL-6500 HB Nijmegen

Verhandlungsbericht der Deutschen Gesellschaft für Urologie, 34. Tagung (1982), 127/128
© Springer-Verlag Berlin Heidelberg 1983

Palliative Chemotherapie des metastasierenden Harnblasenkarzinoms

U. Engelmann, P. Karrer und A. Schönenberger

Von den an der Urologischen Universitätsklinik Bern vom Januar 1979 bis Dezember 1981 behandelten Patienten mit einem metastasierenden Harnblasenkarzinom wurden insgesamt 24 Patienten des Stadiums T3-4 GII-III N+ M0-1 ausgewertet.

Die Patienten ließen sich in drei Gruppen einordnen, Patienten der Gruppe A erhielten eine Cis-Platin-Monotherapie von 100 mg/m^2 Körperoberfläche 4wöchentlich. Patienten der Gruppe B erhielten eine Kombinationstherapie mit Cis-Platin 90 mg/m^2 Körperoberfläche 4wöchentlich sowie VP 16 in einer Dosierung von 500 mg und Endoxan in einer Dosierung von 750 mg 4wöchentlich. Unter die Gruppe C ließen sich Patienten subsummieren, die verschiedene Chemotherapieregime erhalten hatten, die aber wegen der zu geringen Fallzahl pro Gruppe einzeln nicht evaluierbar waren. Alle Patienten wiesen meßbare Läsionen auf.

Tabelle 1. Ergebnisse palliativer Chemotherapie beim fortgeschrittenen Harnblasenkarzinom: A: Cisplatin-Monotherapie, B: Cisplatin, VP 16, Cyclophosphamid, C: Verschiedene Therapieformen

Ergebnisse	
A n = 6	
Komplette Remission - CR	n = 1/6
Partielle Remission - PR	n = 2/6
Tumorstillstand	n = 0
Progreß	n = 3/6
Ansprechrate CR + PR	n = 3/6
Remissionsdauer	6,5 Monate
B n = 5	
Komplette Remission - CR	n = 1/5
Partielle Remission - PR	n = 1/5
Tumorstillstand	n = 1/5
Progreß	n = 2/5
C n = 13	
Komplette Remission - CR	n = 0
Partielle Remission - PR	n = 3/13
Tumorstillstand	n = 2/13
Progreß	n = 8/13

Ergebnisse

Die Ergebnisse sind in Tabelle 1 dargestellt. Im Arm A mit einer Gesamtzahl von 6 Patienten konnte eine komplette Remission in einem Fall erreicht werden, partielle Remissionen waren zwei zu verzeichnen, und ein Tumorprogreß lag in drei Fällen vor. Die Ansprechrate betrug n = 3/6, die Remissionsdauer 6½ Monate.

Im Arm B mit insgesamt 5 Patienten lag eine komplette Remission ebenfalls in einem Fall vor, eine partielle Remission in einem Fall, „Stable disease“ ebenfalls in einem Fall und ein Tumorprogreß in zwei Fällen.

Im Arm C, in dem verschiedene Chemotherapieformen subsummiert sind, lag keine komplette Remission vor, eine partielle Remission in drei Fällen, „Stable disease“ in zwei Fällen und ein Tumorprogreß in 8 Fällen. Auch lokal weit fortgeschrittene Tumoren (Abb. 1a) zeigten teilweise ein überraschendes Ansprechen – hier unter Cis-Platin-Monotherapie – 4½ Monate nach Chemotherapie hat sich der Tumor fast völlig rückgebildet und die Blasenwandverdickung hat deutlich abgenommen (Abb. 1b). Die Remissionsdauer bei diesem Patienten betrug 8 Monate.

Die Nebenwirkungen der Chemotherapie waren beherrschbar. Nierenfunktionseinschränkungen, die eindeutig der Cis-Platin-Therapie und nicht der Tumorprogression mit konsekutiver Harnstauung zuzuordnen waren, konnten nicht beobachtet werden. Eine Neurotoxizität durch Cis-Platin bestand bei einem Patienten. Zytopenie, Übelkeit, Erbrechen und andere Nebenwirkungen waren tolerabel.

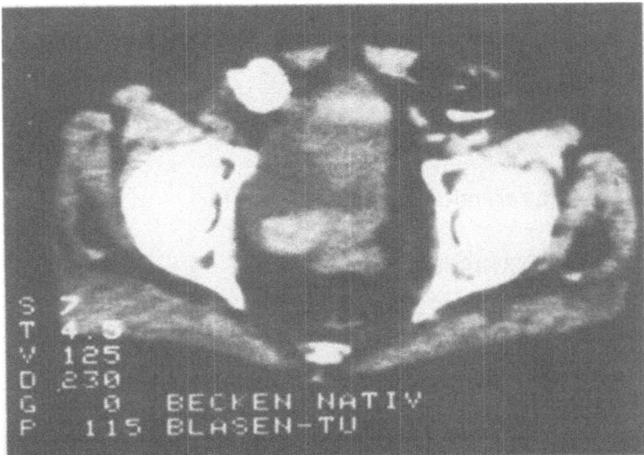

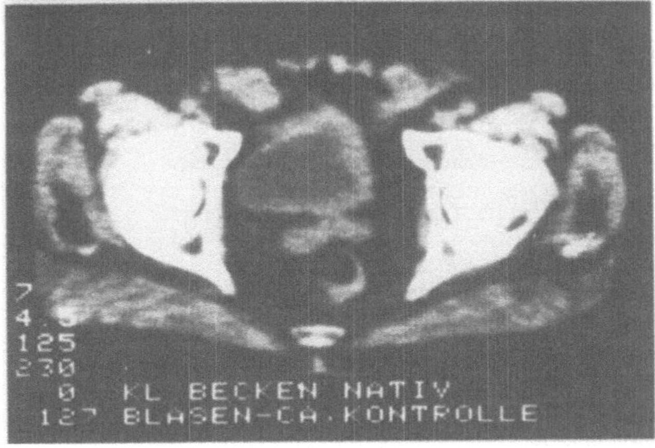

Abb. 1. a Lokal weit fortgeschrittener Blasentumor vor Therapie. b 4,5 Monate nach Therapie fast völliger Tumorrückgang – nur geringe Blasenwandverdickung

Zusammenfassung

Die für Cis-Platin als Monotherapie beim fortgeschrittenen Harnblasenkarzinom veröffentlichten Remissionsraten und Remissionsdauern betragen durchschnittlich 34% bzw. 6 Monate. Die hier vorgestellten Ergebnisse bei kleiner Fallzahl liegen etwas günstiger mit einer Ansprechrate von 50% und einer Remissionsdauer von 6,5 Monaten.

Aufgrund unserer Erfahrungen mit einem begrenzten Patientengut scheint eine Kombinationstherapie gegenüber einer Cis-Platin-Monotherapie keine höheren Ansprechraten und Remissionsdauern zu bieten, die vorgestellten präliminaren Ergebnisse für ein Kombinationsschema, das Cis-Platin und VP 16 enthält, sollten allerdings durch kontrollierte Studien besonders unter Dosisausschöpfung des VP 16 überprüft werden, da tierexperimentell eine synergistische Wirkung von Cis-Platin und VP 16 beschrieben ist.

Dr. U. Engelmann
Urologische Klinik und Poliklinik
der Johannes-Gutenberg-Universität
Langenbeckstraße 1
D-6500 Mainz 1

Verhandlungsbericht der Deutschen Gesellschaft für Urologie, 34. Tagung (1982), 129/130
© Springer-Verlag Berlin Heidelberg 1983

Die kombinierte Therapie des metastasierenden Blasencarcinoms

K. Bandhauer, E. Holdener und H. Toggenburg

Therapieversuche beim metastasierenden Blasencarcinom sind prinzipiell aus 2 Gründen angezeigt:

1. Aus kurativen Gründen.
2. Aus palliativen Gründen, um zumindest die Symptome, die die Lebensqualität der Patienten stark beeinträchtigen, wie schmerzhafte Miktion, Pollakisurie, Hämaturie, radikuläre Schmerzen und Dyspnoe, zu mildern.

Diese Zielsetzung erfordert eine Kombination lokaler und allgemeiner Therapiemaßnahmen. Die lokalen Möglichkeiten umfassen eine Tumorreduktion durch eine transurethrale Abtragung der endovesicalen, vielfach nekrotischen Tumoranteile bis in vitales Blasengewebe und damit eine Kapazitätserweiterung. Ist diese Maßnahme ungenügend oder aus operationstechnischen Gründen unmöglich, kann eine supravesicale Harnableitung und wenn notwendig und möglich eine Cystektomie die Symptome beseitigen. Bei erfolgreichem Down-Staging oder Vollremission ist eine eventuell kurative Cystektomie möglich.

Als systemische Therapie stehen verschiedene Kombinationen zytostatischer Substanzen zur Reduktion von Metastasen und zum Zweck eines Down-Stagings mit nachfolgender Operabilität des Tumors zur Verfügung.

Krankengut

12 Patienten mit metastasierendem Blasencarcinom des Lokalstadiums T4B mit pelvinen und paraortalen Lymphknotenmetastasen sowie in 4 Fällen mit einer Lymphangiosis carcinomatosa der Lunge zeigten folgende Symptomatik: 12 Patienten hatten schwere Miktionssymptome, 3 Patienten eine Hämaturie, 4 Patienten eine Dyspnoe und 9 Patienten wahrscheinlich metastasenbedingte radikuläre Schmerzen.

Therapiemodalitäten

Alle Patienten wurden primär einer palliativen transurethralen Tumorresektion unterzogen. Unmittelbar anschließend wurde eine zyttostatische Kombinationstherapie mit Adriblastin, Endoxan und Cisplatinum begonnen (Tabelle 1).

Tabelle 1. Zytostatische Therapie

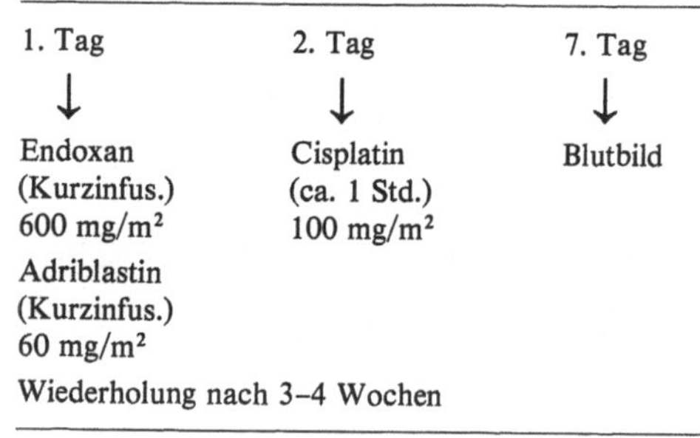

1. Tag	2. Tag	7. Tag
↓	↓	↓
Endoxan (Kurzinfus.) 600 mg/m²	Cisplatin (ca. 1 Std.) 100 mg/m²	Blutbild
Adriblastin (Kurzinfus.) 60 mg/m²		
Wiederholung nach 3–4 Wochen		

Wegen weiterbestehender schwerer Miktionssymptome mußte bei 7 Patienten eine supravesicale Harnableitung durch einen Ileal-Conduit, bei 3 Patienten wegen unstillbarer Blutung eine Cystektomie vorgenommen werden. Bei 2 Patienten wurde nach einer Vollremission eine Cystektomie durchgeführt.

Ergebnisse

Bei 6 Patienten wurde eine Partialremission der Lungen- und Lymphknotenveränderungen mit Abklingen der Dyspnoe und der radikulären Schmerzen erreicht. Bei 2 weiteren Patienten verschwanden die Lungen- und Lymphknotenmetastasen röntgenologisch und computertomographisch vollständig, ohne daß aber eine wesentliche Reduktion des Primärtumors eintrat. Bei 2 Patienten wurde offensichtlich eine Vollremission erreicht. Die Lymphknotenmetastasen verschwanden, und bei der Cystektomie, die nach 3 zytostatischen Zyklen vorgenommen wurde, waren histologisch keine Tumorformationen in der Blase oder in den Beckenlymphknoten nachweisbar. Bei 2 Patienten zeigte die zytostatische Therapie keinen Effekt.

Als subjektive Begleitsymptome der zytostatischen Therapie wurden vorübergehender Haarausfall und wechselnde gastrointestinale Beschwerden, die medikamentös beherrschbar waren, beobachtet.

Zusammenfassung

Die Kombination palliativer Lokalmaßnahmen zur lokalen Tumorreduktion mit einer zytostatischen Tripple-Drug-Therapie kann durch eine Teilremission zur Verbesserung der Lebensqualität von Patienten mit metastasierendem Blasencarcinom führen. Trotz Teilremission ist eine entscheidende Lebensverlängerung nicht zu erwarten. In einzelnen Fällen scheint durch diese Therapie eine Vollremission einzutreten, die eine nachfolgende Cystektomie ermöglicht. Eine weitere Verfolgung dieses Therapieschemas erscheint gerechtfertigt.

Prof. Dr. Klaus Bandhauer
Kantonspital
Rorschacher Str.
CH-9000 St. Gallen

Verhandlungsbericht der Deutschen Gesellschaft für Urologie, 34. Tagung (1982), 131–133
© Springer-Verlag Berlin Heidelberg 1983

Ambulante Behandlung des metastasierten Blasencarcinoms mit einem Cisplatin/Methotrexat-Schema

U. Engelmann und G. H. Jacobi

Beim fortgeschrittenen metastasierenden Harnblasenkarzinom sind die Ergebnisse der systemischen Chemotherapie noch nicht befriedigend. Remissionsraten von 30–40% und Remissionszeiten von etwa 5–6 Monaten werden beschrieben. Die Ergebnisse der Monotherapie – z. B. mit Cis-Platin – sind nur unwesentlich schlechter als die der Kombinationschemotherapie. Bei dem häufig benutzten und gut dokumentierten CAP-Schema (Cis-Platin, Adriamycin und Cyclophosphamid) schwanken die Remissionsraten zwischen 13% [1] und 82% [3].

Bei den Einzelsubstanzen ist sicherlich Cis-Platin, welches auch in den meisten Kombinationsschemata enthalten ist, eine der wirksamsten Substanzen, die durchschnittliche Ansprechrate beträgt 34% bei einer Remissionsdauer bis zu 6 Monaten (n = 215 Patienten, Sammelstatistik 1979–1981). Die gute Wirksamkeit gegen das Übergangszellkarzinom wird von [4] betont, Vollremissionen unter Cis-Platin [2] werden beschrieben.

Nachteilig für Patienten mit einem Harnblasenkarzinom wirkt sich besonders die Nephrotoxizität des Cis-Platin aus, was einen Einsatz bei niereninsuffizienten Patienten verbietet, sowie das zum Teil therapieresistente Erbrechen, welches einige Patienten veranlaßt, die Behandlung abzubrechen.

Methotrexat wird dagegen im allgemeinen gut vertragen und hat wenige ernste Nebenwirkungen [6], es wird mit einer Ansprechrate von 38% und einer mittleren Remissionsdauer von 5 Monaten für ebenso wirksam wie Cis-Platin in der Behandlung des Harnblasenkarzinoms gehalten [5]. Turner, der gute Erfahrungen mit der Gabe von Methotrexat ambulant machen konnte, berichtete sogar über eine Ansprechrate von 56% [6].

Aufgrund dieser Erfahrungen und den Berichten von Vogl u. Mitarb. [7] über die ambulante Behandlung mit Cis-Platin haben wir ein Cis-Platin/Methotrexat-Schema als ambulante Behandlung in einer Tagesbetteinheit angewandt.

Methodik und Krankengut

Im Zeitraum von April 1980 bis April 1981 wurden insgesamt 16 Patienten mit einem fortgeschrittenen Harnblasenkarzinom des Stadiums T3 bis T4, GII bis GIII N+ M0–1 und meßbaren Läsionen einer ambulanten Chemotherapie unterzogen. Die Patienten erhielten Cis-Platin in einer Dosierung von 80 mg/m^2 Körperoberfläche 3wöchentlich sowie Methotrexat in einer relativ niedrigen Dosierung von 20–40 mg wöchentlich oral. Cis-Platin wurde nach zweistündiger Prähydratation als einstündige Infusion in einer Tagesbetteinheit verabreicht. Eine 5–6stündige Posthydratation schloß sich an. Die Patienten wurden danach, mit der Auflage, für die nächsten 24 Stunden eine reichliche Trinkmenge einzuhalten, nach Hause entlassen. Kontrollen der Tumorantwort erfolgten durch Röntgen-Thorax, IVP, CT-Abdomen, Knochenscan und Sonographie je nach Sitz der Metastasen.

Therapienebenwirkungen, die von seiten des Cis-Platin besonders in einer Oto- und Neurotoxizität sowie Nephrotoxizität zu beachten waren, sowie von seiten des Methotrexat im Sinne einer Mukositis, Stomatitis und Myelosuppression, wurden durch entsprechende Untersuchungen in 2–3tägigen Abständen kontrolliert. Nach Wahl des Patienten konnten diese Untersuchungen vom behandelnden Urologen bzw. Hausarzt oder vom urologischen Zentrum durchgeführt werden.

Ergebnisse

Die Ergebnisse sind in Tabelle 1 dargestellt, eine komplette Remission konnte bei einem von 16 Patienten erreicht werden, partielle Remissio-

Tabelle 1. Ergebnisse der ambul. Cis-Platin/methotraxat-Therapie beim fortgeschrittenen Harnblasen-Carcinom

Ergebnisse	
Komplette Remission - CR	n = 1/16
Partielle Remission - PR	n = 5/16
Tumorstillstand	n = 1/16
Progreß	n = 7/16
CR + PR	n = 6/16 (38%)
Remissionsdauer	3,5 Monate

nen lagen bei 5 von 16 Patienten vor, gesamthaft sprachen 6 von 16 Patienten auf die Therapie an. Ein Stillstand des Tumorwachstums war bei einem Patienten zu verzeichnen und ein Tumorprogreß bei 7 Patienten. Die durchschnittliche Remissionsdauer betrug 3,5 Monate.

In Abb. 1a ist das prätherapeutische Computertomogramm eines Patienten mit fortgeschrittenem Harnblasenkarzinom und multiplen Lebermetastasen dargestellt. Die Leber erscheint massiv vergrößert, klinisch bestand ein Ikterus. 4 Monate später hat sich ein Großteil der Metastasen zurückgebildet, die Lebergröße hat sich normalisiert (Abb. 1b), der Ikterus besteht nicht mehr.

In Abb. 2a die prätherapeutische Thoraxaufnahme mit zwei Lungenmetastasen im rechten Lungenobergeschoß, bei diesem Patienten konnte eine komplette Remission erreicht werden. 5 Monate nach Therapiebeginn ist die untere Metastase nicht mehr nachweisbar, die obere hat sich fibrotisch umgewandelt (Abb. 2b).

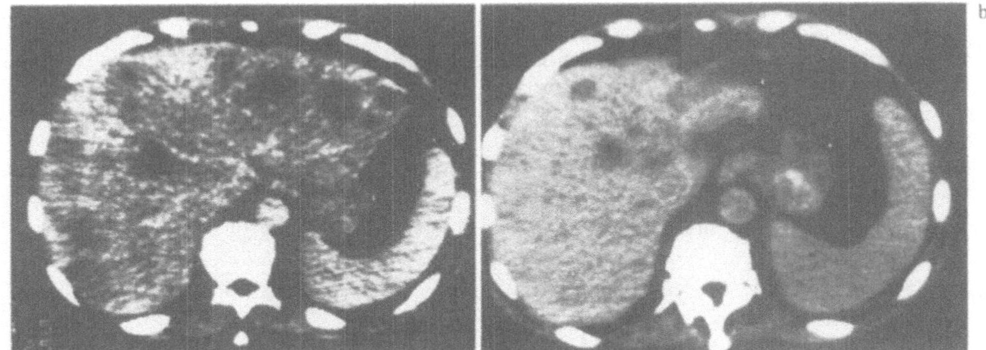

Abb. 1a, b. Harnblasencarcinom mit Leberfilialisierung vor Behandlung (a) und 4 Monate nach Behandlungsbeginn (b)

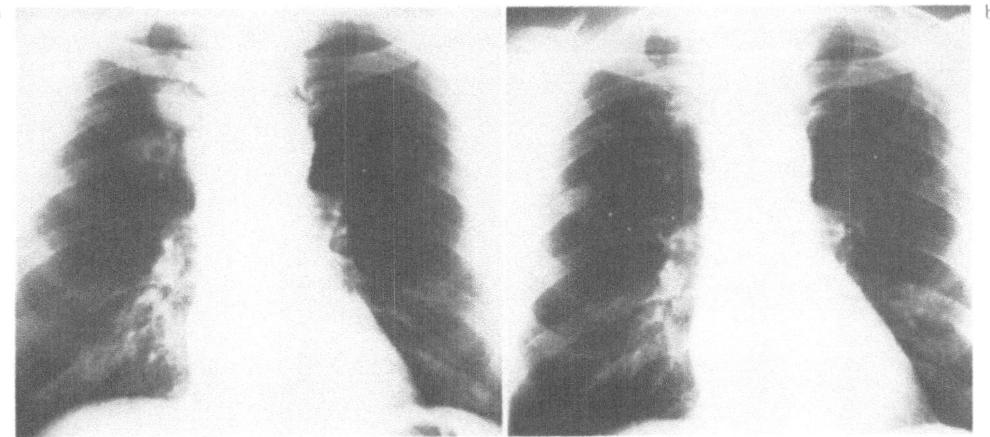

Abb. 2a, b. Harnblasencarcinom mit Lungenmetastasen: vor Behandlung (a) und 5 Monate nach Therapiebeginn (b)

Die Nebenwirkungen der Behandlung waren gering, auch auf ambulanter Basis waren keine Cis-Platin bedingten Nierenfunktionseinschränkungen zu beobachten, eine Mukositis durch Methotrexat beobachteten wir nur in einem Fall. Als besonders angenehm wurde von den Patienten der ambulante Behandlungsmodus angesehen; sie wurden nicht aus ihrer gewohnten häuslichen Umgebung herausgerissen, die gewonnene Remissionsdauer konnte von ihnen ohne Verkürzung durch längere stationäre Aufenthalte voll genutzt werden. Der Kostenfaktor wurde günstig beeinflußt.

Zusammenfassung

Mit einer Remissionsrate von 38 % und einer Remissionsdauer von 3,5 Monaten konnten die Ergebnisse der bisher am besten dokumentierten Kombinations-Chemotherapie beim Harnblasenkarzinom mit dem CAP-Schema nicht ganz erreicht werden, durch Dosiserhöhung bei Cis-Platin von 80 mg auf 100 mg/m² Körperoberfläche und bei Methotrexat auf 100 mg/2wöchentlich sind die Ergebnisse sicher noch zu verbessern. Als besonderen Vorteil sehen wir die gute Verträglichkeit, die ambulante Anwendung und die günstige Kosten/Nutzenrelation an.

Literatur

1. Campbell M, Baker LH, Opipari M, Al-Sarraf M (1981) Phase II trial with cisplatin, doxorubicin, and cyclophosphamide (CAP) in the treatment of urothelial transitional cell carcinoma. Cancer Treat Rep 65:897. – 2. Coates AS, Golovsky D, Freeman A (1981) Prolonged remission in recurrent bladder carcinoma after chemotherapy with cisplatin. Med J Aust 1710:533. – 3. Kedia KR, Gibbons C, Persky L (1981) The management of advanced bladder carcinoma. J Urol 125:655. – 4. Merrin C (1978) Treatment of advanced bladder cancer with cisdiamminedichloroplatinum (II NSC 119875): A pilot study. J Urol 119:493. – 5. Natale RB, Yagoda A, Watson RC et al. (1981) Methotrexate: An active drug in bladder cancer. Cancer (Philadelphia) 47:1246. – 6. Turner AG, Hendry WF, Grant B, Williams B, Bloom HJG (1977) The treatment of advanced bladder cancer with Methotrexate. Brit J Urol 49:673. – 7. Vogl StE, Zaravinos Th, Kaplan BH (1980) Toxicity of cisdiamminedichloroplatinum II given in a two-hour outpatient regimen of diuresis and hydration. Cancer 45:11

Dr. med. U. Engelmann
Urologische Universitätsklinik
Langenbeckstr. 1
D-6500 Mainz 1

Verhandlungsbericht der Deutschen Gesellschaft für Urologie, 34. Tagung (1982), 134–137
© Springer-Verlag Berlin Heidelberg 1983

Bedeutung der Serum-CEA- und TPA-Bestimmung für Diagnose und Verlaufskontrolle metastasierender Harnblasenkarzinome

H.-D. Adolphs und P. Oehr

Einleitung

Das karzinoembryonale Antigen (CEA) wurde 1965 aus einem Adenokarzinom des Colons gewonnen [6]. Björklund isolierte bereits 1957 aus Zellmembranen verschiedener menschlicher Karzinome das Tissue Polypeptide Antigen (TPA) [Übersicht bei 2]. Beide tumorassoziierten Antigene wurden in der Folgezeit im Serum vieler Karzinomerkrankungen, u. a. auch beim Harnblasentumor, erhöht gemessen [2, 3, 11, 16, 17]. Auch bei bestimmten benignen Erkrankungen, die in den Tabellen 1 und 2 aufgeführt sind, muß mit erhöhten CEA- und TPA-Konzentrationen im Serum gerechnet werden.

Tabelle 1. Ursachen für falsch-positive Serum-CEA-Werte

Krankheit	Autor	
Stoffwechsel, Lunge	Constanza et al. 1974	(3)
Leber	Constanza et al. 1974	(3)
	Lüthgens u. Schlegel 1980	(11)
Colitis	Moore et al. 1972	(14)

Tabelle 2. Ursachen für falsch-positive Serum-TPA-Werte

Krankheit	Autor	
Virusinfektionen	Lundström et al. 1973	(12)
Bakt. Infektionen, Hepatitis	Björklund 1980	(2)
Leberzirrhose	Lüthgens u. Schlegel 1980	(11)
benigne Tumoren	Menendez-Botet et al. 1978	(13)

Aus verschiedenen Gründen waren bisher die Ergebnisse klinischer Studien über die Wertigkeit der Serum-CEA-Bestimmung beim Harnblasenkarzinom nicht vergleichbar, so daß in dieser Hinsicht extrem unterschiedliche Auffassungen vertreten wurden [1, 4, 5, 7, 8, 9, 10, 15, 16, 18, 19, 20]. Entsprechende Untersuchungen über die Bedeutung der Serum-TPA-Bestimmung stehen noch aus.

Unser Ziel war daher, die diagnostische Wertigkeit der Serum-Bestimmung beider tumorassoziierten Antigene bei Patienten mit metastasierten Harnblasenkarzinomen zu überprüfen.

Material und Methodik

Die Methodik der Serum-CEA- und TPA-Analyse wurde bereits publiziert [16]. Unter Zugrundelegung spezieller Verteilungskurven der Serum-CEA- und TPA-Konzentrationen [16] bei insgesamt 300 Gesunden sowie Patienten mit benignen Harnblasenerkrankungen und Harnblasenkarzinomen fanden wir bei einer Rate von 5% falsch-positiven Ergebnissen für CEA einen Grenzwert von 3,7 µg/l und für TPA von 37 U/l. Harnwegsinfektionen führten bei der TPA-Messung zu falsch-positiven Werten, während CEA hierdurch unbeeinflußt blieb.

Insgesamt 36 Patienten mit metastasierten Harnblasenkarzinomen wurden unter Berücksichtigung der in den Tabellen 1 und 2 dargelegten Kriterien für die Auswertung herangezogen. 16 dieser Patienten hatten Lymphknotenmetastasen (Stadium N1–4) während in 20 Fällen Fernmetastasen (Stadium M1) vorlagen. Die Auswertung dieser Fälle wird in Abbildung 1 wiedergegeben. Bei nachgewiesenen Lymphknotenmetastasen und fehlenden Fernmetastasen liegt die diagnostische Sensitivität der Serum-CEA-Bestimmung bei 19%, während die TPA-Konzentration in 100% der Fälle erhöht war. Bei metastasierten Harnblasentumor-Patienten betrug die Sensitivität der CEA-Messung 45%

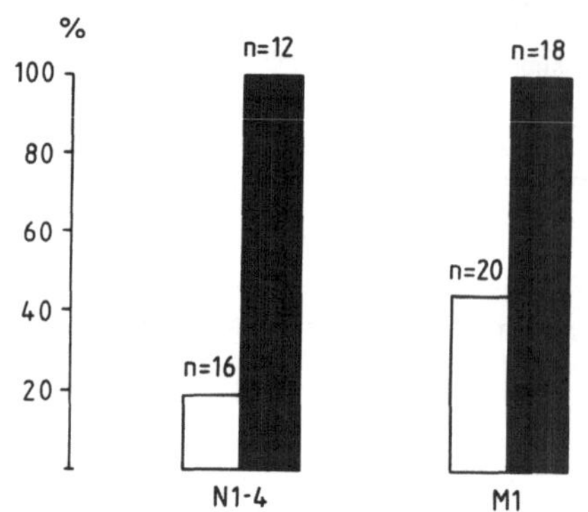

Abb. 1. Prozentsatz erhöhter CEA- (□) und TPA- (■) Serum-Konzentrationen unter Berücksichtigung des Tumorstadiums. N1–4: Patienten mit Lymphknotenmetastasen der Stadien pN1–4; M1: Patienten mit Fernmetastasen

bei unverändert hohem Prozentsatz erhöhter TPA-Werte.

Anhand von zwei Verlaufsbeobachtungen soll die Bedeutung dieser beiden Serum-Antigene verdeutlicht werden. Abbildung 2 zeigt den Antigen-Verlauf bei einem Patienten (D.K.H.) mit einem pT2pN0M0, Grad-II-Karzinom. Nach zweimaliger TUR mußte zum sicheren Ausschluß von Lymphknotenmetastasen eine pelvine Lymphadenektomie vorgenommen werden. Der Serum-TPA-Verlauf spiegelt das Krankheitsgeschehen sehr zuverlässig wider, während der CEA-Bestimmung keine Bedeutung zukommt. Der Patient ist seit nunmehr drei Jahren rezidivfrei mit normalen Serum-Antigen-Konzentrationen. Im Gegensatz hierzu wird in Abbildung 3 eine letal verlaufende Erkrankung (Patient S.W.) bei einem Harnblasenkarzinom pT4N1M0, Grad III demonstriert. Nach TUR und radikaler Zystektomie kommt es nur während der nachfolgenden adjuvanten Chemotherapie zu einer vorübergehenden Normalisierung des Serum-TPA-Wertes. Der weitere Verlauf ist gekennzeichnet durch einen steilen TPA-Anstieg, dem eine entsprechende CEA-Erhöhung folgt. Interessant erscheint die Tatsache, daß der Serum-TPA-Anstieg vor dem ersten faßbaren klinischen Zeichen einer Metastasierung erfolgt.

Diskussion

Nach unserem Wissen existiert bisher keine Studie über die Serum-CEA- und TPA-Bestimmung für Diagnose und Verlauf metastasierender Harnblasenkarzinome. Unsere Ergebnisse zeigen, daß bei Festsetzung einer Rate von 5% falsch-positiven Werten das TPA im Gegensatz zum CEA eine extrem hohe diagnostische Sensi-

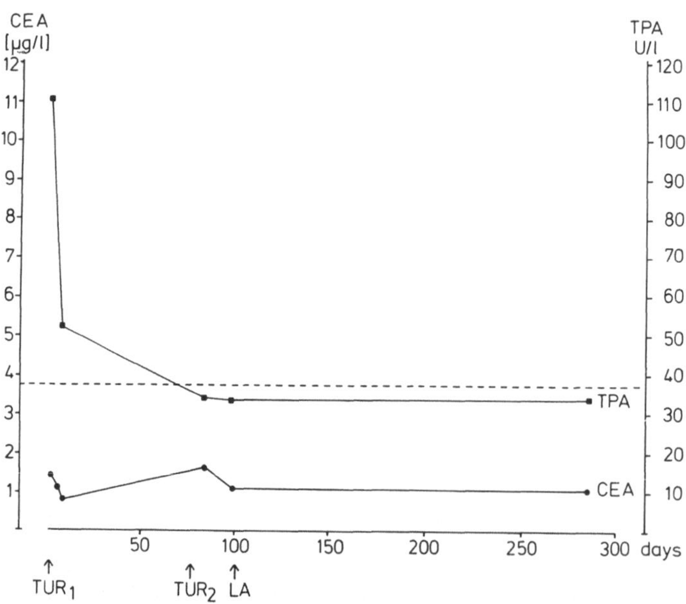

Abb. 2. Verlaufsbeobachtung bei einem Patienten mit dem Tumorstadium pT2pN0M0, Grad II. TUR_1: Erste transurethrale Tumorresektion; TUR_2: transurethrale Tumornachresektion; LA: pelvine Lymphadenektomie; ----: Normalwertgrenze für die Serum-CEA- und TPA-Konzentration

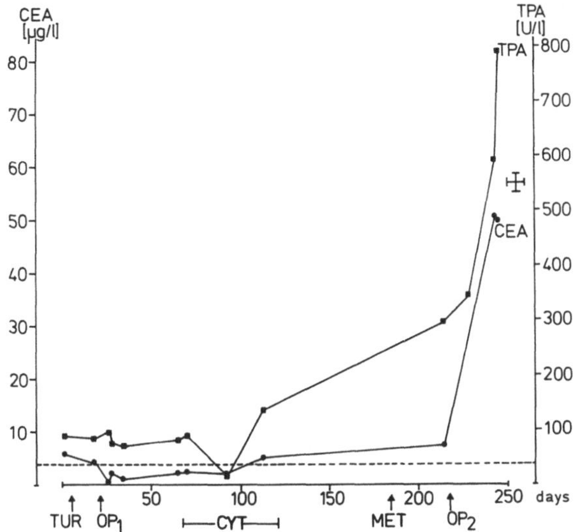

Abb. 3. Verlaufsbeobachtung bei einem Patienten mit dem Tumorstadium pT4N1M0, Grad III. TUR: transurethrale Tumorresektion; OP_1: radikale Zystektomie mit pelviner Lymphadenektomie und supravesikaler Harnableitung; CYT: 3 Kurse einer systemischen Chemotherapie; MET: 1. radiologisches Anzeichen einer Metastasierung; OP_2: Nephrektomie links wegen stummer Niere; ----: Normalwertgrenze für die Serum-CEA- und TPA-Konzentration

tivität aufweist. Aufgrund dieser Befunde darf postuliert werden, daß nach vollständiger transurethraler Tumorresektion eine erhöhte Serum-TPA-Konzentration für das Vorliegen von Metastasen spricht; die in Abbildung 2 dargestellte Verlaufsbeobachtung stützt diese Annahme. Damit käme der Serum-TPA-Bestimmung auch eine Bedeutung für die Diagnostik regionaler Lymphknotenmetastasen zu, die mit keinem bisher üblichen bildgebenden Verfahren sicher erkannt werden können. Auch bei Vorliegen von Fernmetastasen erweist sich das Serum-TPA als gleichermaßen empfindlich. Demgegenüber erscheint bei ebenfalls 5% falsch-positiven Werten die Serum-CEA-Bestimmung mit 19 bzw. 45% erhöhten Werten bei N1–4 bzw. M1-Patienten diagnostisch nicht ausreichend sensitiv.

Für Verlaufskontrollen ist die Serum-TPA-Messung ebenfalls sehr geeignet. Mehrere unserer Beobachtungen belegen, daß diese Antigen-Konzentration bereits lange vor dem ersten klinischen und radiologischen Anzeichen einer Metastasierung erhöht ist (Abb. 3). Auch die Regredienz von Fernmetastasen nach systemischer Chemotherapie kann durch wiederholte Serum-TPA-Bestimmungen zuverlässig erfaßt werden.

Literatur

1. Adolphs H-D, Oehr P (1982) Significance of urine and serum CEA determination for the diagnosis of urinary bladder cancer. Tumor Diagnostik 3:34. – 2. Björklund B (1980) On the nature of clinical use of tissue polypeptide antigen (TPA). Tumor Diagnostik 1:9. – 3. Costanza ME, Das S, Nathanson L, Rule A, Schwartz RS (1974) Carcinoembryonic antigen. Report of a screening study. Cancer 33:583. – 4. Fleisher M, Grabstald H, Whitmore WF Jr, Pinsky CM, Oettgen HF, Schwartz MK (1977) The clinical utility of plasma and urinary carcinoembryonic antigen in patients with genitourinary disease. J Urol 117:635. – 5. Fraser RA, Ravry MJ, Segura JW, Go VLW (1975) Clinical evaluation of urinary and serum carcinoembryonic antigen in bladder cancer. J Urol 114:226. – 6. Gold P, Freedman SO (1965) Specific carcinoembryonic antigens of the human digestive system. J exp Med 122:467. – 7. Guinan P, Dubin A, Bush I, Alsheik H, Albin RJ (1975) The CEA test in urologic cancer: an evaluation an a review. Oncology 32:158. – 8. Hall RR, Laurence DJR, Neville AM, Wallace DM (1973) Carcinoembryonic antigen and urothelial carcinoma. Br J Urol 45:88. – 9. Hering H, Hering FJ, Weidner W (1976) CEA-Bestimmungen im Urin und Plasma bei Patienten mit Tumoren des Urogenitaltraktes. Urologe [A] 15:330. – 10. Ionescu G, Romas NA, Ionascu L, Bennet S, Tannenbaum M, Veenema RJ, Lattimer JK (1976) Carcinoembryonic antigen and bladder carcinoma. J Urol 115:46. – 11. Lüthgens M, Schlegel G (1980) CEA + TPA in der klinischen Tumordiagnostik, insbesondere des Mamma-Karzinoms. Tumor Diagnostik 2:63. – 12. Lundström R, Björklund B, Eklund G (1973) A tissue-derived polypeptide antigen: its relation to cancer and its temporary occurrence in certain infectious diseases. In: Björklund B (ed) Immunological techniques for detection of cancer. Bonniers, Stockholm, Schweden, p 243. – 13. Menendez-Botet CJ, Oettgen HF, Pinsky CM, Schwartz MK (1978) A preliminary evaluation of tissue polypeptide antigen in serum or urine (or both) of patients with cancer or benign neoplasms. Clinical Chemistry 24:868. – 14. Moore TL, Kantrowitz PA, Zamchek N (1972) Carcinoembryonic anti-

gen (CEA) in inflammatory bowel disease. J Amer med Ass 222:944. - 15. ˜rjasaeter H, Fossa SD, Schjølseth SA, Fjaestad K (1978) Carcinoembryonic antigen (CEA) in plasma of patients with carcinoma of the bladder/urethra. Cancer 42:287. - 16. Oehr P, Wustrow A, Derigs G, Bormann R (1981a) Evaluation and characterization of tumorassociated antigens by the inverse distribution function. Tumor Diagnostik 2:195. - 17. Skryten A, Unsgaard B, Björklund B, Eklund G (1981) Serum TPA related to activity in a wide spectrum of cancer conditions. Tumor Diagnostik 3:117. - 18. Turner AG, Carter S, Higgins E, Glashan RW, Neville AM (1977) The clinical diagnostic value of the carcinoembryonic antigen (CEA) in haematuria. Br J Urol 49:61. - 19. Wahren B, Edsmyr F (1978) Carcinoembryonic antigen in serum, urine and cells of patients with bladder carcinoma. Urol Res 6:221. - 20. Wajsman Z, Merrin CE, Chu TM, Moore RH, Murphy GP (1975) Evaluation of biological markers in bladder cancer. J Urol 114:879

Priv.-Doz. Dr. H.-D. Adolphs
Urolog. Univ.-Klinik
Sigmund-Freud-Straße 25
D-5300 Bonn 1

Dr. P. Oehr
Institut für Experimentelle und
Klinische Nuklearmedizin der Universität
Sigmund-Freud-Straße 24
D-5300 Bonn 1

Verhandlungsbericht der Deutschen Gesellschaft für Urologie, 34. Tagung (1982), 138/139
© Springer-Verlag Berlin Heidelberg 1983

Diagnostische und therapeutische Probleme des metastasierten Penis-Carcinoms

R. Ackermann, H. Frohmüller und M. Wirth

Nach Angaben in der Literatur findet sich bei 29–51% aller Patienten mit einem Penis-Carcinom *palpatorisch* eine Vergrößerung der Leistenlymphknoten [2, 4]. Da die Dignität solcher Veränderungen mit *klinischen* Untersuchungsmethoden nicht sicher beurteilt werden kann, stellen diese vergrößerten Lymphknoten in verschiedener Hinsicht ein diagnostisches, und daraus resultierend, auch ein therapeutisches Problem dar. Dabei geht es im wesentlichen um folgende Fragen:

1. Wie häufig wird die nachweisbare Vergrößerung der inguinalen Lymphknoten durch *Metastasen* des Penis-Carcinoms verursacht?
2. Reicht die selektive Exstirpation des sog. Schildwächterlymphknotens, wie sie von Cabanas [1] empfohlen wurde, zum Ausschluß oder Nachweis von inguinalen Metastasen aus?
3. Ist eine iliacale Lymphadenektomie bei histologisch turmorfreien inguinalen Lymphknoten sinnvoll?
4. Welchen therapeutischen Wert besitzt die inguinale Lymphadenektomie bei lokoregionärer Metastasierung?

Im Zeitraum zwischen 1965 und 1982 wurden an der Urologischen Univ.-Klinik Würzburg 43 Patienten wegen eines Penis-Carcinoms behandelt. Bei 24 dieser 43 Patienten, das entspricht etwa 56%, fanden sich zum Zeitpunkt der Diagnosestellung suspekt vergrößerte inguinale Lymphknoten, in 5 Fällen unilateral und bei weiteren 19 Patienten bilateral.

Bei diesen 24 Patienten wurde eine beidseitige inguinale Lymphadenektomie durchgeführt. Die histologische Untersuchung der Operationspräparate erbrachte den Nachweis von Metastasen bei allen 5 Patienten, bei denen unilateral ein suspekter Palpationsbefund erhoben wurde und bei 8 von 19 Patienten mit palpatorisch *beidseitiger* Vergrößerung der inguinalen Lymphknoten. Bei diesen 8 Patienten wurden inguinale Metastasen 5mal einseitig und in 3 Fällen beidseitig histologisch nachgewiesen. Einseitige Lymphknotenschwellungen sind somit aufgrund unserer Erfahrung offensichtlich besonders metastasenverdächtig.

Bei 5 Patienten mit einseitigen und 3 Patienten mit beidseitigen inguinalen Lymphknotenmetastasen war der Primärtumor auf die Glans penis und/oder das Praeputium begrenzt. Bei 5 Patienten mit unilateralem Befall waren die Corpora cavernosa betroffen. Daraus ergibt sich, daß die Ausdehnung des Primärtumors keinen Schluß zuläßt über das Vorliegen oder Fehlen von inguinalen Metastasen. Von Cabanas [1] wurde erstmals gezeigt, daß bei lokoregionärer inguinaler Metastasierung in jedem Fall der sog. Schildwächter-Lymphknoten befallen ist. Durch isolierte Exstirpation soll der sichere histologische Nachweis einer inguinalen Metastasierung gewährleistet sein, ohne daß hierzu eine ausgedehnte inguinale Lymphadenektomie mit ca. 50% Wundheilungsstörungen erforderlich wäre.

Von Perinetti u. Mitarb. [3] wurden aufgrund einer klinischen Beobachtung Zweifel angemeldet, ob die alleinige histologische Untersuchung des sog. Schildwächter-Lymphknotens eine sichere Aussage über eine inguinale Metastasierung zuläßt.

Bei einem 81jährigen Patienten des eigenen Krankengutes mit einem hühnereigroßen Penis-Carcinom und erheblichen Lymphknotenschwellungen bds. wurde eine totale Penektomie und bilaterale inguinale Lymphadenektomie am 13.12. 1966 durchgeführt. Es fanden sich histologisch z.T. eitrig eingeschmolzene Lymphknoten ohne Hinweis für eine Metastasierung. Postoperativ entwickelte sich bei dem Patienten eine schwere Bronchopneumonie, an der er am 14.1. 1967, also einen Monat später, verstarb. Bei der Obduktion fand sich in Höhe der Teilung der Arteria iliaca communis rechts eine ca. walnußgroße z.T. nektrotisch zerfallene isolierte Lymphknotenmetastase. Eine iliacale Metastasierung unter Umgehung der inguinalen Lymphknoten und im speziellen des sog. Schildwächter-Lymphknotens scheint somit möglich zu sein. Daraus ist zu schließen, daß zum sicheren Ausschluß einer lymphogenen Metastasierung neben der inguinalen Lymphadenektomie die zusätzliche iliacale Lymphknotendissektion angezeigt ist. Ungeklärt bleibt, ob diese primär, synchron oder erst im Anschluß an die inguinale Lymphadenektomie durchgeführt werden soll. Der therapeutische Wert der alleinigen inguinalen Lymphadenektomie ist auf Grund eigener Erfahrungen begrenzt, da nur 3 der 13 Patienten mit inguinalen Metastasen 5 Jahre überlebten. Allerdings berichten Staubitz [5] sowie Skinner [4] bei lokoregionär metastasierten Penis-Carcinomen über 5-Jahresüberlebensraten von 50 %. Die Differenz erklärt sich möglicherweise dadurch, daß die meisten Patienten des eigenen Krankengutes vor Einführung der Bleomycin-Therapie behandelt worden waren.

Literatur

1. Cabanas RM (1977) An approach for the treatment of penile carcinoma. Cancer 39:456–466. – 2. Kossow JH, Hotchkiss RS, Morales PA (1973) Carcinoma of the penis treated surgically: Analysis of 100 cases, Urology 2:169–172. – 3. Perinetti E, Crane DB, Catalona WJ (1980) Unreliability of sentinel lymph node biopsy for staging of penile carcinoma. J Urol 124:734–735. – 4. Skinner DG, Leadbetter WF, Kelley SB (1972) The surgical management of squamous cell carcinoma of the penis. J Urol 107:273–277. – 5. Staubitz WJ, Lent MH, Oberkircher OJ (1955) Carcinoma of the penis. Cancer 8:371–378

Professor Dr. med. Rolf Ackermann
Urologische Klinik und Poliklinik
der Universität Würzburg
Luitpoldkrankenhaus
Josef-Schneider-Straße 2, D-8700 Würzburg

Verhandlungsbericht der Deutschen Gesellschaft
für Urologie, 34. Tagung (1982), 140/141
© Springer-Verlag Berlin Heidelberg 1983

Operabilität des ausgedehnt regional metastasierenden Peniskarzinoms

D. Basak, F. Truss und A. Zimmermann

Das Peniskarzinom hat im Gegensatz zu anderen ektodermalen Karzinomen, deren 5-Jahresheilungsquote über 95% liegt, wesentlich ungünstigere Heilungschancen. Diese Beobachtung ist wohl zum Teil auf den Umstand zurückzuführen, daß zahlreiche an diesem Leiden erkrankte Patienten den Arzt, aus welchen Gründen auch immer, erst in einem weit fortgeschrittenen Stadium aufsuchen, oder die Penisamputation aus Rücksicht auf das Sexualleben nicht ausreichend radikal durchgeführt wird.

Ist die Entwicklung des Karzinoms so weit fortgeschritten (Abb. 1), daß der Primärtumor jauchig zerfällt, eventuelle Urinfisteln auftreten und die Metastasen in der Leiste perforieren,

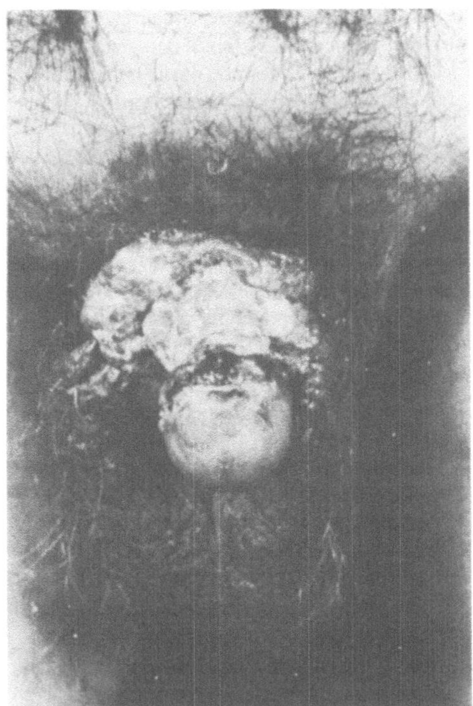

Abb. 1

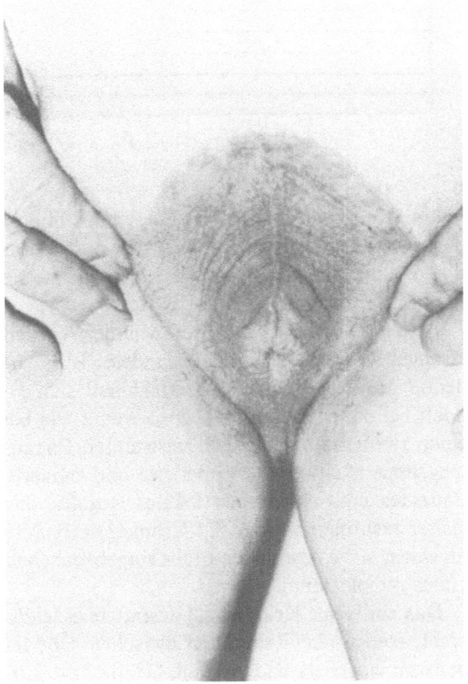

Abb. 2

wird der Kranke sich selbst und seiner Umwelt zur Last. Aus ärztlicher Sicht gilt er in der Regel als inoperabel.

Seit 1955 haben wir uns in der Göttinger Urologie 18 derartiger Patienten besonders angenommen. Ihr Leiden war dem Stadium 3 oder 4 nach Jackson zuzuordnen.

Unsere Behandlung bestand in Emaskulinisierung, Leistenmetastasenausräumung und in einem Teil der Fälle auch in einer Röntgennachbestrahlung. Das Ziel dieses Vorgehens war es, die Kranken wieder gesellschaftsfähig zu machen, und ihnen damit für den letzten Abschnitt ihres Lebens etwas mehr Lebensqualität zu vermitteln.

Zu unserer Überraschung wirkten diese Maß-

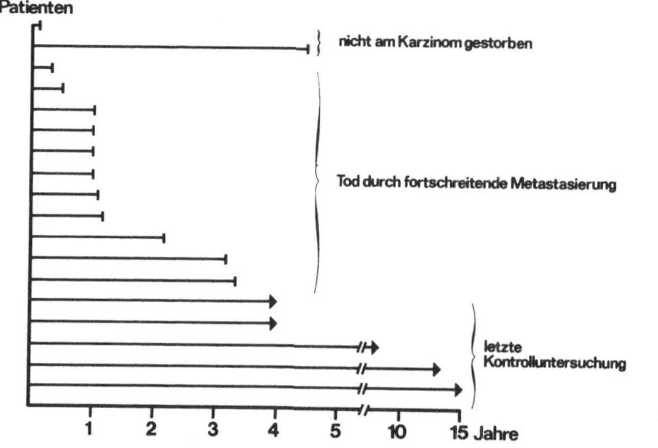

Abb. 3

nahmen in einigen Fällen über dieses Ziel hinaus auch deutlich lebensverlängernd. Der postoperative Befund ähnelte einem weiblichen Genitale (Abb. 2).

11 der 18 emaskulinisierten Männer wurden strahlentherapeutisch nachbehandelt. Ein eindeutig positiver Behandlungseffekt ließ sich jedoch bei diesen Kranken ebenso wenig wie bei einer zweiten ausschließlich bestrahlten Patientengruppe nachweisen. 4 operierte und radiierte Patienten entwickelten ein lokales Rezidiv, das später exstirpiert wurde. Ein Kranker verblutete an einem in die Arteria femoralis eingebrochenen Ulcus radiologicum.

Das nur kleine Krankengut gestattete es leider nicht, statistische Relationen zwischen Überlebenszeit einerseits und Anzahl, Größe bzw. Lokalisation der befallenen Lymphknotengebiete andererseits, herzustellen. Somit verbleiben als einzige handfeste Fakten die Angaben zur Überlebenszeit.

3 Patienten lebten nach dem Eingriff 5 Jahre und länger. 2 Kranke starben an einem anderen, nicht mit ihrem Karzinom in Zusammenhang stehenden Leiden. Das Gros der Patienten erlag der fortschreitenden Metastasierung ihres Peniskarzinoms. Von den 18 behandelten Patienten haben himmerhin 9 länger als 2 Jahre überlebt (Abb. 3).

Zu 2 Patienten verloren wir nach 4 bzw. 15 Jahren den Kontakt. Die verbleibenden 3 Kranken sind 4, 7 und 13 Jahre nach der Operation rezidivfrei und gesund. Zu dem Patienten, dessen präoperativer Befund auf Abb. 1 aufgezeichnet ist, haben wir 4 Jahre nach der Operation den Kontakt verloren.

Zusammenfassend: Diese kleine retrospektive Studie bestätigt, daß die Emaskulinisierung bei weit fortgeschrittenen metastasierenden Peniskarzinomen im Vergleich zu anderen empfohlenen, zum Teil heroischen Eingriffen, eine nur wenig belastende, zu kosmetisch befriedigenden Ergebnissen führende Maßnahme darstellt. Bei unseren 18 primär inkurabel erscheinenden Kranken brachte der Eingriff in jedem Fall eine deutliche Verbesserung der Lebensqualität. In einem unter den gegebenen Voraussetzungen nicht geringen Prozentsatz konnte darüber hinaus die Lebensdauer deutlich verlängert werden.

Literatur

Basak D, Gregl A, Truss F, Zimmermann A (1982) Ergebnisse der Diagnostik und Therapie bei 180 Peniskarzinomen. Verh Ber Dtsch Ges Urol 33:57–58. – Block N (1973) Hemipelvectomy for advanced penile cancer. J Urol 110:703–707. – Jacksson SM (1966) The treatment of carcinoma of the penis. Brit J Surg 53:33–35. – Lewis L (1926) Youngs' radical operation for the cure of cancer of the penis. J Urol 26:295–316. – Narayana et al (1982) Carcinoma of the penis. Cancer 15:2185–2191. – Truss F (1971) Operativer Einsatz und therapeutischer Gewinn bei der Emaskulinisierungsoperation des Peniskarzinoms. Verh Ber Dtsch Ges Urol 23:309–312. – Truss F, Gregl A, Heitmann D (1977) Lebenserwartung beim Peniskarzinom. Urologe [A] 16:107–109

Dr. med. Dogan Basak
Klinik und Poliklinik für Urologie
der Universität Göttingen
Robert-Koch-Straße 40, D-3400 Göttingen

Verhandlungsbericht der Deutschen Gesellschaft für Urologie, 34. Tagung (1982), 142–145
© Springer-Verlag Berlin Heidelberg 1983

Lymphknotenmetastasen maligner Hodentumoren: Metastasierungsweg und Treffsicherheit der röntgenologischen Diagnostik

H. Melchior, M. Bressel, F. Eisenberger, F. Schreiter und K. Stockamp

In einer retrospektiven Analyse von 223 Patienten (Tabelle 1), welche wegen maligner Hodentumoren retroperitoneal lymphadenektomiert worden waren, wurde der klinische Stellenwert von Lymphographie und Computer-Tomographie für die Klassifikation und die Therapie dieser Erkrankung untersucht. Zu diesem Zwecke wurden die schriftlich fixierten, röntgenologischen und operativen bzw. histologischen Befunde in einfaches Schema eingetragen und statistisch ausgewertet (Abb. 1, 2). Da die röntgenologischen Befunde vor allen Dingen im Bereich der paraaortalen und der paracavalen Segmente im allgemeinen nicht exakt topographisch angegeben waren, wurde für die statistische Auswertung nur die Koinzidenz der Befunde der lumbalen und der iliacalen Lymphknoten summarisch überprüft.

Tabelle 1. Quantitative Verteilung der gemeinsamen Studie zur retroperitonealen Lymphadenektomie (RLA) von fünf Urologischen Kliniken

RLA	
HH-Harburg	74
Kassel	37
Ludwigshafen	37
Schwelm	36
Stuttgart	39
gesamt	223

Tabelle 2. Operativ gesicherte, retroperitoneale Metastasen bei malignen Hodentumoren

RLA (n = 223)	positiv		negativ	
	n	%	n	%
lumbal	114	51	109	49
iliacal	17	8	206	92

Von den 223 operierten Patienten hatten 114 (51%) lumbale Lymphknotenmetastasen, 17 (8%) iliacale Tumorabsiedelungen (Tabelle 2). Dabei lag eine eindeutige Metastasenhäufung bei rechtsseitigen Hodentumoren in dem Dreieck zwischen Abgang der rechten V. iliaca communis und der rechten bzw. linken infrahilären Re-

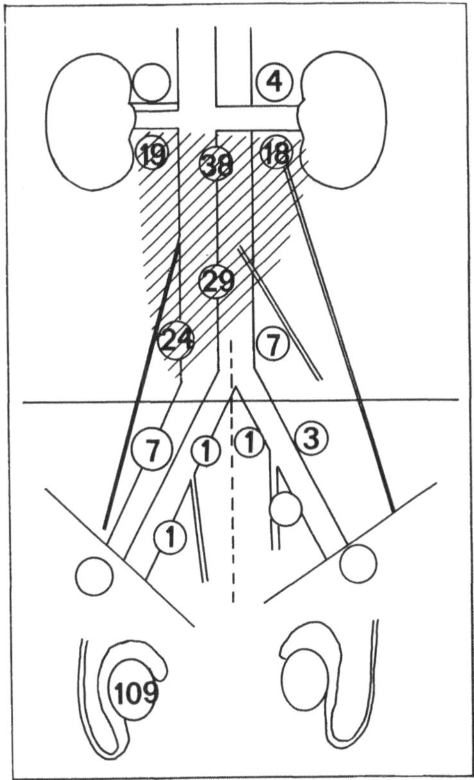

Abb. 1. Retroperitoneale Lymphknotenmetastasen bei 109 Hodentumoren rechts (Schema)

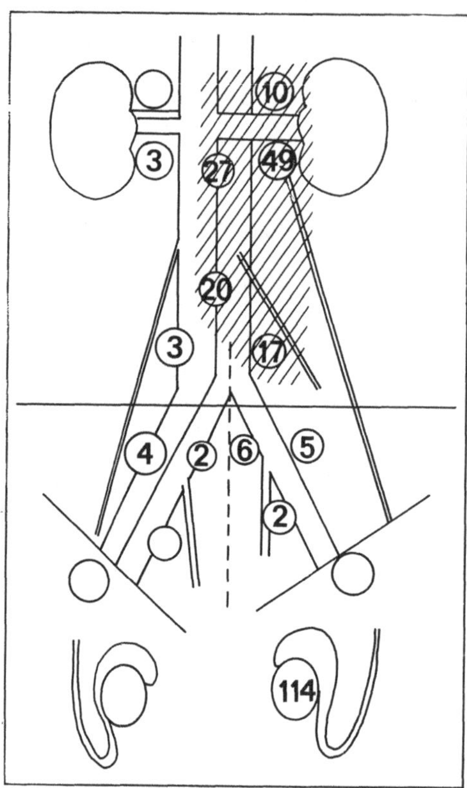

Abb. 2. Retroperitoneale Lymphknotenmetastasen bei 114 Hodentumoren links

gion vor. Außerhalb dieses Areals wurden weniger als 20% der Tumorabsiedelungen gefunden (Abb. 1). Bei linksseitigen Hodentumoren lag die überwiegende Mehrzahl der Tumormetastasen zwischen linken Nierenhilus, V. cava und Abgang der linken A. iliaca communis (Abb. 2). Darüber hinaus erscheint die Beobachtung wichtig, daß alle Patienten mit iliacalen Lymphknotenmetastasen einen ausgedehnten paraaortalen bzw. paracavalen Lymphknotenbefall hatten.

Von den 223 operierten Patienten waren zuvor 222 lymphographiert worden, 96 hatte man computer-tomographisch exploriert. Lymphographisch stimmte die röntgenologische Diagnose im Bereich der lumbalen Region nur bei 149 Patienten mit dem Operationssitus überein; 33% waren entweder falsch-positiv oder falsch-negativ beurteilt worden. In den iliacalen Lymphknoten wurden nur bei einem Viertel der als metastasenverdächtig diagnostizierten Veränderungen Tumorabsiedelungen nachgewiesen (Tabelle 3). Im Gegensatz zur Lymphographie scheint die Aussagekraft der Computer-Tomographie größer zu sein (Tabelle 4): 76 der 96 untersuchten Patienten waren im Bereich der lumbalen Lymphknoten richtig beurteilt (79%), im Bereich der Iliacalregion betrug die Trefferquote sogar 86%. Auffällig war jedoch, daß computer-tomographisch mehr als doppelt soviel falsch-negative wie falsch-positive Befunde erhoben wurden.

Eine weitere Aufschlüsselung der Befunde aus der Iliacalregion zeigt, daß nur 7,2% aller Patienten Tumorabsiedelungen in den isoiliacalen Lymphknoten und 4% in den kontrailiacalen Lymphknoten hatten. Von den 38 Patienten, bei denen eine Metastasierung in den Iliacalbereich lymphographisch beschrieben worden war, hatten tatsächlich nur 9 Metastasen; 6 davon sowohl auf der iso- als auch auf der kontralateralen Seite. 27 waren isolateral und 9 kontralateral falsch-positiv (Tabelle 5). Computer-tomographisch waren dagegen die isoiliacalen Lymphknoten in 88% und die kontrailiacalen in 96% in Übereinstimmung mit dem Operationssitus befundet worden (Tabelle 6). Interessanterweise waren die lymphographisch und computertomographisch metastasenverdächtigen Veränderungen der inguinalen Lymphknoten falsch-positive Befunde.

Tabelle 3. Metastasen-Koinzidenz zwischen Lymphographie und Operationssitus (RLA) bei malignen Hodentumoren

RLA (Lymphographie)								
	positiv				negativ			
	richtig		falsch		richtig		falsch	
	n	%	n	%	n	%	n	%
lumbal	68	31	28	13	81	36	45	20
iliacal	9	4	29	13	176	79	8	3

Tabelle 4. Metastasen-Koinzidenz zwischen Computer-Tomographie und Operationssitus (RLA) bei malignen Hodentumoren

RLA (CT)								
	positiv				negativ			
	richtig		falsch		richtig		falsch	
	n	%	n	%	n	%	n	%
lumbal	35	36	6	6	41	43	14	15
iliacal	3	3	10	11	80	83	3	3

Tabelle 5. Metastasen-Koinzidenz zwischen Lymphographie und Operationssitus (RLA) der Beckenlymphknoten bei malignen Hodentumoren

RLA (Lymphographie)								
	richtig				falsch			
	positiv		negativ		positiv		negativ	
	n	%	n	%	n	%	n	%
isoiliacal	9	4,0	177	80,4	27	12,2	7	3,2
kontrailiacal	6	2,7	202	91,8	9	3,7	3	1,3
isoinguinal	0	0	218	99,1	2	0,9	0	0
kontrainguinal	0	0	219	99,5	1	0,5	0	0

Tabelle 6. Metastasen-Koinzidenz zwischen Computer-Tomographie und Operationssitus (RLA) der Beckenlymphknoten bei malignen Hodentumoren

RLA (CT)								
	positiv				negativ			
	richtig		falsch		richtig		falsch	
	n	%	n	%	n	%	n	%
isoiliacal	3	3	7	7	84	88	2	2
kontrailiacal	0	0	3	3	92	96	1	1
isoinguinal	0	0	2	2	94	98	0	0
kontrainguinal	0	0	0	0	0	0	0	0

Tabelle 7. Koinzidenz zwischen Tumorstadium und Lymphknotenbefall bei malignen Hodentumoren (n = 108)

Hodentumoren (RLA-Metastasen)						
	n	N0	N1	N2	N3	N+
pT1	34	14	6	14	0	59%
pT2	36	13	7	16	0	64%
pT3	19	5	2	9	3	74%
pT4	19	3	5	5	6	84%

Darüber hinaus hat die Studie ergeben, daß bereits bei Tumoren im Stadium pT1 in über der Hälfte der Fälle mit retroperitonealen Lymphknotenmetastasen gerechnet werden muß (Tabelle 7).

Zusammenfassung und Folgerungen

Die vorliegenden Befunde zeigen, daß die Lymphographie klinisch nur sehr bedingt für eine exakte Klassifikation maligner Hodentumoren geeignet ist. Speziell wenn es gilt, strahlentherapeutische Konzepte aufzustellen, kann man sich auf diese Technik für die Eingrenzung der zu bestrahlenden Areale nur bedingt verlassen. Die Aussagekraft der Computer-Tomographie scheint dagegen größer zu sein.

Da außerdem bereits im Tumorstadium pT1 in etwa der Hälfte der Fälle mit retroperitonealen Lymphknotenmetastasen gerechnet werden muß, ist die retroperitoneale Lymphknotenausräumung bei allen nicht rein seminomatösen Hodentumoren aus diagnostischen und therapeutischen Gründen indiziert.

Strahlentherapeutische Konsequenzen sollten aus der Beobachtung gezogen werden, daß in den inguinalen Lymphknoten zum Zeitpunkt der retroperitonealen Lymphknotenausräumung in keinem Fall Metastasen gefunden wurden, die isoiliacalen Lymphknoten nur in 7% und die kontrailiacalen Lymphknoten in 4% Tumorabsiedelungen enthielten. Sämtliche Patienten mit iliacalen Lymphknotenmetastasen hatten einen ausgedehnten Tumorbefall der Lumbalregion.

Prof. Dr. med. H. Melchior
Urologische Klinik
Städtische Kliniken Kassel
Mönchebergstr. 41/43
D-3500 Kassel

Verhandlungsbericht der Deutschen Gesellschaft für Urologie, 34. Tagung (1982), 146–150
© Springer-Verlag Berlin Heidelberg 1983

Ergebnisse des sonographischen Stagings bei Hodentumoren

H. Behrendt, R. Heckemann, M. Meyer-Schwickerath und R. Hartung

In den letzten Jahren haben die Sonographie und die Computertomographie einen festen Platz beim Staging des retroperitonealen Befundes bei Patienten mit testikulären Germinalzellkarzinomen gefunden. Beide Methoden liefern in etwa 80% korrekte Befunde und sind in diesem Punkt der Lymphographie vergleichbar. Die meisten publizierten Serien sind allerdings klein und enthalten nur wenige Patienten mit minimalem retroperitonealen Tumorbefall. Wir haben deshalb anhand unseres umfangreichen Krankengutes geprüft, welche diagnostische Sicherheit beim Staging von Hodentumorpatienten insbesondere bei minimalem retroperitonealen Tumorbefall erreichbar ist.

Tabelle 1. Stadieneinteilung beim Hodentumor (Westdeutsches Tumorzentrum Essen)

Stadium	Kriterien
I	Tumor auf den Hoden beschränkt
II a	Komplette Resektion der retroperitonealen LK, β-HCG, AFP, LDH normal nach RLA
II b	Nicht komplette Lymphadenektomie (Resttumor < 2 cm) β-HCG, AFP, LDH nach RLA noch erhöht
II c	Nur partielle Lymphadenektomie (Resttumor > 2 cm) Nicht resezierbare Tumoren
III	Lymphknotenmetastasen beiderseits des Diaphragmas
IV a	Pulmonale Metastasierung im Frühstadium (< 5 Metastasen/Lunge < 2 cm Durchmesser)
IV b	Ausgedehnte viszerale Metastasierung (> 5 Metastasen/Lunge > 2 cm Durchmesser; Pleuritis carcinomatosa; Leber-, Hirn-, Skelettmetastasen)
E	Primär extragonadale Lokalisation

Patientengut und Methodik

Seit 1976 wurden bei 148 Patienten mit nichtseminomatösen Hodentumoren im Alter von 17–56 Jahren Ultraschalluntersuchungen des Abdomens und des Retroperitoneums innerhalb einer Woche vor der retroperitonealen Lymphadenektomie (RLA) durchgeführt. In den ersten Jahren erfolgten diese Untersuchungen mit Compound-Scannern und seit 1977 mit Realtime-Scannern. Retroperitoneale Lymphknoten wurden als tumorinfiltriert interpretiert, wenn sie eine Größe von wenigstens 1 bis 1½ cm im sagittalen oder queren Durchmesser aufwiesen. Die Ultraschallbefunde wurden dem chirurgisch-pathologischen Stadium (Tabelle 1) gegenübergestellt.

Tabelle 2. Korrelation von Ultraschallbefund und pathologischem Stadium (1976 – 1. 7. 1982)

Stadium	Pat.-Zahl	US-Befund richtig	Diagnose korrekt	US-Befund falsch
I	56	55	98	1 (falsch pos.)
II A	48	19	40	29 (falsch neg.)
II B	25	24	96	1 (falsch neg.)
II C	19	19	100	0
I–II C	148	117	79	31

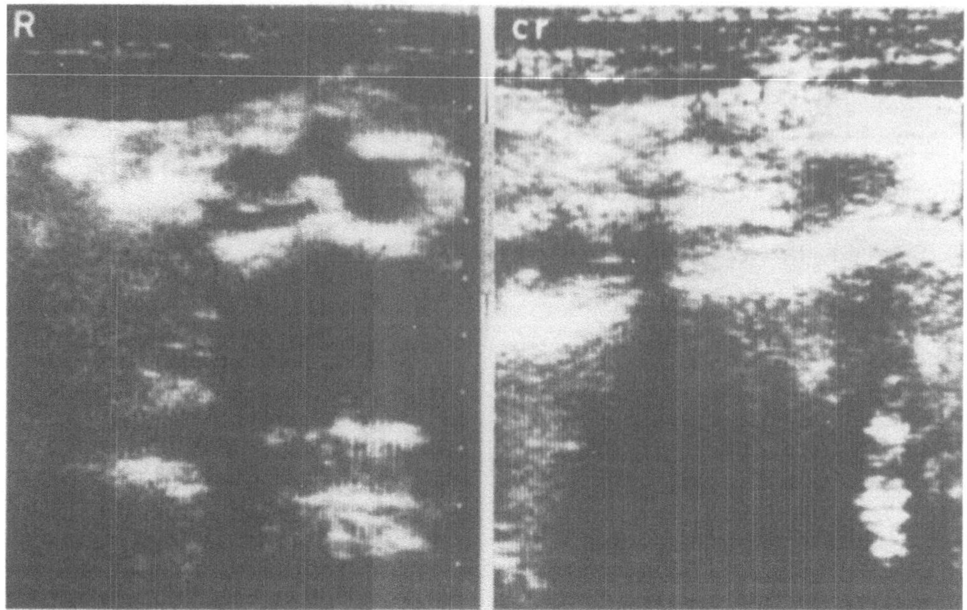

Abb. 1. Sonographisches Bild (Real-Time-Technik) in querer und längsverlaufender Schnittebene einer präaortalen Lymphknotenmetastase eines Hodentumors im Stadium II A

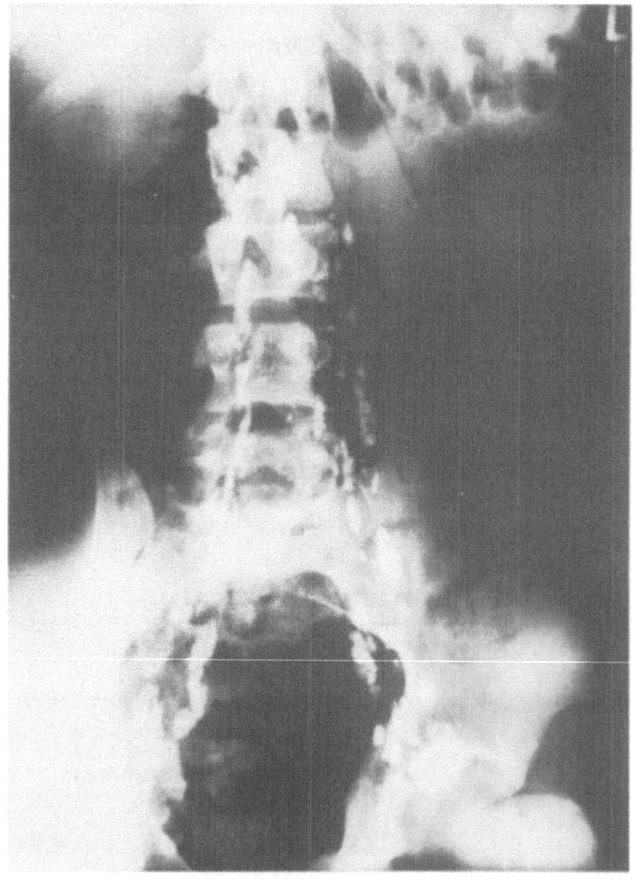

Abb. 2. Als unauffällig beurteilte Lymphographie desselben Patienten

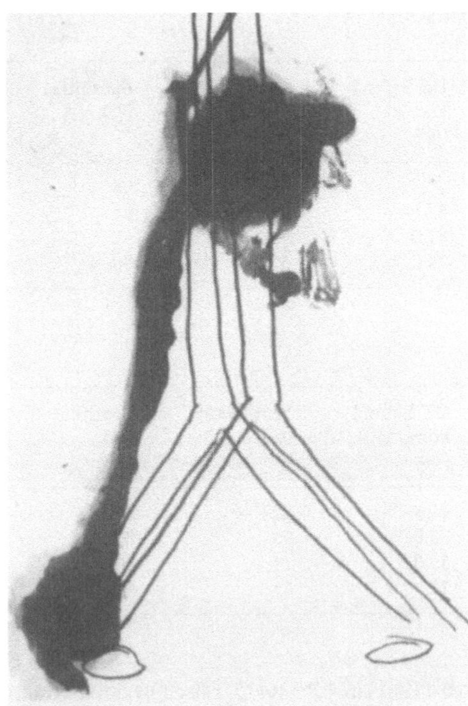

Abb. 3. Die in Abb. 1 dargestellte resezierte Metastase

Tabelle 3. Resultate des sonographischen Stagings: Stadium I–II C, Patientenzahl 148

Diagnose korrekt:	79%
Sensitivität:	67%
Spezifität:	98%

Tabelle 4. Resultate des sonographischen Stagings: Stadium I–II A, Patientenzahl 104

Diagnose korrekt:	71%
Sensitivität:	40%
Spezifität:	98%

Abbildung 1 zeigt den sonographischen Befund im Querschnitt und im Längsschnitt bei einem Stadium II A. Die zugehörige Lymphographie (Abb. 2) wurde als unauffällig interpretiert. Abbildung 3 zeigt den resezierten Tumor.

Resultate

Die am gesamten Patientengut erhobenen Befunde sind in Tabelle 2 und 3 wiedergegeben. Bei 117 Patienten bestand eine positive Korrelation des Ultraschallbefundes mit dem operativen Befund bzw. der pathologischen Diagnose. Somit war die Diagnose in 79% korrekt. Ein falsch-positives Resultat wurde nur einmal beobachtet, falsch-negative Resultate fanden sich jedoch bei 30 Patienten. 29 dieser Patienten gehörten dem chirurgisch-pathologischen Stadium II A an. Hierdurch betrug die Sensitivität der Sonographie im Gesamtkrankengut nur 67%, die Spezifität war mit 98% sehr hoch. Diagnostisch und therapeutisch von größter Relevanz ist die Differenzierung zwischen dem Stadium I und dem Stadium II A mit minimalem oder nur geringem retroperitonealem Tumorbefall. Die präoperative Unterscheidung dieser beiden Stadien erwies sich jedoch als sehr schwierig.

Betrachten wir nur die 104 Patienten im Tumorstadium I und II A (Tabelle 4 und 5) so war die Ultraschalldiagnose in insgesamt 71% der Untersuchungen korrekt. Die Sensitivität lag allerdings mit 40% sehr niedrig, bedingt durch die hohe Rate von falsch-negativen Befunden im Stadium II A (29/48). Die Spezifität war mit 98% hoch. 20 der 29 Patienten (69%) im Stadium II A mit falsch-negativem Ultraschallbefund hatten normale Serumspiegel von AFP und Beta-HCG. Bei all diesen Patienten fanden sich nur minimale, meist nur mikroskopisch kleine Tumorinfiltrationen der retroperitonealen Lymphknoten. Bei der Kombination von Sonographie und Tumormarkerbestimmung ergab sich somit im Stadium II A ein Stagingirrtum

Tabelle 5. Stadium II A

48 Patienten, bei
29 Patienten (60%) wurde ein falschnegativer Ultraschallbefund erhoben

20 dieser Patienten (69%) hatten normale Tumor-Marker (AFP, -HCG)!!!

Fehlerquote beim Staging:	41,7%	präoperativ als Stadium I eingestuft

Tabelle 6. Ultraschallstaging von Hodentumoren

Autor	Pat.-Zahl	US-Befund korrekt (%)	Sensitivität (%)	Spezifität (%)
Burney and Klatte (1979)	49	77,5	69	94
Hutschenreiter et al. (1979)	29	82,5	82	83
Williams et al. (1980)	21	81,0	93	57
Eigene Serie	148	79,0	67	98

Tabelle 7. CT-Staging von Hodentumoren

Autor	Pat.-Zahl	CT-Befund korrekt (%)	Sensitivität (%)	Spezifität (%)
Burney and Klatte (1979)	38	81,5	82	80
Williams et al. (1978)	32	87,0	93	82
Ehrlichmann et al. (1981)	17	59,0	14	90
Richie et al. (1982)	30	73	65	90

von 41,7%. Ähnliche Befunde im Hinblick auf die Tumormarker sind von Skinner u. Scardino (1980) sowie Bosl u. Mitarb. (1981) mitgeteilt worden.

Tabelle 8. Lymphographisches Staging von Hodentumoren (nach Kademian and Wirtanen, 1977)

Lymphographiebefund korrekt	79,0% - 89,0%
Sensitivität	66,7% - 87,6%
Spezifität	81,8% - 100,0%

Diskussion

Tabelle 6 zeigt einen Vergleich unserer Resultate mit denen anderer Autoren. Es ist auffällig, daß die Sensitivität des Ultraschallstagings von Hodentumoren um so geringer wird, je mehr Patienten in der jeweiligen Untersuchungsserie enthalten sind. Offenbar hängt dies damit zusammen, daß in den größeren Serien auch mehr Patienten mit minimaler retroperitonealer Tumorerkrankung erfaßt werden.

Wir haben in unserer Studie die Sonographie nicht mit der Computertomographie und der Lymphangiographie verglichen. Tabelle 7 und 8 zeigen in der Literatur publizierte Resultate dieser Untersuchungen beim Staging von Hodentumorpatienten. Der Computertomographie wird häufig eine hohe Sensitivität und Spezifität nachgesagt; allerdings fanden Ehrlichmann u. Mitarb. (1981) in 40% (6/15) falsch-negative Resultate. Die bisher publizierten Serien sind klein, und der Wert der Computertomographie für das korrekte Staging, insbesondere des Stadiums II A muß noch ermittelt werden. Die Lymphographie ist in der Lage, die intranodale Architektur der Lymphknoten aufzuzeigen und bisweilen auch einen mikroskopischen Tumorball aufzudecken. Ihr Wert ist jedoch eingeschränkt durch ihre Unfähigkeit, die lumbalen Lymphknoten oberhalb von L2 und die Lymphknoten im Bereich des Nierenhilus darzustellen. Außerdem versagt die Lymphographie häufig bei der Identifizierung relativ großer retroperitonealer Metastasen, bedingt durch das „metastatic replacement“. In beiden zuletzt genannten Punkten sind Ultraschall und Computertomographie der Lymphographie sicher überlegen.

In der Vergangenheit hatte die klinische Unterscheidung zwischen Stadium I und Stadium II A keine große Relevanz, da in den meisten Institutionen alle diese Patienten der retroperitonealen Lymphadenektomie zugeführt wurden. Inzwischen gibt es aber Tendenzen, Patienten im klinischen Stadium I abwartend zu behandeln, d. h. die primäre Therapie auf die Semikastratio zu beschränken. Die retroperitoneale Lymphadenektomie und die Chemotherapie würden dann erst bei Entwicklung eines über das Stadium I hinausgehenden Krankheitsbildes ihren Einsatz finden. Mit Skinner u. Scardino (1980) sowie Fraley u. Mitarb. (1980) sind wir der Meinung, daß das Staging von Hodentumoren mit klinischen Methoden oft unzuverlässig ist. Die retroperitoneale Lymphadenektomie und histologische Untersuchung der entfernten Lymphknoten bleibt nach wie vor das einzige zuverlässige Stagingverfahren für Hodentumoren mit fehlendem und nur geringem retroperitonealen Tumorbefall.

Literatur

Bosl GJ, Lange PH, Fraley EE, Goldman A, Nochomovitz LE, Rosai J, Waldmann TA, Johnson K, Kennedy BJ (1981) Human chorionic gonadotropin and alphafetoprotein in the staging of nonseminomatous testicular cancer. Cancer 47:328–332. – Burney BT, Klatte EC (1979) Ultrasound and computed tomography of the abdomen in the staging and management of testicular carcinoma. Radiology 132:415–419. – Ehrlichmann RJ, Kaufmann SL, Siegelman SS, Trump DL, Walsh PC (1981) Computerized tomography and lymphangiography in staging testis tumors. J. Urol 126:179–181. – Fraley EE, Lange PH, Williams RD, Ortlip SA (1980) Staging of early nonseminomatous germ-cell testicular cancer. Cancer 45:1762–1767. – Hutschenreiter G, Alken P, Schneider HM (1979) The value of sonography and lymphography in the detection of retroperitoneal metastases in testicular tumors. J. Urol 122:766–769. – Kademian M, Wirtanen G (1977) Accuracy of bipedal lymphangiography in testicular tumors. Urology 9:218–220. – Richie JP, Garnick MB, Finberg H (1982) Computerized tomography: How accurate for abdominal staging of testis tumors? J Urol 127:715–717. – Skinner DG, Scardino PT (1980) Relevance of biochemical tumor markers and lymphadenectomy in management of non-seminomatous testis tumors: Current perspective. J Urol 123:378–382. – Williams RD, Feinberg SB, Knight LC, Fraley EE (1980) Abdominal staging of testicular tumors using ultrasonography and computed tomography. J Urol 123:872–875

Dr. H. Behrendt
Oberarzt d. Urologischen Klinik
Universitätsklinikum der GHS
Hufelandstr. 55
D-4300 Essen

Verhandlungsbericht der Deutschen Gesellschaft für Urologie, 34. Tagung (1982), 151/152
© Springer-Verlag Berlin Heidelberg 1983

Metastasen als Erstsymptom maligner Hodentumoren

M. Blech, F. Truss und A. Zimmermann

Bei dem Nachweis von Hodentumorgewebe im Retroperitonealraum, im Mediastinum oder in anderen Körperregionen bei klinisch unauffälligen Hoden ergeben sich große diagnostische und therapeutische Probleme. In vielen Fällen läßt sich nicht klären, ob es sich um einen primär extratestikulären Tumor oder um Metastasen eines okkulten Hodenkarzinoms bzw. eines „burned out" Tumors handelt. Die hierzu erforderliche Voraussetzung, nämlich die histologische Untersuchung beider Hoden, ist nur in Ausnahmefällen gegeben.

Von 1974 bis 1982 haben wir 8 Patienten beobachtet, bei denen extratestikuläres Hodentumorgewebe nachgewiesen wurde. Die Hoden dieser Patienten waren klinisch zunächst als unauffällig beurteilt worden.

Die Vorgeschichten sind recht einheitlich (Tabelle 1). Bei 7 Patienten traten unspezifische Rückenschmerzen und Oberbauchbeschwerden auf. Gelegentlich war es auch zu Gewichtsreduktion und Leistungsabnahme gekommen. Einmal handelte es sich um einen Zufallsbefund. Die Tumoren waren 6mal im Retroperitonealraum, 1mal im vorderen Mediastinum und 1mal supraklavikulär links lokalisiert. Bei einem Patienten bestand bereits eine ausgedehnte Lungenmetastasierung. Eine vollständige Entfernung der fraglichen Tumormetastasen war nur bei einem Patienten mit Mediastinaltumor möglich. Bei den anderen konnte lediglich eine operative Tumorverkleinerung erreicht werden. Histologisch ergab sich in 6 Fällen Seminomgewebe, 1mal ein Teratokarzinom und 1mal ein Embryonalzellkarzinom.

Tabelle 1. Metastasen als Erstsymptom maligner Hodentumoren. Klinische Symptomatik, Metastasen-Lokalisation und Metastasen-Histologie

Klinische Symptomatik	
Rückenschmerzen	4 Pat.
Oberbauchbeschwerden	2 Pat.
Gewichtsreduktion	1 Pat.
Zufallsbefund	1 Pat.
Metastasen-Lokalisation	
Retroperitonealraum	6 Pat.
Mediastinum	1 Pat.
Supraclaviculär	1 Pat.
Metastasen-Histologie	
Seminom	6 Pat.
Embryonalzell-Ca	1 Pat.
Terato-Ca	1 Pat.

Tabelle 2. Metastasen als Erstsymptom maligner Hodentumoren. Klinischer Hodenbefund und Hodenhistologie

Klinischer Hodenbefund	
Unauffällig	4 Pat.
Induration	3 Pat.
Atrophie	1 Pat.
Histologischer Hodenbefund	
Seminom	3 Pat.
Embryonalzell-Ca	1 Pat.
Orchitis	1 Pat.
Atrophie	1 Pat.
Keine Histologie	2 Pat.

Zwei der acht Patienten kamen aus chirurgischen Abteilungen. Eine eingehende urologische Nachuntersuchung der Hoden ließ doch noch kleine, indurierte Bezirke erkennen (Tabelle 2). Nach Ektomie der entsprechenden Hoden bestätigte sich der Tumorverdacht in Übereinstimmung mit der Histologie der Metastasen. Bei den übrigen sechs Patienten bestand palpatorisch auch bei gründlichster Untersuchung kein Verdacht auf einen Hodentumor. In 2 Fällen mit vorwiegend unilateraler Entwicklung retroperitonealer Tumoren erfolgte die ipsilaterale Ektomie des völlig gesund erscheinenden Hodens. Die in Serienschnitten durchgeführten histologischen Untersuchungen deckten bei beiden Patienten sehr kleine Seminome auf. Bei ihnen lagen somit Metastasen okkulter Hodentumoren vor. Der Nachweis eines Primärtumors war nicht möglich bei einem Patienten, bei dem ein palpatorisch atrophischer Hoden entfernt wurde und bei einem weiteren Patienten, bei dem im entfernten Hoden eine chronische Orchitis mit Epididymitis festgestellt wurde. Eine Entfernung der kontralateralen Hoden wurde nicht durchgeführt. Zwei weitere Patienten lehnten auch eine einseitige Orchiektomie ab. Die Therapie (Tabelle 3) der acht Patienten bestand entsprechend

Tabelle 3. Metastasen als Erstsymptom maligner Hodentumoren. Therapie

Therapie	
Bestrahlung + Chemotherapie	5 Pat.
Chemotherapie	2 Pat.
Bestrahlung	1 Pat.

dem histologischen Befund in einer Röntgenbestrahlung, einer Polychemotherapie oder einer Kombination dieser Therapieformen. Zwei unserer Patienten sind bisher 8 Monate bzw. 3 Jahre nach Diagnosestellung verstorben. Insgesamt ergibt sich also, daß bei 8 Patienten mit extratestikulärem metastasenverdächtigem Hodentumorgewebe und klinisch unauffälligen Hoden nur 4mal ein Primärtumor im Hoden gefunden werden konnte. In den übrigen Fällen konnte nicht gesichert werden, ob es sich um einen Primärtumor oder um Metastasen handelte, weil eine vollständige histologische Untersuchung – das heißt ggf. auch die Untersuchung beider Hoden – nicht erfolgen konnte. In diesen Fällen sind somit extratestikuläre Hodenkarzinome ebenso möglich wie okkulte oder „burned out" Hodentumoren.

Insbesondere bei retroperitoneal nachgewiesenem Seminomgewebe erscheint die Suche nach dem Primärtumor durch die Ektomie des durch Anamnese, Atrophie oder Seitenlokalisation tumorverdächtigeren Hodens gerechtfertigt. Im Rahmen der Therapie wird ein nicht erkannter Hodentumor durch eine Bestrahlung nicht erfaßt und kann – wie in der Literatur berichtet wird – somit zum Ausgangspunkt weiterer Metastasen werden. In den hinsichtlich des Primärtumors nicht geklärten Fällen müssen besonders engmaschige Kontrollen erfolgen. Eine an die Bestrahlung angeschlossene Chemotherapie sollte in Erwägung gezogen werden. Mögliche Verbesserungen der Diagnostik okkulter Hodentumoren scheinen für die Zukunft in der Anwendung der Hodenthermographie und besonders in der Hodensonographie gegeben.

Literatur

Bär W, Hedinger Ch (1977) Virchows Arch A Path Anat and Histol 377:67–78. – Bertermann H, Förster R, Seppelt U (1982) Therapiewoche 32:692–698. – Blech M, Truss F, Zimmermann A (1979) Verh Ber Dtsch Ges Urol 30:178–179. – Hauri D (1979) Verh Ber Dtsch Ges Urol 30:174–177. – Houston RR, Winter CC, Smith JP, Brenner MA (1971) J Urol 106:841–844. – Jayet A, Saegesser F, Hedinger Ch (1970) Schweiz med Wschr 100:265–272. – Johnson DE, Laneri JP, Mountain CF, Luna M (1973) Surgery 73:85–90. – Kastendieck H, Hüsselmann H, Bressel M (1979) Verh Ber Dtsch Ges Urol 30:169–173. – Lee Y TN, Gold RH (1976) JAMA 236:1975–1976. – Malkin RB, Hotchkiss RS (1969) J Urol 101:360–365. – Meares EM Jr, Briggs EM (1972) Cancer 30:300–306. – Mellin HE, Staehler G (1979) Verh Ber Dtsch Ges Urol 30. Tagung 168. – Montaque BK (1975) J Urol 113:505–508. – Neumann H, Hinkelmann W, Wannenmacher M, Löhr GW (1981) Med Welt 32:613–616. – Richter HJ, Leder LD (1979) Cancer 44:245–249. – Rudnick P, Odell WD (1971) New Engl J Med 284:405–408. – Utz DC, Buscemi MF (1971) J Urol 105:271–274. – Veraguth P, Maillard GF, MacGee W (1970) Oncology 24:193–209. – Wegenke JD, Chuprevich TW, Nielsson TEG (1977) J Urol 117:262–263

Dr. med. Manfred Blech
Klinik und Poliklinik für Urologie
Robert-Koch-Str. 40
D-3400 Göttingen

Verhandlungsbericht der Deutschen Gesellschaft
für Urologie, 34. Tagung (1982), 153–157
© Springer-Verlag Berlin Heidelberg 1983

Markerbestimmungen in Punktaten zur Abklärung fraglicher retroperitonealer Befunde bei vorbehandelten Hodentumorpatienten

L. Weißbach

1. Einleitung

Bei metastasierenden Hodentumoren können retroperitoneale Erst- bis Dritteingriffe in Form einer Salvage-Operation durchaus indiziert sein [1, 2, 5, 6]. Grundsätzlich ist das Operationsrisiko höher einzuschätzen als bei einer primären Lymphadenektomie (LA). Die Indikation muß insbesondere vor einem Wiederholungseingriff durch eine sorgfältige präoperative Diagnostik eingeengt werden. Der Wert der Computertomographie ist bei vorangegangenen Operationen durch auftretende Narben, Hämatome, Lymphocelen sowie durch Metallclips eingeschränkt. Bei zytostatisch vorbehandelten Patienten ist die diagnostische Treffsicherheit der Tumormarker unzureichend. Nach den Untersuchungen von Behrendt et al. [1] sowie Scardino u. Skinner [9] liegen die Werte unmittelbar präoperativ trotz histologischer Verifizierung eines vitalen Tumors in 60 bzw. 71% der Fälle im Normbereich. Wir ermittelten bei 22 Patienten nach

a

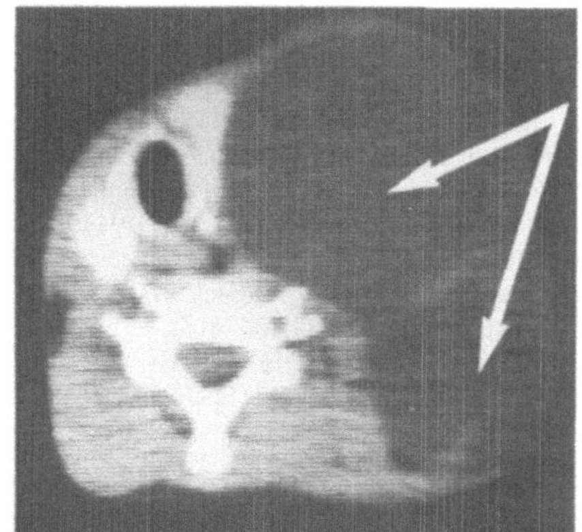

b

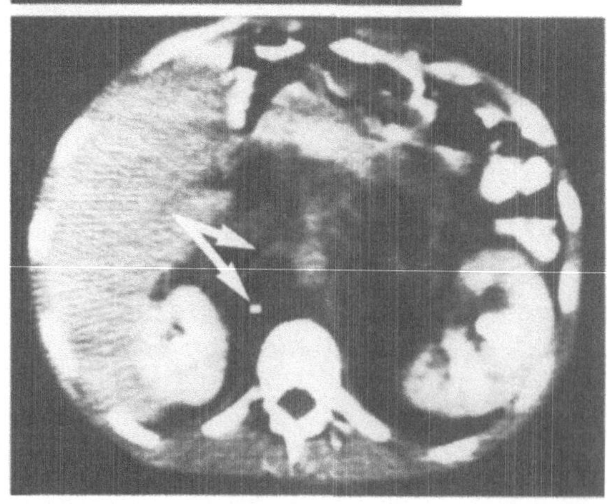

Abb. 1 a, b. Metastasierender Hodentumor nach Chemotherapie (Kasuistik 1). **a** Computertomogramm einer zystischen Metastase in der Fossa supraclavicularis. AFP im Serum 488 U/ml, in der Zystenflüssigkeit 1204 U/ml; HCG im Serum 16 mU/ml, in der Zystenflüssigkeit 180 mU/ml. **b** Computertomogramm eines polycystischen Bulky-Tumors. AFP im Serum 227 U/ml, im Punktat 234 U/ml; HCG im Serum 6 mU/ml, Im Punktat 40 mU/ml

Chemotherapie und vor Second-look-Operation eine Sensitivität für AFP von 35% und für HCG von 31% [5].

In ausgewählten Fällen paracavaler, paraortaler oder periiliacaler zystischer Raumforderungen besteht die Möglichkeit, durch eine prä- oder intraoperativ durchgeführte Punktion den Zysteninhalt zu gewinnen, um die Konzentration von AFP und HCG zu messen. Im Einzelfall kann es durchaus sinnvoll sein, auch den LDH-Titer zu bestimmen und den Zellgehalt zytologisch zu untersuchen.

2. Patienten und Methode

Wir überblicken 8 Patienten mit germinalen Hodentumoren, bei denen unter dem Verdacht eines lokoregionalen Rezidivs bzw. Progresses 9mal der zystische Tumor punktiert wurde (Retroperitoneum n = 7, Supraclaviculargrube n = 1, Inguinalgegend n = 1). Alle Patienten waren primär wegen eines fortgeschrittenen Tumors bereits behandelt worden. Die Punktion erfolgte präoperativ unter sonographischer Kontrolle. Zwei Patienten wurden intraoperativ unter direkter Sicht punktiert. Auszugsweise sind nachfolgend einige Kasuistiken dokumentiert.

3. Kasuistiken

Fall 1: M. E. Es handelt sich um ein histologisch gesichertes gonadales Seminom im Stadium T3 N4 M1 (abdominaler Bulky-Tumor). Die histologische Diagnose wird wegen hoher AFP-Werte im Serum vom Kliniker revidiert. Auch HCG im Serum ist erhöht.

Nach sequentieller, induktiver Polychemotherapie wird 4 Monate später ein computertomographisch als zystisch deklarierter Halstumor (Abb. 1 a) punktiert. Die Marker im Zysteninhalt sind gegenüber den Serumwerten 2fach für AFP und 11fach für HCG erhöht. Durch die daraufhin durchgeführte Neck-Dissektion wird histolo-

a

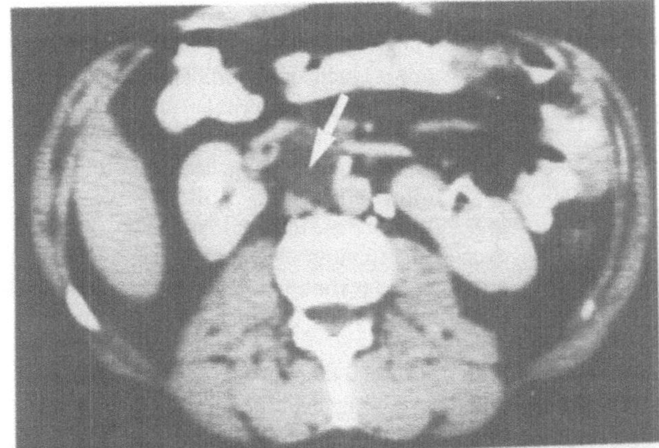

b

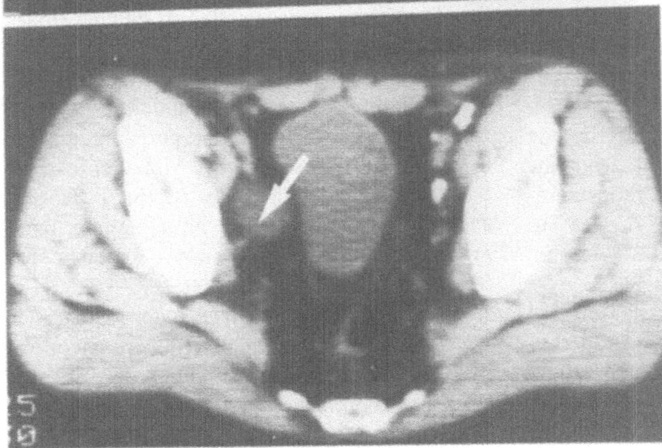

Abb. 2 a, b. Computertomogramme zystischer Hodentumormetastasen. a Interaortocavale zystische Raumforderung, Hufeisenniere als Nebenbefund (Kasuistik 2). AFP im Serum 1,8 U/ml, im Punktat 334 U/ml; HCG im Serum < 2 mU/ml, im Punktat 216 mU/ml. b Zystische periiliakale Lymphknotenmetastase rechts (Kasuistik 3). AFP im Serum < 10 U/ml, in der Zystenflüssigkeit 26 U/ml; HCG im Serum < 2 mU/ml, in der Zystenflüssigkeit 874 mU/ml

gisch ein reifes und ein unreifes Teratom nachgewiesen.

Nach reinduktiver Polychemotherapie mit Abfall der Serummarker wird bei normalem HCG-Titer der zystische Abdominal-Tumor (Abb. 1 b) punktiert. In der Zystenflüssigkeit ist der AFP-Spiegel genauso hoch wie im Serum, HCG jedoch um das 6fache erhöht.

Bei diesem Patienten waren die Markerkonzentrationen in der Flüssigkeit des zystischen Halstumors höher als im Serum. Der Zysteninhalt des retroperitonealen Tumors zeigte deutliche Konzentrationsunterschiede zwischen AFP und HCG.

Fall 2: V.C. Die extern durchgeführte Semikastration ergibt ein Teratom und embryonales Karzinom im Stadium Tx N2 M0. Eine Bestrahlung des Retroperitoneums wird in Jugoslawien eingeleitet. Wegen pulmonaler Progression wird 6 Monate später eine sequentielle Polychemotherapie nach Einhorn in 4 Zyklen durchgeführt. Daraufhin kommt es zur Vollremission des Lungenbefundes, so daß der Patient uns zur LA überwiesen wird. Die Serum-Marker liegen im Normbereich. Im CT findet sich eine interaortocavale Raumforderung und als Nebenbefund eine Hufeisenniere (Abb. 2 a). Im Punktat sind die Marker extrem erhöht. Die LA ergibt ein paracavales „reifes" Teratom.

Der Verlauf zeigt, daß trotz normaler Serummarker in der Zystenflüssigkeit die Titer erhöht sein können.

Fall 3: B.C. Dieser Patient hat ein embryonales Karzinom und befindet sich in einem primären Tumorstadium T4a N4 M1. Nach Semikastration wird die sequentielle Chemotherapie nach Einhorn eingeleitet. Residualtumoren im Retroperitoneum und im Mediastinum werden durch erweiterte LA und 2malige Thorakotomie entfernt. 18 Monate später führen Beinödeme zur erneuten Abklärung. Bei normalen Serummarkern wird computertomographisch eine zystische rechtsseitige periiliacale Raumforderung gesichert (Abb. 2 b). Der Zysteninhalt zeigt eine exzessive Titererhöhung der Markerkonzentrationen. Es erfolgt die Second-look-LA. Der Tumor wird histologisch als ein „reifes Teratom" angesprochen.

Diese Beobachtung läßt Zurückhaltung bei der Dignitätsbeurteilung zystischer postoperativer Raumforderungen im kleinen Becken angeraten sein. Nicht in allen Fällen handelt es sich um Lymphocelen.

Fall 4: B. U. Semikastration und Lymphadenektomie ergeben ein embryonales Karzinom im Stadium pT3 N1 M0. Eine adjuvante sequentielle Mono-Chemotherapie wird eingeleitet. Fünf Jahre später führen Beinödeme zum Nachweis eines retroperitonealen Tumorprogresses mit Cavakompression und Harnstauung. Bei normalen Tumormarker-Konzentrationen im Serum wird die Second-look-LA mit Nephrektomie links vorgenommen. Histologisch läßt sich kein Tumornachweis erbringen. Sechs Monate später treten erneut Beinödeme auf. Bei normalen Serummarkern wird anläßlich der Third-look-Operation die retrocavale Raumforderung (Abb. 3 a) punktiert. Im Punktat sind der AFP- und der HCG-Titer erhöht. Im Dissektat findet der Pathologe Anteile eines „reifen Teratoms".

Die daraufhin vorgenommene weitere Aufarbeitung des anläßlich der Second-look-Operation entfernten Residualtumors zeigt kleine, disseminiert liegende teratomatöse Gewebsinseln. In diesem Falle führte erst der Markernachweis in der zystischen Raumforderung zur Diagnose des Tumorrezidivs nach Second-look-LA.

Diesen 4 Patienten mit Erhöhung der Tumormarkern im Punktat und gesicherter Tumormetastasierung stehen 4 weitere gegenüber, die im Rahmen der Nachsorge auffällig wurden. In allen Fällen war es bei primär fortgeschrittener Metastasierung nach Chemotherapie und LA zur Ausbildung einer zystischen Raumforderung im Retroperitoneum ($n = 3$) bzw. in der Leiste ($n = 1$, primäres Tumorstadium T4b, Zustand nach Ausräumung inguinaler Lymphknotenmetastasen) gekommen. Beispielhaft soll eine Kasuistik geschildert werden.

Fall 5: S.C. Bei diesem Patienten, der ein Querschnittssyndrom bei abdominellem Bulky-Tumor mit Einbruch in den Spinalkanal sowie diffuse Lungenmetastasen aufweist, sind die Hoden unauffällig. Bei erhöhten Tumormarkern im Serum wird die Diagnose eines extragonadalen Keimzelltumors gestellt. Die induktive sequentielle Polychemotherapie führt zur Vollremission des Lungenbefundes. Nach 6 Monaten folgt die Salvage-LA. Ein Jahr später ist eine paraortale zystische Raumforderung im Computertomogramm und Sonogramm nachweisbar (Abb. 3 b). Die Tumormarker AFP und HCG sind im Punktat normal. Wegen der bestehenden Harnstauung in der linken Niere wird die operative Dekompression mit Resektion der Lymphocele vorgenommen; Histologie: Pseudozyste, kein Tumor.

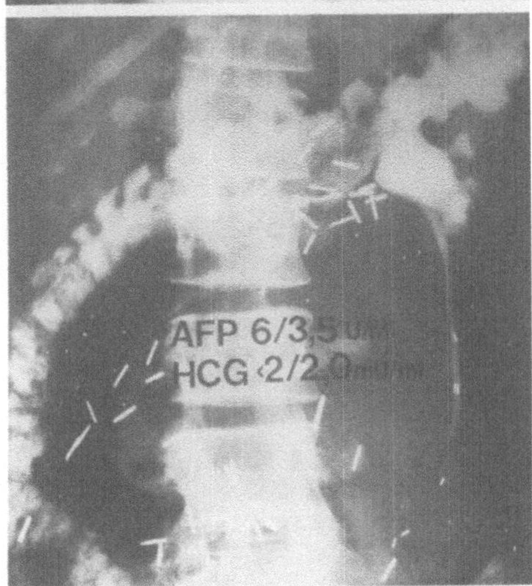

Abb. 3 a, b. Röntgenologische Darstellung retroperitonealer Raumforderungen nach Lymphadenektomie bei metastasierenden Hodentumoren. **a** Untere Cavographie mit Nachweis eines retrocavalen Tumors (Kasuistik 4). AFP- und HCG-Konzentrationen im Serum normal, in der punktierten Zystenflüssigkeit deutlich erhöht. **b** Große retroperitoneale Raumforderung nach Salvage-Lymphadenektomie (Kasuistik 5). Harnstauungsniere links und Lateralisierung des linken Ureters (i.v.-Urogramm nach Colon-Kontrasteinlauf). AFP- und HCG-Konzentrationen im Serum und in der punktierten Zystenflüssigkeit im Normbereich

4. Diskussion

Bei Verdacht auf einen retroperitonealen Tumorprogreß nach LA und/oder Chemotherapie werden bei Patienten mit Hodentumoren Computertomographie und Sonographie durchgeführt. Die Sensitivität und Spezifität dieser bildgebenden Verfahren ist wegen der Residuen nach primärer LA gering. Ebenso haben die Tumor-Marker geringe Aussagekraft. Nach vorangegangener Chemotherapie zeigen nur 30% der Patienten erhöhte Titer.

Deshalb wurde wiederholt die Anwendung der sonographisch gesteuerten perkutanen Feinnadelaspirationsbiopsie zur Abklärung retroperitonealer Raumforderungen empfohlen [3, 4, 8, 10]. Mit dieser Methode soll die Indikation zur risikoreichen explorativen Relaparotomie eingeengt werden. Der diagnostische Wert ist jedoch auf die Fälle beschränkt, in denen die zytologische Untersuchung einen positiven Tumorhinweis gibt. Der Ausschluß einer Tumorerkrankung bleibt dem operativen Eingriff mit sorgfältiger Materialgewinnung zur histologischen Untersuchung vorbehalten [8].

Nach zytostatischer Vorbehandlung sind häufig große Anteile des Tumors in reife Teratom-Strukturen umgewandelt, die zytologisch nicht erkennbar sind. Eine Fehlbeurteilung ist selbst nach Entfernung des Tumors mit anschließender histologischer Untersuchung möglich (vergl. Kasuistik 4). Deshalb gilt es, alle weiteren diagnostischen Maßnahmen einzusetzen, mit deren Hilfe zystische Raumforderungen – speziell nach LA – abgeklärt werden können. Hierzu gehört die perkutane, sonographisch gesteuerte Punktion mit Gewinnung des Zysteninhaltes, der unter anderem auf seinen Gehalt an AFP und HCG zu untersuchen ist. Die Methode hat ihren besonderen Wert bei der differentialdiagnostischen Abgrenzung zwischen Lymphocelen und Metastasen. Bei Lymphocelen unterscheiden sich die Markerkonzentrationen zwischen Serum und Zysteninhalt nicht wesentlich; bei fehlender anderweitiger Metastasierung liegen sie im Normbereich. Wird dagegen die Zystenwand zumindest partiell von Tumorverbänden ausgekleidet, so ist – auch bei normalen Serumkonzentrationen – mit einer Markererhöhung im Punktat zu rechnen. Diese Feststellung gilt selbst für die Fälle, in denen die disseminiert liegenden, kleinen Tumorzellverbände dem histologischen Nachweis entgehen. Da differenzierte Teratome keine Marker synthetisieren (vergl. Kasuistik 2, 3 und 4) muß bei hohen Markerkonzentrationen vom Vorliegen hochmaligner Tumorformationen ausgegangen werden, auch wenn sie histologisch nicht sicher nachweisbar sind.

5. Zusammenfassung

Metastasierende Hodentumoren können zystische Raumforderungen mit unterschiedlicher Lokalisation (retroperitoneal, mediastinal, supraclaviculär, inguinal, iliacal) bilden. War eine LA vorangegangen, so ist die differentialdiagnostische Abgrenzung gegenüber Lymphocelen vorzunehmen. Bei Verdacht auf einen Tumorprogreß sollte der durch sonographisch gesteuerte Feinnadelpunktion gewonnene Zysteninhalt auf seine Konzentration von AFP und HCG untersucht werden. Trotz normaler Serummarker können sich im Punktat erhöhte Werte finden, die das weitere Therapiekonzept bestimmen.

Literatur

1. Behrendt H, Brehmer B, Hossfeld DK (1981) Der diagnostische und therapeutische Stellenwert der Second-look-Operation bei Patienten mit malignen Hodentumoren. Urologe [A] 20:231. – 2. Comisarow RH, Grabstald H (1976) Re-exploration for retroperitoneal lymph node metastases from testis tumors. J. Urol 115:569. – 3. Eickenberg H-U, Heckemann R, Hartmann HG, Dettmar H (1979) Ultraschallgesteuerte Punktionsverfahren in der Urologie. Verh Ber Dt Urol. Springer, Berlin Heidelberg New York, S. 489. – 4. Göthlin JH (1976) Post-lymphographic percutaneous fine needle biopsy of lymph nodes guided by fluoroscopy. Radiology 120:205. – 5. Jaeger N, Mellin HE, Weißbach L (1982) Second-look-Lymphadenektomie. In: Weißbach L, Hildenbrand G (Hrsg) Register und Verbundstudie für Hodentumoren – Bonn, Ergebnisse einer prospektiven Untersuchung. Zuckschwert, München. – 6. Mellin HE, Jaeger N, Weißbach L (1982) Diagnostischer und therapeutischer Wert der Second-look-Lymphadenektomie. In: Illiger HJ, Seeber S, Sack H, Weißbach L (Hrsg) Nicht-seminomatöse Hodentumoren. Karger, Basel. – 7. Merrin C, Takita H, Weber R, Wasjsman Z, Baumgartner G, Murphy GP (1976). Combination radical surgery and multiple sequential chemotherapy for the treatment of advanced carcinoma of the testis (stage III). Cancer 37:20. – 8. Rothenberger K, Feuerbach St, Friesen A, Hofstetter A, Pensel J, Pfeifer KKJ, Rupp N (1982) Diagnostik von Lymphknotenmetastasen durch Lymphographie, Computertomographie und perkutane Feinnadelbiopsie. Therapiewoche 32:701. – 9. Scardino PT, Skinner DG (1979) Germ-cell tumors of the testis: Improved results in a prospective study using combined modality and biochemical tumor markers. Surgery 80:86. – 10. Wein AJ, Ring EJ, Freiman DB, Oleaga JA, Carpiniello VL, Banner MP, Pollack HM (1979) Applications of thin needle aspiration biopsy in urology. J Urol 121:626

Prof. Dr. Lothar Weißbach
Ltd. Oberarzt
der Urologischen Universitätsklinik
Sigmund-Freud-Str. 25
D-5300 Bonn 1

Verhandlungsbericht der Deutschen Gesellschaft für Urologie, 34. Tagung (1982), 158–160
© Springer-Verlag Berlin Heidelberg 1983

Falsch-negative Tumormarker (AFP und Beta-HCG) beim chemotherapierten, metastasierenden, nicht-seminomatösen Hodentumor

H. Behrendt, R. Pfeiffer, R.-H. Ringert und R. Hartung

Beim 32. Kongreß der Deutschen Gesellschaft für Urologie 1980 in Berlin wiesen wir (Behrendt u. Mitarb.) bereits auf die eingeschränkte Aussagefähigkeit negativer Tumormarker bei chemotherapierten Patienten mit testikulären Germinalzelltumoren hin und konnten mit unseren Befunden damals gerade publizierte Daten von Donohue u. Mitarb. (1980) stützen. Diese Befunde sind inzwischen durch weitere Publikationen (Skinner u. Scardino 1980; Einhorn u. Mitarb. 1981; Jaeger u. Mitarb. 1981; Brenner u. Mitarb. 1982) bestätigt worden. Im Folgenden soll über unsere inzwischen umfangreicheren Erfahrungen zu diesem Punkt berichtet werden.

Patientengut und Methodik

Die Daten von 60 Patienten standen zur Verfügung, bei welchen innerhalb der letzten 5 Jahre entweder nach primärer retroperitonealer Lymphadenektomie (RLA) und nachfolgender Chemotherapie eine Second-look-Operation erfolgte (n = 31) oder nach primärer Chemotherapie die sekundäre RLA vorgenommen wurde (n = 29). 57 dieser Patienten hatten nicht-seminomatöse Hodentumoren, 3 von ihnen Beta-HCG-positive Seminome.

Zur Bestimmung von AFP im Serum wurden der Radioimmunoassay der Behring-Werke, Marburg, und zur Bestimmung von Beta-HCG der Radioimmunoassay der Firma Serono, Freiburg, verwendet.

Resultate

Das Verhalten der Tumormarker in Relation zum retroperitoneal vorgefundenen Befund geben die Tabellen 1 und 2 wieder. In der Gruppe mit einer Second-look-RLA fand sich bei 8 Patienten ein unauffälliger, retroperitonealer Befund, worin sich falsch-positive Computertomographiebefunde aus der Frühphase dieser Untersuchungstechnik widerspiegeln. Ansonsten unterscheiden sich die Befunde in den beiden Gruppen mit einer Second-look-RLA bzw. einer sekundären RLA kaum (Tabelle 3). Insgesamt wurden 7mal retroperitoneale Tumoren vorgefunden, welche histologische Differenzierungen eines reifen Teratoms aufwiesen. Nur 2 dieser Patienten hatten eine Tumormarkererhöhung, einmal von AFP und einmal von Beta-HCG. Von insgesamt 25 retroperitoneal vorgefundenen und resezierten Karzinomen, meist Embryonalzellkarzinome, z.T. auch undifferenzierte Karzinome, wiesen lediglich 13 (52%) eine Erhöhung von AFP und/oder Beta-HCG auf. Von den Patienten, welche nach Chemotherapie noch vitalen Tumor (reifes Teratom oder Karzinom)

Tabelle 1. Korrelation der präoperativen Serumspiegel von AFP und Beta-HCG zum retroperitonealen Befund bei der Second-look-RLA

Histologie	Second look RLA	AFP u./o. β-HCG Erhöhung
kein TU-Nachweis	n = 8	0
Fibrosen/Nekrosen	n = 7	n = 1
reifes Teratom	n = 2	n = 1
Carcinom	n = 14	n = 6

Tabelle 2. Korrelation der präoperativen Serumspiegel von AFP und Beta-HCG zum retroperitonealen Befund bei der sekundären RLA

Histlogie	sekundäre RLA	AFP u./o. β-HCG Erhöhung
kein TU-Nachweis	n = 2	0
Fibrosen/Nekrosen	n = 11	n = 1
reifes Teratom	n = 5	n = 1
Carcinom	n = 11	n = 7

Tabelle 3. Serumspiegel von AFP und Beta-HCG nach Chemotherapie und der retroperitoneale Befund

Histologie	AFP	β-HCG	AFP + β-HCG	AFP + β-HCG normal
kein TU				10
Fibrosen/Nekrosen	1	1		16
reifes Teratom	1	1		5
Carcinom	6	4	3	12

Tabelle 4. Tumormarker bei vitalem Tumor im Retroperitoneum

	vor Chemother.	nach Chemother.
Tumor-Marker positiv	77%	47%
Tumor-Marker negativ	23%	53%

im Retroperitoneum haben, sind somit insgesamt 53% markernegativ gewesen. Im Vergleich hierzu beträgt der Prozentsatz der markernegativen Patienten vor Chemotherapie in unserem Patientengut lediglich 23% (Tabelle 4).

Diskussion

Zwei unserer Patienten mit retroperitoneal vorgefundenen fibrotischen Veränderungen und Nekrosen sowie zwei Patienten mit retroperitonealen Tumordifferenzierungen eines reifen Teratoms wiesen Tumormarkererhöhungen auf. Dies ist bei Fibrosen nicht zu erwarten und kommt auch beim reifen Teratom normalerweise nicht vor (Einhorn u. Mitarb. 1981; Vugrin u. Mitarb. 1981). Als Erklärung für die von uns erhobenen Befunde muß daran gedacht werden, daß bei der RLA oder auch bei der histologischen Aufarbeitung des resezierten Gewebes möglicherweise undifferenzierte Tumoranteile nicht erfaßt wurden. In diesem Zusammenhang sei darauf hingewiesen, daß die nach Chemotherapie durchgeführte RLA durchaus nicht immer die ansonsten üblichen Kriterien der Radikalität erfüllt (Vugrin u. Mitarb. 1981; Brenner u. Mitarb. 1982). Schließlich können auch klinisch nicht manifeste viscerale Metastasen für die beobachtete Tumormarkererhöhung in Frage kommen.

Tabelle 5 stellt die von uns erhobenen Befunde den publizierten Resultaten der Arbeitsgruppe um Whitmore (Memorial SKCC, 1981) sowie um Donohue (Indiana UMC, 1981) gegenüber. Die Erfahrungen aller drei Institutionen bezüglich des Tumormarkerverhaltens bei chemotherapierten Hodentumorpatienten sind annähernd gleich. Positive Tumormarker signalisieren immer das Vorhandensein von Karzinomgewebe; die Spezifität dieser Untersuchung ist somit sehr hoch. Sind die Tumormarker negativ, so muß dennoch in 30% der Patienten mit dem Vorhandensein von retroperitonealem Karzinomgewebe gerechnet werden. Hinzu kommen 26% der Patienten, bei welchen sich retroperitoneal als reifes Teratom ausdifferenziertes Tumorgewebe findet. Somit haben 56% der Patienten mit normalen Tumormarkern noch vitalen Tumor. Anders betrachtet heißt dies, daß von den Patienten, wel-

Tabelle 5. Serumspiegel von AFP und Beta-HCG nach Chemotherapie und retroperitonealer Befund: Zusammenstellung der Daten des Memorial SKCC (Vugrin u. Mitarb. 1981), Indiana UMC (Einhorn u. Mitarb. 1981) und des Westdeutschen Tumorzentrums Essen

Serie	Positive Marker		Negative Marker		
	Pat.-Zahl	Maligner TU	Pat.-Zahl	Karzinom	Teratom
Memorial SKCC	9	9	38	11	9
Indiana UMC	11	11	51	16	20
TU-Zentrum Essen	17	15[a]	43	12	5
Gesamt:	37	35 = 96%	132	39 = 30%	34 = 26%

[a] 2 reife Teratome mit Markererhöhung sind eingeschlossen

che retroperitoneal noch Karzinomgewebe aufwiesen, lediglich 47% eine Tumormarkererhöhung zeigten. Faßt man die Patienten mit retroperitonealem Karzinom und differenziertem Teratom als ein Kollektiv mit noch vitalen Tumoranteilen zusammen, so liegt in diesem Kollektiv der Anteil mit Tumormarkererhöhung bei lediglich 32%. Die Sensitivität dieser Untersuchung wird damit nach der Chemotherapie sehr niedrig.

Somit ist eindeutig festzustellen, daß bei Hodentumorpatienten die Normalisierung der Tumormarker unter Chemotherapie sicherlich ein günstiges Zeichen darstellt, letztlich aber keinerlei Aussage über die Existenz und maligne Potenz noch vitalen Tumors erlaubt. Man muß davon ausgehen, daß unter der Chemotherapie die Fähigkeit der Tumorzellen, Alphafetoprotein und Beta-HCG zu bilden, zum großen Teil verlorengeht. Andererseits ist es auch denkbar, daß die Chemotherapie vorzugsweise die Tumorzellanteile vernichtet, die zur Tumormarkerproduktion in der Lage sind.

Literatur

1. Behrendt H, Brehmer B, Hossfeld K (1980) Der diagnostische und therapeutische Stellenwert der Second-look-Operation bei Patienten mit malignen Hodentumoren. Verh Ber Dtsch Ges f Urol, 32. Tagung, S 389–391. – 2. Brenner J, Vugrin D, Whitmore W (1982) Cytoreductive surgery for advanced nonseminomatous germ cell tumors of testis. Urology 19:571–575. – 3. Donohue J, Einhorn L, Williams St (1980) Cytoreductive surgery for metastatic testis cancer: considerations of timing and extent. J Urol 123:876–880. – 4. Einhorn L, Williams St, Mandelbaum J, Donohue J (1981) Surgical resection in disseminated testicular cancer following chemotherapeutic cytoreduction. Cancer 49:904–908. – 5. Jaeger N, Weißbach L, Hartlapp JJ, Vahlensieck W (1981) Primäre Chemotherapie und nachfolgende Lymphadenektomie bei fortgeschrittener Metastasierung von Hodentumoren. Akt Urol 12:26–30. – 6. Skinner D, Scardino P (1980) Relevance of biochemical tumor markers and lymphadenectomy in management of non seminomatous testis tumors: current perspective. J Urol 123:378–382. – 7. Vugrin D, Whitmore W Jr, Sogani P, Bains M, Herr H, Golbey R (1981) Combined chemotherapy and surgery in treatment of advanced germ-cell tumors. Cancer 47:2228–2231

Dr. H. Behrendt
Oberarzt der Urologischen Klinik
Universitätsklinikum der GHS
Hufelandstr. 55
D-4300 Essen

Verhandlungsbericht der Deutschen Gesellschaft für Urologie, 34. Tagung (1982), 161–163
© Springer-Verlag Berlin Heidelberg 1983

Klinischer Wert der Tumormarker bei metastasierendem Hodentumor*

G. Bartsch und K. Scheiber

Zellen des Hodentumors können zwei Proteine, Chorion-Gonadotropin und Alpha-Feto-Protein synthetisieren. Diese werden heute mit hochsensitiven, radioimmunologischen Methoden gemessen, als Marker verwendet. Zwischen 1976 und 1981 wurden bei insgesamt 52 malignen Teratomen und 36 Seminomen prospektiv HCG und Alpha-Feto-Protein im Serum radioimmunologisch nachgewiesen.

Bei insgesamt 12 von 36 Patienten mit reinem Seminom zeigten sich erhöhte HCG-Werte; alle diese Patienten waren Alpha-Feto-Protein negativ (Tabelle 1). Zwischen dem klinischen Stadium und den erhöhten HCG-Werten besteht keine Korrelation (Tabelle 1).

Tabelle 1. HCG-positive Seminome: Stadien und HCG-Werte (ng/ml)

I	IIa, b	IIc	III
5,4	3,3	3,0	10,2
1,2	236	6,2	
	5,4		
	9,2		
	7,0		
	3,1		
	40,0		

Bei 9 Patienten mit klinischem Stadium 2, die klassisch mit Semikastration und Hochvolttherapie behandelt wurden, kam es nach der Therapie zum Absinken der HCG-Werte (Tabelle 2). 4 Patienten mit metastasierendem Seminom können über 4 Jahre nach Therapieende beobachtet werden. Es besteht kein Anhalt für ein Tumorrezidiv, die HCG-Werte sind negativ. Ein

Tabelle 2. HCG-positive Seminome: HCG-Werte (ng/ml) nach 1–4 Jahren Therapie (Semikastration und Hochvolttherapie)

I	IIa, b	IIc
0,1	0,2	[0,6]
0,3	[0,1]	[0,1]
	[0,3]	
	0,1	
	0,1	
	0,4	
	[0,3]	

□ Patienten 4 Jahre nach Therapie

Patient mit einem II-C-Tumor verstarb 3½ Jahre nach Diagnosestellung an den Folgen einer Leberzirrhose; die durchgeführte Autopsie ergab keinen Anhalt für einen Resttumor.

Die Prognose und Therapie des HCG-positiven metastasierenden Seminoms ist derzeit nicht geklärt; diese zwar an einem kleinen Krankengut durchgeführten Untersuchungen zeigen, daß metastasierende HCG-positive Seminome radiosensitiv sind. HCG-positive Seminome sollen deshalb vorläufig als eine morphologische und nosologische Sonderform des reinen Seminoms klassifiziert und therapiert werden.

Mit Zunahme des Stadiums zeigt sich beim malignen Teratom eine prozentmäßige Zunahme positiver Tumormarker (Tabelle 3). Beim metastasierenden malignen Teratom sind die Tumormarker in 84% positiv (Tabelle 4). Dabei sind in 54% HCG- und Alpha-Feto-Protein gleichzeitig positiv, in 17% nur HCG, in 14% nur Alpha-Feto-Protein.

Die tägliche Produktionsrate von Choriongonadotropin für eine Chorion-Karzinomzelle kann mit 10^{-5} ng errechnet werden; bei einer Essay-Sensitivität von 0,2 ng/ml könnte somit ein Tumorvolumen von 10^5 bis 10^6 Chorion-Karzi-

* Unterstützt durch den Fond zur Förderung der wissenschaftlichen Forschung (Nr. 4030) Österreich

Tabelle 3. Malignes Teratom: Korrelation von positiven Tumormarkern und Tumorstadien (n = 52)

Stadium	Gesamtzahl der Patienten	Anzahl mit pos. Tumormarkern
I (pathologisch)	16	5 (31%)
II (pathologisch)	22	18 (81%)
III (klinisch)	14	12 (86%)

Tabelle 4. Malignes Teratom: Positiver Markerbefund bei Stadium II und III (n = 36)

Tumor-Marker	Positiver Befund
HCG	6 (17%)
AFP	5 (14%)
HCG + AFP	19 (53%)
	27 (84%)

Tabelle 5. Korrelation von Tumormarker und Tumor-Stadien

Stadium	HCG (ng/ml)	AFP (ng/ml)
I	2,4- 45,0	16,2- 65
IIa	2,1- 43,0	25 - 453
IIb	3,8- 10,2	17,0- 248
IIc	5,0- 58	25 -2000
III	2,1-900	45 - 538

nomzellen, d.h. 1 mg erfaßt werden. Es ergibt sich die Frage, ob aus diesem theoretischen biochemischen Ansatz praktikabel klinisch vom Marker-Wert auf Tumorvolumen, Tumorstadium bzw. auf die Histologie des Tumors geschlossen werden kann.

Zwischen Serumkonzentration der Tumormarker und Stadium kann keine Korrelation aufgezeigt werden, wenngleich auch extrem hohe Konzentrationen nur im Stadium III gemessen werden (Tabelle 5). Es kann weiterhin keine Korrelation zwischen HCG-Serumwert und pathologischem Stadium aufgezeigt werden.

In derselben Weise besteht im Krankengut keine Korrelation von Histologie des Tumors und Serumwerten von HCG (Tabelle 6) und Alpha-Feto-Protein (Tabelle 7). Diese Befunde, die mangelnde Korrelation zwischen Serumkonzentration der Tumormarker und Stadium bzw. histologischem Befund, ist durch die Heterogenität des Hodentumors erklärbar. Die Tumormarker haben einen Aussagewert in der Behandlung und posttherapeutischen Kontrolle des Stadiums I, IIa und IIb; ein erhöhter Marker nach Semikastration und histologisch negativer Lymphadenektomie weist auf ein Stadium III hin; in unserem Krankengut konnten damit zwei Patienten im Stadium I und pT-III-Tumor erfaßt werden; diese Patienten mit Residualtumor können damit früher erfaßt und therapiert werden.

Die Tumormarker stellen in der Behandlung des Stadiums IIc und III einen sensiblen Parameter zur Bestimmung der Tumoraktivität dar. Dazu ein Beispiel (Abb. 1). Ein 18jähriger Patient mit trophoblastischem malignen Teratom, Stadium III, hat vor der Therapie massiv erhöhte Werte für Alpha-Feto-Protein und HCG. Nach Semikastration und primärer Chemotherapie kommt es zu einem Abfall von HCG und Alpha-Feto-Protein. Auf einen Chemotherapiewechsel wird HCG negativ, Alpha-Feto-Protein bleibt jedoch positiv. Eine retroperitoneale Lymphadenektomie wird ausgeführt, die Histologie zeigt reichlich tumoraktive Anteile. Der Patient steht seit dieser Zeit unter Chemotherapie und ist seit 12 Monaten Tumormarker-negativ; es besteht radiologisch kein Anhalt für ein Tumorrezidiv.

Zusammenfassend, maligne metastasierende Seminome zeigen in einem niedrigen Prozentsatz einen positiven HCG-Wert; beim metastasieren-

Tabelle 6. Korrelation von Tumor-Histologie (Pugh 1976) und HCG-Werten (ng/ml)

Stadium	MTI	MTU	MTT
I	2,4- 40	9,0-10,0	9,5- 45
IIa	2,1- 43	4,8- 6,0	10,2- 32
IIb	7,0- 10,0	3,8- 4,3	5,8
IIc	58,0	5,0	-
III	7,8-900	2,1-35	45 -360

Tabelle 7. Korrelation von Tumor-Histologie (Pugh 1976) und AFP-Werten (ng/ml)

Stadium	MTI	MTU	MTT
I	46,0	16,2- 17,8	55,6
IIa	453	25 -188	320
IIb	27,0	248	-
IIc	1200	25	-
III	270-350	45 -538	280-2000

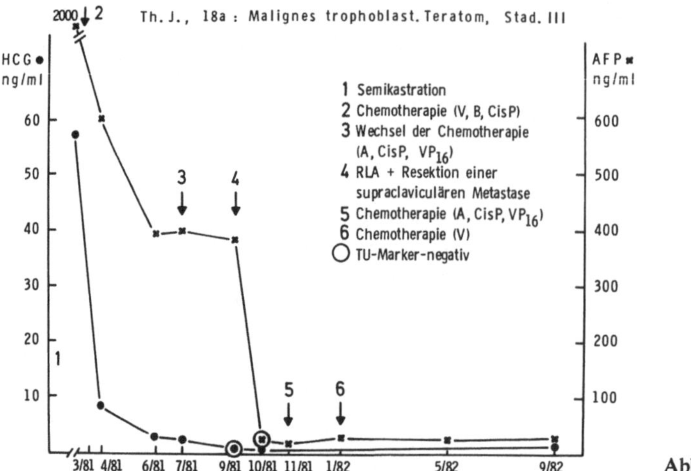

Abb. 1

den malignen Teratom zeigt sich in 84% ein positiver Tumormarker. Es besteht keine Korrelation zwischen Tumormarker und Stadium bzw. Histologie des Tumors. In der posttherapeutischen Kontrolle des Stadiums I, II a und II b erlauben die Tumormarker ein frühzeitiges Erfassen des Stadiums III. Tumormarkerprofile bei Patienten mit Stadium II und III stellen unter Berücksichtigung der Chemotherapie einen wichtigen Parameter zur Bestimmung der Tumoraktivität dar.

Doz. Dr. G. Bartsch
Urologische Univ.-Klinik Innsbruck
Anichstraße 35,
A-6020 Innsbruck

Verhandlungsbericht der Deutschen Gesellschaft für Urologie, 34. Tagung (1982), 164–166
© Springer-Verlag Berlin Heidelberg 1983

Metastasierung bei Seminom des Hodens mit besonderer Berücksichtigung des HCG-positiven Seminoms – Eine Registerauswertung

Ch. Kratzik und W. Kuber

Hinsichtlich der biologischen Potenz gilt das reine Seminom des Hodens im Vergleich zu den nicht-seminomatösen Hodentumoren als wenig aggressiv. Kontroverse Ansichten bestehen hingegen zur Frage des Wachstumsverhaltens bei der Sonderform des HCG-aktiven Seminoms.

Von insgesamt 1508 Patienten mit einem Hodentumor, welche im Register und Verbundstudie für Hodentumoren Bonn aufgenommen worden waren, fanden sich 415 Patienten mit der histologischen Diagnose eines reinen Seminoms. Dies entspricht einem Prozentsatz von 27,52%. Von diesen war bei 294 Fällen eine Beta-HCG-Bestimmung angegeben. Ausgeschlossen wurden die AFP-positiven Patienten, da bei ihnen das Vorliegen von nicht seminomatösen Tumoranteilen wahrscheinlich ist.

Exkludiert wurden ferner diejenigen Patienten, bei denen vor der Semikastration keine HCG-Bestimmung erfolgte. Dies deshalb, da bezüglich der Ausgangssituation – also ob Beta-HCG positiv oder negativ – keine Aussage getroffen werden kann.

Somit verbleiben 191 Patienten, welche den folgenden beiden Kriterien entsprachen: 1) Sie waren AFP negativ und 2) es lag primär – also vor Therapiebeginn – eine Beta-HCG-Bestimmung vor. Von diesen waren 154 negativ und 37 positiv. Dies entspricht einer Relation von 4:1.

In Tabelle 1 ist die TNM-Klassifikation getrennt nach HCG positiven und negativen Seminomen bei klinischer Diagnosestellung, aufgeschlüsselt in Prozent, angegeben.

Ca. 30% der HCG-negativen Patienten befanden sich in den Stadien N2 bis N4, verglichen mit 40% bei den HCG-positiven. Ca. doppelt so viele HCG-positive hatten gegenüber den negativen bei klinischer Diagnosestellung bereits Fernmetastasen.

Lange et al. beschrieben 1980, daß bei Patienten mit einem Beta-HCG aktiven Seminom in einem hohen lymphknotenpositiven Stadium die Strahlentherapie keine guten Ergebnisse gehabt hätte. Diese Feststellung konnte jedoch anhand der Daten des Registers und Verbundstudie für Hodentumoren Bonn nicht erhärtet werden. Von den 9 Beta-HCG positiven Patienten, bei welchen eine alleinige Strahlentherapie angegeben wurde und welche sich in den Stadien N2 bis N4 befanden, entwickelte nur ein Patient Metastasen im weiteren Verlauf.

Die Beobachtungszeit und das Auftreten von Metastasen bei den beiden Seminomformen ist in Tabelle 2 dargestellt. Bei beiden Gruppen ist je ein Patient verstorben.

Von den 415 Patienten mit der histologischen Diagnose eines reinen Seminoms sind zum Zeitpunkt der Auswertung 17 als verstorben gemel-

Tabelle 1

ß HCG negativ (n = 154) in %							ß HCG positiv (n = 37) in %						
T_0	T_X	T_1	T_2	T_3	T_4		T_0	T_X	T_1	T_2	T_3	T_4	
2,6	6,5	31,8	18,2	36,4	4,5		0,0	0,0	43,2	16,3	29,7	10,8	
N_0	N_X	N_1	N_2	N_3	N_4		N_0	N_X	N_1	N_2	N_3	N_4	
50,7	7,8	8,6	18,5	2,6	11,8	← 30%	46,0	2,7	10,8	27,0	2,7	10,8	← 40%
	M_0	M_X	M_1					M_0	M_X	M_1			
	95,4	2,0	2,6					91,9	2,7	5,4			
Keine AFP - pos. Tumore enthalten							Keine AFP - pos. Tumore enthalten Alle primär (=vor Semikastratio) ß HCG pos.						

Tabelle 2

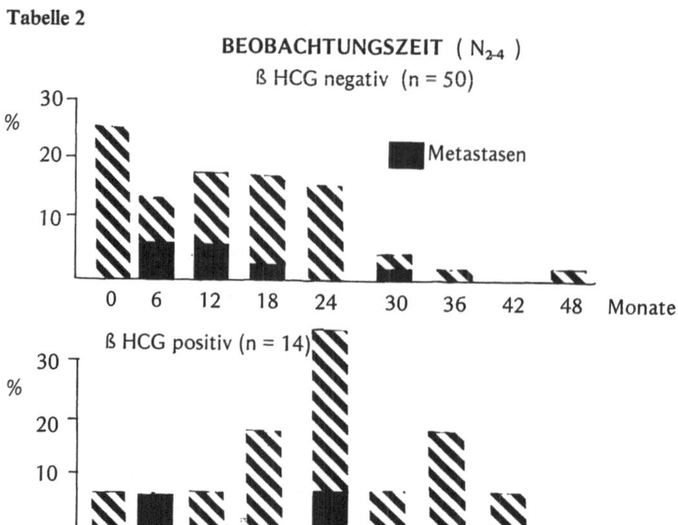

Tabelle 3

LITERATURZUSAMMENSTELLUNG - ß HCG positives Seminom Stadium II

Therapieverfahren und Status

	Therapieverfahren	Status
n = 44	20 Radiatio	17 NED, 1 AWD, 1 DWD, 1?
	10 Radiatio + Chemo	2 NED, 2 AWD, 4 DOD, 1 DWD, 1?
	3 LA + Radiatio	3 NED
	2 LA + Rad. + Chemo	1 NED, 1 DWD
	3 LA + Chemo	3 NED
	2 LA	1 NED, 1?
	1 Chemo	1 DWD
	1 keine Therapie	1 DOD
	2 keine Angaben	1 NED, 1?

NED = no evidence of disease, AWD = alive with disease, DOD = dead of disease, DWD = dead without disease, LA = Lymphadenectomie, Rad. = Radiatio, Chemo = Chemotherapie

(BARTSCH et al. 1979, n = 5; LANGE et al. 1980, n = 12; MORGAN et al. 1982, n = 8; KUBER et al. [Hodentumorverbundstudie Bonn] 1982, n = 19)

det worden. 9 davon waren HCG-aktiv, bei 7 lag diesbezüglich keine Angabe vor, und einer war negativ. Von den insgesamt 191 Patienten, bei welchen eine Beta-HCG-Bestimmung zu Therapiebeginn vorlag, sind 3 verstorben. 2 davon waren positiv, und einer war negativ. Diese Zahlen lassen jedoch noch keine relevanten Schlüsse zu.

Tabelle 3 zeigt eine Literaturzusammenstellung von Therapieverfahren und Verlauf bei HCG-aktiven Seminomen im Stadium II. Daraus ist ersichtlich, daß die Strahlentherapie offensichtlich auch bei lymphogen metastasierten Stadien wirksam ist. Gut schneidet auch die Kombinationstherapie von Lymphadenektomie und Strahlentherapie sowie von Lymphadenektomie und Chemotherapie ab. Die sehr kleinen Fallzahlen bei den beiden letztgenannten Therapiekombinationen lassen hier aber noch keine eindeutige Aussage zu. Auffällig ist das schlechte Abschneiden der Kombination von Radiotherapie und Chemotherapie.

Ob das HCG-aktive Seminom im Vergleich zum Beta-HCG negativen Seminom ein biologisch aggressiveres Verhalten zeigt, kann aus dem vorliegenden Registermaterial zur Zeit noch nicht gesagt werden. Dazu wären längere Verlaufsbeobachtungen bzw. die Planung einer prospektiven, randomisierten Studie notwendig.

Literatur

1. Bartsch G et al (1979) Beta-HCG positive Seminome. Act Urol 10:259–264. – 2. Javadpour N et al (1978) The role of alpha-fetoprotein and human chorionic gonadotropine in seminoma. J Urol 120:687–690. – 3. Kuber W et al (1982) Krankheitsverlauf bei Patienten mit HCG-aktivem Seminom. In: Weissbach L, Hildenbrandt G (Hrsg) Register und Verbundstudie für Hodentumore Bonn – Ergebnisse einer prospektiven Untersuchung. Zuckschwerdt, München, S 275–286. – 4. Lange et al (1980) Serum alpha-fetoprotein and human chorionic gonadotropin in patients with seminoma. J Urol 124:472–478. – 5. Maier JB, Sulak MH (1973) Radiation therapy in malignant testis tumors. Cancer 32:1212–1226. – 6. Morgan et al (1982) Gonadotropin-producing seminoma: a distinct category of germ cell neoplasma. Clin Rad 33:149–153. – 7. Skinner GD (1982) Testicular cancer. Ann Rev Med 32:543–557

Dr. Ch. Kratzik
Urologische Universitätsklinik Wien
Alserstraße 4
A-1090 Wien

Verhandlungsbericht der Deutschen Gesellschaft für Urologie, 34. Tagung (1982), 167/168
© Springer-Verlag Berlin Heidelberg 1983

Die tödlich verlaufende Hodentumorerkrankung

A. Baumüller und H. Sommerkamp

Hodentumorpatienten stellen ein inhomogenes Krankengut dar. Jeder mit der Behandlung dieser Erkrankten Befaßte kennt aus seinem Patientengut Fälle, bei denen trotz aller Maßnahmen ein letaler Verlauf zu beklagen ist. Es scheint fast so, als sei bei einer bestimmten Patientengruppe ein vorprogrammierter Ablauf unaufhaltsam. Gibt es nun eine Gruppe von Patienten mit typischen Charakteristika, die a priori als hoffnungslos klassifiziert werden müssen?

Anhand der Daten von 1508 Patienten, die im Bonner „Register und Verbundstudie für Hodentumoren" erfaßt waren, haben wir versucht, die Merkmale der im Beobachtungszeitraum verstorbenen 145 Patienten unter diesem Gesichtspunkt auszuwerten. Von diesen Kranken verstarben 138 an den Folgen ihrer Tumorerkrankung, während sieben Patienten durch andere Ursachen umkamen. Aufgrund teilweise unvollständiger Unterlagen ließen sich nicht alle 138 Fälle für unsere Fragestellung verwerten.

Tabelle 1 zeigt die Tumorarten und die prozentualen Anteile der am Tumor Verstorbenen. Auffällig niedrig mit nur 4% aller Verstorbenen ist hierbei der geringe Anteil von Seminom-Patienten, denn insgesamt lag die Seminominzidenz bei 37% aller Tumorerkrankungen. Umgekehrt war das Bild bei den Chorionkarzinomen sowie den nicht germinalen Tumoren.

Vergleichen wir die Anamnesedauer der Verstorbenen mit den nicht Verstorbenen, so springt der geringe Anteil von Patienten mit einer Vorgeschichte von unter einem Monat bei den Verstorbenen ins Auge. Dies bedeutet, daß die am Tumor Verstorbenen in der Regel später zur Behandlung kamen als die Überlebenden.

Im Hinblick auf das initiale Tumorstadium kann festgestellt werden, daß der Anteil fortgeschrittener Verläufe bei den Verstorbenen deutlich überwiegt. Dennoch überrascht die Zahl von 17 Patienten, welche ohne anfänglichen Nachweis jeglicher Metastasierung, also im N0M0-Stadium an ihrem Tumor verstarben, dies entspricht 12% aller Verstorbenen.

Bei der Metastasenlokalisation bestätigt sich die bekannte Verteilung mit bevorzugter Streuung in Lunge, Lymphknoten und parenchymatöse Organe. Dies steht im Einklang mit einer in

Tabelle 1. Klassifikation nach WHO bei den am Tumor verstorbenen Patienten und den noch lebenden Patienten

	am Tumor verstorben		Anteil verstorbener Patienten
	n	%	
Seminom	16	14%	16 von 414 = 4%
embryonales Karzinom	18	16%	18 von 106 = 17%
Dottersacktumor	2	2%	2 von 7
Chorionkarzinom	0	0%	0 von 3
Teratom	1	1%	1 von 19
embryonales Karzinom und Teratom	11	10%	11 von 86 = 13%
Chorionkarzinom und andere	18	16%	18 von 83 = 22%
andere Kombinationen	32	28%	32 von 276 = 12%
nicht-germinale Tumoren	16	14%	16 von 102 = 16%
Gesamt	114	100%	114 von 1096 = 10%

der diesjährigen August-Ausgabe des Journal of Urology erschienenen Veröffentlichung von Skinner, welcher die Lungenmetastasierung als das entscheidende prognostische Kriterium bei Hodentumorpatienten bezeichnete.

Bei den Überlebenszeiten der verstorbenen Hodentumorpatienten fällt auf, daß bei den germinativen Tumoren 74% bereits nach einem und 94% innerhalb von zwei Jahren verstorben waren. Bei den nicht germinalen Tumoren waren sogar 10 von 14 Patienten innerhalb der ersten sechs Monate verstorben. Diese Überlebenszeiten können Ausdruck der Aggressivität des Tumors oder aber Folge der belastenden Therapie sein.

Anhand unserer Unterlagen ließ sich diese Frage nicht klären, sondern es wäre hierzu ein Vergleich der verschiedenen Behandlungsmodalitäten notwendig. Dieses ist jedoch nicht Aufgabe meines Beitrages.

Betrachten wir die Überlebenszeiten in Abhängigkeit vom klinischen Stadium, so ergibt sich erwartungsgemäß, daß bei fortgeschrittenen Tumorstadien generell kürzere Überlebenszeiten als bei nicht metastasierten Tumoren vorlagen. Von den Patienten mit initial nachweisbaren Fernmetastasen waren nach 24 Monaten alle verstorben, während bei den nicht metastasierten Stadien Überlebenszeiten bis zu drei Jahren beobachtet wurden. Allerdings waren auch von diesen Patienten nach zwei Jahren bereits 90% verstorben.

Zusammenfassend ist zu sagen, daß von 1508 erfaßten Patienten insgesamt 145 im Beobachtungszeitraum starben. Die Anamnesedauer dieser Verstorbenen im Vergleich zu den Überlebenden war deutlich verlängert. Es läßt sich zwar verallgemeinernd sagen, daß Patienten mit initial nachweisbaren Metastasen eine schlechtere Prognose haben, jedoch bedeutet der fehlende Nachweis von Streuherden keine automatische Überlebensgarantie. Ist jedoch initial bereits eine Metastasierung nachweisbar, so scheint der Befall parenchymatöser Organe – und hier speziell der Lunge – die Prognose besonders zu beeinträchtigen.

Trotz der besseren Kurabilität hat sich die Überlebenszeit der Verstorbenen bislang nicht verlängert. 90% der beobachteten tödlichen Verläufe endeten innerhalb von zwei Jahren letal, wie es bereits 1971 Mostofi angegeben hatte.

Dr. med. A. Baumüller
Oberarzt der Urolog. Abteilung
im Zentrum Chirurgie
der Universität Freiburg
Hugstetter Str. 55
D-7800 Freiburg i. Br.

Verhandlungsbericht der Deutschen Gesellschaft für Urologie, 34. Tagung (1982), 169–174
© Springer-Verlag Berlin Heidelberg 1983

Technik der retroperitonealen En bloc-Lymphdissektion von 141 Hodentumoren mit Metastasen-Verteilungsmuster von 74 Fällen

K.M. Schrott und A. Sigel

Krankengut

An der Urologischen Universitätsklinik Erlangen wurde vom 1. 1. 1969 bis 31. 12. 1981 141 meist bilaterale retroperitoneale En bloc-Lymphdissektionen durchgeführt, vielfach ausgedehnt von suprahilär bis zur Iliaca communis beidseits, teils erweitert mit ipsilateraler Iliaca externa- und Obturatorius-Gruppe bei inguinoskrotaler Voroperation oder auswärtiger (skrotaler) Semicastratio, darunter waren ebenfalls 21 inguinale Dissektionen. Anzufügen sind noch 9 Probelaparotomien mit folgender zytoreduktiver Taktik.

Von den 150 Patienten mit der Erstdiagnose Nicht-Seminom hatten 83 positive Lymphknoten (55,3%) und 67 (44,7%) keine.

Technik der bilateralen retroperitonealen En bloc-Lymphdissektion (Abb. 1)

Wir bevorzugen die mediane Laparotomie vom Xyphoid bis zur Symphyse. Der Winkel der Thoraxapertur läßt sich durch sog. Schweden-Haken erweitern und anheben.

Das Retroperitoneum wird transplikal mediokolisch vom Treitzschen Band bis über die Iliaca communis rechts eröffnet, kombiniert mit laterokolischem Umschneiden und Herausklappen der Radix mesenterii.

Die V. mesenterica inferior wird durchtrennt, das Mesocolon links lateralwärts eingeschnitten; ebenfalls Ligatur der Arteria mesenterica inferior. Bei Links-Tumoren mit pN3 (Paket) wird

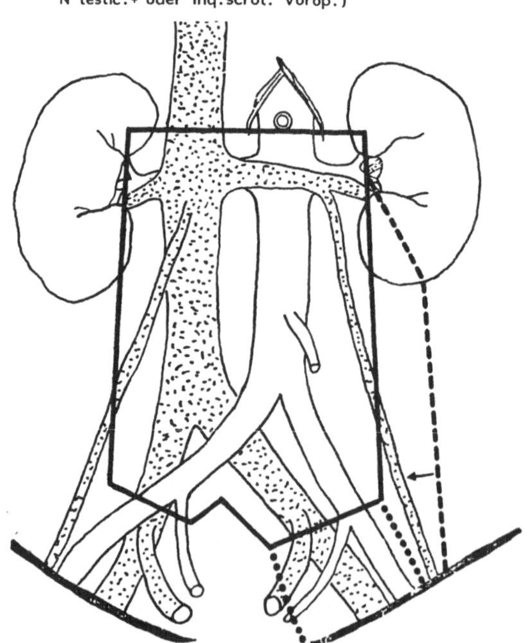

Abb. 1

Tabelle 1. Lymphknoten-Metastasen korreliert zu pT

	pT1	pT2	pT3	pT4
n	76	19	21	3
N+	39 (51%)	12 (63%)	17 (81%)	3

p < 0,05

zusätzlich laterokolisch freigelegt, bedarfsweise infiltriertes Mesocolon reseziert.

Das Duodenum wird nach Kocher mobilisiert, Pankreaskopf und -schwanz werden angehoben.

Die einkreisende bilaterale En bloc-Lymphdissektion beginnt suprahilär beidseits, knapp an der A. mesenterica superior vorbei mit Ablösen der Nebennieren, danach Freilegen des renalen Gefäßkreuzes und hosenträgerartiges Abheben der Aorta und V. cava inferior nach Durchtrennen der Lumbaläste.

Die laterale Ausdehnung geht bis zu den Ureteren längs Psoasrand und Nervus genitofemoralis und setzt sich kaudalwärts fort über die Bifurkation unter Mitnahme der Iliaca communis-Gruppe beidseits. Damit lassen sich auch große retrocavale und -aortale Massen beseitigen. Die Grenzen werden mit Schnellschnittproben abgesichert. Außerdem obligate komplette Entfernung des internen Spermatikalgefäßbündels mit Kollateralen zum Harnleiter, Nierenhilus und Fettkapsel.

Eine erweiterte bilaterale Lymphadenektomie wird nötig:

1. bei inguinoskrotaler Voroperation und pT4 als ipsilaterale inguinale Dissektion: auch kontralateral, falls palpatorisch suspekt. (Bedarfsweise Hemiskrotektomie und Entfernung des Funikulusrestes nach skrotaler Orchiektomie).
2. Bei pT3, 4 und pTx oder Nachweis von V. testicularis-Metastasen ist auch die Dissektion der ipsilateralen Iliaca externa- und Obturatorius-Gruppe zu empfehlen, da Streuungen über Kremaster und längs des Duktus deferens möglich sind.

Ergebnisse

Der retroperitoneale Lymphknotenbefall ist auffällig korreliert zum Stadium des Primärtumors (Tabelle 1, 2a, 2b).

Bei 71 von 74 Patienten mit positiven Lymphknoten war eine *typische Streuung in das primäre Lymphzentrum* an der Einmündung der Vena testicularis zu erkennen. Hermanek (1982) fand in 80% eine von den „sentinel nodes" ausgehende sekundäre Ausbreitung, stärker lateral- und kaudalwärts gerichtet als nach kranial. (Bei skrotaler Voroperation gilt auch die inguinale Absiedelung als regional; sie war allerdings nur in 2 von 20 Patienten nachweisbar).

Suprahilär befallene Knoten wiesen wir in der pN3-Gruppe links in 61%, rechts in 80% nach. Donohue (1982) beschreibt analog bei B3 63 bis 100%. Lediglich bei pN2 sind unsere Raten nur

Tabelle 2a. Häufigkeit von posit. Lymphknoten, gegliedert nach pN und Dissektionszonen

Lage von N+	Primärtumor links (n 43)			
	pN1	pN2	pN3	pN4
Paracaval re.	–	2/20	1/13	1/4
Präcaval	–	4/20	11/13	2/4
Interaortocaval	–	8/20	11/13	3/4
Präaortal	*6/6*	*18/20*	*13/13*	*4/4*
Paraaortal li.	–	5/20	12/13	3/4
Suprahilär re.	–	1/20	*4/13	1/4
Suprahilär li.	–	2/20	*8/13	1/4
Iliaca com. re.	–	–	–	1/4
Iliaca ext. re.	–	–	–	–
Obturat. re.	–	–	–	–
Iliaca com. li.	–	–	*3/13	1/4
Iliaca ext. li.	–	–	–	*2/4
Obturat. li.	–	–	–	*1/4
Inguinal re.	–	–	–	*1/4
Inguinal li.	–	–	–	*2/4
V. testicularis li.	–	*4/20	1/13	–

Tabelle 2b. Häufigkeit von posit. Lymphknoten, gegliedert nach pN und Dissektionszonen

Lage von N+	Primärtumor rechts (n 31)			
	pN1	pN2	pN3	pN4
Paracaval re.	–	7/18	5/5	3/3
Prälcaval	*4/5*	*16/18*	*5/5*	*3/3*
Interaortocaval	–	7/18	5/5	2/3
Präaortal	–	6/18	5/5	3/3
Paraaortal li.	–	2/18	2/5	–
Suprahilär re.	–	2/18	*4/5	1/3
Suprahilär li.	–	1/18	1/5	–
Iliaca com. re.	–	*4/18	–	–
Iliaca ext. re.	–	–	–	*3/3
Obturat. re.	–	–	–	–
Iliaca com. li.	–	1/18	*1/5	–
Iliaca ext. li.	–	–	–	–
Obturat. li.	–	–	–	–
Inguinal re.	–	1/18	–	–
Inguinal li.	–	1/18	–	–
V. testicularis re.	1/5	*3/18	–	1/3

Atypische Metastasierung

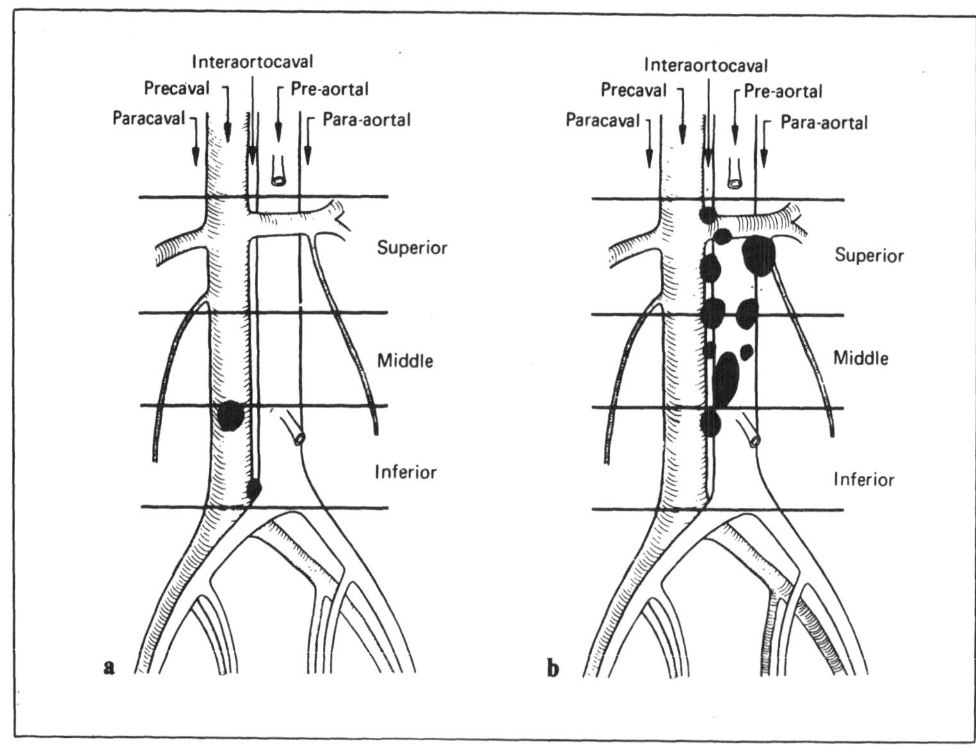

Teratom pT4b li
(sentinel node frei)

Terato+ChorioCa pT2 re
(Aplasie cavaler LK)

Abb. 2

halb so hoch trotz gleicher Fallzahl. Wahrscheinlich gilt die Losung: Wer sucht, der findet. Wir explorierten dafür pelvin.

Metastasen längs der V. testicularis

fanden wir in 10 von 74 Fällen. Dreimal war das Stadium der Primärtumoren pT3 und fünfmal pTx bei auswärtiger Semicastratio. 4mal ist damit ein atypischer Befall der Iliaca-Communis- und Externa-Knoten verbunden, wahrscheinlich eine kaudale Streuung durch partielle Lymphblockade. Zweimal war sogar das kraniale primäre Lymphzentrum frei.

Die atypische Metastasierung

ist eine Rarität mit 2 von 74 Fällen (Abb. 2):

1. Ein Teratom pT4b links streute kontralateral bei freiem Lymphcenter.
2. Bei einem Terato-Chorio-Ca pT2 rechts fanden sich positive Knoten präaortal infolge Aplasie der Lymphknoten längs der Cava inferior.

In beiden Fällen lagen jedoch positive interaortocavale Knoten als Verteiler dazwischen.

Die pN4-Gruppe mit juxtaregionaler Metastasierung (Tabelle 3) lehrt uns eine vorzeitige Selektion:

1. Bei inguinoskrotaler Voroperation sollen zur bilateralen retroperitonealen Dissektion prinzipiell die inguinalen Lymphknoten mit Skrotumteilresektion und die Iliaca externa- mit Obturatorius-Gruppe ausgeräumt werden, bei palpatorischem Verdacht auch die kontralaterale Seite.
2. Die juxtaregionale pelvine Lymphadenektomie empfiehlt sich ipsilateral auch bei pT3 und pT4.
3. Bei auswärts durchgeführter Semicastratio mit pTx verhalten wir uns wie bei pT4. 5 unserer 7 pN4-Fälle zählen dazu. Die Frage nach

Tabelle 3. Kasuistik der pN4-Fälle

	Histologie Primär-Tu	pT	Vor-OP	inguinale N	pelvin juxtar. N+	
li.	Terato- + Chorio-Ca	Tx	–		Iliaca ext.	li. (4 K)
	Embryonal-Ca + Seminom	Tex	+	li. +	Obturat.	li. (1 K)
	Seminom	Tx	–	–	Iliaca ext.	li. (Paket)
	Embryonal- (+ Dott) Ca	T3	–	bds. +	Inguinal	li. (5 K)
						re. (1 K)
re.	Terato-Ca	Tx	+	–	Iliaca ext.	re. (1 K)
	Terato-Ca	Tx	–		Iliaca ext.	re. (1 K)
	Embryonal-Ca + Seminom	T3	–		Iliaca ext.	re. (4 K)

Tabelle 4. Ausdehnung des Lymphknotenbefalls lateral- und kaudalwärts abhängig von pN und Chance einer begrenzten Dissektion

		ipsilateral (a) (+ inter-aortocaval!)	bilateral	kaudal v. A. mesent. inf.		Chance a–b/n
				ipsilateral (b)	bilateral	
li.	6 pN1	6/6	0	0	0	6/6
	20 pN2	17/20	3/20	2/20	1/20	15/20
	13 pN3	2/13	11/13	0/13	7/13	2/13
	4 pN4	1/4	3/4	2/4	2/4	–
re.	5 pN1	5/5	0	0	0	5/5
	18 pN2	12/18	6/18	4/18	5/18	8/18
	5 pN3	0	5/5	0	3/5	0
	3 pN4	0	3/3	3/3	0	–

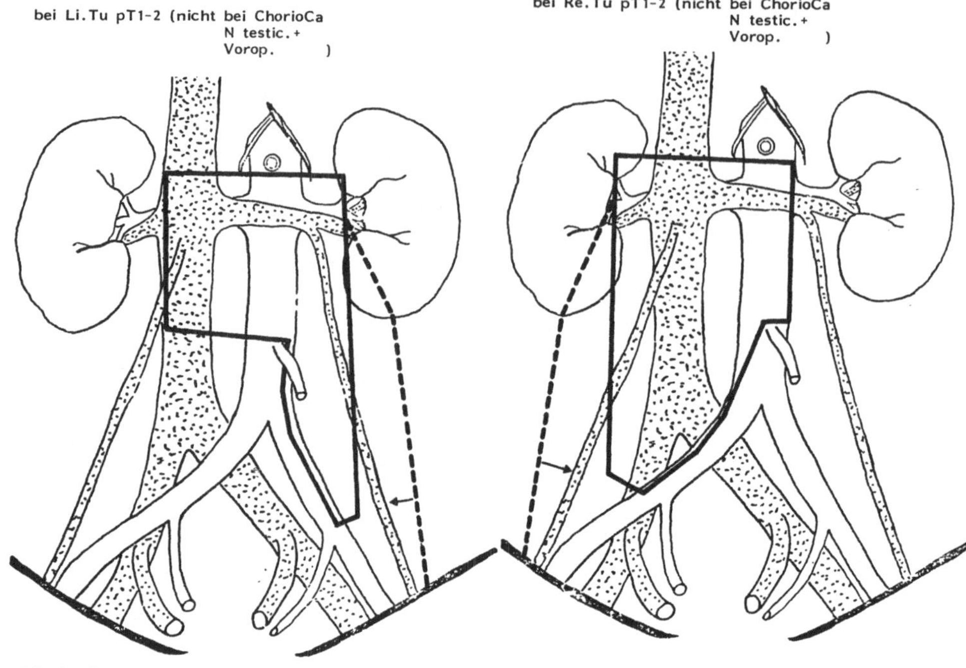

Abb. 3a, b

einer operativen Kontamination oder Zellstreuung im Wundsitus drängt sich deshalb auf.

Chance einer begrenzten Dissektion (Tabelle 4)

Hierzu schlüsselten wir den Lymphknotenbefall auf in ipsilateral mit jeweiliger Einbeziehung der interaortocavalen Gruppe, in bilateral und schließlich in den Befall kaudal von der A. mesenterica inferior. Ein Großteil der sympathischen Fasern aus den Grenzsträngen sammelt sich zum Plexus hypogastricus superior bereits auf der Aortenbifurkation oder eher kranial. Deshalb wird wahrscheinlich zur Protektion der Ejakulation die Bifurkation mit entsprechendem Sicherheitsabstand geschont werden müssen. Unsere retrospektive Beurteilung der Metastasen-Verteilungsmuster ergibt zu den 45% der Patienten (n 67) mit pN0 ebenfalls eine optimale Chance für die pN1-Gruppe (n 11). In der größeren pN2-Gruppe (n 38) bestünde links eine theoretische Chance in 75%, rechts nur noch in 44%. Da die Gefahr einer unradikalen Dissektion durch die erhebliche Streuung des Verteilungsmusters (z.B. skipped nodes in 18%) beträchtlich wächst, raten wir von einer begrenzten Dissektion bei Nachweis mehrerer positiver Lymphknoten ab. Bei pN3 ist immer die bilaterale Lymphadenektomie angezeigt. Letztere soll auch bei Metastasen längs der V. testicularis ausgeführt werden, da die Iliaca communis-Gruppe dann häufiger befallen ist, vor allem bei Rechts-Tumoren (2 von 4).

Die Gefahr des Links- oder Rechts-Drifts ist über den interaortocavalen Verteilerstrang gegeben. Letzterer hat vom primären Lymphzentrum eine Schrittmacher-Funktion und sollte deshalb immer entfernt werden.

Eine begrenzte retroperitoneale Dissektion ist vertretbar (Abb. 3a, 3b):

1. Nur bei pT1–2.
2. Keine inguinoskrotalen Voroperationen.
3. Kein Chorio-Ca.
4. Nur unter der Voraussetzung von umfangreichen Schnellschnittuntersuchungen des begrenzten Dissektionspräparates an den Rändern mit Beurteilung des Sicherheitsabstandes und Ausschluß von pN2 und positiven Knoten längs der V. testicularis (selbstverständlich auch von pN3). Es sollte nur pN0 bis pN1 nachweisbar sein. (Für Links-Tumoren bis pN2 sind 2–3 Knoten mit mikroskopischem Befall ebenfalls tolerabel.)

Literatur

1. Donohue JP, Zachary JM, Maynard BR (1982) Distribution of nodal metastases in nonseminomatous testis cancer. J Urol 128:315–320. – 2. Hermanek P, Sigel A (1982) Necessary extend of lymph node dissection in testicular tumours. Eur Urol 8:135–144.

Prof. Dr. Karl M. Schrott
Urologische Universitätsklinik
Postfach 35 60
Maximiliansplatz
D-8520 Erlangen

Verhandlungsbericht der Deutschen Gesellschaft für Urologie, 34. Tagung (1982), 175-177
© Springer-Verlag Berlin Heidelberg 1983

Beeinflußt die Topographie der Lymphknotenmetastasen die Prognose beim Hodentumor?

L. Weißbach, H.-D. Adolphs, K. Kleinschmidt und W. Vahlensieck

1. Einleitung

Die UICC hat für das von ihr vorgeschlagene TNM-System verschiedene allgemeine Ziele formuliert (1978):
- Hinweise auf die Prognose zu geben
- dem Kliniker bei der Behandlungstaktik zu helfen
- zur Auswertung der Behandlungsergebnisse beizutragen
- den Informationsaustausch zu erleichtern
- zur kontinuierlichen Erforschung der Krebserkrankung beizutragen

Seit langer Zeit werden Versuche unternommen, das Erkrankungsstadium des Hodentumors festzulegen, um daraus Hinweise für die anzuwendende Therapie und für die Prognose entnehmen zu können. Die Einteilung des Lymphknotenbefalls bei Hodentumoren wird kontrovers gehandhabt. Einige Autoren verzichten weitgehend auf eine Unterteilung [2, 4, 13, 19], während andere die Lokalisation einbeziehen [7, 14]. Batata et al. [1] berücksichtigen die Tumormasse und Höffken u. Schmidt [9] die Operabilität.

Die einzelnen Bewertungskriterien wie Lokalisation, Tumormasse, Operabilität und auch Kapselinfiltration werden häufig miteinander kombiniert, z. B. Lokalisation und Tumormasse [10, 3, 15, 16, 20], Tumormasse und Operabilität [8], Tumormasse und Kapselinfiltration [18] sowie Tumormasse und Operabilität und Kapselinfiltration [11]. Auf unterschiedliche Weise wird von den Autoren das Ergebnis der klinischen Untersuchung bzw. das Resultat der operativen Intervention und der histologischen Aufarbeitung des Lymphknotendissektates zur Klassifikation herangezogen. Wegen des diagnostischen Aufwandes dieser Metastaseneinteilung verdient die Frage nach den therapeutischen und prognostischen Konsequenzen einer subtilen Lymphknotenklassifikation besonderes Interesse.

Die UICC unterscheidet neben der Zahl der befallenen retroperitonealen Lymphknoten auch ihre Lokalisation. Dabei trennt sie die Tumorausbreitung in die *regionalen* paraortalen (N1, 2) von der in die *juxtaregionalen* iliacalen Lymphknoten (N4). Für den Operateur sind paracavale und paraortale Lymphknoten oberhalb der Nierenstielgefäße (suprahilär) weitaus schwieriger radikal zu entfernen als infrahiläre. Demgegenüber sind Metastasen im Beckenbereich an der A. iliaca externa und communis einer radikalen Dissektion gut zugänglich. Wir haben uns daher die Frage gestellt, ob sich aus der Lokalisation retroperitonealer Lymphknotenmetastasen prognostische Schlüsse ziehen lassen und ob sich möglicherweise therapeutische Konsequenzen aus dieser Zuordnung ergeben. Prinzipiell gehen wir dabei von der Vorstellung aus, daß bei der UICC-Klassifikation höhere Lymphknotenstadien (N4) prognostisch ungünstiger zu bewerten sind als niedrigere (N1, 2).

2. Patienten und Auswertung

In einem Zeitraum von 16 Jahren (I/65 - XII/80) führten wir an unserer Klinik 231 radikale Lymphadenektomien durch, die wir für diese Auswertung heranziehen konnten. 114 Patienten hatten keine retroperitoneale Aussaat. An der für sie errechneten Überlebenskurve orientieren sich die übrigen Ergebnisse (Abb. 1). Lymphknotenmetastasen hatten 117 Patienten mit folgendem Verteilungsmuster:

paraortal-infrahilär und suprahilär	n = 19 (16%)
paraortal-infrahilär	n = 77 (66%)
paraortal und iliacal	n = 21 (18%)

Sämtliche Patienten mit retroperitonealer Metastasierung hatten nach der Lymphadenektomie eine adjuvante Chemotherapie erhalten. Sie wurde bis einschließlich 1972 in Form einer Triple drug-Behandlung mit Actinomycin-D,

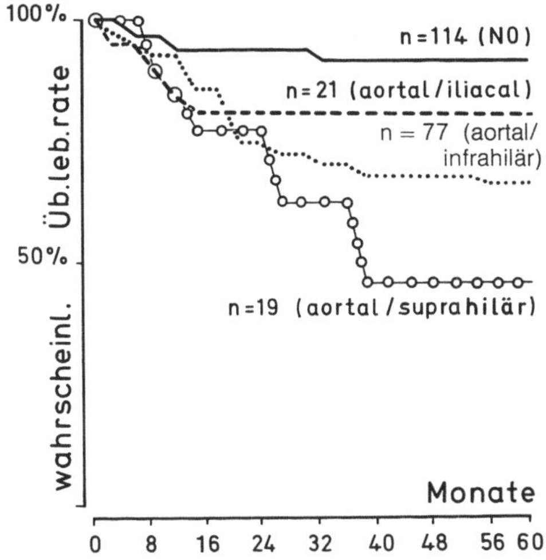

Abb. 1. Die unterschiedliche retroperitoneale Tumorausbreitung hat keinen statistisch signifikanten Einfluß auf die wahrscheinliche Überlebensrate. Patienten im Stadium N0 (n = 114). Patienten mit retroperitonealen Lymphknotenmetastasen (n = 117). Zwischen beiden Kollektiven besteht ein statistisch signifikanter Unterschied (vgl. Text)

Chlorambucil und Methotrexat verabreicht [12]. Bis 1977 wurde als Monotherapeutikum Ifosfamid eingesetzt, und in den darauffolgenden Jahren kam die Kombination Velbe, Bleomycin und Cis-Platin zur Anwendung [5]. Die Überlebensraten wurden in den verschiedenen Kollektiven für jeweils 5 Jahre berechnet.

3. Ergebnisse

3.1. Einfluß der Metastasenlokalisation auf die Überlebenswahrscheinlichkeit

Die 5-Jahres-Überlebenswahrscheinlichkeit beträgt für Patienten ohne Metastasen (n = 114) 92% und für diejenigen mit Metastasen (n = 117) 65%. Für beide Gruppen ist der Unterschied statistisch signifikant (p ± 0,001). Die unterschiedliche Lokalisation der Metastasen hat jedoch keinen statistisch signifikanten Einfluß auf die Überlebensrate. Zwischen den drei Patientengruppen mit ausschließlich paraortalen und infrahilären Metastasen, zusätzlicher suprahilärer Tumorausbreitung sowie paraortalen und iliacalen Metastasen bestand hinsichtlich der Überlebenswahrscheinlichkeit kein Unterschied (Abb. 1).

3.2. Einfluß der adjuvanten Chemotherapie auf die Überlebenswahrscheinlichkeit

Wir haben zwei adjuvante Chemotherapieverfahren in ihrer Auswirkung auf die Überlebenswahrscheinlichkeit untersucht. Danach finden sich statistisch signifikante Unterschiede zwischen der von Li et al. [12] angegebenen Triple drug-Kombination und der von Einhorn beschriebenen Polychemotherapie [5], vgl. Abb. 2.

4. Schlußfolgerungen

Im Gegensatz zu anderen Autoren [6] konnten wir bei fehlender Metastasierung (Stadium I des Hodentumors) eine exzellente Prognose nach alleiniger Semikastration und Lymphadenektomie nachweisen. Demzufolge halten wir in diesem Stadium eine adjuvante Chemotherapie für überflüssig. Es bestehen jedoch deutliche prognostische Unterschiede zwischen Patienten mit fehlenden und vorhandenen retroperitonealen Lymphknotenmetastasen.

Die Lokalisation des retroperitonealen Sekundärtumors und die Beteiligung iliacaler bzw. suprahilärer Areale hat keinen statistisch nachweisbaren prognostischen Einfluß. Das scheinbar bessere Abschneiden der Patienten mit pelvi-

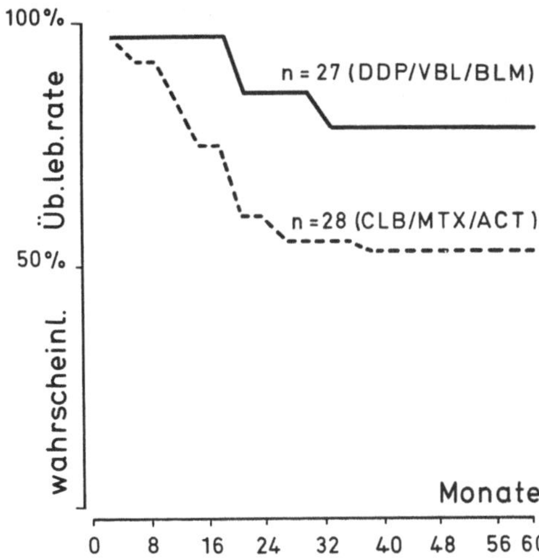

Abb. 2. Einfluß der adjuvanten Chemotherapie auf die wahrscheinliche Überlebensrate bei 55 Patienten mit retroperitonealen Lymphknotenmetastasen. Der Unterschied zwischen beiden Kurven ist statistisch signifikant. Zeichenerklärung: DDP = Cis-Platinum, VBL = Vinblastin, BLM = Bleomycin, CLB = Chlorambucil, MTX = Methotrexat, ACT = Actinomycin D

ner Tumorausbreitung ist durch Einbeziehung eines größeren Krankenkollektivs zu überprüfen. Ebenso bedarf die zum Ausdruck kommende Prognoseverschlechterung bei suprahilärer Metastasierung (Abb. 1) weiterer Untersuchungen an größeren Fallzahlen. Nur dadurch könnte die bereits von Sigel et al. [17] geäußerte Vermutung erhärtet werden, nach der bei tumorpositivem Schnellschnitt des suprahilären Dissektates die weitere Operation nur geringe Erfolgschancen hat. Nach unseren Ergebnissen ist die radikale Lymphadenektomie insbesondere im Hinblick auf die Möglichkeit der postoperativen Chemotherapie auch bei diesen Patienten durchaus anzustreben.

Die adjuvante Chemotherapie mit Vinblastin, Bleomycin und Cis-Platin führt im Stadium des retroperitonealen Lymphknotenbefalls zu einer statistisch signifikanten Verbesserung der Überlebenswahrscheinlichkeit gegenüber der von Li et al. [12] angegebenen Kombinationsbehandlung.

Zusammenfassung

Bei 117 Patienten mit metastasierendem Hodentumor und ausschließlich retroperitonealer Lymphknotenbeteiligung wurde der Einfluß der Metastasenlokalisation auf die Überlebenswahrscheinlichkeit errechnet. Die Prognose dieser Patienten war signifikant schlechter als jener ohne Metastasen. Die Metastasentopographie (suprahilär, infrahilär, iliacal) hatte keine prognostische Relevanz. Aus prognostischen und therapeutischen Erwägungen ergibt sich keine Notwendigkeit einer Zuordnung iliacaler Lymphknotenmetastasen zum Stadium N4.

Literatur

1. Batata MA, Chu FCH, Hilaris BS (1979) TNM-Staging of testis cancer. Presented at the 61st Annual Meeting of the American Radium Society, Los Angeles, California. – 2. Boden G, Gibb R (1951) Radiotherapy and testicular neoplasms. Lancet 1195. – 3. Caldwell WL (1978) Why retroperitoneal lymphadenectomy for testicular tumors? J Urol 119:754. – 4. DeWys W, Muggia FM, Jacobs EM (1980) Staging of testicular cancer: A proposed clinical-surgical scheme. Cancer Treat Rep 64:669. – 5. Einhorn LH, Donohue J (1977) Cisdiammine dichloroplatinum, vinblastine and bleomycin combination chemotherapy in disseminated testicular tumors. Ann Intern Med 87:293. – 6. Ekman EP, Edsmyr F (1981) Chemotherapy in non-seminomatous testicular tumours stage I. Brit J Urol. 53:184. – 7. Golbey R (1970) Chemotherapy of testicular tumors. In: Bethesda, MD: Proceedings of the Chemotherapy Conference on Mithramycin and Symposium on the Therapy of Testicular Tumors. Natn Cancer Inst, Natn Insts Health. – 8. Hartlapp HJ, Weißbach L (1982) Zur Notwendigkeit der Unterteilung des Stadium II bei Hodentumoren. In: Illiger: Nichtseminomatöse Hodentumoren. Karger, Basel, S 72. – 9. Höffgen K, Schmidt CG (1977) Klassifikation und Stadieneinteilung der Hodentumoren. Dtsch Med Wschr 102:249. – 10. Hussey DH, Luk KH, Johnson DE (1977) The role of radiation therapy in the treatment of germinal cell tumors of the testis other than pure seminoma. Radiology 123:175. – 11. Javadpour N, Bergman S (1978) Recent advances in testicular cancer. In: Current problems in surgery. Yearbook Medical, Publishers, Chicago London, 25:1. – 12. Li MC, Whitmore WF Jr, Golbey R, Grabstald H (1960) Effects of combined drug therapy in metastatic cancer of the testis. J Am med Ass 174:1291. – 13. Maier JG, van Buskirk KE (1970) Treatment of testicular germ cell malignancies. J Am med Ass 213:97. – 14. Maier JG, Sulak MH (1973) Radiation therapy in malignant testis tumors. Cancer 32:1212. – 15. Peckham MJ, Barret A, McElwain TJ, Hendry WF (1979) Combined management of malignant teratoma of the testis. Lancet 267. – 16. Sandeman TF, Matthews JP (1979) The staging of testicular tumors. Cancer 43:2514. – 17. Sigel A, Hermanek P, Chlepas S (1973) Lymphchirurgie des Hodentumors. Chirurg 44:494. – 18. Skinner DG (1976) Non-seminomatous testis tumors: a plan of management based on 96 patients to improve survival in all stages by combined therapeutic modalities. J Urol 115:65. – 19. Staubitz WJ, Early R, Magoss IV, Murphy GP (1974) Surgical management of testis tumors. J Urol 111:205. – 20. UICC (1979) TNM-Klassifikation der malignen Tumoren, 3. Aufl. Springer, Berlin Heidelberg New York

Prof. Dr. med. L. Weißbach
Facharzt für Urologie
Ltd. Oberarzt
der Urologischen Universitätsklinik
Sigmund-Freud-Str. 25
D-5300 Bonn 1

Verhandlungsbericht der Deutschen Gesellschaft für Urologie, 34. Tagung (1982), 178–180
© Springer-Verlag Berlin Heidelberg 1983

Maligne nicht-seminomatöse Keimzelltumoren und ihre Metastasen bei primärer und sekundärer retroperitonealer Lymphadenektomie

U. Löhrs, G. Staehler, H. Mellin, R. Hartenstein und K. Mann

Das Metastasierungsverhalten der nicht-seminomatösen Keimzelltumoren (NSKZT) des Hodens ist in die Diskussion über Histiogenese und Wachstumsverhalten dieser malignen Tumoren mit einbezogen. Die Einführung der Tumormarker und die moderne, aggressive Chemotherapie haben dem Problem neue Aktualität verliehen, vor allem auch im Hinblick auf diagnostische und therapeutische Konsequenzen. Aus einer größeren Hodentumorserie von über 200 Fällen standen 63 NSKZT zur Verfügung, von denen gleichzeitig die Operationspräparate einer radikalen retroperitonealen Lymphadenektomie (RLA) und in einzelnen Fällen auch von hämatogenen Lungenmetastasen vorlagen. Primärtumoren und Metastasen wurden ausgedehnt in Schnittstufen und mit Hilfe der Immunperoxydasetechnik am Paraffinschnitt [4] immunhistologisch zum Nachweis von humanem Choriongonadotropin (HCG) und Alpha-Fetoprotein (AFP) untersucht. Es wurden nur solche Fälle berücksichtigt, bei denen Primärtumoren und Metastasen ausgedehnt in Schnittstufen untersucht werden konnten, und bei denen eine zuverlässige Dokumentation über Krankheitsverlauf und Therapie vorlagen.

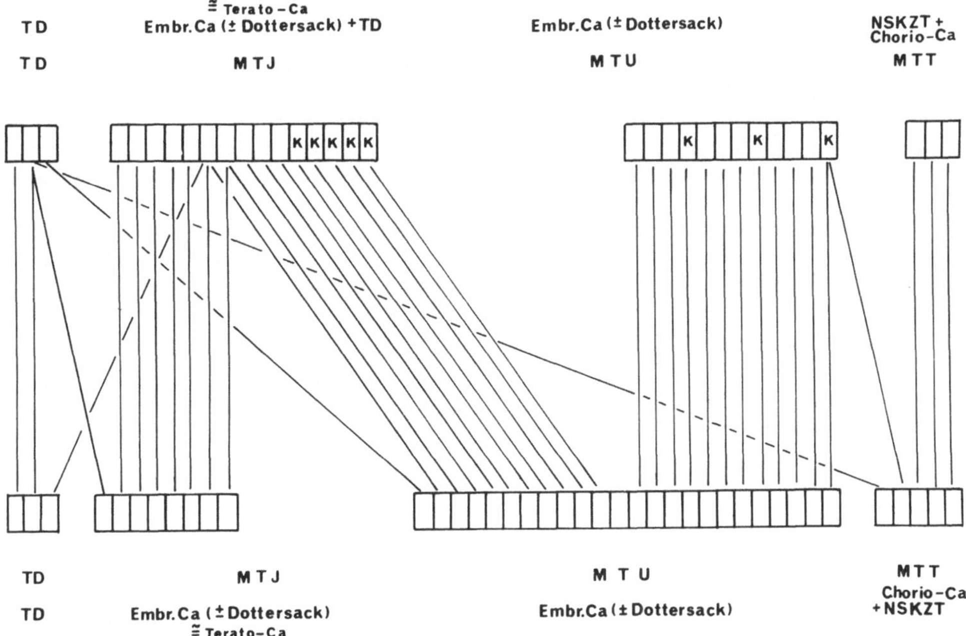

Abb. 1. Vergleichende Zusammenstellung der primären NSKZT und ihrer Metastasen bei primärer, radikaler Lymphadenektomie. In der oberen Reihe die Histologie der Primärtumoren, in der unteren Reihe die zugehörigen Metastasen durch Linien verbunden. Die Klassifikation erfolgte parallel nach der WHO-Einteilung und der Nomenklatur des britischen testicular tumour panel. K: Kombinationstumor, d.h. NSKZT + Seminom

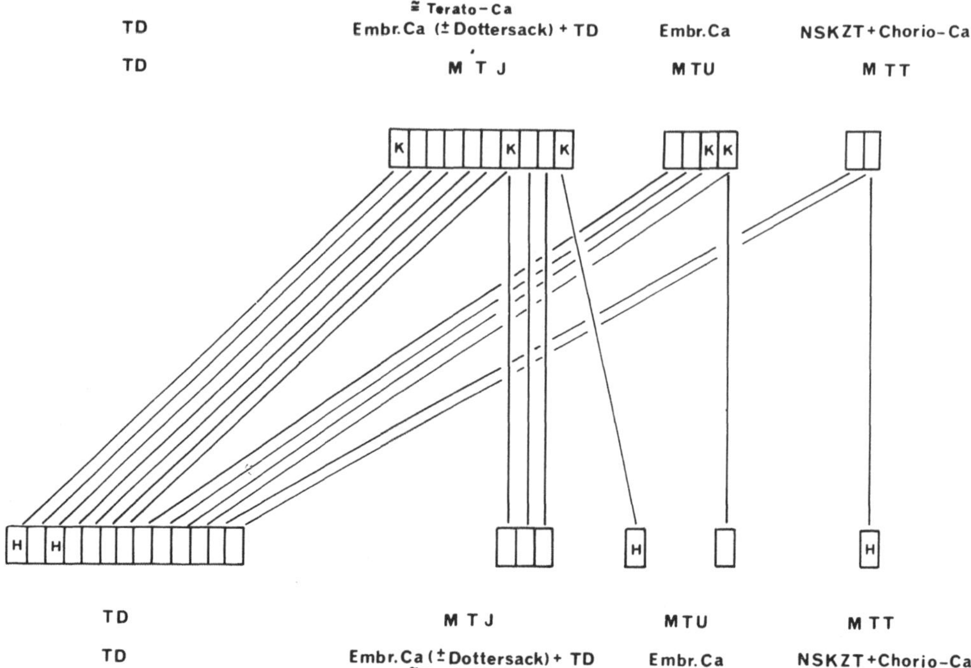

Abb. 2. Vergleichende Zusammenstellung der primären NSKZT und ihrer Metastasen – Histologie bei sekundärer Metastasenoperation nach Chemotherapie. Oben Primärtumoren, unten die zugehörigen Metastasen durch Linien verbunden. H: Hämatogene Lungenmetastase (weitere Zeichenerklärung vgl. Abb. 1)

In 14 der 63 Fälle wurden in den RLA-Präparaten keine Metastasen nachgewiesen. Bei den restlichen 49 Patienten war in 33 Fällen eine primäre RLA, in 16 Fällen eine sekundäre Metastasenoperation nach Chemotherapie entsprechend dem Einhorn-Protokoll durchgeführt worden. Die histologische Klassifikation der Tumoren erfolgte parallel nach der Einteilung des britischen testicular tumour panel [8] und nach der WHO-Nomenklatur [6].

Die beiden Gruppen wurden getrennt analysiert, um Therapieeffekte zu erfassen. Frühere Untersuchungen vor Einführung bzw. systematischer Anwendung einer aggressiven Chemotherapie waren ohne Berücksichtigung dieses Aspektes durchgeführt worden [2].

Ergebnisse

In der Serie der primären RLA hatten 3/6 differenzierte Teratome (TD) in retroperitoneale Lymphknoten metastasiert, in einem Fall als TD, in 2 anderen teilweise oder ausschließlich in Form eines Teratokarzinoms oder embryonalen Karzinoms, in einem der Fälle teilweise mit Chorio-Ca-Anteilen (Abb. 1). Die beiden letztgenannten Fälle zeigen in ihren Primärtumoren sog. ausgebrannte Areale mit Fibrose oder ausgedehnte Nekrosen, die offenbar nur die differenzierten Teratomanteile ausgespart hatten. In der Gruppe der 15 Teratokarzinome bzw. malignen Teratome vom Intermediärtyp (MTI, britische Nomenklatur) bot etwa die Hälfte in den Filiae eine gleichartige Histologie. Die 12 in dieser Serie erfaßten Fälle mit embryonalen Karzinomen bzw. undifferenzierten malignen Teratomen (MTU, britische Nomenklatur) und 3 NSKZT mit Choriokarzinomanteilen (malignes Teratom vom trophoblastischen Typ, MTT, britische Nomenklatur) manifestierten sich in ihren Lymphknotenmetastasen in gleicher Form, bei einem embryonalen Karzinom wurde in einer der Metastasen zusätzlich ein Choriokarzinomanteil gefunden.

Demgegenüber findet sich bei den Patienten nach vorausgegangener Chemotherapie nach dem Einhorn-Protokoll eine ganz andere Situation (Abb. 2): Dreizehn der sechzehn hier erfaßten Fälle zeigten in den Metastasen ausschließlich oder, wenn mehr als ein Absiedlung vorhanden war, vorwiegend differenzierte Teratomstrukturen. Dieser Befund konnte sogar in zwei von drei primären NSKZT mit Choriokarzinomanteilen erhoben werden. Neben den erhaltenen Tumoranteilen waren in der Regel ausgedehnte Nekrosen mit entzündlicher Reaktion oder mit Fibrose in den Operationspräparaten mit Metastasen zu beobachten.

Schlußfolgerung

Mehr als bei vielen anderen Tumoren erfordert besonders die Analyse des Metastasenverhaltens maligner NSKZT des Hodens eine scharfe Trennung zwischen unbehandelten und chemotherapierten Fällen.

Die Metastasierung differenzierter Teratome beweist, daß diese Tumoren beim erwachsenen Mann als maligne Neoplasien zu betrachten sind. Die Metastasierung primärer differenzierter Hodenteratome in Form undifferenzierter und prognostisch ungünstigerer Tumoranteile beleuchtet die Bedeutung von Nekrosen bzw. von Vernarbungen oder „ausgebrannten" Tumoranteilen im Primärtumor [1, 3, 7].

In den Metastasen der übrigen NSKZT ohne vorausgegangene Chemotherapie können histologische Strukturen des gleichen oder eines geringer differenzierten und prognostisch ungünstigeren Typs erwartet werden. Die dabei erkennbare Heterogenität der Teratokarzinome (MTI) ist besonders bei dieser Tumorgruppe für die Schwierigkeit verantwortlich, die Morphologie in den Metastasen einschließlich der für die Tumormarker-Sekretion verantwortlichen Tumorzellen vorherzusehen.

Die Befunde in den Metastasen nach aggressiver Chemotherapie legen unter Berücksichtigung von Art und Dauer der durchgeführten Chemotherapie im Hinblick auf ihre Histiogenese nahe, daß die differenzierten Tumorstrukturen sich unter der Therapie entwickelt haben. Die Ergebnisse sind nicht nur von theoretischem Interesse, sondern haben erhebliche praktische Bedeutung. Die Befunde demonstrieren, daß auch undifferenzierte Keimzelltumoren in den Metastasen nach Chemotherapie als differenzierte Teratome weiterbestehen können, wobei primär erhöhte Serummarker-Werte negativ werden. Da die differenzierten Teratome nur eine geringe Ansprechbarkeit auf eine Chemotherapie erwarten lassen, stellt sich bei diesen Fällen die Indikation zu sekundären und weiteren operativen Interventionen.

Literatur

1. Azzopardi JG, Mostofi FK, Theiss EA (1961) Lesions of the testes observed in certain patients with widespread chorion-carcinoma und related tumours. Amer J Path 38:207–225. – 2. Bär W, Hedinger Chr (1976) Comparison of histological types of primary testicular germ-cell tumours with their metastases. Virchows Arch A Path Anat 370:41–54. – 3. Bär W, Hedinger Chr (1977) Ausgebrannte (okkulte) Hodentumoren. Virchows Arch A Path Anat 377:67–78. – 4. Burns J (1975) Backgroundstaining and sensitivity of the unlabelled antibody-enzyme (PAP) method. Comparison of the peroxidase labelled antibody sandwich method using formalin fixed paraffin embedded material. Histochemistry 43:291–294. – 5. Löhrs U (1982) Histologische Klassifikation der malignen Hodentumoren. In: Illiger HJ, Sack H, Seeber S, Weissbach L (Hrsg) Beitr. zur Onkologie, Nicht-seminomatöse Hodentumoren. – 6. Mostofi FK, Sobin LH (1977) Histological typing of testis tumours. WHO, Genf. – 7. Prym P (1927) Spontanheilung eines bösartigen, wahrscheinlich chorionepitheliomatösen Gewächses im Hoden. Virchows Arch 265:239–258. – 8. Pugh RDB (1976) Testicular tumours. In: Pugh (ed) Pathology of the testis. Blackwell Scientific Publication, Oxford London Edinburgh Melbourne, p 139

Prof. Dr. U. Löhrs
Pathologisches Institut der Universität
Thalkirchner Str. 36
D-8000 München 2

Verhandlungsbericht der Deutschen Gesellschaft für Urologie, 34. Tagung (1982), 181–184
© Springer-Verlag Berlin Heidelberg 1983

Indikation und Taktik der verzögerten retroperitonealen Lymphadenektomie bei malignen metastasierenden Hodentumoren

R. Hubmann, H. G. Bierbaum, L. Hoffmann und M. Hartmann

Einleitung

Bei der Behandlung der Hodentumoren hat sich eine differenzierte, am jeweiligen Krankheitsstadium und der Prognose orientierte Therapie durchgesetzt. Eine besonders ungünstige Prognose besteht bei großen retroperitonealen Lymphknotenmetastasen (Stadium II C, D – T1–4 N3). Eine primäre radikale chirurgische Behandlung ist meist nicht möglich. Die Ergebnisse einer alleinigen Chemotherapie sind schlecht. In einer Studie des Westdeutschen Tumorzentrum Essen mit minimaler pulmonaler Metastasierung kam es bei 11 von 16 Patienten (69%) zu einer anhaltenden Vollremission, während diese nur bei 3 von 26 Patienten mit fortgeschrittener abdomineller Metastasierung erreicht werden konnte.

Bei der Behandlung der fortgeschrittenen abdominellen und/oder pulmonalen Metastasierung hat sich die verzögerte Lymphadenektomie nach Chemotherapie durchgesetzt. Die primäre Verkleinerung der Metastasen mit nachfolgender Cytostatika-Therapie ist aus verschiedenen Gründen nicht sinnvoll [1]. Neben einer Metastasierung oberhalb des Zwerchfelles werden neuerdings abdominelle Metastasen bei einem Durchmesser über 5 cm als fortgeschrittenes Stadium angesehen (Tabelle 1).

Tabelle 1. Gründe für eine verzögerte Lymphadenektomie

1. Große Metastasen in ein operables Stadium bringen
2. Beseitigung von Fernmetastasen
3. Verzögerung der intraoperativen Metastasierung
4. Verkleinerung des Operationsrisikos

Tabelle 2. Therapieprogramm der verzögerten Lymphadenektomie

1. Erweiterte Semikastration
2. Polychemotherapie 2–3 Zyklen
3. Klinisches Restaging
4. Lymphadenektomie
5. Weiterer Therapiezyklus bei vitalem Tumor (evtl. VP 16)
6. (Erhaltungstherapie nicht mehr sinnvoll)

Vorgehen

Von 1978 bis 1982 wurden an drei Hamburger Kliniken im Rahmen einer Arbeitsgruppe 28 Patienten mit fortgeschrittener Metastasierung nach erweiterter Ablatio testis zunächst cytostatisch behandelt (Tabelle 2). Die Beurteilung erfolgte im wesentlichen durch Urogramm, Lymphographie, Computer-Tomographie und Lungentomographie. Die Chemotherapie entsprach dem Einhorn-Schema (PVB) zum Teil unter zusätzlicher Gabe von Ifosfamid (AIO-Protokoll Nr. 3/78 bis Ende 1981). Nach 2 bis 4 Therapiezyklen erfolgte ein Restaging.

Die Lymphadenektomie wurde im Mittel 12 Wochen nach der Diagnosestellung durchgeführt. Anfangs kamen postoperativ 1 bis 2 weitere Therapiezyklen zur Anwendung. Später wurden nur beim Nachweis von vitalem Resttumorgewebe im Operationspräparat noch Cytostatika verabfolgt. Eine abschließende Erhaltungstherapie ist 1982 aufgegeben worden (Tabelle 2).

Bei 6 Patienten handelte es sich um das Stadium II C, bei 15 um ein Stadium II D (das heißt bulky disease) und bei 7 Patienten um das Stadium III B–C (entsprechend cancer Res. Workshop 1979 Lugano) [12]. Bei den letzteren lagen im wechselnden Umfang Lungenmetastasen vor. Diese befanden sich zum Zeitpunkt der Operation in kompletter Remission. Bei 22 Patienten ergaben die praeoperativen Durchuntersuchungen Hinweise für einen Resttumor. Sie entspra-

Tabelle 3. Operatives Vorgehen

1. Medianschnitt (evtl. Thoracotomie links)
2. Durchtrennung der V. mesenterica inferior
3. Durchtrennung der A. mesenterica inferior
4. Durchtrennung einzelner Lumbalgefäße L 3–5
5. Darstellung des Hiatus diaphragmaticus
6. (Mobilisierung des Colon ascendens)

chen primär einem Stadium II D. Die Tumormarker waren bei allen Patienten zum Zeitpunkt der Operation negativ. Zusätzliche thoraxchirurgische Operationen waren bei diesem Patientenkollektiv nicht notwendig.

Die operative Technik zeigt die Tabelle 3. Die Notwendigkeit der suprahilären Ausdehnung des Eingriffes beim Stadium II D und Metastasen unterhalb des linken Nierenhilus wurde von Donohue 1982 [4, 5] erneut betont. Eine partielle Cavaresektion war zweimal, eine Nephrektomie einmal notwendig. Die operativen Eingriffe wurden durch narbige Verwachsungen erschwert. Größere intraoperative Komplikationen traten nicht auf. Als postoperative Komplikation mußte ein Lymphaszites über 8 Tage drainiert werden.

Ergebnisse

Bei 3 von 28 Patienten fand sich noch vitales Tumorgewebe, im Bereich der retroperitonealen Metastasen vorwiegend embryonale Carcinome in größeren Nekrosen. In 4 Fällen waren Reste eines ausdifferenzierten Teratoms mit Knorpelinseln zu erkennen. Die Tumorreste konnten bei allen Patienten radikal entfernt werden und die partielle Remission in ein Stadium NED (no evidence of disease) überführt werden (Tabelle 4). Es fiel auf, daß 6 Patienten mit narbigen Resten bzw. Nekrosen das Stadium II C hatten und 7 das Stadium II D. Ein Carcinomrest und adulte Teratome wurden nur in den Stadien II D und III beobachtet. Die Überlebenszeit beträgt mit dem Stand vom Oktober 1982 bei 11 Patienten mehr als 2 Jahre und bei weiteren 11 unter einem Jahr. Ein Patient entwickelte nach 14 Monaten ein suprahiläres bzw. tiefes mediastinales Rezidiv, das wegen diffuser Ausbreitung in einem second

Tabelle 4. Verzögerte Lymphadenektomie, Ergebnisse und Befunde

Primär-Tumor	N	Histologie LNA				Überlebenszeit		
		Nekrose	Narbe	MTD	Vital	1 J.	2 J.	> 2 J.
MTU	11	3	5	1	2	7	2	2
MTU + MTI	4	2	2	1		1[a]		3
MTU + SE	5	4			MTI	1	1	3
MTT	3		2	1			2	1
MTT + MTU	3	2		1			1	2
SE	2		2			1	1[a]	
Gesamt	28	11	11	4	3	10	7	11

[a] Tod durch Hirnmetastasen

Tabelle 5. Therapie-Ergebnisse

Autor	Pat. N	CR nach CHTH.	CA	Reifes Teratom	Überleben
Merrin 1980	77	30 (39%)	11/63	24/63	
Hendry 1981	38	31 (89%)	7	?	
Jaeger 1981	19	10 (53%)	5	4	
Schwedler 1981	14	2 (14%)	6	6	
Donohue 1982	50	12 (24%)	21	17	80%
Richie 1982	39	13 (30%)	14	90% 2,5 J.	
Sole-Balcells 1982	10	3	5	2	
Eigene Ergebnisse	28	22 (78%)	4	3	

look-Eingriff nicht radikal entfernt werden konnte. 2 Patienten starben an Hirnmetastasen (davon ein anaplastisches Seminom).

Diskussion

Bei der postoperativen Beurteilung zeigte sich, daß in 22 Fällen eine Operation theoretisch nicht nötig gewesen wäre, da lediglich Narben und Nekrosen vorhanden waren. Da eine lückenlose Aufarbeitung bei größeren Gewebsblöcken nicht möglich ist, kann ein völliges Fehlen von Tumorgewebe nicht mit Sicherheit angenommen werden. In 25 Fällen hatte die Computer-Tomographie eindeutig pathologische Befunde ergeben. In einem Fall mit unauffälligem CT-Befund wurde Resttumorgewebe innerhalb kleiner Lymphknoten entfernt. Die Behandlungsergebnisse anderer Autoren bei ähnlichem Vorgehen sind in Tabelle 4 zusammengestellt. Die Angaben über die durch Chemotherapie erreichten kompletten Remissionen differieren von 14 bis 89%. In der Literatur zeigten 1 Drittel der Fälle ein vitales Carcinom, 1 Drittel ein reifes Teratom. Schwedler [15] berichtet über 2 Rezidive aus adulten Teratomherden. Derartige Befunde weisen darauf hin, daß sich aus differenziertem Teratomgewebe wieder ein entdifferenzierter Tumor bilden und metastasieren kann.

Bei unseren Patienten überwog in den entfernten Metastasen histologisch Narbengewebe in einer Häufigkeit wie bei Hendry [7]. Eine Erklärung für die geringe Zahl der persistierenden vitalen Tumoren kann nicht gegeben werden. Alle Autoren kommen zu dem Schluß, daß die klinischen Parameter nicht adäquat voraussagen können, welche histopathologischen Abnormitäten bei der Lymphadenektomie nach Chemotherapie gefunden werden. Eine Normalisierung der Tumormarker beweist nicht die Eliminierung des Tumors (Tabelle 5).

Donohue [2, 3] hatte anfangs 4 Therapiezyklen empfohlen, ist jedoch auf 3 Kurse mit PVB zurückgegangen, da er postoperativ Lungenkomplikationen durch latente Lungenfibrosen als Bleomycinfolge beobachtet hat. Er empfiehlt praeoperative Lungen- und Nierenfunktionsproben sowie die Vermeidung von Aminoglykosiden. Die gleiche Arbeitsgruppe hält eine postoperative weitere Chemotherapie bei fehlendem Nachweis von vitalen Tumormassen wahrscheinlich nicht für notwendig, schlägt aber auch bei radikal entfernten vitalen Tumorresten die Durchführung weiterer Zyklen vor [3, 4, 5].

Zusammenfassung

Die verzögerte Lymphadenektomie nach Chemotherapie (oder Bestrahlung) kann diagnostischen, therapeutischen und palliativen Charakter haben. Die Operation hat die Aufgabe, anfangs vorhandene oder noch nachweisbare Tumormetastasen zu beseitigen, die in ihrer aktuellen Dignität und ihrem späteren Verhalten nicht abschätzbar sind. Indikationen und Taktik der Behandlung bei fortgeschrittener Metastasierung von Hodencarcinomen werden aufgezeigt. Behandlungsergebnisse in der Literatur und bei 28 eigenen Fällen werden beschrieben. Die praeoperative Chemotherapie erfolgte in 2 bis 4 Behandlungszyklen nach Einhorn. In 22 Fällen wurden lediglich Narben, Cysten und Nekrosen gefunden. Bei 3 Patienten ließ sich histologisch ein adultes Teratom und in 4 Fällen Reste eines embryonalen Carcinoms nachweisen. In allen Fällen gelang die Überführung der partiellen Remission in ein Stadium NED. 2 Patienten verstarben an Hirnmetastasen. Inzwischen wurde ein weiteres Rezidiv beobachtet. 11 Patienten überleben rezidivfrei über 2 Jahre.

Literatur

1. Basting RF, Schreml W, Altwein JE (1982) Zytoreduktive Chirurgie bei non-seminomatösen Hodentumoren: Einfluß auf das Tumorwachstum. Vortrag 23. Tagung Norddeutscher Urologen 1982. – 2. Donohue JP, Einhorn LH, Williams StD (1980) Cytoreductive surgery for metastatic testis cancer: Considerations of timing and extent. J Urol 123:876–880. – 3. Donohue JP, Rowland RG (1981) Complications of retroperitoneal lymphnode dissection. J Urol 125:338–40. – 4. Donohue JP, Roth J, Zachary J, Rowland R, Einhorn L, Williams S (1982) Cytoreductive surgery for metastatic testis cancer: Tissue analysis of retroperitoneal tumor masses from testis cancer after chemotherapy. Proc Congr Int Soc Urol 1982. – 5. Donohue JP, Maynard B, Zachary J (1982) Zonal analysis of metastatic tumor deposits in testis cancer. Proc Congr Int Soc Urol 1982. – 6. Einhorn LH, Williams SD, Mandelbaum I, Donohue JP (1981) Cancer: Surgical resection in disseminated testicular cancer 48:904–8. – 7. Henry WF, Goldstraw P, Husband JE et al (1981) Elective delayed excision of bulky para-aortic lymph node metastases in advanced nonseminoma germ cell tumours of testis. Br J Urol 53:648–53. – 8. Hoffmann L, Hubmann R, Hartmann M (1982) Indikation und Befunde einer Lymphadenektomie nach Chemotherapie. Therapiewoche 32:553–7. – 9. Jaeger N, Weiszbach L, Hartlapp JH, Vahlensieck W (1981) Primäre Chemotherapie und nachfolgende Lymphadenektomie bei fortgeschritte-

ner Metastasierung von Hodentumoren. Akt Urol 12:26–30. – 10. Mc Lorie, GA, Skinner DG (1980) Metastatic non-seminomatous testis tumors morbidity of treatment: J Urol 124:479–481. – 11. Merrin C (1980) Combination of chemotherapy and debulking surgery: In: van Costerom AT, Muggia FM, Cleton FJ (eds) Therapeutic progress in ovarian cancer, testicular cancer and the sarcomas. Leiden University Press. – 12. Pizzocaro G et al (1981) Staging and surgery in testicular cancer. Eur Urol 7:1–10. – 13. Richie JP, Garnick MB, Canellos GP (1982) Advences in the treatment of testicular cancer and primary extragonadal germ cell cancer. Proc Congr Int Soc Urol. – 14. Schmidt CG (1980) Stellung der Chemotherapie in der Behandlung der Hodentumoren. Urologe [B] 20:119–28. – 15. Schwedler T, Schmoll HJ, Schnaidt U, Waegner W, Zöckler H (1982) Zur sekundären retroperitonealen Lymphadenektomie nach Chemotherapie bei nichtseminomatösen Hodentumoren: Hodentumoren. Beiträge zur Oncologie 8. S. Karger, Basel München. – 16. Scheulen ME, Higi M, Schilcher RB, Meier CR, Seeber S, Schmidt CG (1980) Sequentiell alternierende Chemotherapie nicht-seminomatöser Hodentumoren mit Velbe/Bleomycin und Adriamycin/Cisplatin. Klin Wschr 58:811–821. – 17. Solé-Balcells F, Germá JR, Algaba F, Villavicencio H (1982) Effectiveness and morbidity of secondary retroperitoneal lymphs node dissection (RLND) after chemotherapy in testicular tumors. Proc Congr Int Soc Urol. – 18. Willemse PHB, Sleijfer DTh, Koops HS et al (1981) Tumor markers in patients with non-seminomatous germ cell tumors of the testis. Oncodev Biol Med 2:117–128

R. Hubmann
Urologische Abteilung
Allgemeines Krankenhaus St. Georg,
Lohmühlenstr. 5
D-2000 Hamburg 1

A. G. Bierbaum und M. Hartmann
Urologische Abteilung
Bundeswehrkrankenhaus Hamburg
Lesserstr. 8–10
D-2000 Hamburg 70

L. Hoffmann
Onkologischer Konsiliardienst
Allgemeines Krankenhaus Barmbek
Rübenkamp 148
D-2000 Hamburg 60

Verhandlungsbericht der Deutschen Gesellschaft für Urologie, 34. Tagung (1982), 185-187
© Springer-Verlag Berlin Heidelberg 1983

Cytoreduktive Chirurgie oder adjuvante Chirurgie bei metastasierenden Hodentumoren – Vergleich zweier Therapiegruppen

R.-H. Ringert, H. Behrendt, N. Niederle, S. Seeber und R. Hartung

Einleitung

Die multimodale Therapie von Patienten mit germinalen Hodentumoren hat in allen großen Behandlungszentren eine erhebliche Besserung der Prognose dieser Erkrankung erbracht. Überlebensraten von 80–90% werden berichtet, betrachtet man Patienten, die den klinischen Stadien I–IIb zugeordnet werden.

Klinische Stadieneinteilung:

Stadium I: Beschränkung des Tumors auf den Hoden, keine Infiltration der Hodenhüllen oder des Samenstrangs. AFP und B-HCG nach Orchiektomie nicht erhöht.[1]

Stadium II: Regionale Lymphknotenmetastasierung (iliakal, paraaortal, inguinal, einschließlich Befall des Samenstrangs).

Stadium II A: Minimale, durch Lymphadenektomie vollständig resezierbare, retroperitoneale Metastasen (makroskopische Beurteilung durch den Operateur). AFP und B-HCG nach Lymphadenektomie nicht erhöht.[1]

Stadium II B: Bei der Laparotomie nicht vollständig resezierbare retroperitoneale Metastasen, und/oder AFP, B-HCG und/oder LDH erhöht nach Lymphadenektomie.[1]

Stadium II C: Palliative Entfernung befallener retroperitonealer Lymphknoten bei fortgeschrittener Erkrankung, palpable residuelle Tumormassen, und/oder Verlagerung der Ureteren mit oder ohne Obstruktion der Harnwege.

Stadium III: Lymphknotenmetastasierung oberhalb des Zwerchfells, aber noch innerhalb des lymphatischen Systems.

Stadium IV: Viszerale Metastasierung (Lungen, Leber, Gastrointestinaltrakt, Gehirn).

Bei metastasierenden Hodentumoren der klinischen Stadien II C bis IV ist die Prognose jedoch erheblich schlechter [4, 5]. Bei 139 Patienten im Stadium IV, die von 1976 bis 1980 beobachtet wurden [5], konnten nach alleiniger Chemotherapie Vollremission bei 12 von 57 Patienten erreicht werden. Betrachtet man hingegen Patienten, die primär einer Lymphadenektomie und anschließend einer Chemotherapie unterzogen wurden, wurde eine Vollremission bei 27 von 70 Patienten erreicht. Darüber hinaus betrug die mittlere Überlebenszeit 11 Monate nach alleiniger Chemotherapie bei diesen Patienten im Stadium IV im Vergleich zu 33 Monaten nach Lymphadenektomie und zusätzlicher Polychemotherapie.

Material und Methodik

Von 1971 bis 1980 wurden 55 Patienten mit metastasierenden Hodentumoren primär zytoreduktiver Chirurgie unterzogen und anschließend einer Chemotherapie unterworfen. 30 Patienten weisen ein Stadium II C, 3 Patienten ein Stadium III und 22 Patienten ein Stadium IV auf. Die Überlebensrate der ersten Gruppe aus den Jahren 1971 bis 1980 wird verglichen mit einer zweiten Gruppe von jungen Männern, die von Ende 1979 bis Ende 1980 behandelt wurden. Bei diesen Patienten wurde primär cytoreduktive Chemotherapie durchgeführt, gefolgt von adjuvanter Lymphadenektomie. 8 Patienten befanden sich im Stadium II C, 12 Patienten im Stadium IV. Tabelle 1 faßt die beiden Patientengruppen zusammen:

Tabelle 1

Stadium	II C	III	IV
RLA gefolgt von CTX	30	3	22
CTX gefolgt von RLA	8	0	12

RLA = retroperitoneale Lymphadenektomie
CTX = Chemotherapie

1 unter Berücksichtigung der Halbwertzeit von 24 Stunden für B-HCG und 5 Tagen für AFP

Ergebnisse

Tabelle 2 vergleicht die Überlebensraten im Stadium II C und III der beiden unterschiedlichen Therapieprotokolle:

Tabelle 2

	Überleben
RLA + CTX	33% / 5 Jahre
CTX + RLA	7 von 8 leben nach 2 Jahren

Tabelle 3 vergleicht die Überlebensrate im Stadium IV:

Tabelle 3

	Überleben
RLA + CTX	45,4%
CTX + RLA	8 von 12 leben nach 2 Jahren

Im Stadium II C und III nach Lymphadenektomie mit nachfolgender Polychemotherapie wird eine geringere 5-Jahres-Überlebensrate (33%) gefunden als im Stadium IV (45,4%).

Diskussion

Vergleicht man 5-Jahres-Überlebensraten von Patienten im Stadium II C/III mit denen im Stadium IV nach Lymphadenektomie gefolgt von Chemotherapie, so fällt eine höhere Überlebensrate bei Patienten im Stadium IV auf. Bei diesen Patienten im Stadium IV wurde nicht zwischen minimalem retroperitonealen Befall und grobem retroperitonealen Befall unterschieden. Ergebnisse von Vugrin et al. [8] unterstreichen die Beobachtung, daß die Prognose von Patienten mit ausgedehntem retroperitonealem Befall schlechter ist als von Patienten, die frühzeitig Lungenmetastasen aufweisen. Andererseits konnte die eindeutige Verbesserung der Prognose der Patienten im Stadium IV, die von Kloth [5] an unseren Kranken beobachtet wurde, in einer Studie von Javadpour et al. [3] nicht gesehen werden. Vergleicht man die 2-Jahres-Ergebnisse, die mit der cytoreduktiven Chemotherapie gefolgt von adjuvanter Chirurgie gewonnen wurden, findet sich eine Verbesserung der Überlebensrate. Von insgesamt 20 Patienten der klinischen Stadien II C bis IV leben nach 2 Jahren noch 15 Männer. 9 dieser 15 Patienten weisen keine Hinweise für Tumorwachstum auf. Vergleicht man bisherige Ergebnisse ähnlicher Patienten aus anderen Behandlungszentren, die 1982 vorgestellt wurden, mit eigenen Zahlen (Tabelle 4), so erscheint der eingeschlagene Therapieweg bei metastasierenden, nichtseminomatösen Hodentumoren als vielversprechend.

Tabelle 4. Chemotherapie vor Lymphadenektomie

		n	CR	PR
Barcelona	1982	10	8	
Bethesda	1982	18	8	7
Boston	1982	39	32	
Denver	1982	22	16	
Essen	1982	20	9	6
New York	1982	30	25% ARPD 100% MRPD	

ARPD = ausgedehnter retroperitonealer Befund
MRPD = minimaler retroperitonealer Befall

Kontrolliert man die histologischen Befunde, die aus den Präparaten von 29 Lymphadenektomien nach Chemotherapie gewonnen wurden, so fanden sich 11mal Fibrosen und Nekrosen, 5mal reife Teratome und 11mal maligne Tumoranteile neben regressiven Veränderungen. 2mal konnte kein Tumor nachgewiesen werden. Von den Patienten, die Tumoranteile aufwiesen, zeigten weniger als 50% positive Titer für Beta-Humanchoriongonadotropin und/oder Alpha-Fetoprotein. Diese Befunde, die in Einklang stehen mit Ergebnissen von Donohue et al. [2] bedeuten, daß die sekundäre Lymphadenektomie unverzichtbar ist im Therapiekonzept des metastasierenden germinalen Hodentumors. Sichere klinische Parameter zur Erfassung eines malignen Anteils in einem Residualtumor nach Beginn der Chemotherapie gibt es nicht.

Obwohl die Morbidität der sekundären Lymphadenektomie nach unserer Erfahrung höher ist als die der primären Lymphadenektomie, kann durch diese technisch schwierige und langdauernde Operation in einem Teil der Fälle kurativ vorgegangen werden.

Literatur

1. Brenner J, Vugrin D, Whitmore WF (1982) Cytoreductive Surgery for advanced nonseminomatous

germinal tumors of testis. Urology 14:571–574. – 2. Donohue R, Roth J, Zachary J, Rowland R, Einhorn L, Williams S (1982) Cytoreductive surgery for metastatic testis tumors: Tissue analysis of retroperitoneal tumor masses from testis cancer after chemotherapy. 14. International Congress of the International Society of Urology, San Francisco. – 3. Javadpour N, Ozols R, Young RC (1982) Prospective randomized trial of cytoreductive surgery followed by chemotherapy versus chemotherapy alone in bulky disseminated testicular cancer. 77th Meeting Amer Urolog Assoc, Kansas City. – 4. Jones DM, Newlands ES, Begent RHJ, Rustin GJS, Bagshawe KD, Johnson AG, Reynolds KW (1982) The role of abdominal surgery in the treatment of advanced testicular germ cell tumours. Brit J Surg 69:4–6. – 5. Kloth Ch (1982) Maligne Hodenteratome und die prognostische Wertigkeit der unterschiedlichen Metastasierungsmuster. Inaugural-Dissertation, Essen. – 6. Richie JP, Garnick MB, Canellos GP (1982) Advances in the treatment of testicular cancer and primary extragonadal germ cell cancer. 14. International Congress of the International Society of Urology, San Francisco. – 7. Solé-Baloells F, Garná JR, Algaba F, Villavienci H (1982) Effectiveness and morbidity of secondary retroperitoneal lymph node dissection after chemotherapy in testicular tumors. 14. International Congress of the International Society of Urology, San Francisco. – 8. Vugrin D, Whitmore WF, Herr H, Sogani P, Golby R (1982) The response of retroperitoneal lymph node metastases from nonseminomatous germ cell testis cancer to chemotherapy and indications for subsequent surgery. 77th Meeting Amer Urolog Assoc, Kansas City. – 9. Wettlaufer JN, Feiner AS, Robinson WA (1982) Vincristine, cis-platinum and bleomycin with surgery in treatment of metastatic non-seminomatous testicular tumors. 77th Meeting Amer Urolog Assoc, Kansas City

Dr. R. H. Ringert
Urolog. Univ.-Klinik der GHS
Hufelandstr. 55
D-4300 Essen 1

Verhandlungsbericht der Deutschen Gesellschaft für Urologie, 34. Tagung (1982), 188–194
© Springer-Verlag Berlin Heidelberg 1983

Verlaufsbeobachtungen bei 169 Patienten mit nicht-seminomatösen Hodentumoren

T. Schwedler, W. Waegner, H. Zöckler und H.-J. Schmoll

Der Stellenwert der retroperitonealen Lymphadenektomie (RLA) im Therapieplan der nicht-seminomatösen Hodentumoren (NSGCT) ist abhängig vom Tumorstadium (Einteilung siehe Tabelle 1). Während die chirurgische Behandlung beim Stadium I immer mehr an Bedeutung verliert [13, 25], ist ihr diagnostischer und therapeutischer Wert beim Stadium II a und II b, also bei Vorliegen operabler retroperitonealer Metastasen, unbestritten. Bei fortgeschrittener retroperitonealer und hämatogener Metastasierung scheint sich das Prinzip der verzögerten RLA, die im Anschluß an eine Induktions-Polychemotherapie durchgeführt wird, durchzusetzen [3]. Im vorliegenden Beitrag soll unser Therapiekonzept beim NSGCT, gestützt auf Verlaufsbeobachtungen von 169 lymphadenektomierten Patienten, dargestellt werden.

Tabelle 1. Stadieneinteilung beim nicht-seminomatösen Hodentumor

Pathologisches Stadium	Lymphknoten-Status
I	mikroskopisch −
II a	mikroskopisch +, makroskopisch −
II b_1	≦ 2 cm und < 5 Lkn. +
II b_2	> 2 cm und/oder > 5 Lkn. +
II b^3	Ausbreitung in das umgebende Gewebe, aber *radikale* Resektion
II c	„bulky disease“, radikale Resektion nicht möglich
III a	supradiaphragmal +
III b	hämatogene Metastasen, Lkn. + oder −

1. Pathologisches Stadium I

Von 70 lymphadenektomierten Patienten im Stadium I (siehe Tabelle 2) erlitten 14 (20%) einen Progreß, was mit den Angaben von Samuels et al. [15] übereinstimmt. Das Tumorrezidiv trat in allen Fällen innerhalb des ersten Jahres nach Orchidektomie, vorwiegend in Form von Lungenmetastasen, auf. Bei 10 der 14 Patienten mit Progreß konnte durch Chemotherapie eine komplette Remission (CR) erreicht werden. 3 Patienten leben in partieller Remission (PR), hierunter einer, der eine Rezidiv-Operation ablehnt. Ein Patient ist seinem Tumorleiden erlegen. Somit leben 69 von 70 Patienten (99%), und 66 Patienten (94%) sind tumorfrei. Nach diesen Ergebnissen, die den Heilungsraten anderer Autoren [15, 24] entsprechen, sind zusätzliche adjuvante Therapiemaßnahmen beim Stadium I nicht sinnvoll. Vielmehr erscheint es gerechtfertigt, bei fehlenden Hinweisen auf Metastasen auch auf die RLA zu verzichten, da ein Tumorprogreß durch die

Tabelle 2. Pathologisches Stadium I beim nicht-seminomatösen Hodentumor (Orchidektomie und RLA ohne weitere Therapie)

Patienten:	70		39 (4–81) Monate	Beobachtungszeit median
Progreß:	14/70	(20%)	6 (3–11) Monate	Rezidivfreie Zeit median
Status nach Progreß:	10/14		komplette Remission, lebend	
	3/14		partielle Remission, lebend	
	1/14		tot durch Tumor	
Tumorfreie Patienten:	66/70	(94%)	37 Monate	Rezidivfreie Zeit (median)
Lebende Patienten:	69/70	(99%)	39 Monate	Überlebenszeit (median)

Tabelle 3. Nicht-seminomatöse Hodentumoren – Pathologisches Stadium II a und II b (n = 67)

Stadium	keine adj. Therapie (n = 31)			adj. Radiatio (n = 12)			adj. Chemotherapie [a] (n = 24)		
	n	Progreß	NED	n	Progreß	NED	n	Progreß	NED
II a	11	27%	100%	4	50%	100%	5	–	100%
II b_1	6	50%	83% [b]	3	100%	100%	4	–	100%
II b_2	12	75%	100%	4	75%	50% [b]	11	–	91% [c]
II b_3	2	100%	100%	1	100%	100%	4	–	100%
Total	31	52%	97% [b]	12	75%	83% [b]	24	0%	96% [c]

[a] 4 Patienten: zusätzlich Radiatio
[b] bei adäquater Therapie: 100%
[c] 1 toxischer Tod

moderne Diagnostik frühzeitig zu erkennen und durch Chirurgie oder Chemotherapie gut zu beherrschen ist. Dies gilt auch für Patienten mit retroperitonealen Mikrometastasen (Stadium II a, s. u.), die bei Verzicht auf die RLA fälschlich unter Stadium I eingeordnet würden. Seit 1981/82 gehen wir nach diesem Prinzip vor und sehen uns durch neuere Untersuchungen von Peckham et al. [13] bestätigt, die bei Verzicht auf die RLA im Stadium I eine Progreßrate von nur 17% verzeichneten und in allen Fällen durch Chemotherapie Tumorfreiheit erzielten.

2. Pathologisches Stadium II a und b

Tabelle 3 zeigt die Ergebnisse im Stadium II a und b. Ein Teil der insgesamt 67 Patienten war im Rahmen einer prospektiven randomisierten Studie (Prot. I/78) [16] behandelt worden, mit Randomisierung in die Gruppen: Keine adjuvante Therapie – adjuvante Radiatio – adjuvante Chemotherapie. Das Protokoll wurde wegen hoher Rezidivraten und dadurch entstehender therapeutischer Probleme im Radiotherapiearm unterbrochen. Seit 1979 wurde auch keine adjuvante Chemotherapie mehr durchgeführt, nachdem in der Gruppe ohne adjuvante Maßnahmen gute Resultate auch im Progreßfall erzielt worden waren und in der Gruppe mit adjuvanter Chemotherapie ein therapiebedingter Todesfall aufgetreten war.

Von 31 Patienten ohne adjuvante Therapie bekamen 16 (52%) nach 2–8 Monaten ein Rezidiv. Die Rezidivraten lagen im Stadium II b_2 und II b_3 mit 75 bzw. 100% erheblich höher als im Stadium II a und II b_1 (27 bzw. 50%). Der Tumorprogreß trat auch in diesem Stadium vorwiegend in Form von Fernmetastasen auf und war durch Chemotherapie und ggf. zusätzlich chirurgische Maßnahmen gut zu beherrschen: Bei einer medianen Beobachtungszeit von 26 Monaten sind heute 30 von 31 Patienten (97%) tumorfrei (NED); Rezidiv- und NED-Raten stimmen etwa mit den Daten in der Literatur überein [5, 15, 20, 24], allerdings findet sich hier keine Aufschlüsselung der Stadien II a und II b.

Durch adjuvante Strahlentherapie konnte die Progreßrate im Stadium II a–b nicht gesenkt werden: 9 von 12 Patienten (75%) entwickelten ein Tumorrezidiv. Entsprechend negative Erfahrungen werden auch von anderen Autoren [7, 9] mitgeteilt. Wie in der vorigen Therapiegruppe konnte bei allen Patienten mit Progreß, die einer adäquaten Chemotherapie zugeführt wurden, Tumorfreiheit erreicht werden.

Bei 24 Patienten mit adjuvanter Chemotherapie wurde in keinem Fall ein Tumorrezidiv beobachtet, was den Angaben in der Literatur entspricht [12, 15, 21, 23, 24]. Allerdings kam es bei einem Patienten zu einer therapiebedingten, tödlichen zerebralen Blutung. Andererseits wurde ein großer Teil der Patienten, bei denen ein Rezidiv wahrscheinlich nicht aufgetreten wäre (63% – 50% im Stadium II a und II b_1) unnötig mit der Toxizität der Chemotherapie belastet.

Nach unseren Ergebnissen halten wir beim Stadium II a und II b_1 adjuvante Maßnahmen nicht für erforderlich. Dagegen ist eine adjuvante Chemotherapie beim Stadium II b_2 und besonders beim Stadium II b_3 (mit Progreßraten von 75% bzw. 100%) zu rechtfertigen.

PROCEDERE BEI DISSEMINIERTEN HODENTUMOREN MIT ABDOMINELLEM BEFALL (MHH)

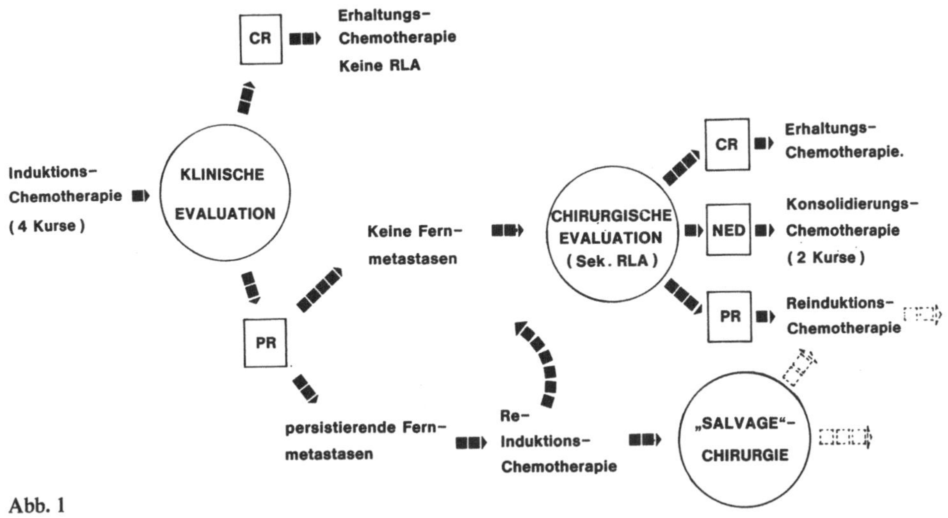

Abb. 1

3. Pathologisches Stadium IIc – IIIb

Bei fortgeschrittener Metastasierung verfahren wir nach dem Prinzip der verzögerten RLA. Abb. 1 veranschaulicht das Procedere: Im Anschluß an eine in 4 Kursen durchgeführte induktive Kombinations-Chemotherapie erfolgt die klinische Evaluation. Ergibt diese eine komplette Remission der retroperitonealen und Fern-Metastasen, so ist eine RLA nicht erforderlich. Seit 1981 verzichten wir auch auf eine Erhaltungs-Chemotherapie. Bei persistierenden hämatogenen Metastasen wird eine Reinduktions-Chemotherapie eingeleitet. Ist diese erfolglos, so bleiben nur chirurgische Maßnahmen („Salvage"-RLA). Bei vollständiger Remission der hämatogenen Metastasen und partieller Rückbildung des retroperitonealen Tumors erfolgt die chirurgische Evaluation in Form der sekundären RLA. Auch bei hämatogenen Restmetastasen, bei denen reifes Teratom oder lediglich Fibrosen und Nekrosen erwartet werden, wird die RLA zu diesem Zeitpunkt durchgeführt mit dem Ziel, gleichzeitig oder in zweiter Sitzung auch diese Tumorreste zu exstirpieren. Das weitere therapeutische Vorgehen hängt von der Radikalität der Operation und dem histologischen Befund des retroperitonealen Resektates ab. Bei nur palliativer Resektion schließt sich eine Reinduktions-Chemotherapie an. Bei residuellem Tumor (Carcinom oder Teratom) und radikaler RLA ist eine Konsolidierungs-Chemotherapie angezeigt. Bei fehlendem Nachweis von vitalen Tumorzellen (Fibrose, Nekrosen) verzichten wir heute auf eine Erhaltungs-Chemotherapie.

Seit 1977 wurde in der MHH bei 32 Patienten eine sekundäre RLA durchgeführt. Die mittlere postoperative Beobachtungszeit beträgt 23 (6–68) Monate. Über Operationstechnik und -befunde sowie über die postoperativen Komplikationen wurde bereits an anderer Stelle berichtet [18]. Hervorzuheben ist die Häufigkeit makroskopisch erkennbarer suprahilärer Metastasen (bei 11/32 Patienten in unserem Krankengut). Durch Mobilisierung des Colon ascendens [1, 6] ist ein optimaler Zugang in diese Region gewährleistet. Schwerste Verschwielung der großen Gefäße erforderte bei 3 Patienten gefäßchirurgische Maßnahmen. Zusätzlich fand sich bei 4 Patienten ein kompletter thrombotischer Verschluß der Vena cava. Unter den postoperativen Komplikationen sind Lymphocelen die häufigsten Befunde. Bei 3 Patienten kam es zu massivem Chylascites, der wiederholte Punktionen erforderlich machte. Ein Patient starb wenige Tage nach der RLA an narkosebedingten pulmonalen Komplikationen; bei der Sektion konnte kein Tumor mehr nachgewiesen werden. Die Zunahme von Komplikationen nach RLA bei fortgeschrittenen Tumorstadien stimmt mit den Erfahrungen anderer Autoren überein [4].

Tabelle 4 zeigt den weiteren Verlauf bei

Tabelle 4. Verlauf bei 23/32 Patienten *ohne* Tumor nach sekundärer RLA

Histologie/Marker (RLA)	N	weiter CR/ NED	lebend PR	tot	Mediane	
					rezidiv-freie Zeit	Über-lebens-zeit
Nekrosen						
neg.	8	7	–	1[a]	17 Mon.	23 Mon.
pos.	1	–	–	1	2 Mon.	10 Mon.
Teratom						
neg.	5	3	–	2	16 Mon.	29 Mon.
pos.	1	–	1	–	11 Mon.	27 Mon.
Residuelles Karzinom						
neg.	8	4	–	4	5 Mon.	12 Mon.
pos.	–	–	–	–	–	–
Total	23	14	1	8[a]	13 Mon.	21 Mon.

[a] 1 toxischer Tod

Tabelle 5. Verlauf bei 9/32 Patienten *mit* Tumor nach sekundärer RLA

RLA/Marker	N	NED	lebend PR	tot	mediane	
					rezidiv-freie Zeit	Über-lebens-zeit
Palliative RLA						
neg.	1	–	1	–	–	10 Mon.
pos.	6	1	1	4	0	15 Mon.
„Salvage" RLA						
neg.	–	–	–	–	–	–
pos.	2	–	–	2	0	9 Mon. 17 Mon.
Total	9	1	2	6	0	14 Mon.

23 Patienten mit *radikaler* RLA, die dementsprechend danach als tumorfrei angesehen wurden, unter Berücksichtigung der Histologie und der Marker zum Zeitpunkt der Operation. 9 von 23 Patienten wiesen nach Chemotherapie retroperitoneal nur noch Nekrosen auf, die RLA war damit in diesen Fällen ein nur *diagnostischer* Eingriff. Zwei von ihnen verstarben; einer durch Narkoseschaden, der andere (mit präoperativ erhöhtem Beta-HCG) durch Tumorprogreß. Von 6 Patienten mit reifem oder unreifem Teratom erlitten (entgegen allgemeiner Ansicht [2, 3]) 4 einen Progreß. Einer von ihnen wurde durch nochmalige Operation tumorfrei (so daß jetzt 3 Patienten mit Teratom einen NED-Status haben), ein Patient lebt in PR, zwei Patienten verstarben. Alle 8 Patienten mit residuellem Carcinom waren zum Zeitpunkt der RLA Marker-negativ. Die Hälfte von ihnen verstarb durch Tumorprogreß, der 2–5 Monate nach der RLA erkennbar wurde, deutlich früher als bei den Patienten mit Teratom (rezidivfreie Zeit 11–26 Monate p.o.). Insgesamt war die RLA bei 14 von 23 Patienten mit residuellem Tumor eine *therapeutische* Maßnahme, aber nur die Hälfte von ihnen (7 Patienten) blieb weiterhin tumorfrei.

Tabelle 5 zeigt den insgesamt wesentlich ungünstigeren Verlauf bei 9 von 32 Patienten, die

Tabelle 6. Bedeutung noch erhöhter Marker zum Zeitpunkt der sekundären RLA

RLA/Histologie	N	Marker bei RLA			
		negativ		positiv	
		Rezidiv.	lebend o. Tu.	Rezidiv.	lebend o. Tu.
radikal/Nekrosen	9	0/8	7/8[a]	1/1	0/1
radikal/Teratom	6	2/5[b]	3/5[b]	1/1	0/1
radikal/residuelles Karzinom	8	4/8	4/8	–	–
palliat./Nekrosen (1) Tumor (8)	9	–	0/1	–	1/8
Total	32	6/21 (29%)	14/22 (64%)	2/2 (100%)	1/10 (10%)

[a] 1 toxischer Tod
[b] Praeoperativ Marker bei 1 Patienten nicht bekannt

Tabelle 7. Verlauf nach sekundärer RLA bei 3 verschiedenen Risikogruppen

Patientengruppe	N	CR NED	PR	tot	mediane	
					rezidiv-freie Zeit	Über-lebens-zeit
„high risk"[a]	23	8 (36%)	3	12	5 Mon. (0–35)	15 Mon. (4–45)
„low risk"	4	3 (75%)	–	1	18 Mon. (11–23)	31 Mon. (15–27)
Nur abdom. Tumor < 10 cm	5	5 (100%)	–	–	32 Mon. (9–56)	39 Mon. (13–60)

[a] „high-risk"-Faktoren:
- großer abdomineller Tumor ∅ $\geqq$ 5 cm
- Lungenmetastasen N = 5, ∅ $\geqq$ 2 cm oder N $\geqq$ 20, ∅ $\leqq$ 2 cm
- Mediastinaltumor > 5 cm ∅
- viscerale Metastasen (Leber, GI-Trakt)
- Skelettmetastasen
- ZNS-Metastasen

nicht radikal operiert wurden. Bis auf einen Patienten mit inoperablem reifem Teratom hatten alle unmittelbar vor der RLA erhöhte Marker. Nur bei einem Patienten wurde durch anschließende Reinduktions-Chemotherapie eine CR erreicht; zwei Patienten leben in PR, und 6 verstarben.

Die Bedeutung der Tumormarker zum Zeitpunkt der RLA läßt Tabelle 6 erkennen: Während nur 6 von 21 Patienten (29%) *ohne* Markererhöhung einen Progreß bekamen und 14 (64%) ohne Tumor leben, ist von den 10 *Marker-positiven* Patienten heute nur einer tumorfrei. Bei 8 Patienten mit erhöhten Markern war eine radikale Operation nicht möglich. Auch von anderen Autoren [8, 10] wird neuerdings die ungünstige Prognose bei präoperativ noch erhöhten Tumormarkern hervorgehoben als Ausdruck der malignen biologischen Aktivität der Tumorerkrankung.

Neben dem Verhalten der Tumormarker erwies sich das *Ausmaß* der Metastasen bei Behandlungsbeginn als prognostisch wichtiges Kriterium, wie Tabelle 7 zeigt und auch in der Literatur [19, 22] beschrieben wird. So beobachteten wir keine Rezidive bei 5 Patienten mit „bulky disease" und einem Tumordurchmesser bis zu 10 cm bei fehlenden Fernmetastasen. Dagegen wurden von 23 Patienten mit prognostisch ungünstigen Fernmetastasen [17] (Definition siehe Tabelle 7) nur 8 (36%) tumorfrei, 3 leben in PR und 12 verstarben. Bei kleinen Lungen- und retroperitonealen Metastasen muß ein günstigerer Verlauf angenommen werden: 3 von 4 Patienten dieser Gruppe leben ohne Tumor. Dagegen ist nach unseren Erfahrungen eine Metastasierung in die supraclaviculären Lymphknoten prognostisch ungünstig: Von 7 Patienten mit solchem Befall hatten 4 einen Tumorprogreß. Daher sollte in entsprechenden Fällen die Lymphadenektomie auf diese Region ausgedehnt werden.

Ein Vergleich unserer Ergebnisse mit der Literatur ist nur bedingt möglich, da *palliative* Lymphadenektomien an anderer Stelle nicht erwähnt werden. Berücksichtigt man in unserem Kollektiv allein die 23 Patienten mit *radikaler* RLA, so findet sich eine NED-Rate von 61% bei 8 Todesfällen (35%). Demgegenüber werden z.B. von Donohue et al. [2, 3], Skinner et al. [19] und MacDonald et al. [11] Überlebensraten von mehr als 80% angegeben, obgleich ihre histologischen Befunde nach Chemotherapie qualitativ und quantitativ unseren Ergebnissen entsprechen. Allerdings hatten Donohue et al. [3] bei 19 Patienten mit residuellem Carcinom 9 Todesfälle (47%) zu verzeichnen, was mit 4/8 Patienten (50%) in unserem Kollektiv vergleichbar ist. Auch von anderen Autoren [8, 10] wird die schlechte Prognose bei residuellem Carcinom betont.

Aus den genannten Ergebnissen lassen sich folgende Operationskriterien für die sekundäre RLA ableiten: Der nach Induktions-Chemotherapie verbliebene retroperitoneale Resttumor muß ebenso wie eventuelle residuelle Metastasen anderer Lokalisation voraussichtlich operabel sein. Außerdem sollten die Tumormarker zum Zeitpunkt der Operation negativ sein. Dies gilt allerdings nur, wenn die RLA nach Beendigung der Induktions-Chemotherapie durchgeführt wird. Zu diskutieren wäre ein früherer Operationszeitpunkt, wie er von Pizzocaro et al. [14] vorgeschlagen wird.

Zusammenfassung

Es wird über 169 lymphadenektomierte Patienten mit nicht-seminomatösen Hodentumoren berichtet. 70 Patienten mit Stadium I erhielten außer Orchidektomie und Lymphadenektomie (RLA) keine weitere Therapie. Bei 67 Patienten mit Stadium II a–b wurde nach der RLA entweder keine Behandlung oder eine adjuvante Strahlen- oder Chemotherapie durchgeführt. Bei 32 Patienten mit Stadium II c – III b wurde nach Induktions-Chemotherapie eine sekundäre RLA vorgenommen.

Ergebnisse: Im Stadium I beträgt die Rezidivrate 20%; nach Chemotherapie im Progreßfall sind 94% tumorfrei. Im Stadium II a / II b_1 beträgt die Rezidivrate 27 bzw. 50%, im Stadium II b_{2-3} (bei größeren, aber radikal operablen retroperitonealen Metastasen) 75 bzw. 100%. Eine adjuvante Strahlentherapie verringert die Rezidivrate nicht. Dagegen werden durch adäquate adjuvante Chemotherapie alle Patienten tumorfrei. Danach ist eine adjuvante Chemotherapie bei Stadium II b_{2-3} gerechtfertigt.

Die sekundäre RLA ergab bei 28% der Patienten mit Stadium II c – III b keinen vitalen Tumor. 14/32 Patienten wurden durch die Operation tumorfrei, aber bei nur 7 von ihnen *blieb* die RLA therapeutisch (NED: 50%). Bei weiteren 9 Patienten (28%) war die RLA nur palliativ. Bei präoperativ noch erhöhten Tumormarkern muß trotz radikaler RLA mit einer hohen Rezidivrate gerechnet werden, oft ist nur eine palliative Resektion möglich. Interessant ist, daß auch bei reifem oder unreifem Teratom Progreß auftritt, nach 11–26 Monaten und damit deutlich später als bei residuellem Carcinom (2–5 Monate p.o.). Wichtig erscheint, daß bei supraclaviculären Metastasen Rezidive häufig sind; daher sollte in diesen Fällen auch hier lymphadenektomiert werden.

Es ergibt sich als Indikation für die sekundäre RLA: operabler Resttumor, negative Marker.

Literatur

1. Donohue JP (1977) Retroperitoneal lymphadenectomy. The anterior approach including bilateral supra-hilar dissection. Urol Clin N Amer 4:509–521. – 2. Donohue JP, Einhorn LH, Williams SD (1980) Cytoreductive surgery for metastatic testis cancer: Considerations of timing and extent. J Urol 123:876–880. – 3. Donohue JP, Roth LM, Zachary JM, Rowland RG, Einhorn LH, Williams SG (1982) Cytoreductive surgery for metastatic testis cancer: Tissue analysis of retroperitoneal masses after chemotherapy. J Urol 127:1111–1114. – 4. Donohue JP, Rowland RG (1981) Complications of retroperitoneal lymph node dissection. J. Urol 125:338–340. – 5. Earle JW, Bagshaw MA, Kaplan HS (1980) Supervoltage radiation therapy of the testicular tumors. Am J Roentgenol 117:1782–1790. – 6. Fraley EE, Markland C, Lange PH (1977) Surgical treatment of stage I and stage II nonseminomatous testicular cancer in

adults. Urol Clin N Amer 4:453–463. – 7. Jacobs EM, Muggia FM (1980) Testicular cancer: Risk factors and the role of adjuvant chemotherapy. Cancer 45:1782–1790. – 8. Jones BM, Newlands ES, Begent RHJ, Rustin GJS, Bagshaw KD, Johnson AG, Reynolds KW (1982) The role of abdominal surgery in the treatment of advanced testicular germ cell tumors. Br J Surg 69:4–6. – 9. Katz ME, Grosbach AB, Wein A, Glick MH (1973) Testicular germ cell tumors. Diagnosis, management and the potential for cure. Cancer Clinical Trials (1) 4:247–271. – 10. Lange PH, Vogelzang NJ, Anderson RW, Fraley EE, Allen DW (1982) The timing of cytoreductive surgery in men with germ cell tumors. Proc Amer Soc Oncol 1:69. – 11. MacDonald RN, Turner AR, McPhee MS, Lakey WH, Metcalfe JO (1981) Management of nonseminomatous testicular cancer – a total community experience. J Urol 126:750–752. – 12. Niederle N, Higi M, Scheulen ME, Pfeiffer R, Kröpfl D, Ostermann R, Pape H, Schmidt CG, Seeber S (1981) Therapieergebnisse bei 183 Patienten mit nicht-seminomatösen Hodentumoren des Stadiums II. In: Illiger, Sack, Seeber, Weissbach (Hrsg) Nichtseminomatöse Hodentumoren. Beiträge zur Onkologie, Bd 8. Karger, Basel München New York, S 182–187. – 13. Peckham MJ, Barrett A, Husband JE, Hendry WF (1982) Orchidectomy alone in testicular stage I non-seminomatous germ-cell tumours. Lancet 25:678–680. – 14. Pizzocaro G, Pilotti S, Piva L, Salvioni R, Sanfilippo O (1982) Cisplatinum, Vinblastine, Bleomycin (PVB) and early surgery in advanced germ cell testicular tumors. Proc International Cancer Congress (1982), Abstract-Nr. 3581. – 15. Samuels M, Logothetis C, Trindade A, Smith T, Johnson D (1981) Results of therapy of 119 stage I and stage II adjuvant testicular cancer patients. Proc AACR and ASCO 22:159. – 16. Schmoll H-J (1982) Zur Frage der adjuvanten Chemotherapie operabler Stadien des Hodenkarzinoms. Beitr Onkol, Bd 13. Karger, Basel, S 353–366. – 17. Schmoll H-J et al (1983) PVB ± Ifosfamid in disseminated testicular cancer. Denis (ed) EORTC-Monograph Series. Raven Press, New York. – 18. Schwedler T, Schmoll H-J, Schnaidt U, Waegner W, Zöckler H (1981) Zur sekundären Lymphadenektomie nach Chemotherapie bei nicht-seminomatösen Hodentumoren. In: Illiger, Sack, Seeber, Weissbach (Hrsg) Nichtseminomatöse Hodentumoren. Beiträge zur Onkologie, Bd 8. Karger, Basel München New York, S 155–161. – 19. Skinner DG (1982) Advanced metastatic testicular cancer: The need for reporting results according to initial extent of disease. J Urol 128:312–314. – 20. Staubitz WJ, Earle KS, Magoss IN, Murphy GP (1974) Surgical management of testis tumors. J Urol 111:205–209. – 21. Taylor HG, Brown AW, Butler MW, Weltz MD, Berenberg JL, McLeod D, Fowler JE, Stutzman RE, Blom J (1981) Treatment experience with nonseminomatous testicular cancer in patients with stage II and stage III disease. Cancer 48:1110–1115. – 22. Torti FM, Freiha FS, Masters D, Lockbaum P, Adams F, Hannigan JF Jr, Carter SK (1982) Prognostic factors in advanced testicular cancer. Proc International Cancer Congress (1982), Abstract-Nr 3577. – 23. Vugrin D, Whitmore WF, Cvitkovic E, Grabstald H, Sogani P, Golbey RB (1981) Adjuvant chemotherapy with VAB-3 of stage II-B testicular cancer. Cancer 48:233–237. – 24. Williams SD (1981) Personal communication. Zit bei Schmoll, H-J [16]. – 25. Zöckler H, Schmoll H-J, Schindler E (1982) Moderne stadiengerechte Therapie maligner Hodentumoren. Therapiewoche 32:557–559

Dr. med. Thomas Schwedler
Urologische Klinik
der Medizinischen Hochschule Hannover
Konstanty-Gutschow-Straße 8
D-3000 Hannover 61

Verhandlungsbericht der Deutschen Gesellschaft für Urologie, 34. Tagung (1982), 195–199
© Springer-Verlag Berlin Heidelberg 1983

Primäre oder verzögerte Metastasenchirurgie beim fortgeschrittenen Keimzell-Tumor (TXN3,4M0,1)?

N. Jaeger, L. Weißbach, W. Schreml und J.E. Altwein

1. Einleitung

Vor dem Einsatz der Polychemotherapie war in fortgeschrittenen Stadien des Keimzell-Tumors (N3,4 bzw. M1 nach UICC - 1978) der letale Verlauf der Erkrankung meist nicht aufzuhalten. Erste Erfolge brachte die Kombinationsbehandlung mit Actinomycin-D, Methotrexat und Chlorambucil [9]; Vollremissionen wurden jedoch nur nach einer vorangehenden tumorreduzierenden Operation *(chirurgische Zytoreduktion)* erzielt [1]. Einsatz neuer Zytostatika wie Vinblastin (VBL), Bleomycin (BLM) und Cis-Platin (DDP) durch Samuels und Einhorn führten erstmals zu Vollremissionen ohne vorgeschaltete Operation [17, 3]. Durch diese Erfolge sahen sich viele Tumorzentren veranlaßt, das Konzept der *chirurgischen* zugunsten einer *pharmakologischen Zytoreduktion* zu verlassen [2, 14]. Denn in diesen Fällen bot der nachfolgende chirurgische Eingriff neben Aussicht auf Radikalität zusätzlich die Möglichkeit, den Behandlungserfolg histologisch zu sichern.

2. Kontroverse

Die Rate der Vollremission ist nach primärer Operation (s. Tabelle 1) mit der nach primärer Chemotherapie (s. Tabelle 2) vergleichbar. Offenbar wird der Heilungsverlauf nicht von der primär gewählten Behandlung beeinflußt. Die Frage, ob die chirurgische oder pharmakologische Zytoreduktion bevorzugt werden sollte, bleibt deshalb umstritten. Den Vorteilen einer primären Chemotherapie stehen auch einige Nachteile gegenüber: Aufgrund eines großen Volumens ist mit einer verminderten Durchblutung des Tumor-Zentrums zu rechnen. Die Wirkstoffkonzentrationen der Zytostatika sind in diesen Anteilen häufig zu niedrig und daher ineffektiv. Infolgedessen wird die Entwicklung resistenter Zellpopulationen gefördert [13]. Eine präoperativ notwendige behandlungsfreie Rekonvaleszens-Zeit nach Chemotherapie führt mit zunehmender Dauer zur Ausbildung fibrotisch retroperitonealer Infiltrationen, die die verzögerte Exploration erheblich erschweren [15]. Ein Progreß in diesem behandlungsfreien Intervall ist denkbar. Durch die Chemotherapie ändert sich häufig die Morphologie der Metastase, so daß ihre ursprüngliche Histologie nicht mehr erfaßt werden kann [20]. Notfallsituationen wie ein akutes Abdomen (bulky disease) oder eine Beckenvenenthrombose sind Kontraindikationen für die pharmakologische Zytoreduktion. –

Tabelle 1. Vollremission (VR) von Keimzell-Tumoren im Stadium N3,4/M0,1 nach chirurgischer Zytoreduktion und folgender Chemotherapie

Autor		n	VR
Pizzocaro, G.	(1981)	11	63%
Reynolds, Th.F. et al.	(1981)	23	48%
Javadpour, N. et al.	(1981)	18	44%
Lange, P.H. et al.	(1980)	3	100%
Merrin, C. et al.	(1976)	11	73%

Tabelle 2. Vollremission (VR) von Keimzell-Tumoren im Stadium N3,4/M0,1 nach primärer Chemotherapie und verzögerter Metastasenresektion

Autor		n	VR
Pizzocaro, G.	(1981)	48	62%
Einhorn, L.H. et al.	(1981)	62	61%
Vugrin, D. et al.	(1981)	48	70%
Donohue, J.P. et al.	(1980)	26	81%
Jones, B.M. et al.	(1982)	21	66%
Lange, P.H. et al.	(1980)	5	0%
Mandelbaum, J. et al.	(1980)	22	59%
Scardino, P.T. et Skinner, D.G.	(1979)	35	74%
Jaeger, N. et al.	(1981)	19	79%
Schwedler, T. et al.	(1982)	14	57%

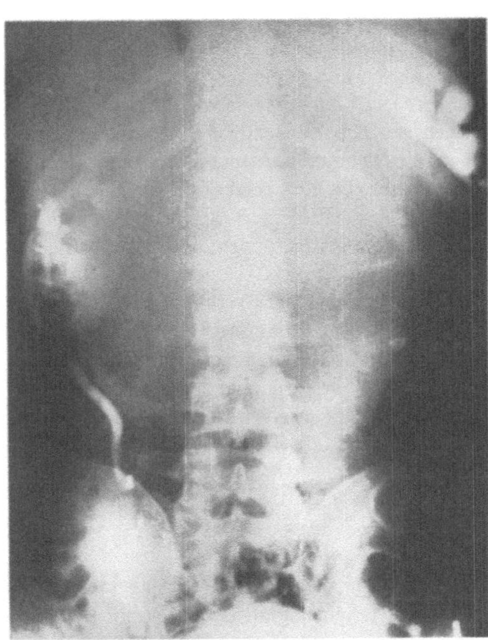
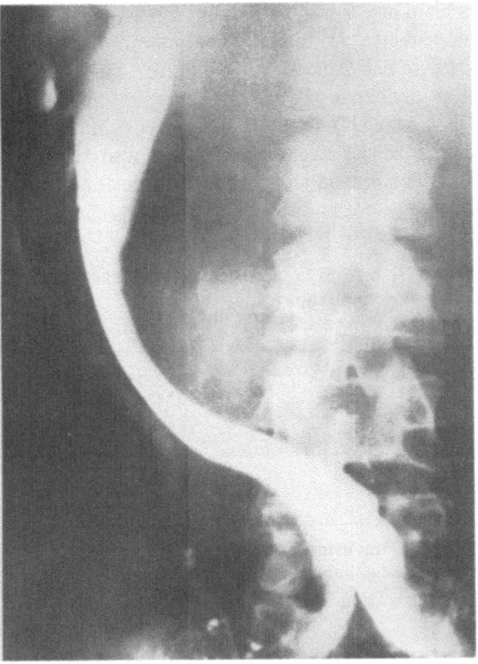

Abb. 1. a Ausscheidungsurogramm bei bulky-tumor mit Verlagerung beider Nieren. b Cavographie bei bulky-tumor mit Verlagerung des infra- und suprarenalen Cava-Segments

Demgegenüber ist nach Verifizierung eines fortgeschrittenen Stadiums der sofortige Einsatz einer Chemotherapie geradezu erforderlich, da in diesen Fällen mit weiteren subklinischen Metastasen gerechnet werden muß und nur eine systemische Behandlung die Vollremission herbeiführen bzw. zumindest einen Progreß verhindern kann. Involution und Demarkierung des „bulky-tumor" sind Grundlagen für die Radikalität der verzögerten Metastasenchirurgie [10]. Die Möglichkeit einer Transformation der ursprünglich hochmalignen Geschwulst zum reifen Teratom oder gar nekrotischen Strukturen (benigne Metastase), erlaubt prognostische Aussagen [5]. Zudem ist die Morbidität der Chemotherapie präoperativ geringer als postoperativ [2].

3. Eigene Untersuchungen

An der Urologischen Klinik der Universität Bonn und der Urologischen Abt. des Bundeswehrkrankenhauses Ulm wurden 55 Patienten im Stadium N3,4 M0,1 eines Keimzell-Tumors einer primären oder verzögerten Metastasenresektion unterzogen. In allen Fällen kam prä- bzw. postoperativ eine Kombinationstherapie mit VBL, BLM und DDP zur Anwendung.

3.1 Ausgangsstadium

In 10 Fällen handelte es sich um einen unerwarteten Progreß 4 Monate bis 14 Jahre nach vermeintlich kurativer Behandlung eines Initialstadiums; darunter beobachteten wir 7mal einen retroperitonealen „bulky-tumor", 2mal eine mediastinale und 1mal eine pulmonale Absiedlung. Bei den weiteren 45 Patienten mit Generalisation zum Zeitpunkt der Erstdiagnose sahen wir 4mal ausgedehnte pulmonale Metastasen ohne retroperitonealen Befund; 41 Patienten boten einen retroperitonealen „bulky-tumor" in der Definition nach Vugrin [22] (Abb. 1); in 20 Fällen bestand zusätzlich eine Parenchymmetastasierung.

3.2 Therapiemodalität und Ergebnisse

Bei 15 Patienten wurde primär eine chirurgische Zytoreduktion vorgenommen; 4mal handelte es sich um eine chirurgische Exploration eines abdominalen Tumors ohne Kenntnis der Grunderkrankung. 2 weitere Patienten gelangten mit einem akuten Abdomen zur Laparotomie. 9mal erfolgte der Eingriff mit palliativer Zielsetzung. Eine induktive Polychemotherapie mit VBL, BLM und DDP schloß sich jeweils an. Bei 12 dieser Patienten versuchten wir, im weiteren Verlauf Tumorresiduen durch einen Second-look-

Tabelle 3. Eigene Ergebnisse nach primär-chirurgischer Zytoreduktion und folgender induktiver Chemotherapie (n = 15)

Status	Pat.-Zahl	Beobachtungszeit (Mon.)
NED[a]	7 (47%)	3–45
AWD[b]	3	8–34
DOD[c]	5	6–8

[a] NED = no evidence of disease
[b] AWD = alife with disease
[c] DOD = dead of disease

Eingriff zu entfernen. – Trotzdem verstarben 5 Patienten im weiteren Verlauf an den Folgen des progressiven Grundleidens, 7 leben tumorfrei (NED – no evidence of disease), 3 mit Anzeichen der Grunderkrankung (AWD – alife with disease) (s. Tabelle 3).

40 Patienten gelangten nach primärer Polychemotherapie zur operativen Sanierung retroperitonealer, mediastinaler, vereinzelt auch pulmonaler Residuen. In 18 Dissektaten konnten wir fibrotische bzw. nekrotische Strukturen nachweisen und damit die komplette Remission sichern[1]. 16 Patienten leben tumorfrei (NED), einer verstarb an postoperativen Komplikationen, ein weiterer an den Folgen eines späteren Progresses (DOD – dead of disease). – In 8 weiteren Fällen hatte eine Transformation zum reifen Teratom stattgefunden; von diesen Patienten leben 7 ohne Tumor-Residuen (NED), ein weiterer mit Anzeichen der Erkrankung (AWD). – Bei 14 Eingriffen entfernten wir zum Teil hochmaligne Tumorstrukturen. 9 dieser Patienten verstarben im weiteren Verlauf an den Folgen eines Progresses (DOD), 3 leben tumorfrei (NED), 2 mit Anzeichen der Grunderkrankung (AWD) (s. Tabelle 4).

3.3 Komplikationen

Der Schwierigkeitsgrad der primären wie auch der verzögerten Metastasenchirurgie ist an intra- und postoperativen Komplikationen ermeßbar. Besonders häufig kam es zu Läsionen der retroperitonealen Gefäße (Aorta, Arteria und Vena iliaca communis). In einem Fall beobachteten wir nach Denudierung eines tumorös eingemauerten Ureters eine retroperitoneale Urinphlegmone, die über eine Sepsis schließlich zum Tode führte.

Tabelle 4. Eigene Ergebnisse nach primärer Chemotherapie und verzögerter Metastasenresektion (n = 40)

Status	Pat.-Zahl	Beobachtungszeit (Mon.)	Histologie des Resektats		
			Nekrose/ Fibrose	reifes Teratom	hochmaligner Tumor
NED[a]	26 (65%)	2–60	16	7	3
AWD[b]	3	29–42		1	2
DOD[c]	10	4–22	1		9
verstorben (Kompl.)	1	6	1		

[a] NED = no evidence of disease
[b] AWD = alife with disease
[c] DOD =dead of disease

1 Die pathologisch-anatomischen Untersuchungen wurden im Pathologischen Institut der Universität Bonn (Direktor: Prof. Dr. Gedigk) vorgenommen. Herrn PD Dr. Stiens danken wir für die Durchführung

Tabelle 5. Komplikationen der primären bzw. verzögerten Metastasenchirurgie

	primäre Resektion (n)	verzögerte Resektion (n)
Gefäßläsionen (Aorta, A. renalis, A. u. V. iliaca comm.)	2	5
Lymphocele		3
Ileus		2
Pleuraempyem		1
retroperitonealer Abszeß		1
Darmläsion	1	1
Läsion des N. femoralis	1	1
Nachblutung	1	
Urinphlegmose – Sepsis – Exitus		1

4. Schlußfolgerungen

Fortgeschrittene Stadien eines Keimzell-Tumors mit Parenchymmetastasierung werden einheitlich zunächst induktiv chemotherapiert und anschließend einer verzögerten Resektion etwaiger Tumor-Residuen zugeführt. Die Behandlungsmaßnahmen im Falle eines „bulky-tumor“ ohne Fernmetastasierung ist dagegen noch umstritten. Das Vorgehen der ersten Wahl ist unter Berücksichtigung der therapeutischen Morbidität und unserer Erfolgsquote die verzögerte Metastasenresektion [2, 7, 21]. Grundlage dieses Konzepts stellt die gute Ansprechbarkeit der Absiedlungen auf die Kombination VBL, BLM und DDP dar [3].

Die Frage, ob komplette Remissionen nach primärer Chemotherapie von einer Operation ausgeschlossen werden können, muß durch Ergebnisse prospektiver Studien beantwortet werden. Kommt es dagegen wider Erwarten unter der zytostatischen Behandlung zum Progreß, oder sehen wir lediglich ein „minimal response“, so besteht eine Kontraindikation zur verzögerten Operation, da der weitere Progreß nicht aufgehalten werden kann [8]. Alternative Zytostatika können in diesen Fällen unter Umständen doch noch zu einer Teilremission führen, die durch eine folgende Operation in eine Vollremission umgewandelt werden kann.

Literatur

1. Brenner J, Vugrin D, Whitmore WF (1982) Cytoreductive surgery for advanced nonseminomatous germ cell tumors of the testis. Urology 16/6:571–575. – 2. Donohue JP, Einhorn LH, Williams StB (1980) Cytoreductive surgery for metastatic testis cancer: considerations of timing and extend. J Uro 123:876–879. – 3. Einhorn LH, Donohue J (1977) Cis-diammine-dichlorplatinum, vinblastine and bleomycin combination chemotherapy in disseminated testicular tumors. Ann Intern Med 87:293–298. – 4. Einhorn LH, Williams StB, Mandelbaum I, Donohue JP (1981) Surgical resection in disseminated testicular cancer following chemotherapeutic cytoreduction. Cancer 48:904–908. – 5. Jaeger N, Weißbach L, Hartlapp JH, Vahlensieck W (1981) Primäre Chemotherapie und nachfolgende Lymphadenektomie bei fortgeschrittener Metastasierung von Hodentumoren. Akt Urol 12:26–30. – 6. Javadpour N, Ozols RF, Barlock A, Anderson T, Young RC (1981) A randomized trial of cytoreductive surgery followed by chemotherapy versus chemotherapy alone in bulky Stage III testicular cancer. Proc Am Soc Clin Oncol 22:473. – 7. Jones BM, Newlands ES, Begent RH, Rustin GJ, Bagshawe KB, Johnson AG, Reynolds KW (1982) The role of abdominal surgery in the treatment of advanced testicular germ cell tumours. Br J Surg 69:4–6. – 8. Lange PH, Hekmat K, Bosl G, Kennedy BJ, Fraley E (1980) Accelerated growth of testicular cancer after cytoreductive surgery. Cancer 45:1498–1506. – 9. Li MC, Whitmore WF Jr, Golbey R, Grabstald H (1960) Effects of combined drug therapy on metastatic cancer of the testis. JAMA 174:1291–1299. – 10. McLorie GA, Skinner DG (1980) Metastatic non-seminomatous testis tumors: morbidity of treatment. J Urol 124:479–481. – 11. Mandelbaum J, Williams StB, Einhorn LH (1980) Aggressive surgical management of testicular carcinoma metastatic to lungs and mediastinum. Ann Thorac Surg 30/3:224–229. – 12. Merrin C, Takita H, Weber R, Wajsman Z, Baumgartner G, Murphy G (1976) Combination radical surgery and multiple sequential chemotherapy for the treatment of advanced carcinoma of the testis (Stage III). Cancer 37:20–29. – 13. Merrin CE, Takita H, Bechley S, Kassis J (1977) Treatment of recurrent and wide spread testicular tumor by radical reductive surgery and multiple sequential chemotherapie. J Urol 117–291–295. – 14. Merrin CE, Takita H (1978) Cancer reductive surgery. Cancer 42:495–501. – 15. Pizzocaro G (1981) The case for radical surgery and combined therapy in testicular non-seminoma. In: Anderson CK, Jones WG, Milford Ward A (eds) Germ cell tumours. Taylor & Francis, London. – 16. Reynolds ThF, Vugrin B, Cvitkovic E, Cheng E, Braun B, O'Hehir M, Bukeman M, Whitmore W, Goldbey R (1981) VAB – 3 combination chemotherapy of metastatic testicular cancer. Cancer 48:888–898. – 17. Samuels ML, Holoye PY, Johnson BE (1975) Bleomycin combination chemotherapy in the management of testicular neoplasia. Cancer

36:318–326. – 18. Scardino PT, Skinner BG (1979) Germ-cell tumors of the testis: improved results in a prospective study using combined modality therapy and biochemical tumor markers. Surgery 86:86–93. – 19. Schwedler T, Schmoll H-J, Schnaidt U, Wagner W, Zöckler H (1982) Zur sekundären retroperitonealen Lymphadenektomie nach Chemotherapie bei nicht-seminomatösen Hoden-Tumoren. In: Illiger HJ, Sack H, Seeber S, Weißbach L (Hrsg) Nicht-seminomatöse Hodentumoren. S. Karger, Basel München Paris London New York Sydney. – 20. Stiens R, Jaeger N, Tschubel B, Weißbach L, Hartlapp JH (1982) Wirkung der Polychemotherapie auf die Metastasenmorphologie maligner, testikulärer Keimzell-Tumoren. In: Weißbach L, Hildenbrand G (Hrsg) Register und Verbundstudie für Hodentumoren – Bonn. Ergebnisse einer prospektiven Untersuchung. Zuckschwerdt, München. – 21. Vahlensieck W, Weißbach L, Hartlapp JH (1980) Therapie von Hodentumoren. Urologe [B] 20:113–118. – 22. Vugrin B, Whitmore WF, Sogani PC, Bains M, Herr HW, Golbey B (1981) Combined chemotherapy and surgery in treatment of advanced germ – cell tumors. Cancer 47:2228–2231

Dr. Norbert Jaeger
Urologische Universitätsklinik Bonn
Sigmund-Freud-Straße 25
D-5300 Bonn 1

Verhandlungsbericht der Deutschen Gesellschaft für Urologie, 34. Tagung (1982), 200/201
© Springer-Verlag Berlin Heidelberg 1983

Mittelfristige Ergebnisse der modifizierten retroperitonealen Lymphadenektomie bei nichtseminomatösen Hodentumoren

U. Seppelt und H. Bertermann

Einleitung

Für die Therapie der nichtseminomatösen malignen Hodentumoren im Stadium I (= nur Skrotalinhalt tumorbefallen) gibt es noch keine fest etablierte Therapie der Wahl. Neben den überzeugenden Ergebnissen der Lymphadenektomie [9, 10] sollen auch die Strahlentherapie [4, 11, 14] und können möglicherweise primäre engmaschige Kontrollen [6] vergleichbare Heilungsraten bewirken. Da die radikale retroperitoneale Lymphadenektomie im Stadium I diagnostischen Charakter hat und mit einer hohen Verlustquote der Ejakulation (bis zu 90%) belastet ist, wurden ejakulationsprotektive modifizierte Techniken schon früh diskutiert [8, 10, 15].

Methodik

Wir führen bei Patienten mit nichtseminomatösen malignen Hodentumoren im klinischen Stadium I eine schnellschnittgesteuerte, eingeschränkte homolaterale retroperitoneale Lymphadenektomie durch. Präoperative diagnostische Staging-Maßnahmen sind die abdominelle Sonographie, Lympho-Urographie, Computertomographie des Abdomens und Verlaufskontrollen der Tumormarker AFP und Beta-HCG.

Hier darf sich kein Metastasenverdacht ergeben (N0-Stadium). Weitere Voraussetzungen sind ein histologisch nachgewiesener metastasenfreier kaudaler Testikularisstrang, der bei der erweiterten Semikastration [13] gewonnen wurde und negative intraoperative Schnellschnittergebnisse im Bereich des testikulären Lymphzentrums während der Lymphadenektomie. Über die Dissektionsgrenzen haben wir früher berichtet [7].

Ergebnisse

Operiert und prospektiv kontrolliert wurden bisher 11 Patienten. Bis 2 Jahre postoperativ erfolgten monatliche, danach vierteljährliche Kontrollen (Tabelle 1).

Ein Patient (Casus 5) mit einer Mikrometastase in der endgültigen histologischen Aufarbeitung trotz negativen Schnellschnittergebnisses blieb auch ohne adjuvante Chemotherapie bislang rezidivfrei.

Tabelle 1. Ergebnisse der schnellschnittgesteuerten eingeschränkten homolateralen modifizierten retroperitonealen Lymphadenektomie

Fall	Alter	Histologie	pT-Staging	Seite	Ejakulation	Rezidiv	Beobachtungsdauer (Mo)
1	26	MTU	1	li	nein	–	43
2	16	MTT	3	li	nein	–	36
3	44	MTU	2	li	ja	–	32
4	42	MTU	3	li	ja	HCG 16 Mo	29
5	45	MTU	2 (N+)	re	nein	–	29
6	36	MTI	1	re	nein	–	22
7	26	MTI + S	1	li	ja	–	21
8	15	MTU	3	re	nein	AFP 6 Mo	20
9	27	MTI	2	li	ja	–	17
10	19	MTU	1	li	ja	–	9
11	35	MTI + S	2	re	ja	–	2

Bei 2 anderen Patienten fielen erhöhte Tumormarker im Serum auf. Im Casus 4 nach 16 Monaten eine Beta-HCG-Erhöhung und im Casus 8 nach 6 Monaten eine AFP-Erhöhung. Die Restaging-Maßnahmen (Re-Lymphographie, Sonographie, Computertomographie) konnten kein morphologisches Korrelat ausweisen. Es wurden daraufhin 2 Chemotherapiekurse mit Vinblastin, Bleomycin und Cis-Platinum nach dem Einhorn-Schema durchgeführt [1]. Die Tumormarker normalisierten sich bereits nach dem ersten Kurs und sind jetzt nach 13 bzw. 14 Monaten weiterhin unauffällig. Beides waren pT3-Tumoren [12] und undifferenzierte maligne Teratome [5]. Die Ejakulation war 1 Monat postoperativ in 6/11 Fällen (= 55%) ungestört. Seitenbezogen hatten 5 der 7 linksseitig operierten (= 71%) und nur einer der rechtsseitig operierten Patienten (= 25%) eine normale Ejakulation.

Diskussion

2 der 11 Patienten (=18,2%) hatten im Verlauf erhöhte Tumormarker, die wir als klinisch nicht erkennbares Rezidiv deuteten und erfolgreich behandelten. Autoren, die im Stadium I zunächst nur kontrollierten, beobachteten entsprechend 12/70 (=17,1%) einen Progreß. Hierbei handelte es sich jedoch vorwiegend um Organmetastasen [6]. Diese nahmen auch wir bei unseren Patienten an.

Beide Malignome waren maligne undifferenzierte Teratome (MTU) im Stadium pT3. Die Forderung, pT3-Tumoren von der eingeschränkten homolateralen Lymphknoten-Dissektion auszunehmen, wurde bereits erhoben [3]. Sie wäre aber letztlich nur für Patienten mit lymphonodulären retroperitonealen Metastasen sinnvoll gewesen, deren Anteil jedoch nur 25% beträgt [6]. Außerdem war die Chemotherapie im verzögerten Einsatz auch hier ausreichend wirksam [2].

Die trotz modifizierter Dissektion festgestellte Ejakulationsverlustquote von 29% (Primärtumor links) bzw. 75% (Primärtumor rechts) spricht zwar gegen diesen Eingriff bei rechtsseitigen Tumoren, doch soll sich der normale Ablauf der Ejakulation in einigen Fällen im ersten postoperativen Jahr wieder einstellen. Außerdem wären ohne Dissektion die II A-Stadien kaum zu diagnostizieren gewesen.

Aus der Sicht dieser Ergebnisse ist insgesamt zu folgern, daß weiterhin das klinische Staging und die intraoperative Schnellschnittdiagnostik, aber nicht Größe oder Histologie des Primärtumors den operativen retroperitonealen Eingriff leiten.

Literatur

1. Einhorn LH, Donohue J (1977) Cis-Diaminedichloroplatinum, vinblastine and bleomycin combination chemotherapy in disseminated testicular cancer. Ann Intern Med 293–298. – 2. Einhorn LH, Williams SD (1980) The management of disseminated testicular cancer. In: Einhorn (ed) Testicular tumors. Management and treatment. Mason, USA, pp 117–149. – 3. Hermanek P (1982) Voraussetzungen einer modifizierten Lymphadenektomie beim Hodentumor. In: Illiger, Sack, Seeber, Weissbach (Hrsg) Nicht-seminomatöse Hodentumoren. Karger, München, S 95–99. – 4. Peckham MJ, Barret A, Mc Elwain TJ, Hendry WF (1979) Combined management of malignant teratoma of the testis. Lancet II:267–270. – 5. Pugh RCB (1976) Pathology of the testis. Blackwell Scientific Publications, Oxford London Edinburgh Melbourne. – 6. Schwedler T, Schmoll H-J, Zöckler H, Waegner W (1983) Verlaufsbeobachtung von 160 Patienten mit nichtseminomatösen Hodentumoren. Vortrag XXXIV. Kongreß d Dtsch Ges f Urol, Hamburg. – 7. Seppelt U, Bertermann H (1982) Modifizierte retroperitoneale Lymphadenektomie bei nicht-seminomatösen Hodentumoren. Therapiewoche 32:548–553. – 8. Sigel A, Hermanek P, Chlepas S (1973) Lymphchirurgie des Hodentumors. Chirurg 44:494–501. – 9. Skinner DG (1976) Non-seminomatous testis tumors: A plan of management based on 96 patients to improve survival in all stages by combined therapeutic modalities. J Urol 115:65–69. – 10. Staubitz WJ (1977) Surgical treatment of non-seminomatous germinal testis tumors. In: Grundmann, Vahlensieck (eds) Tumors of the male genital system. Springer, Berlin Heidelberg New York, pp 215–220. – 11. Tyrrell CJ, Peckham MJ (1976) The response of lymph node metastases of testicular teratoma to radiation therapy. Brit J Urol 48:363–370. – 12. Union Internationale Contre le Cancer (UICC) (1970) TNM-Klassifikation der malignen Tumoren. Springer, Berlin Heidelberg New York. – 13. Vahlensieck W (1968) „Erweiterte Semikastration“, Lymphadenektomie und „erweiterte Lymphadenektomie“, Radiotherapie und zytostatische „triple drug Intervalltherapie“ bei germinalen Hodentumoren. Z Urol 61:537–552. – 14. van der Werf-Messing B (1976) Radiotherapeutic treatment of testicular tumors. Int J Radiat Oncol Biol Phys I:235–248. – 15. Walsh PC, Kaufman JJ, Coulson WF, Goodwin WE (1971) Retroperitoneal lymphadenectomy for testicular tumors. J Amer med Ass 217:309–312

Priv.-Doz. Dr. med. U. Seppelt
Abteilung Urologie im Klinikum der Universität Kiel
Hospitalstraße 40, D-2300 Kiel

Verhandlungsbericht der Deutschen Gesellschaft für Urologie, 34. Tagung (1982), 202/203
© Springer-Verlag Berlin Heidelberg 1983

Ergebnisse der sekundären Lymphadenektomie beim Hodentumor

H.-E. Mellin, R. Hartenstein, G. Staehler, U. Löhrs und P. Mayer

Die Chemotherapie hat beim metastasierten, nicht-seminomatösen Hodentumor zu einer Änderung des Therapiekonzeptes geführt. Seit Juli 1979 wurden am Tumorzentrum München 20 Kranke mit fortgeschrittenem Hodenkarzinom nicht mehr primär retroperitoneal lymphadenektomiert, sondern diesem Eingriff erst im Anschluß an eine zytostatische Behandlung unterworfen.

Die Indikation zur sekundären Lymphadenektomie war gestellt worden, wenn trotz Zytostase bei norm- oder grenzwertig erhöhten Tumormarkern und nach Ausschluß einer Fernmetastasierung weiter retroperitoneale Lymphknotenpakete nachweisbar waren.

Der operationstechnisch oft schwierige Eingriff wurde in 16 Fällen als radikale Lymphadenektomie beendet, bei 4 Kranken konnte nur eine Tumorverkleinerung durchgeführt werden.

Histologisch fand sich in 8 Fällen benignes, fibrotisches Gewebe. Bei 6 Kranken lautete die Diagnose differenziertes Teratom, sechsmal lag ein malignes Teratom vor. Von 20 Kranken sind 11 tumorfrei, ein Patient ist inzwischen verstorben. Tumorprogreß oder der Nachweis von entdifferenziertem Teratom erfordert zur Zeit bei 8 Kranken weitere Chemotherapie, wobei 3 von ihnen bei der Lymphadenektomie benignes Gewebe im Resektat hatten.

Mit der sekundären Lymphadenektomie werden drei Ziele verfolgt. Nach radikaler Entfernung retroperitonealer Tumorpakete ermöglicht die histologische Untersuchung des Resektates eine weitere onkologische Therapieplanung. Schließlich können aufgrund des feingeweblichen Befundes prognostische Aussagen gemacht werden.

Weder radiologische Diagnostik noch laborchemische Untersuchungen erlauben nach zytostatischer Therapie beim Hodenkarzinom eine sichere Aussage über die Dignität weiter bestehender retroperitonealer Tumorpakete. Allein durch radikale Lymphadenektomie können eventuell noch vorhandene, einer weiteren Zytostase nicht mehr zugängliche Metastasen ausgeräumt werden.

Das histologische Ergebnis des Resektates entscheidet über die weitere Behandlung. Nachweis undifferenzierten teratoiden Gewebes zwingt zur Fortsetzung der Chemotherapie. Bei differenziertem Teratom oder Fibrose ist eine erneute Zytostase zunächst nicht erforderlich, der Kranke wird engmaschig kontrolliert.

In Übereinstimmung mit Donohue (1982) oder Jones (1982) zeigt unsere Untersuchung die Abhängigkeit der Prognose des Patienten von der Dignität des lymphadenektomierten Gewebes. 5 von 6 Kranken mit retroperitonealen Metastasen konnten trotz erneuter Zytostase nur in eine Teilremission überführt werden.

Lediglich ein Patient ist tumorfrei. Dagegen sind unter 14 Kranken mit differenziertem Teratom oder Fibrose 11 als geheilt anzusehen.

Der histologische Befund nach sekundärer Lymphadenektomie entscheidet über die weitere Behandlung. Nachweis benignen Gewebes erfordert keine nochmalige Chemotherapie. Finden sich Metastasen, ist trotz Radikalität des Eingriffs und erneuter Zytostase die Prognose schlecht. In diesen Fällen müssen weitere Verlaufsbeobachtungen zeigen, welcher endgültige Stellenwert der sekundären Lymphadenektomie zukommt.

Literatur

Donohue JP, Roth LM, Zachary JM, Rowlane RG, Einhorn LH, Williams SG (1982) Cytoreductive surgery for metastatic testis cancer: tissue analysis of retroperitoneal masses after chemotherapy. J Urol

127:1111–1114. – Jones BM, Newlands ES, Begent RHJ, Rustin GJS, Bagshawe KD, Johnson AG, Reynolds KW (1982) The role of abdominal surgery in the treatment of advanced testicular germ cell tumors. Br J Surg 69:4–6

Dr. H.-E. Mellin
Urologische Klinik und Poliklinik
des Klinikum Großhadern
Ludwig-Maximilians-Universität München
Marchioninistr. 15, D-8000 München 70

Verhandlungsbericht der Deutschen Gesellschaft für Urologie, 34. Tagung (1982), 204–206
© Springer-Verlag Berlin Heidelberg 1983

Morphologie des metastasierenden malignen Teratoms nach Chemotherapie*

G. Mikuz, O. Dietze, K. Scheiber und G. Bartsch

Zahlreiche Untersuchungen befassen sich mit der Morphologie und dem Verteilungsmuster der Metastasen testikulärer Keimzellgeschwülste. Die Pathologen widmeten ihr Interesse mehr der Morphologie (Bär u. Hedinger 1976), die Urologen und Onkologen hingegen mehr der Überprüfung des Therapieerfolges (Li et al. 1960; Mac Kenzie 1966; Spiegel u. Coltman 1974; Merrin et al. 1976; Vugrin et al. 1982). Ziel unserer Untersuchung war es, an einem Kollektiv von 19 Patienten, die chemotherapeutisch behandelt wurden und danach lymphadenektomiert, folgende Fragen zu prüfen:

1. Welche Beziehung besteht zwischen dem Tumor-marker und der Morphologie der Metastasen?

Tabelle 1. Histologischer Tumortyp und präoperative Tumor-marker bei 19 Patienten, die später lymphadenektomiert wurden

	TU-Marker präoperativ			
	N	α-Feto +	β-HCG +	beide +
= Teratocarcinom	6	3	4	2
= Embryonales Ca	10	6	7	3
= Chorion-Ca + MTI	2	2	2	2
= Ausgebrannter TU	1	1	1	1
	19	12	14	8

Tabelle 2. Tumor-marker nach Orchiektomie und Histologie der Metastasen nach Chemotherapie (Einhorn-Schema)

Histologie der Metastase	Postoperative TU-Marker (α-Feto oder β-HCG)	
	+	–
Kein TU	0	7
DT	0	2
MTU	0	1
MTI	2	7
	2	17

2. Ob die Morphologie des Primärtumors die Morphologie der Metastasen bzw. die Therapie beeinflußt.
3. Ob die Chemotherapie die Morphologie der Metastasen bzw. die Metastasierung überhaupt beeinflußt.

14 unserer Patienten hatten präoperativ positive Tumor-marker (Tabelle 1), nach der Orchiektomie hingegen nur mehr zwei. 8 von 10 postoperativ Tumormarker-negativen Patienten zeigten in den Metastasen (Tabelle 2) durchwegs vitale undifferenzierte Teratomanteile (embryonales Karzinom). Negative Tumor-marker bedeuten somit nur, daß die Alfa-Fetoprotein und β-HCG-produzierenden Zellen nicht mehr vorhanden sind oder daß ihre sekretorische Funktion erloschen ist, nicht aber, daß in den Metastasen keine vitalen und undifferenzierten Anteile oder sogar daß keine Metastasen vorhanden

* Die Arbeit wurde aus Mitteln des Förderungsbeitrages der Raiffeisenzentralkasse Tirol 1980 unterstützt

Tabelle 3. Morphometrische Auswertung der Metastasen nach Chemotherapie (N = Patienten; M = Mittelwert der morphometrisch ausgerechneten Vol.-% des Gewebes)

Chemotherapie ↓				N1	N2	N3	N4	N5	$\overline{M}$
MTI (N = 6)	Metastase (N = 5)	Nekrose	Vol.-%	0	5	25	28	69	25%
		DT	Vol.-%	100	22	74	0	30	45%
		MTU	Vol.-%	0	73	1	72	1	30%
Chemotherapie ↓				**N1**	**N2**	**N3**	**N4**		**$\overline{M}$**
MTU (N = 10) ↓	Metastase (N = 4)	Nekrose	Vol.-%	100	0	84	33		55%
		DT	Vol.-%	0	100	10	17		31%
		MTU	Vol.-%	0	0	6	50		14%
MTT (N = 2) ↓	Metastase (N = 1)	Nekrose	Vol.-%	39					
		DT	Vol.-%	53					
		MTU	Vol.-%	18					
pT0 (N = 1)	Metastase (N = 1 2x)	Nekrose	Vol.-%	39	29				
		DT	Vol.-%	0	71				
		MTU	Vol.-%	61	0				

sind. Negative Tumor-marker sind somit für die Verlaufsbeobachtungen wertlos.

Der auffallendste Unterschied bezüglich der Häufigkeit und der Morphologie der Metastasen besteht in unserem Untersuchungsgut zwischen den MTI und MTU-Keimzellgeschwülsten (Tabelle 3). Daß die MTU seltener metastasiert haben als die biologisch weniger aggressiven MTI (der Unterschied ist statistisch signifikant, $\chi^2 = 2{,}861$, $p < 0{,}05$) beweist unseres Erachtens, daß die Chemotherapie bei diesem Tumor erfolgreicher ist. Möglicherweise bahnt sich eine ähnliche Entwicklung an, wie sie bei malignen Lymphomen bereits bekannt ist: die Prognose einiger Lymphome hohen Malignitätsgrades ist durch die Therapie wesentlich besser geworden als die der nieder-malignen Lymphome.

Die morphometrische Auswertung der Metastasen ergab, daß die MTU weit besser reagieren, weil der relative Volumen-Prozentanteil der Nekrose größer ist als bei den Metastasen des MTI.

Auffallend ist vor allem, daß alle Metastasen der MTU-Tumoren auch reife (DT) Anteile zeigten (Tabelle 3). Es wurde in der Vergangenheit die Möglichkeit einer chemotherapeutisch induzierten Umwandlung des embryonalen Karzinoms in ein differenziertes Teratom diskutiert (Willis u. Hajdu 1973). Da aber bei den meisten Veröffentlichungen die Angaben über die exakte und extensive histologische Verarbeitung des Materials fehlten, wurde bei den meisten Fällen bezweifelt, daß es sich tatsächlich um MTU-Geschwülste handelte. In unserem Material findet sich ein solcher Tumor, der dank seiner Größe (180 mm^3!) histologisch lückenlos vollständig verarbeitet wurde (Schnittserie). Obwohl ein differenzierter Anteil im Primärtumor mit Sicherheit ausgeschlossen werden konnte, zeigten die Metastasen nach Chemotherapie teilweise ausgereiftes Teratomgewebe (10 Volumen-%). Wir glauben, daß es sich hier um einen Therapieeffekt handelt, obwohl eine spontane Umwandlung nicht ganz ausgeschlossen werden kann.

Die moderne Chemotherapie hat nicht nur den natürlichen Verlauf der Hodentumor-Krankheit positiv beeinflußt, sie verändert scheinbar auch die Morphologie der Metastasen. Die Annahme, daß die Chemotherapie die Ausdifferenzierung der MTU (embryonale Karzinome) in Richtung DT (Teratome) induziert, scheint sich zu bestätigen. Da aber ausdifferenzierte Metastasen für die Therapie unempfindlich sind, kann nur eine aggressive Metastasen-Chirurgie einen kurativen Erfolg versprechen.

Literatur

Bär W, Hedinger Chr (1976) Comparison of histological types of primary testicular germ cell tumors with their metastases. Virchows Arch A Path Anat and Histol 370:41–54. – Li MC, Whitmore WF Jr, Galley R, Grabstald H (1960) Effects of combined drug therapy on metastatic cancer of the testis. JAMA 174:1291. – MacKenzie AR (1966) Chemotherapy of metastatic testis cancer: results in 154 patients. Cancer 19:1369–1376. – Merrin C, Takita H, Weber R,

Wajman Z, Baumgartner G, Murphy GP (1976) Combination radical surgery and multiple sequential chemotherapy for the treatment of advanced carcinoma of the testis (Stage III). Cancer 37:20–29. – Spiegel SC, Coltman CA Jr (1974) Vinblastine and bleomycin therapy for disseminated testicular tumors. Cancer Chemother Rep 58:213–21– 6. Vugrin D, Whitmore WF, Sogani PC, Bains M, Herr HW, Golbey RB (1982) Combined chemotherapy and surgery in treatment of advanced germ-cell tumors. Cancer 47:2228–2231. – Willis GW, Hajdu SI (1973) Histologically benign teratoid metastasis of testicular embryonal carcinoma. Amer J Clin Path 59:338–343

Prof. Dr. G. Mikuz
Dr. O. Dietze
Pathologisches Institut
der Universität Innsbruck
Müllerstraße 44
A-6020 Innsbruck

Doz. Dr. G. Bartsch
Dr. K. Scheiber
Urologische Klinik
der Universität Innsbruck
Anichstraße 35
A-6020 Innsbruck

Verhandlungsbericht der Deutschen Gesellschaft für Urologie, 34. Tagung (1982), 207–209
© Springer-Verlag Berlin Heidelberg 1983

Die Problematik der retroperitonealen Lymphadenektomie nach Vorbestrahlung oder Chemotherapie beim fortgeschrittenen Hodentumor

M. Westenfelder, G. Ungemach und H. Sommerkamp

Beim fortgeschrittenen Hodentumor kann die chirurgische Tumorsanierung zum Beispiel nach Chemo- oder Strahlentherapie zwar mühsam, aber außerordentlich wertvoll sein. Dennoch sollen im folgenden anekdotisch sieben Patienten aus den Jahren 1980 und 81 vorgestellt werden, bei denen angenommen werden mußte, daß ihr Tumor sehr weit fortgeschritten war oder retroperitoneal neu metastasiert hatte, die deshalb mit Strahlen- und/oder Chemotherapie bzw. Operation vorbehandelt waren und bei denen schließlich zur Beseitigung großer Tumormassen eine Lymphadenektomie bzw. second look-Operation erfolgte.

Diese sieben Patienten repräsentieren ungefähr ⅓ unseres retroperitoneal lymphadenektomierten Patientengutes im Stadium N+ dieser zwei Jahre. Sie zeigen deutlich die Problematik bei der Lymphadenektomie weit fortgeschrittener und vorbehandelter Hodentumoren, in dem bei allen von ihnen mühsamste und zeitraubendste Operationen keine Tumorzellen mehr, sondern nur noch Nekrosemassen und Narbengewebe zutage förderten. Mißlich war, daß fünf dieser Patienten auch ohne diese Operation in Vollremission gewesen wären und tragisch bleibt, daß zwei der Patienten auch ohne diese Operation gestorben wären.

Im einzelnen hatte es sich um vier weit fortgeschrittene Seminome gehandelt, die zunächst auf Chemo- und Strahlentherapie gut ansprachen, dann aber resistent erschienen und computertomographisch bzw. sonographisch persistierten und in einem Fall sogar an Größe zunahmen. Es entstanden daher Zweifel an ihrer Diagnose von reinen Seminomen, und man entschloß sich zur operativen Tumorsanierung.

Die Tumormarker waren präoperativ in allen Fällen negativ gewesen.

Die Abbildungen 1 und 2 zeigen die Ausgangssituation vor Strahlen- und/oder Chemotherapie und die erwarteten Resttumoren (solide schwarz gezeichnet) vor der Lymphadenektomie.

Bei Pat. Nr. 1 und 2 hatte es sich um gigantische intraabdominelle Tumoren gehandelt. Nr. 1

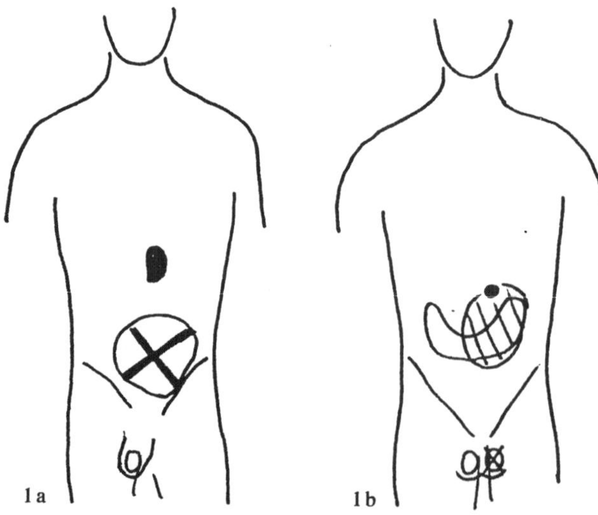

Abb. 1. a H. E., 45 J., doppelmannsfaustgr., von kryptorchem Hoden ausgehender Seminomtumor mit gänseeigr. persistierendem Tumor nach Bestrahlung. b K.R., 37 J., vom linken Hoden ausgehendes metastasiertes Seminom mit kindskopfgr. Metastase über einer Hufeisenniere, primär als retroperitonealer Tumor freigelegt

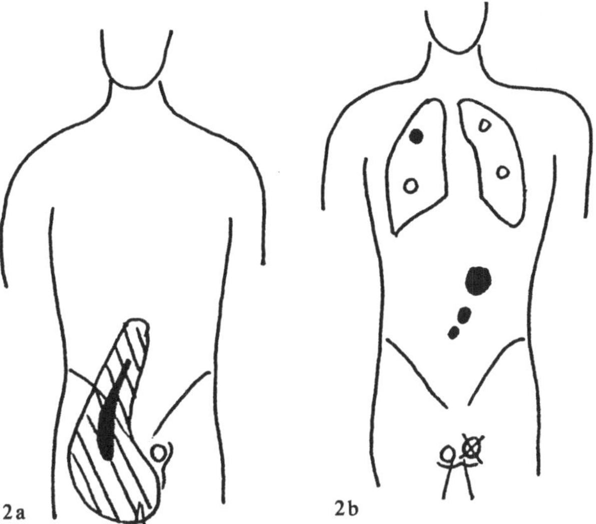

Abb. 2. a B.W., 55 J., kindskopfgr., mit breiten Zapfen ins Abdomen hineinreichendes, vom rechten Hoden ausgehendes Seminom, N3. **b** H.P., 46 J., vom linken Hoden ausgehendes, diffus metastasiertes Seminom N4 M1c

Abb. 1 und 2. Schematische Zeichnung von vier Patienten mit metastasierten Seminomen vor und nach Bestrahlung bzw. Chemotherapie. Die solide schwarz gezeichneten Areale zeigen die Restknoten vor der Lymphadenektomie

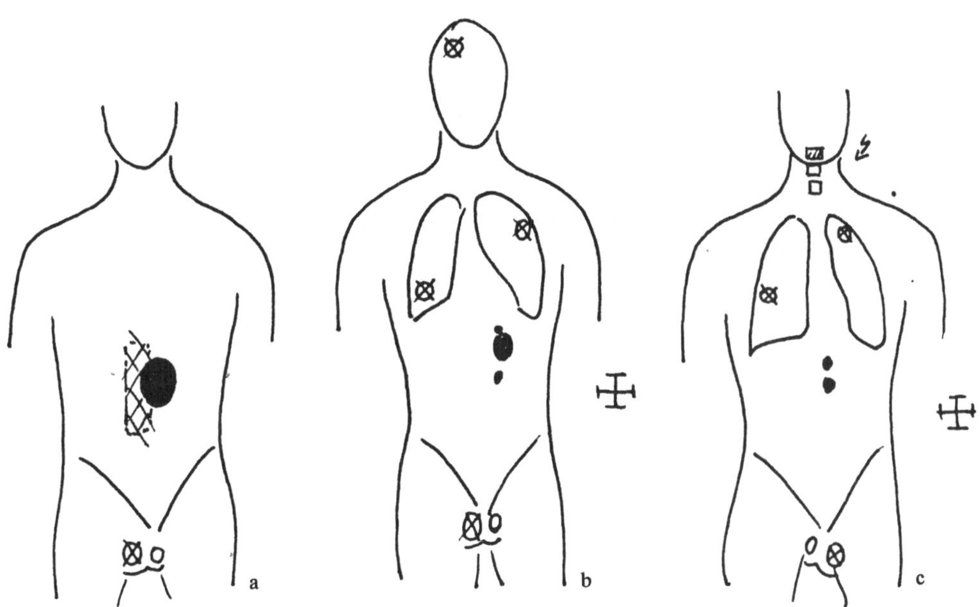

Abb. 3a–c. Schematische Abbildung dreier Patienten mit Hodenkarzinom. Die solide schwarz gezeichneten Areale repräsentieren die vor der Lymphadenektomie erwarteten Tumorknoten. **a** S.M.E., 18 J., embryonales Teratokarzinom pT2 N0 M0, computertomographische Fehldiagnose einer retroperitonealen Metastasierung. **b** M.T., 14 J., Teratokarzinom pT2 N4 M1c, Zustand nach Resektion von Hirn- und Lungenmetastasen und Ablatio testis rechts, Zustand nach Chemotherapie, 4 Mon. nach Lymphadenektomie ohne Tumorzellnachweis an generalisierter Metastasierung verstorben. **c** Sch.K., 18 J., Embryonalzellkarzinom, T3 N4 M1c, Zustand nach Chemotherapie, Bestrahlung einer HWS-Metastase und bilateraler Lungenmetastasenresektion. 6 Mon. nach Lymphadenektomie, die keine Tumorzellen mehr nachwies, an generalisierter Metastasierung verstorben

war von einem kryptorchen Hoden ausgegangen und in toto reseziert worden, bei einem N-Stadium 4. Bei Patient Nr. 2 lag eine riesige retroperitoneale Metastase links über einer Hufeisenniere vor. Diese Metastase war primär von Chirurgen als retroperitonealer Tumor angegangen, dann als ein von der Hufeisenniere ausgehender inoperabler Nierentumor interpretiert worden. Die Histologie hatte ein Seminom ergeben, worauf ein kleiner Primärtumor im linken Hoden gefunden wurde.

Bei Patient Nr. 3 handelte es sich um einen kindskopfgroßen, mit breiten Zapfen ins Abdomen hineinreichenden Primärtumor im N-Stadium 4 und bei Patient Nr. 4 hatte es sich um ein generalisiert metastasiertes Seminom mit multiplen Lungenmetastasen, ebenfalls im N-Stadium 4 gehandelt.

Die von den Tumormassen und Lymphknotenpaketen persistierenden Knoten, die nicht weiter zurückgegangen waren, sondern persistierten, stellten sich dann allesamt histologisch als Nekrose bzw. Bindegewebsmassen heraus.

Die Nachoperation von Patient Nr. 2 war besonders mühsam und frustrierend. In 5stündiger Operation ließ sich über der voroperierten Hufeisenniere in den Verwachsungen lediglich ein kirschgroßes, nekrotisches Gebilde aus den Vernarbungen isolieren, wobei ein ganz erhebliches Risiko bestand, das Duodenum, Pankreas, Arteria mesenterica superior bzw. Nierengefäße zu verletzen.

Zwar förderten die Operationen keine Tumorzellen mehr zutage, aber immerhin, diese Patienten und ihre behandelnden Ärzte sind nun beruhigt und die Patienten zusätzlich in Vollremission. Das gleiche traf auch für den Patienten Nr. 5 (s. Abb. 3), einen 18jährigen Patienten mit embryonalem Teratokarzinom, zu. Er war primär abladiert und lymphadenektomiert worden und danach im Stadium pT2 N0 M0, so daß eine Chemotherapie unterblieb. Ein Jahr später zeigte das Kontroll-Computer-Tomogramm eine Tumorummauerung der Cava und eine faustgroße paraaortale Metastase, ohne daß diese tastbar gewesen wäre oder sich bei der second look-Operation nachweisen ließ. Aber auch dieser Patient ist beruhigt und in Vollremission.

Nicht so die beiden Patienten Nr. 6 und 7, zwei metastasierte Embryonalzell- bzw. Teratokarzinome mit Hirn-, Lungen- und Knochenmetastasen im M-Stadium 4, die mit Chemotherapie, Operation und Bestrahlung vorbehandelt waren. Obwohl auch bei ihnen keine Tumorzellen mehr im Retroperitonealraum nachweisbar waren, trotz außerordentlich verdächtiger Lymphographiebefunde, verstarben beide an der fortschreitenden generalisierten Fernmetastasierung schon nach vier bis sechs Monaten.

Aus sieben anekdotischen Fällen läßt sich nur wenig folgern, auch wenn sie ⅓ eines Hodentumorkrankengutes mit vermuteten retroperitonealen Metastasen aus zwei Jahren repräsentieren. Beim reinen Seminom ist aber heute die Strahlen- und Chemotherapie so erfolgreich, daß ihr weitgehendst vertraut werden darf. Persistieren Tumorpakete dieser Art und sind die Tumormarker negativ, sollte man unbedingt versuchen, die Aktivität der Restknoten exakter abzuklären, z.B. durch Angiographie, Computer-Tomographie, Szintigraphie oder Feinnadelbiopsie. Nur wenn dann noch immer Zweifel an der Dignität bestehen bleiben, ist der Aufwand einer solchen Operation für den Patienten gerechtfertigt.

Das gleiche gilt mit Einschränkungen für die Terato- und Embryonalzellkarzinome, bei denen sich im Falle der generalisierten Organmetastasierung aber die Frage erhebt, ob eine Heilung oder Lebensverlängerung durch operative Maßnahmen überhaupt noch zu erwarten ist. Schließlich ist es unabdingbar, falsch-positive CT-Befunde unverzüglich dem Radiologen zu demonstrieren, um so die Quote seiner Fehlinterpretationen senken zu helfen.

Prof. Dr. M. Westenfelder
Leit. Oberarzt
der Urologischen Abteilung
im Zentrum Chirurgie
der Universität Freiburg
Hugstetter Str. 55
D-7800 Freiburg

Verhandlungsbericht der Deutschen Gesellschaft für Urologie, 34. Tagung (1982), 210–212
© Springer-Verlag Berlin Heidelberg 1983

Extratestikuläre Seminome und embryonale Karzinome – Diagnostische und therapeutische Gesichtspunkte

H. Rübben, M. Morales, A. Eggerath und W. Lutzeyer

Fünf Patienten mit extratestikulärer Manifestation von Hodentumoren wurden in den letzten 16 Jahren an unserer Klinik behandelt. Es handelt sich dabei um einen 25jährigen Patienten mit einem embryonalen Karzinom der Lunge, um drei Patienten (27, 40, 41 Jahre) mit einem retroperitonealen Seminom und um einen 33jährigen Patienten mit einem Mischtumor (Seminom + embryonales Karzinom).

Fall I:
Januar 1980 Hustenreiz und Schmerzen linke Thoraxhälfte. Klinische Untersuchung: Ausscheidungsurogramm, Computertomographie und Sonographie des Abdomens unauffällig. Röntgenthorax: 8 cm im Durchmesser großer Tumor im linken Oberlappen der Lunge, weitere 5 Rundherde mit einem Durchmesser kleiner als 2 cm.

Biopsie: embryonales Karzinom. HCG und AFP im Normbereich, Ablatio testis links, Semikastration rechts; kein pathologischer Befund. Kombinierte Bestrahlungs- und Chemotherapie (Vinblastin, Bleomycin, Holoxan, Hochvolttherapie (Gy 40).

Röntgonologisch komplette Remission. April 1981 Lokalrezidiv im rechten Lungenoberlappen, erneute Bestrahlung (Hochvolttherapie Gy 40). Initiale Remission, erneute Polychemotherapie (Adriamycin, Cisplatin, VP 16, Vinblastin, Bleomycin und Holoxan), passagere Remission, Anstieg der AFP-Werte. März 1982 Bilobektomie rechts; der Patient verstarb postoperativ an den Folgen eines Lungenödems.

Fall II:
Juli 1979, Schmerz und tastbarer Tumor in der rechten Leiste. Computertomographie des Abdomens und Beckens: 6 x 6 x 8 cm im Durchmesser große retroperitoneale Raumforderung. Weitere klinische, röntgenologische, computertomographische und sonographische Untersuchung ohne Anhalt für weitere Tumorabsiedlung, insbesondere Hoden beidseits unauffällig. Tumormarker HCG, AFP und CEA im Normbereich. Probefreilegung: Seminom.

Strahlentherapie (Gy 30) des Primärtumors der ipsi- und kontralateralen iliacalen und inguinalen, der paraaortalen und mediastinalen sowie links supraclavikulären Lymphknoten. Partielle Remission, lokale Dosissättigung auf 50 Gy.

Polychemotherapie (Vinblastin, Bleomycin, Iphosphamid) komplette Tumorremission bis zum Juli 1980. Seitdem Vollremission, Hoden unauffällig, Tumormarker negativ.

Fall III:
Februar 1980 Druckschmerz und tastbarer Tumor im linken Mittelbauch.

Sonographisch und computertomographisch links retroperitoneal solider Weichteiltumor mit einem maximalen Durchmesser von 14 cm. Laparatomie: ausgedehnter, die großen Gefäße umwachsender Tumor. Pathologische Untersuchung: Seminom.

Bei der weiteren klinischen Untersuchung, Computertomographie, Sonographie, kein Anhalt für weitere Tumorabsiedlungen, insbesondere Hoden unauffällig, Tumormarker (HCG und AFP) im Normbereich. Hochvoltstrahlentherapie (Gy 30), unter Einschluß der lumbalen Lymphknotengruppen. Partielle Remission: November 1980 Anstieg des HCG-Wertes. Polychemotherapie (Vincristin, Holoxan, Bleomycin). Subtotale Tumorregression, Rückgang des HCG-Wertes. Januar 1982 Anstieg des AFP und HCG-Wertes, polytope Dissemination im Retroperitonealraum links. Second-look-operation. Inoperabilität der polytopen Tumoren, vor allem im Meso unterschiedlicher Darmabschnitte. Histologische Diagnose: Seminom.

Polychemotherapie (Adriamycin, Cisplatin) weiterer Anstieg der Tumormarker; der Patient verstarb im Juni 1982 unter den Zeichen einer allgemeinen Tumorkachexie.

Fall IV:
Februar 1967 linksseitige Nierenkoliken. Ausscheidungsurogramm: Verlagerung der linken

Niere und Calipyelektasie links. Palpation der Hoden unauffällig. Probefreilegung: inoperabler Tumor mit Ummauerung des Nierenstiels von ca. 15 cm Durchmesser.

Histologische Diagnose: Seminom. Hochvoltstrahlentherapie (mehr als 100 Gy). Letzte Kontrolluntersuchung März 1982. Allgemeine klinische Untersuchung, insbesondere Hoden beidseits, Ausscheidungsurogramm, Nierenfunktionsszintigramm, Sonographie und Computertomographie. Laborwerte und Tumormarker im Normbereich.

Fall V:
Januar 1982 Druckgefühl im Thorax, Luftnot. Computertomographie: solide mediastinierte Raumforderung. Probefreilegung und Ausräumung des mediastinalen Tumors, kein Anhalt für weitere Aussaat, insbesondere Hoden sonographisch und palpatorisch unauffällig.

Histologische Diagnose: Seminom + embryonales Karzinom. Postoperative Strahlentherapie (30 Gy).

Lokalrezidiv: Polychemotherapie (Vinblastin, Bleomycin, Holoxan) Patient z. Z. in kompletter Remission.

Eine Klassifikation der Tumoren wurde in Anlehnung an die TNM-Klassifikation der UICC von 1978 für Sarkome durchgeführt. Dabei entspricht T1 einem Tumor mit weniger als 5 cm Durchmesser, T2 mehr als 5 cm Durchmesser und T3 mit Anschluß an Knochen, große Gefäße, oder große Nerven oder Infiltration in Nachbarorgane. Die Klassifikation der regionalen und juxtaregionalen Lymphknotenmetastasen sowie der Fernmetastasen entspricht der Klassifikation bei den anderen urologischen Tumoren.

Die histologische Einteilung sollte die wesentlichen differentialdiagnostischen Möglichkeiten erfassen, eine Einteilung in Seminome, Nichtseminome, Sarkome und Lymphome erscheint praktikabel und ausreichend. Die Differentialdiagnose Lymphom deutet die Notwendigkeit einer primären operativen Freilegung des Tumors zur Gewinnung histologischen Untersuchungsmaterials an, da sich die Therapie vor allem der Low-grade-Lymphome wesentlich von dem der Seminome, Nichtseminome und Sarkome unterscheidet.

Die primäre Diagnostik umfaßt die klinische Untersuchung inklusive der Palpation des Abdomens und der Hoden; hinsichtlich der Laborwerte sollte eine Bestimmung des Blutzuckertageprofils (Fibrosarkom und Hämangioperizytom), der Katecholamine (Neuroblastom) sowie des Alphafetoproteins und des Beta-HCG's (Hodentumoren) durchgeführt werden. Das Ausscheidungsurogramm zeigt eine Harnstauung oder Verdrängung der Nieren bzw. Harnleiter.

Die Festlegung der T-Kategorie erfolgt im wesentlichen durch die Sonographie und die Computertomographie. Diese beiden Untersuchungsverfahren erscheinen obligat. Sie geben weiter Aufschluß über das Vorliegen von Lymphknotenmetastasen und Fernmetastasen in Knochen und Leber. Eine Magen-Darm-Passage und eine Colonkontrastuntersuchung dienen zum Ausschluß eines primären gastrointestinalen Tumors. Eine arterielle Angiographie und Cavographie sollten ausschließlich bei geplanter radikaler Tumorsanierung in Abhängigkeit von der T-Kategorie durchgeführt werden. Eine Röntgenthoraxuntersuchung und ein Ganzkörperskelettszintigramm ergänzen die Suche nach Fernmetastasen.

Die primäre Behandlung der extratestikulären Hodentumoren mit einem Durchmesser von weniger als 5 cm ohne Lymphknoten- oder Fernmetastasen ist die operative Tumorentfernung unter Mitnahme der regionalen Lymphknoten. In Abhängigkeit von der histologischen Beurteilung des eingesandten Gewebsmaterials erfolgt bei den Seminomen eine lokale Hochvoltstrahlentherapie (30 Gy) bzw. bei den Nichtseminomen eine systemische Chemotherapie (Cisplatin, Adriamycin). Zur Frage der Notwendigkeit der Ablatio testis können folgende Richtlinien gelten: bei einem vermuteten primären retroperitonealen Hodentumor finden sich in einem Drittel normale Hoden, in einem weiteren Drittel sogenannte Burnd-out-Tumoren, d.h. kleine Narben, die möglicherweise regressivem Tumorgewebe entsprechen; auch diese Hoden hätten keiner Therapie bedurft; nur in einem weiteren Drittel finden sich mikrofokale Karzinome, die als Primärtumoren angesprochen werden müssen.

Nach Abell et al. 1965 sollte ein primärer retroperitonealer Tumor nur dann als extratestikulare Manifestation angesprochen werden, wenn sich erstens neben dem Tumor normales Hodengewebe im Retroperitoneum findet, zweitens alle Lymphknoten frei von Tumorgewebe sind und wenn drittens ein hoch sitzender Tumor nur kraniale aber keine kaudalen Lymphknotenmetastasen aufweist. Wenn die Abellschen Kriterien gegeben sind, halten wir eine primäre Ablatio testis bei palpatorisch und sonographisch unauffälligem Befund nicht für angezeigt. Ebenso erscheint eine Hodenentfernung nicht erforderlich,

Tabelle 1. Behandlungsplanung bei retroperitonealen Seminomen (Sem.) und Nichtseminomen (NS)

	Histologie	prim. OP	Bestrahlung	Chemo-therapie	Ablatio testis +	Abell	Ablatio testis –
p T1 N0 M0	Sem.	+ (LA)	(+)	–	–		+
	NS	+ (LA)	–	(+)	–		+
p T2 N0 M0	Sem.	+ (LA)	+	(+)	–		+
	NS	+ (LA)	– (+)	+	–		(+)
p T3 N1–4 M	Sem. NS	– (Biopsie)	(+)	+	–		–

wenn eine systemische Chemotherapie durchgeführt wird.

Alle retroperitonealen Tumoren, deren radikale Entfernung histologisch nicht gesichert werden kann, sollten nach der primären operativen Behandlung kombiniert chemotherapeutisch und mit einer Hochvoltstrahlentherapie behandelt werden. Auch hier gelten für die Ablatio testis die gleichen Richtlinien. Bei primär inoperablen Tumoren, ausgedehnten Lymphknoten oder Fernmetastasen sollte der Versuch einer primären radikalen Tumorsanierung unterbleiben; jedoch ist eine histologische Diagnose zum Ausschluß von Lymphomen obligat. Diese Patienten werden einer kombinierten Chemo- und Bestrahlungstherapie zugeführt. Eine operative Therapie erscheint nur bei weitgehender Remission sinnvoll.

Literatur

Abell MR, Fayos VJ, Lampe I (1965) Retroperitoneal germinomas (seminomas) without evidence of testicular involvment. Cancer 18:273

Dr. med. Rübben
Urolog. Abt.
d. Med. Fakultät der RWTH
Goethestr. 27/29, D-5100 Aachen

Verhandlungsbericht der Deutschen Gesellschaft für Urologie, 34. Tagung (1982), 213–215
© Springer-Verlag Berlin Heidelberg 1983

Das metastasierende extragonadale Nicht-Seminom

M. W. Kühn

1. Literaturüberblick

Die primär extragonadale Manifestation von Keimzelltumoren ist beim Mann im Gegensatz zum Knaben selten, sie tritt nur in 1 bis 2% der Fälle auf [1–4]. In der Literatur sind von 1962 bis 1982 insgesamt 130 komplette Dokumentationen erwähnt [5–21]; dabei sind die Lokalisation (Tabelle 1), die Histologie (Tabelle 2) sowie Hodenbefund, Therapie und Verlauf berücksichtigt. Wie aus Tabelle 2 hervorgeht, überwiegen Lokalisationen des Primärtumors im Mediastinum gegenüber Vorkommen im Retroperitoneum.

Tabelle 1. Histologie nichtseminomatöser extragonadaler Keimzelltumoren des Mannes (Literatur 1962–1982)

		Eigene
Embryonales Karzinom	30	1
Chorionkarzinom	21	
Teratom	25	
Dottersacktumor	23	
Mischtumor	31	4
Gesamt	130	5

Tabelle 2. Lokalisation nichtseminomatöser extragonadaler Keimzelltumoren des Mannes (Literatur 1962–1982)

			Eigene
Mediastinal	98		
Retroperitoneal	25		4
Pineal	2		
Pulmonal	2		1
Magen-Darm-Trakt	1		
Präsacral	1		
Unbekannt	1		
Gesamt	130	+	5

Tabelle 3. Definition des primär retroperitonealen Keimzelltumors, Abell (1965)

1. Außer der Geschwulst befindet sich auch nichttumoröses, eingekapseltes gonadales Gewebe im Retroperitoneum
2. Der eingekapselte Tumor zeigt keine Lymphknoteninfiltration
3. Bei einem hohen retroperitonealen Tumor mit Lymphknotenbeteiligung sind die tieferen paraaortalen, iliakalen oder pelvinen Lymphknoten frei

2. Definition

Abell stellte 1965 in seinem Beitrag über retroperitoneale Seminome mit klinisch unauffälligem Hoden [21] Kriterien auf, die mit absteigender Wichtung (Tabelle 3) erfüllt sein müssen, um einen Keimzelltumor als primär retroperitoneal zu definieren.

Für die Entstehung von extragonadalen Keimzelltumoren gibt es die Erklärung dysontogenetischer Gewebsverlagerung in der Embryonalphase bei histogenetischer Entwicklung aus omnipotenten Keimzellen [Zusammenfassung der Literatur bei 2].

3. Eigene Beobachtungen

Unter den 142 Patienten, die an unserer Klinik in den letzten drei Jahren (X/79 bis X/82) mit nichtseminomatösem Hodentumor behandelt wurden, befanden sich 5 mit einem extragonadalen Keimzelltumor (3,5%). Gemeinsam ist diesen Patienten das hohe Tumorstadium und die nichturologische Primärbehandlung gewesen.

Kasuistik 1: L.-H.M., 21 J.

Die Histologie eines supraklavikulären Lymphknotens ergab eine Metastase eines germinalen Karzinoms. Beim Nachweis eines Oberbauchtumors wurde mit chemotherapeutischem Debulking (VBL, BLM, DDP) begonnen. Der retroperitoneale Primärtumor wurde exstirpiert. Histologisch fanden sich Anteile eines Dottersacktumors, embryonalen Karzinoms und Seminoms. Unter der sekundären Zytostase kam es zum erneuten Progreß und Tod nach 15 Monaten.

Kasuistik 2: S.H., 42 J.

Unter dem Verdacht eines Mesothelioms wurde ein pleuropulmonal lokalisierter Tumor durch Pleuropneumektomie entfernt. Es fanden sich verschiedene Gewebsstrukturen: Teratom, embryonales Karzinom und Dottersacktumor. Die Hodenexploration war ohne pathologischen Befund. Bei einer Beobachtungszeit von 19 Monaten finden sich bei dem Patienten keine Zeichen einer Tumorprogression.

Kasuistik 3: F.C., 17 J.

Lumbago und Harnverhalt führten zur Myelographie. Wegen eines Tumoreinbruchs in den Spinalkanal in Höhe von L3 wurde eine Laminektomie vorgenommen. Die Histologie des Exstirpats ergab embryonales Karzinom. Bei pulmonaler Metastasierung wurde mit der induktiven Polychemotherapie (VBL, BLM, DDP, Ifosfamid) begonnen. Anläßlich der späteren Exstirpation des retroperitonealen Residualtumors fanden sich histologisch nur Nekrosen. Die Hodenexploration war ohne pathologischen Befund. Nach der sekundären Chemotherapie ist der Patient bei einer Beobachtungszeit von 34 Monaten ohne Tumorzeichen.

Kasuistik 4: C.N., 23 J.

Lumbalgie, Abdominalbeschwerden und Ileus führten zur klinischen Abklärung. Im Computertomogramm stellte sich ein paracavaler Konglomerattumor dar, der nur palliativ reseziert werden konnte. Distal der Nierenvene war die Vena cava inf. thrombosiert. In der Leber fanden sich Metastasen. Nach Polychemotherapie (VBL, BLM, DDP, Ifosfamid) wurde der Residualtumor exstirpiert. Kranial der rechten Niere fanden sich Teratomanteile. Nach Wochen kam es zu einem Rezidiv mit Infiltration der Duodenalwand. Ein Third-look-Eingriff wurde vorgenommen. In der sekundären Chemotherapie verstarb der Patient 12 Monate nach Diagnosestellung.

Kasuistik 5: B.H.-G., 23 J.

Nach viermonatiger Lumbalgie trat eine supraklavikuläre Lymphknotenvergrößerung auf. Die Biopsie ergab histologisch die Metastase eines nichtseminomatösen Keimzelltumors. Inzwischen hatte sich eine palpable Resistenz im Mittelbauch entwickelt und zusätzlich Lungenmetastasen. Unter Polychemotherapie (VBL, BLM, DDP, Ifosfamid) trat eine Vollremission ein. Die spätere Exstirpation des retroperitonealen Residualtumors zeigte histologisch kein vitales Krebsgewebe. Der Patient ist seit 20 Monaten ohne Tumorzeichen.

Bei allen Patienten war der Palpationsbefund und das Immersionssonogramm der Hoden unauffällig. Bei fraglicher Interpretation der Befunde war die inguinale Exploration vorgenommen worden. Der Abfall der erhöhten Marker Alpha-Feto-Protein AFP, Humanchoriongonadotropin HCG, Lactat-Dehydrogenase LDH gab wie beim gonadalen Keimzelltumor entscheidende Hinweise über die Wirksamkeit der Chemotherapie bzw. Radikalität des operativen Eingriffs.

3. Diskussion

Bei extragonadalem Keimzelltumor erfolgt die primäre Behandlung häufig durch den Internisten, Orthopäden oder Chirurgen. Der Primärtumor ist erst spät der Palpation zugänglich (Bulky-Tumor) und zeigt dann erst Symptome. So liegt bei Diagnosestellung meist ein hohes Tumorstadium vor. In vier von fünf Fällen mußten wir in moribundem Zustand primär chemotherapieren. Nach deutlichem Regreß bei jedem unserer Patienten wurde die verzögerte Tumorexstirpation und retroperitoneale Lymphadenektomie durchgeführt.

Beim Verdacht auf einen extragonadalen Keimzelltumor ist die sorgfältige Palpation und Immersionssonographie in jedem Fall erforderlich. Nur bei suspektem Befund halten wir die inguinale Exploration und gegebenenfalls die Probeexzision für angemessen. Eine obligatorische ipsilaterale Semikastration lehnen wir ab. Nach Burt und Javadpour [5] entspricht ohnehin die Prognose der Patienten mit histologisch unauffälligem Hoden denen mit einem ausgebrannten Tumor.

Zur Diskussion steht bei okkulten d.h. durch die klinische Untersuchung nicht nachweisbaren Primärtumoren die Ansprechbarkeit auf die primäre Chemotherapie. Sie ist durch die Untersuchungen von Fowler und Whitmore [22] weder bewiesen noch widerlegt.

4. Zusammenfassung

In einer Literaturanalyse wird der seltene extragonadale nichtseminomatöse Keimzelltumor nach Histologie und Primärlokalisation dargestellt. Fünf eigene Patienten werden den 130 Berichten hinzugefügt. Vier Patienten befanden sich bereits in moribundem Stadium, so daß primär mit der induktiven Chemotherapie begonnen werden mußte. In jedem Fall kam es zu einer deutlichen Regression. Erst danach wurde die Exstirpation des Residualtumors vorgenommen. Zum Ausschluß eines burned-out Tumors halten wir die obligatorische ipsilaterale Semikastration für nicht erforderlich. Die Behandlung der extragonadalen Tumormasse ist für die Prognose entscheidend.

Literatur

1. Collins DH, Pugh RCB (1964) Classification and frequency of testicular tumors. Br J Urol (suppl) 36:1-11. - 2. Altwein JE, Smith PJ, Basting R (1981) Kindliche Hodentumoren: Inzidenz, Entstehung, Klinik und Therapie. Akt Urol 12:139-145. - 3. Brodeur GM et al (1981) Malignant germ cell tumors in 57 children and adolescents. Cancer 48:1890-1898. - 4. Young JL, Miller RW (1975) Incidence of malignant tumors in US children. J Pediatr 86:254-258. - 5. Burt ME, Javadpour N (1981) Germ-cell tumors in patients with apparently normal testes. Cancer 47:1911-1915. - 6. Jernstrom P et al (1962) Choriocarcinoma of the thymus. JAMA 182:147. - 7. Johnson DE et al (1973) Extragonadal germ cell tumors. Surgery 73:85-90. - 8. Sickles EA, Belliveau RE, Wiernik PH (1974) Primary mediastinal choriocarcinoma in the male. Cancer 33:1196-1203. - 9. Montage DK (1975) Retroperitoneal germ cell tumors with no apparent testicular involvement. J Urol 113:505-508. - 10. Cox JD (1975) Primary malignant germinal tumors of the mediastinum. Cancer 36:1162-1168. - 11. Luna MA, Valenzuela-Tamariz J (1976) Germ-cell tumors of the mediastinum, postmortem findings. Amer J Clin Path 65:450-454. - 12. Madersbacher H (1963) Primäres Chorionepitheliom des Magens. Zentralbl f allg Pathologie 105:198-205. - 13. Recondo J, Libshitz HI (1978) Mediastinal extragonadal germ cell tumors. Urology 11:369-375. - 14. Norgard-Pedersen B et al (1978) Alpha-fetoprotein and human chorionic gonadotropin in a patient with a primary intracranial germ cell tumor. Cancer 41:2315-2320. - 15. Einhorn LH (1980) Extragonadal germ cell tumors. In: Einhorn LH: Testicular tumors, management and treatment. Masson, New York. - 16. Feun LG, Samson MK, Stephens RL (1980) VLB, BLEO, DDP in disseminated extragonadal germ cell tumors, a southwest oncology group study. Cancer 45:2543-2449. - 17. Hosemann W, Wittekind C (1982) Chorionkarzinom des Mediastinums. Dtsch med Wschr 107:1317-1320. - 18. Stark P (1982) Dottersacktumoren des Mediastinums. Fortschr Röntgenstr 136:370-373. - 19. Fox MA (1980) Endodermal sinus tumors of the anterior mediastinum. Am J Roentgenol 135:291-294. - 20. Utz DC, Buscemi MF (1971) Extragonadal testicular tumors. J Urol 105:271-274. - 21. Abell MR, Fayos JV, Lampe I (1965) Retroperitoneal germinomas (seminomas) without evidence of testicular involvement. Cancer 18:273-290. - 22. Fowler JE, Whitmore WF (1981) Intratesticular germ cell tumors: observations on the effect of chemotherapy. J Urol 126:412-414

Dr. med. M. W. Kühn
Urologische Universitätsklinik Bonn
Sigmund-Freud-Straße 25
D-5300 Bonn-Venusberg

Verhandlungsbericht der Deutschen Gesellschaft für Urologie, 34. Tagung (1982), 216–218
© Springer-Verlag Berlin Heidelberg 1983

Extragonadale Manifestation von Testistumoren: Metastase eines okkulten Karzinoms oder primärer extragenitaler Tumor?

K. H. Kurth, B. van der Werf-Messing, P. A. Maksimović und F. H. Schröder

Primäre extragenitale Testistumoren können hinsichtlich ihrer Pathogenese auf zweierlei Art erklärt werden:

1. Maligne Degeneration primordialer Keimzellen, die nicht in das Scrotum einwanderten, oder
2. gleichartige Veränderungen in primitiven Resten von totipotenten Zellen.

Extragenital konzentrieren sich die Tumoren auf 4 Regionen: Gehirn, Mediastinum, Retroperitoneum und kleines Becken. Im Gehirn ist die Pinealregion bevorzugt (Röthig 1982). Primär extragenitaler Tumorsitz kann nach Azzopardi (1961) erst dann angenommen werden, wenn bei Stufenschnittuntersuchungen beider Testes keine Mikroherde eines Karzinoms oder Fibroseherde gefunden werden. Diese Fibroseherde enthalten charakteristischerweise ein durch Hämatoxillin anfärbbares Pigment und Calziumphosphatablagerungen. Diese Veränderungen sollen Reste eines Mikrokarzinoms darstellen. Abell et al. (1965) stellten folgende Forderung auf, um zu Recht einen gonadalen retroperitonealen Tumor bei palpatorisch normalen Testes als primär extragenitalen Testistumor anzusehen:

1. Tumor mit eigener Kapsel, keine nachweisbaren Lymphknotenmetastasen,
2. die Anwesenheit von nicht-tumorösem gonadalem Gewebe in der Tumorkapsel oder unmittelbar benachbart dem Tumor,
3. Tumor in oberem Retroperitonealraum mit regionalen Lymphknotenmetastasen, aber tumorfreie aortale, iliacale oder pelvine Lymphknoten.

Tabelle 1. Primär extragenitale Testistumoren

Lokalisation:	
Mediastinal	7
Retroperitoneal	5
Sacrococcygeal	1
Gesamt	13

Tabelle 2. Primär extragenitale Testistumoren

Histologie:	
Seminom	5
Teratokarzinom	6
Embryonalkarzinom	1
Endodermale Sinustumor	1 (1)
Mischtumoren (Seminom + Teratokarzinom)	(4)
Gesamt	13

In ( ) Patienten mit mehr als einem Tumortyp

Material

Von 1952 bis 1982 wurden 13 Patienten, sechs Monate bis 49 Jahre alt, Durchschnittsalter 32 Jahre, mit einem primär extragenitalen Testistumor behandelt. Lokalisation und Histologie der Tumoren sind in Tabelle 1 und 2 wiedergegeben.

In 5 der 13 Fällen fanden sich Mischtumoren. Die Diagnose wurde in allen Fällen durch offene Biopsie gestellt, nur in 2 Fällen wurde vor der Biopsie die Verdachtsdiagnose eines Extragenitaltumors diskutiert. Erst seit 1970, bzw. 1974 wurden die Tumormarker α-Foetoprotein und β-HCG routinemäßig bestimmt; hier wiederum auch nur in 2 Fällen präoperativ. Erhöhte Tumormarker fanden sich bei 6 Patienten. Da der Befund erhöhter α-Foetoproteinwerte nicht vereinbar ist mit der Diagnose eines reinen Seminoms, wurde die histologische Diagnose in 2 Fällen umgeändert in einen Mischtumor.

Therapie

In 6 Fällen konnten die Tumoren partiell oder vollständig reseziert werden. In einem Fall erfolgte die Resektion eines 2½ kg schweren Tumors aus dem Mediastinum nach chemothe-

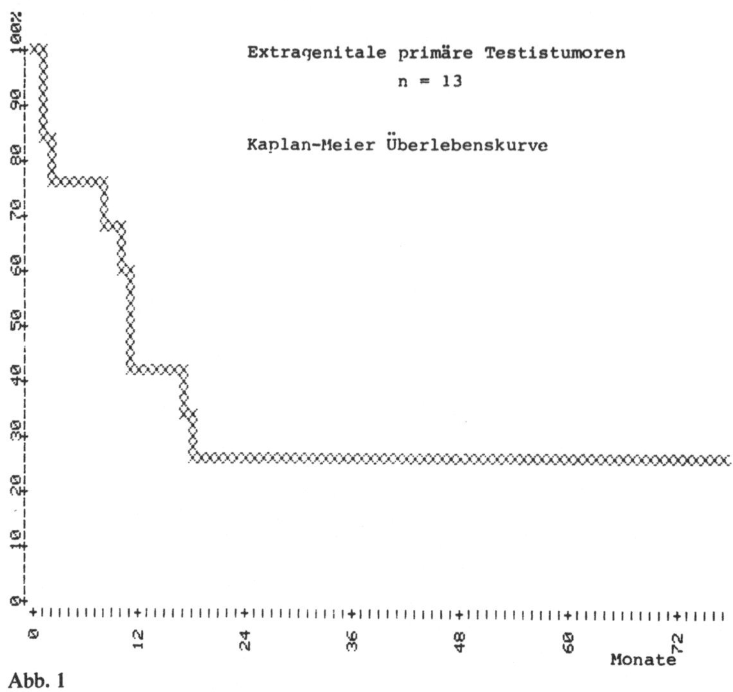

Abb. 1

rapeutischer Vorbehandlung. Drei der dreizehn Patienten wurden nach dem Einhorn-Schema behandelt (Velbe, Bleomycin, Cis-Platinum).

Zwölf der dreizehn Patienten wurden mit kurativer Zielsetzung bestrahlt, Einzeldosis 100 Rad, Gesamtdosis 1200–4000 Rad.

Neun der dreizehn Patienten verstarben innerhalb 18 Monate, 1 Patient lebt 7 Monate nach Diagnosestellung, 3 Patienten leben länger als 10 Jahre nach kombinierter Therapie (Abb. 1).

Nur bei einem der 5 Fälle mit retroperitonealem Tumorsitz erfolgte die ipsilaterale Semikastration und kontralaterale Testisexploration. Weder konnten im entfernten Hoden bei der Stufenschnittuntersuchung Tumorherde gefunden werden, noch fand sich bei der Exploration des kontralateralen Hodens ein Hinweis auf einen okkulten Testistumor. In 3 Fällen mit Sitz des Tumors im Mediastinum wurden bei der Obduktion die Hoden in Stufen geschnitten, auch hierbei kein Nachweis eines Tumorherdes in den Testes. Bei allen übrigen Patienten wurden die Hoden lediglich palpatorisch und bei 2 Patienten echographisch untersucht.

Bei den 3 Patienten, die 10 Jahre und länger überlebten, war der primär extragenitale Tumor im Retroperitonealraum lokalisiert (bei der Probelaparotomie war nur in einem Fall die Tumorresektion möglich). Die histologische Diagnose lautete in allen 3 Fällen auf Seminom. In keinem dieser 3 Fälle erfolgte die Testisexploration postoperativ oder zu einem späteren Zeitpunkt. Alle 3 Patienten wurden strahlentherapeutisch behandelt.

Diskussion

Aus dem vorgestellten Material lassen sich keine eindeutigen Therapieempfehlungen ableiten. Die günstigere Prognose des primär extragenitalen Seminoms in unserem Krankengut stimmt mit den Erfahrungen in der Literatur überein (Geroulanos et al. 1975).

Angesichts einer kompletten Remission von 50% im „bulky disease“ Stadium metastasierter Hodentumoren durch die heutigen Therapieschematas erscheint uns der Einsatz der Radiotherapie bei primär extragenitalen nicht-seminomatösen Testistumoren zweitrangig (Brendler et al. 1979; Olson et al. 1980). Dies um so mehr, als bestrahlte Tumoren schlechter auf Chemotherapie reagieren. Die routinemäßige Bestimmung der Tumormarker der Testistumoren bei raumfordernden Prozessen im Retroperitonealraum und im Mediastinum von Patienten in meist juvenilem Alter dürfte die Frequenz präoperativ diagnostizierter extragenitaler Tumoren erhöhen.

Zum Ausschluß okkulter Testistumoren erfolgt bei Tumoren im Retroperitonealraum mit eindeutiger Seitenlokalisation die ipsilaterale Kastration und kontralaterale Exploration.

Regression eines retroperitonealen germinalen Tumor unter Chemotherapie schließt die Persistenz eines Mikrokarzinoms im Hoden nicht aus (Pennacchio et al. 1981). Bei mediastinalen Tumoren mit freiem Retroperitonealraum und unauffälligen Hoden erscheint ein primärer mediastinal lokalisierter gonadaler Tumor wahrscheinlich (Wacksman et al. 1975).

Literatur

Azzopardi JG, Mostofi FK, Theiss EA (1961) Lesions of testes observed in certain patients with widespread choriocarcinoma and related tumors. The significance and genesis of hematoxylin-staining bodies in the human testis. Amer J Path 38:207. – Abell MR, Johnson VJ, Holtz F (1965) Ovarian neoplasms in childhood and adolescence. Amer J Obst Gynaec 92:1059–1081. – Geroulanos S, Sulmoni A, Kurth KH, Steinmann B (1975) Okkulte Hodenkarzinome. Z Urol 68:265–271. – Brendler CH, Dees JE, Older RA, Fetters BF, Glenn JF (1979) Retroperitoneal mass in a 58-year-old man. J Urol 122:535–538. – Röthig W, Vetter J (1982) Der extragonadale Dottersacktumor. Zbl Allg Pathol Anat 126:157–169. – Wacksman J, Case G, Glenn JF (1975) Extragenital gonadal neoplasia and metastatic testicular tumor. Urology 5 (2):221–223. – Pennacchio JL, Pugatch R, Doos WG, Hong WK (1981) Sequential germ cell tumor without prior involvement of the testes. J Urol 126 (6):838–841. – Olsson CA, Soto E, Gerzof S, Ki Hong W, Anderson NK (1980) Rapidly expanding retroperitoneal mass. J Urol 123:556–561

Dr. K.H. Kurth
Afdeling Urologie
Erasmus Universiteit
Dr. Molewaterplein 40
3015 GD Rotterdam
Niederlande

Verhandlungsbericht der Deutschen Gesellschaft für Urologie, 34. Tagung (1982), 219–221
© Springer-Verlag Berlin Heidelberg 1983

Der antiemetische Effekt von Metoclopramid und Alizaprid bei Cis-Platin-induziertem Cytostatica-Erbrechen

C. Manegold, U. Ikinger, R. Herrmann und D. Fritze

Einleitung

Cis-Platin (PDD) gehört zu den wirksamsten Cytostatica in der Behandlung urogenitaler Tumoren und hat die Prognose nicht-seminomatöser Hodentumoren entscheidend verbessert. Zu den bisher ungelösten klinischen Problemen der Platin-Therapie gehört das Cytostatica-Erbrechen, welches hierbei wegen seiner Intensität zur Verzögerung oder zum Absetzen der Behandlung führen kann. Die bisher zur Behandlung des Cytostatica-Erbrechens üblicherweise eingesetzten Medikamente vermögen das Erbrechen nur ungenügend zu reduzieren oder können wegen erheblicher Nebenwirkungen in therapeutischen Dosen nur mit Zurückhaltung eingesetzt werden.

Durch Gralla und andere Arbeitsgruppen wurde in jüngster Zeit auf die gute Wirksamkeit der Dopamin-Antagonisten aus der Gruppe der Benzamide bei Cis-Platin-induziertem Erbrechen und Übelkeit hingewiesen. Aus diesem Grunde prüfen wir zur Zeit bei Patienten mit nicht-seminomatösen Hodentumoren, ob Metoclopramid und Alizaprid Cis-Platin-induziertes Erbrechen und Übelkeit beeinflussen können. Unsere bislang mit diesen Substanzen gemachten klinischen Erfahrungen werden mitgeteilt.

Material - Methodik

Bisher wurden 12 Patienten (6 Patienten mit Metoclopramid., 6 Patienten mit Aliprazid) mit regional oder fernmetastasierenden nicht-seminomatösen Hodentumoren gleichzeitig zur Cis-Platin-Therapie flankierend antiemetisch behandelt. Die Patienten erhielten Cis-Platin jeweils über 5 Tage in täglichen Dosen von 30 mg. Das Durchschnittsalter der Patienten betrug 26 Jahre (19–35 Jahre), der klinische Status lag entsprechend dem Karnofsky-Index zwischen I und II. Metoclopramid (Paspertin) wurde in einer Dosierung von 2 mg pro Kilogramm Körpergewicht in 2stündlichen Abständen insgesamt fünfmal als i. v. Bolus-Injektion beginnend 30 Minuten vor der Cis-Platin-Gabe appliziert. Die Alizaprid-Therapie (Vergentan) wurde mit einer i. v. Bolus-Injektion von 100 mg 30 Minuten vor Cis-Platin begonnen und anschließend als Dauerinfusion von 300 mg über 24 Stunden fortgesetzt. Zur Beurteilung des antiemetischen Effektes der eingesetzten Medikamente wurden die Angaben des Patienten bezüglich der Dauer der Übelkeit und des Erbrechens (in Minuten) sowie des Umfanges (Anzahl der gefüllten Brechschalen) des Erbrechens und der Anzahl der Brechepisoden berücksichtigt. Die statistische Signifikanz der Ergebnisse wurdee durch den Jonckheere-Test auf monotonen Trend geprüft.

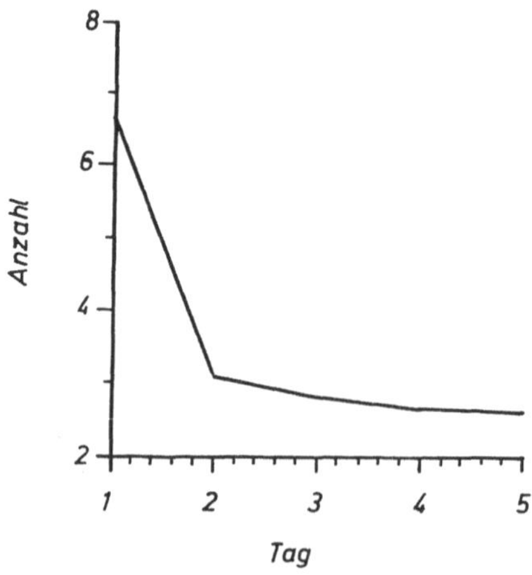

Abb. 1

Ergebnisse

Bei 5 der 6 Metoclopramid-behandelten Patienten wurden schon innerhalb des ersten Chemotherapie-Kurses extrapyramidale Reaktionen unterschiedlicher Heftigkeit beobachtet. Sie wurden als Frösteln, Kribbeln in den Fingern und Füßen, krampfartige Verspannungen, insbesondere der Nackenmuskulatur und des Thorax, verbunden mit Dyspnoe und Erstickungsangst, sowie Verbiegung des ganzen Körpers empfunden, verschwanden zwar schlagartig auf die i.v. Injektion von Akineton, führten aber dazu, daß die meisten Patienten eine erneute Paspertin-Behandlung ablehnten.

Bei der Alizaprid-behandelten Patientengruppe wurden extrapyramidale Reaktionen nicht beobachtet. Die flankierende Behandlung mit Alizaprid bei Cis-Platin therapierten Patienten reduziert die Anzahl der Brechepisoden pro Tag in zunehmendem Maße innerhalb eines Therapiekurses, was in Abb. 1 durch eine abfallende Kurve der Meßwert-Mittelwerte graphisch dargestellt ist. Ein gleichsinniges Verhalten zeigen die Meßwert-Mittelwertkurven bezüglich der Dauer (Abb. 2) und des Umfanges des Erbrechens (Abb. 3) sowie der Dauer der Übelkeit innerhalb eines Therapiekurses. Die Signifikanz der Trends der vier Meßgrößen wurde durch den Jonckheere-Test auf monotonen Trend belegt und zeigt P-Werte von <0,01 für die Dauer der Übelkeit und des Erbrechens sowie P-Werte

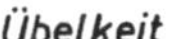

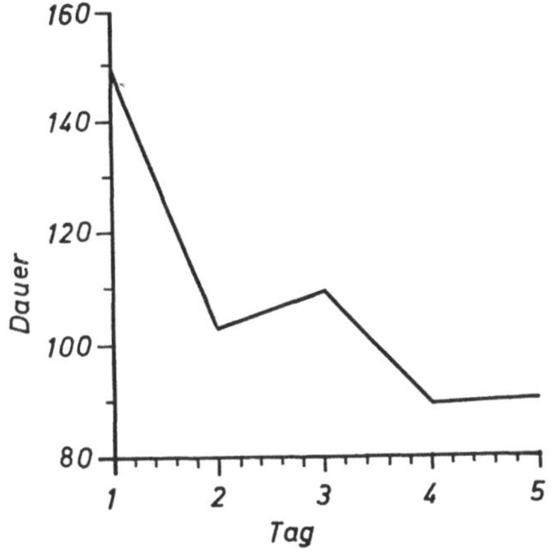

Abb. 2

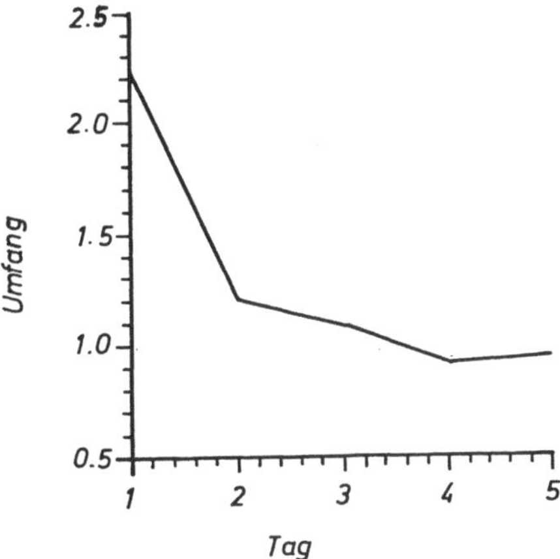

Abb. 3

<0,001 für die Anzahl der Brechepisoden und den Umfang des Erbrechens.

Zusammenfassung

Im Tierversuch konnte nachgewiesen werden, daß die Dopamin-Antagonisten aus der Gruppe der Benzamide antiemetrisch wirksam sind. Ihre mutmaßlichen Wirkungsorte werden an der Chemorezeptor-Triggerzone der Medulla oblongata im Zentralnervensystem und in der Peripherie am Gastrointestinaltrakt, wo sie die Öffnungszeiten des Pylorus und die metorische Aktivität des Duodenum beeinflussen sollen, vermutet. In der letzten Zeit wurde insbesondere durch Gralla u. Mitarb. berichtet, daß Metoclopramid Cis-Platin-induziertes Cytostatika-Erbrechen und Übelkeit signifikant reduzieren kann. Aufgrund guter eigener klinischer Erfahrungen mit Alizaprid bei Patientinnen, die regelmäßig Adriblastin erhalten, entschlossen wir uns zur Anwendung dieser Substanz auch bei Cis-Platin-behandelten Patienten. Anhand der von uns erhobenen Befunde läßt sich sagen, daß Metoclopramid in der von Gralla beschriebenen Dosierung bei jüngeren mit Platin behandelten Patienten mit einem hohen Prozentsatz an extrapyramidalen Reaktionen einhergeht, die zwar durch eine i.v. Akineton-Injektion rasch abklingen, aber andererseits dazu führen, daß die Patienten eine Fortführung der Paspertin-Behandlung ablehnen. Alizaprid hingegen besitzt in der von uns angegebenen Dosierung eine gute antiemetische Wirksamkeit und vermag die Dauer von Übelkeit und Erbrechen sowie den Umfang des Erbrechens als auch die Anzahl der Brechepisoden signifikant zu reduzieren, ohne daß dabei die für den Patienten unangenehmen extrapyramidalen Reaktionen auftreten.

Literatur

Schulze-Delrieu K (1979) Metoclopramide. Gastroenterology 77:768–779. – Remien J (1980) Pharmakologisch-Toxikologisches Gutachten zur oralen Anwendung von Alizaprid. Pharmakologisches Institut der Universität München. – Gralla RJ et al (1981) Antiemetic efficacy of high-dose metoclopramide: Randomized trials with placebo and prochlorperazine in patients with chemotherapie-induced nausea and vomiting. N Engl J Med 305:905–909. – Seigel LJ, Longo DL (1981) The control of chemotherapy-induced emesis. Ann Intern Med 95:352–359

Dr. med. C. Manegold
Medizinische Universitätsklinik
Bergheimer Straße 58
D-6900 Heidelberg

Dr. med. U. Ikinger
Chirurgische Universitätsklinik Heidelberg

Dr. med. R. Herrmann
Medizinische Universitätsklinik Heidelberg

Priv.-Doz. Dr. med. D. Fritze
Medizinische Universitätsklinik Heidelberg

Nierentransplantation

Verhandlungsbericht der Deutschen Gesellschaft für Urologie, 34. Tagung (1982), 225–228
© Springer-Verlag Berlin Heidelberg 1983

Spezifische Probleme der Nierentransplantation bei Kindern im Vergleich zu Erwachsenen

H. Huland, H. Altrogge und F. Bläker

Im Hinblick auf Nierentransplantationen bei Kindern lautete unser Konzept von Anbeginn an, daß im Gegensatz zu den Erwachsenen eine absolute Indikation für diese Behandlungsform besteht. Das bedeutete im Klartext, wir wollten alle niereninsuffizienten Kinder transplantieren, und das möglichst rasch. Heute möchte ich nicht die Gründe, sondern vielmehr die Auswirkung dieses Konzepts anhand unserer Ergebnisse bei Kindern im Vergleich zu Erwachsenen darlegen.

Operationstechnik, postoperatives Monitoring, immunosuppressive Therapie und Rejektionstherapie sind in beiden Kollektiven gleich. Ab 1978 sind alle Patienten prä-operativ transfundiert worden. Die HLA-Typisierung, der Anteil der Lebendspender, ist mit 4 resp. 5% vergleichbar.

Tabelle 1. Zahl der Nierentransplantationen in Hamburg, 1976–1982

	Gesamt	Kinder	
		Zahl	%
1976	10	4	(40)
1977	10	5	(50)
1978	22	8	(36)
1979	27	5	(18)
1980	28	5	(18)
1981	45	3	(7)
1982	44	3	(6)
Gesamt	186	33	
	Erwachsene	Kinder	
Wartezeit in Monaten	15,1	7,0	
Dialysedauer in Monaten	49,9	16,4	

Obwohl der Anteil der Kinder auf der Warteliste im Schnitt stets kleiner als 10% war, war der Anteil der tatsächlich transplantierten Kinder entsprechend der beabsichtigten Bevorzugung ungewöhnlich hoch. Erst nachdem die meisten Kinder mit einer Niere versorgt sind, normalisierte sich das Verhältnis der transplantierten Erwachsenen zu den transplantierten Kindern. In gleicher Weise schlägt sich unser Grundkonzept in der Wartezeit nieder. Bei Kindern ist sie im Mittel einhalb so lang wie bei den Erwachsenen.

Tabelle 2. Nierentransplantation pro Patient

	22 Kinder	137 Erwachsene
1	15 (68%)	124 (81%)
2	4	10
3	1	3
4	2	0
Gesamt	33	153

Den überproportionalen Anteil an Kindertransplantationen haben wir dadurch erreicht, daß im Falle eines Nierenangebots bei mehreren gleichpassenden Rezipienten Kinder bevorzugt wurden. Ferner haben wir eine großzügigere Indikation zu Zweit-, Dritt- und sogar 2x zu Vierttransplantation gestellt; beide letzteren waren schließlich erfolgreich.

Bezogen auf die durchgeführten Nierentransplantationen erzielten wir signifikant schlechtere Ergebnisse bei den Kindern im Vergleich zu den Erwachsenen. Dies ist z.T. durch die höhere Rate an Mehrfachtransplantationen bedingt und ein Tribut, den man für eine solche aggressive Haltung zahlt.

Beziehen wir jedoch die Ergebnisse auf die transplantierten Patienten, so verwischt sich der Unterschied. Daraus folgt, daß es offenbar schwerer fällt, einen vergleichbar hohen Anteil an Kindern mit funktionierendem Transplantat zu versorgen als Erwachsene.

NIERENFUNKTIONSRATE

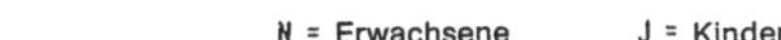

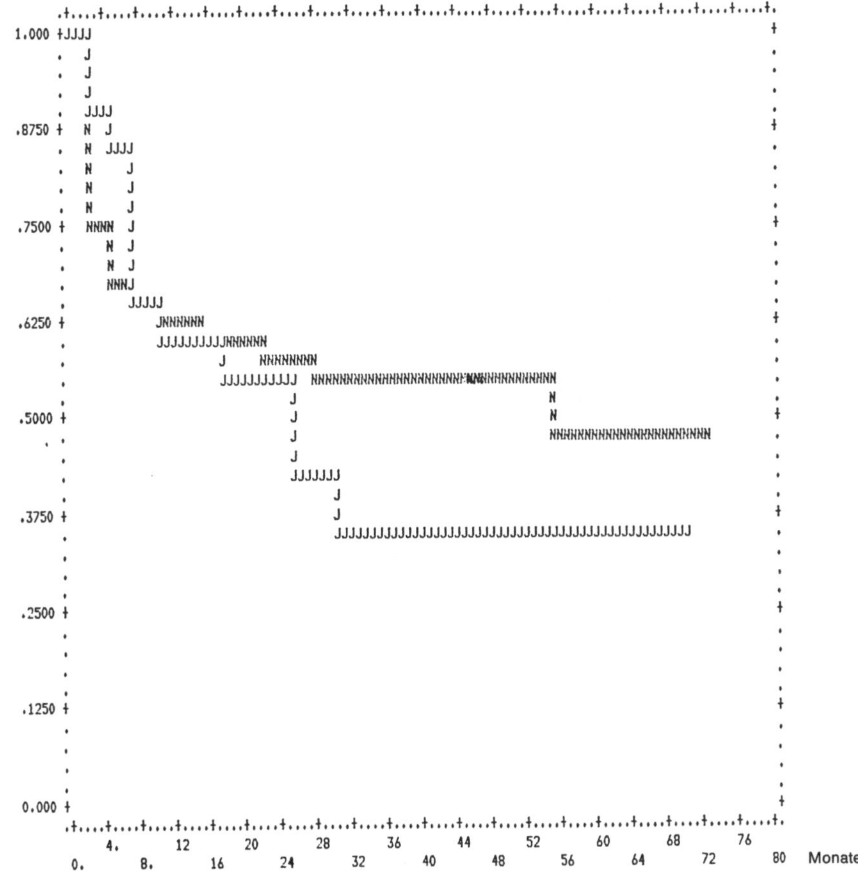

Abb. 1

Tabelle 3. % der transplantierten Patienten mit funktionierendem Transplantat (Sammelstatistik)

Kinder	Erwachsene
63%	66%

Tabelle 4. Ursache des Transplantatverlustes

	Kinder	Erwachsene
Zahl der Transplantationen	33	153
Rejektion	13 (76,4%)	55 (90,2%)
chirurgische Komplikationen	4 (23,5%)	6 (9,8%)
Gesamt	17	61

Die Ursache hierfür wird auch bei eingehender Analyse des Transplantatversagens nicht deutlich. Allerdings ist der Anteil der Transplantatverluste durch chirurgische Komplikationen bei den Kindern höher; dies wiederum möglicherweise durch den größeren Anteil an Wiederholungsoperationen bedingt.

Wichtig erscheint uns, daß die Lebensbedrohung durch die Nierentransplantation in beiden Gruppen gering ist. Die Überlebensquote liegt nach 5 Jahren bei Kindern wie auch bei Erwachsenen über 85%. Hierbei haben wir auch die mitberücksichtigt, die nach Transplantatverlust verstorben sind. Bei 33 Nierentransplantationen sind 2 Kinder mit funktionierendem Transplantat verstorben. Bei 153 Erwachsenen waren es 6 Patienten.

Die vorgelegten Daten zeigen die Auswirkung einer uneingeschränkten Bejahung der Kinder-

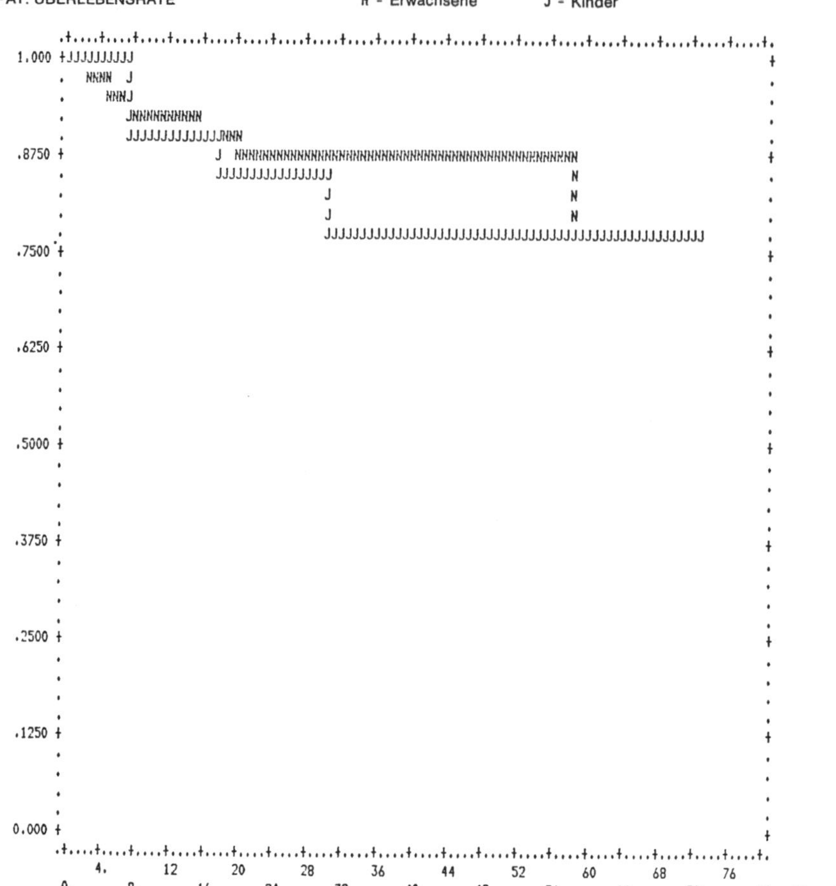

Abb. 2

Tabelle 5. Todesursachen

	Kinder (n = 22)		Erwachsene (n = 137)	
	mit funktionierendem Transplantat	nach Explantation	mit funktionierendem Transplantat	nach Explantation
Sepsis	1		2	2
Cardiovaskulär		2	3	7
Leberkoma		2	1	1
Gastrointestinal	1			
Gesamt	2	4	6	10

Tabelle 6. % niereninsuffizienter Patienten mit zur Zeit funktionierendem Transplantat im Hamburger Raum

Kinder	Erwachsene
58%	11%

transplantation im Vergleich zur Erwachsenentransplantation, wo wir sie noch z.T. als Alternativbehandlung zur Dialysetherapie ansehen.

Hierdurch würde jedoch ein wesentliches, von uns selbst gestecktes Ziel erreicht. 58% der im Hamburger Raum bekannten niereninsuffizienten Kinder sind mittlerweile mit einem funktionierenden Transplantat versorgt; bei den Erwachsenen beträgt dieser Anteil lediglich 11%. Dieses Ziel haben wir ohne größere Lebensgefährdung der Kinder erreicht. Diesem Ergebnis sind alle anderen statistischen Auswertungen unterzuordnen.

Prof. Dr. Huland
Urolog. Klinik
des Univ.-Krankenhauses Eppendorf
Martinistr. 52
D-2000 Hamburg 20

Verhandlungsbericht der Deutschen Gesellschaft für Urologie, 34. Tagung (1982), 229/230
© Springer-Verlag Berlin Heidelberg 1983

Ergebnisse der Nierentransplantation im Kindes- und Jugendalter

K. Dreikorn, D. E. Müller-Wiefel, R. Horsch, O. Mehls, K. Schärer und W. Rößler

Während die Dialyse bei vielen Erwachsenen als Alternative zur Transplantation angesehen werden kann, besteht weitgehende Einigkeit darüber, daß bei Kindern und Jugendlichen die Nierentransplantation als das endgültige Ziel in der Behandlung der terminalen Niereninsuffizienz angestrebt werden sollte.

Diese Einstellung ist einerseits auf die im Vergleich zum Erwachsenenalter nicht schlechteren, teilweise sogar besseren Patientenüberlebens- und Transplantatfunktionsraten, andererseits jedoch vor allem auf die besseren Rehabilitationsmöglichkeiten transplantierter im Vergleich zu dialysierten Kindern zurückzuführen. Zur Beurteilung des Rehabilitationsgrades können die Möglichkeit bzw. Häufigkeit des Schulbesuches herangezogen werden: So können nach Angaben der EDTA von 1981 91% der transplantierten, jedoch nur 31% der in der Klinik dialysierten Kinder an einer vollen Schulausbildung teilnehmen. Zwar sind heimdialysierte Kinder ebenfalls gut rehabilitiert (volle Schulausbildung in 89%), jedoch ist der Anteil mit 27% an der Gesamtzahl der dialysierten Kinder gering, und selbst die Heimdialyse ist bei Kindern mit erheblichen Einbußen an Lebensqualität verbunden.

Im folgenden soll über unsere eigenen Erfahrungen mit der Transplantation bei Kindern und Jugendlichen berichtet werden.

Im Zeitraum 1967 bis zum 1. 10. 1982 wurden in unserem Zentrum 494 Nierentransplantationen durchgeführt, davon 50 Erst- und 6 Retransplantationen bei 50 Patienten, die zum Zeitpunkt der Transplantation jünger als 18 Jahre waren.

Das Durchschnittsalter zum Zeitpunkt der Transplantation betrug 14 Jahre, der jüngste Patient war 5 Jahre alt. Die durchschnittliche Dialysedauer vor der Transplantation betrug 21 Monate (0–5,4 Jahre).

Tabelle 1 zeigt die zur Niereninsuffizienz führenden Grunderkrankungen: Bei 24 Patienten lagen chronische Glomerulonephritiden, bei 8 Patienten hereditäre Nephropathien, bei 7 Patienten urologische Erkrankungen und bei 2 Patienten Nierenhypoplasien vor. Bei 9 Patienten lagen andere Grunderkrankungen bzw. Niereninsuffizienzen ungeklärter Ätiologie vor.

Tabelle 1. Grunderkrankungen bei 50 transplantierten Kindern und Jugendlichen

Glomerulonephritis	24
Hereditäre Nephropathien	8
Urologische Grunderkrankungen	7
Nierenhypoplasien	2
Sonstige bzw. ungeklärt	9

Tabelle 2. Ergebnisse der Transplantation bei Kindern und Jugendlichen (n = 50)

Spender		verstorben	Dialyse	funktion. Transplantat
Verwandt	5	1	1	3
Verstorben	45	7	21	17
Summe	50	8	22	20

Unter den nicht-letalen Komplikationen beobachteten wir 3 urologische Komplikationen (eine Harnleiternekrose, eine Harnleiterstenose, ein Blasendivertikel), 10 behandlungsbedürftige Hypertonien, eine bilaterale Hüftkopfnekrose, eine Psychose und bei zwei Patienten ausgeprägte Steroid-Aknen. 8 Patienten verstarben, davon 5 an Infektionen bzw. Sepsis, 3 Patienten an Herzversagen.

In Tabelle 2 sind die Gesamtergebnisse dargestellt. Von den 5 Patienten, denen Nieren verwandter Lebendspender transplantiert worden waren, verstarb ein Patient, ein weiterer verlor das Transplantat durch Abstoßung, während 3 Patienten derzeit über eine ausreichende

Transplantatfunktion verfügen. Von den 45 Patienten, denen Leichennieren transplantiert wurden, verstarben 7, 21 Patienten mußten nach Transplantatabstoßung wieder ins Dialyseprogramm zurückgenommen werden, während 20 Patienten derzeit mit funktionierendem Transplantat leben.

Von den 50 insgesamt transplantierten Patienten leben derzeit noch 42 (84%), davon 47,6% mit funktionierendem Transplantat.

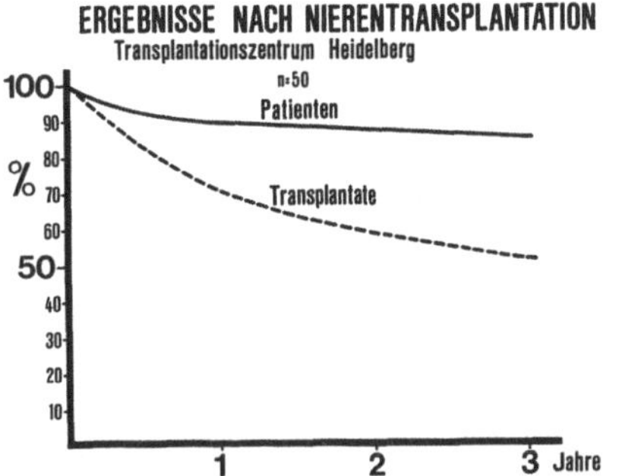

Abb. 1. Patientenüberlebens- und Transplantatfunktionsrate bei 50 Kindern bzw. Jugendlichen

Wie Abbildung 1 zeigt, beträgt die Ein-, Zwei- bzw. Dreijahres-Patientenüberlebensrate 90%, 88% bzw. 86%.

Die entsprechenden Transplantatfunktionsraten betragen 71,4%, 59,5% bzw. 52,3%.

Die Ergebnisse konnten in den letzten Jahren verbessert werden. So beträgt die Patientenüberlebensrate nach einem Jahr derzeit 93,4%, die Transplantatfunktionsrate 73,4%.

Außer der Patientenüberlebens- und Transplantatfunktionsrate ist jedoch auch der Rehabilitationsgrad von Bedeutung, der bei allen 20 Patienten mit funktionierendem Transplantat der Gruppe I oder II nach den Kriterien der EDTA zugeordnet werden konnte.

Interessant waren die Ergebnisse einer anonymen Fragebogenaktion unter den erfolgreich transplantierten Patienten: 91% der Patienten gaben ein wesentlich besseres, 9 Patienten ein etwas besseres Gesamtbefinden nach der Transplantation im Vergleich zur Dialysezeit an. Als Hauptvorteile der Transplantation bezeichneten die Patienten die „Unabhängigkeit von der Maschine", den Wegfall von diätetischen Beschränkungen und Flüssigkeitsrestriktionen sowie die Möglichkeit, ein „freieres Leben" führen zu können.

Hauptängste waren, die Niere durch Abstoßungsreaktionen wieder zu verlieren bzw. potentielle Nebenwirkungen der immunsuppressiven Behandlung.

Zusammenfassend sind wir der Meinung, daß die Nierentransplantation bei Kindern und Jugendlichen zwar noch immer mit Problemen verbunden ist, aber wegen der besseren Rehabilitätsmöglichkeiten im Vergleich zur Dialyse das Therapieverfahren der Wahl bei der Behandlung der terminalen Niereninsuffizienz darstellt.

Literatur

Broyer M, Donckerwolcke RA, Brunner FP, Brynger H, Jacobs C, Kramer P, Selwood NH, Wing AJ, Blake PH (1981) Combined report on regular dialysis and transplantation of children in Europe, 1980. Proc EDTA 18:60. – Donckerwolcke RA, Chantler C, Brunner FP, Brynger H, Gurland H, Hathway RA, Jacobs C, Selwood NH, Wing AJ (1978) Combined report on regular dialysis and transplantation of children in Europe, 1977. Proc EDTA 15:77. – Schärer K, Mehls O, Dreikorn K, Müller-Wiefel DE, Manz F (1983) Nierentransplantation bei Kindern und Jugendlichen. Nieren- und Hochdruckkrankheiten 12:1

Prof. Dr. med. Kurt Dreikorn
Ltd. Oberarzt der Urologischen Abt.
des Chirurgischen Zentrums
der Universität Heidelberg
Im Neuenheimer Feld 110
D-6900 Heidelberg

Verhandlungsbericht der Deutschen Gesellschaft für Urologie, 34. Tagung (1982), 231–234
© Springer-Verlag Berlin Heidelberg 1983

Nierentransplantation bei Kindern am Transplantationszentrum München, 1978 bis 1981

H.W. Bauer, G. Koriller, C. Chaussy, B. Klare und W. Land

Wie schon die vorausgegangenen Mitteilungen zeigten, rechtfertigen die mit der Nierentransplantation bei Kindern erzielten Resultate die Indikation zu diesem Eingriff.

Im Transplantationszentrum München sind seit dessen Bestehen im Juli 1976 405 Nierentransplantationen durchgeführt worden. Davon seit 1978 22 Transplantationen an 18 Kindern, 10 Jungen und 8 Mädchen im Alter von 5 bis 16 Jahren. Die Alters- und Geschlechtsverteilung zeigt Abbildung 1. Bei 2 Jungen erfolgte eine Zweittransplantation. Ein diesbezügliches Transplantat ist noch funktionstüchtig, das andere hat wegen chronischer Abstoßung seine Funktion aufgegeben. Bei einem Mädchen wurde eine Dritttransplantation durchgeführt. Dieses Transplantat hat seine volle Funktion bei einem Kreatinin unter 1,5 mg%.

Die Ursache für die terminale Niereninsuffizienz gibt Tabelle 1 wieder. Unter den erworbenen Ursachen waren sechs chronische Glomerulonephritiden, zwei hämolytisch-urämische Syndrome und eine Pilzintoxikation. Bei den angeborenen Ursachen waren 3 Kinder mit einer Dysplasie der Nieren, 1 Kind mit einer obstruktiven Uropathie bei Urethralklappe und 5 Kinder mit einer Refluxnephropathie und kleinen Nieren ein- oder beidseits, wobei der Reflux-Schweregrad 3 bis 4 vorlag.

Tabelle 1. Ursachen der terminalen Niereninsuffizienz (n = 18)

Chron. Glomerulonephritis	6
Hämolyt. urämisches Syndrom	2
Pilzintoxikation	1
Reflux Uropathie	5
Obstruktive Uropathie	1
Dyplasie und Hypoplasie	3

Die Dauer der Dialyse vor der Transplantation lag zwischen 6 und 72 Monaten. Die Zeit der chronischen Niereninsuffizienz betrug, soweit sie anamnestisch eruierbar war, zwischen 1 Monat und 6½ Jahren (Abb. 2).

Es wurden jeweils unter extraperitonealem Vorgehen nur Kadavernieren in die Fossa iliaca transplantiert. Die Ureterozystoneostomie erfolgte am Blasendach nach Roehl in der Regel ohne Ureterschiene. Die Gefäßanastomosen wurden in der End-zu-Seit-Technik mit der Arteria iliaca externa bzw. Vena iliaca externa durchgeführt. Einmal erfolgte die Transplantation von Säuglingsnieren en bloc.

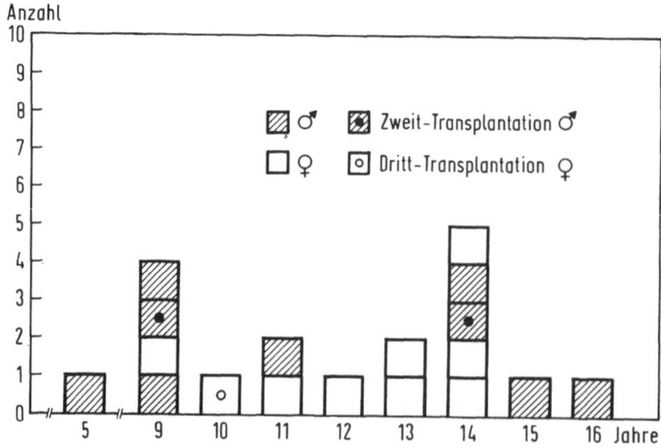

Abb. 1

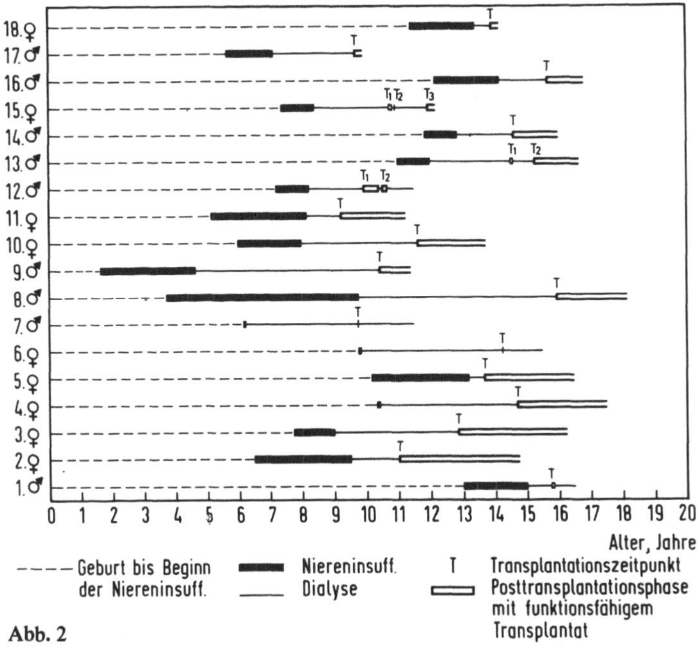

Abb. 2

Tabelle 2. Immunsuppressive Therapie nach Nierentransplantation

1. Azathioprin	2 mg/kg	1. CyA:	
		initial	17 mg/kg
2. Methylprednisolon		ab 6 Mon.	6–8 mg/kg
initial	10 mg/kg		
↓			
ab 3 Mon.	0,5 mg/kg	2. Methylpred.	
		8 mg/1,73 m²	
3. Akute Abstoßung:			
Methylprednisolon 250 mg i. v. 3 Tage lang			
Ab 3. Abstoßung ALG 40 mg/kg für 10 Tage			

Die Zweittransplantationen wurden unter identischem Vorgehen auf der jeweils kontralateralen Seite durchgeführt. Bei der Dritttransplantation erfolgte die Gefäßanastomose an der Arteria bzw. Vena iliaca communis.

Die initiale Immunsuppression (Tabelle 2) bestand bei 12 Kindern aus 10 mg/kg Körpergewicht Methylprednisolon und 2 mg/kg Körpergewicht Azathioprin. Die Methylprednisolon-Dosis wurde innerhalb von 3 Monaten auf 0,5 mg/kg Körpergewicht reduziert. Bei 6 Kindern bestand die initiale Immunsuppression aus 17 mg/kg Körpergewicht Cyclosporin A. Diese Menge wurde innerhalb eines Halbjahres auf 6–8 mg/kg Körpergewicht reduziert. Bei 2 Kindern wurde die Cyclosporin-A-Dosis mit

Tabelle 3. Komplikationen bei 22 Nierentransplantationen bei 18 Kindern

Transplantatarterienstenose	5x
Transplantatvenenthrombose	1x
Magenblutung	1x
Pankreatitis	1x
Lungenödem	1x
Abstoßung erste 6 Wochen	17x
danach	9x

8 mg/1,73 m² Körperoberfläche Urbason kombiniert.

Im Rahmen der postoperativen Phase traten an nichtimmunologischen Komplikationen (Tabelle 3) 5 Nierenarterienstenosen auf, 3 konnten

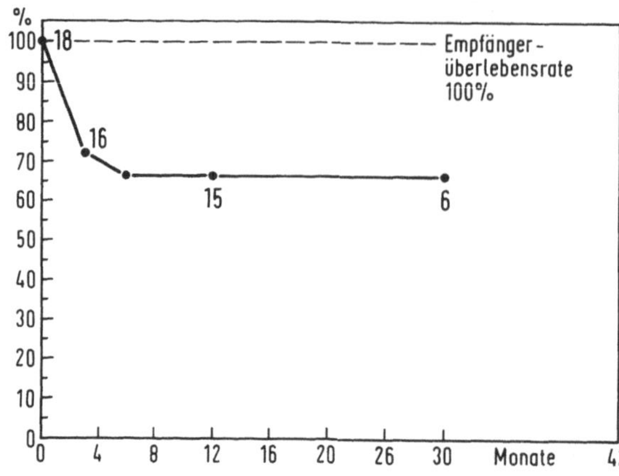

Abb. 3

davon erfolgreich gedottert werden, eine fadenförmige Nierentransplantatarterienstenose führte zum Verlust des Transplantats. Eine Nierenarterienstenose war hämodynamisch nicht wirksam. 1mal kam es zu einer Nierenvenenthrombose, 1mal zu einer Magenblutung, die konservativ beherrscht werden konnte und 1mal zu einer Pankreatitis sowie 1mal zu einer hypoxischen Hirnschädigung in der Anhäufung unglücklicher Umstände nach Lungenödem und Kreislaufstillstand.

In der unmittelbaren postoperativen Phase, d.h. in den ersten 6 Wochen, kam es zu 17 akuten Abstoßungen. Nach 6 Wochen waren noch 9 Abstoßungen zu verzeichnen.

Die Empfängerüberlebensrate (Abb. 3) betrug 100%, d.h. keine Mortalität bei den 18 Kindern. Die Transplantatüberlebensrate betrug 66%. Für den Zeitraum von 30 Monaten konnten jedoch nur 6 Transplantate beobachtet werden. Der Funktionsverlust der Organe erfolgte ausschließlich in den ersten 6 Monaten. Der Funktionsverlust war bei 6 Transplantaten. Ursachen hierfür waren 4mal eine akute Abstoßung, 1mal eine hypoxische Nierenschädigung nach Operation einer Nierenarterienstenose und 1mal eine Venenthrombose der Transplantatvene. Von den 12 funktionierenden Ersttransplantaten haben derzeit 8 Patienten ein Kreatinin unter 1,5 mg% und 1 Patient ein Kreatinin über 3 mg%.

Zur Beurteilung der Nebenwirkungen der immunsuppressiven Therapie konnten 14 Kinder, die entweder länger als 3 Monate oder nach 3 Monaten noch das Transplantat hatten, herangezogen werden (Tabelle 4). Es kam infolge der Therapie von den 14 Kindern 9mal zu einem Cushing, 8mal zu einer Hypertonie, wobei 3 auf

Tabelle 4. Nebenwirkungen der immunsuppressiven Therapie (über 3 Monate)

Cushing	9/14
Hypertonie	8/14
Asept. Knochennekrose	1/14
Katarakt	0/14
Knochenmarksdepression	1/14
Virusinfekt	6/14
Harnwegsinfekt	3/14
Pneumonie	5/14

Tabelle 5. Wachstumsverhalten der Kinder nach Transplantation (n = 18)

Pubertät abgeschlossen	6x
Zu kurze Beobachtungszeit	2x
Transplantat abgestoßen	3x
Vermindertes Wachstum	3x
Normale Wachstumsgeschwindigkeit	2x
Aufholwachstum	2x

eine Nierenarterienstenose zurückzuführen waren, 5 sind medikamentös mit einer antihypertensiven Therapie gut eingestellt, 1mal kam es zu einer aseptischen Knochennekrose, 1mal zu einer Knochenmarksdepression, die die Azathiopringabe zu reduzieren initiierte, 6mal zu einem Virusinfekt, wobei 2mal Herpes simplex nachgewiesen werden konnte und 1mal ein Zytomegalievirus, 1mal konnte ein Titeranstieg an Mononucleose festgestellt werden, 3mal kam es zu Harnwegsinfekten und 5mal zu Pneumonien.

Das Wachstumsverhalten konnte letztendlich bei 7 Patienten im Zusammenhang der Transplantation beurteilt werden. Dabei waren 3mal ein vermindertes Wachstum, 2mal eine normale

Wachstumsgeschwindigkeit und 2mal ein Aufholwachstum zu verzeichnen. 6 Patienten hatten vor Transplantationsbeginn bereits die Pubertät abgeschlossen, bei zweien war die Beobachtungszeit zu kurz, und 3 Patienten hatten das Transplantat abgestoßen (Tabelle 5).

Zusammenfassung

Die zunehmende Erfahrung mit der Transplantation bei Kindern hat dazu geführt, daß mittlerweile auch bei Kindern Dialyse und Transplantation gleichberechtigt nebeneinander fungieren. Bei unseren 18 Patienten hatten wir eine Empfängerüberlebensrate von 100% bei einer Transplantatüberlebensrate von 66%. Die Behandlung mit Cyclosporin A hat gegenüber der bisherigen konventionellen Immunsuppression die Rate der Abstoßungen deutlich reduziert, die unterschiedlich langen Verlaufszeiträume lassen jedoch ein endgültiges Urteil noch nicht zu. Die Basisimmunsuppression der Wahl wird jedoch eine Kombination aus Cyclosporin A und Cortison sein. Nicht nur die Abstoßungsrate, sondern auch die Wachstumsrate wird möglicherweise durch die Cyclosporin-A-Gaben positiv beeinflußt werden können.

Dr. H.W. Bauer
Urolog. Klinik
der Ludwig-Max.-Univ. München
Klinikum Großhadern
Marchioninistr. 15
D-8000 München 70

Verhandlungsbericht der Deutschen Gesellschaft
für Urologie, 34. Tagung (1982), 235-237
© Springer-Verlag Berlin Heidelberg 1983

Ergebnisse der Nierentransplantation bei Kindern

D. Jonas, W. Fassbinder, G. Dathe, W. Weber und J. Dippell

Bei terminal niereninsuffizienten Kindern ist die chronische Haemodialysebehandlung aus somatischen und psychologischen Gründen oftmals problematisch. Eine Nierentransplantation sollte deshalb immer möglichst bald durchgeführt werden.

Krankengut

Seit 1973 wurden insgesamt 19 Kinder transplantiert. In 10 Fällen wurden haploididentische Nieren von verwandten Lebendspendern, in 9 Fällen von nicht verwandten Leichenspendern übertragen. Wegen der kürzeren Wartezeiten vor Transplantation waren die Empfänger von Verwandtennieren mit im Mittel 12,1 Jahren (Bereich 6-16 Jahre) jünger als die Empfänger von Kadavernieren (Mittelwert 14,7 Jahre, Bereich 12-16 Jahre).

Für die Transplantation von verwandten Lebendspendern stellten sich 6x der Vater, 3x die Mutter und 1x der Bruder zur Verfügung.

Operationstechnik

Bei 6 von 19 Kindern mit weniger als 30 kg Körpergewicht wurden die Nieren nach der Methode von Starzl transperitoneal implantiert. Die Gefäßanastomosen erfolgten End-zu-Seit mit der Aorta bzw. Vena cava. Bei schwereren Kindern wurde die bei Erwachsenen übliche Technik gewählt.

Postoperative Komplikationen

Frühe postoperative Komplikationen waren der Transplantatverlust durch Zytomegalieinfektion bei einer Verwandten-Nierentransplantation sowie eine Nierenrindennekrose und eine irreversible Abstoßung bei zwei Leichennierentransplantationen. Also insgesamt 3 frühe Transplantatverluste (Tabelle 1a).

4-24 Monate nach der Transplantation fanden sich 6 Spätkomplikationen:

Bei den Verwandtennieren 1 Transplantatverlust durch chronisch-irreversible Abstoßung und zwei Transplantatarterienstenosen bei End-zu-End-Anastomosentechnik.

Bei den Leichennieren fand sich eine Nierenarterienstenose bei End-zu-Seit-Anastomosentechnik, ein rezidivierender Harnwegsinfekt durch persistierenden Reflux in die eigene Niere und eine bilaterale Hüftkopfnekrose (Tabelle 1b).

Tabelle 1a. Postoperative Komplikationen nach Tx (Verwandtennieren n = 10, Leichennieren n = 9)

Zeit (Monate)	Komplikation	Verwandtennieren		Leichennieren	
		Zahl	Ursache	Zahl	Ursache
0-3	Transplantatverlust	1	Cytomegalie-Infektion (Empfänger verstorben)	1	Nierenrinden-Nekrose (non viable kidney)
				1	Irreversible Abstoßung
Insgesamt		1		2	

Tabelle 1b. Spätkomplikationen nach Tx (Verwandtennieren n = 10, Leichennieren n = 9)

Zeit (Monate)	Komplikation	Verwandtennieren		Leichennieren	
		Zahl	Ursache	Zahl	Ursache
4–24	Transplantatverlust	1	Chron. irreversible Abstoßung	–	–
	Nierenarterienstenose	2	End-zu-End	1	End-zu-Seit
	Rezidivierende Harnwegsinfekte	–	–	1	persistierender Reflux in die eigene Niere
	Bilaterale Hüftkopfnekrose	–	–	1	Cortison-überdosierung
Insgesamt		3		3	

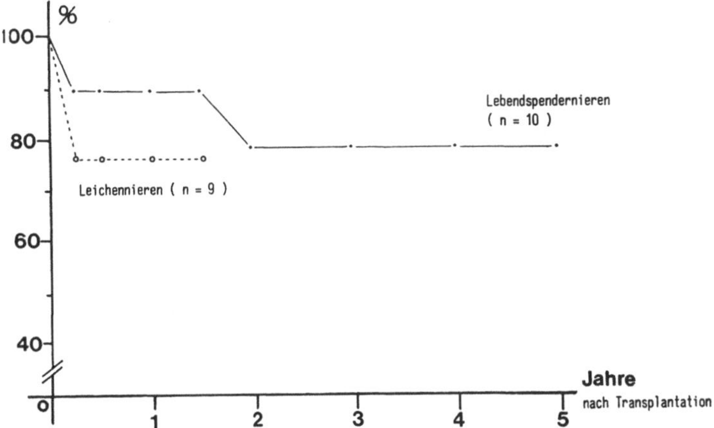

Abb. 1. Kumulative Funktionsraten (%) bei kindlichen Empfängern von Transplantaten lebender, verwandter Nierenspender bzw. von Leichennierenspendern – Universitätsklinikum Frankfurt/M.

Ergebnisse

Die kumulativen Transplantatfunktionsraten waren erwartungsgemäß bei den Empfängern von Verwandtennieren günstiger und lagen nach 1 Jahr bei 90%, nach 5 Jahren bei 78%. Bei den Empfängern von Leichennieren-Transplantaten lag die Transplantat-Funktionsrate 1 Jahr postoperativ bei 72%. Die kumulative Patientenüberlebensrate bei allen Kindern war 12 Monate postoperativ 93% (Abb. 1).

Schlußbetrachtung

Eine weitere Verbesserung der Ergebnisse ist durch donorspezifische Bluttransfusionen zu erwarten. Wie die Untersuchungsergebnisse von Cochrum u. Mitarb. aus dem Jahre 1981 belegen, ist durch dieses Bluttransfusionsverfahren eine kumulative Transplantatfunktionsrate nach 2 Jahren von fast 95% zu erzielen. Unsere eigenen, bislang so vorbereiteten Transplantatempfänger, darunter 1 Kind, scheinen diesen Trend zu bestätigen.

Die eigenen Ergebnisse der Nierentransplantation bei Kindern, insbesondere bei Benutzung von verwandten Lebendspendern sind sehr günstig. Das Zurückgreifen auf Verwandtenspender hat mehrere Vorteile: Die Transplantate sind rascher verfügbar, damit ist die Wartezeit für Kinder kürzer, eine Transplantation bereits im früheren Lebensalter möglich. Persistierende schwere Anämie und Wachstumsstörungen, wie sie in der Regel bei der chronischen Haemodialysebehandlung auftreten, können durch die frühe Transplantation vermieden werden, wenngleich auch die immunsuppressive Therapie, insbesondere die Gluko-Cortikoidgabe, ihrerseits wiederum einen neuen wachstumshemmenden Faktor darstellen könnte. Die Kinder sind nach einer erfolgreichen Transplantation weniger psychisch belastet; mangelnde Anpassungsfähigkeit, Freiheitsverlust oder Diätschwierigkeiten an der Haemodialyse sind oftmals problematisch [1, 3, 4].

Die Änderung der psychologischen Situation drückt sich vielleicht am besten durch 2 Bilder aus, die uns eine unserer jüngsten Patientinnen schenkte: Das eine Bild wurde noch zu Dialysezeiten gemalt; auch der psychologisch nicht Geschulte kann mit diesem Schlangenbild leicht erkennen, wie bedrohend die Umwelt von diesem Kind empfunden wird. Nach der Transplantation schenkte uns Ermine ein Bild mit einem frisch blühenden Obstbaum, der die Fülle der wiedergewonnenen Lebensfreude gut unterstreicht.

Literatur

1. Brandis M, Offner G (1980) Nierentransplantation im Kindesalter. Aus: Albert FW, Kreiter H, Jutzler GA, Traut G (Hrsg) Praxis der Nierentransplantation. F.K. Schattauer, Stuttgart New York, S 259-265. – 2. Cochrum KC, Hanes D, Potter D, Perkins H, Amend W, Vincenti F, Iwaki Y, Opelz G, Terasaki P, Levin B, Sampson D, Feduska N, Salvatierra O (1981) Improved graft survival following donor specific blood transfusions. Transpl Proc 13:1657. – 3. Fernando ON (1982) Renal transplantation in children. Aus: Williams DI, Johnston JH (eds) Paediatric Urology. Butterworth, London Boston Sydney, p 49–56. – 4. Pichlmayr R, Wagner E (1981) Spezielle Gesichtspunkte der Nierentransplantation beim Kind. Aus: Pichlmayr R (Hrsg) Transplantationschirurgie. Springer, Berlin Heidelberg New York, S 697–736. – 5. Starzl TE (1964) Experience in renal transplantation. W.B. Saunders, Philadelphia London

Prof. Dr. med. Dietger Jonas
Abteilung für Urologie
Klinikum der Johann-Wolfgang-Goethe-Universität
Theodor-Stern-Kai 7
D-6000 Frankfurt/Main 70

Verhandlungsbericht der Deutschen Gesellschaft für Urologie, 34. Tagung (1982), 238/239
© Springer-Verlag Berlin Heidelberg 1983

Die Ergebnisse von achtzehn Donornierentransplantationen bei siebzehn Kindern

J. D. M. de Vries, L. A. H. Monnens und F. M. J. Debruyne

In unserem Transplantationszentrum, das ab 1968 funktioniert und wo wir bis jetzt über 400 Transplantationen durchgeführt haben, wurde die erste Transplantation bei einem Kind im August 1977 durchgeführt. Seitdem haben wir bis Dezember 1981 achtzehn Transplantationen bei 17 Kindern durchgeführt. Die Geschlechtsverteilung war 6 Mädchen und 11 Buben. Das Lebensalter zur Zeit der Transplantation variierte von 6 7/12 bis 16 2/12 Jahre (Mittelwert 13 4/12 Jahre). Die Dialysedauer betrug 2 bis 27 Monate (Mittelwert 8).

Das Grundleiden, das zur terminalen Niereninsuffizienz führte, war nicht sehr unterschiedlich von dem bei unseren Erwachsenen. Bei weitem steht an erster Stelle die sogenannte Refluxnephropathie (35,3%), die bei Erwachsenen die zweite Stelle einnimmt (22,3%).

Bemerkenswert ist, daß alle Kinder mit einer Ausnahme eine Proteinurie hatten bei der ersten ärztlichen Untersuchung, die meistens im Rahmen einer Schuluntersuchung stattfand. Dies stellt sich dann auch immer wieder heraus als ein wichtiges Prognostikum in allen Fällen, in denen Kinder eine Funktionsstörung des Urogenitaltraktes aufweisen.

Während der Haemodialysezeit bestanden die meisten Probleme in der Shunt- oder Fistelhandhabung. Des öfteren waren mehrere operative Interventionen deswegen notwendig. Diese Perioden wurden von den meisten Kindern als sehr unangenehm erfahren und führten meistens zu einem Entwicklungs- und Ausbildungsrückstand im Vergleich zu ihren Altersgenossen.

Die Technik der Transplantation, die wir verwendeten, war der beim Erwachsenen fast völlig gleich. Nach Versorgung der Gefäßanastomose von unseren Gefäßchirurgen wurde die Operation von uns weitergeführt. Wir verwendeten dabei, auf Grund unserer niedrigen urologischen Komplikationsrate bei Erwachsenen (zur Zeit weniger als 5%), die Uretero-Neocystostomie in einem einfachen end-to-side-Verfahren.

In einer nachuntersuchten Gruppe von 120 konsequentiven Transplantationen bei Erwachsenen, die auf diese Weise operiert wurden, konnten wir nur in 10% der Fälle einen Reflux nachweisen, der in keinem einzigen Fall zu Komplikationen führte. In der paediatrischen Gruppe sahen wir nur einmal eine urologische Komplikation auftreten, die zur Reoperation zwang (intravesicale Ureterstrictur).

Bei einem Jungen waren von der Donorniere statt der Ureter die ovariellen Gefäße als solche freipräpariert, so daß in erster Instanz während der Operation eine Uretero-Cutaneostomie gemacht werden mußte. Im zweiten operativen Vorgehen haben wir dann eine Sigmoid-Interposition erfolgreich durchgeführt.

Post-operativ kam es in allen Fällen zu einer Rejektionsperiode, die in einem Fall zur Transplantatektomie führte. Der Junge wurde danach erneut erfolgreich transplantiert. Ein Mädchen verstarb an terminaler Niereninsuffizienz wegen erneut auftretender focaler Glomerulosclerosis im Transplantat, nachdem die Eltern eine weitere Behandlung abgelehnt hatten.

Die bilaterale Nephrektomie vor der Transplantation wurde in der paediatrischen Gruppe nur zweimal wegen reninabhängigem Bluthochdruck durchgeführt.

In zwei Fällen wurde eine Niere entfernt wegen massivem Reflux und wiederholten Harntraktinfektionen.

Zur Zeit sind sechzehn Kinder am Leben und fünfzehn gesund. Alle sechzehn sind in Entwicklungs- und Ausbildungslage ihren Altersgenossen gleich.

Bei einem Kind hat sich im letzten Monat plötzlich die Nierenfunktion verschlechtert, und das Kind wird demnächst wieder Haemodialyse benötigen.

Schlußfolgerung

Die Nierentransplantation ist zur Zeit die beste und wirtschaftlichste Behandlungsmodalität in der Behandlung der terminalen Niereninsuffizienz bei Kindern. Wir hatten bis jetzt keine Mortalität und nur eine bemerkenswert niedrige Morbidität zu beklagen.

Das beste Verfahren in unseren Händen für die Uretero-Neocystostomie ist die einfache end-to-side-Reimplantation ohne Antirefluxmethodik.

J. D. M. de Vries
Klinik für Urologie
St. Radbound Univ.-Hospital
NL-6500 HB Nijmegen

Verhandlungsbericht der Deutschen Gesellschaft für Urologie, 34. Tagung (1982), 240/241
© Springer-Verlag Berlin Heidelberg 1983

Urologische Transplantationsvorbereitung bei Kindern

K. Dreikorn, H. Palmtag, O. Mehls, R. Horsch, K. Schärer und W. Rößler

Da urologische Erkrankungen bei Kindern mit ca. 30% zu den häufigsten Ursachen der terminalen Niereninsuffizienz gehören, ist eine sorgfältige urologische Abklärung eine unerläßliche Voraussetzung für eine geplante Nierentransplantation. Die urologische Untersuchung soll dabei einerseits dem Nachweis anatomisch und funktionell intakter ableitender Harnwege dienen und andererseits die Indikationsstellung zu korrigierenden Eingriffen sowie zur Entfernung der Eigennieren ermöglichen.

Gestützt auf unsere eigenen Erfahrungen sollen im folgenden unser diagnostisches Vorgehen und die sich hieraus ergebenden Konsequenzen dargestellt werden. Bei erhaltener Restdiurese gehören Urinsediment und Urinkultur zum Ausschluß von Infektionen zu den Basisuntersuchungen. Zur Bestimmung von Blasenkapazität, Restharn und Reflux sowie zur Beurteilung der Blasen-Harnröhren-Morphologie wird ein Miktions-Zysto-Urethrogramm angefertigt. Die Urinflußmessung ermöglicht als einfache, nichtinvasive Screening-Methode, eine grobe Beurteilung der Miktion, trotz der bekannten eingeschränkten Aussagefähigkeit bei Kindern (Tabelle 1).

Im Rahmen eines erweiterten Untersuchungsprogrammes können die Urethrozystoskopie sowie bei unklaren bzw. neurogenen Blasenentleerungsstörungen urodynamische Untersuchungsverfahren zusätzliche Informationen liefern (Tabelle 1).

Von 50 Kindern, die zu Beginn der terminalen Niereninsuffizienz 16 Jahre oder jünger waren und in unserem Zentrum zur Transplantation angemeldet wurden, wiesen insgesamt 14 (28%) urologische Grunderkrankungen auf. 35 Kinder, davon 7 mit urologischen Grunderkrankungen, wurden bisher transplantiert. Von 15 Kindern, die derzeit zur Transplantation angemeldet sind, wiesen 7 (46,7%) urologische Grunderkrankungen auf.

Die häufigsten urologischen Grunderkrankungen sind in unserem eigenen Krankengut die primäre Refluxnephropathie und die obstruktive Uropathie mit Reflux bei Harnröhrenklappen bzw. -stenose (Tabelle 2). Bei 2 Patienen mit chronischer Pyelonephritis bestanden neurogene Blasenentleerungsstörungen, die auf einen Spinaltumor bzw. eine Spina bifida zurückzuführen waren. Bei einem Kind lag ein Prune-Belly-Syndrom vor (Tabelle 2, Tabelle 5).

Tabelle 1. Urologische Diagnostik vor Nierentransplantation

I. Basisuntersuchungen	II. Erweitertes Untersuchungsprogramm
1. Urinsediment/Urikult evtl. Blasenauswaschtest	1. Urethro-Zystoskopie
2. Miktionszystourethrographie (Blasenkapazität?, Restharn?, Reflux?, Blasen-Harnröhrenmorphologie)	2. Erweiterte urodynamische Diagnostik (z.B. neurogene Blasenstörung); Zystometrie, Druck-Flußmessung
3. Urinflußmessung	

Tabelle 2. Urologische Grunderkrankungen bei 14 Kindern

Primäre Refluxnephropathie	6
Obstruktive Uropathie mit Reflux (Harnröhrenklappen bzw. -stenose)	5
Neurogene Blasenentleerungsstörungen	2
Prune-Belly-Syndrom	1

Tabelle 3. Korrigierende bzw. sanierende Eingriffe bei 14 Kindern mit urolog. Grunderkrankungen

Vor Dialyse-beginn	Harnleiterneueinpflanzung	5
	Harnröhrenklappenresektion bzw. Urethrotomie	5
	Harnleiterauspflanzung	4
	Zystektomie	1

Tabelle 4. Korrigierende bzw. sanierende Eingriffe bei 14 Kindern mit urolog. Grunderkrankungen

Transplantations-vorbereitung	Ureteronephrektomie	10
	Zystektomie	1
	Colon conduit	2
	Blasenkonduit	1

Tabelle 5. Tabellarischer Krankheitsverlauf

E.H., männlich, geboren Mai 1959
Diagnose: Prune-Belly-Syndrom,
Nierenhypoplasie re.,
rezidivierende Harninfekte

1966	S. Kreatinin 3,0 mg%, Ausscheidungsurogramm: Hydronephrose und Hydroureter li., → Uretermodellage mit temp. Nephrostomie
1972	Dialysebeginn
1973	Urodynamische Untersuchung: Blasenkapazität 400 ml, max. Urinfluß 20 ml/sec, kein Restharn, massiver Reflux li., → Ureteronephrektomie li.
1975	Leichennierentransplantation, Ureteronephrektomie re.
1977	S. Kreatinin 1,1 mg%, Urodynamische Untersuchung: Blasenkapazität 800 ml, Restharn 50 ml, Dilatation der hinteren Harnröhre, keine Obstruktion
1982	S. Kreatinin 1,0 mg%, keine Infekte

Alle Kinder waren bereits vor Dialysebeginn zum Teil mehrfach operiert worden (Tabelle 3): Bei 5 Kindern waren Harnleiterneueinpflanzungen, bei 5 weiteren Harnröhrenklappenresektionen bzw. Urethrotomien, bei 4 Kindern Harnleiterauspflanzungen und bei einem Kind eine Zystektomie durchgeführt worden.

Aufgrund der urologischen Voruntersuchungen mußten bei allen Kindern zum Teil multiple korrigierende bzw. sanierende Eingriffe durchgeführt werden (Tabelle 4): Bei 10 Kindern uni- bzw. bilaterale Ureteronephrektomien wegen persistierender Infektionen, bei einem Kind eine Zystektomie wegen Pyozystis bei subvesikaler rezidivierender Harnröhrenstriktur, bei 2 Kindern ein Colon conduit und bei einem Kind ein Blasenkonduit.

In Tabelle 5 ist exemplarisch ein Krankheitsverlauf bei einem Patienten mit einem Prune-Belly-Syndrom dargestellt. Aus der tabellarischen Zusammenfassung gehen die jeweiligen urologischen Untersuchungsbefunde sowie die als Konsequenz durchgeführten urologischen Eingriffe hervor.

Zusammenfassung

1. Urologische Erkrankungen sind bei Kindern eine häufige Ursache der terminalen Niereninsuffizienz.
2. Eine urologische Abklärung ist unerläßliche Voraussetzung für die Durchführung einer Nierentransplantation.
3. Die Indikationen zur Entfernung der Eigennieren sind selektiv zu stellen.
4. Selbst schwerwiegende urologische Mißbildungen und Erkrankungen stellen keine Kontraindikation für eine Transplantation dar.
5. Allerdings müssen urologische Infektionsquellen saniert bzw. beseitigt und eine ungestörte Harnableitung zum Zeitpunkt der Transplantation gewährleistet sein, falls notwendig durch Anlegen eines Blasen- bzw. Intestinalkonduits.

Literatur

Dreikorn K, Palmtag H, Röhl L, Horsch R (1978) Urologische Diagnostik und Therapie bei potentiellen Transplantatempfängern. Therapiewoche: 28:2208

Prof. Dr. med. Kurt Dreikorn
Ltd. Oberarzt der Urologischen Abt.
des Chirurgischen Zentrums
der Universität Heidelberg
Im Neuenheimer Feld 110
D-6900 Heidelberg

Verhandlungsbericht der Deutschen Gesellschaft für Urologie, 34. Tagung (1982), 242–244
© Springer-Verlag Berlin Heidelberg 1983

Die Sonographie transplantierter Nieren

T. Riebel, H. Altrogge und H. Huland

Mit einer Ultraschalluntersuchung lassen sich seit langem Harnabflußstörungen sowie Flüssigkeitsansammlungen in der Nähe der Nieren sicher erfassen. Geräte-technische Verbesserungen ermöglichen es mittlerweile, auch anatomisch feinere intrarenale Strukturen wie die Markpyramiden und den Rindenbereich von der zentralen Nierenregion mit Pyelon, Gefäß-Lymphsystem und Bindegewebe exakt abzugrenzen.

Die günstige oberflächennahe Position transplantierter Nieren gestattet bei Verwendung höherfrequenter Schallköpfe eine sehr gute Verlaufsbeurteilung der morphologischen Situation des Transplantats und seiner Umgebung. Postoperative Komplikationen sowie intrarenale Rejektionsvorgänge können weitgehend sicher diagnostiziert werden, so daß andere für das transplantierte Organ nicht immer risikofreie radiologische Untersuchungen entbehrlich werden.

Bei 19 seit Anwendung der Methode in unserer Kinderklinik betreuten Patienten wurden bisher 20 Transplantate auch sonographisch überwacht (Alter d. Pat.: 6–28 J.; Beobachtungszeitraum: 1 Untersuchung – 22 M.; Zeit zwischen Transplantation und 1. Sonographie: 2 Tg. – 11¼ J.).

Von 8 Nieren mit immer normaler Funktion war das Sonogramm ebenfalls unauffällig. Postoperative Komplikationen (4 Pat.) oder eine Rejektion (16 Nieren) wurden in jedem Fall durch ein pathologisches Ultraschallergebnis bestätigt oder sogar entdeckt. Lediglich 4 Organe zeigten trotz eines langen unauffälligen klinischen Verlaufs leichte Veränderungen im Sonogramm. Es handelte sich dabei um Nieren, die entweder vor vielen Jahren transplantiert worden waren oder zusätzlich kurz nach der Operation eine beherrschbare Rejektions-Episode erlitten hatten, seitdem aber problemlos funktionierten.

Sonographisch *normale Transplantat-Nieren* unterscheiden sich gegenüber anderen normalen Nieren durch eine mehr rundliche Konfiguration

a

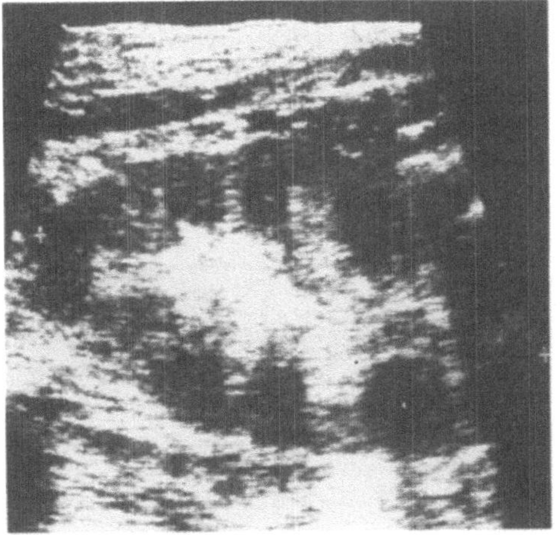

b

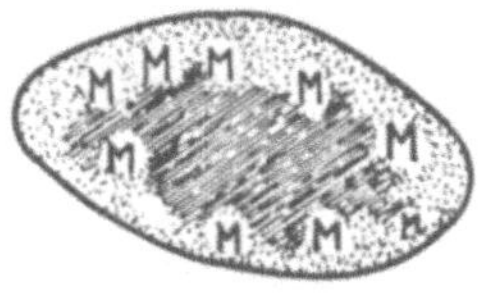

Abb. 1. (a Sonogramm, b Skizze): *Normale transplantierte Niere* mit oval-runder Form und glatter Oberfläche, Markpyramiden deutlich; zentraler Reflex und kortikomedulläre Grenze erhalten

mit breitem Mark-Rindenbereich und deutlichen Pyramiden (Abb. 1). Der zentrale Reflex sowie die kortiko-medulläre Grenze sind erhalten. Die Oberfläche ist glatt, die Länge der Niere kurz nach der Operation etwas vermehrt, später rückläufig und den Normwerten einer Erwachsenen-Niere entsprechend.

a

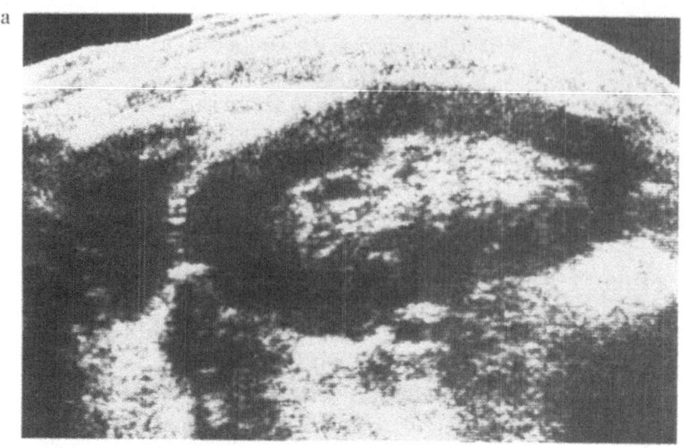

b

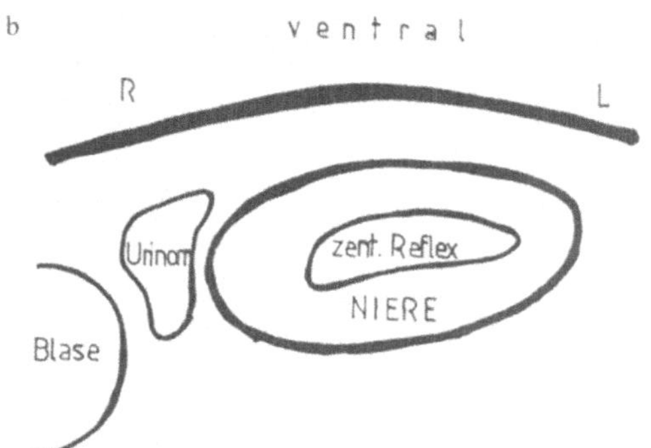

Abb. 2. (a Sonogramm, b Skizze): *Urinom:* Normale transplantierte Niere mit echofreier Flüssigkeitsansammlung zwischen Nierenpol und Harnblase

a

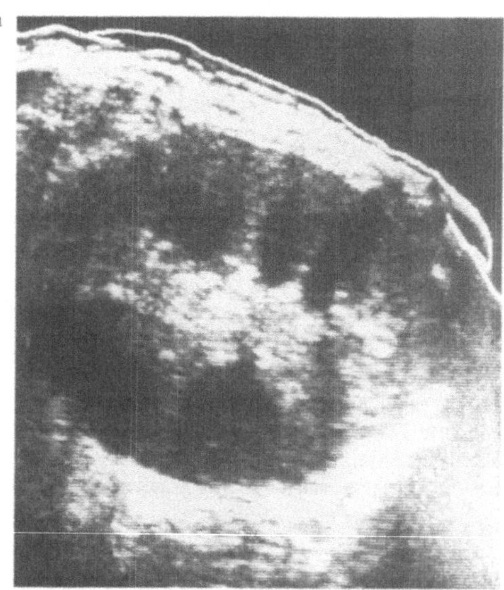

Abb. 3. (a Sonogramm, b Skizze): *Akute Rejektion* einer 10 Wochen vorher transplantierten Niere: Sehr rundlich-ovale Form des Organs, Echodichte insgesamt vermindert (mehr als in Abb. 1, Vergleich mit Leberparenchym); Markpyramiden vergrößert, echoarme Areale im Rindenbereich (Nekrosen?)

b

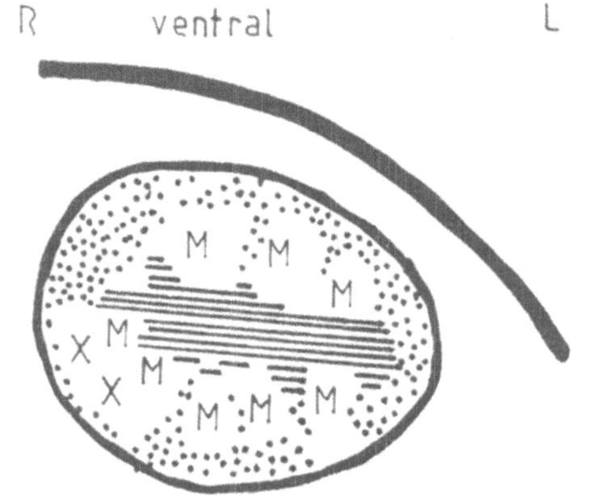

Als Ausdruck einer Tonusminderung infolge operativer Denervierung fand sich bei 65 % aller Transplantate eine *Ektasie des Nierenhohlsystems und Ureters, ohne* daß *relevante Abflußhindernisse* vorlagen. Diese Aufweitung setzte etwa 2 bis 6 Monate nach der Transplantation ein und erreichte in einigen Fällen recht beträchtliche Ausmaße.

Demgegenüber gelang bei einer Patientin auch die sonographische Abgrenzung einer *obstruktiven Hydronephrose* infolge einer später operativ bestätigten, narbigen Ureterstenose.

Im Sonogramm entdeckte pathologische Flüssigkeitsansammlungen um 5 Nieren herum entsprachen einmal einem ausgedehnten *Hämatom,* bei einem anderen Patienten einem *Urinom* (Abb. 2). Auch ein *Abszeß* und 2 *Lymphozelen* konnten mit Hilfe des Ultraschalls aufgezeigt werden.

Alle im Beobachtungszeitraum *rejizierenden Transplantat-Nieren* (7 akute, 9 chronische Rejektionen) wiesen auch Veränderungen bei der Ultraschalluntersuchung auf. Eine eindeutige Zuordnung der sonographischen Befunde zu einzelnen Stadien gelang bisher nicht.

Eine *akute Rejektion* wird jedoch wahrscheinlich, wenn sich die Niere im Sonogramm deutlich vergrößert, rund und echoarm darstellt (Abb. 3). Die Markpapillen werden meist sehr prominent, die kortiko-medulläre Grenze wird unschärfer, der zentrale Reflex aufgelockert. Im Rindenbereich können echoarme Areale hinzukommen, als deren Substrat Ödeme, Blutungen oder Nekrosen gelten.

Bei der *chronischen Rejektion* imponiert sonographisch ein gegenüber dem Leberparenchym als Referenzorgan zunehmend echodichterer schmaler Rindenbereich. Im Frühstadium können sich die Markpyramiden manchmal noch betont abzeichnen, später sind sie eher klein. In der Rinde treten weitere echoarme Areale hinzu.

Das Endstadium der chronischen Rejektion, die funktionslose Schrumpfniere, ist sonographisch infolge der hohen Echodichte und des Verlustes charakteristischer intrarenaler Strukturen schwierig aufzufinden und abzugrenzen.

Die Sonographie leistet wertvolle Hilfe für die Verlaufsbeurteilung transplantierter Nieren. Extra- und intrarenale Komplikationen sind dabei sicher zu erkennen. Ein normales Sonogramm schließt mit weitgehender Sicherheit eine Beeinträchtigung des Transplantats aus. Die gefahrlose und kaum belastende Untersuchung kann bereits wenige Tage nach der Operation durchgeführt werden. Ein frühzeitig nach jeder Transplantation anzustrebender Ausgangsbefund erleichtert es, spätere Veränderungen schneller und sicherer zu erkennen und zu bewerten.

Dr. Thomas Riebel
Universitäts-Kinderklinik, Röntgenabteilung
Martinistr. 52
D-2000 Hamburg 20

Verhandlungsbericht der Deutschen Gesellschaft für Urologie, 34. Tagung (1982), 245/246
© Springer-Verlag Berlin Heidelberg 1983

Funktionsverhalten kindlicher Spendernieren nach Transplantation auf Erwachsene

R. A. Zink, Ch. Chaussy, W. Illner und W. Land

Bei der bedauerlichen Zunahme kindlicher Unfälle kommt es vermehrt vor, daß Transplantationszentren hirntote Kinder als Organspender angeboten werden.

Die Altersgruppe unter 15 Jahren stellt in Bayern 26% der Bevölkerung unter 50 dar, d.h. ca. ¼aller potentiellen Organspender sind Kinder. Bei dem immer noch bestehenden Mangel an Spenderorganen ist es daher für den Transplantierenden entscheidend zu wissen, ob, oder unter welchen Vorbehalten er kindliche Nieren, insbesondere erwachsenen Empfängern implantieren kann. Im Transplantationszentrum München wurden von 1976 bis 1982 277 Explantationen durchgeführt, 34, d.h. 12% der Organspender hatten das 16. Lebensjahr nicht erreicht. Ihr Durchschnittsalter betrug 8,6 Jahre. ¼ war jünger als 5, und etwa je 40% lagen zwischen 5 und 10 bzw. 10 und 15 Jahren.

Bei 56% aller kindlicher Nierenspender handelte es sich um Jungen, bei 44% um Mädchen. Wie der Abbildung 1 zu entnehmen ist, verstarben fast ⅔ an sogenannten „externen“ Einflüssen, in erster Linie Schädel-Hirn-Traumen. Bei 38% lag eine sog. „natürliche“ Todesursache vor, hierbei handelte es sich vorwiegend um nicht traumatische Hirnblutungen.

Etwa ⅓ aller Kindernieren wurden wiederum auf Kinder transplantiert. Die Altersverteilung der übrigen Kindernieren-Empfänger unterscheidet sich nicht signifikant von derjenigen aller übrigen Nierenempfänger (Abb. 2).

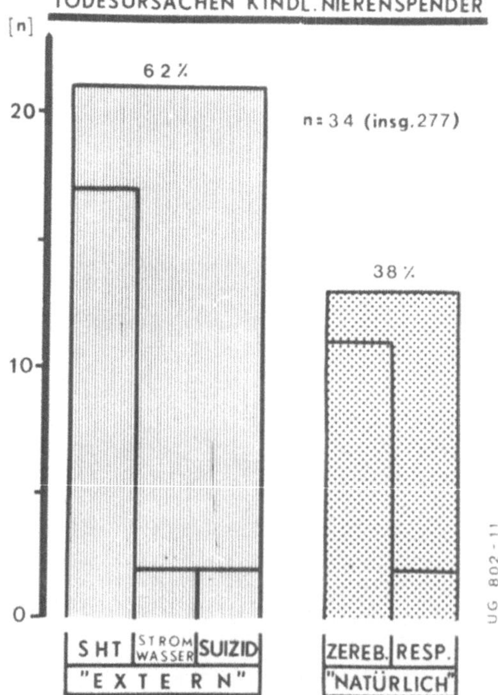

Abb. 1. Todesursachen kindlicher Nierenspender (34 aus 277). „Externe“ Todesursachen: Schädel-Hirn-Trauma, Stromtod, Ertrinken, Suizid. „Natürliche“ Todesursachen: Zerebrale und respiratorische Erkrankungen

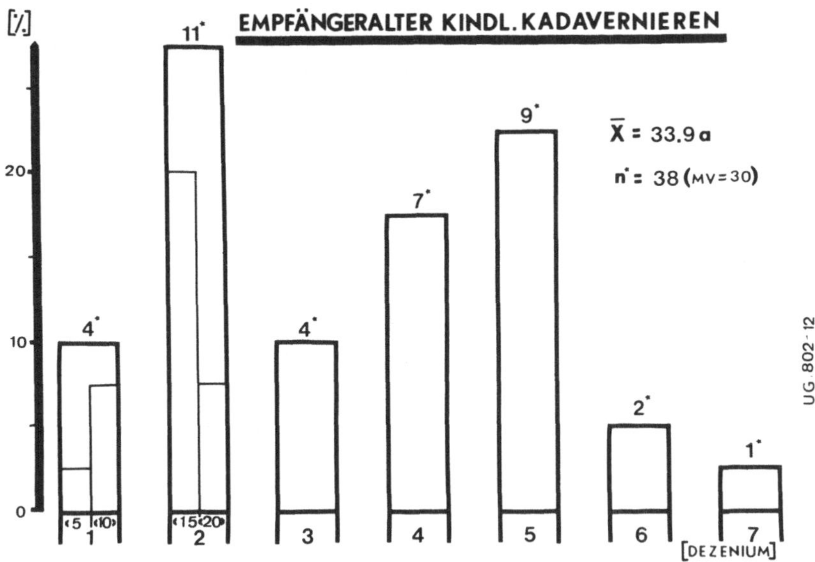

Abb. 2. Empfängeralter kindlicher Kadavernieren, aufgegliedert nach Dezenien (das 1. und 2. Lebensjahrzehnt ist zusätzlich in 5 Jahresstufen unterteilt)

Treten nach der Transplantation weder technische noch immunologische Probleme auf, so läßt sich das Funktions- und Wachstumsverhalten unbeeinträchtigt von der Störgröße beobachten. Exemplarisch sei die Kasuistik eines 29jährigen Empfängers herausgegriffen, der die Niere eines 3jährigen Spenders erhielt. Nach der Transplantation traten keinerlei Komplikationen auf, die Entlassung aus der stationären Behandlung erfolgte am 18. postoperativen Tag. Der Kreatininwert betrug dabei 2,5 mg %, jetzt liegen die Werte bei 1,4 mg %. Sonographisch und computertomographisch wurde die Größenzunahme des Transplantates wiederholt exakt gemessen. Berechnet man in Näherung aus dem jeweils größten Längs- und Querdurchmesser das Transplantatvolumen, so hat sich dieses während des Beobachtungszeitraumes von ½ Jahr etwa verdoppelt. Die Endgröße dürfte das Transplantat jedoch zum jetzigen Zeitpunkt noch nicht erreicht haben.

Das Patientenüberleben und die Transplantatfunktionszeit wurde zwischen den Empfängern von Kinder- und Erwachsenennieren in unserem Krankengut verglichen. Statistisch relevante Unterschiede fanden sich hierbei nicht.

Insbesondere in früheren Jahren traten im Vergleich zum Gesamtkollektiv vaskuläre Komplikationen häufig auf. Dies ließ sich jedoch jetzt, anhand einer randomisierten, größengleichen Stichprobe nicht mehr als signifikant ausweisen.

Schlußfolgerung

1. Auch große Altersunterschiede zwischen Spendern und Empfängern stehen einer Transplantation nicht entgegen, wenngleich kindliche Nieren bevorzugt kindlichen Empfängern transplantiert werden sollten.
2. Zur Vermeidung postoperativer, vaskulärer Frühkomplikationen ist bei der Explantation auf subtilste Entnahmetechnik zu achten. Insbesondere sollte jeglicher Zug am Nierenstiel vermieden werden, da es sonst an den Gefäßen sehr leicht zu Intimaläsionen kommen kann – mögliche Thrombose- oder Stenoseursachen.
3. Nieren kindlicher Organspender unterscheiden sich nach Transplantation auf Erwachsene weder in funktioneller noch in immunologischer Hinsicht von Erwachsenen-Organen. Es besteht somit kein Grund, auf diese rein numerisch sehr wichtige Spendergruppe zu verzichten.

Dr. med. R. A. Zink
Urolog. Klinik
der Ludwig-Maximilians-Universität
Klinikum Großhadern
Marchioninistr. 15
D-8000 München 70

Verhandlungsbericht der Deutschen Gesellschaft für Urologie, 34. Tagung (1982), 247–249
© Springer-Verlag Berlin Heidelberg 1983

Osteopathie und Wachstum bei Kindern nach Nierentransplantation

O. Mehls, P.J. Oertel, W. Rauh, K. Schärer und K. Dreikorn

Der Erfolg einer Nierentransplantation im Kindesalter ist u.a. von der Reaktion des wachsenden Skeletts auf die immunsuppressive Therapie abhängig. Steroidosteoporose, Osteonekrosen und Wachstumsstillstand müssen als mögliche Folgen in Betracht gezogen werden.

Der nachstehende Beitrag soll einen Überblick über die gegenwärtig zu erwartenden Auswirkungen der Nierentransplantation auf das kindliche Skelett geben.

Rückbildung der urämischen Osteopathie nach Transplantation

Durch die Nierentransplantation wird die urämische Vitamin-D-Stoffwechselstörung beseitigt. Die transplantierte Niere ist sofort in der Lage, genügend aktive Stoffwechselmetaboliten (1.25-dihydroxycholecalciferol) zu bilden, sofern dem Körper ausreichend Vitamin D_3 zugeführt wird. Je nach Ausprägungsgrad, Dauer des vorbestehenden sekundären Hyperparathyreoidismus bzw. je nach Grad der Epithelkörperhypoplasie bilden sich der sekundäre Hyperparathyreoidismus und die resultierenden radiologischen Skelettveränderungen innerhalb weniger Wochen [1] bis Jahren [2] zurück. Wir haben bei einzelnen Patienten eine Persistenz des Hyperparathyreoidismus über mehr als 2 Jahre beobachten können [3].

Steroide greifen in komplexer Weise in den Calciumstoffwechsel ein [4]. Bei Langzeitverabreichung, insbesondere in hoher Dosis, stellt sich eine verminderte Umbaugeschwindigkeit mit Nettoverlust der Skelettmasse ein (Steroidosteoporose). Eine Osteoporose mit klinischer Symptomatologie nach Transplantation wird im Kindesalter eigentlich nur bei vorbestehender Steroidschädigung des Skeletts (corticoidabhängiges nephrotisches Syndrom) oder unkritisch hoher Steroidmedikation zur Verhinderung bzw. Therapie von Abstoßungsreaktionen gefunden.

Es erscheint angezeigt, jedem transplantierten Kind täglich 1000 Einheiten Vitamin D_3 zu verabreichen, da hierdurch einerseits der erhöhte Vitamin-D-Bedarf nach Transplantation (persistierender Hyperparathyroidismus, Remineralisation des Skeletts) sichergestellt wird und möglicherweise eine Blockierung des steroidinduzierten Knochenverlustes bewerkstelligt werden kann [5].

Aseptische Knochennekrosen

Wie bei Erwachsenen treten auch bei Kindern aseptische Knochennekrosen nach Transplantationen auf. Die Häufigkeit des Auftretens schwankt von Zentrum zu Zentrum (s. Tabelle 1). Der Manifestationszeitpunkt schwankte

Tabelle 1. Frequenz von Osteonekrosen nach Transplantation

Zentrum	Kinder mit Transplantation	Kinder mit Osteonekrosen	%
Los Angeles [7]	171	11	6
Paris [6]	130	27	21
San Francisco [8]	100	11	11
Heidelberg	50	4	8
Total	451	53	12

bei unseren Beobachtungen zwischen 14 Tagen und 1½ Jahren nach Transplantation. Kleinkinder werden offensichtlich weniger häufig betroffen als ältere Kinder [6].

Der häufigste Manifestationsort ist der Femurkopf, fast ebenso häufig werden die Femurkondylen betroffen (s. Tabelle 2). Im Gegensatz

Tabelle 2. Manifestationsorte von aseptischen Knochennekrosen nach Nierentransplantation im Kindesalter

	N
Femurkopf	22
Femurkondylen	16
Talus	3
Naviculare carpi	3
Naviculare tarsi	1
Total	45

(Zusammenstellung aus [7], [8] und eigenen Patienten)

zum Erwachsenenalter scheint der Humeruskopf nur ausnahmsweise betroffen zu werden.

Sowohl beim urämischen Erwachsenen [9] als auch beim urämischen Kind [10] wurden ohne jede Gabe von Steroiden Hüftkopfnekrosen beobachtet. An der wichtigen pathogenetischen Rolle der Steroide besteht jedoch kein Zweifel [11]. Ungeklärt ist bisher, ob zwischen Tages- bzw. kumulativer Steroiddosis und dem Auftreten von Hüftkopfnekrosen Beziehungen bestehen. Diese Fragen sind schwer zu beantworten, da die Steroiddosen in der Vergangenheit bei den meisten Patienten über einer kritischen Schwelle gelegen haben [5].

Es muß abgewartet werden, ob erste Berichte über die Rückläufigkeit von Osteonekrosen unter „low-dose Corticoidimmunsuppression" [6] bestätigt werden können.

Es gibt keine kausale Therapie einer einmal manifesten Osteonekrose. Sowohl die Verabreichung von Vitamin D als auch die nachträgliche Verminderung der Corticoiddosis ist ohne Effekt [5].

Bei ausgeprägten Ruheschmerzen bleibt lediglich die Möglichkeit einer Hüftkopf-Endoprothese, die wir bei einem Kind erfolgreich durchführen konnten (4 Jahre Beobachtungszeit).

Wachstum nach Transplantation

Bis zum Jahre 1978 wurde in der Literatur nahezu einheitlich mitgeteilt, daß das Wachstum niereninsuffizienter Kinder nach Transplantation unzureichend und nicht besser als während der Dialysebehandlung sei [12, 13]. Mit zunehmender Reduzierung der Corticoiddosen zur Immunsuppression scheint hier eine entscheidende Wende einzutreten. Im EDTA-Bericht von 1982 [14] wurde mitgeteilt, daß das Wachstum präpuberaler transplantierter Kinder im Jahre 1981 signifikant höher lag als in den Jahren 1976 und 1978. Es besteht heute Einigkeit, daß das Wachstum nach Transplantation besser ist als unter Dialysebehandlung. Dies bestätigen auch unsere eigenen Ergebnisse (Abb. 1). Das Wachstum von Kleinkindern ist keineswegs schlechter, sondern eher besser als bei älteren Kindern [15]. Es bleibt zu hoffen, daß bei weiteren Fortschritten auf dem Gebiet der Immunsuppression noch häufiger als bisher ein echtes Aufholwachstum (s. Patient R.F. in Abb. 1) beobachtet wird.

WACHSTUM NACH TRANSPLANTATION

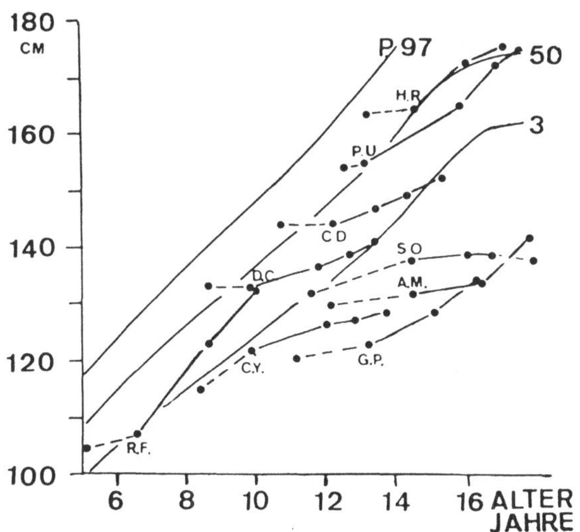

Abb. 1. Wachstum bei Knaben, die bei Behandlungsbeginn jünger als 14 Jahre alt waren und mindestens 2 Jahre nach Transplantation verfolgt werden konnten. Gestrichelte Linien zeigen das Wachstum während der Dialysebehandlung, ausgezogene Linien das Wachstum nach Transplantation. Bei 7 von 9 Kindern stieg die Wachstumsrate nach TPL im Vergleich zur vorangegangenen Dialyseperiode. Aufholwachstum bei Patient R.F.

Literatur

1. Hegenbarth R, Offner G, Hehrmann R, Fritsch R (1980) Verhalten des kindlichen Skeletts nach Nierentransplantation. Ein Vergleich von Röntgenbefunden und Parathormonkonzentrationen. Radiologe 20:400. – 2. Parfitt AM (1977) Clinical and radiographic manifestations of renal osteodystrophy. In: David DS (ed) Calcium and metabolism in renal failure and nephronophthisis. John Wiley, New York, pp 145. – 3. Mehls O, Oppermann HC (1982) Renale Osteopathien. Handbuch der medizinischen Radiologie, Bd V.5.1. Springer, Berlin Heidelberg New York. – 4. Raisz LG (1980) Effect of corticosteroids on calcium metabolism. Progr Biochem Pharmacol 17:212. – 5. Ritz E, Dreikorn K, Weisschedel E, Mehls O (1982) Aseptische Knochennekrosen nach Nierentransplantation. Nieren- und Hochdruckkrankh 6:240. – 6. Broyer M, Gagnadoux MF, Beurton D, Pascal B, Louville J (1981) Transplantation in children: technical aspects, drug therapy and problems related to primary renal disease. Proc EDTA 18:313. – 7. Uittenbogaart CH, Isaacson AS, Stanley PH, Pennisi AJ, Malekzadeh MH, Ettenger, RB, Fine RN (1978) Aseptic necrosis after renal transplantation in children. Am J Dis Child 132:765. – 8. Potter DE, Genant HD, Salvatierra O (1978) Avascular necrosis of bone after renal transplantation. Am J Dis Child 132:1125. – 9. Griffiths HJ, Ennis JT, Bailey G (1974) Skeletal changes following renal transplantation. Radiology 113:621. – 10. Mehls O, Ritz E, Oppermann HC, Guignard JP (1981) Femoral head necrosis in uremic children without steroid treatment or transplantation. J Pediatrics 99:926. – 11. Oppermann HC, Mehls O, Willich E, Twittenhoff WD (1981) Osteonekrosen bei Kindern mit chronischen Nierenerkrankungen vor und nach Nierentransplantation. Radiologe 21:175. – 12. Mehls O, Ritz E, Gilli G, Kreusser W (1978) Growth in renal failure. Nephron 21:237. – 13. Schärer K, Chantler C, Brunner FP, Gurland HJ, Jacobs C, Selwood NH, Spies G, Wing AJ (1977) Combined report on regular dialysis and transplantation of children in Europe, 1975. Proc EDTA 13:59. – 14. Broyer M, Donckerwolcke RA, Brunner FP, Brynger H, Jacobs C, Kramer P, Selwood NH, Wing AJ (1982) Combined report on regular dialysis and transplantation of children in Europe, 1981. Talk Manuscript, Congress of the European Dialysis and Transplant Association, Madrid, September 6–9, 1982. – 15. Pennisi AJ, Costin G, Phillips LS, Uittenbogaart C, Ettenger RB, Malekzadeh MH, Fine RN (1977) Linear growth in long-term renal allograft recipients. Clinical Nephrology 4:415

Prof. Dr. Otto Mehls
Sektion für pädiatrische Nephrologie
Universitäts-Kinderklinik
Im Neuenheimer Feld 150
D-6900 Heidelberg

Verhandlungsbericht der Deutschen Gesellschaft für Urologie, 34. Tagung (1982), 250
© Springer-Verlag Berlin Heidelberg 1983

Einfluß der Nierentransplantation auf die somatische Entwicklung von Kindern mit terminaler Niereninsuffizienz

O. Amon, H. Altrogge, F. Bläker und H. Huland

Störungen des Längenwachstums sind gravierende Auswirkungen vielfältiger Ursachen bei Niereninsuffizienz im Kindesalter. Beste Chance auf eine Verbesserung des Wachstums bietet die erfolgreiche Nierentransplantation, wenn auch nach allen vorliegenden Studien nur in einem Teil der Fälle eine zufriedenstellende Zunahme der Körpergröße eintritt.

Es wird die Analyse des Wachstumsverhaltens von 12 Patienten mit mindestens 3jähriger Transplantatfunktion vorgestellt.

Von diesen 12 Patienten waren im ersten Jahr nach Transplantation die Hälfte überhaupt nicht gewachsen.

Im zweiten Jahr bestand bei 6 Patienten ein etwa normales oder beschleunigtes Wachstum.

Im dritten Jahr bestand bei 7 Patienten ein etwa normales oder beschleunigtes Wachstum.

2 Patienten wiesen während der Beobachtungsperiode nur ein vermindertes, 3 Patienten überhaupt kein Wachstum auf.

Bei 2 dieser Patienten, die nicht gewachsen waren, traten häufige Rejektionen auf.

Aufholwachstum trat vor allem bei Patienten ein, die zum Zeitpunkt der Nierentransplantation eine deutliche Unterlänge aufwiesen. Solches Aufholwachstum bestand auch noch fort, wenn das 16. (bei weiblichen) bzw. 18. Lebensjahr (bei männlichen Patienten) überschritten wurde.

Bezogen auf das Alter zum Zeitpunkt der Transplantation ergaben sich jedoch folgende Unterschiede: Altersmäßig spät Transplantierte (im und nach dem Pubertätsalter) zeigten zwar – verglichen mit dem Ausgangswert – ein gutes und sogar überschießendes Wachstum, die Endlänge lag jedoch weit unter der an Gesunden ermittelten Altersnorm.

Altersmäßig frühzeitig (präpubertär) Transplantierte glichen hingegen das Längendefizit gegenüber gleichaltrigen Gesunden langfristig aus.

Wir kommen somit zu folgenden Ergebnissen:

1. Ein normales oder überschießendes, d.h. ein Aufholwachstum, trat im ersten Jahr nach Transplantation in der Mehrzahl der Fälle nicht auf. Hier sehen wir einen Zusammenhang mit der der Transplantation vorausgegangenen urämischen Situation und der – bei normalem Verlauf – im ersten gegenüber späteren Jahren höheren Steroidmedikation.

2. Im zweiten und dritten Jahr nach Transplantation tritt bei guter Transplantatfunktion häufig ein Aufholwachstum ein. Patienten mit häufigen Rejektionen und Verschlechterung der Transplantatfunktion wachsen dagegen nur verzögert oder weisen einen Wachstumsstillstand auf.

3. Auch nach Überschreiten des üblichen Pubertätsalters kann es noch zu einem Wachstumsschub kommen. Die Chance auf eine normale Endlänge bei Minderwuchs zum Zeitpunkt der Nierentransplantation ist dabei jedoch außerordentlich gering.

Bei diesen Spättransplantierten, die ein Aufholwachstum zeigten, ist eine Retardierung des Skelettalters gegenüber dem chronologischen Alter anzunehmen. Diese durch retardiertes Knochenalter gegebene Wachstumsreserve ist jedoch nicht vergleichbar mit derjenigen im frühen Alter transplantierter Kinder. Nur bei letzteren besteht infolge anhaltend beschleunigten Wachstums, auch bei vorbestehendem Minderwuchs, die Chance, eine normale Endlänge zu erreichen.

Dr. med. Amon
Kinderklinik der Univ. Hamburg
Eppendorf
Martinistr. 52
D-2000 Hamburg 20

Verhandlungsbericht der Deutschen Gesellschaft
für Urologie, 34. Tagung (1982), 251–254
© Springer-Verlag Berlin Heidelberg 1983

Der Einfluß der Nierentransplantation auf die renale Anämie im Kindesalter

D. E. Müller-Wiefel, P. J. Oertel und K. Schärer

Kinder mit chronischer Niereninsuffizienz (CNI) leiden speziell in der terminalen Phase während intermittierender Hämodialysebehandlung (HD) an einer ausgeprägten Anämie multifaktorieller Genese [1]. Die stark erniedrigten Hämoglobinspiegel (Hb) werden dabei nur mangelhaft kompensiert, und zwar sowohl direkt infolge erniedrigter Serumerythropoietinspiegel (EPO) als auch indirekt infolge eines, bezogen auf den Grad der Anämie, reduzierten Halbsättigungsdrucks des Hämoglobins (p50) [1]. Infolgedessen sind laufend Bluttransfusionen erforderlich, die ihrerseits zu einer progredienten Eisenüberladung des Organismus führen, erkenntlich an einem zunehmenden Anstieg der Serumferritinkonzentration (SF) [1].

Wir untersuchten den Einfluß der Nierentransplantation auf den Grad der Anämie, ihre Kompensation und die Veränderungen der Eisenspeicher.

Patienten

Untersucht wurden 15 nierentransplantierte Kinder im Durchschnittsalter von 12,6 Jahren mit einer mittleren Serumkreatininkonzentration (SCR) von 1,2 ± 0,6 mg/dl und einer mittleren

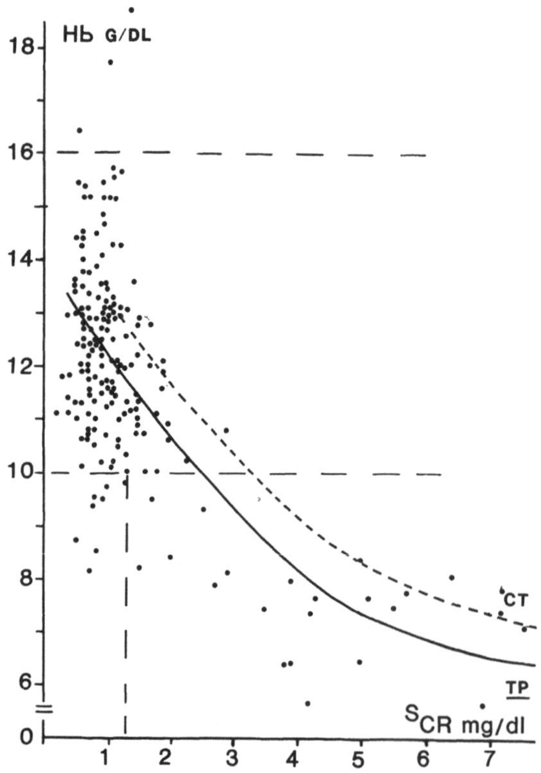

Abb. 1. Inverse Korrelation zwischen Hämoglobin (Hb) und Serumkreatinin (SCR)-Spiegel bei 187 Messungen bei 15 Kindern im Zeitraum von 1–21 Monaten nach Transplantation (TP) im Vergleich zur Korrelationskurve im prädialytischen Stadium unter konservativer Therapie (CT) [nach 1]

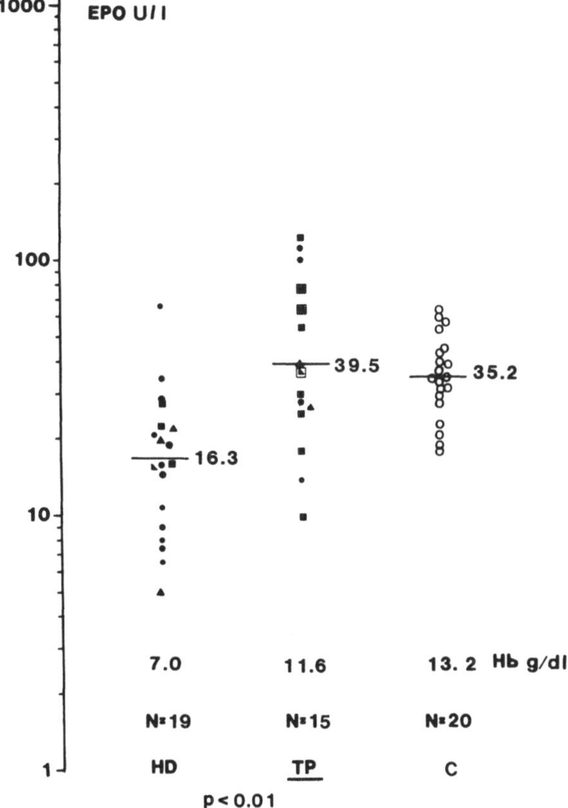

Abb. 2. Serumerythropoietinkonzentration (EPO) unter intermittierender Hämodialyse (HD) und nach Nierentransplantation (TP) im Vergleich zu gesunden Kontrollkindern (C) mit dem jeweiligen geometrischen Mittel (—) und der mittleren Hämoglobinkonzentration (Hb) (■ = erworbene Glomerulopathie; ● = kongenitale Nephropathie; ▲ = Uropathie; □ = SCR > 1,5 mg/dl; ○ = gesund)

Hb-Konzentration von 125 ± 20 g/l über einen durchschnittlichen Zeitraum von 21 Monaten. Vier Kinder litten an einer angeborenen Nephropathie, 3 an einer kongenitalen Uropathie, 8 an einer erworbenen Glomerulopathie, keines an einer begleitenden Hepatitis. Sieben Wochen nach TP wurden keine Bluttransfusionen mehr durchgeführt. Die Kinder waren nicht bilateral nephrektomiert.

Methodik

Die Hb-Spiegel wurden im Venenblut mit dem Coulter Counter S, der SCR-Spiegel mit der Autoanalyzertechnik gemessen. Die EPO-Konzentration wurde mit einem in-vitro-Bioassay, dem fetalen Mäuseleberzelltest, ermittelt, der p50 mit einem HbO_2-Autoanalyzer (Hem-O-Scan) [1]. Die SF-Spiegel wurden mit einem immunoradiometrischen Assay im heterologen Antikörpersystem bestimmt (Riagnost Behring) [2], der Serum-Parathormon-Spiegel (PTH) mit einem carboxyterminalen Radioimmunoassay.

Ergebnisse

Die mittlere Hb-Konzentration stieg von 57 g/l vor TP auf 117 g/l 7 Wochen nach TP signifikant ($p < 0{,}001$) an. Nach dieser Zeit fand sich eine signifikante reziproke Korrelation ($N = 187$, $r = -0{,}70$, $p < 0{,}001$) zwischen Hb und SCR-Konzentration. Die Korrelationskurve verlief auf einem niedrigeren Niveau, verglichen mit der konservativen Behandlungsphase vor Dialysetherapie (Abb. 1). Acht Hb-Werte waren erniedrigt trotz normalem SCR, nur 3 Hb-Werte lagen im polyglobulen Bereich (Hb > 16 g/dl). Nach TP lag das geometrische Mittel des EPO mit 39,5 U/l deutlich höher als unter HD (16,3 U/l) und in gleicher Größenordnung wie bei Kontrollen (35,2 U/l), jedoch mit einer größeren Streubreite (Abb. 2). EPO war unabhängig von PTH ($r = 0{,}10$, $p > 0{,}05$), korrelierte aber invers mit dem p50 ($r = -0{,}68$, $p < 0{,}01$). Nach Korrektur des p50 auf einen neutralen pH von 7,40 [1] = p50c ergab sich eine inverse Korrelation zum Hb-Spiegel ($r = -0{,}73$, $p < 0{,}05$), die dem von Kontrollen entsprach ($N = 10$) und auf einem höheren Niveau verlief als unter HD ($r = -0,81$, $p < 0,001$). Der SF-Spiegel fiel von 559 µg/l durchschnittlich 3 Monate vor Operation mit TP abrupt und hernach kontinuierlich ab, um nach 24 Monaten einen Durchschnittswert von 70 µg/l zu erreichen. Eine Eisenüberladung (SF > 300 µg/l) ließ sich nur bei 20% der Messungen (43% unter HD) nachweisen und bei gut einem Drittel der Patienten in diesem Zeitraum sogar ein Eisenmangel (SF < 40 µg/l) [2].

Diskussion

Die erfolgreiche TP beseitigt das urämische Milieu und damit die drei entscheidenden ineinandergreifenden Pathomechanismen der renalen Anämie [1]: Die unzureichende Knochenmarksproliferation, die gesteigerte Hämolyse und den erhöhten gastrointestinalen Blutverlust. Die Normalisierung der Hb-Konzentration im Blut (Abb. 3) geht einher mit dem Abfall des SCR-Spiegels, was sich postoperativ individuell unterschiedlich gestaltet und durch Bluttransfusionen überlagert wird. Bei voll funktionierendem Transplantat liegt meist schon nach 4, spätestens jedoch nach 7 Wochen der Hb-Wert im altersentsprechenden Normbereich. Die jenseits dieses Zeitpunktes berechnete Korrelationskurve zwischen Hb und SCR-Konzentration (Abb. 1) entspricht derjenigen, die für die konservative prädialytische Behandlungsphase von Kindern bekannt ist [1], liegt jedoch um gut 1 g/dl Hb tiefer, was Ausdruck der myelosuppressiven Wirkung des kontinuierlich verabreichten Azathioprins [3] sein könnte. Entsprechend sind auch die allerdings wenigen, trotz normalem SCR erniedrigten Hb-Werte als Ausdruck einer Knochenmarkshypoplasie zu interpretieren [4]. Ihr Ausmaß läßt jedoch keine bei transplantierten Kindern beschriebene Erythroblastopenie vermuten [5]. Auf die wohl ebenfalls azathioprinbedingte Neigung der Erythrozyten zur Makro- und Dacryozytose wurde bereits früher von uns hingewiesen [6] und ist auch von transplantierten Erwachsenen her bekannt [7]. Eine Erythrozytose, wie sie nach TP in einer Häufigkeit von ca. 10% angetroffen wird [8] und bedingt ist durch vermehrte EPO-Produktion (Minderperfusion von Transplantat und/oder Eigennieren, bzw. RES-Stimulation der Leber) stellte bei unseren untersuchten Kindern entsprechend ihrem normalen

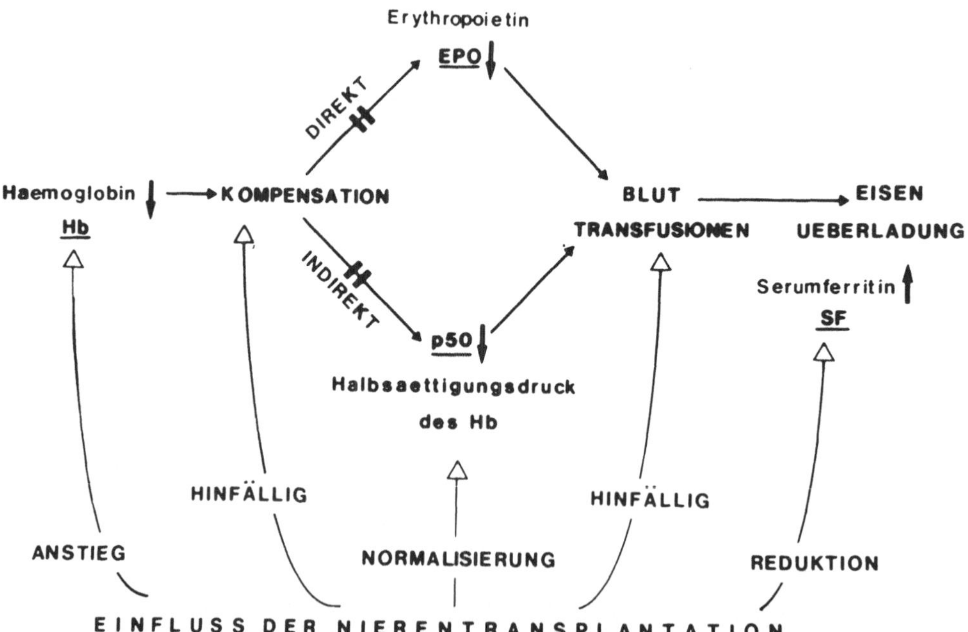

Abb. 3. Synoptische Darstellung des Einflusses der Nierentransplantation auf die renale Anämie terminal niereninsuffizienter Kinder. Die gemessenen Parameter sind unterstrichen

EPO-Spiegel kein Problem dar. Die normalen EPO-Werte unserer Patienten (Abb. 2) sprechen für einen im Gegensatz zur HD-Behandlungsphase wieder intakten feed-back-Mechanismus zwischen EPO-Sekretion und O_2-Versorgung des Gewebes. Hierzu paßt auch die errechnete inverse Beziehung zwischen EPO und p50, wenngleich die charakteristische umgekehrte Beziehung zwischen EPO und Hb wohl durch die Immunsuppressiva post TP gestört zu sein scheint [9, 10]. Der in der Literatur angegebene EPO-Anstieg als Indikator einer Transplantatrejektion [11] scheint uns, abgesehen von der Diffizilität der Methodik von zweifelhaftem differentialdiagnostischem Wert, da der Serumspiegel keine Rückschlüsse auf den Sekretionsort (s. o.) zuläßt. Entsprechend ließe sich die Ursache der 4 oberhalb des Normbereiches liegenden Werte in unserem Kollektiv nur durch selektive Venenproben in Analogie zur Reninspiegelbestimmung eruieren. Die fehlende Beziehung zwischen EPO und PTH läßt annehmen, daß der dem letzteren zugeschriebene anämiesierende Effekt nicht über eine Beeinflussung der EPO-Konzentration führt.

Die normalen Halbsättigungswerte des Hb demonstrieren analog zum EPO-Spiegel, daß keine Anämiekompensation vonnöten ist. Andererseits weist die im Gegensatz zur HD wieder im physiologischen Bereich liegende inverse lineare Beziehung zwischen pH korrigiertem p50 und Hb auf eine wieder ungestörte Synthese von dem die Sauerstoffabgabe ans Gewebe begünstigenden intraerythrozytären 2.3-Diphosphoglycerat [1] nach TP hin.

Die Normalisierung des SF-Spiegels zeigt deutlich, daß die unter HD-Therapie in Abhängigkeit von Bluttransfusionen und einer genetisch fixierten Disposition [12] bei Kindern sich entwikkelnde Eisenüberladung des Organismus erfolgreich durch die TP abgebaut werden kann. Da andererseits aber auch nach TP die Entwicklung einer Hämosiderose beschrieben ist [13], sollte die offensichtlich effektive eisenbindende Therapie mit Desferrioxamin eisenüberladener Kinder bereits unter HD beginnen [14].

Danksagung. Frau H. Hamm sei gedankt für sorgfältige technische Assistenz und Frau B. Freyer für entsprechende Sekretariatsarbeit.

Literatur

1. Müller-Wiefel DE (1982) Renale Anämie im Kindesalter. Thieme, Stuttgart New York. – 2. Müller-Wiefel DE, Brendlein F, Ehrlich J, Brandeis WE, Schärer K (1982) Serumferritin bei Kindern mit Störungen der Eisenbilanz. Helv paed acta 37:245. – 3. Müller-Wiefel DE, Schindera F, Niggemann B, Dreikorn K, Halbfass H, Mehls O, Michalk D, Klare B, Schärer K (1979) Nierentransplantation im Kindesalter. Fortschr Med 97:1951. – 4. McGreth BP, Ibels LS, Raik E (1975) Erythroid toxicity of azathioprine. Quart J Med 44:57. – 5. De Clerck YA, Ettenger RB, Ortega JA, Pennisi AJ (1980) Macrocytes and pure RBC anemia caused by azathioprine. Am J Dis Childh 134:377. – 6. Müller-Wiefel DE, Marquard K, Schärer K (1981) Erythrocyte morphology in children with renal failure. Int J Ped Nephrol 2:115. – 7. Schmidt P, Kopsa F, Pils P, Zazgornik J, Deutsch E (1978) Macrocytosis in patients after transplantation. Dialysis Transpl 7:698. – 8. Herforth A, Binswanger K, Largiadèr F, Frick P (1979) Hohe Hämoglobinkonzentration und hoher Hämatokritwert bei Trägern von Nierenallotransplantaten. Schweiz Med Wschr 109:1293. – 9. Koiso K, Kitagawa R, Takayasu H (1975) Plasma erythropoietin activity before and after renal homotransplantation in humans. Urol Res 2:167. – 10. Mirand EA, Murphy GP, Steeves RA (1969) Erythropoietin activity in anephric, allotransplanted, unilaterally nephrectomized and intact man. J Lab Clin Med 73:121. – 11. Murphy GP, Mirand EA, Kenny GM, Niemat S, Staubitz WJ (1970) Extrarenal and renal erythropoietin levels in human beings and experimental animals in the intact, anephric or renal allotransplanted state. J Urol 103:686. – 12. Müller-Wiefel DE, Lenhard V, Schärer K (1981) Body iron stores in children with chronic renal failure in relation to HLA phaenotypes. Proc EDTA 18:524. – 13. Sidi Y, Bouer G, Benjamin D, Solomon F, Douer D, Zandbank U, Rosenfeld JB, Pinkhas J (1980) Hemochromatosis in a renal transplant patient. Clin Nephrol 13:197. – 14. Simon P, Bonn F, Guezennec M, Tanquard T (1981) La surcharge en fer chez les patients hémodialyses: critères diagnostiques, indication et résultats du traitement par desferrioxamine. Nephrologie 2:165

Priv.-Doz. Dr. D. E. Müller-Wiefel
Universitäts-Kinderklinik
Sektion für pädiatrische Nephrologie
Im Neuenheimer Feld 150
D-6900 Heidelberg

Verhandlungsbericht der Deutschen Gesellschaft
für Urologie, 34. Tagung (1982), 255–258
© Springer-Verlag Berlin Heidelberg 1983

Psychologische Betreuung von Kindern und Jugendlichen nach Nierentransplantation*

E. Reichwald-Klugger, R. Korn, K. Weck, K. Schärer, O. Mehls und K. Dreikorn

Die Nierentransplantation (TP) bietet chronisch niereninsuffizienten Kindern und Jugendlichen wesentlich bessere Rehabilitationschancen als die Langzeitdialysebehandlung und hat in der Regel einen deutlichen, psychischen Entwicklungsaufschwung zur Folge. Trotzdem bringt auch diese Behandlungsform psychische Belastungen des jungen Patienten und seiner Familie mit sich, auf die aus unserer Arbeitsgruppe schon früher hingewiesen wurde [1].

Bei der psychologischen Betreuung von Kindern und Jugendlichen stellt sich im Hinblick auf die Transplantation nach unseren Erfahrungen zunächst die Aufgabe einer adäquaten, kindgerechten psychologischen Vorbereitung des Patienten auf die TP und genauen Information über die einzelnen Schritte bei diesem Eingriff sowie unmittelbar vor und nachher [2].

Als Strukturierungshilfe für entsprechende Aufklärungsgespräche haben wir schriftliches Informationsmaterial entwickelt, welches kindgemäß mit zahlreichen veranschaulichenden Zeichnungen versehen wurde [3]. Ein Informationsblatt mit dem Titel „Das Wichtigste über die Nierentransplantation" vermittelt Wissen über die Immunabwehr, den Sitz der transplantierten Niere, über postoperative Maßnahmen u. a. Abb. 1 gibt eine Seite dieses Informationsblattes wieder und soll einen Eindruck von der Aufbereitung der beiden letztgenannten Punkte geben. In einem weiteren Informationsblatt wird der junge Patient mit den veränderten Anforderungen an seine Lebensführung im Anschluß an die TP vertraut gemacht, wobei auf die wesentlichen Bedingungen für den Erhalt der TP-Funktion und einer kontinuierlichen Überwachung hingewiesen wird (Abb. 2). Z. B. werden die Zeichen einer möglichen Abstoßungsreaktion zusammengefaßt und in Form einer Checkliste die Kontrollmaßnahmen aufgeführt, die der Patient mit Hilfe seiner Eltern zu Hause selbst durchführen sollte (Abb. 3).

Die psychologische Betreuung der jungen Patienten sollte auch den Kontakt zur Schule umfassen. Vielen Kindern und Jugendlichen fällt es nach der TP schwer, das erste Mal wieder zur Schule zu gehen, z. B. weil sie Hänseleien über ihr verändertes Aussehen befürchten. Ein vorbereitendes Gespräch von seiten des Kinderpsychologen oder des Klinikpädagogen mit den Heimatlehrern kann wichtige Hilfe für das Wiedereinfinden des Patienten in das Schulleben leisten. Hierzu haben wir ein schriftliches Konzept für die betroffenen Lehrer entwickelt. Es faßt wesentliche medizinische Informationen in Laiensprache zusammen, umreißt die psychischen Belastungen des Patienten durch die TP und die medikamentöse Therapie und gibt dem Lehrer praktische Hinweise für den persönlichen Umgang mit seinem transplantierten Schüler, z. B. hinsichtlich Teilnahme am Sportunterricht oder bewährter Förderungsmaßnahmen zur Integration des Patienten in die Klasse.

Ein weiterer Ansatzpunkt für psychologische Beratung ergibt sich hinsichtlich der Entscheidung zur Lebendspende durch einen Angehörigen. Anders als z. B. in vielen Zentren in USA sind wir grundsätzlich zurückhaltend, die TP von einem Elternteil zu forcieren. Unserer Meinung nach besteht die Gefahr, daß die meist ohnehin übermäßige Abhängigkeit eines kranken Kindes von seinen Eltern durch eine entsprechende Lebendspende massiv verstärkt wird. Auch für andere Familienmitglieder kann der enge Bund zwischen Spender und Empfänger zu seelischen Problemen führen. Als wichtigste psychologische Voraussetzung für eine Lebendspender-TP halten wir eine gute Tragfähigkeit der familiären Beziehungsstrukturen, welche auch einem möglichen Mißerfolg des Eingriffs gewachsen sein muß. Zur Beurteilung der Familienstruktur sind wiederholte, intensive Gesprä-

* Gefördert von der Stiftung Volkswagenwerk, Hannover

che mit den Eltern und Geschwistern und sehr viel Einfühlungsvermögen erforderlich.

Bei manchen transplantierten Jugendlichen ist eine psychotherapeutische Führung über längere Zeiträume, selbst bei stabiler medizinischer Situation, notwendig. Wie beim Gesunden hat diese Altersgruppe besonders stark mit Selbstwertproblemen zu kämpfen. So können z. B. schwere negative Veränderungen des äußeren Erscheinungsbildes (Cushingoid) infolge fortgesetzter Steroidtherapie zu völligem sozialen Rückzug und schweren Depressionen führen. Unter Umständen versucht dann der Patient, seine Probleme dadurch zu lösen, daß er seine transplantaterhaltenden Medikamente wegen ihrer Nebenwirkungen nicht mehr einnimmt. Non-compliance ist bei transplantierten Jugendlichen, insbesondere weiblichen Geschlechts, überraschend häufig [4]. Schwere Selbstwertprobleme treten nach TP vor allem auch infolge der häufig persistierenden Wachstumsstörung auf. In den gleichen Kreis fallen die sexuellen Probleme von

Die Transplantation

Wenn eine passende Niere für dich da ist, wirst du so schnell wie möglich operiert. Es kann sein, daß du vorher noch einmal dialysiert werden mußt.

Damit du von der Operation nichts spürst, bekommst du eine Narkose.

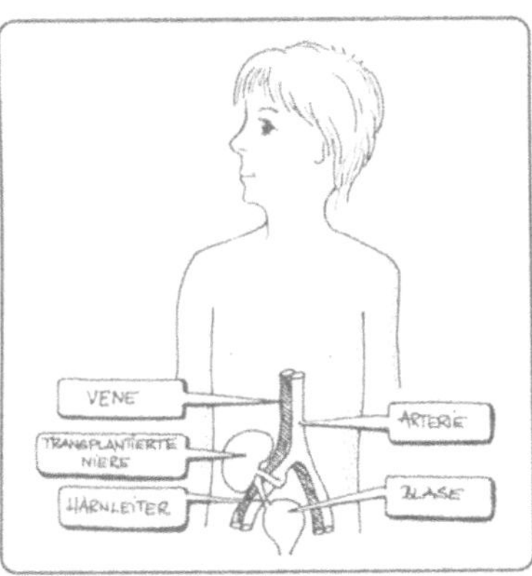

Bei der Operation wird die Niere in deinen *Bauch* eingepflanzt, so wie du es auf dem Bild siehst. An dieser Stelle ist genug Platz. Sie wird dort an die Blutgefäße (Vene und Arterie) angeschlossen und über den Harnleiter mit der Blase verbunden.

Nach der Operation

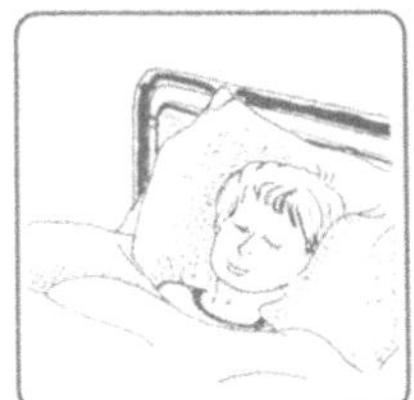

In den ersten Stunden nach der Operation wirst du noch müde sein und deine Ruhe haben wollen.

Damit der Urin, den deine neue Niere bildet, gut abfließen kann, hast du für einige Tage einen *Blasenkatheter*. Das ist ein dünner Schlauch, der in deine Blase führt.

Auch aus dem Verband der Operationswunde kommt ein *Schlauch* heraus. In der Wunde bildet sich nämlich beim Verheilen Flüssigkeit, die durch den Schlauch abfließen kann.

Außerdem haben die Ärzte eine *Infusion* angelegt, durch die du Medikamente und flüssige Nahrung erhältst.

Am Tag nach der Operation kannst du meist schon aufstehen. Anfangs wird die Operationsstelle dabei noch schmerzen. Das läßt aber bald nach.

Abb. 1

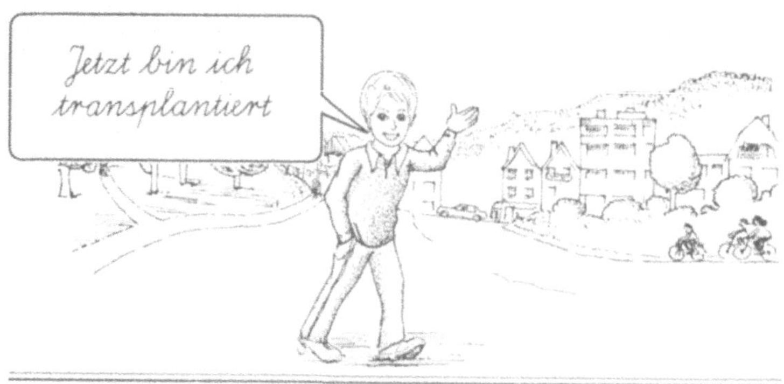

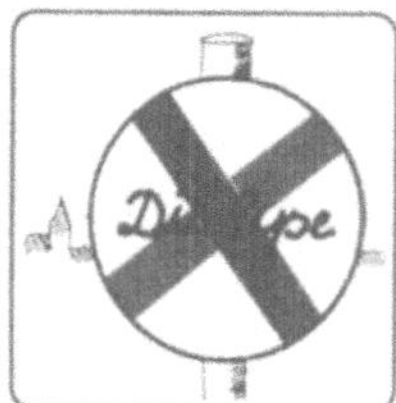

Du hast jetzt eine funktionierende Niere und brauchst nicht an die Dialyse. Du darfst viel trinken und auch wieder das essen, was während der Dialysezeit verboten war.

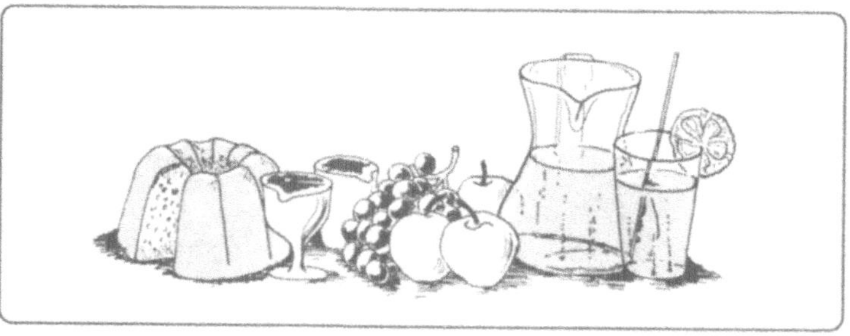

Du wirst sicher bald merken, daß es dir körperlich besser geht als vor der Transplantation. Du bist kräftiger und ausdauernder, weil du jetzt mehr rote Blutkörperchen hast. Du kannst deine Ausdauer noch verbessern, indem du dich möglichst *viel bewegst*. Wenn du während der Dialysezeit nicht am *Sportunterricht* teilgenommen hast, solltest du das jetzt wieder tun! Wichtig ist nur

Achte darauf,
daß du keinen Stoß in den Bauch bekommst!

Abb. 2

transplantierten Jugendlichen. In all diesen Fällen können persönliche Beratungsgespräche seitens des behandelnden Arztes oder eines mit dem Patienten vertrauten Psychologen den Patienten unterstützen. In jedem Fall sollten auch Informationen über Möglichkeiten der Elternschaft sowie über geeignete Formen der Empfängnisverhütung angeboten werden, auch wenn diese Fragen nicht offen von den jungen Patienten gestellt werden. Probleme mit dem eigenen Körperschema behindern partnerschaftliches Kontaktverhalten und bedürfen häufig individueller psychotherapeutischer Hilfestellung.

Die angeschnittenen Aufgaben psychosozialer Betreuung im Zusammenhang mit der TP von Kindern und Jugendlichen sind ausführlich im Rahmen eines kürzlich erschienenen Buches dargestellt, welches gemeinsam mit der Universitäts-Kinderklinik Münster (Leitung: Frau Prof. Dr. I. Jochmus) erstellt wurde [2]. Das Buch ist über die Adresse der Erstautorin kostenlos erhältlich.

Folgende *Anzeichen* können auf eine *Abstoßungsreaktion* hinweisen:

- Abnahme der Urinmenge und deutliche Gewichtszunahme
- Schmerzen über der transplantierten Niere
- Fieber
- deutlicher Blutdruckanstieg
- vermehrte Ausscheidung von Eiweiß
- Krankheitsgefühl.

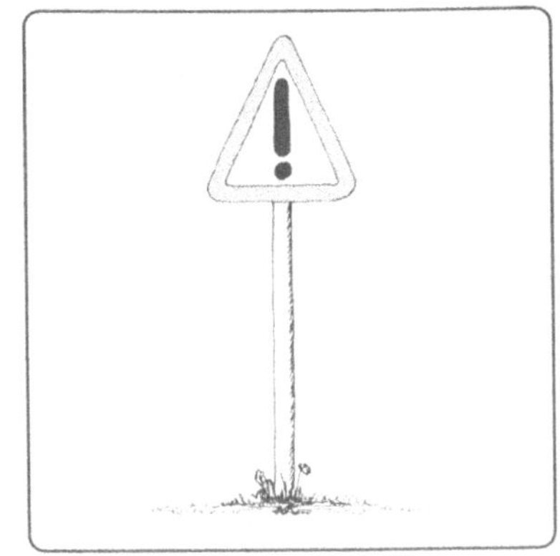

Du kannst selber dabei helfen, eine Abstoßungsreaktion *frühzeitig* zu erkennen. Mache *zuhause* bitte diejenigen *Kontrollen*, die dein Arzt angekreuzt hat. Laß dir daneben eintragen, wann und wie oft du sie machen sollst.

	Wiegen	
	Temperatur messen	
	Blutdruck messen	
	Urinmenge kontrollieren	
	Langur-Test	
	Albustix	
	Niere abtasten	

Der Arzt wird dir zeigen, wie man die *Niere abtastet*, um zu fühlen, ob sie dabei *schmerzt* oder sich *vergrößert* hat.

Wenn du Anzeichen
für eine Abstoßungsreaktion feststellst,
nimm sofort Kontakt mit der Klinik auf!

Abb. 3

Literatur

1. Steffen H, Grubel-Kaiser S, Mehls O, Schüler HW, Schärer K (1974) Psychische Reaktionen niereninsuffizienter Kinder auf intermittierende Hämodialyse und Nierentransplantation. Z Kinderheilk 116:115. – 2. Müller-Wiefel DE, Reichwald-Klugger E (1983) Langzeitbetreuung von Kindern mit chronischer Niereninsuffizienz. Klin Päd (im Druck). – 3. Arbeitsgruppe Psychologisch-Pädiatrische Nephrologie der Universitäts-Kinderkliniken Münster und Heidelberg (1982) Psychosoziale Betreuung chronisch nierenkranker Kinder und Jugendlicher. Ein Begleitbuch für das nephrologische Team. Bad Homburg. – 4. Korsch B, Fine RN, Negrete VF (1978) Noncompliance in children with renal transplants. Pediatrics 61:872

Dipl.-Psych. Evelyn Reichwald-Klugger
Sektion für pädiatrische Nephrologie
Universitäts-Kinderklinik
Im Neuenheimer Feld 150, D-6900 Heidelberg

Verhandlungsbericht der Deutschen Gesellschaft für Urologie, 34. Tagung (1982), 259/260
© Springer-Verlag Berlin Heidelberg 1983

Therapie und Prognose von Rupturen nach Nierentransplantation im Kindesalter

D. Gonnermann, H. Huland, H. Altrogge, F. Bläker und L. V. Wagenknecht

Nach den eigenen Erfahrungen ist, abgesehen von der akuten Rejektion, die Nierenruptur bei 33 von uns durchgeführten Kindertransplantationen mit 12,5 %, die am häufigsten vorkommende Komplikation, die das Transplantat betrifft. Dies bestätigt sich auch bei der zahlenmäßig sehr viel größeren Gruppe der nierentransplantierten Erwachsenen (Tabelle 1).

Tabelle 1. Hauptkomplikationen der transplantierten Nieren

Hauptkomplikation Niere	Kinder (n = 33)	Erwachsene (n = 153)
Ruptur	4	16
Nachblutung	4	7
Nierenarterienstenose	3	8
Harnleiternekrose	2	3
Lymphozele	1	3

Der Wert einer organerhaltenden Therapie bei diagnostizierter Ruptur ist umstritten. Dies überrascht nicht, da über die Prognose der Niere nach Ruptur divergierende Ansichten bestehen wie kaum bei einer anderen der gezeigten Hauptkomplikationen. So schwanken z. B. die Angaben über die 1-Jahres-Funktionsrate zwischen 6,2 % und 100 %.

Ebenso unterschiedlich sind die Auffassungen über die Ätiologie dieser Spontanrupturen (Tabelle 2). Die eigene Erfahrung bei den von uns transplantierten Kindern hat gezeigt, daß in allen Fällen eine bioptisch gesicherte akute Rejektion Hauptursache der Spontanruptur des Transplantats war. Dies ist eine Erfahrung, die wir auch in 90 % der Rupturen bei der Erwachsenentransplantation gemacht haben. Daraus haben wir ein neues Konzept zur Therapie von Spontanrupturen nach Nierentransplantation entwickelt.

Tabelle 2. Ätiologie der Transplantatrupturen

Ursachen	Autoren
Harnstau	Fjeldborg u. Kim 1974
Technik der Transplantat-Preservierung	Hill, Light u. Perloff 1976
Ischämie	Minale u. Mitarb. 1972
Transplantatbiopsie	Goldman u. Mitarb. 1978
Akute Rejektion	Brekke u. Mitarb. 1978
Hämodialyse mit Heparin	Homan u. Mitarb. 1977

In allen Fällen, in denen wir eine Ruptur des Transplantates diagnostizierten, haben wir direkt prä- oder intraoperativ eine Antirejektionstherapie in Form der Bolustherapie mit 500 mg Methylprednisolon begonnen. Gestützt wurde diese Erfahrung von der Beobachtung, daß unter der Bolustherapie stets sofort eine sichtbare Organverkleinerung des ödematösen Transplantats eintrat. Die Blutung wurde geringer und die chirurgische Versorgung erleichtert.

Tabelle 3. 1-Jahresfunktionsraten rupturierter Nierentransplantate des Universitätskrankenhauses Hamburg-Eppendorf 1976–1982

	Zahl der Patienten	Zahl der Transplant.	Zahl der Rupturen	1-Jahresfunktionsrate rupturierter Nieren
Kinder	22	33	4	50%
Erwachsene	137	153	16	43%

Alle bis auf eine der rupturierten Nieren konnten chirurgisch versorgt werden. Wir benutzten hierfür z-förmige, atraumatische Nähte, die durch Teflonfilz gestochen und verknotet wurden. Wichtiger als die Technik der chirurgischen Versorgung erscheint uns jedoch, frühzeitig mit der Rejektionstherapie in Form der Bolustherapie zu beginnen. Nur in dem Fall, wo wir keinen Effekt der Rejektionstherapie sahen, war eine chirurgische Versorgung unmöglich, und die Niere mußte entnommen werden (Tabelle 3).

Bei den übrigen wurde die Rejektionstherapie mit 3–6mal 500 mg Methylprednisolon fortgeführt. Hierdurch konnten wir bei den Kindern wie auch bei den Erwachsenen die Hälfte der Nieren erhalten mit einer 1-Jahres-Funktionsrate von 50% respektive 43%. Die Mortalität der Patienten ist 0. Im Hinblick auf die Therapie haben wir den Eindruck bei den Kindern, wie bei den Erwachsenen, daß sich eine Organerhaltung lohnt. Die chirurgische Versorgung wird ganz entscheidend erleichtert durch die frühzeitige prä- oder intraoperative Bolustherapie.

Dr. Gonnermann
Urolog. Univ.-Klinik Eppendorf
Martinistr. 52
D-2000 Hamburg 20

Verhandlungsbericht der Deutschen Gesellschaft
für Urologie, 34. Tagung (1982), 261-264
© Springer-Verlag Berlin Heidelberg 1983

Chirurgisch-urologische Komplikationen nach Nierentransplantation im Kindesalter

R. Horsch, K. Dreikorn, W. Rößler, E. Schneider und L. Röhl

Während zu Beginn der Transplantationsära Nierentransplantationen bei Kindern wegen potentieller technischer Komplikationen zurückhaltend durchgeführt wurden, haben Statistiken von großen Zentren gezeigt, daß mit zunehmender Erfahrung bei der Transplantation von Erwachsenen, chirurgisch-urologische Komplikationen bei Kindern nicht häufiger auftreten als im Erwachsenenkollektiv [1, 3]. Im folgenden soll auf chirurgisch-urologische Komplikationen sowie auf Komplikationen, die eine chirurgische bzw. urologische Intervention nach Nierentransplantation im Kindesalter erforderlich machten, eingegangen werden.

Material und Methodik

In den Jahren 1967 bis 1982 (31. 9. 1982) wurden am Heidelberger Transplantationszentrum insgesamt 497 Nierentransplantationen durchgeführt, davon 56 Transplantationen bei 50 Kindern und Jugendlichen unter 18 Jahren.

Die Altersverteilung der Nierenspender zeigt, daß 28 Nieren von Spendern stammten die älter als 20 Jahre waren, 14 Nieren von Spendern zwischen 15 und 20 Jahren und 14 Nieren von Spendern zwischen einem und 15 Jahren (Tabelle 1).

Aus Abbildung 1 wird ersichtlich, daß dem

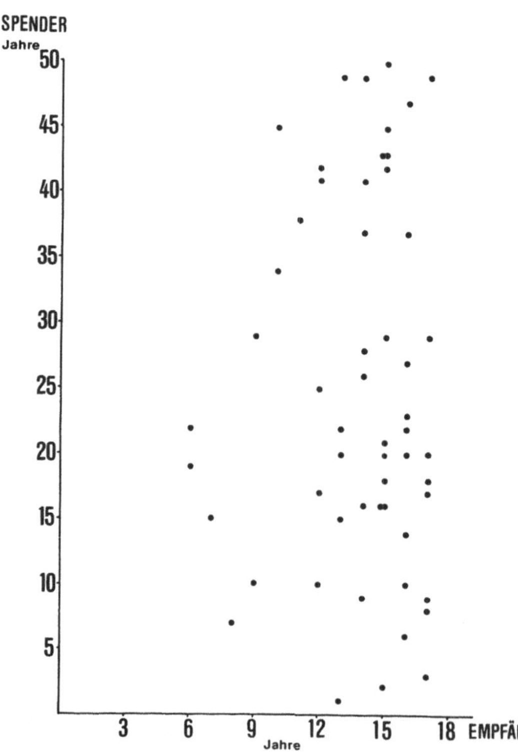

Abb. 1. Altersbezogene Spender-Empfängerrelation

Tabelle 1. Alter der Nierenspender bei 56 Nierentransplantationen im Kindesalter

Jahre	(n)
1- 5	3
5-10	5
10-15	6
15-20	14
20-50	28

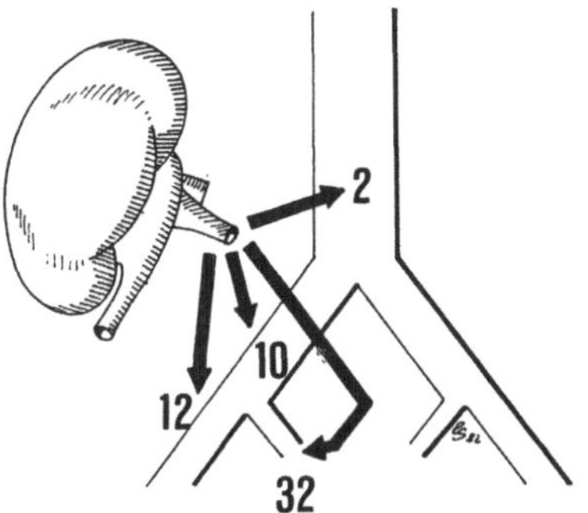

Abb. 2. Arterielle Gefäßanastomosen bei 56 Nierentransplantationen

Tabelle 2. Postoperative Komplikationen (Frühkomplikationen), die eine chirurgische bzw. urologische Intervention notwendig machten

	(n)
Perirenale Hämatome	4
(Transplantatrupturen)	(2)
Pneumothorax	2
Gallenblasenempyem	1
Harnleiternekrose	1
Lymphfistel	1

Tabelle 3. Spätkomplikationen nach Nierentransplantation im Kindesalter

	(n)
Hüftkopfnekrose	1
Hypertonus	2
Harnleiterstenose	1
Harnblasendivertikel	1

jüngsten Kind, einem 5jährigen Mädchen, die Niere eines 18jährigen Spenders implantiert wurde.

Obwohl zum größten Teil Erwachsenen-Nieren transplantiert wurden, war in keinem Falle eine intraperitoneale Plazierung des Organs wegen seiner Größe erforderlich.

Die Art der arteriellen Gefäßanastomosen ist in Abbildung 2 dargestellt. Am häufigsten (32mal) wurde die Nierenarterie End zu End mit der Arteria iliaca interna anastomosiert. Zweimal End zu Seit mit der Aorta und 10mal bzw. 12mal mit der Arteria iliaca communis bzw. externa.

Die Wiederherstellung der ableitenden Harnwege erfolgte 4mal nach der intravesikalen Methode nach Politano und Leadbetter und 52mal nach der extravesikalen Methode im Bereich des Blasendaches [2].

Ergebnisse

Tabelle 2 zeigt eine Übersicht postoperativer Komplikationen. Am häufigsten traten perirenale Hämatome auf (4mal). Nach Freilegen des Transplantats fand sich 2mal eine Transplantatruptur, 2mal handelte es sich um diffuse Gewebsblutungen, die möglicherweise durch vorausgegangene Hämodialysen verursacht wurden. Die Transplantatrupturen, die im zeitlichen Zusammenhang mit Abstoßungskrisen auftraten, wurden durch Parenchymnähte versorgt, auf die Rupturstelle wurde lyophilisierte Dura gesteppt. Beide Nierentransplantate konnten auf diese Weise erhalten werden.

Nach Punktion der Vena subclavia entstand bei 2 Patienten ein Pneumothorax, so daß jeweils Bülau-Drainagen eingelegt werden mußten. Eine weitere recht seltene Komplikation beim Kind stellte eine akute Cholezystitis mit Gallenblasenempyem und septischen Temperaturen dar, so daß eine Cholezystektomie am 10. postoperativen Tag erforderlich wurde. Eine Lymphfistel bei einem 10jährigen Mädchen schloß sich spontan 30 Tage nach der Transplantation.

Eine gefürchtete Komplikation, wie sie bei einem 10jährigen Kind am 8. Tag nach der Transplantation auftrat, stellt wegen der Gefahr der Sepsis die Harnleiternekrose dar. Bei dieser Komplikation hat sich nach unserer Erfahrung die frühzeitige Harnleiterneueinpflanzung bzw. die Pyelozystostomie bewährt. Eine probatorische Schienung sollte nicht durchgeführt werden.

Während Frühkomplikation meist im direkten Zusammenhang mit der Operation stehen, können Spätkomplikationen (Tabelle 3) auch als Begleiterscheinung der Immunsuppression auftreten, wie zum Beispiel eine beidseitige Hüftkopf-

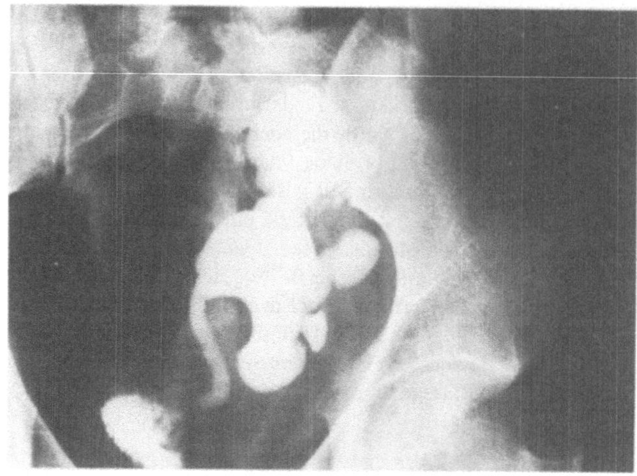

Abb. 3. Harnleiterstenose 6 Monate nach Transplantation

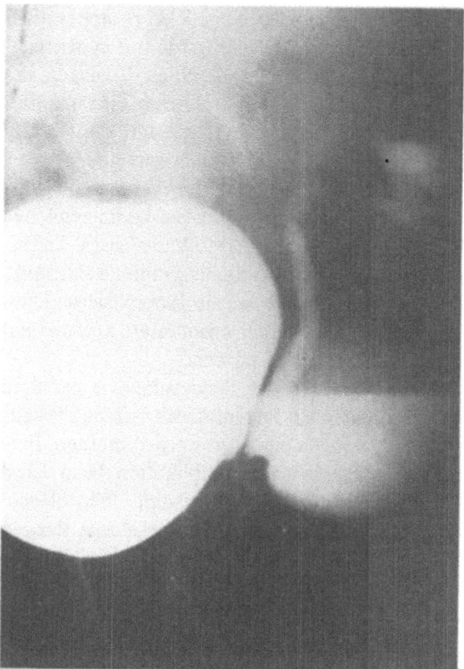

Abb. 4. Von der Transplantationsstelle des Harnleiters ausgehendes Blasendivertikel – Reflux ins Transplantat (MZU)

nekrose bei einem 15jährigen Mädchen 18 Monate nach der Transplantation. Die Behandlung erfolgte durch beidseitige Totalendoprothesen. Bei 2 Kindern trat nach der Transplantation ein medikamentös nicht beherrschbarer Hypertonus auf. Da eine Gefäßstenose im Transplantat ausgeschlossen werden konnte sowie eine gute Transplantatfunktion vorlag, wurden die Kinder bilateral nephrektomiert, worauf sich der Blutdruck in beiden Fällen innerhalb kurzer Zeit normalisierte.

Abbildung 3 zeigt eine distale Harnleiterstenose nach Nierentransplantation, wie sie bei einem 8jährigen Jungen 6 Monate nach der Transplantation auftrat. Leitsymptom war eine progrediente Verschlechterung der Nierenfunktion. Die Behandlung bestand in einer Uretero-Neo-Zystostomie.

Ein 13jähriger Junge fiel 5 Monate nach der Transplantation durch persistierende Harnwegsinfekte auf. Bei ihm wurde eine ausgeprägte Meatusstenose sowie ein großes von der Implantationsstelle des Harnleiters ausgehendes Blasendivertikel diagnostiziert (Abb. 4). Das Divertikel wurde abgetragen, der Harnleiter neu in die Blase eingepflanzt.

Diskussion

Bei einem Beobachtungszeitraum von 10 Jahren liegt die urologische Komplikationsrate nach Nierentransplantation im Kindesalter in unserem Zentrum bei 12,5%. Berücksichtigt man jedoch nur die letzten fünf Jahre, dann liegen die urologischen Komplikationen bei 5,1% und damit unter denen des Erwachsenen-Krankengutes, die bei 6,1% liegen [2].

Durch Standardisierung der Spendernierenentnahme und Transplantationstechnik konnten die urologischen Komplikationen in unserem Zentrum in den letzten Jahren deutlich gesenkt werden, wobei insbesondere Fortschritte bei der Diagnostik und zunehmende Erfahrung bei der Therapie ein wesentlicher Faktor darstellen. Die

Ausführungen verdeutlichen, daß chirurgisch-urologische Komplikationen nach Nierentransplantation bei Kindern nicht häufiger auftreten als bei Erwachsenen, wenn die Operation in einem Zentrum mit ausreichend Transplantationserfahrung durchgeführt wird.

Literatur

1. Fine R, Pennisi A, Edelbrock HH (1977) Renal transplantation in children. Urology 9:61. – 2. Dreikorn K, Röhl L, Horsch R (1978) External ureteroneocystostomy in renal transplantation. Dialysis/ Transplantation 7:602. – 3. Dreikorn K, Horsch R, Rößler W (1982) Chirurgisch-urologische Komplikationen nach Nierentransplantationen. Urologe [A] 21:256. – 4. Lee DBN, Prompt CA, Upham AT (1977) Medical complications of renal transplantation. Urology 9 (Suppl):7

Priv.-Doz. Dr. Reinhold Horsch
Urologische Abteilung des Chirurgischen Zentrums
der Universität Heidelberg
Im Neuenheimer Feld 110
D-6900 Heidelberg

Verhandlungsbericht der Deutschen Gesellschaft für Urologie, 34. Tagung (1982), 265/266
© Springer-Verlag Berlin Heidelberg 1983

Nierentransplantation und maligne Tumoren im Kindesalter

H.R. Finsterwalder, H. Jakubowski, C. Feldhoff und R.H. Ringert

Maligne Tumoren unter immunsuppressiver Therapie nach Organtransplantationen werden seit 1968 zunehmend veröffentlicht.

Bei den beschriebenen Tumoren handelt es sich um
1. unbeabsichtigt transplantierte Tumoren,
2. präexistente Tumoren
3. de Novo Tumoren.

Zu den unbeabsichtigt transplantierten Tumoren berichtete Penn [4], daß bei 62 Organempfängern, die Kadavernieren von karzinomtragenden Spendern erhalten hatten, in 34% der Fälle Karzinome entstanden. Hierbei war der im Nierenempfänger entstandene Tumor in allen Fällen histologisch identisch mit der Tumorart des Nierenspenders. Karzinompatienten scheiden seit Kenntnis dieser Zusammenhänge grundsätzlich als Organspender aus.

Besonderheiten weisen auch die Patienten auf, die vor einer Nierentransplantation einen malignen Tumor entwickelt hatten. Bei diesen Patienten kann eine eindeutige Zeitabhängigkeit zwischen Tumorbehandlung, Transplantation und möglichem Tumorrezidiv festgestellt werden. Von 34 Patienten mit einem vor der Nierentransplantation behandelten malignen Grundleiden zeigten 53% ein Rezidiv ihres Tumors, wenn der Zeitraum zwischen Tumorbehandlung und Transplantation ein Jahr oder weniger betrug. Bei 15 Patienten war das Intervall zwischen Tumorbehandlung und Nierentransplantation länger als ein Jahr. Bei diesen Patienten wurde kein Tumorrezidiv beobachtet [5].

Bei Kindern beobachteten wir 2 Mädchen, die in die Gruppe der Patienten einzureihen sind, die präexistente Tumoren aufweisen.

Fallbericht 1

Bei Ulrike J. wird im Alter von 3 Jahren bei einer geplanten Herniotomie eine Proteinurie festgestellt. Es entwickelt sich ein nephrotisches Syndrom.

Eine 1970 durchgeführte Nierenpunktion zeigt pathohistologisch eine proliferative Glomerulonephritis. Die Behandlung wird mit Corticosteroiden, Azathioprin und Cyclophosphamid durchgeführt. Im Verlauf von 9½ Jahren wird das Kind terminal niereninsuffizient. Nach kurzzeitiger Hämodialysebehandlung wird eine Verwandtentransplantation der Niere durchgeführt.

Intraoperativ findet sich als Zufallsbefund ein derber Ovarialtumor rechtsseitig. Die Schnellschnittuntersuchung ergibt einen malignen Tumor. Das Ovar wird exstirpiert, die schon entnommene Niere wird transplantiert. Pathohistologisch handelt es sich um ein Dysgerminom. Später erfolgt eine Relaparotomie mit linksseitiger Ovarektomie und Hysterektomie. Eine Strahlentherapie wird von den Eltern abgelehnt. Das Kind erliegt dem Tumorleiden 14 Monate nach der Transplantation.

Fallbericht 2

Nicole B. wird im Alter von 17 Monaten wegen eines linksseitigen abdominalen Tumors mit den Symptomen Hämaturie, Proteinurie, Kreatininerhöhung und Hypertonie aufgenommen.

Röntgenologisch wird der Verdacht auf einen Wilms-Tumor ausgesprochen. Das Kind wird daraufhin nephrektomiert. Pathohistologisch handelt es sich um ein Nephroblastom, das klinisch der Gruppe I der amerikanischen Wilms-Tumor-Studie einzuordnen war. Von Oktober 1976 bis Januar 1978 werden 10 Kurse Chemotherapie mit Vincristin und Actinomycin D durchgeführt. Die weiterhin bestehende Proteinurie wird nicht weiter beachtet.

Nach Abschluß der Chemotherapie entwickelt sich innerhalb kurzer Zeit eine terminale Niereninsuffizienz. Eine im September 1978 durchgeführte offene Nierenbiopsie führt zur pathohistologischen Diagnose einer schweren sklerosierenden, diffusen Glomerulopathie.

Nach Hämodialyse im Alter von 3 Jahren wird mit 4 Jahren eine Nierentransplantation angeschlossen. Das heißt, die Nierentransplantation erfolgt 2½ Jahre nach Diagnosestellung des Wilms-Tumors. Die transplantierte Niere erleidet eine Spontanruptur und wird später explantiert. Das Kind wird erneut dialysiert, ist z. Z. frei von Metastasen und erwartet eine zweite Nierentransplantation.

Die Inzidenz von de Novo Tumoren wird nach Nierentransplantationen mit 3–11% angegeben [1, 2, 3, 4, 5, 6, 7, 8]. Maligne Tumoren treten bei Nierentransplantierten ca. 100mal häufiger auf als bei niereninsuffizienten Menschen [5].

De Novo Tumoren nach einer Nierentransplantation haben wir bei Kindern bisher nicht beobachtet. Fine [1] erfaßte 1981 in einer EDTA-Veröffentlichung bei einer Zusammenstellung von 778 nierentransplantierten Kindern lediglich 10 de Novo Tumoren. Bedenkt man jedoch die zunehmende Zahl von Nierentransplantationen im Kindesalter und auch die zunehmende Zahl von Zweit- und Dritttransplantationen, so bleibt abzuwarten, ob nicht auch bei Kindern in der Folgezeit mit einer zunehmenden Zahl von de Novo Malignomen zu rechnen ist.

Literatur

1. Fine RN (1981) Renal transplantation in children. Proc EDTA 18:321. – 2. Hoover R, Fraumeni JF Jr (1973) Risk of cancer in renal-transplant recipients. Lancet 2:55–57. – 3. Penn I (1976) Second malignant neoplasms associated with immunosuppressive medications. Cancer 37:1024–1032. – 4. Penn I (1977) Malignancies associated with renal transplantation. Suppl Urology, July 1977, vol X, no 1. – 5. Penn I (1978) Malignancies associated with immunosuppressive or cytotoxic therapy. Surgery, vol 83, no 5. – 6. Penn I (1979) Tumor incidence in human allograft recipients. Transplantation Proceedings, vol XI, No 1. – 7. Vollenweider A, Largiadèr F, Uhlschmid G, Binswanger U, Briner J, (1982) Maligne Tumoren bei Nierentransplantatempfängern unter immunsuppressiver Therapie. Schweiz med Wschr 112:102–111. – 8. Wegmann W, Largiadèr F, Binswanger U (1974) Maligne Geschwülste nach Nierentransplantation. Schweiz med Wschr 104:809–814

Dr. med. Finsterwalder
Urolog. Klinik der Univ. Essen
Hufelandstr. 55, D-4300 Essen

Verhandlungsbericht der Deutschen Gesellschaft
für Urologie, 34. Tagung (1982), 267-269
© Springer-Verlag Berlin Heidelberg 1983

Zur chirurgischen Behandlung der renovaskulären Hypertonie nach Nierentransplantation im Kindesalter

H.D. Jakubowski, F.W. Eigler, K. Pistor, C. Feldhoff

Die renovaskuläre Hypertonie wird nach Nierentransplantation im Kindesalter in einer Häufigkeit bis zu 12% angegeben [1]. Hauptursachen für diese Komplikation sind Torsion und Abknickung der Nierenarterie infolge Überlänge, narbige Schrumpfung des Gefäßes nach Intimaläsionen, die bei Organgewinnung oder Transplantation gesetzt wurden, und primär stenosierte End-zu-End-Anastomose zwischen Nierenarterie und Arteria iliaca interna [6]. Die operative Korrektur einer Transplantatarterienstenose bei Kindern bietet Probleme, die insbesondere dann gravierend sind, wenn es sich um kleine Organe kindlicher Spender handelt [1, 2, 4]. Es muß daher beim Versuch der Revaskularisation mit Organverlusten gerechnet werden [1, 2, 4, 5].

Patientengut

Seit Juli 1972 wurden in unserer Klinik 487 Nierentransplantationen durchgeführt, davon 40 bei 37 Kindern bis zur Vollendung des 14. Lebens-

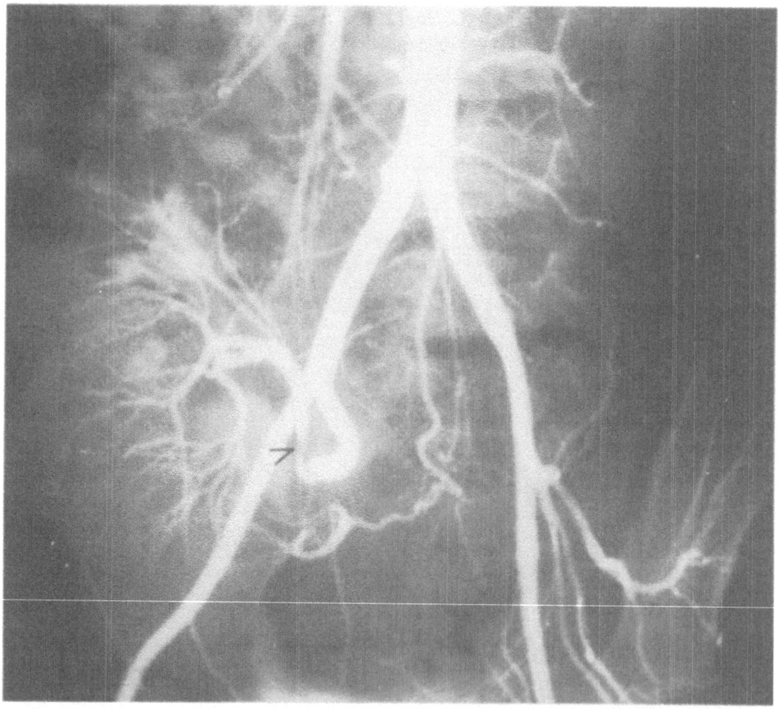

Abb. 1. Angiogramm (Pat. A.B.; ♀; 2,5 Jahre) mit sog. Postanastomosenstenose der Transplantatarterie, die End-zu-End mit der linken A. iliaca interna anastomosiert ist. – Korrekturoperation durch Venenstreifenplastik. (Die Angiogramme Abb. 1 und 2 wurden im Röntgendiagnostischen Zentralinstitut des Universitätsklinikum Essen (Direktor: Prof. Dr. E. Löhr) angefertigt und uns freundlicherweise überlassen.)

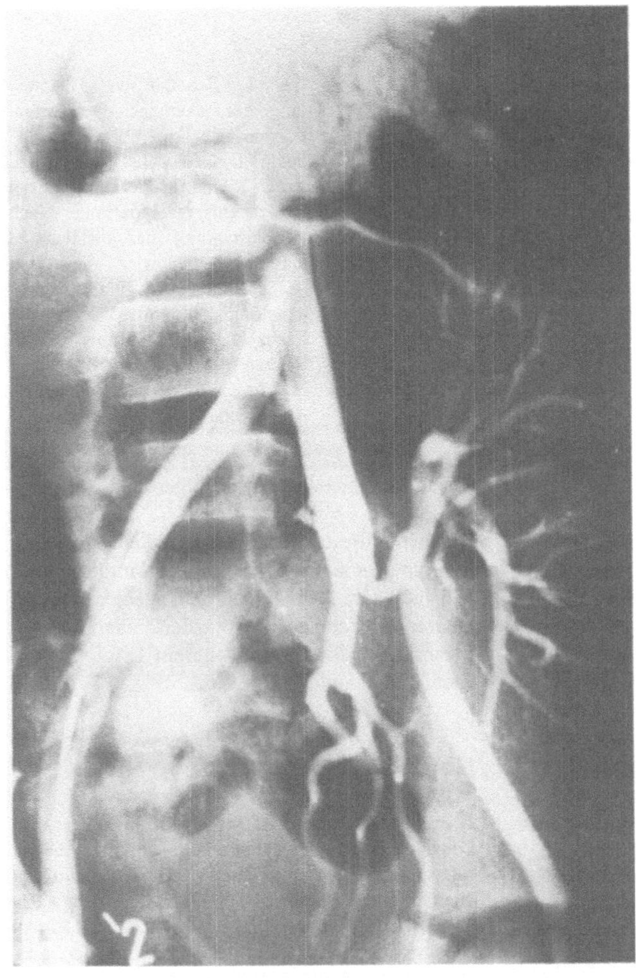

Abb. 2. Angiogramm (Pat. A.S., ♂; 13 Jahre) mit scharfwinkliger Abknickung der A. iliaca externa, in die weiter distal die Transplantatarterie End-zu-Seit implantiert ist. – Korrekturoperation s. Abb. 3

jahres. Bis auf eine Ausnahme wurden bei den Kindern Leichenorgane übertragen, drei der Kinder wurden bislang zweimal transplantiert.

Tage bis Wochen nach der Transplantation entwickelten 7 der Kinder eine Hypertonie, die zunehmende therapeutische Probleme bot, so daß der Verdacht auf eine Nierenarterienstenose bestand. Diese ließ sich in 4 Fällen durch Angiographie bestätigen, bei den drei übrigen Kindern fanden sich intrarenale Gefäßveränderungen im Sinne einer chronischen Abstoßung, so daß ein operativer Eingriff nicht möglich war.

Operatives Vorgehen und Ergebnisse

Bei unserer bisher kleinsten Patientin, die bei Transplantation im Dezember 1978 2 Jahre und 5 Monate alt war, sowie einem 11jährigen Jungen entwickelten sich sogenannte Postanastomosenstenosen, die wir auf Intimaverletzungen zurückführen (Abb. 1). In beiden Fällen konnte die Stenose 3 bzw. 4 Monate nach Transplantation über einen transperitonealen Zugang durch Venenstreifenplastik beseitigt werden. – Beim dritten Fall, einem 8jährigen Mädchen, war es offensichtlich infolge unzureichender Kürzung der mit der A. renalis verbundenen A. iliaca interna zu einer scharfwinkligen Abknickung und Torsion im Anastomosenniveau gekommen. Durch Resektion der Anastomose und Kürzung der A. iliaca interna mit nachfolgender Reanastomosierung konnte 3 Monate postoperativ die Nierendurchblutung normalisiert werden.

Beim letzten Kind, einem 13jährigen, sehr minderwüchsigen Jungen mit Refluxnephropathie als Grundkrankheit, war ein relativ großes

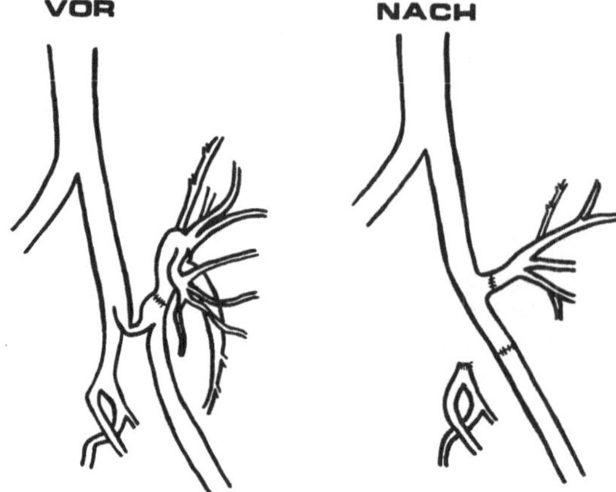

Abb. 3. Schematische Darstellung der arteriellen Gefäßsituation in der linken Beckenregion des Pat. A. S., 13. J., vor und nach Korrekturoperation wegen renovaskulärer Hypertonie: Nach Durchtrennung der distalen A. iliaca externa wird diese mit der proximalen A. iliaca interna anastomosiert. Normalisierung der Transplantatdurchblutung durch Kürzen der proximalen A. iliaca externa und neue End-zu-End-Anastomose zur Nierenarterie

Erwachsenenorgan an die A. iliaca externa anastomosiert und nach kranial ins Retroperitoneum verlagert worden. Am fast kleinfingerdikken narbigen Eigenureter kam es dadurch zu einer Abknickung der Iliaca externa vor der Anastomose und Mangeldurchblutung des Transplantates (Abb. 2). Die Situation wurde am 10. postoperativen Tage behoben unter Durchtrennung der A. iliaca externa distal der Anastomose, Wiederherstellung der Beckenstrombahn durch End-End-Anastomose zwischen A. iliaca interna und distaler externa, Kürzen der Externa und neue End-End-Anastomose zwischen Iliaca externa und Nierenarterie (Abb. 3).

Bei jedem der Korrektureingriffe wurde das Transplantat intermittierend mit kalter Heparin-Ringerlösung perfundiert, da die Transplantatniere im Gegensatz zur Eigenniere mit Arterienstenose keinen Kollateralkreislauf aufweist und damit in der Ischämietoleranz sehr begrenzt ist.

– Im postoperativen Verlauf normalisierten sich Blutdruckverhalten und die präoperativ eingeschränkte Transplantatfunktion bei allen 4 Patienten.

Gegenwärtig, 10 Monate bis 3½ Jahre nach Korrekturoperation, ist Blutdruck und Nierenfunktion bei drei der Kinder normal, in einem Falle liegt eine histologisch gesicherte chronische Abstoßung mit einem Serumkreatinin um 1,8 mg% und medikamentös gut einstellbarem Hochdruck vor.

Anastomosenstenosen haben wir bislang nicht beobachtet. Möglicherweise liegt dies daran, daß wir bei Kindern und kleinen anatomischen Verhältnissen des Transplantates Anastomosen vorwiegend oder auch ausschließlich in Einzelnahttechnik anfertigen [3].

Zusammenfassende Schlußfolgerung

Bei neu auftretender oder progredienter arterieller Hypertonie nach Nierentransplantation muß auch und gerade bei Kindern nach einer renovaskulären Ursache gesucht werden. Nach unseren Erfahrungen ist diese mit gutem Erfolg chirurgisch zu behandeln.

Literatur

1. Broyer M, Gagnadoux MF, Beurton D, Pascal B, Louville J (1981) Transplantation in children: Technical aspects, drug therapy and problems related to primary renal disease. Proc EDTA 18:313. – 2. Fine RN (1979) Transplantation in children. In: Morris PJ (ed) Kidney transplantation. Principles and practice. Academic Press, London, Grune a. Stratton, New York, p 353. – 3. Jakubowski HD, Dostal G, Pistor K, Schaller E (1981) Gefäßchirurgische Aspekte der Nierentransplantation bei Kindern. In: Bünte H, Keferstein R-D (Hrsg) Operationstechnik und technische Hilfsmittel in der Chirurgie. Springer, Berlin Heidelberg New York, S 139. – 4. Malekzadeh MH, Brennan LP, Payne VC, Fine RN (1975) Hypertension after renal transplantation in children. J Pediatr 86:370. – 5. Offner G, Brandis M, Brodehl J, Krohn H-P, Pichlmayr R, Tidow G (1979) Nierentransplantation bei Kindern in Hannover 1970–1977. Dtsch med Wschr 104:393. – 6. Ricotta JJ, Schaff HV, Williams GM, Rolley RT, Whelton PK, Harrington DM (1978) Renal artery stenosis following transplantation: Etiology, diagnosis and prevention. Surgery 84:595

Priv.-Doz. Dr. med. H.D. Jakubowski
Chirurgische Universitätsklinik Essen
Abteilung für Allgemeine Chirurgie
Hufelandstr. 55
D-4300 Essen 1

Verhandlungsbericht der Deutschen Gesellschaft
für Urologie, 34. Tagung (1982), 270–272
© Springer-Verlag Berlin Heidelberg 1983

Rezidiv der Grunderkrankung nach Nierentransplantation

F. Manz, O. Mehls, K. Dreikorn, D.E. Müller-Wiefel, K. Schärer und R. Waldherr

Bei einigen Nephropathien, die zur Niereninsuffizienz führen, muß mit dem Übergreifen der Grunderkrankung auf das Transplantat gerechnet werden. Nach einer Umfrage der EDTA im Jahre 1978 wird bei 3,2% der transplantierten Patienten ein Rezidiv der Grunderkrankung beobachtet [5]. Stützt sich die Diagnose allein auf morphologische Kriterien, so findet sich in 5,6% der Transplantate ein Rezidiv [4]. Im Kindesalter dürfte die Rezidivhäufigkeit nicht geringer sein. Folgende Grunderkrankungen sind im Kindesalter von besonderer Bedeutung: Die fokal-segmentale Glomerulosklerose, die membranoproliferative Glomerulonephritis, die Oxalose, die Zystinose und das hämolytisch-urämische Syndrom.

Seit 1969 wurden in Heidelberg 8 Patienten mit *fokal-segmentaler Glomerulosklerose* transplantiert. Bei einer Patientin kam es nach wenigen Tagen zu einer akuten therapieresistenten Abstoßung. Vor der Transplantation, in den Tagen unter Transplantatfunktion und nach dem Verlust des Transplantates, fand sich eine Proteinurie um 1,5 g/d als Folge der Restdiurese der eigenen Nieren. Der Verlauf der 7 anderen Patienten wird in der Abbildung 1 wiedergegeben. Der Zeitpunkt Null entspricht dem Datum der ersten Transplantation. Die mittlere Beobachtungsdauer beträgt 4 Jahre und 3 Monate.

Bei den ersten beiden Patienten in der Abbildung beobachteten wir eine Proteinurie nur während Phasen akuter Abstoßung. Der dritte Pa-

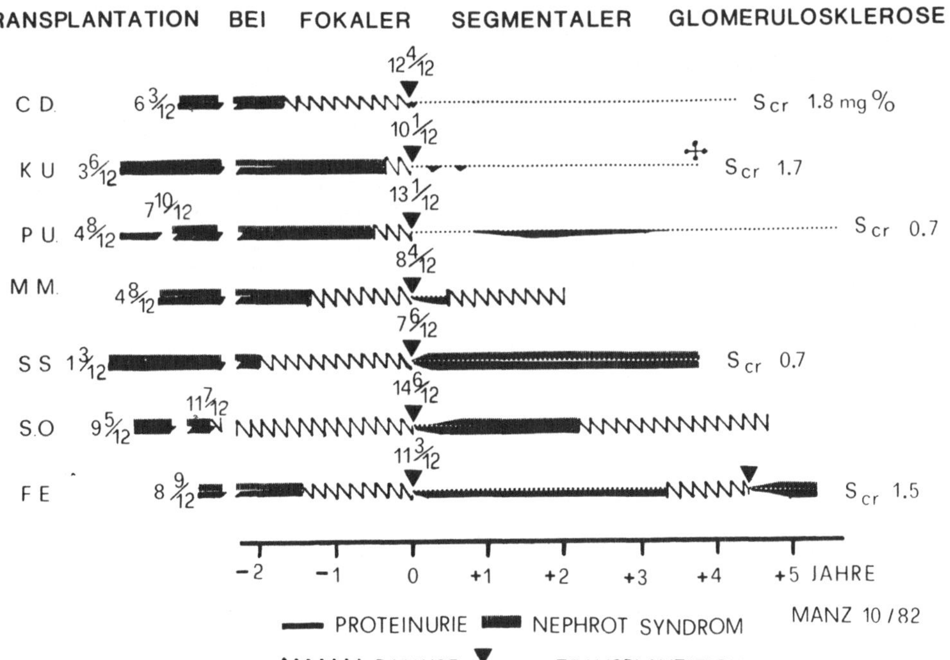

Abb. 1

tient entwickelte 1 Jahr nach der Transplantation eine Proteinurie von maximal 2–3 g/d, die sich jedoch nach 2 Jahren spontan wieder zurückbildete. Der vierte Patient zeigte nach einer akuten Abstoßungskrise eine rasche fortschreitende chronische Abstoßung, so daß es nach 5 Monaten zum Verlust des Transplantates kam. Während dieser Zeit fand sich eine Proteinurie.

Bei den 3 letzten Patienten beobachteten wir schon am 1. Tag nach Transplantation eine Proteinurie. Die Proteinurie nahm während der ersten Wochen rasch zu, so daß sich bei allen 3 Patienten – beim letzten Patienten allerdings erst nach der 2. Transplantation – das Vollbild des nephrotischen Syndroms entwickelte. Das nephrotische Syndrom war bei den Patienten S. S. und S. O. so ausgeprägt, daß diese Patienten 2mal wöchentlich mit Albumininfusionen substituiert werden mußten. Beim Patienten S. S. führten wir ferner wegen rezidivierender Thrombosen eine Antikoagulantientherapie durch.

Der Patient S. O. entwickelte eine Malnutrition und eine schwere Erysipelinfektion infolge eines sekundären Antikörpermangelsyndroms. Alle Patienten benötigten eine antihypertensive Therapie. Vier und mehr Antihypertensiva waren bei den Patienten C. D., A. M., S. O., F. E. erforderlich. Eine konstante Mikrohämaturie wurde bei 3 Patienten beobachtet.

Bei 3 Patienten kam es zum Verlust der Transplantate. Die übrigen Patienten zeigen eine zufriedenstellende Transplantatfunktion nach 1 bis 5 Jahren mit Serumkreatininspiegeln zwischen 0,7 und 1,8 mg%. Die Patientin K. U. verstarb an den Folgen einer Pilzsepsis bei ausreichender Transplantatfunktion.

Leider verfügen wir über kein bioptisches Material von den transplantierten Nieren. Wir glauben jedoch aufgrund der klinischen Symptomatik, daß wenigstens 3 unserer Patienten ein Rezidiv der Grunderkrankung im Transplantat aufweisen. Nach einer Umfrage der EDTA aus diesem Jahr findet sich bei einem Drittel der Patienten mit fokaler und segmentaler Glomerulosklerose ein Rezidiv im Transplantat [1]. Eine Häufung der Rezidive wird bei älteren Patienten mit einem Erkrankungsbeginn nach dem 6. Lebensjahr und bei Patienten mit mesangialer Proliferation in der ersten Biopsie beobachtet.

Bei einem Rezidiv ist die Überlebenszeit des Transplantates deutlich vermindert. 90% der Patienten mit einem Rezidiv verlieren ihr Transplantat innerhalb von 3 Jahren. Dies scheint auch für Zweittransplantationen zu gelten und läßt uns die Prognose bei unserer letzten Patientin F. E. sehr vorsichtig stellen.

Nach einer Retransplantation können die Symptomatik und der Verlauf trotz eines erneuten Rezidivs jedoch auch große Unterschiede aufweisen [2].

Bei der *membranoproliferativen Glomerulonephritis Typ I* mit subendothelialen Depots wird bei einem Drittel der erwachsenen Patienten ein Rezidiv beobachtet, das bei der Hälfte klinisch bedeutsam wird [4]. Bei der *membranoproliferativen Glomerulonephritis Typ II* der „dense deposits disease" zeigt die Morphologie bei praktisch allen Patienten ein Rezidiv. Die klinische Bedeutung des Rezidivs ist jedoch gering [4].

Bei der *Oxalose* führen Kristallablagerungen im Transplantat meist jedoch zu einem Verlust des Transplantates. Bei einer Patientin mit Oxalose, bei der die Diagnose vor der Nierentransplantation nicht gestellt wurde, entwickelte das Transplantat nie eine ausreichende Funktion. Eine länger anhaltende Funktionstüchtigkeit des Transplantates kann nur erwartet werden, wenn die Transplantatniere noch in tabula eine gute Diurese aufweist. Da auch die Dialyse die Progredienz der Osteo-, Kardio- und Neuropathie nicht aufhalten kann, muß bei dieser Erkrankung die Indikation zur Dialyse- und Transplantationsbehandlung grundsätzlich in Frage gestellt werden.

Bei der *Zystinose* kommt es im Transplantat zu Kristallablagerungen in körpereigenen eingewanderten Zellen. Ein Rezidiv des Fanconi-Syndroms wird nicht beobachtet. Die Überlebenszeit des Transplantates ist gegenüber anderen Nierenerkrankungen verlängert [3]. Leider wird das Fortschreiten der Grunderkrankung mit zunehmender Funktionsbeeinträchtigung weiterer Organe durch die Transplantation nicht beeinflußt. Auffallend ist die gute Immuntoleranz der Patienten. Nach den Statistiken der EDTA beträgt die Überlebenszeit des Transplantates bei Patienten mit Zystinose nach 3 Jahren 79% im Gegensatz zu Patienten mit anderen Nierenerkrankungen mit 56% [3].

Rezidive der Grunderkrankung werden auch bei der *IgA-Nephritis,* der *Schönlein-Henoch-Nephritis* und dem *hämolytisch-urämischen Syndrom* beschrieben. Die klinische Bedeutung des Rezidivs wechselt von Fall zu Fall und ist schwer vorauszusagen [4].

Wir hoffen, daß uns in Zukunft neue Erkenntnisse zur Pathogenese der Rezidive der Grunderkrankung im Transplantat gestatten werden, eine bessere individuelle Prognose zu stellen und eine präventive Therapie zu betreiben. Im Augenblick glauben wir nicht, daß es gerechtfertigt ist, einen Dialysepatienten aus Angst vor einem Rezidiv der Grunderkrankung von einer Transplantation auszuschließen.

Literatur

1. Broyer M, Donckerwolcke RA, Brunner FP, Brynger H, Jacobs C, Kramer P, Selwood NH, Wing AJ (1982) Combined report on regular dialysis and transplantation of children in Europe, 1981. In: Talk manuscript and figures from combined report on regular dialysis and transplantation in Europe, XII, Madrid, p 60. - 2. Chandra M, Lewy JE, Mouradian J, Susin M, Hoyer JR (1981) Recurrent nephrotic syndrome with three successive renal allografts. Am J Nephrol 1:110. - 3. Donckerwolcke RA, Broyer M, Brunner FP, Brynger H, Jacobs C, Kramer P, Selwood NH, Wing AJ (1981) Combined report on regular dialysis and transplantation of children in Europe, 1980. In: Talk manuscript and figures from combined report on intermittend dialysis and renal transplantation in Europe, XI, Paris, p 57. - 4. Leumann EP, Briner J, Largiader F (1981) Recurrence of the original disease in the transplanted kidney. In: Gruskin AB, Norman ME (eds) Pediatric Nephrology. Martinus Nijhoff Publishers, The Hague, p 372. - 5. Wing AJ, Brunner FP, Brynger H, Chantler C, Donckerwolcke RA, Gurland HJ, Hathway RA, Jacobs C, Selwood NH (1978) Combined report on regular dialysis and transplantation in Europe, VIII, 1977. Proc Eur Dial Transplant Assoc 15:3

Priv.-Doz. Dr. med. F. Manz
Universitäts-Kinderklinik
Sektion für pädiatrische Nephrologie
Im Neuenheimer Feld 150
D-6900 Heidelberg

Freie Themen

Verhandlungsbericht der Deutschen Gesellschaft für Urologie, 34. Tagung (1982), 275–277
© Springer-Verlag Berlin Heidelberg 1983

Die diagnostische Bedeutung der Sonographie bei kleinen röntgenologisch nicht erkennbaren Nierentumoren

P. Faul und H.E. Engels

Die Sonographie besitzt heute ihren festen Platz in der urologischen Routine-Diagnostik und steht bei uns wegen ihrer hohen Aussagekraft und fehlender Invasivität an erster Stelle aller apparativer diagnostischer Maßnahmen (Bartels 1981; Faul et al. 1981; Rageth et al. 1982; Staehler et al. 1978).

Im Rahmen der von uns routinemäßig durchgeführten Nephrosonographie konnten wir innerhalb der letzten 1½ Jahre insgesamt 10 kleine Nierentumoren mit einer Größe zwischen 5 und 30 mm diagnostizieren. Dabei wurde die Aussagekraft radiologischer Untersuchungsmethoden, wie Urogramm und Angiographie überprüft und die Korrelation zwischen sonographischem und histologischem Befund bei 6 Tumoren aufgezeichnet.

Bei dem sonographischen Nachweis dieser Tumoren fielen zwei unterschiedliche Reflexmuster auf. Die eine Art der Tumoren zeichnete sich durch ein homogenes, von der Umgebung gut abgrenzbares, umschriebenes Reflexmuster (HR) aus, die anderen Tumoren zeigten ein etwas inhomogenes, zur Umgebung hin unscharf begrenztes Reflexmuster (TR).

Von insgesamt 10 sonographisch nachgewiesenen Nierentumoren war das Ausscheidungsurogramm in 9 Fällen unauffällig, einmal war ein Tumorverdacht zu äußern, dabei handelte es sich um den größten Tumor (4 cm großes Carcinom).

Die selektive Nierenangiographie, die bei 8 von 10 Fällen durchgeführt wurde, war 4mal positiv und 4mal negativ. Bei den 4 angiographisch positiven Befunden handelte es sich 2mal um ein Carcinom und 2mal um einen mesenchymalen Mischtumor (Abb. 1).

Von den insgesamt 10 Tumoren wurden 7 operativ freigelegt. 4mal wurde eine Tumor-Enukleation vorgenommen, 3mal handelte es sich dabei um einen mesenchymalen Mischtumor. 1mal lag ein Lipom vor.

ERGEBNIS RADIOLOGISCHER UNTERSUCHUNGEN BEI 10 SONOGRAPHISCH NACHGEWIESENEN NIERENTUMOREN
(DURCHMESSER 5-30 mm)

	positiv	suspekt	negativ	nicht durchgeführt
Sonographie	10	-	-	-
Urographie	-	1	9	-
Angiographie	4	-	4	2

Abb. 1

Therapeutisches Vorgehen und Histologischer Befund bei 10 sonographisch diagnostizierten Nierentumoren

Therapie				Histologischer Befund		
Operationen			Kontrolle	Mesenchymaler Mischtumor	Karzinom	Normales Nieren-gewebe
Enukleation	Nephrektomie	Biopsie				
4	2	1	3	4	2	1

Abb. 2

Korrelation zwischen sonographischem und morphologischem Befund bei 6 operativ freigelegten Nierentumoren

Fall Nr.	Operation	Sonographiebefund		Histologischer Befund	
		Grösse Ø mm	Reflexmuster	Art	Grösse Ø mm
1	Enukleation	23	HR	Mesenchymaler Mischtumor	25
2	Enukleation	30	HR	Mesenchymaler Mischtumor	25
3	Enukleation	8	HR	Lipom	7
4	Enukleation	14	HR	Mesenchymaler Mischtumor	13
5	Nephrektomie	30	JR	Karzinom	40
6	Nephrektomie	20	JR	Karzinom	20

Abb. 3

Homogenes Reflexmuster = HR
Inhomogenes Reflexmuster = JR

Bei 2 Tumoren wurde die Nephrektomie wegen des Carcinoms vorgenommen und 1mal erfolgte die intraoperative, ultraschallgezielte Punktion an der freigelegten Niere, die makroskopisch unauffällig war, wobei jedoch der histologische Befund normales Nierengewebe ergab.

3 Tumoren der Größe 5–15 mm wurden aufgrund des erhobenen sonographischen Befundes (homogene, gut abgrenzbare Reflexvermehrung) als wahrscheinlich gutartige Mischtumoren klassifiziert und unterliegen kurzfristigen sonographischen und klinischen Kontrollen (Abb. 2).

Bei der Gegenüberstellung von sonographischen und morphologischen Befunden zeigte sich zunächst eine gute Übereinstimmung zwischen sonographischer und makroskopischer Größenbestimmung. Lediglich im Fall eines Mischtumors betrug der Größenunterschied 5 und im Falle eines Nieren-Carcinoms allerdings 10 mm. Bei den übrigen Tumoren differiert die sonographische Größenbestimmung gegenüber der makroskopischen um lediglich maximal 2 mm. Auffallend war, daß sich alle 4 Fälle histologisch nachgewiesener Mischtumoren sonographisch durch ein homogenes, helles, nach der Umgebung hin gut abgrenzbares Reflexmuster (HR) auszeichneten. Die beiden Nieren-Carcinome fielen durch ein inhomogenes, nach der Umgebung hin unscharf begrenztes Reflexmuster (IR) auf (Abb. 3).

Die Sonographie stellt derzeit neben der Computer-Tomographie die einzige Methode dar, mit der es möglich ist, eine solide Raumforschung im Bereich der Niere bereits im Frühstadium zu diagnostizieren. Die diagnostische Aussagekraft der Sonographie übertrifft bei weitem die der Angiographie, wobei das Urogramm bei der Größenordnung der von uns gefundenen Tumoren völlig versagte.

Solide Raumforderungen in einer Größe zwischen 5 und 30 mm konnten im vorliegenden Krankengut im Urogramm überhaupt nicht und in der Angiographie nur in 40% der Fälle nachgewiesen werden.

Eine Aussage über die vergleichbare diagnostische Treffsicherheit der Computer-Tomographie ist im vorliegenden Krankengut nicht möglich. Das CT stellt jedoch in keinem Fall eine konkurrierende Untersuchungsmethode zur Sonographie dar, nachdem die Kosten dieser Untersuchung wesentlich höher sind und ihr routinemäßiger Einsatz aus diesen Gründen auch indiskutabel ist.

Aufgrund des spezifischen Reflexmusters bei der sonographischen Untersuchung solider Raumforderungen im Bereich der Niere kann bereits ein berechtigter Verdacht hinsichtlich der Dignität eines Tumors geäußert werden. Mit zunehmender Erfahrung des Untersuchers und weiterer technischer Verbesserungen der Geräte wird die differentialdiagnostische Aussagekraft sicher noch erhöht werden können. Der Einsatz der Sonographie bei der Vorsorgeuntersuchung scheint damit berechtigt zu sein und sei zur Diskussion gestellt.

Literatur

Bartels H (1981) Leistungsfähigkeit und Wertigkeit der Sonographie im Bereich der Urologie. Ultraschall 2:114. – Faul P, Engels E (1981) Erste Erfahrungen bei der intraoperativen Steinsuche mittels Ultraschall. Ultraschall 3:178. – Rageth JC, Vontobel HP (1982) Der Beitrag der Sonographie zur Urologischen Diagnostik. Ultraschall 3:62. – Staehler GA, Gehbauer A, Mellin HE (1978) Sonographische Untersuchung bei Erkrankungen des Scrotalinhalts. Urologe [A] 17:247

Prof. Dr. med. P. Faul
Chefarzt der Urologischen Abteilung
am Stadtkrankenhaus Memmingen
Bismarckstr. 23
D-8940 Memmingen

Verhandlungsbericht der Deutschen Gesellschaft für Urologie, 34. Tagung (1982), 278/279
© Springer-Verlag Berlin Heidelberg 1983

Die routinemäßige Oberbauchsonographie als erster Schritt zur kurativen Behandlung des Nierenkarzinoms

W. Wieland, Ch. Chaussy, V. Walther und J. Schüller

Durch den inzwischen weit verbreiteten Einsatz der Sonographie werden in zunehmendem Maße Raumforderungen im Bereich der Nieren zufällig entdeckt. Die Ultraschalluntersuchung bietet die Möglichkeit in *einem* nicht invasiven Untersuchungsgang sämtliche parenchymatöse Organe des Oberbauches darzustellen. Ferner ist durch dieses diagnostische Verfahren die sichere Unterscheidung zwischen zystischen und soliden renalen Raumforderungen in etwa 93% der Fälle gegeben. Mit Größenzunahme der pathologischen Veränderung, wobei die Grenze ab einem Durchmesser von 2 cm anzusetzen ist, erhöht sich die Treffsicherheit, wobei Fehlinterpretationen maligner Prozesse mit zunehmender Ausdehnung geringer werden.

Aufgabe dieses Vortrages ist es, darzulegen, inwieweit mit Hilfe der Ultraschalldiagnostik als Erstuntersuchung bereits ein Nierenkarzinom festgestellt werden konnte und somit ein Wechsel der bisher als typisch für die Erkennung eines Nierenkarzinoms angesehenen Symptomatik festzustellen ist.

In der Zeit von August 1978 bis Januar 1982 wurde bei 236 Patienten eine Tumornephrektomie durchgeführt. 202 Patienten wurden retrospektiv nach ihrer Primärsymptomatik analysiert und nach der zur Diagnose führenden Primäruntersuchung ausgewertet. Dabei fand sich eine Aufschlüsselung nach folgenden Tumorstadien.

Um es vorwegzunehmen, wie Sie in Tabelle 1 sehen können, führte nur in 5,9% der Fälle die sogenannte „klassische Lehrbuch-Trias" – Palpabler Tumor – Flankenschmerz – Hämaturie – zur Diagnose eines Nierentumors. In diesen Fällen handelt es sich um bereits weit fortgeschrittene Tumorstadien. Es mag überraschen, daß die Hypertonie an erster Stelle der Symptomatik beim Nierenkarzinom steht. Dies ist jedoch durch den hohen Prozentsatz der Hochdruckerkrankungen beim älteren Patienten zu erklären. Typischere Symptome jedoch sind eine schmerzlose Makro- und Mikrohämaturie, die in einem hohen Prozentsatz der Fälle beobachtet wurden.

Tabelle 1. Häufigkeit typischer Symptome bei n = 202 Patienten mit Nierencarcinom

Hypertonie	46,0%
Gewichtsverlust	36,6%
Makrohämaturie	26,2%
Flankenschmerz	23,2%
Mikrohämaturie	21,2%
Palpabler Tumor	17,3%
Fieber	9,4%
Varikozele	6,3%
Trias (Tumor, Schmerz, Hämaturie)	5,9%

Tabelle 2. Veränderungen laborchemischer Parameter bei n = 202 Patienten mit Nierencarcinom

Erhöhung der BSG (> 25 mm)	74,7%
Erhöhung der α_2 (> 8 rel.%)	66,8%
Anämie (Hb < 11 g%)	30,6%
Alkal. Phosphatase > 170 mU/ml	24,7%
Polyglobulie (Hb > 16,5 g%)	13,3%
Erhöhung der LDH (LDH > 240 mU/ml)	8,9%

Besonders hinweisen möchte ich, wie aus Tabelle 2 ersichtlich wird, auf die Beachtung spezieller Laborparameter. Insbesondere die Blutsenkungsbeschleunigung ist bereits in frühen Tumorstadien zu beachten. Gerade bei diesen unspezifischen pathologisch-serologischen Befunden, wie z.B. auch bei der Erhöhung der Alpha-2-Komponente in der Elektrophorese sollte eine Oberbauchsonographie als erstes diagnostisches Verfahren eingesetzt werden. Anhand der retrospektiven Untersuchung der 202 Nierentumorpatienten zeigte sich nämlich, daß in 30,69% der Fälle ein Nierenkarzinom meist schon im Frühstadium durch eine als Erstuntersuchung durchgeführte Oberbauchsonographie zufällig entdeckt wurde (Tabelle 3).

Tabelle 3. Sonographischer Zufallsbefund eines Nierentumors bei der retrospektiven Untersuchung von n = 202 Patienten mit Nierencarcinom

n = 62 Patienten	(30,6%)

Dabei ist in diesem Zusammenhang besonders herauszustellen, daß die Ultraschalluntersuchung gerade aufgrund der in den letzten zwei Jahren zunehmenden Verbreitung häufiger als bisher zur Diagnostik herangezogen wurde. Dies sollte jedoch nicht dazu führen, den Stellenwert des Urogramms als urologische Basisuntersuchung zu beschneiden, mit dessen Hilfe in 49% der Fälle eine renale Raumforderung festgestellt wurde. Gerade aber die Differenzierung von zystischen und soliden Prozessen sowie die Aufdeckung von kleinen, randständigen, renalen Raumforderungen, die, wie das nächste Diapositiv zeigt, im Infusionsurogramm durchaus übersehen werden können, ist eindeutig eine Domäne der Ultraschalluntersuchung. Voraussetzung ist natürlich eine ausgefeilte Untersuchungstechnik sowie die Tatsache, daß jede Untersuchung von einem erfahrenen Ultraschalldiagnostiker durchgeführt wird. Aus diesen Gründen sollte die Sonographie unbedingt zum diagnostischen Rüstzeug eines jeden Urologen gehören.

Zusammenfassend kann festgestellt werden, daß die routinemäßig durchgeführte Oberbauchsonographie bei unspezifischen Symptomen oder Laborparametern zur Diagnose eines Nierentumors führen kann und sich somit die Chance für eine kurative Therapie bereits im Frühstadium bietet.

Ist bereits die klassische Trias vorhanden, muß in den meisten Fällen mit einem Spätstadium des Nierenkarzinoms gerechnet werden, das vielfach nur noch palliative Maßnahmen zuläßt.

Dr. med. Wieland
Urolog. Klinik der Ludwig-Max.-Univ.
Klinikum Großhadern
Marchioninistr. 15
D-8000 München 70

Verhandlungsbericht der Deutschen Gesellschaft für Urologie, 34. Tagung (1982), 280–282
© Springer-Verlag Berlin Heidelberg 1983

Diagnostik von Nieren-Tumoren mit Kernspin-Computer-Tomographie im Vergleich zu Sonographie, Angiographie und CT

Ch. Bornhof, K. M. Schrott, R. Schittenhelm und E. Stetter

Die Kernspin-Tomographie beruht auf dem Effekt der Kernspin-Resonanz. Der Spin, das heißt der Eigendrehimpuls, des Wasserstoffatoms (Proton) ermöglicht die Bestimmung der Protonendichte verschiedener Gewebe. Der zeitliche Verlauf der Rückkehr der Protonen in den Gleichgewichtszustand nach Anregung durch einen Hochfrequenzimpuls wird durch die Relaxationszeit T_1, das Abklingen des Kernresonanz-Signals nach dem Anregungsimpuls durch die Relaxationszeit T_2 beschrieben. Im Kernspin-Tomogramm können somit 3 Meßparameter dargestellt werden:

1. Die Anzahl der im Bildelement enthaltenen Protonen, entsprechend der Kernspin-Dichte (ρ);
2. deren Relaxationszeiten T_1 und T_2.

Die der Kernspin-Tomographie zugrunde liegende Formel beschreibt das Bildsignal S in Form eines Produktes von e-Funktionen[1]:

$$S = \rho e^{-\tau/T_2} (1 - e^{-T/T_1})$$

Durch geeignete Einstellung der Meßparameter T und τ lassen sich Kernspin-Tomogramme mit Betonung der Protonendichte ρ oder der Relaxationszeiten T_1 und T_2 erstellen.

Die in der Nierenregion vorhandenen Gewebearten weisen eine hohe Protonendichte auf, wie z. B. Fett, die Niere selber, Muskel, Milz oder Leber; dagegen unterscheiden sich deren Relaxationszeiten ganz beträchtlich, vor allem diejenigen für Fett und Wasser bzw. wasserreiche Gewebe; Tumorgewebe hat eine jeweils längere Relaxationszeit als normales Gewebe (Tabelle 1).

Tabelle 1. Relaxationszeiten (Sek.)

Gewebeart	normal	tumorös
Fett	ca. 0,2	
H_2O	3,6	
Muskel	1,0	1,4
Milz	0,7	1,1
Knochen	0,55	1,0
aus: Ganssen, A. et al.: Kernspin-Tomographie; Computertomographie 1:10–18, 1981		
Nieren	0,3–0,35	0,3–0,5
aus: Smith et al.: Nuclear magnetic resonance tomographic imaging in renal disease. Diagnostic imaging 51:209–213, 1982		

Falldarstellung

Die Ausscheidungs-Urographie bei einer 59jährigen Patientin (H. G.) zeigt eine riesige Raumforderung der linken Niere, die sich sonographisch als solide erweist. Angiographisch kommt ein verkalktes Nieren-Carcinom mit Zerstörung des gesamten normalen Nierenparenchyms zur Darstellung (Abb. 1, links), die Vena renalis ist verschlossen, die Vena cava inferior von links her imprimiert (Abb. 1, rechts). Das Röntgen-Computer-Tomogramm (Abb. 2, links) bestätigt den angiographischen Befund einer großen verkalkten Raumforderung. In der transversalen Kernspin-Tomographie (Abb. 2, rechts) kommt der linksseitige Nierentumor gut zur Darstellung; durch Veränderung der Meßparameter läßt sich die Binnenstruktur oder der Kontrast zwischen dem Tumorgewebe und dem perirenalen Fett hervorheben. Ohne Umlagerung des Patienten läßt sich ein frontales und sagittales Tomogramm der linken Niere erstellen (Abb. 3). Besonders beachtenswert ist die scharfe Abgrenzung des dunkel dargestellten Nieren-Tumorgewebes zum hellgezeichneten perirenalen Fett, durch die eine Tumorinvasion der Fettkapsel in einzelnen Fällen besser als mit den anderen diagnostischen Methoden erfaßt werden kann.

Zusammengefaßt bietet die Kernspin-Tomographie folgende Vorteile:

1. Keine ionisierende Strahlung;
2. keine Patienten-Umlagerung;

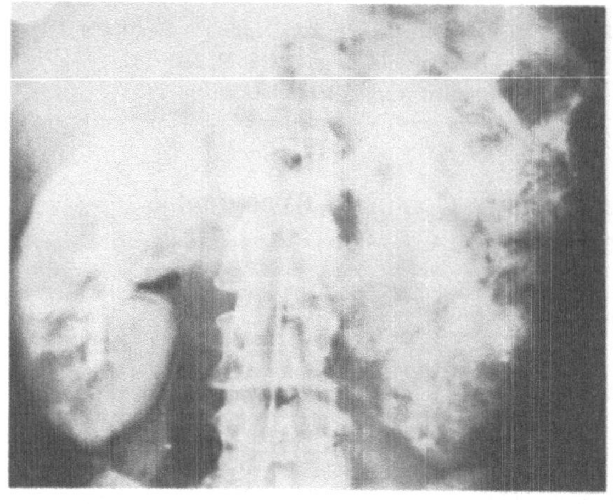
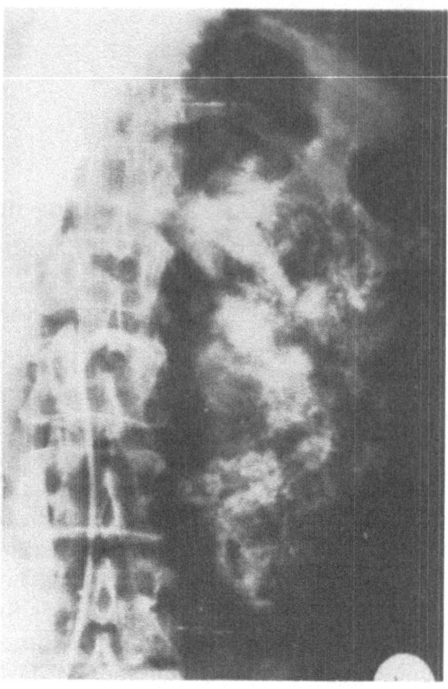

Abb. 1. Selektive Nieren-Angiographie links, Parenchym-Phase (*links*) und Cavographie (*rechts*) bei Patientin H.G., 59 J.

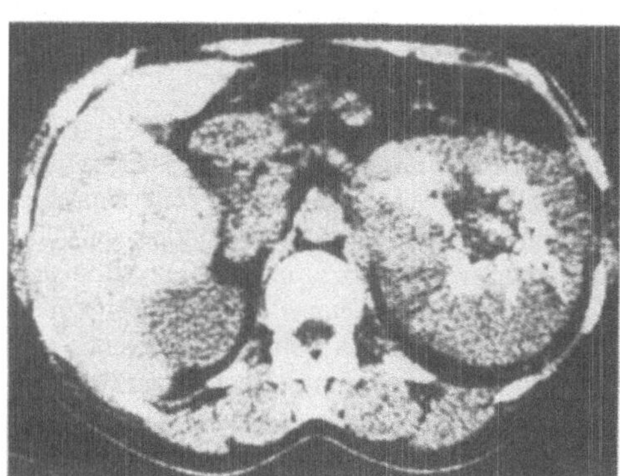
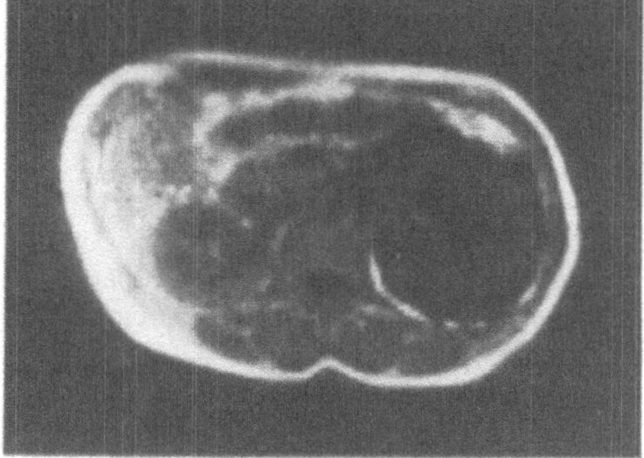

Abb. 2. Transversales Röntgen-CT (*links*) und Kernspin-Tomogramm (*rechts*) derselben Pat.

3. einfache Erstellung von transversalen, frontalen und sagittalen Tomogrammen;
4. Darstellung der Morphologie und, mit Hilfe der Relaxationszeit-Aufnahmen, Aussagen über den Zustand des Gewebes.

Nachteile der Kernspin-Tomographie sind:

1. Der zeitaufwendige Meßvorgang, notwendig zur Erfassung der Relaxationszeiten;
2. Neigung zu Artefakten im Abdominalbereich, bedingt durch Veratmung und Inhomogenität des Magnetfeldes;
3. geringere Ortsauflösung als beim herkömmlichen Röntgen-CT.

Diese Nachteile werden sich mit der Weiterentwicklung der Methode, vor allem durch die Verwendung von supraleitenden Magneten höherer Feldstärke und besserer Homogenität, möglicherweise auch von Kontrastmitteln in Form paramagnetischer Ionen, zu einem großen Teil beheben lassen. Im Augenblick stellt die Kernspin-Tomographie eine ausbaufähige diagnostische Alternative dar, die jedoch auf urologischem Gebiet die gängigen Untersuchungsmethoden der Ausscheidungs-Urographie, Sonographie, Angiographie und Röntgen-Computer-Tomographie nicht ersetzen kann.

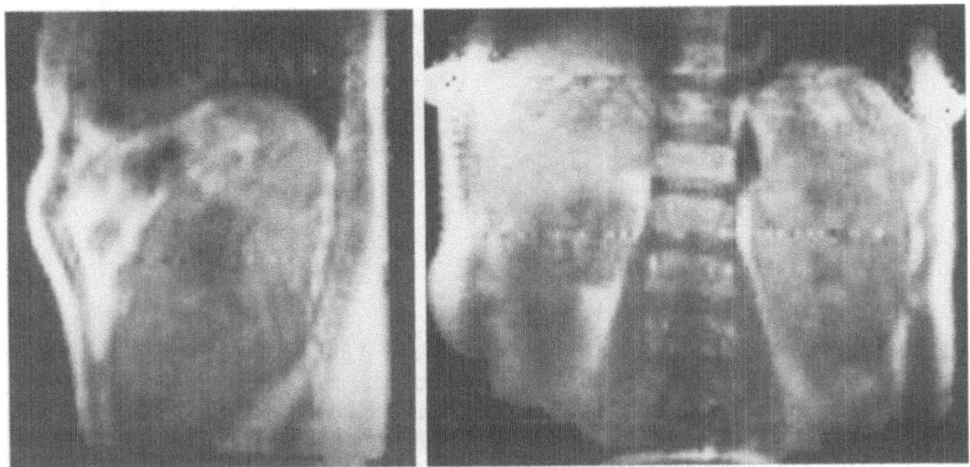

Abb. 3. Frontales (*rechts*) und sagittales (*links*) Kernspin-Tomogramm derselben Pat.

Literatur

Loeffler W, Oppelt A (1981) Physical principles of NMR tomography. Europ J Radiol 1:338–344

Dr. med. Bornhof
Urolog. Klinik der Univ. Erlangen-Nürnberg
Maximiliansplatz, D-8520 Erlangen

Verhandlungsbericht der Deutschen Gesellschaft
für Urologie, 34. Tagung (1982), 283/284
© Springer-Verlag Berlin Heidelberg 1983

Stauffer-Syndrom: Ein Tumormarker für Hypernephrom-Metastasen?

G. Ludwig und J. Potempa

Das 1961 nach seinem Erstbeschreiber benannte Stauffer-Syndrom wird am besten als ein hypernephrom-spezifisches paraneoplastisches reversibles Leberdysfunktionssyndrom definiert. Stauffer beobachtete in seinen Fällen bei Patienten mit einem Nierenzellcarcinom ohne sonstige Lebererkrankungen ein Hepatosplenomegalie, die mit einer erhöhten Bromsulfthaleinretention, einer pathologischen Thymoltrübungsreaktion, einer erhöhten alkalischen Serumphosphatase, einer Erhöhung der alpha-2-Globuline und einer Erniedrigung der Albumine in der Elektrophorese sowie einem erniedrigten Quickwert einhergingen.

Das Schicksal einer unserer Patientinnen, einer 55 Jahre alten Frau mit einem linksseitigen Hypernephrom, verdient Beachtung. Die Patientin wurde im Januar 1969 linksseitig tumornephrektomiert und bis zur Aortenbifurkation paraaortal lymphadenektomiert. Das definitionsgemäß präoperativ festgestellte Stauffer-Syndrom blieb auch postoperativ positiv. Im Juli 1979 wurde dann eine große, tief in der linken Fossa iliaca sitzende Lymphknotenmetastase operativ entfernt. Auch danach blieb der Stauffer positiv. Im Oktober desselben Jahres wurde dann noch eine solitäre Lungenmetastase aus dem rechten Unterlappen exstirpiert. Danach wurde im Dezember das Stauffer-Syndrom negativ. Auch in den folgenden Jahren blieb das Stauffer-Syndrom negativ, und die Patientin lebt nun 3 Jahre tumorfrei mit negativem Stauffer-Syndrom.

Dieser Fall war für uns Veranlassung, unser Krankengut auf die Häufigkeit des Stauffer-Syndroms bei Hypernephrom-Patienten und seine prognostische Dignität als Tumormarker durchzusehen (Tabelle 1).

Bei 214 Hypernephrom-Patienten fanden wir in 10 Fällen, entsprechend 4,7%, eine volle Übereinstimmung der von Stauffer geforderten Parameter ohne eine sonstige Lebererkrankung. Als fragliches Stauffer-Syndrom fanden wir 7mal entsprechende, zum Stauffer-Syndrom passende Parameter, die allerdings nicht vollständig waren (es fehlte zuweilen entweder die Elektrophorese oder der Quick-Wert, weshalb wir in diesen Fällen ein fragliches Stauffer-Syndrom klassifizierten).

Als vorgetäuschtes Stauffer-Syndrom bezeichneten wir all die Fälle, bei denen zwar sämtliche für ein Stauffer-Syndrom passenden Parameter positiv waren, jedoch zusätzlich eine Erhöhung der Transaminasen und der Gamma-GT durch eine gleichzeitig bestehende Lebererkrankung oder Lebermetastasen erklärt wurden.

Als Pseudo-Stauffer-Syndrom schließlich wurden die Fälle klassifiziert, bei denen nur 3 Parameter für ein Stauffer-Syndrom sprachen, die übrigen jedoch Normalwerte aufwiesen. Diese wurden in der Literatur vor allem in der häufig zitierten Arbeit von Utz aus dem Jahre 1970, und in der zahlenmäßig umfangreichen Arbeit von Andrassy u. Mitarb. ebenfalls als echte Stauffer-Syndrome klassifiziert.

Tabelle 1. Häufigkeit des Stauffer-Syndroms, n Hypernephrom-Patienten = 214

Sicheres Stauffer-Syndrom	10/214 = 4,7%	8,0%
Fragliches Stauffer-Syndrom	7/214 = 3,3%	
Vorgetäuschtes Stauffer-Syndrom	10/214 = 4,7%	15,9%
„Pseudo"-Stauffer-Syndrom	23/214 = 11,2%	
		23,9%

Tabelle 2. Schicksal der 10 sicheren Stauffer-Patienten

5 Pat. postop. Stauffer negativ →	alle 5 leben tumorfrei
4 Pat. postop. Stauffer positiv →	2 an Metastasen †
→	2 wurden Stauffer neg. nach Metastasenentfernung und leben tumorfrei
1 Pat. postoperativ nicht überprüft →	† an Lungenembolie

Differenziert man in der von uns vorgegangenen Weise, so ergaben sich knapp 5% sichere und 8% mögliche Stauffer-Syndrome gegenüber weiteren 16% vorgetäuschten und Pseudo-Stauffer-Syndromen. Wir verfolgten nun das Schicksal der 10 sicheren Stauffer-Patienten (Tabelle 2).

5 Patienten waren postoperativ sofort Stauffer-negativ geworden. Alle 5 leben bisher tumorfrei. Ein Patient konnte nicht überprüft werden, da er kurz nach der Operation an einer Lungenembolie gestorben war. 4 der 10 Patienten blieben auch postoperativ Stauffer-positiv. 2 von diesen 4 sind inzwischen an Metastasen gestorben, 2 weitere wurden Stauffer-negativ, nachdem Metastasen entfernt wurden, und leben tumorfrei. Einer von diesen beiden ist der oben geschilderte eindrucksvolle Fall.

Die Ergebnisse unserer Untersuchung lassen folgende Schlüsse zu:

1. Die Häufigkeit des Stauffer-Syndroms ist noch nicht exakt abgeklärt, sie liegt zwischen 5 und möglicherweise 25%.
2. Eine prospektive Beobachtung, u.U. ergänzt durch prä- und postoperative Leberpunktion, sollten das Stauffer-Syndrom von zusätzlichen Lebererkrankungen abgrenzen.
3. Jede Hepatosplenomegalie sollte bei entsprechender Blutserum-Konstellation an ein Stauffer-Syndrom denken lassen.
4. Eine Stauffer-Persistenz nach Tumornephrektomie spricht für nicht entfernte Tumormetastasen.
5. Ein Verschwinden des Stauffer-Syndroms ist ein prognostisch gutes Zeichen.

Als Quintessenz unserer Untersuchungen muß das Stauffer Syndrom als ein hypernephrom-spezifischer Tumormarker angesehen werden.

Literatur beim Verfasser

Prof. Dr. Gerd Ludwig
Prof. Dr. Joachim Potempa
Urologische Klinik
Klinikum Mannheim
der Universität Heidelberg
Postfach 23
D-6800 Mannheim 1

Verhandlungsbericht der Deutschen Gesellschaft für Urologie, 34. Tagung (1982), 285
© Springer-Verlag Berlin Heidelberg 1983

Der Einfluß des Malignitätsgrades auf Tumorstadium und Prognose beim Hypernephrom

P.H. Walz, Th. Schärfe, K.F. Klippel, J. Fries und H.J. Rumpelt

Mit Hilfe der Lifetable-Methode ermittelten wir statistisch die Überlebenswahrscheinlichkeiten von Patienten nach radikaler Tumornephrektomie in Abhängigkeit von Tumorstadium und Malignitätsgrad.

Die Überlebensrate unabhängig von Malignitätsgrad war bei den verschiedenen Tumorstadien sowohl nach zwei als auch nach 5 Jahren deutlich verschieden (2 Jahre: 93%, 84%, 73%, 41%; 5 Jahre: 90%, 78%, 45%, 25%). Die Absterberate nur in Abhängigkeit vom Malignitätsgrad, unabhängig vom Tumorstadium, zeigt einen signifikanten Unterschied der Grad-I-Tumoren einerseits und Grad II und Grad III andererseits. Die 2-Jahre-Überlebensrate betrug 94% bei Grad-I-Tumoren und 72% bzw. 67% bei Grad-II- bzw. Grad-III-Tumoren. Die 5-Jahres-Überlebensrate betrug 87% bei Grad-I-Tumoren gegenüber 56% und 53% bei Grad-II- bzw. Grad-III-Tumoren. Mit Zunahme des T-Stadiums des Tumors war ein deutlicher Abfall der Häufigkeit von GI-Tumoren feststellbar bei gleichzeitigem Anstieg der Häufigkeit von GIII-Tumoren, während die Gruppe der GII-Tumoren bei allen Tumorstadien eine Häufigkeit zwischen 45% und 55% aufwies.

Das T-Stadium beschreibt jedoch, im Gegensatz zur Stadieneinteilung nach Robson nur den Primärtumor, nicht den Befall von Lymphknoten oder Fernmetastasen. Nach Robson klassifiziert wiesen die Stadien 2–4 eine wesentlich gleichförmigere Verteilung des Malignitätsgrades auf.

Bei Grad-I-Tumoren fand sich eine hochsignifikante Differenz in der Überlebensrate von Patienten mit Tumoren des Stadiums I bis III gegenüber dem Stadium IV. Die 2-Jahres-Überlebensrate betrug bei Tumoren des Stadiums I bis III 100%, bei Tumoren des Stadiums IV 53%, die 5-Jahres-Überlebensrate betrug bei Tumoren des Stadiums I und II 100%, im Stadium III 85% und im Stadium IV 28%. Der Vergleich von GII- und GIII-Tumoren zeigt jedoch, daß in allen Stadien, soweit dies berechenbar war, GIII-Tumoren eine bessere Überlebensrate aufwiesen als GII-Tumoren.

Der Einfluß des Malignitätsgrades auf Tumorstadium und damit Prognose soll in Tabelle 1 deutlich gemacht werden. Der Anteil von

Tabelle 1. Prozentuale Verteilung des Stadiums in Abhängigkeit vom Malignitätsgrad

Stadium	GI	GII	GIII
1	39%	45%	16%
2	16%	57%	27%
3	16%	54%	30%
4	15%	47%	38%

GI-Tumoren am Tumorstadium II, III und IV ist mit jeweils 16% gleich. Der Anteil von GII-Tumoren liegt bei Tumoren des Stadiums II bis IV zwischen 47% und 57%, der Anteil an GIII-Tumoren liegt bei den Tumorstadien II bis IV zwischen 27% und 38%. Wie bereits dargestellt, lag also eine ähnliche prozentuale Verteilung der Malignitätsgrade bei Tumoren der Stadien II bis IV vor. Dennoch unterscheiden sich die Überlebensraten der Stadien 2–4 sowohl nach 2 als auch nach 5 Jahren deutlich voneinander. Darüber hinaus haben Patienten mit GIII-Tumoren der Stadien 2, 3 und 4 eine um etwa 10% höhere Überlebensrate als Patienten mit GII-Tumoren der gleichen Stadien. Es scheint also, daß lediglich bei GI-Tumoren eine geringe zusätzliche prognostische Aussage möglich ist. Ein Einfluß von GII und GIII auf eine unterschiedliche Überlebensrate war in unserem Krankengut nicht erkennbar.

Dr. Peter H. Walz
Urologische Klinik und Poliklinik
der Johannes-Gutenberg-Universität Mainz
Langenbeckstraße 1, D-6500 Mainz

Verhandlungsbericht der Deutschen Gesellschaft für Urologie, 34. Tagung (1982), 286-289
© Springer-Verlag Berlin Heidelberg 1983

Prognostische Bedeutung pathologisch anatomischer Veränderungen beim Nieren-Carcinom

P. Faul, F. Eisenberger und P. Carl

Trotz der bekannten morphologischen Heterogenität des Nieren-Carcinoms kann aufgrund zellkinetischer Untersuchungen von Rabes u.a. (1978) aus dem zytologischen Differenzierungsgrad - zusammen mit der histologischen Struktur - auf die aktuelle Proliferationsrate des Nierencarcinoms geschlossen werden.

Ziel der vorliegenden Arbeit war es, zu überprüfen, ob und in welchem Ausmaß beim Nierencarcinom der morphologische Differenzierungsgrad einen Einfluß auf Tumorgröße, regionalen Lymphknotenbefall, Veneneinbruch, Fernmetastasen und Überlebenszeit hat.

Untersucht wurden insgesamt 251 Nierencarcinome, welche in der Zeit von 1977 bis 1981 operiert wurden. Das operationstechnische Vorgehen erfolgte einheitlich transperitoneal mit systematischer Lymphdissektion und routinemäßiger Entfernung der Nebenniere. Die Korrelation zwischen Differenzierungsgrad und den genannten klinischen Befunden wurde nach dem χ^2- bzw. C.H.I.-Test auf Unabhängigkeit zweier Merkmale und die Überlebenszeit nach dem Log-Rank-Test berechnet.

Von den Operationspräparaten wurden je nach Tumorgröße zwischen 3 und 4 Blöcken histologisch untersucht. Die Graduierung erfolgte einheitlich nach der Klassifikation von Hermanek et al. (1976) -a-.

Folgende Befunde wurden erhoben: von insgesamt 251 Nierencarcinomen waren 13,5% (d.h. 33) hochdifferenzierte, 52,9% (d.h. 133) mitteldifferenzierte und 33,8% (d.h. 85) niederdifferenzierte Carcinome (Abb. 1).

Die folgende Abbildung veranschaulicht den Zusammenhang zwischen Differenzierungsgrad, Vorhandensein von regionalen Lymphknotenmetastasen, Nebennierenmetastasen, Fernmetastasen und Stauffer-Syndrom (Abb. 2).

Regionale Lymphknotenmetastasen traten in 6% bei hochdifferenzierten, in 3,7% bei mitteldifferenzierten und in 21% bei niederdifferenzierten Carcinomen auf. Insgesamt wurden in 10% regionale Lymphknotenmetastasen beobachtet.

Der Zusammenhang zwischen Differenzierungsgrad und regionalem Lymphknotenbefall ist bei einem C-Wert von 9,21 deutlich signifikant.

Während zwischen Differenzierungsgrad und dem Auftreten von Nebennierenmetastasen kein signifikanter Zusammenhang besteht, ist die

Tumorgraduierung nach HERMANEK bei 251 operativ entfernten Nierenkarzinomen

Differenzierungsgrad	n	(%)
hochdifferenziert	33	(13,15 %)
mitteldifferenziert	133	(52,99 %)
niederdifferenziert	85	(33,86 %)
	251	(100,00 %)

Abb. 1

Korrelation zwischen Tumorgrad, Tumorausdehnung und Stauffer-Syndrom bei 251 Nierenkarzinomen

Differenzierungsgrad	hochdifferenziert n 33	mitteldifferenziert n 133	niederdifferenziert n 85	total n 251
Lymphknotenmetastasen	2 (6 %)	5 (3,7 %)	18 (21 %)	25 (10 %)
Nebennierenmetastasen	-	3 (2,2 %)	6 (7 %)	9 (3,6 %)
Fernmetastasen	3 (9 %)	21 (15,8 %)	44 (51 %)	68 (27.2 %)
Stauffer-Syndrom	1 (3 %)	4 (3 %)	14 (16,4 %)	19 (7,6 %)

Abb. 2

Korrelation zwischen Tumorgrad und lokaler Tumorausdehnung bei 251 Nierenkarzinomen

Tumorgrösse	hoch-differenziert n 33	mittel-differenziert n 133	nieder-differenziert n 85	total n 251
< 5 cm Ø	8 (24 %)	27 (20 %)	10 (12,5 %)	45 (18 %)
5 - 10 cm Ø	24 (73 %)	91 (68,5 %)	56 (65,5 %)	171 (68 %)
> 10 cm Ø	1 (3 %)	15 (11,5 %)	19 (22 %)	35 (14 %)
Nierenbeckeneinbruch	7 (21,5 %)	48 (36 %)	47 (55 %)	102 (40,8 %)
Kapselinfiltration	4 (12 %)	44 (33 %)	36 (42 %)	84 (33,6 %)

Abb. 3

Korrelation zwischen Differenzierungsgrad des Nierencarcinoms und dem Vorhandensein von Fernmetastasen und Stauffer-Syndrom deutlich signifikant gegeben.

In der nächsten Abbildung kommt der Zusammenhang zwischen Differenzierungsgrad und Tumorgröße, Nierenbeckeneinbruch und Kapselinfiltration zum Ausdruck (Abb. 3).

Hier besteht eine ebenfalls signifikante Korrelation zwischen Differenzierungsgrad und Tumorgröße. Dies ergibt sich daraus, daß ein niederer Differenzierungsgrad selten (12,5 %) mit kleiner Tumorgröße und ein hoher Differenzierungsgrad relativ selten (3 %) mit großer Tumorgröße korreliert.

Durch diese Beobachtung kann statistisch belegt werden, daß der Differenzierungsgrad und die Tumorgröße gleichmäßig und negativ korrelieren. Die beiden weiteren Merkmale wie Nierenbeckeneinbruch und Kapselinfiltration stehen ebenfalls in signifikantem Zusammenhang zum Differenzierungsgrad des Nierencarcinoms.

Auf der nächsten Abbildung ist die Korrelation zwischen Differenzierungsgrad und Veneneinbruch aufgezeigt (Abb. 4).

Obwohl auch beim makro- und mikroskopischen Tumorbefall der Nierenvene und Befall der Vena cava eine steigende Frequenz in der prozentualen Häufigkeit bei den verschiedenen Differenzierungsgraden festgestellt ist, besteht statistisch kein signifikanter Zusammenhang zwischen dem Differenzierungsgrad und diesen beiden Merkmalen.

Korrelation zwischen Tumorgrad und Veneneinbruch bei 251 Nierenkarzinomen

Differenzierungsgrad	hoch-differenziert n = 33	mittel-differenziert n = 133	nieder-differenziert n = 85	total n = 251
Nierenvene (makro- und mikro-skopisch)	5 (15,5 %)	34 (25,5%)	24 (28 %)	63 (25,2 %)
Vena cava inferior	2 (6 %)	10 (7,5%)	9 (10 %)	21 (8,4 %)
	n = 26	n = 102	n = 77	n = 205
Intrarenale Venen-einbrüche (mikroskopisch)	7 (26,9 %)	54 (52,9%)	54 (70,1%)	115 (56 %)

Abb. 4

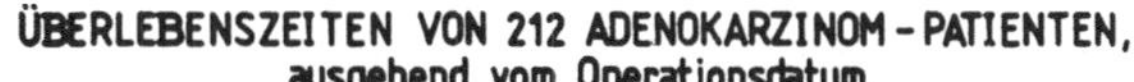

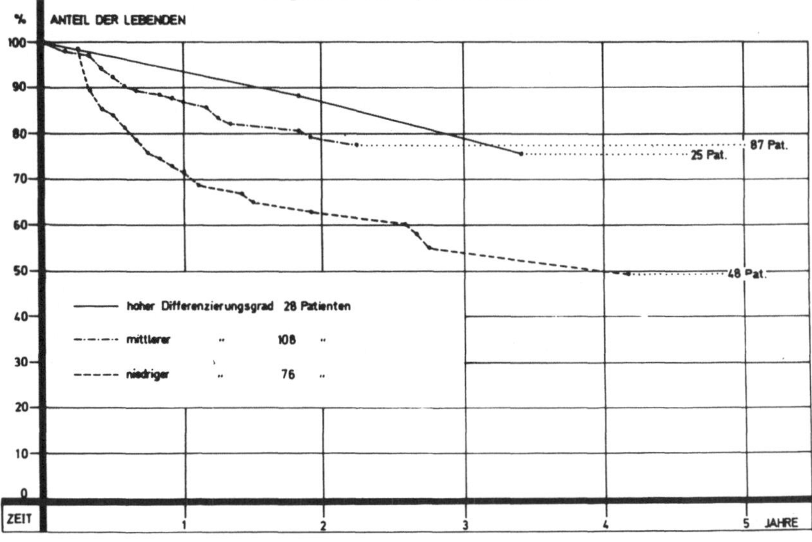

Abb. 5

Dies widerspricht den Befunden von Höhn und Hermanek (1982) sowie denen von Hermanek et al. (1976) –b–.

Anders sieht es jedoch bei den intrarenal mikroskopisch diagnostizierten Veneneinbrüchen aus. Hier besteht wiederum ein signifikanter Zusammenhang zwischen Tumordifferenzierung und diesem Merkmal.

Trotz einer maximalen Beobachtungszeit von nur 4 Jahren besteht nach dem Log-Rank-Test ein deutlich signifikanter Zusammenhang zwischen dem Differenzierungsgrad des Nierencarcinoms und der Überlebenszeit.

Vor allem innerhalb der ersten 3 Jahre, in der die Anzahl der beobachteten Patienten noch relativ groß ist, kommt diese Korrelation sehr deutlich zum Ausdruck (Abb. 5).

Aufgrund unserer Untersuchungen können folgende Schlüsse gezogen werden:

1. Es besteht ebenfalls eine deutliche Korrelation zwischen Differenzierungsgrad, Tumorgröße, Nierenbeckeneinbruch und Kapselinfiltration

durch den Tumor sowie zwischen mikroskopischer Tumorinfiltration intrarenaler Venen.

3. Kein signifikanter Zusammenhang bestand in unserem Krankengut zwischen Differenzierungsgrad des Carcinoms und Tumorbefall von Nierenvene und Vena cava inferior.
4. Die Überlebenszeit steht in deutlich signifikanter Abhängigkeit zum Differenzierungsgrad des Nierencarcinoms.

Literatur

Rabes HM, Carl P, Meister P (1978) Kartierung der Wachstumsstruktur menschlicher Nierenkarzinome. Verh dt Ges Path 62:336. – Hermanek P, Sigel A, Chlepas S (1976a) Histological grading of renal cell carcinoma. Eur Urol 2:189 – Hermanek P, Sigel A, Chlepas S (1976b) Renal cell carcinoma – invasion of veins. Eur Urol 2:142. – Höhn W, Hermanek P (1982) Die Veneninvasion beim Nierenzellkrebs. Verh dt Ges Path

Prof. Dr. med. P. Faul
Chefarzt Urolog. Abt.
Stadtkrankenhaus Memmingen
Bismarckstr. 23
D-8940 Memmingen

Verhandlungsbericht der Deutschen Gesellschaft für Urologie, 34. Tagung (1982), 290/291
© Springer-Verlag Berlin Heidelberg 1983

Spätmetastasen nach Tumornephrektomie

D. Latal und S. Rummelhardt

Über Spontanregressionen von Lungenmetastasen bei Hypernephromen nach Nephrektomie bzw. ohne Operation gibt es im Schrifttum vereinzelt Hinweise. Das Auftreten von Spätmetastasen nach Tumornephrektomie wird in der Literatur seltener erwähnt.

Anhand eines Krankengutes der 50er Jahre soll das Schicksal der Patienten mit Spätmetastasen dargelegt werden.

Tabelle 1. Krankengut der Urologischen Station der I. Chirurgischen Universitätsklinik Wien und der Urologischen Abteilung des Krankenhauses der Stadt Wien-Lainz 1950–1961

278 Patienten mit Nephrektomie wegen maligner Nierenerkrankung	
22 (7,9%)	Nierenbeckenkarzinom
15 (5,4%)	Sarkom
1 (0,4%)	Metastasierung eines N. bronchi
240 (86,3%)	Nierenparenchymtumoren

An der Urologischen Station der I. Chirurgischen Universitätsklinik Wien und der Urologischen Abteilung des Krankenhauses der Stadt Wien-Lainz wurden von 1950 bis 1961 278 Patienten wegen malignen Nierenerkrankungen operiert. Es fanden sich 22 Nierenbeckenkarzinome, 15 Sarkome, 1mal eine Metastase eines N. bronchi und 240 Patienten (= 86,3%) mit malignen Nierenparenchymtumoren.

Der operative Zugangsweg war damals ausschließlich lumbal, eine intraoperative Beurteilung der Leber bezüglich Metastasen, wie durch transperitoneale Freilegung ermöglicht, konnte nicht erfolgen.

Die pathohistologische Aufarbeitung erfolgte in verschiedenen Instituten, die Klassifizierung war daher nicht einheitlich und erfolgte auch nicht nach der TNM-Klassifikation. Es wurde lediglich die Art und die Lokalisation des Tumors beurteilt sowie ein Veneneinbruch beschrieben.

Bei 240 wegen Nierenparenchymtumoren nephrektomierten Patienten wurde das postoperative Auftreten von Metastasen verfolgt und die Todesursache ermittelt.

Unmittelbar postoperativ starben 25/240/10,5% Patienten an Pulmonalembolie, kardialem Versagen, Ileus etc. Der Prozentsatz der postoperativen Mortalität ist sehr hoch.

149/240/62% Patienten starben später an den Folgen des Karzinoms infolge ausgedehnter Metastasierung bzw. Lokalrezidiv. Andere Todesursachen (wie Apoplexie, kardiales Versagen) fanden sich bei 58/240/24,2% Patienten; bei 8/240/3,3% Patienten konnte die Todesursache nicht ermittelt werden.

Bei den 149/240/62% Patienten, die zu einem späteren Zeitpunkt an den Folgen des Karzinoms starben, wurde das Auftreten von Spätmetastasen nach 5 Jahren rezidivfreiem postoperativem Verlauf untersucht.

Es fanden sich nur 8/240/3% Patienten, die im weiteren Verlauf klinisch beschwerdefrei wa-

Tabelle 2. Todesursache bei 240 Patienten nach Tumornephrektomie

†		240 Patienten
am Carcinom	unmittelbar postoperativ	25 (10,5%)
	später	149 (62%), davon 8 Spätmetastasen
nicht am Carcinom		58 (24,2%)
unbekannte Ursache		8 (3,3%)

Tabelle 3. Schicksal der 8/240/3% Patienten mit Spätmetastasen oder Spätlokalrezidiv

Patient	† an Spätmetastasen post nephrectomiam	Lokalisation
2 ♂	6 a	Lunge
1 ♀	6 a	Lunge
1 ♂	7 a	Lunge
1 ♂	11 a	Lunge
1 ♂	6 a	Lymphknoten
1 ♂	7 a	Lymphknoten, Knochen, Pleura
1 ♂	7 a	Lokalrezidiv

ren und später Metastasen bzw. ein Lokalrezidiv entwickelten, an denen sie schließlich starben.

Die Spätmetastasierung erfolgte überwiegend in die Lunge (5mal), weitere in Lymphknoten, Knochen und Pleura. Einmal war ein Lokalrezidiv nachzuweisen.

Das früheste Auftreten der Metastasen nach der „sogenannten 5-Jahresheilung" war 1 Jahr später zu beobachten, das längste Intervall post operationem war 8 Jahre. Bei diesem Patienten wurde eine Lobektomie bei bestehender solitärer Lungenmetastase durchgeführt. Postoperativ lebte der Patient noch 3 Jahre und starb an generalisierter Metastasierung.

Am eigenen Krankengut erscheint der Anteil von Spätmetastasen bei 8/240/3% Patienten relativ gering. Der gleiche Prozentsatz wird jedoch bei Mc Nichols u. Mitarb. angegeben, der bei 506 Patienten 18mal Spätmetastasen bzw. Lokalrezidive nachweisen konnte. Bei 3 Kranken mit solitärer Lungenmetastase wurde eine Lobektomie vorgenommen. Die Patienten überlebten den Eingriff 2, 6 bzw. 9 Jahre!

Beim Vergleich der Überlebenszeit nach Literaturangaben scheint eine chirurgische Intervention bei Vorliegen von Solitärmetastasen auch bei spätem Auftreten durchaus angezeigt.

Univ.-Doz. Dr. D. Latal
Urologische Univ.-Klinik
Alserstraße 4
A-1090 Wien

Verhandlungsbericht der Deutschen Gesellschaft
für Urologie, 34. Tagung (1982), 292/293
© Springer-Verlag Berlin Heidelberg 1983

Die Versorgung großer Cavawand-Defekte bei infiltrativ gewachsenem Hypernephrom mit alloplastischem Material

G. Ludwig, H.-H. Thiele und L. Knebel

Bis in die Cava infiltrierte rechtsseitige Nierencarcinome lassen sich oft nach Anzügeln der Cava und der kontralateralen Vena renalis über eine Sattinski-Klemme durch Excision eines Cava-Patchs mit direkter fortlaufender Naht versorgen.

Ausgedehnte Wandinfiltrationen über oder gegenüber der kontralateralen Vena renalis lassen den Cavadefekt oft so groß werden, daß eine fortlaufende Naht die Abflußverhältnisse der kontralateralen Niere gefährden würde. In diesem Fall sehen wir die Indikation zum Cavawandersatz durch alloplastisches Material (Tabelle 1).

Wir bevorzugen als Kunststoff Gore-Tex und nehmen als Nahtmaterial 4x0 Prolene. Gore-Tex ist ein ausgezogenes Polytetrafluoroethylen, also ein dem Teflon nahezu identisches Material. Mit entsprechend der Größe des zu deckenden Defekts ausgeschnittenen Gore-Tex-Stücken lassen sich Cavadefekte bis zum halben Circumferenz-Umfang und 5 cm Länge mühelos dekken.

Tabelle 1. Indikation zu Cavawandersatz durch Kunststoff

- ▷ Ausgedehnte Cavawandinfiltration über oder gegenüber der kontralat. V. renalis, wenn eine fortlaufende Cavanaht die Abflußverhältnisse der kontralat. Niere gefährden würde
- ▷ Material: Gore-Tex mit Prolene 4x0

Ist die Cavainfiltration durch den Tumorthrombus jedoch noch ausgedehnter, so kann es unumgänglich werden, ein gesamtes Cavastück zu ersetzen.

In entsprechend gelagerten Fällen wurde in unserer Klinik bisher 6mal ein Cavawandersatz durch Kunststoff durchgeführt. Die Ergebnisse sind der Tabelle 2 zu entnehmen. 4mal wurde ein Cavadefekt mit einem Gore-Tex-Patch gedeckt. In all diesen Fällen war die Cava postoperativ durchgängig, 3 der Patienten leben nach 2–4 Jahren tumorfrei, einer starb 18 Monate postoperativ an generalisierter Metastasierung.

In 2 Fällen, in denen wir eine Gore-Tex-Vollprothese der Cava vorgenommen haben, kam es beide Male zu einer postoperativen Cava-Thrombose. Ein Patient lebt auch heute noch tumorfrei, der zweite verstarb 11 Monate später, ebenfalls an generalisierter Metastasierung.

Zusammenfassend läßt sich aus unseren Erfahrungen sagen, daß auch größere Kunststoff-Patches die Cava-Durchgängigkeit gewährleisten, daß Cava-Vollprothesen jedoch wegen der hohen Thrombosegefahr problematisch sind. In diesen Fällen ist es besser, nach Stückexcision des entsprechenden Cavabezirks die Cava nach

Tabelle 2

Cavawandersatz durch Kunststoff	Patient	Postop. Ergebnis	Nachuntersuchung 2 bis 4 Jahre
Gore-Tex-Patch	K.G. ♂ 68 J.	Cava durchgängig	lebt tumorfrei
	S.K. ♀ 63 J.	Cava durchgängig	lebt tumorfrei
	M.W. ♂ 45 J.	Cava durchgängig	lebt tumorfrei
	G.R. ♂ 52 J.	Cava durchgängig	† 18 Mon. postop.
Gore-Tex-Vollprothese	W.M. ♂ 57 J.	Cavathrombose	lebt tumorfrei
	B.U. ♂ 53 J.	Cavathrombose	† 11 Mon. postop.

proximal und distal durch fortlaufende Naht vollständig zu verschließen.

Die Prognose eines Hypernephroms wird durch eine Cavawand-Infiltration bei Fehlen von Fernmetastasen nicht negativ beeinflußt.

Prof. Dr. Gerd Ludwig
Urologische Klinik, Klinikum Mannheim
der Universität Heidelberg
Postfach 23
D-6800 Mannheim 1

Verhandlungsbericht der Deutschen Gesellschaft für Urologie, 34. Tagung (1982), 294-297
© Springer-Verlag Berlin Heidelberg 1983

Gefäßchirurgische Maßnahmen bei metastasierenden urologischen Tumoren

D. Molitor

Einleitung

Gefäßchirurgie und große urologische Tumorchirurgie können sich bei guter Indikationsstellung nicht nur für die jeweilige operative Versorgung ergänzen, sondern auch in Kombination mit adjuvanten therapeutischen Maßnahmen die Prognose des Patienten verbessern. Die Indikation für geplante und möglicherweise ausgedehnte gefäßchirurgische Maßnahmen sollte dabei in Abhängigkeit von Tumorart und Tumorstadium unterschiedlich gestellt werden. Meistens sind es Rezidiveingriffe, möglicherweise nach Bestrahlung oder Chemotherapie, die gefäßchirurgische Interventionen erforderlich machen.

Beim Hodentumor ist in Anbetracht der relativ günstigen Prognose sogar mit vorhandenen Fernmetastasen der Einsatz des gesamten Spektrums gefäßchirurgischer Maßnahmen sinnvoll (Tabelle 1) [1]. Das Nierenzellkarzinom hat bei einem Befall der V. renalis oder V. cava inf. und fehlender Fernmetastasierung die gleiche Prognose wie ein auf die Niere beschränkter Tumor [2, 3]. Daher sollte die Tumorausräumung die radikale Entfernung eines Gefäßthrombus einschließen [4, 5]. Bei Lymphknotenbefall dagegen sollte sich das Vorgehen auf das notwendige Minimum beschränken. Sofern beim Blasentumor eine radikale pelvine Lymphadenektomie möglich ist, sollte unter Berücksichtigung der neuesten Ergebnisse von Skinner auch hier die Indikation weit gestellt werden, zumal in Kombination mit einer adjuvanten Chemotherapie noch reelle Heilungsmöglichkeiten bestehen.

Tabelle 1. Indikationsstellung zu erweiterten gefäßchirurgischen Maßnahmen in Abhängigkeit von Tumorart und Tumorstadium

Organ	Stadium	Indikationsstellung
Hoden	N1-4M0-1	+++
Niere	N0M0V1-2	+++
Niere	N1-4M0	(+)
Blase	N1-4M0	++
Prostata	N1-4M0	-

Tabelle 2. Gefäßchirurgische Maßnahmen (Fälle von 1979-1982)

Organ	Autologe Homoioplastik	Alloplastik	Gesamt
Hodentumor (n = 142)	5	13	18
Nierentumor (n = 85)	9	3	12
Harnblase (n = 31)	2	-	2

In der Zeit von Januar 1979 bis Oktober 1982 wurden an unserer Klinik bei 32 Patienten verschiedene gefäßchirurgische Maßnahmen beim Hodentumor, Nieren- und Blasentumor durchgeführt. Wir möchten dabei unterscheiden nach einer Versorgung mit körpereigenem oder alloplastischem Material. Bei 142 Lymphadenektomien erfolgten 18 gefäßchirurgische Eingriffe, von denen 13 mit alloplastischem Ersatz durchgeführt wurden. Beim Nierentumor mußten insgesamt 12 und bei der Harnblase 2 gefäßchirurgische Maßnahmen ergriffen werden (Tabelle 2). Es wurden keine postoperativen Früh- oder Spätkomplikationen registriert.

Die Palette operativer Maßnahmen umfaßt die schwierige Gefäßnaht, Venenbypass und den vollständigen alloplastischen Venen- oder Arterienersatz (Tabelle 3). 2 Beispiele sollen zur Verdeutlichung beitragen:

Tabelle 3. Gefäßchirurgische Maßnahmen

I. ohne Alloplastik	II. mit Alloplastik
Schwierige Gefäßnaht	Patch
Anastomose	Bypass
Reinsertion	Interponat
Venenpatch	
Veneninterponat	
Venenbypass	

Fallberichte

Fall 1: Bei einem 62jährigen Patienten mit Nierentumor hatte sich ein wandständiger infiltrativ wachsender Tumorthrombus der V. cava inf. ausgebildet bei fehlenden Lymphknotenmetastasen. Bei der Tumornephrektomie erfolgte die radikale Venenwandresektion. Der entstandene Defekt wurde durch einen Gore-Tex-Patch versorgt (Abb. 1). Postoperativ zeigte sich eine glatte Durchgängigkeit der V. cava.

Fall 2: Bei einem 30jährigen Patienten mit einem Hodenmischtumor erfolgt zunächst wegen des fortgeschrittenen Stadiums die Zytostase und danach die retroperitoneale Lymphadenektomie. Wegen eines erneuten Tumorprogresses parailiacal links mit vollständiger Infiltration der großen Gefäße wurde die radikale Metastasenausräumung geplant mit Resektion der gesamten Iliacalgefäße über eine Strecke von 10 cm. Die Vene wurde durch Gore-Tex und die A. iliaca com. und ext. durch eine Doppelvelourprothese ersetzt. Die linke A. iliaca int. mußte reseziert und im Bereich des Abganges der Obturatoria unterbunden werden. Vor der postoperativ angesetzten Bestrahlung erfolgte die erste Kontrolle des Gefäßersatzes auf Durchgängigkeit. Auch 3 Monate nach der Operation funktionierte der Gefäßersatz (Abb. 2/3).

Zusammenfassung

Durch den Einsatz gefäßchirurgischer Techniken kann die operative Radikalität in der urologischen Tumorchirurgie erheblich gesteigert werden. In circa 12 % unserer operativ behandel-

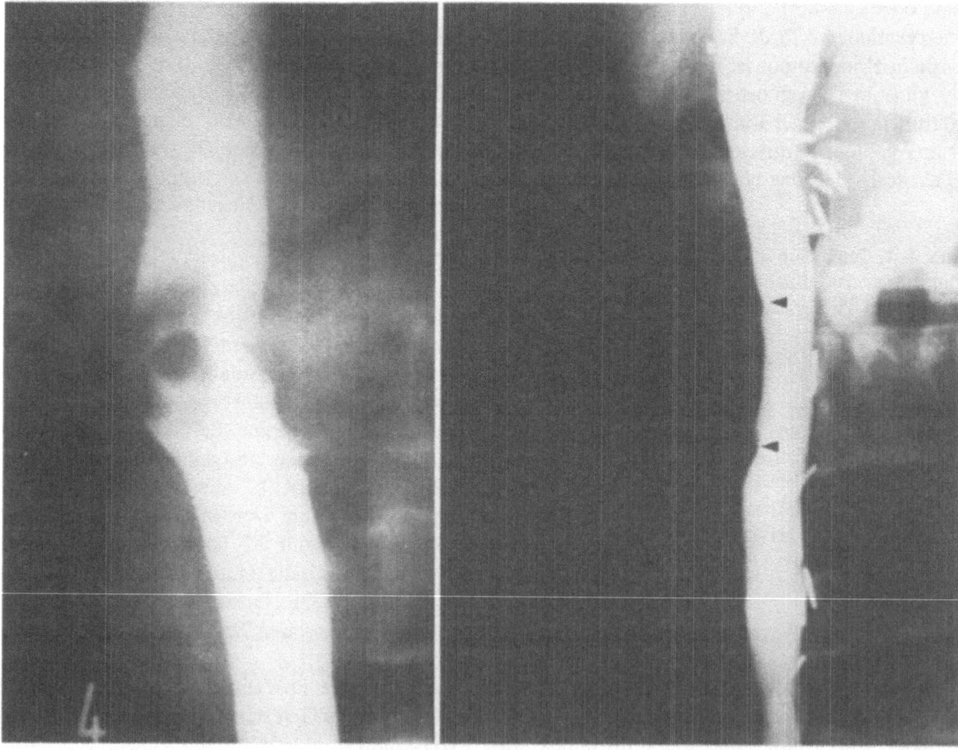

Abb. 1. *li:* Tumorthrombus V. cava inf., *re:* Gore-Tex-Patch (▸) V. cava inf. (Radiol. Uni.-Klin. Bonn, Direktor Prof. Dr. P. Thurn)

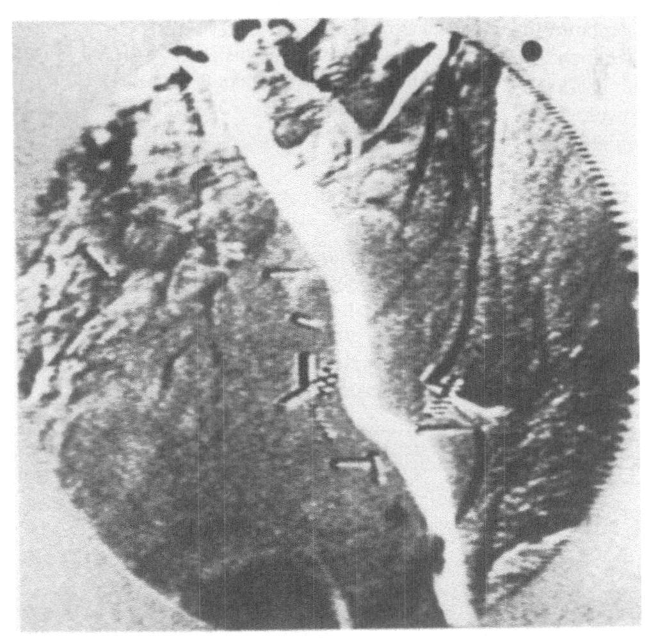

Abb. 2. Digitale Video-Substraktions-Angiographie Gore-Tex-Veneninterponat ⇉ der V. iliaca com. und ext. nach Resektion der V. iliaca int. li (Radiol. Uni.-Klin. Bonn, Direktor Prof. Dr. P. Thurn)

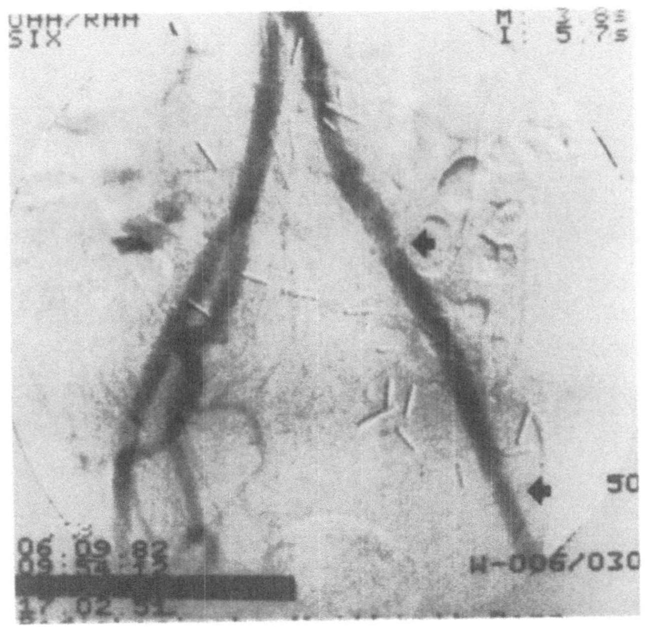

Abb. 3. Digitale Video-Substraktions-Angiographie Microvel-Doppelvelourprothese Interponat ⇉ der A. iliaca com. und ext. nach Resektion der A. iliaca int. li (Radiol. Uni.-Klin. Bonn, Direktor Prof. Dr. P. Thurn)

ten Patienten waren größere, meist geplante Interventionen erforderlich. Prinzipiell halten wir derartige Maßnahmen bei allen Tumorerkrankungen für indiziert, bei denen die urologische Behandlung mit kurativer Zielsetzung erfolgt.

Literatur

1. Weißbach L, Molitor D, Janson R, Vahlensieck W (1982) Urologe [A] 21:211–217. – 2. Schefft P, Novick AC, Straffon RA, Stewart BH (1978) J Urol 120:28. – 3. Skinner DB, Pfister RF, Colvin R (1982) J Urol 107:711. – 4. Clayman R, Gonzales R, Fraley EE (1980) J Urol 123:157. – 5. Svane S (1969) Scand J Urol Nephrol 3:245

Dr. D. Molitor
Urologische Universitätsklinik
Sigmund-Freud-Str. 25
D-5300 Bonn 1

Verhandlungsbericht der Deutschen Gesellschaft
für Urologie, 34. Tagung (1982), 298–301
© Springer-Verlag Berlin Heidelberg 1983

Palliative Nierentumor-Embolisation mittels Jodöl-markiertem Ethibloc und CT-Verlaufsbeobachtungen bei 42 Patienten

J. Weber, J. Kaufmann und K. Kult

In den Jahren 1976–1982 wurden bei 59 Patienten palliative Katheter-Embolisationen von Tumornieren mit dem Ziel einer permanenten Vasookklusion beim inoperablen, expansiv wachsenden und metastasierenden Hypernephrom durchgeführt.

Die *Indikation* wurde gemeinsam von Urologen und angiotherapeutischem Radiologen auf der Basis eines umfänglichen Untersuchungsprogramms gestellt (Tabelle 1a, b). Rezidivierende Mikro- und Makrohämaturie sowie Tumor-Schmerzen [10, 16] rechtfertigen vorrangig den interventionellen Eingriff [2, 24]. Bei einer Gruppe von 42 Patienten konnte der posttherapeutische Verlauf über 18 Monate beobachtet werden. Bei Indikationsstellung zur Katheter-Embolisation wurden 37 Patienten nach dem TNM-Schema von Denoix dem Stadium IV, 4 Patienten dem Stadium III und nur ein Patient dem Stadium II zugerechnet.

Tabelle 1a. Erforderliche Untersuchungen zur Indikationsstellung der Palliativen Nierentumor-Embolisation

1. Thorax-Röntgenaufnahme (evtl. mit Tomographie)
2. iv.-, Infusions-(ggf. retrograde) Pyelographie
3. Sonographie
4. Computer-Tomographie
5. Knochenszintigraphie
6. *Abdominale Angiographie*
7. Lymphographie

Tabelle 1b. Erforderliche Untersuchungen zur Indikationsstellung der Palliativen Nierentumor-Embolisation

Programm der *abdominalen Angiographie:*

Untersuchung	
1. Totale abdominale Aortographie	regelmäßig
2. Selektive bds. Renovasographie	regelmäßig
3. Untere Cavographie	regelmäßig
4. Pharmakoangiographie der Nierenarterie der Tumorseite mit Angiotensin (Vasokonstriktion)	bei Bedarf
5. Coeliakographie	bei Bedarf
6. Mesenterikographie	bei Bedarf
7. Nierenphlebographie	bei Bedarf

Als Embolisations-*Material* wurden in der Anfangsphase Partikel aus kollagenen Fibrillen (Tachotop flocc.[1]) und Fibrinschaum aus Rinderplasma (Fibrospum[2]) in Kombination mit Metallspiralen nach Gianturco [7] verwandt. Seit 1978 wurde zunehmend das von Bücheler, Klosterhalfen u. Mitarb. erstuntersuchte [3] auf Zein-Basis hergestellte Okklusionsgel Ethibloc[3] in Kombination mit Gianturco-Spiralen eingesetzt. Die Applikation des durch Zusatz von Jodöl radioopaque gemachten Okklusionsgel führten wir aus Sicherheitsgründen grundsätzlich unter der Protektion von Ballonkathetern [17, 18] sowie unter Glukose-Steuerung (d.h. mit einer Vor- und Nachinjektion von hyperosmolarer 40%iger Glukose [19, 23] durch. Ob damit das Ziel einer gleichmäßigen, permanenten und möglichst *kapillären Embolisation* [Kauffmann, 11, 13, 15] der Tumor-Niere erreicht wurde, versuchten wir in einem posttherapeutischen klinischen und ambulanten Programm von Kontroll-Untersuchungen über einen Beobachtungszeitraum von 18 Monaten zu ermitteln, wobei neben klinischen und Laborbefunden vorrangig:

Röntgen-Nativbild,
Ultraschall-Befund und
Computertomographie (CT)

1 Hormonchemie, München
2 Promonta, Hamburg
3 Ethicon, Hamburg-Norderstedt

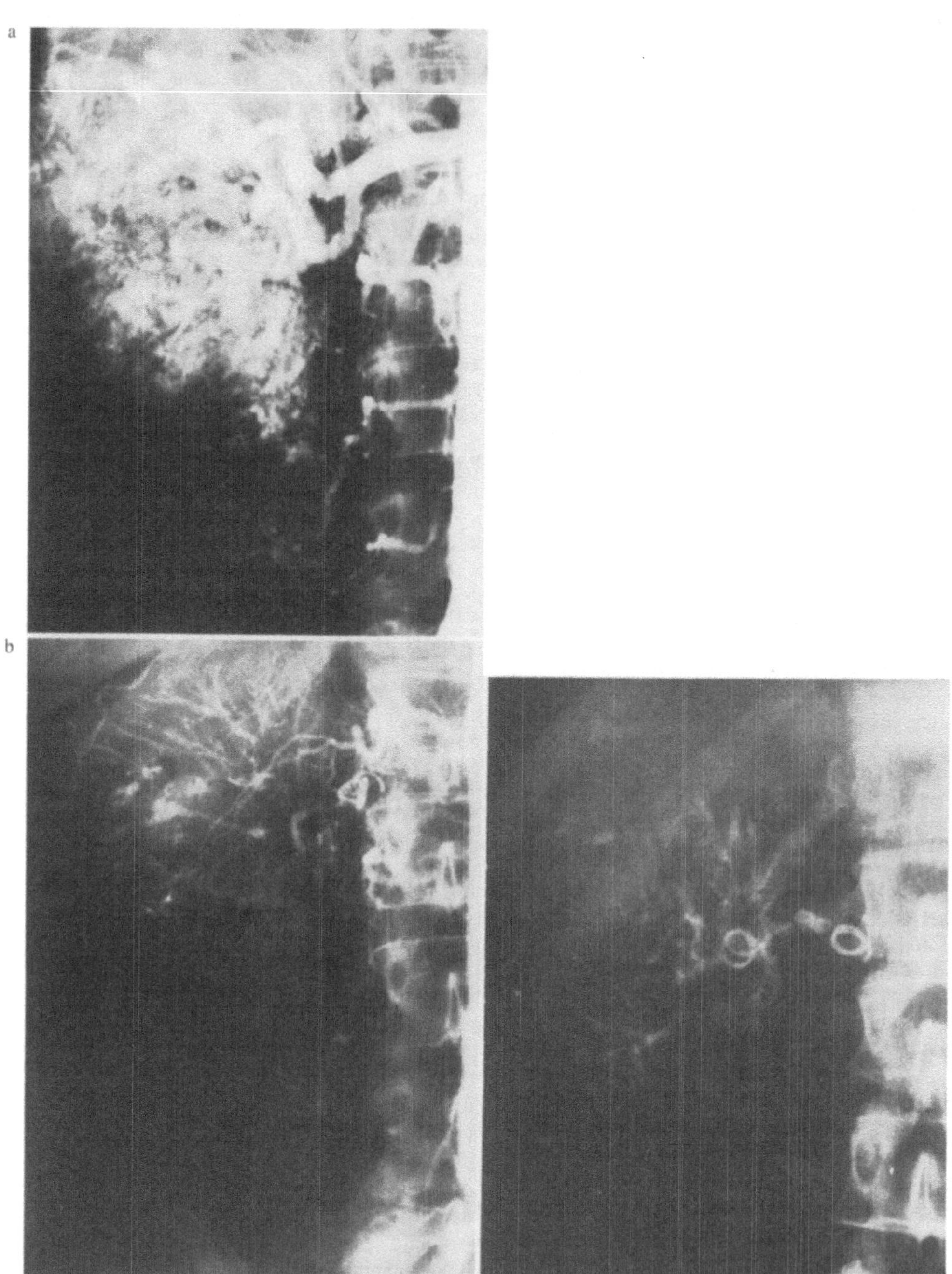

Abb. 1. a Aortogramm *vor* Embolisation: Hypernephrom der re. Niere; **b** Kontroll-Aortogramm nach Katheter-Embolisation mit Ethibloc-Jodöl und 2 Gianturco-Spiralen; **c** Röntgen-Nativbild nach 2 Jahren: Ethibloc-Jodöl-Embolisat und 2 Spiralen; **d** CT-Befund *vor* Embolisation der re. Niere; **e** CT-Kontrolle nach 12 Monaten: Schrumpfung der Tumorniere, gut erkennbarer Ethibloc-Jodölausguß und Spiralen (→); **f** Kontroll-CT nach 2,5 Jahren: Erhebliche Organschrumpfung der Tumorniere, Jodöl-Kontrast noch nachweisbar

d

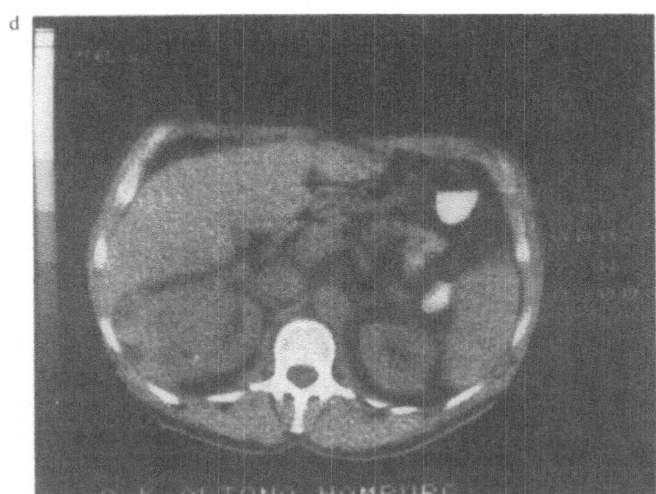

e

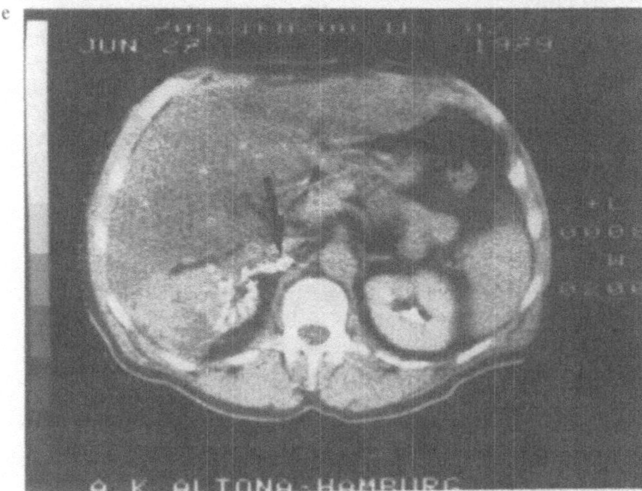

f

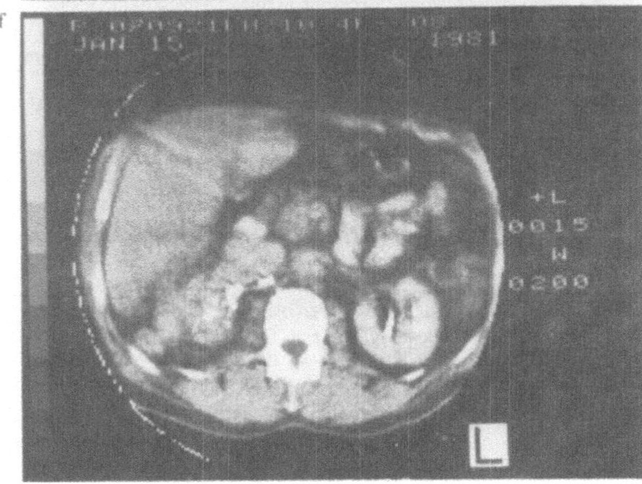

bewertet wurden. Bei 38 Patienten konnten vor Entlassung in die ambulante Nachsorge bzw. bei begründetem Verdacht auf Rezidiv auch später angiographische Kontrollen vergleichend beurteilt werden [20, 21].

Die Überlebensrate betrug nach einem Jahr 50%, nach 18 Monaten 43%. Zeichen der Rekanalisation fanden sich angiographisch bei 13%, eine unvollständige, weil durch parasitäre Kollateralversorgung der Tumorniere eingeschränkte Devaskularisation in 10% der Fälle. Die Aussagekraft der eingesetzten topographischen Darstellungsverfahren wurde in Relation zu Risiko- und Kostenaufwand der Kontrollmethoden bewertet.

Die bisherigen *Ergebnisse* sprechen dafür, daß die Computertomographie als ideales, weil non-invasives Kontrollverfahren nicht nur Größenänderungen an der Tumorniere, sondern auch (aufgrund der methoden-spezifischen Dichtemessung) strukturelle Veränderungen einschließlich einer Rest- oder Revaskularisation ausreichend sichtbar macht [20–23]. Die persistierende Jodöl-Markierung des Embolisats läßt auch bei fortschreitender Organschrumpfung der Tumorniere die „Arborisierung" der Gefäßausgüsse im Verhältnis zum Gesamtparenchym gut beobachten. Nur bei der Erwägung einer Re-Embolisation aufgrund von begründeten Zeichen einer fortbestehenden Rest-Durchblutung im Computertomogramm halten wir heute die Indikation zur Re-Angiographie für gerechtfertigt.

Eine Überlebensrate von 43% nach 18 Monaten erscheint bei einem Patientenkollektiv, welches vorwiegend dem Stadium IV nach der TNM-Klassifikation zuzuordnen ist, gemessen an den vergleichbaren Ergebnissen der Arbeitsgruppe um Wallace [5, 7, 16] befriedigend bis gut. Im übrigen liegen nur vereinzelte Mitteilungen über den weiteren Verlauf nach palliativer Katheter-Embolisation von Tumornieren vor [6, 12, 14]. Die bisherigen Verlaufsbeobachtungen an 42 Patienten mittels non-invasiven bildgebenden Verfahren rechtfertigen den therapeutischen Eingriff der Katheter-Embolisation unter palliativen Gesichtspunkten, weisen aber auch auf die Bedeutung einer sicheren, durchleuchtungs-gesteuerten Applikation einer geeigneten Embolisationssubstanz hin, welche möglichst der Anforderung einer weitgehend kapillären, permanenten Gefäßausschaltung Genüge tut. Die Kombination von Jodöl-markiertem Ethibloc und der Gianturco-Spirale bietet dafür derzeit die günstigsten Voraussetzungen (Abb. 1a–f).

Literatur

1. Berenstein A, Krischeff II (1979) Radiology 132:631. – 2. Bischoff W, Goerttler U (1977) Dtsch med Wschr 102:901. – 3. Bücheler E, Hupe W, Klosterhalfen H, Altenähr E, Erbe W (1978) Fortschr Röntgenstr 128:599. – 4. Bücheler E, Vogel H, Hupe W (1980) Different methods of vasoocclusion and their specific applications. In: Anacker H, Gullotta U, Rupp N (Hrsg) Percutaneous biopsy and therapeutic vascular occlusion. Thieme, Stuttgart New York, S 97. – 5. Chuang VP, Wallace S (1980) Cardiovasc Intervent Radiol 16:13. – 6. Fugazzola C, Frasson F, Maso R, Taddei G, Bianchi G, Cavalli A, Caresano A, Comelli S, Pistolesi GF (1980) Selective arterial embolization in malignant renal tumours. In: Veiga-Pires JA, Martins da Silva M, Oliva L (Hrsg) Intervention Radiology. Excerpta Medica, Amsterdam, S 211. – 7. Gianturco C, Anderson JH, Wallace S (1975) Am J Roentgenol 124:428. – 8. Grace DM, Pitt DF, Gold RE (1976) Surg Gynecol Obstet 143:469. – 9. Greenfield AJ, Athanasoulis CA, Waltman AC, Le Moure ER (1980) Cardiovasc Intervent Radiol 3:222. – 10. Helpap B, Brühl P, Thelen M (1978) Fortschr Röntgenstr 128:278. – 11. Kauffmann GW, Wenz W, Rohrbach R, Richter R, Raßweiler J, Stecker EP (1981) Ann Radiol 24:386. – 12. Müller JH, Engel D, Waigand J, Mebel M (1978) Z Urol Nephrol 71:481. – 13. Raßweiler J, Kauffmann GW, Rohrbach R, Richter G (1980) Fortschr Röntgenstr 133:644. – 14. Reinhofer E, Gypser G, Kratochvil K (1978) Z Urol Nephrol 71:491. – 15. Richter G, Rohrbach R, Kauffmann GW, Raßweiler J (1981) Fortschr Röntgenstr 135:85. – 16. Wallace S, Chuang VP, Swanson D, Bracken B, Hersh EM, Ayala A, Johnson D (1981) Radiology 138:503. – 17. Weber J (1980) Safe embolization with sponge particles using balloon catheters. In: Veiga-Pires JA et al (Hrsg) Intervention Radiology. Excerpta Medica, Amsterdam, S 293. – 18. Weber J, Novak D (1979) Ann Radiol 22:365. – 19. Weber J, Novak D (1980) Cardiovasc Intervent Radiol 3:81. – 20. Weber J, Novak D, Leichtweiß I, Kult K (1981) Urologe [A] 20:177. – 21. Weber J, Novak D, Kult K, Leichtweiß I (1981) Ann Radiol 24:400. – 22. Weber J (1982) Experimental renal embolization using contrast-labeled Ethibloc and follow-up observations by computed tomography. In: Oliva L, Veiga-Pires JA (eds) Intervention Radiology II. Excerpta Medica, Amsterdam, S 23. – 23. Weber J (1981) Experimentelle und klinische Untersuchungen zur palliativen Nieren-Embolisation mit kontrastgebenden Substanzen (Habilitationsschrift). – 24. Wenz W, Mathias K, Beduhn D (1977) Radiologe 17:483. – 25. Wolf KJ (1979) Dtsch med Wschr 104:531

Priv.-Doz. Dr. J. Weber
Strahlendiagnostische Abteilung
Allgemeines Krankenhaus Altona
Paul-Ehrlich-Str. 1, D-2000 Hamburg 50

Verhandlungsbericht der Deutschen Gesellschaft
für Urologie, 34. Tagung (1982), 302–304
© Springer-Verlag Berlin Heidelberg 1983

Periphere Embolisation von Nieren-Tumoren mit Äthanol – Experimentelle und klinische Ergebnisse

B.M. Cramer, E. Tölle und K.M. Müller

Die Transkatheterembolisation von Nieren-Tumoren stellt eine häufige palliative oder präoperative Maßnahme bei der Therapie von Nieren-Tumoren dar. Die Vielzahl der dabei angewandten Methoden zeigt, daß ein allgemein befriedigendes Vorgehen bisher noch nicht erarbeitet werden konnte. Forderungen an die Methode sind: Möglichst vollständige Embolisation auch peripherer Tumorgefäße, sichere Anwendung ohne Gefahr der Verschleppung von Embolisationsmaterial und einfache, praxisgerechte Anwendung ohne die Notwendigkeit aufwendiger Maßnahmen zur Bekämpfung schmerzhafter Nebenreaktionen. Die Autoren sind der Auffassung, daß das von ihnen vorgeschlagene Vorgehen diese Forderungen erfüllt.

Nach experimentellen Vorversuchen an 40 Hundenieren, über die an anderer Stelle zu berichten ist, wurden die Erfahrungen von 25 klinischen Fällen ausgewertet.

Methodik (Abb. 1)

Als Prämedikation wird den Patienten ausschließlich Atropin s.c. verabreicht. Im Anschluß an die diagnostische Angiographie wird ein Ballonkatheter in die Arterie der zu embolisierenden Niere eingewechselt. Durch die Verwendung eines torsionsstabilen Ballonkatheters[1] wird dieses Manöver vereinfacht, insbesondere wenn mehrere Gefäße zu embolisieren sind. Der Ballon wird möglichst zentral, proximal des Abganges der Kapselgefäße, blockiert. Unmittelbar nach der Blockade wird durch Injektion eines Lokalanästhetikums eine regionale Anästhesie

Äthanol - Embolisation

Methodik:

- CT, Angiographie - Indikation
- Prämedikation: keine zentral dämpfenden Pharmaka
- Plazieren der Katheterspitze, Blocken des Ballon
  bei großen TU evtl. fraktioniertes Vorgehen
- Probeinjektion mit KM, kurz Entblocken
- unter Blockade zunächst Injektion von
  60mg Lidocain in 20ml 0,9% NaCl zur Anästhesie,
  anschließend langsame Injektion von 10ml Äthanol
  über 5min, dann weitere 5min bei geblocktem
  Ballon abwarten
- Entblocken, Aspirieren des im Katheter befindlichen
  Äthanol
- Kontrollangiographie (1 Aufn./3 sec; 10 Aufn.)

Abb. 1

1 Cordis Corp. Miami, Fla 33/52, USA

im Stromgebiet der betroffenen Nierenarterie durchgeführt. Als Lokalanästhetikum werden dabei 60 mg Lidocain oder – wegen der besseren Verträglichkeit – bis zu 160 mg Prilocain verdünnt auf 20–30 ml 0,9%iger NaCl-Lösung appliziert. Das Volumen des applizierten Lokalanästhetikums richtet sich dabei nach Vascularisation und Größe des zu embolisierenden Tumors. Unmittelbar darauf erfolgt die Embolisation durch Injektion von 10 ml Äthanol 95 %. Eine gleichmäßige Injektion des Äthanol wird durch Einschluß eines Luftkissens in der zur Applikation verwandten Einmalspritze erleichtert.

Die Äthanol-Applikation erfolgt unter Durchleuchtungskontrolle des geblockten Kontrastmittel-markierten Ballons. Die Applikationsdauer kann über einen Zeitraum bis zu 5 Minuten gestreckt werden, wobei jedoch die initiale Injektionsgeschwindigkeit etwas rascher sein sollte, damit eine gleichmäßige Füllung von Gefäßen unterschiedlichen Kalibers gewährleistet ist.

Der Ballon bleibt dann weitere 5 Minuten, insgesamt jedoch mindestens 10 Minuten, geblockt. Anschließend wird der Ballon entleert und das im Katheter befindliche Äthanol aspiriert, bevor mit NaCl-Lösung vorsichtig gespült wird. Der Embolisationserfolg wird angiographisch durch eine Serie mit 10 Aufnahmen mit 1 Bild/3 sec. kontrolliert. – Die Operation erfolgt am 4. bis 7. Tag nach der Embolisation.

Ergebnisse

Mit der angegebenen Methode wurden 25 Nieren-Tumore unterschiedlicher Größe embolisiert. Bei 5 Patienten traten subfebriele Temperaturen bis 39,0 Grad C auf. Bei diesen Patienten wurden auch Zeichen eines Subileus beobachtet. Ein Patient entwickelte eine Urosepsis bei vor der Embolisation nicht erkannter Pyelonephritis. Im Anschluß an die Tumornephrektomie waren bei keinem Patienten Nebenwirkungen der Embolisation zu verzeichnen. Das operative Vorgehen war bei vollkommener Blutleere des Organs – in Analogie zum kontrollangiographischen Befund – deutlich vereinfacht. Dies traf besonders zu für ausgedehntere Tumore mit schlechter Zugänglichkeit des Nierenhilus infolge Ummauerung durch regionale Metastasen.

Diskussion

Als wesentliche Vorteile (Abb. 2) der Äthanol-Embolisation erweist sich die totale periphere Embolisation, die einer weitgehenden Intravitalfixierung der Niere gleichkommt. Durch das beschriebene Vorgehen wird eine gleichmäßige Embolisation von Gefäßen unterschiedlicher Kaliber erreicht. Das niedrig-visköse Äthanol dringt bei entsprechender Injektionsgeschwindigkeit in groß- und kleinkalibrige Gefäße gleichermaßen vor. Dabei konnten auch größere AV-Fisteln verschlossen werden ohne die Gefahr einer Verschleppung des Embolisats mit drohender Lungenembolie. Intraoperativ erwies es sich als Vorzug, daß Fremdkörper im Resektionsgebiet nicht berücksichtigt werden mußten. Dieser Umstand ist besonders bei Befunden von Vorteil, wo regionale Lymphknotenmassen den Nierenhilus ummauern. Die histopathologischen Befunde, über die an anderer Stelle berichtet wird, lassen eine rasche Revaskularisierung der embolisierten Areale nicht erwarten. Besondere Vorsichtsmaßnahmen (Abb. 3) sind zu beachten, um eine unbeabsichtigte Embolisation benachbarter Stromgebiete bei Tumorinfiltration in die Umgebung auszuschließen. Wann immer diese Gefahr gegeben ist, muß unter Würdigung z. B. der vorangegangenen CT-Diagnostik eine

Äthanol - Embolisation

Vorteile:

- totale periphere Embolisation - Intravitalfixierung
- gleichmäßige Embolisation von Gefäßen unterschiedlicher Durchmesser infolge niedriger Viskosität
- Verschluß auch größerer A - V - Fisteln
- keine Gefahr der Verschleppung des Embolisates
- operativ kein Fremdkörper im Resektionsgebiet
- Revaskularisierung nicht zu erwarten

Abb. 2

Äthanol - Embolisation

Gefahren:

- unbeabsichtigte Embolisation benachbarter Stromgebiete bei TU - Infiltration (Pankreas); Probeinjektion mit KM bei geblocktem Ballon mit vorgegebenem Volumen
- Äthanol - Toxikologie beachten: Blutspiegel - Anstieg kritischer als absoluter Spiegel

Abb. 3

Probeinjektion einer größeren KM-Menge über den geblockten Ballon durchgeführt werden. Außerdem ist zu beachten, daß Äthanol, besonders bei parenteraler Applikation, eine erhebliche neurotoxische Potenz besitzt. Noch zu publizierende tierexperimentelle Untersuchungen haben gezeigt, daß es nach parenteraler Bolusinjektion von Äthanol in den angegebenen Mengen und Konzentrationen zu einem kurzfristigen Anstieg des Blutalkohols auf mehrere ‰ kommt. Es ist jedoch bekannt, daß gerade steilflankige Konzentrationsanstiege des Äthanols im Blut besonders neurotoxisch sind. Auch aus diesem Grunde ist die Verwendung eines Ballonkatheters obligat. Er wirkt nicht nur einem möglichen Boluseffekt entgegen, sondern reduziert auch die zur Embolisation erforderliche Äthanolmenge. Wegen der bekannten potenzierenden Wirkungen des Äthanols mit zentral dämpfenden Substanzen darf eine entsprechende Prämedikation nicht erfolgen.

Diese Forderungen lassen sich mit der unumgänglichen Analgesie nur mittels der beschriebenen regionalen Anästhesie mit einem Lokalanästhetikum vereinbaren. Gegenüber der unproblematisch durchzuführenden beschriebenen regionalen Anästhesie erscheinen eingreifendere Maßnahmen zur Bekämpfung der sehr schmerzhaften Nebenwirkungen, wie generelle oder spinale Anästhesie, nicht angebracht. Zudem ist eine sichere Analgesie Voraussetzung zur gleichmäßigen Applikation des Äthanol und zur Vorbeugung einer Dislokation des Katheters infolge Patientenbewegung mit Gefahr der unbeabsichtigten Embolisation angrenzender Stromgebiete.

Den bisherigen, begrenzten Erfahrungen zufolge hat sich die beschriebene Methode zur Embolisation von Nieren-Tumoren als einfach, zuverlässig und sicher erwiesen.

Priv.-Doz. Dr. med. B.M. Cramer
Klinikum Barmen
Radiol. Klinik
Heusnerstr. 40
D-5600 Wuppertal 2

Verhandlungsbericht der Deutschen Gesellschaft für Urologie, 34. Tagung (1982), 305–307
© Springer-Verlag Berlin Heidelberg 1983

Nachweis und quantitative Bestimmung von Antikörpern gegen antigene Strukturen des Nierenzellkarzinoms in Seren von Tumorpatienten

Th. Senge, J. Breul, M. Harding und F. W. Falkenberg

Im Blut von Patienten mit einem Nierenzellkarzinom können Antikörper gegen antigene Strukturen des Tumors nachgewiesen werden [1]. Aus der Höhe der Antikörpertiter läßt sich auf den Verlauf der Tumorentwicklung schließen. Wir haben die sehr empfindliche Technik der indirekten Immunfluoreszenz gewählt, um die Antikörper im Serum von Patienten mit einem Nierenzellkarzinom nachzuweisen. Diese Untersuchung erfolgte an autologem wie allogenem Tumormaterial. Nach Inkubation der Tumorschnitte mit seriellen Verdünnungen von Patientenseren und FITC-konjugierten Anti-Human-Fab-Antikörpern wurde die Fluoreszenzintensität cytophotometrisch gemessen und aus den Bindungskurven der Titer 50 bestimmt (Abb. 1). Damit wird diejenige Serumverdünnung definiert, bei der 50% der maximalen Fluoreszenzintensität eines positiven Kontrollserums gemessen wird. Die Patientenseren wurden in dem Bereich von 1:10 bis 1:100000 in Zehnerschritten eingesetzt. Mit zunehmender Verdünnung des Patientenserums wurde eine Abnahme der Fluoreszenzintensität beobachtet. Unter Einbeziehung der notwendigen Kontrollen wurden die Prozentwerte der Fluoreszenzintensitäten errechnet und gegen die Serumverdünnungen aufgetragen.

Human-Normalseren reagieren ebenfalls mit dem Tumorgewebe, allerdings mit Titern, die deutlich unter denen der Patientenseren liegen. Bei normalen, gesunden Probanden bewegen sich die Titer im Bereich von 1:10 bis 1:30, bei Patienten mit hypernephroidem Nierenkarzinom liegen sie maximal bei 1:100000.

Die Patientenseren reagieren mit allen bisher untersuchten und getesteten Tumoren kreuz, die höchsten Titer finden sich allerdings im autologen System. Untersucht wurde die Reaktion eines Patientenserums gegenüber 4 verschiedenen Karzinomen (Abb. 2). Der höchste Titer ergab sich bei autologem Tumor. Unter Berücksichtigung des Tumorgradings zeigte sich, daß die Seren von Patienten mit hochdifferenzierten Hellzellkarzinomen einen höheren Titer gegen diesen Karzinomtyp aufweisen als gegen niedrig-differenzierte Dunkelzellkarzinome.

Mit dieser Methode haben wir Seren von 25 Nierenkarzinompatienten in den letzten Monaten untersucht. Follow-up-Studien wurden

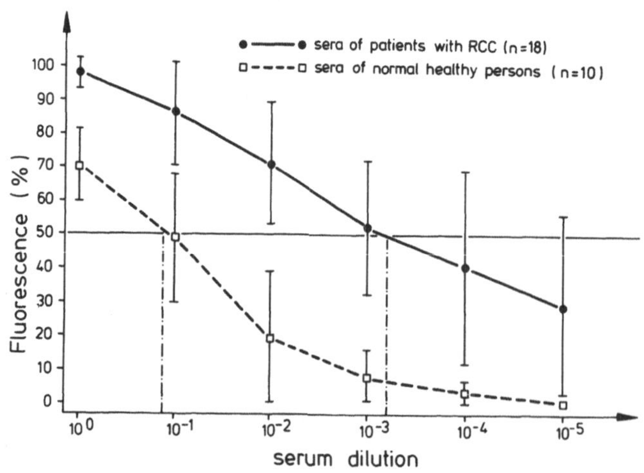

Abb. 1. Antikörpertiterkonzentration auf 50% der Fluoreszenzintensität in unterschiedlichen Verdünnungsschritten der Seren. Patienten mit einem Nierenzell-Karzinom im Vergleich zu gesunden Kontrollpersonen

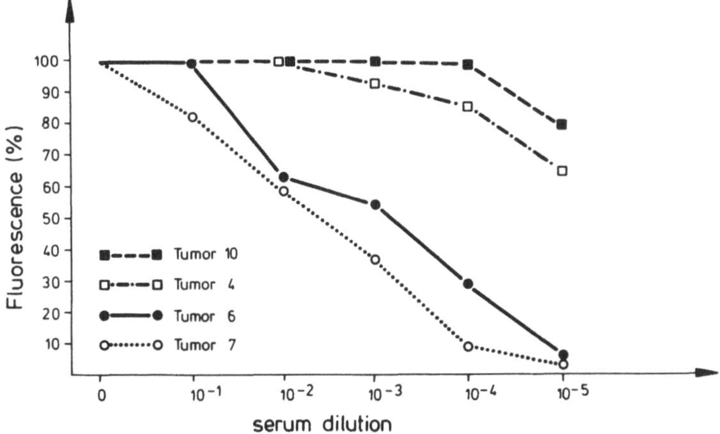

Abb. 2. Die Konzentration der Antikörpertiter ist beim sog. Hellzellkarzinom am höchsten. Die Antikörper-Bestimmung ist kreuz reagierend bei allen Nierenzellkarzinomen möglich und positiv

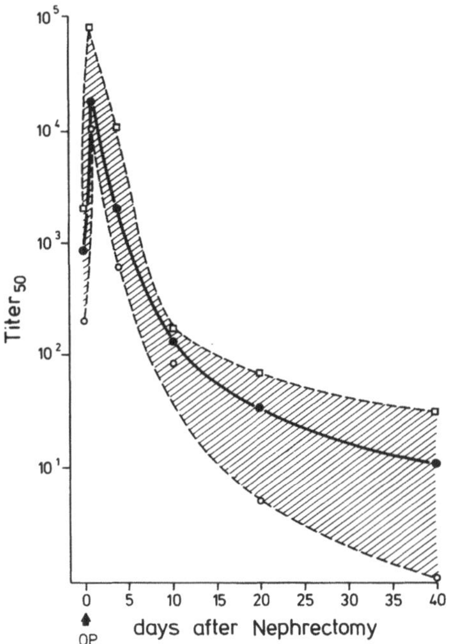

Abb. 3. Der Nierenzellkarzinomtiter richtet sich postoperativ nach Kriterien der radikalen Tumorbeseitigung. Bei kompletter Tumorbeseitigung fällt der anfangs erhöhte Titer auf Normwerte ab

2–6 Monate nach einer radikalen Tumornephrektomie durchgeführt und der Antikörpergehalt gemessen. Die Titerkonzentrationen zeigten bei allen Patienten ein fast gleichgerichtetes Verhalten (Abb. 3). In den ersten Tagen nach der Tumornephrektomie stiegen die Titer um 1–2 Zehnerpotenzen an. Nach 10 Tagen fiel der Antikörpertitergehalt auf die präoperativen Werte ab und erreichte im Falle einer kurativen Tumornephrektomie die Konzentration, wie sie bei normalen Probanden gefunden werden.

In einem weiteren Versuch wurden Seren von 45 Patienten, die wir innerhalb der letzten 2 Jahre tumornephrektomiert hatten, auf das Vorhandensein von Antikörpertitern gegen Nierenzellkarzinome untersucht (Abb. 4).

Die Ergebnisse lassen sich in 2 Gruppen einordnen. Hohe und niedrige Antikörpertiterkonzentrationen stehen sich gegenüber. Bei Patienten mit niedrigen Antikörpertitern wurden in 29 von 30 untersuchten Fällen *keine* Metastasen festgestellt. Jedoch war bei 7 Patienten, die einen hohen Titer aufwiesen, eine manifeste Metastasierung bekannt. Noch unklar ist die Ursache für die Antikörpertitererhöhung bei jenen 8 Patienten, die klinisch noch keinen Hinweis auf einen Tumorprozeß bieten. Die Antikörpertitererhöhung hat uns aber veranlaßt, eine subtile Tumorfahndung in diesen Fällen einzuleiten.

Es läßt sich heute schon mit einiger Sicherheit sagen, daß hohe Antikörpertiter nach einer Tumornephrektomie häufig mit einer vorhandenen Metastasierung korrelieren. Ein Titerabfall auf die Werte gesunder Probanden zeigt eine kurative Tumornephrektomie an. Niedrige Tumortiter

	LOW TITERS	HIGH TITERS
NO EVIDENCE FOR METASTATIC GROWTH	29	8
CLINICAL SIGNS FOR METASTATIC GROWTH	1	7

Abb. 4. Unbekannt sind in Einzelfällen die Ursachen für erhöhte Antikörpertiter in den Fällen, die bisher klinisch keine Metastasierung vermuten ließen

weisen außerdem darauf hin, daß eine Metastasierung nicht vorliegt.

Die Anwendung der Antikörpertiterbestimmung des Nierenzellkarzinoms ist diagnostisch in zweifacher Weise wichtig.

1. Kann früher als mit herkömmlichen diagnostischen Methoden das Auftreten von Nierenzellkarzinomen erfaßt werden.
2. Der Krankheitsverlauf *nach einer Tumornephrektomie* sowie eine mögliche Metastasierung lassen sich damit besser kontrollieren. Der vorgestellte Test bietet sich als Screening und Verlaufskontrolle von Nierenzellkarzinomerkrankungen an.

Literatur

Dekernion JB, Ramming KP, Gupta RK (1979) The detection and clinical significance auf antibodies to tumor-associated antigens in patients with renal cell carcinoma. J Urol 122:300–305

Prof. Dr. med. Senge
Dir. der Ruhr-Universität Bochum
Marienhospital
Widumer Str. 8
D-4690 Herne 1

Verhandlungsbericht der Deutschen Gesellschaft
für Urologie, 34. Tagung (1982), 308–310
© Springer-Verlag Berlin Heidelberg 1983

Spezifische Tumor-Immuntherapie: Optimierung durch exakte Zellklassifizierung

U.W. Tunn, A. Binder, Th. Senge und F.W. Falkenberg

Einleitung

Die von Tykkä [1] erstmals 1978 in einer kontrollierten Studie beim metastasierenden Nierenzellkarzinom eingesetzte aktive, spezifische Immuntherapie mit autochthonen Tumorzellen erscheint vielversprechend, wenn auch gegenwärtig nur eingeschränkt wirksam. In diesem Referat wollen wir

1. eine in der Tumorzellvakzine begründete mögliche Ursache für die eingeschränkte Effektivität der Immuntherapie aufzeigen und
2. eine Methode vorstellen, die die Vakzineherstellung verbessert.

Spezifität der Immuntherapie

Zunächst ist die Frage zu beantworten, ob alle Zelltypen des Nierenzellkarzinoms Metastasen bilden können, da der maligne Nierentumor in der Regel pluriform ist. Bei Verwendung des Erlangen-Systems für das histologische Grading zeigt sich eine signifikante Korrelation zwischen Malignitätsgrad und Überlebensraten von Patienten, bei denen zum Zeitpunkt der Tumornephrektomie keine Fernmetastasen nachweisbar waren [2, 3]. Die Überlebensrate von Patienten mit G1-Tumoren war der einer tumorfreien Kontrollgruppe ähnlich. G1-Tumoren metastasierten nicht. Die Überlebensraten bei Patienten mit G2- oder G3-Tumoren waren infolge der Tumordessimination wesentlich niedriger. Hieraus ergibt sich für die aktive, spezifische Immuntherapie die Folgerung, nur G2- bzw. G3-Zellen für die Vakzine zu verwenden, da nur durch diese Zellen Metastasen entstehen und da die Immunisierung Zelltyp-spezifisch wirkt [4]. Die exakte Selektion von G2- oder G3-Zellen für die Vakzine wird durch den Aufbau des Primärtumors erschwert. Eigene Untersuchungen an 100 Nierentumorpräparaten zeigten in nur 2% einen homogenen Aufbau von G3-Tumoren ohne G1- oder G2-Anteile und in nur 1% an homogenen G2-Tumoren ohne G1-Anteil.

Bei Vorliegen einer gleichverteilten Wahrscheinlichkeit für das Vorkommen von G1-Anteilen verschiedener relativer Größe läßt sich folgendes ableiten: Nierenzellkarzinome mit hohem Malignitätsgrad (G2, G3) enthalten häufig erhebliche G1-Anteile, die etwa 50% und mehr des Primärtumors ausmachen. Mit der bisher praktizierten Tumorzellgewinnung nach makroskopischer Begutachtung erscheint die aktive Immuntherapie in ihrer spezifischen Wirksamkeit von vornherein eingeschränkt, da G1-Tumorareale von höhergradigen Tumoranteilen (G2, G3) makroskopisch nicht zu unterscheiden sind und da deshalb die Vakzine in einem hohen Prozentsatz der Fälle zuviel Material (G1-Zellen) enthält, das nicht spezifisch gegen Metastasen wirkt. Die systematische Aufarbeitung unserer Nierentumorpräparate ergab weiterhin, daß G3-Areale selten große Ausdehnung haben und häufig nur einen Durchmesser von wenigen Millimetern. Die konventionelle, mikroskopische Untersuchung ist für eine exakte Auswahl des Zellmaterials ungeeignet, da Gewebezellen für die Weiterverwendung zur Herstellung der Tumorzellvakzine unverändert erhalten bleiben müssen.

Methode

Zur exakten Auswahl von G2- und G3-Tumorzellen verwenden wir das Histomat-II-System. Gegenüber dem Kurth [5, 6] zur Verfügung stehenden System ist der Histomat II von Binder wesentlich weiter entwickelt worden [7]. Das betrifft sowohl die Hard- als auch die Software (Abb. 1). Zur exakten Klassifizierung wird die frische Tumorgewebsprobe (Dicke etwa 1 mm) zwischen 2 sterilen Glasobjektträgern in einem sterilen Probenhalter befestigt. Die Probe wird so in die sterile Probenkammer des Gerätes eingeführt. Hier erfolgt die kurzzeitige Abtastung

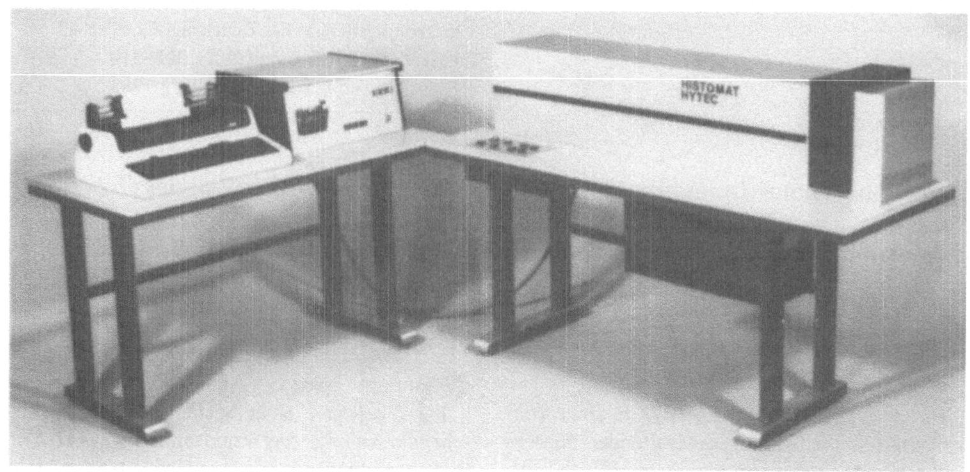

Abb. 1. Äußere Ansicht des Histomat-II-Systems. Im linken Teil der Abbildung ist der Steuer- und Datenauswerte-Computer mit Schnelldrucker zu erkennen, rechts der optische Teil mit der Probenkammer

Scheme of the HISTOMAT

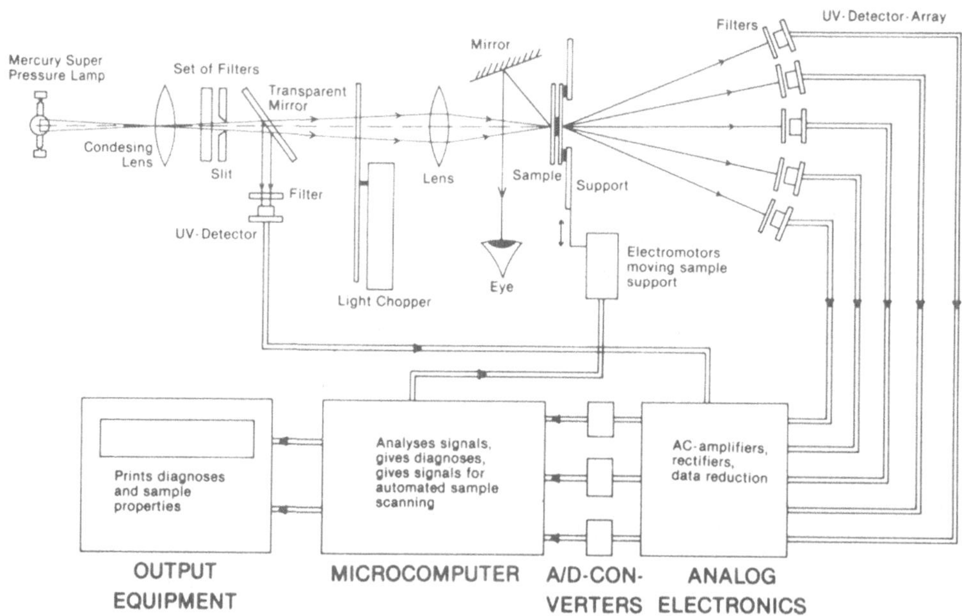

Abb. 2. Schema der Histomat-II-Methodik

des Gewebes mit UV-Strahlung. Das Prinzip der Methode ist in Abb. 2 dargestellt. Aus der winkelverteilt aus der Probe austretenden Strahlung ermittelt das Gerät innerhalb weniger Minuten, ob und in welchem Umfang eine G1-, G2- oder G3-Probe vorliegt [7]. G2- und G3-Zellen werden in geeigneter Weise für die Vakzine weiterverarbeitet.

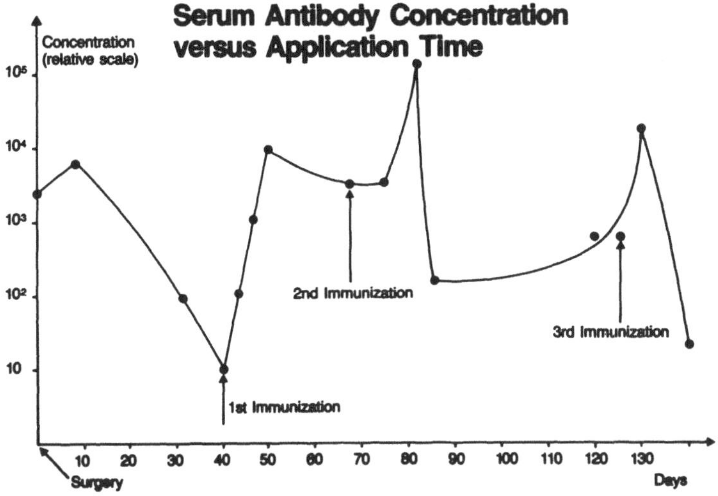

Abb. 3. Verlauf der Serumantikörperkonzentrationen gegen autochthones G3-Nierentumorgewebe eines Patienten unter der Immuntherapie

Vorteile des Verfahrens

Durch die Anwendung dieser Methode sind wir in der Lage, frisches Tumorgewebe exakt zu klassifizieren und nur das für eine Immuntherapie geeignete Material einzusetzen. Auf diese Weise können wir eine aktive Immuntherapie durchführen, die auch an die speziellen Tumoreigenschaften des einzelnen Patienten angepaßt ist: Behandlung entsprechend dem speziellen Malignitätsgrad des Tumors. Die Gewebezellen werden durch unsere Methode in ihrer Vitalität nicht verändert. Im Gegensatz zu Zellkulturen ergibt sich auch keine Zellalteration, bzw. kein Antigenverlust.

Eine quantitative Aussage über die klinische Wirksamkeit der vorgestellten Methode ist noch verfrüht. Die immunogene Kompetenz der Tumorzellvakzine konnte bei den von uns behandelten Patienten in den Verläufen von Serumantikörpertitern gegen autochthones Nierentumorgewebe demonstriert werden. Abb. 3 veranschaulicht an einem Patienten mit Nierenzellkarzinom vom Typ G3 im Stadium M1 nach der Tumornephrektomie unter der Immuntherapie einen signifikanten Antikörpertiteranstieg um jeweils 2 bis 3 Zehnerpotenzen nach Immunisierung mit der Tumorzellvakzine. Die Methode der Antikörpertiterbestimmung ist in dem vorhergehenden Referat von Senge et al. ausführlich beschrieben [8].

Zusammenfassend sind wir der Ansicht, daß die aktive, spezifische Immuntherapie durch unsere Methode der Tumorzellauswahl für die Vakzineherstellung optimiert wird. Die Wirksamkeit dieser Methode muß durch weitere klinische Untersuchungen erhärtet werden.

Literatur

1. Tykkä H, Oravisto KJ, Lehtonen T, Sarna S, Tallberg T (1978) Eur Urol 4:250–258. – 2. Hermanek P, Sigel A, Chlepas S (1976) Eur Urol 2:189–191. – 3. Hermanek P, Sigel A, Chlepas S (1976) Z Krebsforsch 87:193–196. – 4. Olsson L, Ebbesen P (1979) J Natl Cancer Inst 62:623–627. – 5. Kurth KH, Binder A (1979) Akt Urol 10:199–203. – 6. Kurth KH, Binder A, ten Kate FJW (1982) In: Jacobi HG, Hohenfellner R (eds) Prostate cancer. Williams & Wilkins, Baltimore London, p 461–470. – 7. Tunn UW, Binder A, Wierich W, Senge Th (1982) 77th Annual Meeting, AUA, Kansas City. – 8. Senge Th, Breul J, Harding M, Falkenberg FW (1982) XXXIV. Kongreß der Deutschen Gesellschaft für Urologie, Hamburg

Priv.-Doz. Dr. med. U. W. Tunn
Urologische Klinik der Ruhr-Universität Bochum
Marienhospital Herne
Widumer Str. 8
D-4690 Herne 1

Verhandlungsbericht der Deutschen Gesellschaft
für Urologie, 34. Tagung (1982), 311-313
© Springer-Verlag Berlin Heidelberg 1983

Zytologischer Nachweis vaskulärer Tumorzellaussaat am perfundierten Nephrektomie-Präparat

Ch. Bornhof und A. Herrlinger

An der Urologischen Universitätsklinik Erlangen erliegen 38% der Patienten mit hypernephroidem Nieren-Carcinom im Stadium Robson I–III nach 5 Jahren ihrem Krebsleiden trotz lokal kurativer Operation[1]. Als Ursache hierfür wird in erster Linie eine zum Zeitpunkt der Nephrektomie bereits erfolgte, klinisch noch nicht erfaßte Metastasierung angesehen. Außerdem muß eine intraoperative, iatrogen durch die Manipulation am Tumor ausgelöste Zellausschwemmung diskutiert werden.

Material und Methodik

In der vorliegenden Studie untersuchten wir bei 23 Patienten mit Nieren-Carcinom den Einfluß der manuellen Kompression auf den Tumor im

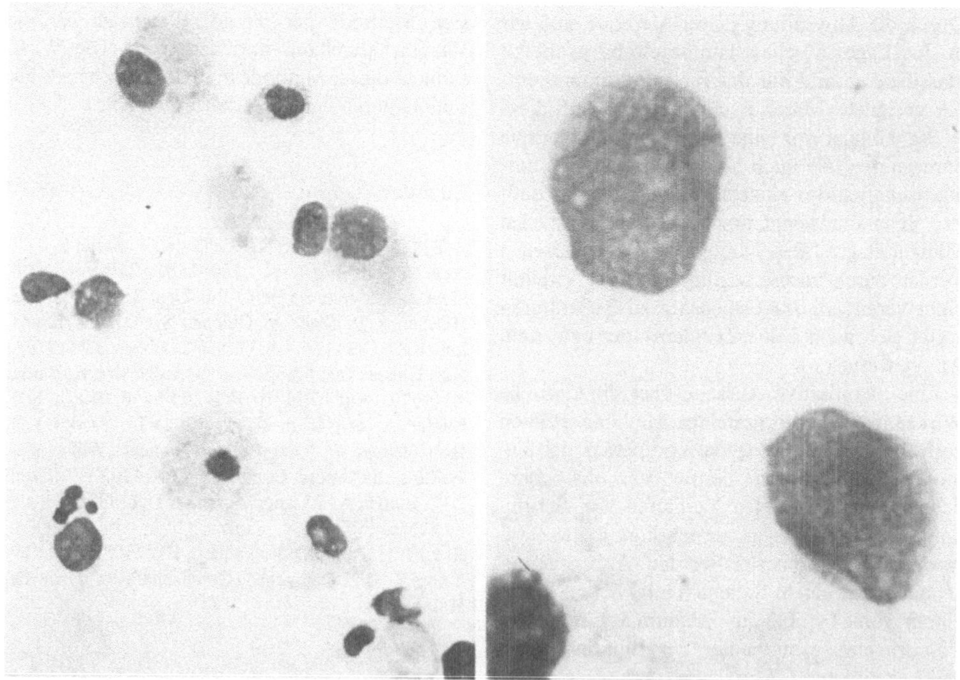

Abb. 1. Pat. L.L., 65 J., ♂, hypernephroides Nieren-Carcinom links, Malignitätsgrad II, May-Gruenwald-Giemsa-Färbung. Abklatsch-Präparat des Tumors (*links*), 2000fache Vergrößerung; Abstrich des Perfusates desselben Pat. (*rechts*), Probe 2 aus Lymphgefäßen und Kapselvenen bei verschlossener Vena renalis, 5000fache Vergrößerung

1 Herrlinger, A. (im Druck)

Hinblick auf die lymphogene und hämatogene Tumor-Zellaussaat. Dabei versuchten wir die bei der Tumor-Nephrektomie gegebenen Verhältnisse nachzuahmen.

Die Tumor-Niere wurde nach Nephrektomie extrakorporal mit physiologischer Kochsalzlösung arteriell mit einem Druck von 150 cm Wassersäule, entsprechend 110 mm Hg, perfundiert. Es wurden 4 Perfusatproben zytologisch untersucht, die ersten beiden Proben vor und nach manueller Kompression der Tumor-Niere bei verschlossener Vena renalis aus Lymphgefäßen und Kapselvenen, anschließend die Proben 3 und 4 in gleicher Weise direkt aus der Vena renalis. An zytologischen Ausstrichen der 4 Perfusatproben wurde semi-quantitativ die Zahl der Tumorzellen bestimmt. Diese wurden durch Vergleich mit Abklatsch-Präparaten des jeweils untersuchten Nieren-Tumors identifiziert (Abb. 1).

Ergebnisse

Perfusion ohne Kompression bewirkte bei 20 von 23 Tumor-Nieren eine Tumor-Zellaussaat über Lymphgefäße und Kapselvenen (Tabelle 1) bei 16 von 19 Tumoren über die Nierenvene (Tabelle 2). Das Ausmaß der Zellaussaat, ausgedrückt als Tumor-Zellzahl/Gesichtsfeld bei 400facher Vergrößerung, war proportional zum Malignitätsgrad (Tabelle 1 und 2), jedoch unabhängig vom Stadium und Veneneinbruch des Tumors. Es fällt auf, daß bei 6 von 7 Nieren-Tumoren eine vaskuläre Tumor-Zellaussaat nachzuweisen war, obwohl ein Einbruch des Tumors in das Venensystem bei der pathologischen Untersuchung nicht beschrieben wurde (Tabelle 3). Die manuelle Kompression der Tumor-Niere verstärkte die Tumor-Zellausschwemmung über

Tabelle 1. Tumorzell-Aussaat über Lymphgefäße und Kapselvenen (n = 23), Perfusion *ohne* Kompression

Maligni-täts-Grad	n	Tu-Zellzahl/Gesichtsfeld		
		0	< 10	> 10
G1	1	1	–	–
G2	7	1	6	–
G3	15	1	2	12
Gesamt	23	3	8	12
			20	

Tabelle 2. Tumorzell-Aussaat über Vena renalis (n = 19[a]), Perfusion *ohne* Kompression

Maligni-täts-Grad	n	Tu-Zellzahl/Gesichtsfeld		
		0	< 10	> 10
G1	1	1	–	–
G2	6	–	2	4
G3	12	2	4	6
Gesamt	19	3	6	10
			16	

[a] Bei 4 Tu V. renalis durch Tu-Thrombus verschlossen

Tabelle 3. Tumorzell-Aussaat über Vena renalis (n = 19), Perfusion *ohne* Kompression

Venen-Einbruch	n	Tu-Zellzahl/Gesichtsfeld		
		0	< 10	> 10
V_0	7	1	1	5
V_{Hist}	9	1	4	4
V_1	3 (2[a])	1	–	2
V_2	– (2[a])	–	–	–
Gesamt	19	3	5	11
			16	

[a] Bei 4 Tu V. renalis durch Tumorthrombus verschlossen

Tabelle 4. Tumorzell-Aussaat über Lymphgefäße und Kapselvenen (n = 23), Perfusion *mit* Kompression

Maligni-täts-Grad	n	Tu-Zellzahl/Gesichtsfeld		
		0	< 10	> 10
G1	1	1	–	–
G2	7	1	2	4
G3	15	1	–	14
Gesamt	23	3	2	18
			20	

Lymphgefäße und Kapselvenen in Abhängigkeit vom Malignitätsgrad, wenn ohne Kompression schon Tumor-Zellen nachgewiesen worden waren (Tabelle 4). Dagegen wurde die bei alleiniger Perfusion schon häufig nachgewiesene Zellausschwemmung über die offene Vena renalis durch

Tabelle 5. Tumorzell-Aussaat über Vena renalis (n = 19[a]), Perfusion *mit* Kompression

Malignitäts-Grad	n	Tu-Zellzahl/Gesichtsfeld		
		0	< 10	> 10
G 1	1	1	–	–
G 2	6	1	1	4
G 3	12	1	4	7
Gesamt	19	3	5	11
			16	

[a] Bei 4 Tu V. renalis durch Tu-Thrombus verschlossen

Druck auf den Tumor nicht mehr wesentlich gesteigert (Tabelle 5).

Schlußfolgerung

Sicherlich sind unsere Ergebnisse in ihrer Aussage nicht ohne Einschränkung auf die tatsächlichen Verhältnisse beim Tumor-Patienten übertragbar. Sie könnten dennoch die Indikation einer adjuvanten Chemotherapie, bzw. einer perioperativen Bestrahlung in der Behandlung des Nieren-Carcinoms unterstützen. Wir halten es darüber hinaus für eine bemerkenswerte Beobachtung, daß trotz Ligatur der Hilusgefäße und aller größeren Kapsel- und Lymphgefäße zahlreiche Tumor-Zellen im Perfusat gefunden werden, wenn größerer manueller Druck auf die Niere eingewirkt hat. Die Konsequenz daraus wäre, in jedem Fall, auch nach erfolgter Ligatur sämtlicher Gefäße, jeden größeren Druck auf die Tumor-Niere, z. B. bei Herausluxieren des Organs, zu vermeiden.

Ein klinischer Bezug deutet sich inzwischen insofern an, als wir im Rahmen einer derzeit laufenden Untersuchung in der Wunddrainage wiederholt zytologisch Tumor-Zellen nachweisen konnten, obwohl der Tumor jeweils im Gesunden entfernt wurde.

Für die technische Mithilfe bei der Anfertigung und Auswertung der zytologischen Präparate danken wir Frl. Planer-Friedrich, Labor der Urologischen Poliklinik Erlangen.

Dr. med. Bornhof
Urolog. Klinik der Universität
Erlangen-Nürnberg
Maximiliansplatz
D-8520 Erlangen

Verhandlungsbericht der Deutschen Gesellschaft für Urologie, 34. Tagung (1982), 314/315
© Springer-Verlag Berlin Heidelberg 1983

Zur Problematik primärer und metastatischer nicht-hypernephroider Tumoren der Niere

A. Heinz, J. Jonitz, W. W. Meyer und A. Spanidis

Unter den nicht-hypernephroiden Tumoren der Niere sind grundsätzlich drei Arten zu unterscheiden: 1. mesenchymale, meist gutartige Tumoren, die relativ klein (unter 2 cm) sind und multipel auftreten [4], 2. große, solitäre, selten beobachtbare gut- oder bösartige Tumoren, 3. sehr seltene Metastasen in der Niere [3].

Eigene Beobachtungen

Während der Jahre 1971 bis Juni 1982 wurde in der Urologischen Klinik Darmstadt bei 161 Patienten nach klinischer, radiologischer und sonographischer Diagnostik der Verdacht auf einen primären soliden Nierentumor gestellt. 20 Patienten waren aufgrund ihres Alters oder Allgemeinzustandes nicht operabel. Somit konnte bei 141 Patienten die histologische Diagnose durch operative Freilegung gestellt werden. In den folgenden fünf Punkten sollen unsere Erfahrungen zusammengestellt werden.

1. Bei 13 Patienten (9,2 %) fand sich kein Hypernephrom bzw. Adenokarzinom der Niere (Tabelle 1).
   Dieses Ergebnis läßt sich mit Literaturangaben um 5 % bei klinischer Diagnostik [1], jedoch über 20 % bei Sektionsbefunden [4] in Beziehung setzen.

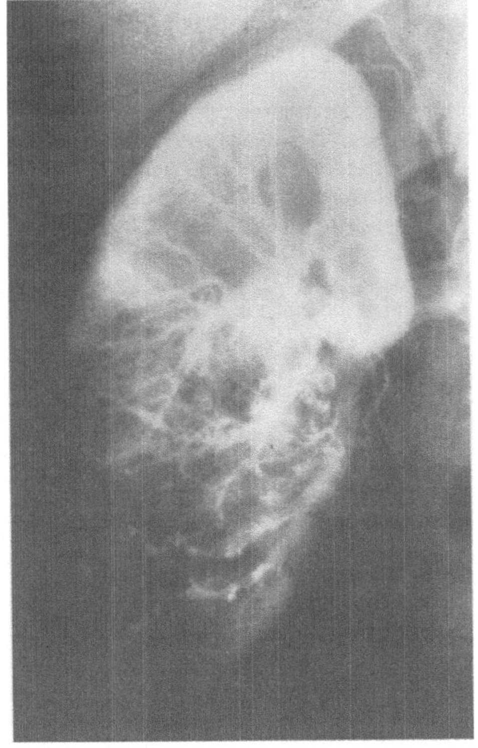

Abb. 1. Sympathisches Paragangliom in der rechten Niere (Renovasographie)

Tabelle 1. Histologische Diagnosen der soliden nicht-hypernephroiden Raumforderungen

Rindenadenom	3
Kapsel-(fibro-)liposarkom	3
Spindelzellsarkom	2
Hämangiofibrolipom	1
Phäochromocytom	1
symp. Paragangliom	1
Synovialommetastase	1
Non-Hodgkin-Lymphommetastase	1
	13

2. Bei bekanntem Malignom und diagnostizierbarer solider Raumforderung der Niere ist ein Zweittumor etwa dreimal wahrscheinlicher als eine Metastase in der Niere.
   Unter den 2023 urologischen Malignompatienten im Beobachtungszeitraum fanden sich 42 mit primär multipler Neoplasie, dabei *10* Nierentumoren als *Zweittumoren* [2]. Demgegenüber fanden sich im gleichen Zeitraum nur *3 Organmetastasen* in der Niere (eines Synovialoms, Non-Hodgkin-Lymphoms, Hypernephroms der Gegenseite).
3. Bei jeder soliden Raumforderung der Niere und klinisch oder anamnestisch bekanntem

Hypertonus ist unbedingt präoperativ nach einem hormonaktiven Tumor zu fahnden.

Kasuistik: Pat. W. L. (45 J.): 11/1977 wegen Flankenschmerzen rechts Rö.-i.v.-Py., Sonographie, Scintigraphie: Diagnose eines caudalen Kelchsteines und einer hilusnahen cystischen Raumforderung. Von 12/77 bis 10/78 dreimalige Sonographiekontrolle: zuletzt Verdacht auf solide Raumforderung, Punktion wurde nicht durchgeführt. 6/80 bis 10/81 erstmals Hypertonus zwischen *200/120 mm Hg bis 240/120 mm Hg.* 12/81 nach CT und Angiographie (s. Abb. 1) Verdacht auf malignen Nierentumor. 1/82 Nephrektomie rechts, Histologie: sympathisches Paragangliom in der rechten Niere. 2/82: RR 140/80 mm Hg.

4. Soweit eine präoperative Strahlentherapie durchgeführt wird, gilt – ebenso wie bei der transperitonealen radikalen Nephrektomie –, daß neben dem Nachweis eines angiographisch eindeutigen Nierentumors eine morphologisch intakte Nebenniere der Gegenseite nachweisbar ist (Angiographie, Sonographie, CT).
5. Bei jüngeren Malignompatienten ist auch an eine Metastasierung in die Niere zu denken.

Kasuistik: Pat. R. S. (22 J.): 1975 Mittelhandknochenfraktur links, 5/79 Refraktur, PE: *Synovialom,* 3/80 Rezidiv; Amputation linker Unterarm. 10/81 Axillametastase: radikale Operation und Radiatio. 4/82 *schmerzlose Makrohämaturie.* Rö.-i.v.-Py., CT und Angiographie: solider maligner Nierentumor rechts, Nephrektomie: *Nierenmetastase* des Synovialoms.

Literatur

1. Flamm J, Englisch M (1981) Zur Differentialdiagnose avaskulärer Raumforderungen der Niere. Z Urol Nephrol 74:713–720. – 2. Heinz A, Rupp W (1982) Primär multiple Neoplasie im Urogenitalbereich. Akt Urol 13:153–154. – 3. Schmiedt E et al (1982) Parenchymatöse Nierentumoren. In: Hohenfellner R, Zingg EJ (Hrsg) Urologie in Klinik und Praxis, Bd 1. Thieme, Stuttgart New York, S 490–508. – 4. Xipell JM (1971) The incidence of benign renal nodules. Y Urol 106:503–506

Dr. med. A. Heinz
Urologische Klinik
Grafenstraße 9, D-6100 Darmstadt

Verhandlungsbericht der Deutschen Gesellschaft für Urologie, 34. Tagung (1982), 316/317
© Springer-Verlag Berlin Heidelberg 1983

Urothelkarzinome des Nierenbeckens und Harnleiters

E. Schindler, H. Zöckler und B. Aeikens

Nierenbecken- und Harnleitertumoren sind selten. An der Medizinischen Hochschule Hannover wurden von 1972 bis 1981 insgesamt 43 Patienten behandelt (6 Harnleitertumoren, 37 Nierenbeckentumoren); im gleichen Zeitraum 339 Nierenkarzinome und 728 Blasenkarzinome. Das männliche Geschlecht war 31mal betroffen, die Frauen (12) nur mit etwa 28% beteiligt. Die Patienten waren 46–83 Jahre alt, durchschnittlich 64 Jahre (kein Unterschied zwischen den Geschlechtern). Das Durchschnittsalter der 6 ausschließlich männlichen Patienten mit Uretertumor lag mit 68 Jahren etwas höher. Die rechte Seite war 18mal betroffen, die linke 25mal.

Ein gleichzeitiger Blasentumor lag bei 6 Patienten vor, eine im Literaturvergleich geringe Anzahl (Kakizoe et al. 1980, Williams u. Mitchell 1973). Erstsymptom war bei 32 Patienten die schmerzlose Makrohaematurie, die jedoch bei 11 Patienten (= 25%) fehlte.

Die Diagnose wurde praktisch immer durch Urographie bzw. bei 6 funktionslosen Nieren durch retrogrades bzw. antegrades Pyelogramm präoperativ gesichert oder sehr wahrscheinlich. Nur 2 Uretertumoren wurden intraoperativ als Zufallsbefunde entdeckt. Die Urincytologie war 14mal positiv, fast ausschließlich bei G II- und G III-Tumoren; sie war 12mal negativ, vorwiegend bei G I- und G II-Tumoren. Die Aussagekraft entspricht Literaturmitteilungen (Leistenschneider u. Nagel 1977).

Die Sonographie war in der Primärdiagnostik wenig ergiebig, hilfreich lediglich bei der Differentialdiagnose Nierenbeckentumor und -stein. Die Tumoren sind naturgemäß erst ab einer gewissen Größe (etwa 2 cm Durchmesser) durch Ultraschall darstellbar, ihr Ursprung im Nierenbecken oder Parenchym nur schwer festzustellen.

Das Computertomogramm konnte 8mal einen Tumor im Nierenbecken sichern, zusätzlich einen Harnleitertumor; es versagte lediglich bei je einem Ureter- und Nierenbeckentumor. Sein Wert liegt darüber hinaus vor allem bei der Lymphknotendiagnostik.

Da die Nierenbeckentumoren gefäßarme Geschwülste sind, lassen sie sich bekanntermaßen angiographisch nur schlecht erfassen (Boijsen u. Folin 1961). Diese invasive Untersuchungsmethode brachte auch in unseren Händen nur wenig zusätzliche Erkenntnisse: lediglich 3 Nierenbeckentumoren wurden angiographisch verifiziert bei 5 negativen und 4 als Nierentumoren eingestuften Befunden.

Histologisch fand sich ausnahmslos Urothelkarzinom bis auf 1 Plattenepithelkarzinom (1 Ureterfibrom wurde nicht berücksichtigt). Die histologische Gradeinteilung wurde erst in den letzten Jahren eingeführt. Fallzahlen und begrenzte Beobachtungszeiträume lassen daher keine exakten prognostischen Angaben zu. Unsere Befunde bestätigen jedoch die Erfahrungstatsache, daß hochdifferenzierte Tumoren nach Ureteronephrektomie wenig Probleme bieten, während niederdifferenzierte Karzinome in der Regel weiter infiltriert haben und häufiger von Metastasen begleitet sind. Noch mehr als beim Nierentumor bedeuten Lymphknotenmetastasen jenseits des Nierenhilus eine praktisch infauste Prognose.

Wegen der bekannt hohen Rezidivrate im Ureterstumpf (Kakizoe et al. 1980) bleibt die unilaterale Ureteronephrektomie die Behandlungsmethode der Wahl bei Urothelkarzinomen des Nierenbeckens und Harnleiters. Während hochdifferenzierte Tumore gute Heilungschancen haben, bleiben die niederdifferenzierten Karzinome diagnostisch dubiös. Die von uns seit 2 Jahren routinemäßig durchgeführte gleichzeitige regionäre Lymphadenektomie dürfte daher auch nur die Stadieneinteilung verbessern. Geringe Häufigkeit und hohes Lebensalter der Patienten lassen eine isolierte Vorsorge für diese Tumorgruppe jedoch nur wenig aussichtsreich erscheinen.

Literatur

Batata MA, Whitmore WF Jr, Hilaris BS, Tokita N, Grabstald H (1975) Primary carcinoma of the ureter: A prognostic study. Cancer 35:1626–1632. – Boijsen E, Folin J (1961) Angiography in carcinoma of the renal pelvis. Acta Radiol 56:81–93. – Kakizoe T, Fujita J, Murase T, Matsumoto K, Kishi K (1980) Transitional cell carcinoma of the bladder in patients with renal pelvic and ureteral cancer. J Urol 124:17–19. – Landmann-Kolbert Ch, Rutishauser G, Dubach UC (1975) Phenacetin-Abusus und Harnwegstumoren. Urologe [A] 14:75–79. – Leistenschneider W, Nagel R (1977) Erfahrungen mit der Nierenbecken- und Harnleiter-Lavage-Zytologie. Urologe [A] 16:230–233. – Matthiesen B, Sökeland J (1974) Zur organerhaltenden Therapie von Harnleiter- und Nierenbeckentumoren. Urologe [A] 13:248–253. – McCarron JP Jr, Chasko SB, Gray GF Jr (1982) Systematic mapping of nephroureterectomy specimens removed for urothelial cancer: pathological findings and clinical correlations. J Urol 128:243–246. – Murphy WM, Nagy GK, Rao MK, Soloway MS, Parija GC, Cox CE II, Friedell GH (1979) „Normal" urothelium in patients with bladder cancer. Cancer 44:1050–1058. – Murphy DM, Zincke H, Furlow WL (1980) Primary grade 1 transitional cell carcinoma of the renal pelvis and ureter. J Urol 123:629–631. – Nocks BN, Heney NM, Daly JJ, Perrone TA, Griffin PP, Prout GR Jr (1982) Transitional cell carcinoma of renal pelvis. Urology XIX:472–477. – Petkovic SD (1975) Epidemiology and treatment of renal pelvic and ureteral tumors. J Urol 114:858–865. – Rubenstein MA, Walz BJ, Bucy JG (1978) Transitional cell carcinoma of the kidney: 25-year experience. J Urol 119:594–597. – Ruffato C, Liessi G, Valente R, Roma R, Buttazzoni L, Anselmo G (1979) Angiographie et microangiographie des neoplasies uroepitheliales. Ann Radiol 22:657–662. – Say CC, Hori JM (1974) Transitional cell carcinoma of the renal pelvis: experience from 1940 to 1972 and literature review. J Urol 112:438–442. – Strong DW, Pearse HD, Tank ES Jr, Hodges CV (1976) The ureteral stump after nephroureterectomy. J Urol 115:654–655. – Williams CB, Mitchell JP (1973) Carcinoma of the renal pelvis: a review of 43 cases. British J Urol 45:370–376. – Williams CB, Mitchell JP (1973) Carcinoma of the ureter – a review of 54 cases. British J Urol 45:377–387

Priv.-Doz. Dr. E. Schindler
Urolog. Klinik
der Med. Hochschule Hannover
Karl-Wiechert-Allee 9
D-3000 Hannover 61

Verhandlungsbericht der Deutschen Gesellschaft für Urologie, 34. Tagung (1982), 318-320
© Springer-Verlag Berlin Heidelberg 1983

Kapillarosklerose als Indiz eines Analgetikaabusus beim Nierenbeckenkarzinom und im unausgewählten Obduktionsgut

G. E. Schubert und B. A. Bethke-Bedürftig

Zwölf Jahre, nachdem Spühler u. Zollinger 1953 [15] erstmals über eine charakteristische chronische interstitielle Nephritis beim Phenazetinabusus berichteten, beobachteten Hultengren u. Mitarb. [6] ein gehäuftes Auftreten von Nierenbeckenkarzinomen bei Phenazetinabusern. Diese Hinweise auf einen Zusammenhang zwischen der Einnahme großer Mengen Phenazetins oder anderer Analgetika und der Entstehung von Urotheltumoren wurde in der Folgezeit durch eine Anzahl weiterer Veröffentlichungen bestätigt [1, 2, 7, 8, 11 u. a.]. Als Abusus definieren wir die Einnahme von mindestens 1 g Phenazetin/Tag über einen Zeitraum von mehr als 3 Jahren oder eine Gesamtmenge von mehr als 1 kg [5, 14].

Ungeklärt ist bis heute die Frage nach der epidemiologischen Bedeutung des Analgetika-Mißbrauches in der Ätiologie der Urothelkarzinome in der Bundesrepublik. Eine wesentliche Ursache dieser offenen Frage sind unzureichende Daten über die Prävalenz des Analgetika-Abusus, den ein hoher Prozentsatz der Abuser verschweigen oder leugnen. Selbst in Schweizer Hospitälern mit großen Erfahrungen auf diesem Gebiet sind nur 40-50% der Abuser den Klinikärzten bekannt [10].

Erst die Entwicklung differenzierterer quantitativer Nachweismethoden der Analgetika-Metaboliten im Urin durch die Arbeitsgruppe um Dubach [3] ermöglichte genauere Einblicke in den Umfang des Problems. Seit kurzem verfügen wir darüber hinaus durch die Untersuchungen von Mihatsch u. Mitarb. [10-13] über ein einfach nachweisbares histopathologisches Indiz eines Phenazetin- oder Parazetamol-Abusus in Form charakteristischer Blutgefäßveränderungen, dessen Zuverlässigkeit inzwischen in mehreren Studien bestätigt wurde [4, 10].

Es handelt sich dabei um eine hyaline Wandverbreiterung unmittelbar unter dem Urothel gelegener Kapillaren bevorzugt des Nierenbeckens und Ureters (Abb. 1). Elektronenmikroskopisch

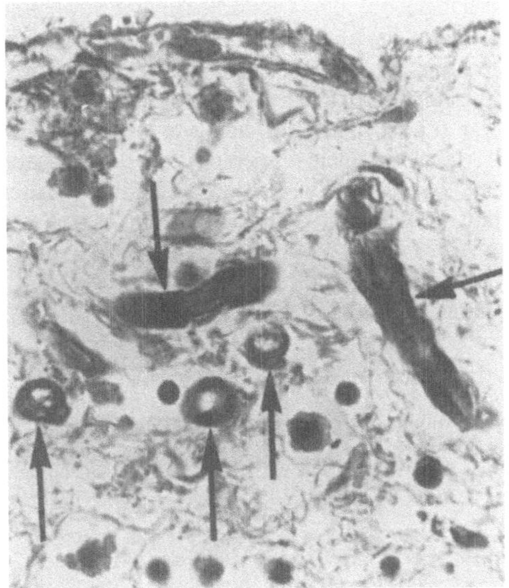

Abb. 1. S. 327/81 Kapillarosklerose (→) in der Nierenbeckenschleimhaut eines 60jährigen Mannes. Urothel an der Oberfläche durch Autolyse des Autopsiepräparates abgelöst. PAS, 600:1

entspricht dieser charakteristischen Kapillarosklerose eine massive Verdickung der Basalmembran in Form dünner geschichteter Lamellen [4, 13]. Sie unterscheidet sich sowohl in ihrer Lokalisation als auch in ihrem ultramikroskopischen Bild von der lichtmikroskopisch ähnlichen diabetischen Vaskulopathie, die elektronenmikroskopisch homogene Basalmembranen hat.

Mit Hilfe dieser beiden Methoden abgesicherte Studien ergaben im Baseler Raum in den Jahren 1978-1980 einen Phenazetinabusus bei etwa 5% der Verstorbenen. Im Autopsiegut haben 10% aller Abuser einen malignen Harnwegstumor, Nierenbeckenkarzinome sind 77mal, Ureterkarzinome 89mal und Harnblasenkarzinome 7mal häufiger als Patienten ohne Analgetikaabusus [11].

Aus der Bundesrepublik liegen dazu bisher keine zuverlässigen Daten vor. In einem ersten Arbeitsabschnitt haben wir daher an einem fortlaufenden unausgewählten nicht urologischen Obduktionsgut überprüft, wie häufig die Kapillarosklerose der Nierenbeckenschleimhaut als Indiz eines Analgetikaabusus ist.

Untersucht wurden die Nierenbecken von 500 Verstorbenen, 267 Männern mit einem mittleren Alter von 67,7 Jahren (21–91 Jahre) und 233 Frauen mit einem mittleren Alter von 71,6 Jahren (20–91 Jahre). Bei 13 Patienten, d.h. bei 2,6% aller Verstorbenen fanden wir eine ausgeprägte Kapillarosklerose, die bei 6 Patienten sehr schwer und diffus (Grad III nach Mihatsch et al. 1978), bei 7 herdförmig ausgebildet war (Grad II–III). Es handelte sich dabei um 4 Männer in einem mittleren Alter von 68 Jahren und 9 Frauen mit einem durchschnittlichen Alter von 72,8 Jahren (Tabelle 1). Eine Kapillarosklerose ist danach bei Frauen 2,6mal häufiger als bei Männern.

Tabelle 1. Kapillarosklerose im Autopsiegut

Gesamtkollektiv
500 Autopsien (Erwachsene)
267 Männer, ∅ Alter 67,6 Jahre
233 Frauen, ∅ Alter 71,6 Jahre

	n	% aller Autopsien	Alter ∅ Jahre
Kapillarosklerose			
Total	13	2,6	69,5
Männer	4	1,5	68,0
Frauen	9	3,9	72,8

38,5% aller Patienten mit einer Kapillarosklerose, 2 Männer und 3 Frauen, hatten Papillenspitzennekrosen, davon je 2 Männer und Frauen das Vollbild einer Phenazetinniere mit chronischer interstitieller Nephritis, zwei der 13 eine Nephrolithiasis.

In einem 2. Arbeitsabschnitt wurden retrospektiv 92 Operationspräparate des Nierenbeckens und Ureters mit Urothelkarzinomen untersucht. Es handelte sich um 55 Nierenbeckenkarzinome von 33 Männern und 22 Frauen und um 26 isolierte Ureterkarzinome von 16 Männern und 10 Frauen sowie weitere 11 Männer, die Karzinome im Nierenbecken und Ureter hatten (Tabelle 2).

Tabelle 2. Alters- und Geschlechtsverteilung der Nierenbecken- und Ureterkarzinome

	n	%	∅ Alter	Jahre
Nierenbeckenkarzinome				
Total	55	100,0		
Männer	33	60,0	67,8	(45–77)
Frauen	22	40,0	69,0	(38–84)
Ureterkarzinom				
Total	26	100,0		
Männer	16	61,5	61,3	(38–80)
Frauen	10	38,5	65,2	(43–80)
Ureter- und Nierenbeckenkarzinome				
Männer	11	100,0	68,6	(51–77)
Kapillarosklerose				
1 Mann Ureterkarzinom pT3b, G3				50 J

Eine Kapillarosklerose konnten wir nur im Harnleiter eines 50jährigen Mannes mit einem pT3b/G3-Karzinom nachweisen, das entspricht 2,7% der Ureterkarzinome und 1,1% der Gesamttumorgruppe.

Anhaltspunkte für einen häufigeren Analgetikaabusus bei Patienten mit Nierenbecken- und Ureter-Karzinomen waren in unserem Untersuchungsgut danach nicht nachweisbar.

Diese ersten Ergebnisse der retrospektiven Studie an Tumorträgern des Nierenbeckens und Ureters entsprechen nicht den Erfahrungen Schweizer und schwedischer Arbeitsgruppen, die einen höheren Prozentsatz von Analgetikaabusern unter Patienten mit Nierenbeckenkarzinomen fanden, bestätigen jedoch die Ergebnisse einer klinischen Studie von Leistenschneider u. Nagel [9], die in ihrem Berliner Krankengut keinen Anhalt dafür fanden, daß der Phenazetinabusus in der Bundesrepublik eine wesentliche Rolle in der Häufigkeitszunahme der Urotheltumoren spielt.

Wir möchten jedoch diese ersten Ergebnisse bezüglich einer Korrelation von Analgetikaabusus und Nierenbecken- oder Ureterkarzinom allein aufgrund morphologischer Kriterien zurückhaltend bewerten und durch eine prospektive Studie an einem größeren Untersuchungsgut ergänzen.

Wesentlicher erscheint uns, daß nach den vorgelegten systematischen Untersuchungen am Autopsiegut ein Analgetikaabusus offensichtlich auch in der Bundesrepublik zumindest bei älteren Personen wesentlich häufiger ist, als bisher bekannt war.

Literatur

1. Angervall L, Bengtsson U, Zetterlund CG, Zsigmond M (1969) Brit J Urol 41:401. – 2. Bengtsson U, Angervall L, Ekman H, Lehmann L (1968) Transitional cell tumors of the renal pelvis in analgesic abusers. Scand J Urol Nephrol 2:145. – 3. Dubach UC (1967) p-Aminophenolbestimmung im Urin als Routinemethode zur Erfassung der Phenazetineinnahme. Dtsch med Wschr 92:211–215. – 4. Gloor F (1982) Die Kapillarosklerose in den ableitenden Harnwegen bei Schmerzmittel-(Phenazetin-)Mißbrauch. Pathologe 3:132–136. – 5. Gsell O (1974) Nephropathie durch Analgetica. Ergebn inn Med Kinderheilk NF 35:68. – 6. Hultengren N, Lagergren C, Ljungqvist A (1965) Carcinoma of the renal pelvis in renal papillary necrosis. Acta chir scand 130:314. – 7. Landmann-Kolbert Ch, Rutishauser G, Dubach UC (1975) Phenazetinabusus und Harnwegstumoren. Urologe [A] 14:75–79. – 8. Leistenschneider W, Ehmann R (1973) Nierenbeckenkarzinom und Phenazetinabusus. Schweiz med Wschr 103:433. – 9. Leistenschneider W, Nagel R (1977) Urotheltumoren und Phenazetinabusus. Therapiewoche 27:4221–4230. – 10. Mihatsch MJ Hofer HO, Korteweg E, Zollinger HU (1982) Phenazetinabusus V[1]: Häufigkeit der Phenazetinabuser im Baseler Autopsiegut 1978–1980. – Ergebnisse einer prospektiven Studie. Schweiz med Wschr 112:1245–1248. – 11. Mihatsch MJ, Manz T, Knüsli C, Hofer HO, Rist M, Guetg R, Rutishauser G, Zollinger HU (1980) Phenazetinabusus III. Maligne Harnwegstumoren bei Phenazetinabusus in Basel 1963–1977. Schweiz med Wschr 110:255–264. – 12. Mihatsch MJ, Torhorst J, Amsler B, Zollinger UH (1978) Capillarosclerosis of the lower urinary tract in analgesic (Phenacetin) abuse. Virchows Arch A Path Anat and Histol 381:41–47. – 13. Mihatsch MJ, Torhorst J, Steinmann E, Hofer H, Stickelberger M, Bianchi L, Berneis K, Zollinger HU (1979) The morphologic diagnosis of analgesic (Phenacetin) abuse. Path Res Pract 164:68–79. – 14. Nanra RS, Sutart-Taylor AH De, Leon AH, White KH (1978) Analgesic nephropathy: Etiology, clinical syndrome and clinicopathologic correlations in Australia. Kidney Int 13:79–92. – 15. Spüler O, Zollinger HU (1953) Die chronische interstitielle Nephritis. Z Klin Med 151:1

Prof. Dr. G.E. Schubert
Pathologisches Institut
der Kliniken der Stadt Wuppertal
Arrenbergerstr. 20–56
D-5600 Wuppertal 1

Verhandlungsbericht der Deutschen Gesellschaft
für Urologie, 34. Tagung (1982), 321
© Springer-Verlag Berlin Heidelberg 1983

Nachsorge beim metastasierenden Nierenkarzinom

H. Rübben, J. Ammon, J. Hannappel und W. Lutzeyer

Das metastasierende Nierenkarzinom erwies sich bis in jüngste Zeit als eine sehr therapieresistente Erkrankung; aus diesem Grunde wurden feste Behandlungsrichtlinien bislang nicht erarbeitet. Die antiöstrogene Therapie, die Cytostase, operative Verfahren und vor allem die unspezifische oder spezifische Immuntherapie zeigen Wege auf, auf denen partielle Remissionen und eine Besserung der Symptomatik der Patienten erzielt werden können. Diese Erfolge sind abhängig von der Ausdehnung der Metastasierung oder des lokalen Tumorrezidivs nach Nephrektomie; diese Tatsache wiederum beinhaltet die Forderung nach einer engmaschigen Nachsorge.

Seit 1979 wird an unserer Klinik in Zusammenarbeit mit der Abteilung Radiologie und niedergelassenen Urologen ein Nachsorgeprogramm für Nierentumorpatienten durchgeführt. In diesem Nachsorgeprogramm befinden sich insgesamt 46 Patienten: 18 mit einem Ausgangsbefund T1 und T2 und 28 Patienten mit einem fortgeschrittenen Primärtumor T3 und T4. 17 Patienten der Ausgangsgruppe T1 und T2 sind z.Z. wohlauf, 1 Patient verstarb an einer nicht tumorbedingten Ursache. In der Gruppe T3 und T4 sind 12 Patienten wohlauf, 3 Patienten starben an Tumorfolgen, einer wies einen Tumor der Gegenseite auf, bei 7 Patienten entwikkelten sich Fernmetastasen, bei 5 Patienten ein lokales Tumorrezidiv.

Tabelle 1. Nachsorgeprogramm für Patienten mit Nierenkarzinomen

Monate	1	3	6	9	12	24	36	48	60
Anamnese									
Untersuchung									
Labor		+	+	+	+	+	+	+	+
Urinstatus									
Röntgen-Thorax									
Sonographie	+	+			+	+	+	+	+
Knochenszintigramm					+	+		+	

Bei 2 der 7 Patienten mit eingetretener Metastasierung konnte eine partielle Remission (systemische Chemotherapie, endokrine Behandlung) erzielt werden. Bei 2 der 5 Patienten mit lokalem Rezidiv konnte eine partielle Remission (systemische Chemotherapie, Bestrahlung) erreicht werden. 2 weitere Patienten mit Knochenmetastasen zeigten keine objektive Remission, aber eine deutliche subjektive Besserung des Beschwerdebildes.

Je zweimal wurde die Tumorprogression durch ein Röntgenthoraxbild bzw. eine sonographische und computertomographische Untersuchung aufgedeckt.

In Anlehnung an Nachsorgerichtlinien der ATO werden im Nachsorgeprogramm folgende Untersuchungen durchgeführt (s. Tabelle 1).

Anamnese, allgemeine klinische Untersuchung, Laborchemie (BSG, Blutbild, Quickwert, LHD, gamma-GT, alkalische Phosphatase, Serumkreatinin), Urinstatus und Röntgenthorax im ersten Jahr dreimonatlich, dann im jährlichen Abstand, das Knochenszintigramm nach Ablauf von 12, 24 und 60 Monaten.

Für die routinemäßige Kontrolle des Ausscheidungsurogramms sehen wir z.Z. keine Indikation, In unserem Nachsorgeprogramm wird die Sonographie und das Computertomogramm nach 1, 3, 12 Monaten und dann im jährlichen Abstand durchgeführt. Die Ergebnisse der noch kleinen Untersuchungsgruppe deuten jedoch an, daß im Nachsorgeprogramm die Sonographie die Computertomographie durchaus ersetzen kann. Von Bedeutung ist, den postoperativen Befund bereits 4 bis 6 Wochen nach der Nephrektomie zu dokumentieren, da es nur auf diese Weise möglich ist, ein lokales Rezidiv oder eine Progression der Lymphknotenmetastasen zu unterscheiden von Narben- und Granulationsgewebe.

Dr. med Rübben
Urolog. Abt. d. med. Fakultät der RWTH
Goethestr. 27/29, D-5100 Aachen

Verhandlungsbericht der Deutschen Gesellschaft für Urologie, 34. Tagung (1982), 322–324
© Springer-Verlag Berlin Heidelberg 1983

CT bei renalen Traumen

A.-R. Fischedick, E. Tölle, R.-P. Müller und G. Kleinhans

Bei Unfallverletzten ist neben der Milz die Niere das am häufigsten (0,9–2,5 %) verletzte Abdominalorgan. Die diagnostischen Probleme sind, da es sich meist um Polytraumen handelt, erheblich. Die intravenöse Urographie mit begleitender Nephrotomographie sowie die Angiographie sind bewährte Untersuchungsverfahren. Im folgenden sollen die spezifischen Aussagemöglichkeiten der Computertomographie dargestellt werden.

Material und Resultate

Im Zeitraum von 1978 bis 1982 konnten wir 14 Patienten mit einem Nierentrauma computertomographisch untersuchen. Das Intervall zwischen Trauma und CT-Untersuchung betrug zwischen 4 und 48 Stunden. Bei 6 Patienten wurde innerhalb der ersten 6 Tage, bei 2 in den folgenden 4 Wochen CT-Kontrolluntersuchungen durchgeführt.

Ein *subkapsuläres Hämatom* wurde bei 10 Patienten gefunden. Das computertomographische Bild entsprach einer ovalen oder lentikulären Raumforderung, welche die Nieren konkavförmig imprimierte und von der Gerotaschen Faszie durch Fettgewebe getrennt war (Abb. 1).

Die 4 *perirenalen Hämatome* waren computertomographisch als größere, extrarenale Flüssigkeitsansammlungen, die sich bis zur Gerotaschen Faszie erstreckten, gekennzeichnet. Dabei dehnte sich das Hämatom innerhalb der Gerotaschen Faszie vorwiegend nach dorsal aus und führte so zu einer Verlagerung der Niere nach ventral und medial (Abb. 2/3).

Inkomplette Nierenverletzungen und intrarenale Hämatome gebrauchen wir synonym, um fokale Nierenverletzungen zu diagnostizieren.

Komplette Nierenrupturen entsprechen computertomographisch einer fokalen, ins Nierenhohlsystem reichenden Verletzung, die sich durch eine Kontrastmittel-Urinleakage manifestieren. Dagegen finden sich bei der Nierentrümmerfraktur multiple Einrisse in der gesamten Niere.

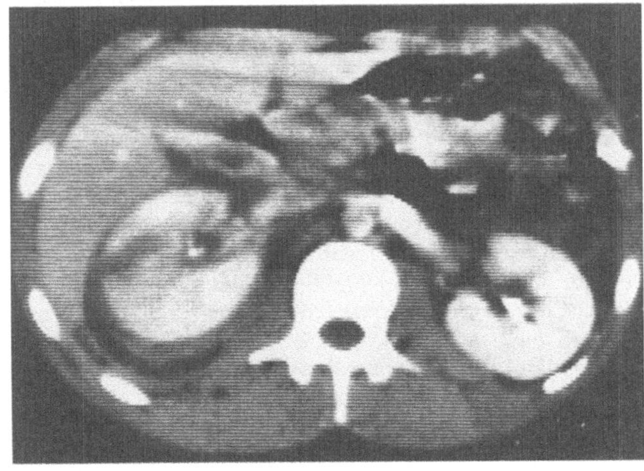

Abb. 1. Ein subkapsuläres und intrarenales Hämatom bei leichter Nierenverletzung (Grad 1)

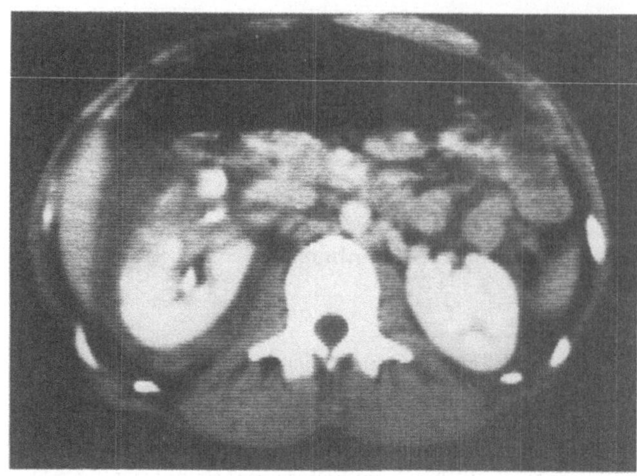

Abb. 2. Perirenales Hämatom mit Urin-Kontrastmittelleakage und Abriß eines vorderen Polfragments bei schwerer Nierenverletzung (Grad 2)

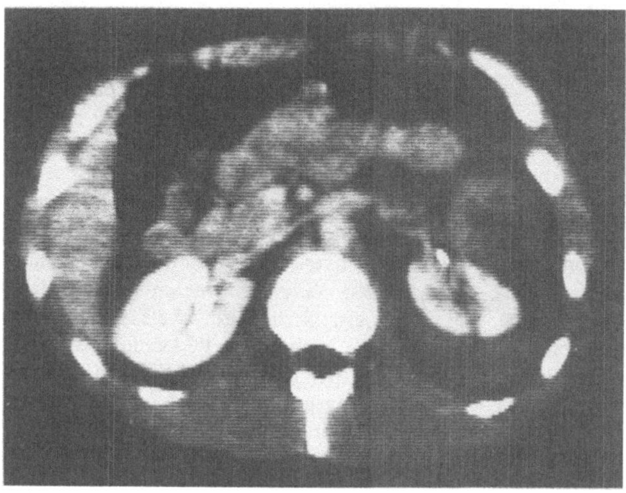

Abb. 3. Komplette Nierenruptur mit Nachweis eines Kontrastmittelaustrittes im perirenalen Hämatom. Kritische Verletzung (Grad 3)

Diskussion

Die Klassifikation der Nierenverletzungen läßt sich nach klinischen Gesichtspunkten (Hodges/ Lutzeyer) in 3 Gruppen einteilen, die sich auch computertomographisch gut nachvollziehen lassen:

Der *Grad 1 (leichte Verletzung),* zu dem 75–85% aller Nierenverletzungen gehören, ist durch kortikale Läsionen gekennzeichnet. Die Nierenkapsel sowie das Nierenhohlsystem sind intakt. Computertomographisch findet sich hier das intraparenchymatöse Hämatom bzw. die Ruptur und das meist bikonvexe, subkapsuläre Hämatom (Abb. 1).

Eine CT-Kontrolluntersuchung ist in der Regel nicht notwendig.

Der *Grad 2 (schwere Verletzung),* dem etwa 10% aller Nierenverletzungen entsprechen, beinhaltet Parenchymverletzungen und Kapselrupturen mit Verletzungen des Hohlraumsystemes. Computertomographisch läßt sich bei solchen Verletzungen eine Kontrastmittel-Urinleakage in den Perirenalraum nachweisen, die zu einer Ventralverlagerung der kontinuitätsgetrennten Niere führt. Bei klinisch stabilen Patienten des Grades 2, bei denen eine konservative Therapie möglich erscheint, können kurzfristige CT-Kontrolluntersuchungen die Therapieplanung erleichtern. Lassen die Befunde eine Stabilisierung oder Besserung des Befundes erkennen, wird weiter konservativ behandelt (Abb. 2).

Unter *Grad 3 (kritische Verletzung),* dem etwa 5% aller Verletzungen entsprechen, fallen

Trümmerfrakturen der Niere mit Nierenhilusverletzungen. Diese Verletzungen werden in der Regel einer sofortigen operativen Therapie zugeführt (Abb. 3). Gefäßverletzungen sind durch eine fehlende Kontrastmittelausscheidung der betroffenen Niere erkennbar. Hier ist allein die Angiographie in der Lage, die Situation zu klären.

Zusammenfassend ist festzustellen, daß wir mit der Computertomographie über eine nichtinvasive Methode zur Klassifikation und Therapieplanung von Nierenverletzungen verfügen und sich die Indikation zur invasiven Methode der Nierenangiographie einschränken läßt.

Literatur

Berger P, Kuhn J (1981) CT of blunt abdominal trauma in childhood. Amer J Roentgenol 136:105–110, - Braedel H, Rzehak L, Schindler E, Polsky MS, Döhring W (1980) Computertomographische Untersuchungen bei Nierenverletzungen. Fortschr Röntgenstr 132:49–54. - Druy E, Rubin B (1979) Computed tomography in the evaluation of abdominal trauma. J Comput Assist Tomogr 3:40–44. - Federle M, Goldberg HI, Kaiser J, Moss AA (1980) Evaluation of abdominal trauma by computed tomography, Radiology 138:637–643. - Federle M, Kaiser JA, McAninch JW (1981) The role of computed tomography in renal trauma. Radiology 141:455–460. - Feuerbach St, Gullotta U, Reise M, Allgayer B, Ingiani G (1981) Computertomographische Symptomatologie des Becken- und Bauchtraumas. Fortschr Röntgenstr 134(3):293–296. - Fischedick AR, Müller R-P, Kramps H, Cramer B (1982) Computertomographie retroperitonealer Traumen. Fortschr Röntgenstr 136(1):56–59. - Fretz Ch Haertel M (1981) Computertomographie nach Nierentrauma, Fortschr Röntgenstr 135(6):653–656. - Haertel M, Fuchs WA (1979) Computertomographie nach stumpfem Abdominaltrauma. Fortschr Röntgenstr 131(5):487–492. - Kuhn J, Berger P (1981) Computed tomography in the evaluation of blunt abdominal trauma in children. Radiologic clinics of North America, vol 19, nr 3, pp 503–513. - Lang EK, Trichel B, Turner R (1971) Arteriographic assessment of injury resulting from renal trauma. An analysis of 74 patients. J Urol 106:1–8. - Sagel S, Stegel M, Stanley R, Jost R (1977) Detection of retroperitoneal hemorrhage by computed tomography Amer J Roentgenol 129:403–407. - Sandler C, Toombs B (1981) Computed tomographic evaluation of blunt renal injuries. Radiology 141:461–466. - Schaner E, Balon J (1977) Computed tomography in the diagnosis of subcapsular and perirenal hematoma. Amer J Roentgenol 129:83–88. - Tommbs B, Lester R, Ben'Menachem Y, Sandler C (1981) Computed tomography in blunt trauma. Radiologic clinics of North America, vol 19, pp 17–35. - Wegener OH (1982) Ganzkörpercomputertomographie. S. Karger, Basel

A. R. Fischedick
Radiologische Universitäts-Klinik Münster
Jungeblodtplatz 1
D-4400 Münster

Verhandlungsbericht der Deutschen Gesellschaft für Urologie, 34. Tagung (1982), 325/326
© Springer-Verlag Berlin Heidelberg 1983

Nierenarteriographie bei Makrohämaturie unklarer Genese: Analyse von 44 Fällen

E. Varenhorst und S.G. Fransson

In der urologischen Praxis ist die Hämaturie ein häufiges Symptom, dessen Genese Patient und Arzt geklärt haben möchten. Die üblichen diagnostischen Maßnahmen sind chemische und mikroskopische Untersuchung des Harns sowie Urinkultur, Zystoskopie mit Zytologie und Urographie evt. mit Tomographie. Im Rahmen dieser Untersuchungen werden bei etwa 22 Prozent der Patienten maligne Tumoren und in etwa 70 Prozent der Fälle andere Blutungsursachen in den Nieren oder Harnwegen gefunden. In 8 bis 10 Prozent der Fälle verbleibt die Diagnose dagegen unklar [1, 2, 3].

Wir sind nun der Frage nachgegangen, ob bei Patienten mit Makrohämaturie unklarer Genese eine renale Arteriographie indiziert ist, um Blutungsquellen nachzuweisen oder Tumoren der Nieren auszuschließen.

Patienten und Methodik

Die Studie umfaßt 44 Patienten, die von Januar 1974 bis Dezember 1978 an der urologischen Klinik in Linköping untersucht wurden. Es handelt sich um 28 Männer und 16 Frauen im Alter zwischen 16 und 68 Jahren (Durchschnittsalter 34 Jahre). Die durchschnittliche Beobachtungszeit war 5,1 Jahre (3–8 Jahre). Alle Patienten wurden wegen makroskopischer Hämaturie überwiesen. Der Urin wurde chemisch und mikroskopisch untersucht und Urinkultur und Nierenfunktionsproben im Serum durchgeführt. Alle Patienten wurden urethrozystoskopiert und Spülflüssigkeit der Harnblase zytologisch untersucht. Die röntgenologischen Untersuchungen bestanden in Urographie und renaler Arteriographie.

Ergebnisse

Bei allen Patienten lag ein vollkommen normaler Urographiebefund vor. Bei der Urethro- und Zystoskopie wurden keine die Hämaturie erklärenden Veränderungen gefunden. Die zytologische Untersuchung der Blasenspülflüssigkeit war in allen Fällen negativ. Bei der renalen Arteriographie wurden in 2 Fällen Kaliberschwankungen intrarenaler Gefäße beobachtet und bei einem Patienten eine Nierenarterienstenose nachgewiesen. Durch die Arteriographie konnte aber in keinem Fall die Hämaturie geklärt oder andere wichtige diagnostische Hinweise geliefert werden. Der weiteren Verlaufskontrolle hatten sich nur 2 Patienten entzogen. Alle 44 Patienten lebten nach abgeschlossener Beobachtungszeit. 2 Patienten wurden nephrektomiert. In einem Fall wurde wegen schwerer rezidivierender Hämaturie eine Niere entfernt. Im Operationspräparat wurde ein Hamartom gefunden, das angiografisch nicht nachweisbar war. In dem anderen Fall hatte eine strikturierende Ureteritis zum Funktionsausfall der Niere geführt. Die weiteren Diagnosen, die während der Observationszeit gestellt wurden, sind in Tabelle 1 auf-

Tabelle 1. Endgültige Diagnose bei 44 Patienten mit Makrohämaturie und negativem Urographie- und Arteriographiebefund

Diagnose	Anzahl Patienten
Glomerulonephritis	7
Nephrosklerose	2
Koagulopathie	2
Prostatahyperplasie	2
Nierenhamartom	1
Amyloidose	1
Pyelonephritis	1
Ureteritis	1
Nierenbeckenstein	1
Harnblasenkarzinom	1
Keine	25
Total	44

geführt. Bei 25 Patienten verblieb die Hämaturieursache unklar.

Schlußfolgerung

Wir möchten den Schlußsatz ziehen, daß es generell nicht angezeigt ist, nach einmaliger Makrohämaturie bei negativem Urogramm eine Arteriographie der Nieren auszuführen. In schwierigen Fällen und bei wiederholter Hämaturie ist jedoch die Untersuchung zur Darstellung pathologischer Gefäßveränderungen nicht zu umgehen.

Literatur

1. Lee LW, Davis E (1953) Gross urinary hemorrhage: a symptom, not a disease. JAMA 153:782–784. – 2. Carter WC, Rous SN (1981) Gross hematuria in 110 adult urologic hospital patients. Urology 29:342–344. – 3. Burkholder GV, Dotin LN, Thomason B, Beach RD (1969) Unexplained hematuria. JAMA 210:1729–1733

Doz. Dr. Eberhard Varenhorst
Urologische Universitätsklinik
Regionsjukhuset
S-581 85 Linköping
Schweden

Verhandlungsbericht der Deutschen Gesellschaft
für Urologie, 34. Tagung (1982), 327–330
© Springer-Verlag Berlin Heidelberg 1983

Niereninsuffizienz: Beziehungen zwischen Nierenfunktion und Reaktionsvermögen am Wiener Determinationsgerät bei Patienten mit und ohne Dialyse*

P. Brühl und I. Müller

Urologische Erkrankungen mit Harnabflußstörungen und sekundärer Pyelonephritis haben hohen Stellenwert für die Ätiologie einer Niereninsuffizienz. Diese kann langfristig unerkannt bleiben; die Patienten fühlen sich dabei subjektiv gesund – sie stehen in der Regel voll im Berufsleben, bedienen z. B. Maschinen, die eine hohe Reaktionsfähigkeit erfordern und nehmen meist als Kraftfahrer am Straßenverkehr teil.

Nach einem Gutachten des „Gemeinsamen Beirats für Verkehrsmedizin" beim Bundesminister für Verkehr und für Jugend, Familie und Gesundheit ist das Führen von Kraftfahrzeugen bei einem Serum-Kreatinin-Wert bis 7 mg% unbedenklich. Bei einem mittleren Serum-Kreatinin-Wert von mehr als 7 mg%, jedoch unter 15 mg%, ist die Eignung, außer für Klasse 2 und Fahrgastbeförderung, gegeben, sofern keine komplizierende Begleiterkrankung wie Hypertonie, Elektrolytstörungen u. ä. vorliegt [1]. Diese Bewertung wurde 1979 festgelegt, es wird aber nicht erkennbar, worauf sich die Determinierung der angegebenen Serum-Kreatinin-Werte als Leitwerte für eine Stadien-orientierte Funktionsstörung und davon abhängige Fahrtüchtigkeit gründet. Im Rahmen eines von uns angeforderten Gutachtens haben wir zur Frage nach angemessenen Beurteilungskriterien die

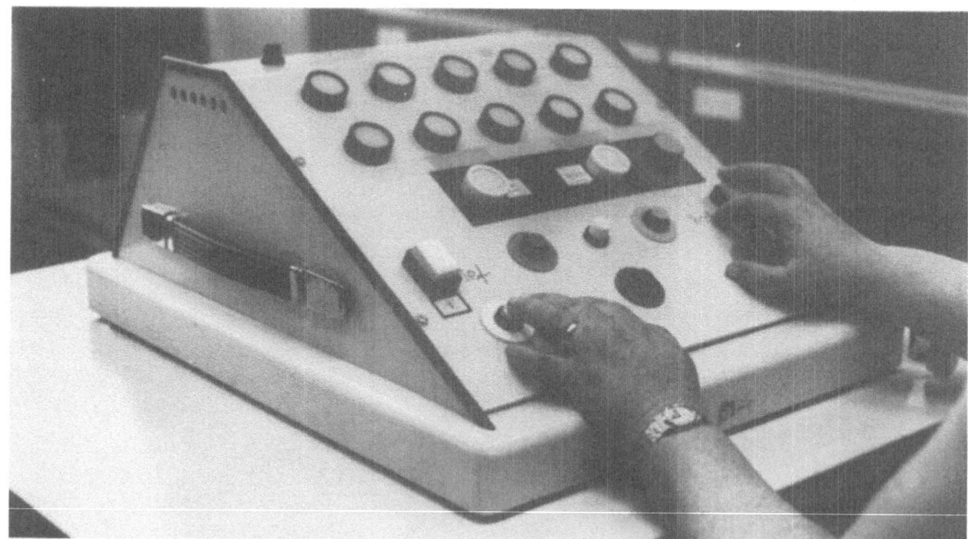

Abb. 1. Wiener Determinationsgerät (Front-Seite): Signallämpchen, über die dem Probanden Reize in verschiedenen Farben angeboten werden; sie werden durch eine der jeweiligen Farbe entsprechenden Taste der Tastatur beantwortet

* Mit Unterstützung des TÜV-Rheinland, Köln, und dem Arbeitsmedizinischen Zentrum, Bonn

Reaktionsfähigkeit in Abhängigkeit von der Nierenfunktion am Wiener Determinationsgerät untersucht.

Man bedient sich seit vielen Jahren dieses Geräts bei Prüfung der Auswirkung verschiedener Medikamente auf Reaktionsfähigkeit. Es hat das Format einer großen Schreibmaschine (Abb. 1). Auf der Frontseite Signallämpchen, über die dem Probanden Reize in verschiedenen Farben angeboten werden. Weiterhin werden unterschiedliche Tonsignale über Lautsprecher vermittelt. Die Farbsignale werden durch eine der jeweiligen Farbe entsprechenden Tastatur und die Tonsignale mit unterschiedlichen Tontasten vom Probanden reizsequentiell beantwortet. Die Zeitabfolge der Signale wird je nach Alter des Probanden über einen Wahlschalter an der Rückwand (Abb. 2) unterschiedlich eingestellt.

Bei unseren Untersuchungen wurde dabei das Tempo zugrundegelegt, bei dem 12000 Gesunde aller Altersgruppen 50% der Reize richtig beantworten. Durch den Vergleich mit einer Rangtabelle ist es möglich, den am Gerät ermittelten absoluten Zahlen Rangwerte von 1 bis 100 zuzuordnen – wobei 100 das beste Ergebnis darstellt, d.h. alle im Dauerturnus angebotenen 360 Reize werden richtig beantwortet. Der Mittelwert beträgt umgerechnet auf Rangzahl bei gesunden Probanden jeglichen Alters 44 [2].

Über Untersuchungen bei 26 ambulanten, bisher nicht dialysierten Patienten mit Serum-Kreatinin-Werten von 1,2 mg% bis 12,7 mg% (Durchschnitt 5,2 mg%) haben wir bereits früher berichtet [3]. Die Ergebnisse sind im Streu-Diagramm (Abb. 3) zusammenfassend dargestellt. Mit steigenden Serum-Kreatinin-Werten, also zunehmender Nierenfunktionsbeeinträchtigung, zunehmende Abnahme der Rangzahl als Ausdruck deutlich abnehmender Reaktionsfähigkeit. Es wird erkennbar, daß bereits ab Serum-Kreatinin-Wert von 4 mg% eine Rangzahl von 20 kaum noch überschritten wird (Mittelwert 3,9!).

Entsprechende Analysen haben wir jetzt bei Patienten im chronischen Dialyse-Programm vor und nach Dialyse mit 2 Verfahren vorgenommen.

Bei der Dialyse-Gruppe I wurde im Rhodial-75-System ein Hämodialysator mit einer Membran aus Polyacrylnitril verwendet. Sie läßt kleine und mittlere Moleküle schnell passieren. Das Serum-Kreatinin sinkt nicht so stark wie bei der Single-Pass-Dialyse (Dialyse-Gruppe II; Abb. 5).

Wegen der hohen Mittelmolekül-Clearance sind kürzere Dialyse-Zeiten möglich. Bei der Dialyse-Gruppe II wurde eine Cuprophanmembran verwendet. Diese läßt eine selektive Diffusion zu. Kleinmolekulare Substanzen werden schnell herausdialysiert. Das Serum-Kreatinin ist am Ende der Dialyse wegen der stärkeren Eliminierung relativ niedrig. Die schlechtere Mittelmolekül-Clearance bedingt jedoch eine längere Dialyse-Zeit.

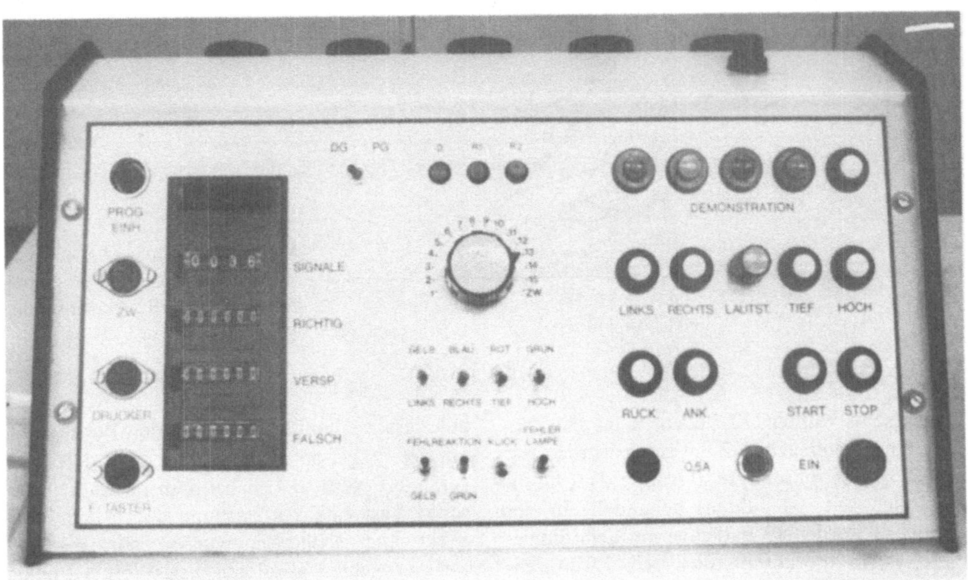

Abb. 2. Rückwand: Steuerung der Zeitabfolge der Signale über Wahlschalter und Test-Dokumentation

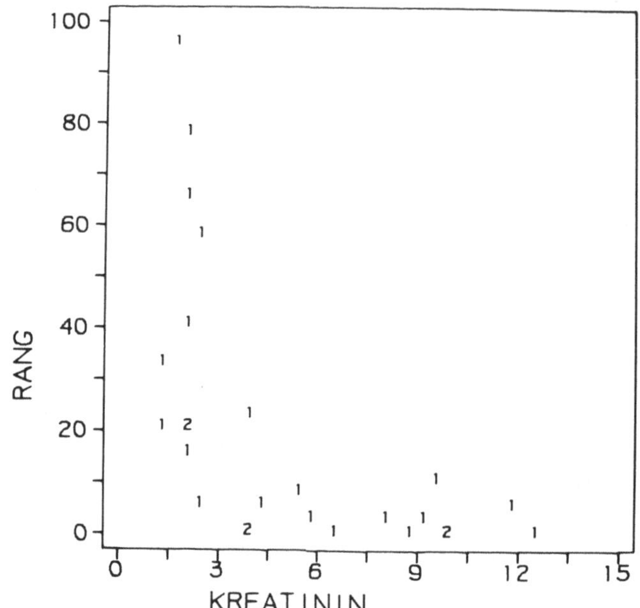

Abb. 3. Rangzahlen am Wiener Determinationsgerät. Serum-Kreatinin-Werte (mg%) bei Patienten mit eingeschränkter Nierenfunktion ohne Dialyse

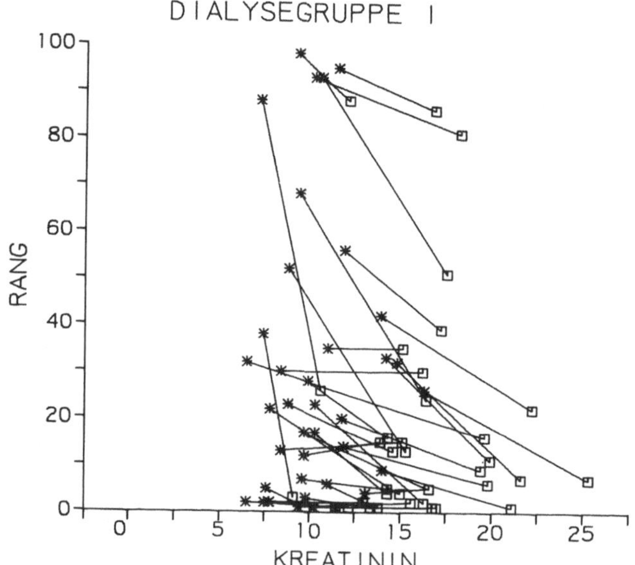

Abb. 4. Rangzahl bei Patienten im chronischen Dialyse-Programm vor und nach Rezirkulationsdialyse

Insgesamt wurden 72 Patienten im Dialyse-Programm untersucht. 52 Patienten wurden mit der Rezirkulationsdialyse (Gruppe I) (durchschnittlich seit 3,4 Jahren) behandelt. In der Gruppe II wurden 19 Patienten mit dem Single-Pass-System (durchschnittlich seit 2,9 Jahren) dialysiert. Grundsätzlich erfolgte außer der ersten Untersuchung (vor Dialyse) ein Wiederholungstest unmittelbar nach der Behandlung mit der Frage, ob und inwieweit die Rangzahlen verändert werden. Um bei dem posttherapeutischen Test eine Verfälschung durch den Lerneffekt auszuschließen, wurden von dem jeweils erreichten absoluten Test-Wert 4 Punkte abgezogen und dann erst der Rang ermittelt.

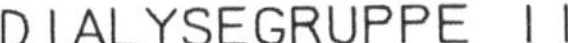

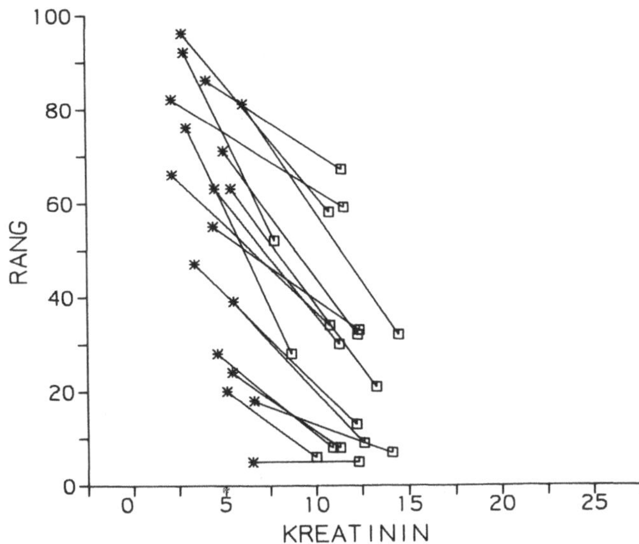

Abb. 5. Rangzahl/Serum-Kreatinin-Werte (mg%) bei Patienten vor und nach Single-Pass-Dialyse

Aus den Streu-Diagrammen (Abb. 3–5) wird erkennbar, daß die Ausgangsrangzahlen bei Patienten im Dialyse-Programm trotz deutlich höherer Kreatinin-Werte günstiger als bei der nicht dialysierten Gruppe sind, so daß die Höhe des Kreatinins nicht der einzige Maßstab für Reaktionsbelastbarkeit und Reaktionssicherheit sein kann. Die Rangzahlen werden durch beide Dialyseverfahren optimiert und steigen entsprechend den abfallenden Kreatinin-Werten. Gerade in der Dialyse-Gruppe II überzufällige Abhängigkeit zwischen der Verbesserung der Serum-Kreatinin-Werte und der Dialyse – synchron mit der Reaktionsgeschwindigkeit.

Daraus resultiert, daß der psycho-physischen Leistungsschwäche urologischer Patienten mit Niereninsuffizienz größere Aufmerksamkeit gewidmet werden muß.

Literatur

1. Nierenerkrankung (1979) In: Krankheit und Kraftverkehr. Gutachten des Gemeinsamen Beirats für Verkehrsmedizin beim Bundesminister für Verkehr und beim Bundesminister für Jugend, Familie und Gesundheit, bearbeitet von Lewrenz H, Friedel B, Schriftenreihe, hersg vom BM für Verkehr, Bonn-Bad Godesberg, 57, S 27–28. – 2. Normwerte für das Wiener Determinationsgerät: Aus dem Physiologischen Institut I der Universität zu Köln (Dir: Prof Dr Undeutsch), nicht veröffentlichtes Manuskript, TÜV-Rheinland. – 3. Brühl P, Müller I (1982) Nierenerkrankung und Kraftverkehr: Beziehungen zwischen Nierenfunktion und Reaktionsvermögen am Wiener Determinationsgerät. Z f Verkehrssicherheit 28:58

Prof. Dr. P. Brühl
Urolog. Universitätsklinik
D-5300 Bonn-Venusberg

Verhandlungsbericht der Deutschen Gesellschaft für Urologie, 34. Tagung (1982), 331–333
© Springer-Verlag Berlin Heidelberg 1983

Neue Gesichtspunkte zur Interpretation harnchemischer Befunde beim Harnsteinleiden

M. Butz, P. Schulte und H. Knispel

Einleitung und Methodik

Die an der Harnsteinbildung beteiligten Stoffe werden konventionell im 24-Std.-Sammelurin analysiert und als ausgeschiedene Mengen angegeben. Maßgeblich für die Harnsteinbildung sind aber die Konzentrationen der lithogenen und inhibitorischen Substanzen im Harn. Von verschiedenen Arbeitsgruppen [2, 3] wurden umfangreiche Analysen- und Rechenprogramme zur Erfassung des Sättigungsgrades von Harnproben angegeben.

Diese Verfahren sind jedoch für die Routinediagnostik nicht geeignet. Beim Calcium-Harnstein ist als häufigster pathologischer Befund unter den lithogenen Substanzen eine erhöhte Calcium-Konzentration und unter den Lösungsvermittlern ein Citrat-Mangel erfaßbar [1]. Durch die Berechnung des Calcium-Citrat-Quotienten im Spontanurin von Gesunden und Harnsteinpatienten sollte versucht werden, einen vergleichsweise einfachen Parameter zur Erfassung und Beurteilung des Harnsteinbildungsrisikos zu finden.

Calcium und Citrat wurden unter calciumarmer Kost sowohl im 24-Std.-Sammelharn als auch im morgendlichen Spontanharn (Nachturin) von 138 Gesunden und 220 Calcium-Steinpatienten bestimmt. Die gesunden Probanden wurden in der Alters- und Geschlechtsverteilung entsprechend den Harnsteinpatienten ausgewählt. Bei den rezidivierenden Harnsteinpatienten wurde eine Unterteilung in eine Gruppe mit weniger als 5 Steinen in 5 Jahren und eine Gruppe mit mehr als 5 Steinen in 5 Jahren vorgenommen. Die Labordaten wurden statistisch mit dem Mann-Whitney-U-Test ausgewertet.

Ergebnisse

In Abb. 1 ist der Calcium-Citrat-Quotient im Nachtharn von Gesunden in Abhängigkeit vom Alter dargestellt. Eine altersabhängige Korrela-

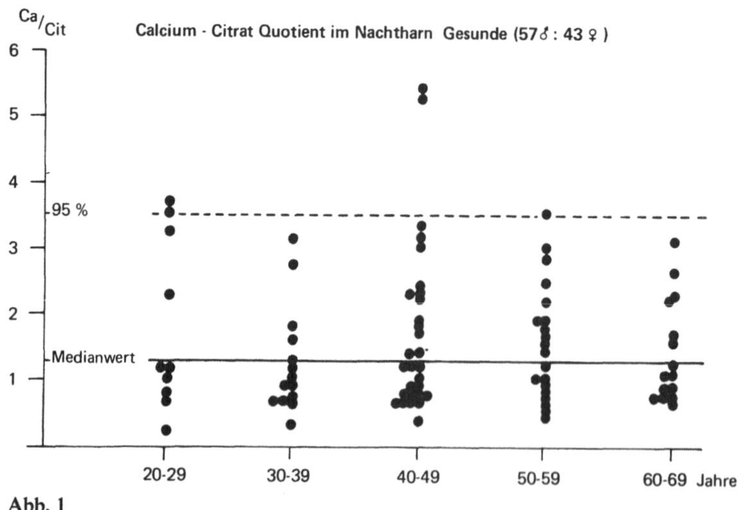

Abb. 1

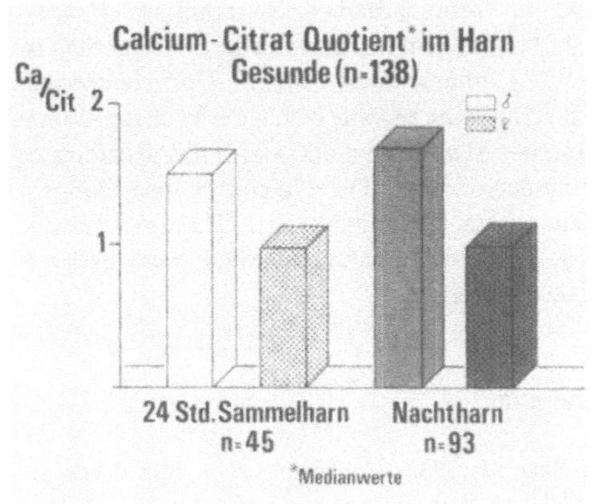

Abb. 2

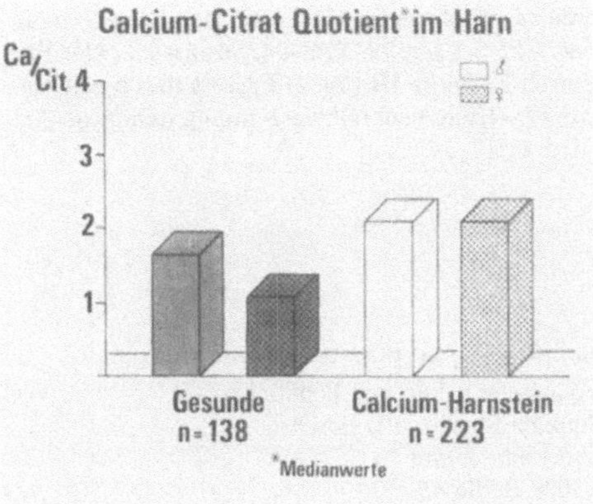

Abb. 3

tion ist nicht erkennbar. Der Medianwert beträgt 1,26, die 95. Perzentile ergibt 3,40.

In Abb. 2 sind die Calcium-Citrat-Quotienten im 24-Stunden-Sammelharn und im Nachtharn von gesunden Frauen und Männern gegenübergestellt. Es fällt ein signifikanter Unterschied zwischen Männern und Frauen auf. Der Medianwert des Calcium-Citrat-Quotienten ergibt im Nachtharn bei den Männern 1,67 gegenüber 1,0 bei den Frauen. Zwischen Sammel- und Nachtharn sind keine Unterschiede erkennbar.

Abb. 3 zeigt einen Vergleich des Calcium-Citrat-Quotienten zwischen Gesunden und Calcium-Steinpatienten. Der Quotient ist bei den Patienten signifikant erhöht (Medianwert 2,2, $2p < 0{,}01$). Im Gegensatz zu den Gesunden ergibt sich kein geschlechtsabhängiger Unterschied. Die Unterteilung der Patienten entsprechend der Rezidivhäufigkeit ergibt interessanterweise die höchsten Calcium-Citrat-Quotienten in der Gruppe mit hoher Rezidivrate. Der Medianwert bei den Männern beträgt hier 3,23 und bei den Frauen 3,4. Der Unterschied zu den anderen Steingruppen ist hochsignifikant ($2p < 0{,}001$).

Diskussion

Die Bestimmung des Calcium-Citrat-Quotienten im Harn ist ein für die Routinediagnostik beim Harnsteinpatienten geeignetes, einfaches Verfahren. Dieser Parameter ermöglicht eine Unterscheidung zwischen Gesunden und Calcium-Steinpatienten. Ein hoher Calcium-Citrat-Quotient scheint für ein erhöhtes Rezidivrisiko zu sprechen. Calcium und Citrat stellen daher unse-

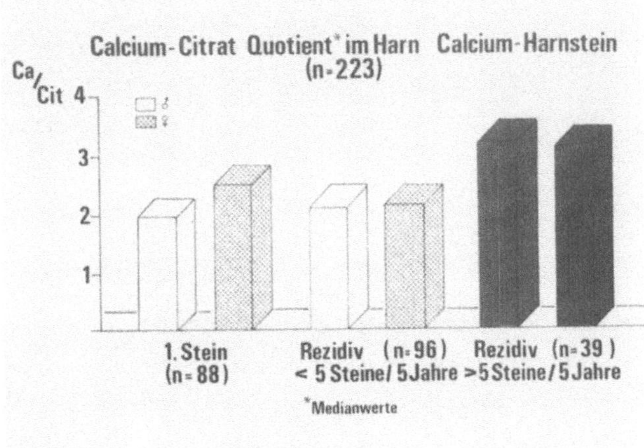

Abb. 4

res Erachtens zwei repräsentative Größen für die Erkennung des Harnsteinbildungsrisikos dar. Der Calcium-Citrat-Quotient kann und soll allerdings nicht die Berechnung des Sättigungsgrades von Harnproben ersetzen.

Ein generelles Problem der Bewertung harnchemischer Befunde beim Harnsteinpatienten ist darin zu sehen, daß sich der Patient zum Zeitpunkt der Untersuchung harnchemisch völlig unauffällig verhalten kann. Anders ausgedrückt, der Patient wird dann untersucht, wenn ein Stein Symptome verursacht.

Der Stein jedoch ist Endprodukt eines langfristigen Kristallbildungs- und Wachstumsprozesses. Die erste prospektive Studie aus jüngster Zeit an 522 Calcium-Steinpatienten hat ergeben, daß die Hyperkalziurie ein wichtiges Kriterium zur Erkennung des Rezidivrisikos ist [4]. Aufgrund der vorliegenden Ergebnisse scheint der Calcium-Citrat-Quotient sowohl als diagnostischer als auch therapeutischer Index beim Harnsteinpatienten besser geeignet zu sein als die Bestimmung der Calcium-Ausscheidung.

Ein wesentlicher Vorteil des Calcium-Citrat-Quotienten ergibt sich daraus, daß durch die Bestimmung im Spontanurin die Fehler des ungenauen Harnsammelns ausgeschaltet werden können.

Zusammenfassung

Die Bestimmung des Calcium-Citrat-Quotienten bei 138 Gesunden im 24-Stunden-Sammelurin und im morgendlichen Spontanharn (Nachtharn) ergibt keine Unterschiede. Der Quotient ist bei 223 untersuchten Calcium-Harnsteinpatienten signifikant erhöht, wobei die höchsten Werte bei einer Steingruppe mit sehr hoher Rezidivrate gefunden werden. Der Calcium-Citrat-Quotient scheint zur Diagnostik und Therapiekontrolle des Calcium-Harnsteinpatienten besonders geeignet zu sein.

Literatur

1. Butz M (1982) Oxalatsteinprophylaxe durch Alkali-Therapie. Urologe [A] 21:142–146. – 2. Finlayson B, Roth R, Du Bois L (1973) Calcium oxalate solubility studies. In: Urinary calculi. Proceedings of the International Symposium on Renal Stone Research. Cifuentes Delatte L, Rapado A, Hodgkinson A (eds) Karger, Basel New York, pp 1–7. – 3. Robertson WG, Peacock M, Nordin BEC (1968) Activity products in stone-forming and non-stone-forming urine. Clin Sci 34:579–594. – 4. Strauss AL, Coe FL, Deutsch L, Parks JH (1982) Factors that predict relapse of calcium nephrolithiasis during treatment. Am J Med 72:17–24

Priv.-Doz. Dr. M. Butz
Urologische Klinik und Poliklinik
Klinikum Steglitz, FU Berlin
Hindenburgdamm 30
D-1000 Berlin 45

Verhandlungsbericht der Deutschen Gesellschaft für Urologie, 34. Tagung (1982), 334–336
© Springer-Verlag Berlin Heidelberg 1983

Harnsteine durch Streß?

B. Ulshöfer, G. Paar und B. Cramer

Unklar ist, warum es zu einem bestimmten Zeitpunkt zur Steinbildung kommt, denn mit Ausnahme der Struvit-, Cystin- und mancher Harnsäuresteine verläuft das Leiden episodisch bzw. krisenhaft. Bei der Frage nach der Ursache der Steinkrise muß man davon ausgehen, daß die zur Verfügung stehenden Untersuchungsmethoden zwar bei der Mehrzahl der Steinpatienten Risikofaktoren aufzuspüren vermögen, aber nicht erklären können, warum Patienten nicht dauernd Steine bilden und andererseits Gesunde mit entsprechenden Risikofaktoren steinfrei sind. Daraus ergeben sich drei Folgerungen:

1. Gesunde und Steinpatienten leben mit ihren Risikofaktoren in einem Gleichgewicht, ohne daß es zur Steinbildung kommt.
2. Die Steinentstehung verläuft krisenhaft.
3. Die Steinkrisen entgehen weitgehend der Befunderhebung.

Die Pre-urinary „Risk Factors" in Robertsons multifaktoriellem Modell [5] erklären zwar das „Warum", aber nicht das „Wann" der Steinkrise, es sei denn, es tritt eine wesentliche episodische Änderung ein. Akute Änderungen in diesem Modell sind nur bei wenigen Faktoren möglich; bezüglich des Berufes und der sozialen Zugehörigkeit leiten sie zu dem in anderen Zusammenhängen etablierten Begriff des psychosozialen Streß über.

Durch Fortschritte in anderen Disziplinen der Medizin, wie der medizinischen Soziologie und Psychosomatik, ist der Streß meßbar geworden. In einer Pilotstudie sollte dessen Einfluß auf das Harnsteingeschehen untersucht werden. Für unseren Zweck empfahl sich der Inventar zur Erfassung lebensverändernder Ereignisse und dessen Messung mittels des subjektiv empfundenen Belastungswertes aus zwei Gründen: Die von Siegrist inaugurierte Untersuchung hat sich in dessen Herzinfarktstudie bewährt und ist anerkannt [7]; außerdem war es möglich, auf dessen gesundes Vergleichskollektiv zurückzugreifen.

Der Inventar lebensverändernder Ereignisse umfaßt mit insgesamt 27 Items Ereignisse vorwiegend aus dem psycho-sozialen Umfeld. Der Proband wird gefragt, ob oder ob nicht diese Situationen in den letzten 24 Monaten eingetreten sind:

Partnerschaft und Familie,
Krankheit und Tod, auch von Angehörigen,
Ausbildung und Beruf,
Finanzen,
Wohnsituation,
Freundeskreis,
Übriges (auch drohende,
  jedoch nicht eingetretene Ereignisse,
  gerichtliche Auseinandersetzungen
  und anderes).

Neben der numerischen Erfassung dieser Ereignisse wird jeweils der subjektiv empfundene Belastungswert pro Ereignis gemessen. Bestimmte Eigenschaften gehen in die Bewertung ein:

Vorhersehbarkeit,
kontrollierbar,
situative Vulnerabilität,
Stellung des Ereignisses
  im subjektiven Orientierungssystem,
Unterbrechung der Alltagsroutine,
aktive Bewältigungsmöglichkeiten,
soziale Unterstützung,
Zeitfaktor,
sogenannte Bewältigungskosten,
nachhängende Belastung.

Die Gesamtpunktzahl aller Ereignisse ergibt die persönliche Belastungswertsumme und damit ein Maß für die Adaptationsleistung des Befragten in den letzten 24 Monaten.

Wir befragten zwischen Oktober 1979 und Februar 1981 27 männliche Erststeinpatienten. Als Kontrollgruppe dienten 295 Gesunde, die im gleichen Zeitraum untersucht wurden.

Serum- und Urinanalysen zeigten, daß die Patienten für unser poliklinisches Krankengut repräsentativ waren.

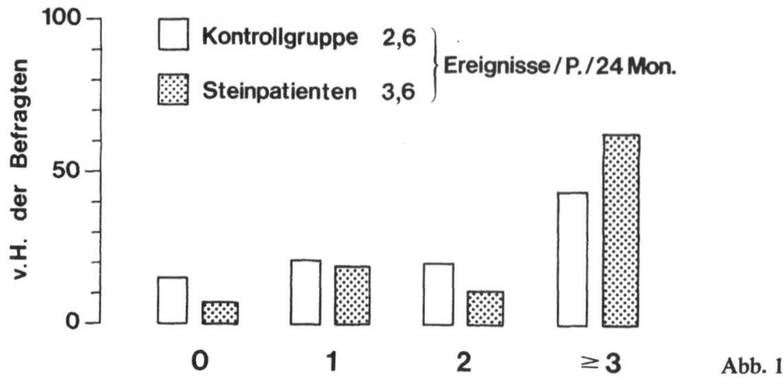

Abb. 1

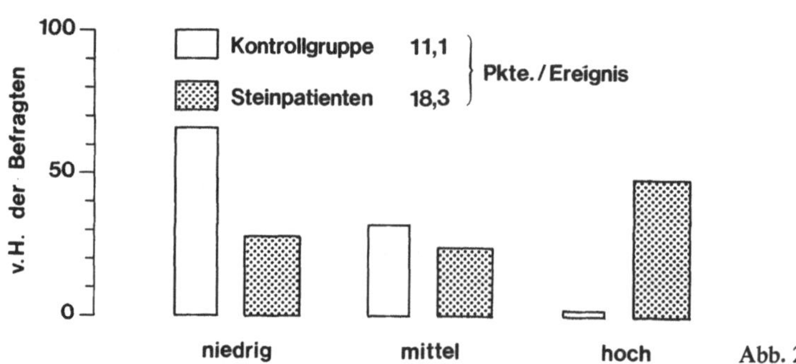

Abb. 2

Anzahl der Ereignisse

Wir fanden, daß die Steinpatienten mit durchschnittlich 3,6 gegenüber 2,6 Ereignissen der Kontrollgruppe signifikant mehr Ereignisse hatten (s. Abb. 1). Kein entsprechendes Ereignis gaben 2, entsprechend 7% der Steinpatienten gegenüber 15% der Probanden an. Die 2 Patienten ohne Streßereignisse wiesen eindeutig Risikofaktoren auf, nämlich einmal eine extreme Hyperurikosurie und einmal sowohl eine Hypercalciurie und eine Hyperurikosurie. Auch bei 1 und 2 Ereignissen überwog prozentual die Kontrollgruppe. 3 und mehr Ereignisse hatten allerdings 63% der Steinpatienten gegenüber nur 44% der Gesunden. Auffällig war, daß bei ⅔ der Steinpatienten mindestens zwei Ereignisse innerhalb eines ¼-Jahreszeitraumes stattfanden, so daß der Eindruck einer zeitlichen Konzentration der Ereignisse entstand.

Belastungswertsumme

Neben der Anzahl der Ereignisse ist die subjektiv empfundene Belastung mindestens ebenso bedeutungsvoll. Die mittlere Belastung pro Ereignis war in der Steingruppe mit 18,3 Punkten gegenüber 11,1 Punkten in der Kontrollgruppe hoch signifikant (s. Abb. 2). Unterteilt man in verschiedene Belastungswertsummengruppen, so zeigt sich ein Überwiegen der Gesunden bei geringen Belastungen, im mittleren Bereich sind keine großen Unterschiede zu erkennen, während sich 48% der Steinpatienten gegenüber 2% der Kontrollen in der Gruppe mit der höchsten Belastung finden.

Diskussion

Die Frage, inwieweit körperliche oder seelische Belastung eine Steinkrise auszulösen vermögen, wurde selten diskutiert. Gasser teilte 1976 eine entsprechende Kasuistik mit [4]. 1979 veröffentlichte die Jenaer Arbeitsgruppe [1] erstmals über einen Zusammenhang von Streß mit erhöhten Oxalsäurekonzentrationen. In Folgeuntersuchungen wiesen sie 1981 einen Anstieg der lithogenen und eine Abnahme der litholytischen Substanzen unter Streßeinfluß nach, wobei eine bestimmte Prüfung als definierter Streß diente [2, 3]. Der klinische Beweis, d.h. eine Steinbildung nach dem Streßergebnis, blieb bislang aus. Schmucki kam 1979 aufgrund von Tierversuchen zu dem Schluß, daß sich die Harnkomposition durch Streß insgesamt in Richtung einer höheren Steingefährdung verändert [6].

Geht man davon aus, daß die Mehrzahl unserer Patienten steingefährdende Veränderungen im Urin aufwiesen, kehrt man zu der anfangs gestellten Frage, warum diese Patienten nicht dauernd Steinbildner sind, zurück. Offensichtlich tolerieren sie den Zustand, der zum Zeitpunkt der Untersuchung herrschte und es waren für den Zeitpunkt der Steinkrise veränderte bzw. gefährdendere Verhältnisse erforderlich. Hierfür kommen in Frage:

1. Verminderung des Harnvolumens durch geringe Flüssigkeitszufuhr oder durch vermehrte Perspiration
2. vermehrte Calcium-, Harnsäure- und Oxalatausscheidungen als Folge körperlicher oder seelischer Belastung, also durch Streß.

Faßt man nun erstens die vorliegenden experimentellen Befunde, die eine erhöhte Steingefährdung während und kurz nach dem Streßereignis wahrscheinlich machen, zweitens die klinische Erfahrung, daß Gichtanfälle, d.h. Störungen im Harnsäurestoffwechsel durch belastende Ereignisse ausgelöst werden können, und drittens unsere Befunde, daß Erststeinträger in den letzten 24 Monaten vor der ersten Kolik mehr und belastendere Ereignisse hatten, zusammen, so kann das multifaktorielle Modell um den Risikofaktor psycho-sozialen Streß erweitert werden. Experimentell und klinisch konnte sehr wahrscheinlich gemacht werden, daß die durch Streß bedingten Veränderungen in der Tat für die Steinkrise verantwortlich sein können, wobei dem Harnsäurestoffwechsel möglicherweise eine zentrale Rolle zukommt.

Zusammenfassung

Anhand des Inventars lebensverändernder Ereignisse und der persönlichen Belastungswertsumme wird erstmals nachgewiesen, daß männliche Calcium-Erststeinträger gegenüber gesunden Probanden im Zeitraum bis 2 Jahre vor der ersten Kolik mehr und belastendere psychosoziale Streßereignisse haben. Im Zusammenhang mit experimentellen Befunden ist wahrscheinlich, daß Streß zumindest einer der Auslöser einer Steinkrise sein kann.

Literatur

1. Brundig P, Berg W, Schneider H-J (1979) Untersuchungen zum Bildungsrisiko von Kalziumoxalatharnsteinen unter besonderer Berücksichtigung von Streßmomenten. Urol int 34:150.113. - 2. Brundig P, Berg W, Schneider H-J (1981) Streß und Harnsteinbildungsrisiko (I). Urol int 36:199-207. - 3. Brundig P, Berg W, Schneider H-J (1981) Streß und Harnsteinbildungsrisiko (II). Urol int 36:265-273. - 4. Gasser G, Preisinger A (1976) Case history of a urinary stone. In: Fleisch H, Robertson WG, Smith LH, Vahlensieck W (eds) Urolithiasis research. New York. - 5. Robertson WG, Peacock M, Heyburn PJ (1979) Epidemiological risk factors in calcium stone-formers. Fortschr Urol Nephrol, Bd 14. Darmstadt, S 105-116. - 6. Schmucki O, Asper R, Weihe WH (1979) Streßinduzierte Veränderung der Elektrolytkonzentrationen im Urin bei der Ratte. In: Gasser G, Vahlensieck W (Hrsg) Pathogenese und Klinik der Harnsteine VII. Darmstadt. - 7. Siegrist I, Dittmann K, Rittner K, Weber I (1980) Soziale Belastung und Herzinfarkt. Stuttgart

Dr. med. Ulshöfer
Urolog. Klinik der Universität
Robert-Koch-Str. 8
D-3550 Marburg/Lahn

Verhandlungsbericht der Deutschen Gesellschaft für Urologie, 34. Tagung (1982), 337-339
© Springer-Verlag Berlin Heidelberg 1983

Zystinsteintherapie mit Alpha-Mercapto-Propionylglycin (MPG): 11 Jahre Erfahrung mit 52 Patienten

R. Hautmann

Das *Ziel* in der Behandlung *steinbildender* Zystinuriker besteht darin, die Zystinkonzentration im Harn unterhalb der Sättigungsgrenze zu halten, um somit Zystinpräzipitation und anschließende Steinbildung zu verhindern.

Hierzu stehen uns 4 therapeutische Prinzipien zur Verfügung (Tabelle 1):

1. Die Senkung der Zystinausscheidung durch diätetische Eiweißrestriktion. Dies ist als lebenslängliche Dauertherapie nicht praktizierbar.
2. Die Steigerung der Urinausscheidung. Ein Urinvolumen von 4–7 Liter pro Tag mit einer Trinkmenge von 500 ml um 22.00 Uhr und um 2.00 Uhr morgens ist als lebenslange Therapie ebenfalls nicht realistisch.
3. Die Steigerung der Zystinlöslichkeit durch Harnalkalisierung über pH 7,5. Erreicht wird dies durch eine hohe über 24 Stunden verteilte Bikarbonatzufuhr. Die Folgen der Alkalose- und der Phosphatausfällung lassen diese Therapiemodalität ebenfalls nicht generell zur Anwendung kommen.
4. Somit kommt dem 4. Therapieprinzip, der Löslichkeitsverbesserung auf chemischem Weg eine wesentliche Bedeutung zu. Für alle anwendbaren Substanzen gilt, daß sich die Dosierung nach der Höhe des Zystinspiegels im Harn richtet, der unter 100 mg/l gehalten werden muß, wenn eine Steinbildung mit Sicherheit verhindert werden soll. Die klinisch interessantesten Substanzen sind Vitamin C [1] sowie Alpha-Mercapto-Propionylglycin [2, 3, 4].

Zunächst einige Bemerkungen zur Ascorbinsäure:

Für das Vitamin C spricht seine risikolose Anwendbarkeit [1]. Beim Zystinuriker findet sich nach hochdosierter Vitamin-C-Zufuhr im Urin eine Kopplung der Oxidation der Ascorbinsäure zur Dehydroascorbinsäure mit dem Redoxpaar Zystein/Zystin. Dies bedeutet, daß bei Anwesenheit von Ascorbinsäure im Harn die Oxidation vom löslichen Zystein zum unlöslichen Zystin unterbleibt und sich wegen der gleichzeitig ablaufenden Reduktion der

Tabelle 1. Therapeutische Prinzipien in der Behandlung steinbildender Zystinuriker

			Nachteil:
1. Zystinausscheidung	↓	Diät. Eiweißrestriktion	Kinder!
2. Urinausscheidung	↑	4–7 l/Tag 500 ml: 22.00/2.00 Uhr Acetazolamid	Hypertension Niereninsuffizienz Herzerkrankungen
3. Zystinlöslichkeit	↑	Harnalkalisierung (> pH 7,5) Bikarbonat (10–30 g/Tag) Zitrat	Phosphatausfällung Hyperkalzämie Ödeme Alkalose
4. Löslichkeits-Verbesserung (chemisch)		D-Penicillamin N-Azetyl-DL-Penicillamin Azetylzystein Alpha-Mercapto-Propionyl-Glyzin Vitamin C	Nebenwirkungen!

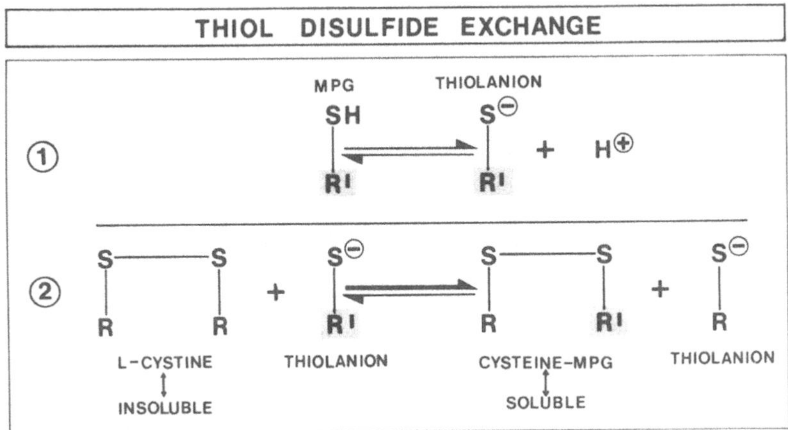

Abb. 1. Thiol-/Disulfid-Austauschreaktion

Ascorbinsäure zur Dehydroascorbinsäure eine Gleichgewichtslage zugunsten des löslichen Zysteins einstellt. Damit gelingt es theoretisch und auch praktisch, den Zystingehalt des Harns auf nahezu die Hälfte zu reduzieren. Bei Vorliegen einer schweren Zystinurie gelingt es damit aber *nicht,* die Zystinkonzentration im Harn in den Normalbereich abzusenken.

Ein analoges Therapieprinzip liegt dem Alpha-Mercapto-Propionyl zugrunde. Dieses dissoziiert im Harn wie eine Säure, und das resultierende Thiol-Anion geht eine Kopplungsreaktion mit dem unlöslichen Zystin ein, so daß ein leicht lösliches asymmetrisches Disulfid entsteht (Abb. 1).

Wir haben keine operationsbedürftige Rezidivsteinbildung beobachtet. Bei rund einem Drittel der Patienten kam es aber während der ersten 4 Wochen der Therapie noch zum spontanen Abgang kleiner Steine [2, 3].

Die routinemäßig durchgeführten Laboruntersuchungen waren bei allen Patienten normal, und wir beobachteten keine größeren Nebenwirkungen, die das Absetzen von MPG notwendig gemacht hätten [2, 3].

Betrachtet man Einzelfälle mit z.B. einem Verlauf von 9 Jahren und einer in 3monatigen Abständen regelmäßig über diesen Zeitraum durchgeführten Kontrolle der Zystinspiegel im Harn, so fällt ein gravierender Nachteil des MPG auf. Während dieser 9 Jahre zwang eine nachlassende Effektivität des Medikamentes 3mal zu einer erfolgreichen Steigerung der MPG-Dosis von 1000 mg über 1500, 2000 auf schließlich 2500 mg, bis schließlich keine Abhängigkeit der Zystinausscheidung von der

Tabelle 2. Vergleich der Nebenwirkungen von D-Penicillamin mit Alpha-Mercapto-Propionylglycin (MPG)

D-Penicillamin	MPG	
1. Granulozytopenie	1. Weiche Stühle	3/42
2. Thrombose	2. Exanthem	9/42
3. Eosinophilie	3. Fieber	3/42
4. Nephrotisches Syndrom	4. Schlafrhythmus	1/42
5. Glomerulonephritis	5. Wirksamkeitsverlust	
6. Exanthem	Partiell	27/42
7. Epidermolysis bullosa	Total	1/42
8. Retinablutung		
9. Geschmacksverlust		
10. Antipyridoxineffekt		
11. „Serumkrankheit“		
50%	Absetzen	0%

MPG-Zufuhr mehr bestand. Diese extreme Veränderung, die den Patienten als Therapieversager klassifiziert, wurde nur ein einziges Mal gesehen.

Tabelle 2 zeigt die Nebenwirkungen des MPG verglichen mit denen des häufiger verwendeten Penicillamins. Während beim D-penicillamin in 50% schwere Nebenwirkungen auftreten, die das Absetzen des Medikaments erzwingen, haben wir dies beim MPG in keinem Fall beobachtet. Bei insgesamt 32 der nunmehr 52 Patienten sahen wir während der 11 Jahre einen langsam zunehmenden Verlust der Wirksamkeit von MPG. Bei diesen Patienten mußte die Dosis stufenweise von 600 auf 2000 mg angehoben werden. Wie eben gezeigt, kam es nur bei einem einzigen Patienten zum totalen Wirkungsverlust. Die übrigen Nebenwirkungen sind im Vergleich zum Penicillamin nahezu unerheblich.

Folgerungen

Wegen seiner hohen Wirksamkeit und der im Vergleich zu allen anderen wirksamen Medikamenten geringen Toxizität muß MPG gegenwärtig als Methode der Wahl zur Behandlung steinbildender Zystinuriker angesehen werden.

Literatur

1. Asper R, Schmucki O (1981) Erfahrungen bei der Cystinurie-Vitamin-C-Therapie. In: Vahlensieck W (Hrsg) Pathogenese und Klinik der Harnsteine VIII – Fortschritte der Urologie und Nephrologie. Steinkopf, Darmstadt. – 2. Hautmann R, Terhorst B, Stuhlsatz HW, Lutzeyer W (1977) Mercaptopropionylglycine: a progress in cystine stone therapy. J Urol 117:628. – 3. Hautmann R (1980) Cystine stones. In: Kaufman J (ed) Current urologic therapy. W.B. Saunders Company, Philadelphia London Toronto. – 4. Terhorst B, Stuhlsatz HW (1975) Cystinsteintherapie mit Mercaptopropyonylglycin (MPG) (Thiola). Urologe [A] 14:190

Prof. Dr. med. R. Hautmann
Abt. Urologie der RWTH Aachen
Goethestraße 27/29
D-5100 Aachen

Verhandlungsbericht der Deutschen Gesellschaft für Urologie, 34. Tagung (1982), 340-342
© Springer-Verlag Berlin Heidelberg 1983

Diagnostische Kriterien und die metabolische Klassifikation von 100 Patienten mit einer rezidivierenden Calcium-Urolithiasis

R. Pfab, M. Hegemann, I. Böttger, R. Biberger und W. Schütz

Flocks [4] wies erstmalig im Jahre 1939 auf die Bedeutung der Hypercalciurie bei der Calciumsteinbildung hin. Albright [1] prägte dann den Begriff der idiopathischen Hypercalciurie, die in eine renale und absorptive Form untergliedert wurde.

Pak [6] entwickelte 1975 einen oralen Calciumbelastungstest zur Unterteilung der verschiedenen Hypercalciurieformen.

Wir wenden in unserer Klinik einen ambulanten, oralen Calciumbelastungstest nach Pak [6], in der Modifikation nach Schwille [8] an.

Dieses Untersuchungsprogramm enthält das Sammeln eines 24-Std.-Urins unter normaler Hauskost, die Untersuchung eines Nüchternurins (nach Trinken von 600 ml destilliertem Wasser und einer 2-Std.-Urinsammelportion), einer Urinportion nach oraler Calciumzufuhr (300 ml destilliertes Wasser + 1 g Calcium + synthetische Kost[1]) und eine Blutabnahme.

Die Normalwerte dieses Testes wurden bei 60 gesunden Probanden ohne Harnsteinanamnese ermittelt.

100 Patienten mit einer rezidivierenden Calciumoxalat- und Calciumphosphatsteinbildung - die Infektsteinbildner ausgenommen - wurden mit der Fragestellung untersucht:

Liegt eine faßbare Stoffwechselstörung vor und wenn ja, nach welchen diagnostischen Kriterien kann klassifiziert werden.

Die 100 Patienten wurden zunächst in folgende Diagnosegruppen unterteilt:

- Primärer Hyperparathyreoidismus (n = 6),
- distale renale tubuläre Acidose (n = 1) und
- idiopathische Calciumsteinbildner (n = 93).

Ein primärer Hyperparathyreoidismus wurde in 6 Fällen festgestellt.

Die diagnostischen Kriterien waren ein hohes Serumcalcium und Parathormon sowie ein niedriges Serumphosphat, weiterhin eine Hypercalciurie und Hyperphosphaturie, eine hohe Calciumclearance im Nüchternurin und nach Calciumgabe, außerdem hohe c-AMP-Werte in allen Urinportionen.

Ein Patient hatte eine distale renale tubuläre Acidose, denn der pH-Wert des Spontanurins sank auch bei Ammonchlorbelastung nicht unter 5,8.

Die übrigen 93 Patienten werden als idiopathische Calciumsteinbildner bezeichnet.

Auffallend ist, daß diese Patienten - im Vergleich zur gesunden Kontrollgruppe - ein signifikant niedrigeres Serumphosphat und eine niedrigere tubuläre Phosphatschwelle zeigen, während bezüglich des Serumcalciums kein Unterschied besteht (Abb. 1).

Die weitere Unterteilung der idiopathischen Steinbildner erfolgte nun in 48 mit einer Hypercalciurie und 45 mit einer Normocalciurie (Normalwerte: Männer bis 300 mg/24 Std., Frauen bis 250 mg/24 Std. bzw. M + F bis 4 mg/kg/KG) (Tabelle 1).

Von den 48 hypercalciurischen Patienten hatten 9 eine primäre absorptive Hypercalciurie. Die vermehrte intestinale Calciumaufnahme kommt durch den erhöhten Calcium/Kreatinin-Quotienten nach oraler Calciumzufuhr zum Ausdruck.

18 Patienten hatten nach unseren Parametern ein primäres renales Calcium-Leak. Die vermehrte renale Calciumexkretion zeigt sich durch einen erhöhten Calcium/Kreatinin-Quotienten und eine hohe fraktionelle Calciumclearance im Nüchternurin.

9 Patienten mit Hypercalciurie wurden wegen ihres niedrigen Serumphosphates und der niedrigen tubulären Phosphatschwelle als primäres Phosphat-Leak klassifiziert. Diese Phosphatwerte lagen außerhalb des Normbereiches und unterschieden sich signifikant von den übrigen idiopathischen Steinbildnern.

[1] Vivasorb®

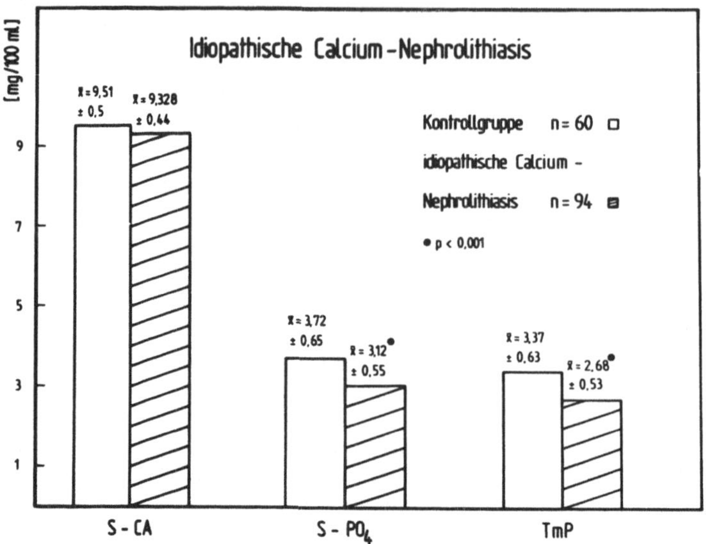

Abb. 1. Der eine Patient mit einer RTA wurde hier in die Gruppe der idiopathischen Calcium-Nephrolithiasis miteinbezogen

12 der idiopathischen Hypercalciuriker waren nicht sicher in eine der drei genannten Diagnosegruppen einzuordnen, davon hatten jedoch 8 eine Hyperuricosurie.

Von den 45 normocalciurischen idiopathischen Steinbildnern hatten 17 eine Hyperuricosurie, ohne eine andere metabolische Störung; diese Gruppe wird als hyperuricosurische Calciumurolithiasis bezeichnet (Tabelle 2).

Insgesamt hatten 48 aller 100 Steinbildner eine vermehrte Harnsäureausscheidung im 24-Std.-Urin. Eine milde Hyperoxalurie wurde einmal diagnostiziert, eine niedrige Citratausscheidung zweimal.

25 der idiopathischen Calciumsteinbildner hatten nach unseren Meßgrößen keine faßbaren Stoffwechselstörungen.

Auffallend ist jedoch, daß diese Gruppe signifikant niedrigere Magnesiumwerte im 24-Std.-Urin zeigte, verglichen mit den übrigen idiopathischen Steinbildnern.

Bezüglich den c-AMP- und Parathormonwerten konnten keine Unterschiede zwischen den jeweiligen Diagnosegruppen der idiopathischen

Tabelle 1. Laborchemische Parameter der idiopath. hypercalciurischen Calcium-Nephrolithiasis, n = 48. Urincalcium: M: 338,4 ± 32,4 mg/24 Std., F: 334,9 ± 113,14 mg/24 Std.

	Abs. HC	R-HC	R-P-HC	Kontrollgruppe
Anzahl	9	18	9	60
Serumphosphat	+3,12 ± 0,55	+3,29 ± 0,4	*2,57 ± 0,3	3,72 ± 0,65
Nüchternurin:				
Quotient Ca/Krea (mg/mg Krea)	0,09 ± 0,06	*0,12	- 0,04	0,046 ± 0,03
frakt. Calciumclearance (mg/mg Krea)	0,0078 ± 0,0021	*0,016	± 0,009	0,0053 ± 0,0042
T_mP (mg%)	+2,67 ± 0,52	+2,79 ± 0,5	*2,03 ± 0,3	3,37 ± 0,64
frakt. Phosphatclearance (mg/mg Krea)	0,08 ± 0,04	0,11 ± 0,03	*0,16 ± 0,08	0,09 ± 0,05
Urin nach Calciumgabe:				
Quotient Ca/Krea (mg/mg Krea)	*0,47 ± 0,19			0,18 ± 0,11

Signifikante Differenz von der Kontrollgruppe: * $p < 0,001$ + $p < 0,05$

Tabelle 2. Idiopathische Calcium-Nephrolithiasis mit Normocalciurie, n = 45

Hyperuricosurische Calciumurolithiasis, n = 17	
	♂ 1021,5 ± 222,8 mg/24 Std.
	♀ 930,8 ± 389,7 mg/24 Std.
(Normalwerte:	♂ < 800 mg/24 Std.
	♀ < 700 mg/24 Std.)
Sekundäre Hyperoxalurie, n = 1	
	> 50 mg/24 Std.
Hypocitraturie, n = 2	
Normalwerte:	♂ > 150 mg/24 Std.
	♀ > 210 mg/24 Std.
Keine metabolische Störung, n = 25	
(Magnesium im 24-Std.-Urin ↓)	

Calciumnephrolithiasis und dem Normalkollektiv gefunden werden.

Zusammenfassung

In unserem Patientengut ist die Diagnose renale Hypercalciurie häufig und die Diagnose absorptive Hypercalciurie seltener [5, 7].

Dies kann beruhen auf einer Testdurchführung unter nicht-reglementierter Normalkost, anderen Normalwerten, aber auch auf geographischen Unterschieden und einem anderen Patientengut.

Nahezu die Hälfte aller Steinpatienten hat eine Hyperuricosurie. Damit stimmen unsere Zahlen weitgehend mit denen von Coe [2] überein. Bei den Patienten ohne faßbare Stoffwechselstörungen fanden sich niedrige Magnesiumwerte im Urin [3], so daß hier eine orale Magnesiumtherapie für die Harnsteinprophylaxe indiziert sein kann.

Literatur

1. Albright F, Hennemann P, Bennedict PH, Forbes AP (1953) Idiopathic hypercalcuria. Proc roy Soc Med 46:1077. - 2. Coe FL (1978) Hyperuricosuric calcium oxalate nephrolithiasis. Kid int 13:418. - 3. Drach GW, Perin R, Jacobs S (1979) Outpatient evaluation of patients with calcium urolithiasis. J Urol 121:564. - 4. Flocks RH (1939) Calcium und phosphorus excretion in the urine of patients with renal or ureteral calculi. J Amer med Ass 113:1466. - 5. Nordin BEC (1977) Hypercalciuria. Clin Scien Mol Med 52:1. - 6. Pak CYC, Kaplan R, Bone H, Townsend J, Waters O (1975) A simple test for the diagnosis of absorptive, resorptive and renal hypercalciurias. N Eng J Med 292:82. - 7. Pak CYC, Britton F, Peterson R, Ward D, Northcutt C, Breslau NA, McGuire J, Sakhaee K, Bush S, Nicar M, Normann DA, Peters P (1980) Ambulatory evaluation of nephrolithiasis. Amer J of Med 69:19. - 8. Scholz D, Schwille PO, Sigel A (1980) Zur metabolischen Klassifikation und Metaphylaxe der häufigsten Lithiasisformen. Urologe [A] 19:202

Dr. med. Rudolf Pfab
Urologische Klinik u. Poliklinik rechts der Isar
der Technischen Universität München
Ismaninger Str. 22
D-8000 München 80

Verhandlungsbericht der Deutschen Gesellschaft
für Urologie, 34. Tagung (1982), 343–346
© Springer-Verlag Berlin Heidelberg 1983

Die Parameter des oralen Calciumbelastungstestes nach Pak unter Hydrochlorothiazid- und Allopurinol-Behandlung

M. Hegemann, R. Pfab, I. Böttger, E. Llanos und W. Schütz

1959 berichteten Lamberg und Kuhlback erstmals über die hypocalciurische Wirkung der Thiaziddiuretika [1]. Diese Beobachtung wurde 1966 von Yendt in die Behandlung der idiopathischen Hypercalciurie und rezidivierenden Urolithiasis eingeführt [2]. 1975 schlug Pak den heute weitverbreiteten oralen Calciumbelastungstest zur Klassifizierung der idiopathischen Hypercalciurie vor [3].

Der Pak-Test teilt Patienten mit idiopathischer Hypercalciurie und Urolithiasis hauptsächlich in zwei Untergruppen ein: In eine primär durch renale Calciumverluste bedingte „Renale Hypercalciurie" und eine auf intestinaler Hyperabsorption beruhende „Absorptive Hypercalciurie" [3, 4] (Tabelle 1). Die Parameter des Testes sollen die Rolle der intestinalen Calciumabsorption und der renalen Calciumelimination bei der Entstehung dieser Syndrome wiedergeben. Bis heute ist nicht gesichert, inwieweit der Testklassifizierung pathophysiologisch definierbare Krankheitsbilder zugrunde liegen und ob die Testergebnisse für die Behandlung der idiopathischen Hypercalciurie von Bedeutung sind [4].

Tabelle 1. Differentialdiagnose der idiopathischen Hypercalciurie [3, 4]

- *Absorptive Hypercalciurie Typ I und II*
- *„Renal Calcium Leak" Hypercalciurie*
- „Renal Phosphorus Leak" Hypercalciurie
- Primärer Hyperparathyreoidismus
- Renale tubuläre Azidose
- Metabolisch nicht klassifizierbare Hypercalciurie

Wir haben bei 42 Patienten (31 m/11 w), Durchschnittsalter 49 ± 10 Jahre, einen modifizierten Calciumbelastungstest jeweils vor und unter Therapie mit Hydrochlorothiazid und/ oder Allopurinol durchgeführt. Unser Ziel war es,

a) die Wirkung der Thiazide und des Allopurinols mit Hilfe der Testparameter besser zu beschreiben,

b) nachzuprüfen, ob in den einzelnen Testgruppierungen unterschiedliche Behandlungsergebnisse gefunden werden können.

Die Testdurchführung erfolgte in Anlehnung an die Vorschläge von Schwille [5] unter nicht reglementierter Normalkost. Nach der erstmaligen metabolischen Klassifizierung [4] (Tabelle 2) wurde der Test nach einer Behandlungsdauer von durchschnittlich 163 ± 76 Tagen unter Therapie wiederholt. 30 Patienten wurden mit 50 mg Hydrochlorothiazid pro Tag behandelt davon 28 zusätzlich mit 300 mg Allopurinol pro Tag. 12 Patienten erhielten 300 mg Allopurinol pro Tag als einzige Medikation (Statistik: einseitiger t-Test).

Bei der Auswertung konnten wir folgende Feststellungen machen:

Tabelle 2. Metabolische Klassifikation vor Therapie (n = 42)

Mit Hypercalciurie	54%	– *davon*	– Absorptive-HC Typ I und II	13 %
			– „Renal Calcium Leak"-HC	47,8%
			– „Renal Phosphorus Leak"-HC	13 %
			– Primärer Hyperparathyreoidismus	4,3%
			– Renale tubuläre Azidose	4,3%
			– Nicht klassifizierbar	17,4%
Ohne Hypercalciurie	46%			
Mit Hyperurikosurie	51%			

Tabelle 3. *Absolute* Änderung der Calciumexkretion und des Serumkaliums unter Therapie (Hydrochlorothiazid 50 mg/24 Std. + Allopurinol 300 mg/24 Std.)

Absolute Änderung	„*Renal Calcium Leak"-HC* „*Renal Phosphorus Leak"-HC* (*n* = 13)		*alle übrigen Patienten* (n = 13)
24-Std.-Urin Calcium (mg/24 Std.)	-154,3 ± 93	p < 0,025	-52,4 ± 137,9
Nüchternurin Calcium (mg Ca/mg Krea)	- 0,07 ± 0,046	p < 0,0005	- 0,003 ± 0,038
C_{Ca}/C_{Krea}	- 0,1 ± 0,004	p < 0,01	- 0,0017 ± 0,0106
C_{Ca}/C_{Na}	- 0,94 ± 0,47	p < 0,0025	- 0,039 ± 0,92
Urin nach Calciumbelastung (mg Ca/mg Krea)	- 0,133 ± 0,12	p < 0,01	- 0,029 ± 0,033
Serum-Kalium (mval/l)	- 0,48 ± 0,48	n. s.	- 0,44 ± 0,47

Tabelle 4. *Relative* Änderung (% des Ausgangswertes) der Calciumexkretion und des Serumkaliums unter Therapie (Hydrochlorothiazid 50 mg/24 Std. + Allopurinol 300 mg/24 Std.)

Rel. Änderung in % x ± s	„*Renal Calcium Leak"-HC* „*Renal Phosphorus Leak"-HC* (n = 13)		*alle übrigen Patienten* (n = 13)
24-Std.-Urin Calcium (mg/24 Std.)	-45 ± 27%	p < 0,025	-10 ± 50%
Nüchternurin Calcium (mg Ca/mg Krea)	-53 ± 30%	p < 0,005	+ 8 ± 65%
C_{Ca}/C_{Krea}	-59 ± 19%	p < 0,005	+ 4 ± 77%
C_{Ca}/C_{Na}	-56 ± 18%	p < 0,025	- 3 ± 90%
Urin nach Calciumbelastung (mg Ca/mg Krea)	-45 ± 27%	p < 0,005	- 4 ± 74%
Serum-Kalium (mval/1)	-12 ± 12%	n. s.	-11 ± 12%

1. Calciumstoffwechsel unter Thiazid- und Allopurinolbehandlung

Alle Parameter der Calciumexkretion, die Calciummenge im 24-Std.-Urin (mg/24 Std. oder mg/kg KG), die Calciumausscheidung im Nüchternurin (mg Ca/mg Krea), die fraktionelle Calciumclearance und der Quotient fraktionelle Calciumclearance/fraktionelle Natriumclearance im Nüchternurin, das Calcium im Urin nach Calciumbelastung (mg Ca/mg Krea) nahmen in der Gruppe der „Renal calcium leak Hypercalciurie" (n = 10) und „Renal phosphorus leak Hypercalciurie" (n = 3) absolut und relativ signifikant stärker ab als bei allen übrigen Patienten (n = 13) (Tabelle 3, 4).

Entsprechend den bekannten Vorstellungen [6, 7] über die Beeinflussung der renalen Calciumexkretion durch Thiazide tritt auch bei unseren Patienten eine Dissoziation der Calcium- von der Natriumausscheidung auf. Der Quotient fraktionelle Calciumclearance/fraktionelle Natriumclearance sinkt unter Thiazidtherapie. Diese Dissoziation ist bei „Renal calcium leak" und „Renal phosphorus leak" ebenfalls signifikant größer als bei allen übrigen Patienten. Nur bei den ersten beiden Gruppen besteht zwischen den Meßgrößen der Calcium- und Natriumclearance vor und unter Behandlung eine mäßige Korrelation.

Diese thiazidabhängigen Unterschiede zwischen den einzelnen Diagnosegruppen sind absolut und relativ vorhanden, sie sind offenbar nicht auf eine unregelmäßige Thiazideinnahme zurückzuführen. In allen Diagnosegruppen nimmt das Serumkalium gleich stark und hochsignifikant ab (Tabelle 3, 4) ($p < 0{,}005$).

2. Phosphatstoffwechsel

Serumphosphat und die tubuläre Phosphatschwelle TmPi/GFR nehmen unter Thiazidtherapie signifikant ab, ohne daß sich gruppenspezifische Effekte herausarbeiten ließen (Tabelle 5).

3. Parathormon

Unter der Therapie mit Thiazid sank das Serum-Parathormon, gemessen mit einem „mittregionalen" Assay, ab (Tabelle 5).

4. Harnsäurestoffwechsel

Unter Allopurinoltherapie nahmen erwartungsgemäß Serum-Harnsäure und 24-Std.-Urin-Harnsäure signifikant ab ($p < 0{,}05$). Eine Abschwächung des Allopurinoleffektes durch eine gleichzeitige Thiazidbehandlung war nicht zu erkennen. Die Harnsäureclearance nahm nur geringfügig und statistisch nicht signifikant ab (Tabelle 5).

Unverändert unter Thiazid- und Allopurinolbehandlung blieben:

a) im 24 Std.-Urin: Urinmenge, Natrium-, Phosphat-, Oxalat-, Citrat-, Magnesium-, cyclo-AMP-Ausscheidung.

b) im Nüchternurin: fraktionelle Phosphatclearance, Magnesium/Kreatinin-Quotient, pH-Wert, relative Übersättigung (Nomogramm nach Marshall 1976) [8], c-AMP.

c) Urin nach Calciumbelastung: c-AMP

d) Blutserum: Natrium, Calcium, Gesamtprotein, Chlorid, Kreatinin

Ich fasse das Wesentliche zusammen: Sollten sich unsere Befunde in größeren Untersuchungsreihen bestätigen lassen, so reduzieren Thiazide die Parameter der Calciumexkretion stärker bei den Patienten, die als „Renal calcium leak" Hypercalciurie oder „Renal phosphorus leak" Hypercalciurie einklassifiziert werden. Daraus könnte der Schluß gezogen werden, daß eine testorientierte differenzierte Therapie der Hypercalciurie ihre Berechtigung hat [4]. Gegen die Möglichkeit bloßer Zufallsbefunde spricht die gleichmäßige Abnahme von Serumphosphat und Serumkalium in allen Diagnosegruppen.

Tabelle 5. Absolute Änderung bei Therapie mit a) Hydrochlorothiazid (50 mg/24 Std.) + Allopurinol (300 mg/24 Std.), b) Allopurinol (300 mg/24 Std.)

		Ausgangswert	Δx		
a)	Serumphosphat (mg%)	3,05 ± 0,51	− 0,33	p < 0,01	(n = 28)
	TmPi/GFR (mg%)	2,57 ± 0,57	− 0,28	p < 0,05	(n = 28)
	Parathormon (pMol/L)	71,6 ± 15,2	− 7,5	p < 0,05	(n = 21)
	Serumharnsäure (mg%)	6,43 ± 1,51	− 1,01	p < 0,01	(n = 28)
	Harnsäure/24-Std.-Urin (mg/24 Std.)	818 ± 192	−230	p < 0,005	(n = 28)
b)	Serumharnsäure (mg%)	5,93 ± 1,64	− 1,65	p < 0,01	(n = 12)
	Harnsäure/24 Std.-Urin (mg/24 Std.)	759 ± 140	−190	p < 0,05	(n = 12)

Literatur

1. Lamberg BA, Kuhlback B (1959) Effect of chlorothiazide and hydrochlorothiazide on the excretion of calcium in urine. Scand J Clin Lab Invest 2:351–357. – 2. Yendt ER, Gangé RKA, Cohanim M (1966) The effects of thiazides in idiopathic hypercalciuria. Am J Med Sci 251:449–460. – 3. Pak CYC, Kaplan RA, Bone H, Townsend J, Waters O (1975) A simple test for the diagnosis of absorptive, resorptive, and renal hypercalciurias. N Engl J Med 292:497–500. – 4. Pak CYC, Peters P, Hurt G et al (1981) Is selective therapy of recurrent nephrolithiasis possible? Am J Med 71:615–622. – 5. Scholz D, Schwille PD, Sigel A (1980) Zur metabolischen Klassifikation und Metaphylaxe der häufigsten Lithiasisformen. Urologe [A] 19:202–206. – 6. Suki WN (1982) Effects of diuretics on calcium metabolism. American Urological Association (ed) Urolithiasis Update, pp 40–51. – 7. Costanzo LS, Weiner JM (1974) On the hypocalciuric action of chlorothiazide. J Clin Invest 54:628–637. – 8. Marshall RW, Robertson WG (1976) Nomograms for the estimation of the saturation of urine with calcium oxalate, calcium phosphate, magnesium ammonium phosphate, uric acid, sodium acid urate, ammonium acid urate and cystine. Clin chem acta 72:253–260

Dr. med. Michael Hegemann
Urologische Klinik und Poliklinik rechts der Isar
der Technischen Universität München
(Direktor: Prof. Dr. med. W. Mauermayer)
Ismaninger Str. 22
D-8000 München 80

Verhandlungsbericht der Deutschen Gesellschaft für Urologie, 34. Tagung (1982), 347–350
© Springer-Verlag Berlin Heidelberg 1983

Kryochirurgie des Prostataadenoms: Eine obsolete Methode? (Erfahrung nach 15 Jahren)

H. Haschek und W. Hübner

Den Anstoß zum nachstehenden Erfahrungsbericht gab ein Referat von Borgmann et al. [1], worin sie die Nachteile der Kryochirurgie bei Prostataadenom so gravierend bewerten, daß diese Technik aus dem Therapieplan gestrichen wurde. 15 Jahre kritischer Auswertung der Leistungsfähigkeit dieser neuen Methode sollten ausreichen, um deren Stellenwert im Therapieplan des Prostataadenoms abzuschätzen [3].

Die *Indikation* ist im Beobachtungszeitraum unverändert geblieben, die Anwendung erfolgte fast ausschließlich bei Patienten mit Dauerkatheter mit einer Lebenserwartung von 2–3 Jahren, bei denen für offene Adenomektomie oder TUR ein unvertretbar hohes Operationsrisiko bestand. Die richtige Zuordnung in die Gruppe Höchstrisikopatient erfordert große Erfahrung des betreuenden Internisten. Wie noch zu zeigen sein wird, erwies sich die Beurteilung bei etwa 10% der Adenomträger als zu ungünstig. Auch der lokale Befund an der Prostata stellt für die Wahl der Operationstechnik ein Kriterium dar, je größer das Adenom, um so mehr Tendenz zur Vereisung, je kleiner, um so geeigneter für TUR [2, 5].

Die *Operationstechnik* ist seit Beginn der Anwendung der neuen Methode unverändert: blinde, palliative, transurethrale Vereisung ohne Kombination mit TUR bei Einfrierzeiten zwischen 5 und 7 Minuten.

Die *Operationsbelastung* entspricht etwa einer Kystoskopie. Der Eingriff kann in lokaler

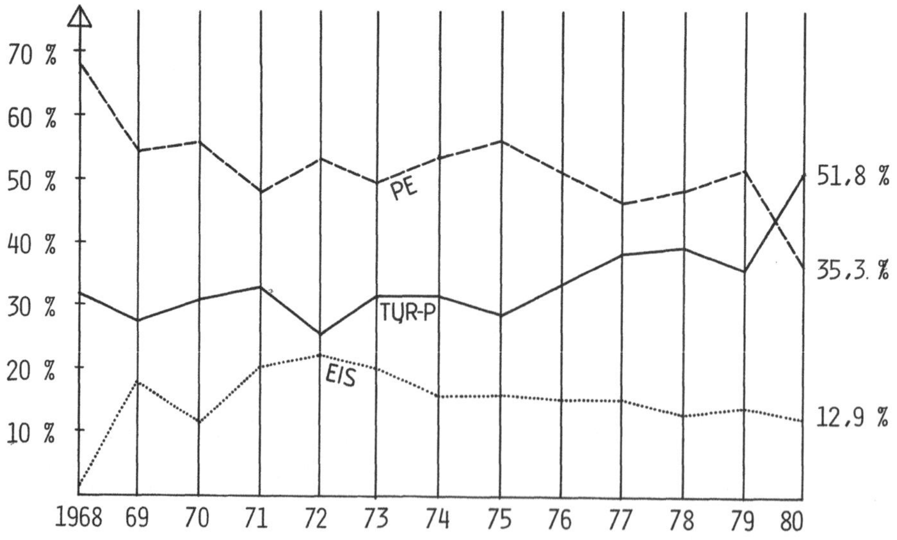

Abb. 1

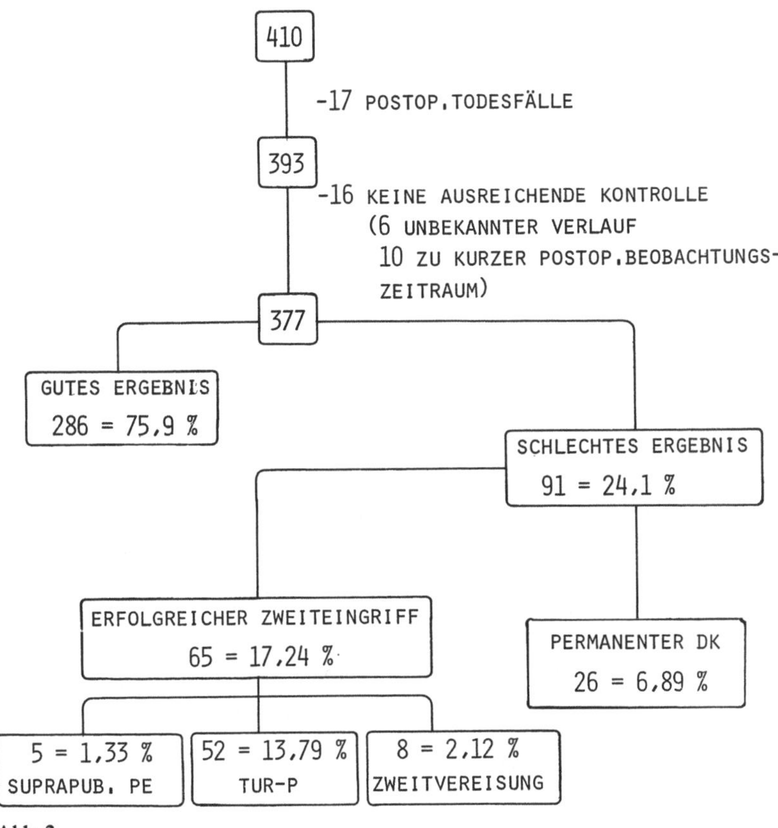

Abb. 2

bzw. Epiduralanästhesie ausgeführt werden. Nebenverletzungen (Rectum, Ureterostien, Blasenwand, Sphinkter) sind mit hoher Sicherheit vermeidbar.

Abbildung 1 enthält die *Verteilung* unserer Operationsmethoden bei Prostataadenom von 1968 bis 1980. Neben der prozentuellen Zunahme der TUR zeigt sich ein Durchschnittswert für die Anwendung der Kryochirurgie von etwa 15%. Nach Abzug von Zuweisungen anderer Kliniken verbleiben bei nicht selektioniertem Patientenkreis etwa 5–10% für die Vereisung.

Die *Ergebnisse* sind in Abbildung 2 zusammengestellt. Als Erfolg wurde die Wiederherstellung der spontanen Miktion ohne/oder mit geringem Restharn bei sterilem Urin oder vesikaler, subjektiv nicht störender Harninfektion gewertet. Alle Patienten dieser Gruppe waren glücklich und dankbar, ohne Dauerkatheter leben zu können. Ein gutes Ergebnis war bei einer postoperativen Mindestbeobachtungszeit von 1½ Jahren bei fast 76% registrierbar. Bei den Mißerfolgen (24%) war durch Adenomektomie, TUR oder Zweitvereisung restharnfreie Miktion erreichbar. Von unseren Höchstrisikopatienten verblieben demnach nur knapp 7% permanente Dauerkatheterträger.

Die Tatsache, daß bei der Zweitoperation nur 1 Patient verstarb, zeigt die Schwierigkeit der internen Beurteilung. Diese erfolgreich einer Adenomektomie bzw. TUR unterzogenen Patienten wurden ursprünglich ohne Zweifel zu ungünstig beurteilt. Wohl beträgt die durchschnittliche Lebenserwartung aller kältechirurgisch behandelten Patienten nur 3 Jahre und 3 Monate, doch lebten immerhin 25 Adenomträger länger als 5 Jahre.

Man kann demnach nach erfolgloser Vereisung, die immer mit intensiver interner Therapie verbunden ist, bei fast 2 Drittel der Patienten eine TUR, gelegentlich sogar eine Adenomektomie mit äußerst geringer postoperativer Mortalität ausführen.

Tabelle 1. Ursachen der postoperativen Todesfälle nach Vereisung bei 410 Patienten (17 Fälle = 4,1%)

Cardial	7
Pulmonalembolie	4
Apoplexie	1
Pneumonie	1
Ileus bei Colon-Ca	1
Paraurethralabszeß - Sepsis	1
Spätblutung - Kreislaufversagen	1
Fourniersche Gangrän	1
Gesamt	17

Tabelle 2. Komplikationen nach Kryochirurgie

	Zahl	%
Operationstagsblutung	10	2,4
Spätblutung	12	2,9
Pyelonephritis	15	3,6
Blasenstein	12	2,9
Epididymitis	10	2,4
Totale Inkontinenz	4	0,9
Streßinkontinenz	5	1,2
Harnröhrenstriktur	9	2,2
Harnröhrenfistel	1	0,2
Blasenfistel	1	0,2
Ostitis pubis	1	0,2
Weichteilphlegmone	1	0,2

Die *postoperative Mortalität* ist in Tabelle 1 zusammengestellt, operationstechnische Komplikationen gibt es bei guter Technik kaum.

Die *postoperative Morbidität* ist – wie nicht anders zu erwarten – höher als bei den konventionellen Operationsmethoden (Tabelle 2). Vor allem bakterielle Infektionen des Harntraktes machen eine sehr intensive Nachbetreuung notwendig, wobei die eingeschränkten Möglichkeiten der aktiven Mitarbeit der Patienten zu berücksichtigen sind. Bei kurzen Einfrierzeiten ist die Lebensqualität auch in den ersten Monaten nach dem Eingriff nur geringgradig herabgesetzt.

Um zu *Spätergebnissen* Stellung nehmen zu

VERGLEICH DER POSTOPERATIVEN MORTALITÄT BZW. EMBOLIERATE NACH SUPRAPUBISCHER ADENOMEKTOMIE

1957-1967 u. 1967-1981

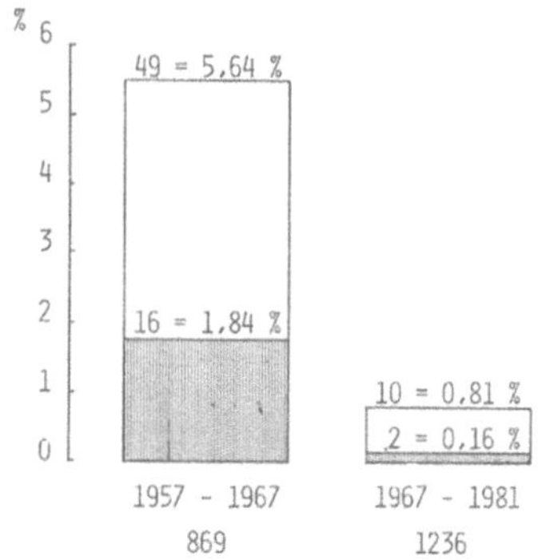

Abb. 3

können, wurde das Ergebnis zum Zeitpunkt des Ablebens festgestellt (267 Pat.). Es ist keine nennenswerte Veränderung der Erfolgsrate im Vergleich zur Gesamtauswertung festzustellen.

Der *palliative Charakter* des Eingriffes wird allerdings deutlich, wenn man die Erfolge nach 5 Jahren prüft (25 Pat.). Durch Rezidivretentionen sinkt die Erfolgsquote von 75,9% auf nur 52%.

Welche Bedeutung die Zuweisung von Risikopatienten zu Vereisung und auch TUR hat, zeigt eindrucksvoll Abbildung 3. Bei nahezu ausschließlicher Anwendung der suprapubischen Adenomektomie konnte die postoperative Mortalität trotz intensiver interner Betreuung nicht unter 5% gesenkt werden. Nach 1967 ist die Mortalität auf 0,81% gesunken. Da bei diesen 10 Patienten 6 mit hohem Operationsrisiko akut operiert werden mußten (massive Blutung, Urethrastenose u.a.), kann abgeleitet werden, daß die Adenomektomie beim Nichtrisikopatienten ein sehr sicherer Eingriff mit einer Mortalitätsrate unter 1% geworden ist. Bemerkenswert, daß die gefürchtete tödliche Pulmonalembolie nach diesen Ergebnissen nur ausnahmsweise als schicksalhaftes Ereignis zu bewerten ist, vielmehr sind kardiale Insuffizienz, Gefäßwandschäden u.a. die auslösenden Faktoren. Die Embolierate reduzierte sich von 1,84% auf 0,16%.

Aus diesen objektiv erhobenen Befunden, deren Exaktheit durch laufende Nachuntersuchungen ermöglicht wurde, sind eindeutige, gut fundierte Schlüsse zu ziehen.

1. Die palliativ konzipierte, blinde, transurethrale Vereisung ist ein technisch einfacher, kaum belastender Eingriff, der auch Höchstrisikopatienten zugemutet werden kann.
2. Aus psychologischen Gründen sollten möglichst nur Dauerkatheterträger ausgewählt werden.
3. Die Lebensqualität postoperativ ist nicht wesentlich vermindert.
4. Die Erfolgsquote liegt um 75%, die Versager können durch Zweitoperation in etwa 2 Drittel der Fälle ohne größeres Operationsrisiko vom Katheter befreit werden.
5. Die Spätergebnisse sind durch Rezidivretention deutlich schlechter (52% nach 5 Jahren). Daher Wichtigkeit richtiger interner Einschätzung des operativen Risikos.

Zusammenfassung

Darstellung der Ergebnisse und Komplikationen an 410 kältechirurgisch behandelten Patienten mit Prostataadenom. Bei richtiger Indikation und guter Technik stellt die Kryochirurgie des Prostataadenoms für eine kleine Gruppe von Adenomträgern (5–10%) mit größeren Adenomen eine wertvolle Ergänzung der operativen Möglichkeiten dar. Je höher der Ausbildungsstand in transurethraler Operationstechnik, um so kleiner wird der Prozentsatz von Vereisung sein.

Literatur

1. Borgmann V, Salim SA, Nagel R (1981) Vortrag 22. Tagung der Südwestdeutschen Ges f Urologie, Zit: Medical Tribune 34/35:15. – 2. Haschek H (1981) Kältechirurgie aus urologischer Sicht. Medizin Technik 101:85–89. – 3. Haschek H, Jelinek JA (1981) Cryochirurgie de l'adenom prostatique – Analyse des complications et des échecs. Supplement et extrait du T XVII, No 10, Mai 1981/II. Lyon Méditeranée Médical, Medicine du Sud-Est. – 4. Nagel R, Marquardt H (1976) Late results following cryosurgery of the prostate in 111 high-risk patients. Eur urol 2:79–81. – 5. Ringondet G, Dubernard G (1978) La Cryochirurgie en Urologic. Lyon Méditeranée Médical 14:1951–1965

Prof. Dr. H. Haschek
Poliklinik, Urologie
Mariannengasse 10
A-1090 Wien IX
Österreich

Blase

Verhandlungsbericht der Deutschen Gesellschaft für Urologie, 34. Tagung (1982), 351-353
© Springer-Verlag Berlin Heidelberg 1983

Frühdiagnose des Blasencarcinoms durch laserinduzierte Fluoreszenz – Experimentelle Untersuchungen

D. Jocham, E. Unsöld, G. Staehler, Ch. Chaussy und W. Gorisch

Hämatoporphyrin und sein Derivat HpD sind Substanzen, die sowohl in experimentellen als auch in humanen Tumoren nach systemischer Verabreichung selektiv gespeichert werden. Sie bewirken eine Photosensibilisierung des Carcinomgewebes. Die tumorselektive HpD-Einlagerung wurde auch für das menschliche Blasencarcinom nachgewiesen [1].

Wie in früheren Untersuchungen [1] gezeigt werden konnte, ist mit einer endoskopischen Farbstoff-Laserbestrahlung die Zerstörung HpD-photosensibilisierter Blasentumoren unter Schonung normaler Blasenwandabschnitte möglich. Neben einem hieraus abzuleitenden therapeutischen Konzept, insbesondere zur Behandlung multilokulär wachsender Tumoren und der Behandlung des Carcinoma in situ, erscheint die tumorselektive HpD-Speicherung auch für ein diagnostisches Konzept zur Früherkennung bislang occulter Blasencarcinomherde nutzbar. Dies wird ermöglicht durch die Anregbarkeit einer Fluoreszenz im HpD-speichernden Gewebe.

Im folgenden wird über experimentelle Untersuchungen zur Entwicklung eines entsprechenden fluoreszenzdiagnostischen Verfahrens berichtet.

Abbildung 1 zeigt die Absorptionsmaxima des HpD für Licht unterschiedlicher Wellenlängen. Die Kurve wurde photometrisch am Gewebehomogenat endoskopisch in die Kaninchenblase transplantierter Brown-Pearce-Carcinome ermittelt. Hierzu erfolgte die Tumorentnahme 48 Stunden nach der intravenösen Verabreichung von 5 mg HpD/kg Körpergewicht, d.h. zu einem Zeitpunkt für den in früheren Untersuchungen die Einlagerung des HpD ausschließlich im Tumorgewebe nachgewiesen worden war. Die höchste Absorption des HpD-speichernden Gewebes findet sich danach für Licht von 405 nm Wellenlänge, d.h. sichtbares violettes Licht. Das ebenfalls einsetzbare grüne Licht – z.B. aus einem Argon-Ionen-Laser – erweist sich entsprechend dem hierfür deutlich niedrigeren Absorptions-Peak zur Fluoreszenzanregung wesentlich weniger geeignet.

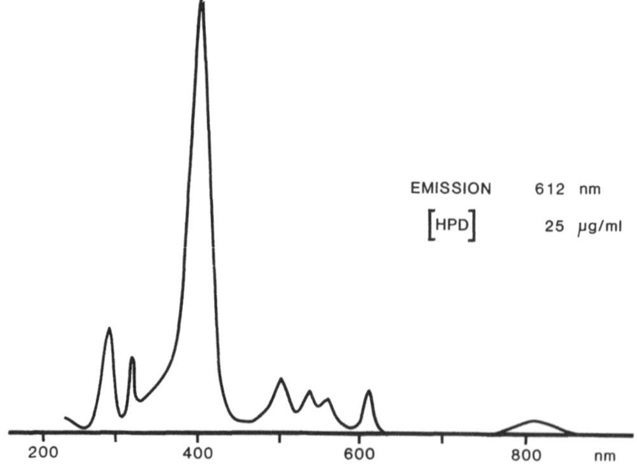

Abb. 1. Absorptionsmaxima des HpD im Gewebe für sichtbares Licht

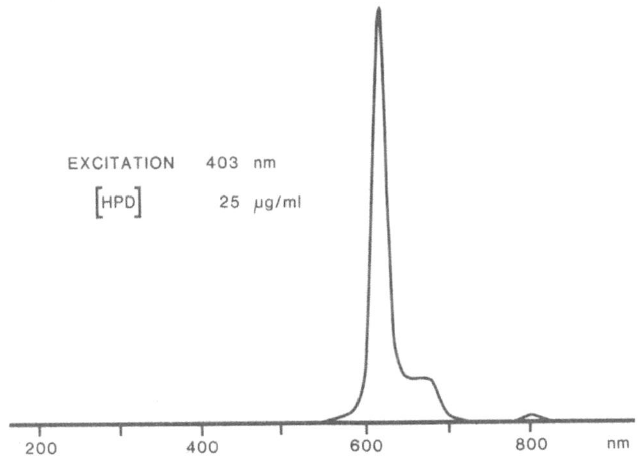

Abb. 2. Emissionsmaxima für HpD im Gewebe (Fluoreszenz)

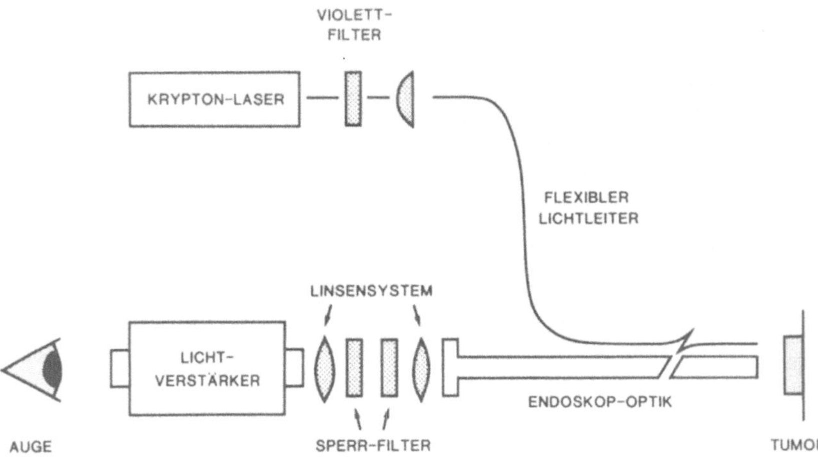

Abb. 3. Schema des fluoreszenzdiagnostischen Systems zum Nachweis occulter Tumoren nach HpD-Verabreichung

In Abbildung 2 ist der Verlauf der Emissionskurve der HpD-Fluoreszenz im Gewebe bei Anregung mit violettem Licht von 405 nm dargestellt. Hieraus ist die ausschließlich im roten Farbbereich liegende Fluoreszenz oberhalb 600 nm ablesbar. Aus diesen Absorptions- und Emissionsbedingungen für HpD im Gewebe ergibt sich für den Aufbau eines fluoreszenzdiagnostischen Systems die Forderung nach einer Violett-Licht aussendenden Lichtquelle. Für den endoskopischen Einsatz kommt bei gegenwärtigem Stand der Technik zur Transmission ausreichend energiestarken Lichts über flexible Lichtleiter nur ein Krypton-Ionen-Laser als Lichtquelle in Frage. Okularseitig müssen Lichtfilter in das optische System integriert werden, die einerseits das violette Anregungslicht filtern, andererseits für die nachzuweisende Rotfluoreszenz durchlässig sind.

Bereits vorhandene klinische Erfahrungen amerikanischer und japanischer Arbeitsgruppen mit dem fluoreszentdiagnostischen Nachweis millimeterkleiner, zuvor occulter Bronchialcarcinome haben gezeigt, daß für Tumoren dieser

Größenordnung eine elektronische Verstärkung der relativ schwachen Nativfluoreszenz erforderlich ist [2, 3, 4].

Abbildung 3 zeigt den schematischen Aufbau des fluoreszenzdiagnostischen Systems.

Untersuchungen an HpD-Verdünnungsreihen mit dem fluoreszenzdiagnostischen System haben ergeben, daß HpD-Konzentrationen von 10–50 µg HpD/ml auch ohne Lichtverstärkung eine deutliche Fluoreszenz erkennen lassen. Bei Verwendung des Lichtverstärkers mit einer ca. 8000fachen Lichtverstärkung ist der Nachweis einer Fluoreszenz auch noch bei HpD-Konzentrationen von 100 ng bis 1 µg HpD/ml möglich. Im Tumorgewebe wurden HpD-Konzentrationen von durchschnittlich 5 µg HpD/g Gewebe ermittelt, d.h. Konzentrationen, die für eine Fluoreszenzdiagnostik ausreichend sind.

Zusammenfassend ist festzustellen:

1. Die Anregung der HpD-Fluoreszenz im Tumorgewebe sollte bevorzugt mit violettem Licht von ca. 400 nm erfolgen.
2. Die elektronische Lichtverstärkung erlaubt den Fluoreszenznachweis auch niedrigster HpD-Konzentrationen (100 ng HpD/ml). Hiermit sind die Voraussetzungen für den Nachweis auf kleinste Tumorherde gegeben.

Es wird Aufgabe weiterer Untersuchungen sein, Auflösungsgrenze und Vollständigkeit erfaßter Tumorherde durch das HpD-fluoreszenzdiagnostische Verfahren exakt zu beurteilen.

Literatur

1. Jocham D, Staehler G, Chaussy Ch, Hammer C, Loehrs U (1982) Laserbehandlung von Blasentumoren nach Photosensibilisierung mit Hämatoporphyrinderivat – eine neue Therapiemöglichkeit? In: Verhandlungsbericht der Deutschen Gesellschaft für Urologie 33. Tagung (1981). Springer, Berlin Heidelberg New York, S 385–387. – 2. Konaka C, Kato H, Ono J, Yoneyama K, Nishimiya K, Otawa M, Shinohara H, Hayata Y (1981) Fiberoptic bronchoscopic laser photoirradiation for tumor localization in lung cancer. Proceedings Laser Tokio '81 (eds: Atsumi D, Nimsakul N) 14–1. – 3. Kinsey JH, Cortese A, Sanderson DR (1978) Detection of hematoporphyrin fluorescence during fiberoptic bronchoscopy to localize early bronchogenic carcinoma. Mayo Clin Proc 53:594–600. – 4. Profio AE, Doiron DR, King EG (1979) Laser fluorescence bronchoscope for localization of occult lung tumors. Med Phys 6:528

Dr. D. Jocham
Urologische Klinik und Poliklinik
der Ludwig-Maximilians-Universität München
Klinikum Großhadern
Marchioninistr. 15
D-8000 München 70

Verhandlungsbericht der Deutschen Gesellschaft für Urologie, 34. Tagung (1982), 354-356
© Springer-Verlag Berlin Heidelberg 1983

Ist der Progreß des Blasenkarzinomrezidivs und die spätere Metastasierung vorherbestimmbar?

H. Huland und U. Otto

Die Cystektomie erzielt bei Patienten mit muskelinvasivem und scheinbar lokalisiertem Blasentumor eine 5-Jahresüberlebensquote von lediglich 40–60% und wird demnach bei der Hälfte der Patienten zu spät durchgeführt. Eine frühzeitige Cystektomie ist jedoch nur dann zu rechtfertigen, wenn man bereits bei oberflächlichen Blasentumoren diejenigen identifizieren kann, die ein progredientes Rezidiv entwickeln werden. Nach eigenen Erfahrungen erlauben aber weder Tumorrezidivhäufigkeit noch Grading und Staging, noch das Ergebnis randomisierter Biopsien eine für den einzelnen Patienten sichere prognostische Aussage. Vor 4 Jahren haben wir daher in Hamburg eine prospektive Blasenkarzinomstudie begonnen und den Wert folgender Parameter bestimmt, denen für oberflächliche Blasenkarzinome eine Aussagekraft zugeschrieben wird.

Tabelle 1. 5-Jahresüberlebensquote von Patienten mit invasivem, nicht metastasierendem Blasenkarzinom (T2-T3)

40% - 60%
trotz Cystektomie und Radiatio

Tabelle 2. Prospektive Blasencarcinomstudie Hamburg

n = 74 (-7) Patienten mit oberflächlichem Blasentumor pT0, pT1 (0, A), die mit TUR und randomisierten Biopsien bei uns behandelt wurden

Alter	38–87	65,9
Verlaufsbeobachtung in Monaten	12–48	24,8
Untersucht wurde alle 3 Monate:		
CEA im Urin und Serum	287	4,3
Rheumafaktoren	244	3,6
Urincytologie	253	3,8
Immunglobulinausscheidung	182	2,7
ABO-Antigenität		
Tumor	80	
Uroepithel	69	
DNS (Flowcytometrie des Tumors)	18	
Wachstumsverhalten auf der Nacktmaus		

Das Dia zeigt die Verlaufsbeobachtung und das Alter von 74 Patienten mit oberflächlichen Blasentumoren, Jewett O und A, bei denen wir in regelmäßigen Abständen CEA im Urin und Serum, Rheumafaktoren, Urincytologie, Immunglobulinausscheidung im Urin, ABO-Antigenität des Tumors und des Uroepithel sowie den DNS-Gehalt mit Hilfe der Flowcytometrie bestimmt haben. Hier sind die Zahlen der einzelnen Untersuchungen angegeben.

Den Wert der genannten Einzelparameter für die Prognose der Patienten haben wir dadurch ermittelt, daß wir die Ergebnisse von 2 Gruppen von Patienten gegenübergestellt haben.

Gruppe 1 Patienten mit Rezidiv und Gruppe 2 ohne Rezidiv.

Ganz besonders interessiert haben wir uns jedoch für den Vergleich innerhalb der Gruppe 1, nämlich bei solchen Patienten, die einen Tumorprogreß hatten gegenüber denen, die keinen Progreß im Rezidiv zeigten. Ich muß ferner noch erläutern, daß wir durch die großartigen Erfolge der Rezidivprophylaxe mit Mitomycin eine 4. Gruppe haben, die ebenfalls keine Rezidive zeigte, jedoch auf der Basis einer Mitomycinprophylaxe.

Nun zu den Ergebnissen. Betrachten wir z.B. die Häufigkeit erhöhter CEA-Ausscheidung im Urin und Serum, so finden wir keinen Unterschied zwischen diesen 4 Gruppen; ähnlich verhält es sich mit den Rheumafaktoren im Serum und dem DNS-Gehalt der Tumorzelle mit Hilfe der Flowcytometrie. Insofern muß man sagen, daß diese 3 Parameter für die Prognose offenbar keine Bedeutung haben. Positive Urincytologien finden sich vor einem Rezidiv, jedoch bei denen mit Progreß genauso häufig wie bei denen ohne Progreß.

Tabelle 3. Blasencarcinomstudie Hamburg

Gruppe I (*mit* Rezidiv) n = 22		Gruppe II (*ohne* Rezidiv) n = 45	
mit Progreß n = 8 (Metastasen 4)	ohne Progreß n = 14	ohne Therapie n = 21	mit Therapie (Mitomycin) n = 26

Tabelle 4. Vorläufige Ergebnisse

	Gruppe I		Gruppe II	
	mit Progreß	ohne Progreß	ohne Therapie	mit Mitomycin
vorher Rezidive	4 (50%)	6 (43%)	8 (38%)	8 (31%)
pT0	1	6 (43%)	14 (66%)	12 (46%)
pT1	7 (88%)	8 (57%)	7 (33%)	14 (54%)
Grad 0		2	3	2
I	3	10	13	15
II	4	1	5	8
III	1	1		1

Tabelle 5. Ergebnisse

	Gruppe I (*mit* Rezidiv)		Gruppe II (*ohne* Rezidiv)	
	mit Progreß	ohne Progreß	ohne Therapie	mit Therapie
		CEA		
Urin % pos.	62,5	66,6	57,1	42,3
Serum % pos.	25,0	16,6	7,6	9,5
Rheumafaktoren % pos.	13,2	7,1	0,0	5,0
Urincytologie	75,0	76,0	14,0	11,5
DNS (aneuploid)	0	0	14,0	0

Tabelle 6. Ergebnisse

	Gruppe I (*mit* Rezidiv)		Gruppe II (*ohne* Rezidiv)	
	mit Progreß	ohne Progreß	ohne Therapie	mit Therapie
ABO-Antigenität				
neg. Tumor	87,5	35,7	23,0	53,8
Uroepithel	62,5	37,5	9,5	19,0
Immunglobuline	66	7,1	9,0	2,0

Einen hohen prognostischen Wert haben allerdings diese beiden Parameter gezeigt. Die ABO-Antigenität im Tumor und im Uroepithel war in 87 resp. 62% bei denjenigen verlorengegangen, die später einen Progreß entwickelten. Dies war nur bei jedem Dritten ohne Progreß der

Fall und selten bei denen, die kein Rezidiv entwickelten. Ähnlich unterschiedliche Ergebnisse beobachteten wir bei den Immunglobulinausscheidungen im Urin; insbesondere bei der IGG- und IGA-Ausscheidung. Hieraus wäre unsere eingangs gestellte Frage dahingehend zu beantworten, daß diejenigen für eine frühzeitige Cystektomie in Frage kommen, deren Tumorgewebe bereits im Stadium O oder A die ABO-Antigenität verloren haben, zusammen mit einer Veränderung im umliegenden Uroepithel und die eine erhöhte Immunglobulinausscheidung im Urin zeigen. Welchen Stellenwert neuerdings eine wirksame Rezidivprophylaxe wie die Mitomycin-Dauertherapie dabei hat, kann ich heute noch nicht sagen.

Prof. Dr. Huland
Urolog. Univ.-Klinik Eppendorf
Martinistr. 52
D-2000 Hamburg 20

Verhandlungsbericht der Deutschen Gesellschaft für Urologie, 34. Tagung (1982), 357–359
© Springer-Verlag Berlin Heidelberg 1983

In-vitro-Chemotherapie beim Urothelkarzinom

F. M. J. Debruyne, W. J. Kirkels und C. J. Herman

Trotz vieler Versuche in den letzten Jahren bleiben die Ergebnisse der systemischen Chemotherapie beim metastasierenden Urothelkarzinom fragwürdig. Das Problem hierbei ist zweifach:

Erstens: Sowohl die Monotherapie als die Kombinationstherapie induziert nur äußerst selten eine vollständige Remission und bewirkt höchstens in 40% eine partielle Response oder einen stationären Zustand. Dieser palliative Effekt dauert durchschnittlich 4 bis 6 Monate.

Zweitens: Die Chemotherapie wird von erheblicher, manchmal sogar lebensbedrohender Toxizität begleitet.

Diese zwei Probleme sind Anlaß, daß nach Methoden gesucht wird, womit die geeignete Chemotherapie für den individuellen Patienten gewählt werden kann.

1978 publizierten Salmon u. Mitarb. die ersten Resultate ihrer In-vitro-Sensitivitätsprüfungen von Tumorzellen für zytotoxische Chemotherapeutika. Das Prinzip dieses Assays beruht auf der Tatsache, daß aus der großen Masse Tumorzellen nur die sogenannten „Stamm"-Zellen, weniger als 1%, die Möglichkeit behalten, sich zu teilen, zu reproduzieren und den Tumor metastasieren zu lassen.

Die Technik dieses Tests (Human tumor clonogenic cell culture, HTC 3) wird nachfolgend kurz beschrieben.

Von frischem Tumorgewebe wird eine Einzell-Suspension gemacht. Die Zellen werden mit Chemotherapeutika inkubiert, bevor sie in Softagar-Zuchtböden inokuliert werden. Die Hemmung der Kolonienformung in Vergleich mit nicht-vorbehandelten Zellkulturen ergibt ein Maß für die Empfindlichkeit der Zellen gegenüber den ausgetesteten Chemotherapeutika.

Die Kriterien für eine positive Kultur betragen minimal 5 Kolonien pro Schale, wobei jede Kolonie mehr als 30 Zellen umfaßt. Mindestens 30 Kolonien pro Schale sind notwendig für In-vitro-Testen der chemotherapeutischen Sensitivität.

Zur Zeit sind die Resultate über eine große Zahl von Tumoren aus verschiedenen Laboren veröffentlicht worden. Diese Studien zeigen, daß die Resistenz eines Tumors mit 80 bis 90% Genauigkeit in vitro vorausgesagt werden kann, und die Sensitivität mit 60 bis 70%. Trotz dieser an sich vielversprechenden Befunde gibt es kaum Ergebnisse für das Urothelkarzinom.

Eigene Untersuchung

In 1981 haben wir in Zusammenarbeit mit dem Institut für Path. Anatomie das HTC-3-System ähnlich wie die Technik von Salmon auch für Blasenkarzinomen angewendet.

Wir haben Blasentumorzellen von 3 verschiedenen Quellen verwendet (Tabelle 1):

1. Zellsuspensionen vom Tumor,
2. Tumorzellen aus Blasenspülflüssigkeit,
3. Tumorzellen aus Blasenurin.

Tabelle 1

		infiziert	evaluierbar
Zellen aus Blasenurin	29	11	18
Zellen aus Blasenspülflüssigkeit	29	12	17
Zellsuspensionen vom Tumor	32	7	25
	90	30	60 (66%)

Tabelle 2. Übersicht des Wachstums

		> 5 Kol.	> 30 Kol.
Zellen aus Urin gewonnen	18	12 (66,6%)	3 (16,6%)
Zellen aus Blasenspülflüssigkeit gewonnen	17	9 (63,0%)	3 (17,6%)
Zellsuspensionen vom Tumor	25	17 (68,0%)	7 (28,0%)
	60	38 (63,0%)	13 (21,6%)

Die in soft-agar gewachsenen Zellkolonien ähneln histo- und zytopathologisch den ursprünglichen Tumorzellen.

Bis jetzt haben wir 90 Kulturen angefertigt. Nur 60 sind auswertbar. Bei 30 Inkubationen wurden die Kulturen durch eine Infektion zerstört.

Das größte Problem bleibt die sogenannte „Clonogenic Capacity“. Aus Tabelle 2 wird deutlich, daß nur in 38 von 60 auswertbaren Kulturen (66%) mehr als 5 Kolonien pro Schale entstanden sind und daß nur bei 13 von 60 (21%) Kulturen mehr als 30 Kolonien entstanden. Das bedeutet, daß in unserem Labor nur ein fünfter Teil der Tumoren für medikamentöse Empfindlichkeitsprüfung geeignet ist, was übereinstimmt mit den jüngsten Literaturergebnissen.

Trotzdem bleibt die medikamentöse In-vitro-Prüfung von Chemotherapeutika beim Urothelkarzinom bis jetzt unbefriedigend. Auch in der Literatur sind kaum Berichte über diesen Tumor veröffentlicht worden, und es fehlt eine Korrelation mit den klinischen Befunden.

Die Daten in der Tabelle sind Resultate von Zählungen mit Hilfe eines Umkehrmikroskops. Wir haben die Reproduzierbarkeit dieser Zählungen untersucht und fanden, daß diese erhebliche Abweichungen zu sehen gaben, wenn verschiedene Personen die Kolonien zählten, aber auch, wenn eine Person zwei- oder dreimal die Kolonien zählte in einer Schale. Und je größer die Anzahl Kolonien in einer Schale, desto größer waren die Unterschiede.

Jetzt steht uns eine automatische computergesteuerte Kolonienzählung zur Verfügung, womit die Kolonien mit größerer Reproduzierbarkeit gezählt werden können. Dazu gibt das Gerät die Resultate der Zählungen eingeteilt in großen Kategorien, was zusätzliche Information über das Wachstum liefern kann.

Um das Wachstum besser quantifizieren zu können mit der Zeit, haben wir von 15 Präparaten, 9 Tumoren und 6 Flüssigkeiten versucht, Wachstumskurven zu konstruieren, das heißt, von einer Serie Kulturen werden alle 3–4 Tage 2 oder 3 Schalen gezählt. Hiermit versuchen wir, nicht nur das Wachstum in den nicht vorbehandelten Kulturen zu messen, aber auch das Wachstum und Hemmung, zu quantifizieren in den vorbehandelten Kulturen.

Mit diesen Wachstumskurven hoffen wir, mehr Kulturen evaluierbar zu machen für den Sensitivitätstest, auch mit weniger als 30 Kolonien in einer Schale.

Durch die bis jetzt zu niedrige „clonogenic capacity“ haben auch wir kaum Resultate von In-vitro-Testen. Wir haben Cisplatin - Adriamycin - 5 FU und Methotrexat, die klinisch am meisten angewendeten Chemotherapeutika, beim Blasenkarzinom untersucht. Nur in Einzelfällen konnte eine Korrelation festgestellt werden.

Inzwischen haben sich für das HTC-3-System neue Anwendungen angemeldet. Die Soft-agar-Tumorzellenkultur gibt eine Möglichkeit, um die Effektivität verschiedener Therapien zu beurteilen. Eine positive Soft-agar-Kultur nach Therapie eines Urothelkarzinoms deutet an, daß noch Tumorzellen mit proliferativen Kapazitäten vorhanden sind.

Durch wiederholte Kulturen kann sowohl die Aggressivität des Tumors als auch die Prognose für den Patienten bestimmt werden. Je leichter der Tumor in soft-agar wächst, je aggressiver sein Benehmen!

Diese weiteren Anwendungen sind für uns Grund für eine Fortentwicklung des HTC-3-systems beim Urothelkarzinom.

Literatur

Buick RN, Stanisic TM, Fry SE, Salmon SE, Trent JM, Krasovick P (1979) Development of an agar-methyl cellulose clonogenic assay for cells in transitional cell carcinoma of the human bladder. Cancer Res 39:5051. - Salmon SE, Hamburger AW, Soehnlen B, Durie BGM, Alberts DS, Moon TE (1978) Quantitation of differential sensitivity of Human-tumor stem cells to anticancer drugs. New Eng J Med 298:1321-1327. - Sarosdy MF, Lamm DL,

Radwin HM, Von Hoff DD (1982) Clonogenic assay and in vitro chemosensitivity testing of human urological malignancies. Cancer 50:1332–1337. – Shrivastav S, Paulson DF (1980) In vitro chemotherapy testing of transitional cell carcinoma. Invest Urol 17:395–400. – Stanisic TM, Buick RN (1980) In vitro clonal assay for bladder cancer. Clinical correlation with states of urothelium in 33 patients J Urol 124:30–33

Prof. Dr. med. F. M. J. Debruyne
Klinik für Urologie
St. Radboud Univ.-Hospital
NL-6500 HB Nijmegen/Die Niederlande

Verhandlungsbericht der Deutschen Gesellschaft für Urologie, 34. Tagung (1982), 360/361
© Springer-Verlag Berlin Heidelberg 1983

Das Verhalten intravesikaler Rezidive nicht infiltrierender Blasentumoren

D. Vouros, J. Vakalikos, T. Dimopoulos und S. Peftulidis

Die bisher herrschenden Auffassungen bezüglich des Verhaltens der örtlichen Rezidive der Blasentumoren brachten ihre Häufigkeit in einem Prozentsatz von 60 bis 70% der Fälle und die Entartung in einem entsprechenden Prozentsatz von 10% unter. Bezügliche Veröffentlichungen zu diesem Thema von Barnes 1977, Rübben 1977, Lutzeyer 1977, Gilbert 1978 u.a. erwähnen mehr konkrete Angaben bezüglich der Häufigkeit und der Zelldifferenzierung der Rezidive, was zu der mehr aufrechten Verfahrungsweise der therapeutischen Begegnung beiträgt.

In vorliegender Arbeit zeigen wir unsere persönlichen Bemerkungen bezüglich der Verhaltensart der Rezidive bei nicht infiltrierenden Blasentumoren auf.

Material

Wir haben 96 Patienten - bei einer Gesamtzahl von 190 Fällen mit Blasentumoren, die einen Tumor aus Übergangsepithel oberflächlich aufzeigten und für eine Zeitperiode von fünf Jahren (1976–1981) bei der Entwicklung ihrer Krankheit verfolgt wurden. Wir beschäftigten uns vor allem mit der Erscheinung der örtlichen Rezidive.

Zu diesem Zweck berücksichtigten wir folgendes: a) Die Befunde von 274 histologischen Untersuchungen aus Operationspräparaten, die Neubildungsmaterial aus einem primären Tumor als auch die Rezidive aus der Gesamtzahl der Fälle betrachteten, und b) die während der fünfjährigen Zeitfrist registrierten zysteo-skopischen Befunde der je drei Monate bzw. je sechs Monate vorgesehenen zysteoskopischen Kontrollen für die betreffenden Patienten (Tabelle 1).

Die Parameter, die zu diesem Zweck studiert waren, betrafen: a) Den Vorlauf der Rezidive, b) ihre jährliche Häufigkeit seit dem Jahr der Diagnose bis zum fünften Jahr und c) die mögliche Beziehung des Grades der Zelldifferenzierung zwischen dem primären Tumor und den Rezidiven.

Ergebnisse

Von den 96 Fällen mit anfänglich oberflächlichem Tumor zeigten 75 während der fünfjährigen Zeitfrist eine bzw. mehrere Rezidiven (Prozentsatz 78%) auf. Die restlichen 21 Patienten waren während dieser ganzen Zeitfrist rezidivfrei (Prozentsatz 22%). Am Ende der fünfjährigen Zeitfrist sind 42 von den Patienten nach konservativer Behandlung mit TUR-T-Fulguration-Instalationen von Zytostatika neoplasiefrei gefunden (Prozentsatz 43,7%). Die restlichen Patienten unterzogen sich während der fünfjährigen Zeitfrist entweder einer Zystektomie wegen ausgedehnter Rezidive oder zeigten eine Veränderung der Infiltrationsstufe (Staging) auf (Tabelle 2).

Die jährliche Schätzung der Rezidivmenge zeigte während des ersten Jahres und bis zum dritten Jahre seit der Diagnosezeit eine stabile Erhöhung der Häufigkeit der Rezidive, die von 39,5% bis zu 51,5% schwankte, während in den nächsten beiden Jahren die Häufigkeit entspre-

Tabelle 1. Studien-Material für das Verhalten der örtlichen Rezidive von nicht infiltrierenden Blasentumoren

Fälle:	96
Betrachtungszeitdauer:	5 Jahre
Histologische Untersuchungen:	274 Operationspräparate
Zystoskopische Kontrolle je drei Monate	

Tabelle 2. Entwicklung der örtlichen Rezidive bei 96 Fällen von oberflächlichen Blasentumoren (1976–1981)

I	Keine Rezidive für eine Zeitfrist von 5 Jahren	22% (21/96)
II	Vollständig kontrollierte Rezidive nach einer fünfjährigen Zeitfrist	43,7% (42/96)
III	a) Ausgedehnte Rezidive (Zystektomie)	
	b) Örtliche Ausdehnung (Stufenerhöhung)	34,3% (33/96)

Tabelle 3. Jährliche Rezidiv-Häufigkeit bei 96 Fällen von oberflächlichen Blasentumoren

Jahre	1.	2.	3.	4.	5.
Rezidiv-Prozentsatz	39,5%	47,5%	51,5%	31%	26%

Tabelle 4. Zelldifferenzierung von örtlichen Rezidiven bei 96 Fällen von oberflächlichen Blasentumoren

Erstleiden-Tumor	N	Rezidive
Papilloma	4	–
Karzinom GI	22	86% GI
		14% GII/GIII
Karzinom GII	44	94% GII
Karzinom GIII	26	21% GI/GII (Unterstufung)

chend bis zu 31% und 26% reduzierte (Tabelle 3).

Die vergleichende Studie der Zelldifferenzierung zwischen dem Erstleiden und den Rezidiven zeigte folgendes auf:

a) Die größte Rezidiv-Häufigkeit wurde in Tumoren mittelmäßiger Differenzierung (Grad II) und dann in Tumoren guter Differenzierung (Grad I) betrachtet.

b) Die Rezidive folgten kaum notwendig der Differenzierung des primären Tumors. Konkreter erwähnt, es wurde in einem Prozentsatz von 14% eine Verschlechterung im Differenzierungsgrad der Rezidive betrachtet. Zum Gegenteil, es kamen auch mehrere Gelegenheiten vor, bei denen eine Unterstufung der Bösartigkeit bei den Tumorrezidiven tieferer Differenzierung betrachtet worden war (GIII) (Tabelle 4).

Aus den vorerwähnten Bemerkungen kommt heraus, daß ein großer Prozentsatz von Blasentumoren als operativ unter Kontrolle stehender Krebs langfristiger biologischer Aktivität charakterisiert werden kann, der, in einer bestimmten Zeitphase (für uns nach dem dritten Jahr), möglicherweise eine automatische Regression aufzeigen kann.

Hierzu trägt auch wirkungsvoll die örtliche Aktivität der Zytostatika bei, als adjuvante Therapie nach der operativen Behandlung, und, vor allem, mit Adriblastine, die, gemäß unserer persönlichen Erfahrung, so aussieht, als ob sie das Ausmaß und die Häufigkeit der Rezidive bedeutsam beschränkt.

Dozent Dr. med. D. Vouros
Urologische Abteilung
Theagenion Institut für Medizin
Serron-Straße 2
Thessaloniki
Griechenland

Verhandlungsbericht der Deutschen Gesellschaft
für Urologie, 34. Tagung (1982), 362/363
© Springer-Verlag Berlin Heidelberg 1983

Die Bedeutung der Gap Junctions für das multilokuläre Wachstum des Harnblasencarcinoms

St. Peter

Gap Junctions oder Nexus gehören zur Gruppe der Interzellularverbindungen. Mit Hilfe spezieller Kontrastierungsverfahren wurden Gap Junctions erstmals an den Glanzstreifen des Herzmuskels elektronenoptisch untersucht und beschrieben (Sjostrand et al. 1958). Weitere Aufschlüsse über die Struktur der Gap Junctions konnten elektronenmikroskopisch durch die Gefrierbruchtechnik gewonnen werden. Das Gewebe wird dabei in flüssigem Stickstoff schockgefroren und in einer Vakuumanlage bei Temperaturen unter $-100\,^{\circ}C$ gespalten bzw. gebrochen. Die Bruchfläche wird danach mit Kohle bedampft und mit aufgedampftem Platin stabilisiert. Verläuft der Bruch an einer Membran, so wird die Membran immer in der Mitte gespalten, so daß neben den integralen Proteinen auch die Strukturen der Interzellularverbindungen freigelegt werden.

Die physiologische Funktion der Gap Junction wurde insbesondere durch die Arbeitsgruppe von Loewenstein (1975) aufgeklärt, wobei die elektrische und metabolische Koppelung untersucht wurde. Zahlreiche elektrophysiologische Untersuchungen haben gezeigt, daß die elektrische Koppelung der Zellen in Myokard und der glatten Muskulatur durch Nexus-Interzellularverbindungen zustande kommt, die Ionenströmen geringe Widerstände entgegensetzen (Barr et al. 1965). Mit Hilfe fluoreszierender Farbstoffe konnte ein Kanaldurchmesser von 15–25 Å und eine Permeabilität von 800–1700 Dalton gemessen werden (Simpson et al. 1977; Loewenstein 1979). Die mit Fluoreszenzfarbstoffen bestimmte Kanalweite läßt demzufolge nicht nur die Passage von kleinmolekularen Elektrolyten, sondern darüber hinaus den Austausch von Aminosäuren, Zuckern, Nukleotiden etc. zu, d. h. die Nexus oder Gap Junctions bilden nicht nur ein strukturelles Korrelat für eine elektrische Koppelung von erregbaren Zellen, sondern auch die Basis für eine metabolische Kooperation von nicht erregbarem Gewebe (Azarnia et al. 1972).

Wegen besserer Fixierungsmöglichkeiten wurden unsere Untersuchungen an der Ratten-Harnblase der Wistar-Ratte durchgeführt. Die Partikel der Gap Junctions des Rattenharnblasenepithels zeigen die gleiche Größe wie Gap Junctions anderer Säugetiergewebe (Peter 1978). Damit haben die Gap Junctions den gleichen Kanaldurchmesser wie andere Säugetierzellen.

Die Gap-Junctions-Verbindungen beim normalen Blasenepithel können eine Erklärung für das multilokuläre Wachstum des Harnblasen-

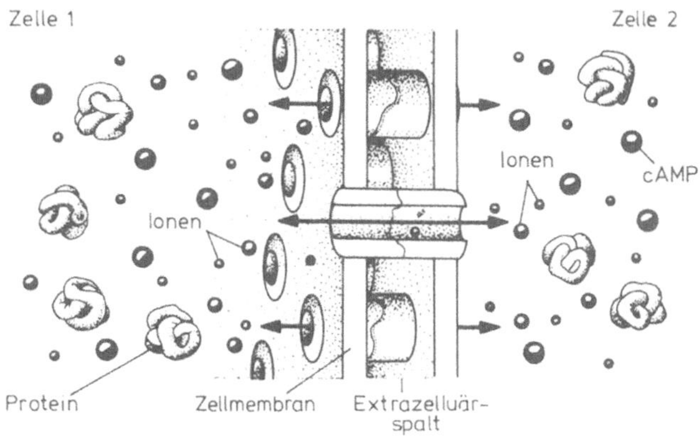

Abb. 1. Schematische Darstellung von Gap-Junction-Kanälchen. Diese Kanälchen sind gegen den Interzellularspalt abgedichtet. Die Verbindung von Zelle zu Zelle erlaubt den Transport von Stoffen mit einem Durchmesser bis 25 Å

carcinoms sein. Die Kanalweite der Gap Junctions erlaubt den interzellulären Austausch von Stoffen mit einem Durchmesser bis mindestens 25 Å. Darunter fallen neben Ionen, cAMP, einigen Proteinen und Nukleinsäuren auch Onkogene (Parada et al. 1982). Die genetische Fehlinformation einer maligne entarteten Epithelzelle kann in Form der Onkogene von Zelle zu Zelle transportiert werden und damit innerhalb des Harnblasenepithels „metastasieren".

Literatur

Azarnia R, Michalke W, Loewenstein WR (1972) Intercellular communication and tissue growth. J Membrane Biol 10:247. - Barr L, Dewey MM, Berger W (1965) Propagation of action potentials on structure of the nexus in cardiac muscle. J Gen Physiol 48:797. - Loewenstein WR (1975) Cellular communication by permeable membrane junction. In: Weissmann u. Caiborne (eds) Cell membranes biology, cell biology and pathology. HP Publishing Co, New York. - Loewenstein WR (1979) Junctional intercellular communication and the control of growth. Biochem Biophys Acta 560:1. - Parada LF, Tabin CJ, Shih C, Weinberg R (1982) Human EJ bladder carcinoma oncogene is homologue of Harvey sarcoma virus vas gene. Nature 297:474. - Peter St (1978) The junctional connections between the cells of the urinary bladder in the rat. Cell Tiss Res 187:439. - Simpson J, Rose B, Loewenstein WR (1977) Size limit of molecules permeating the junctional membrane channels. Science 195:294. - Sjostrand FS, Andersson-Cedergren E, Dewey MM (1958) The ultrastructure of the intercalated discs of frog, mouse, and guinea pig cardiac muscle. J Ultrastruct Res 1:271

Dr. St. Peter
Klinikum Mannheim
Fakultät für klinische Medizin
der Universität Heidelberg
Urologische Klinik
Theodor-Kutzer-Ufer
D-6800 Mannheim 1

Verhandlungsbericht der Deutschen Gesellschaft für Urologie, 34. Tagung (1982), 364/365
© Springer-Verlag Berlin Heidelberg 1983

Indirekte Lymphographie der Harnblase – tierexperimentelle Studie und Erfahrungen mit einem wasserlöslichen Röntgenkontrastmittel

K. Rothenberger, J. Pensel, T. Boemers, A. Hofstetter und E. Unsöld

Die herkömmliche Fuß-Rücken-Lymphographie stellt die Lymphknoten im Bereich der Arteria iliaca externa, communis und Aorta konstant dar. Lediglich fakultativ und damit für eine verbindliche Aussage nicht sicher verwertbar, werden obturatorische und iliacal interne Lymphonodi dargestellt. Die paravesikalen Lymphknoten werden nicht erfaßt. Nur die indirekte Lymphographie, also die Injektion eines Kontrastmittels in die Harnblasenwand könnte hier eine Verbesserung der Diagnostik bringen. Versuche mit öligen, in der Lymphographie bisher eingesetzten Kontrastmitteln, haben sich auf Grund schlechter lokaler Verträglichkeit nicht durchsetzen können. Es kommt zu lokalen Entzündungsreaktionen, auch ist die Gefahr von Fettembolien nicht von der Hand zu weisen. Ein von Schering neu entwickeltes, wasserlösliches, dimeres Kontrastmittel kann hier neue Wege eröffnen.

Dieses Kontrastmittel mit dem Namen Iotasul zeichnet sich durch ein hohes Molekulargewicht und einen geringen osmotischen Druck aus. Nach Applikation in Blut oder Lymphe trennt sich Iotasul in Phasen unterschiedlicher molekularer Assoziation, die eine weist dann bei einem Molekulargewicht von über 100000 einen Jodgehalt von etwa 450 mg/ml auf. Iotasul führt zu keinerlei Gewebsreaktion, verändert also den histologischen Aufbau des dargestellten Lymphknotens nicht und wird vollständig über die Nieren ausgeschieden.

Um erste Erfahrungen mit Iotasul zu bekommen, haben wir nach intracutanem Spritzen von Patent-Blau am Kaninchenlauf den angefärbten Poplitea-Lymphknoten dargestellt, punktiert und Iotasul mit einer Geschwindigkeit von 0,2 ml/Stunde injiziert. Die Röntgenaufnahme 10 Minuten nach Injektionsende zeigt eine gute Darstellung des Lymphsystems. Bereits 40 Minuten später ist das Kontrastmittel röntgenologisch nicht mehr nachweisbar.

Um am Kaninchen, die ca. 3 kg schwer waren, den primären Lymphabfluß aus der Blase zu studieren, legten wir in einer Rompun-Ketanest-Narkose die Blase frei. Nach submuköser Injektion von Patent-Blau im Blasenbodenbereich unter dem Operations-Mikroskop stellten sich Lymphgefäße, die den Harnleiter begleiten, dar. Diese für uns überraschende Tatsache, die bei Staging-Operationen nicht berücksichtigt wird, ist in älteren Literaturstellen jedoch bereits erwähnt. Auf Grund des sehr zarten Gefäßkalibers ist uns die entsprechende röntgenologische Darstellung mit herkömmlicher Röntgentechnik noch nicht gelungen. Wir haben bei Blasentumorpatienten endoskopisch mit einer flexiblen Injektionskanüle im Blasenbodenbereich submukös Iotasul gespritzt. Nach Gabe von 8 ml des Kontrastmittels in 15 Minuten ließ sich unmittelbar nach Injektionsende ein entsprechendes, wohl den Harnleiter begleitendes, Lymphgefäß darstellen. Auch ließen sich in Einzelfällen paravesikale Lymphknoten anfärben.

Es ist jetzt eine genaue systematische, topographische Analyse der Lymphabflüsse verschiedener Blasenregionen durchzuführen und die Technik durch geeignete Röntgen- und Injektionsparameter zu verbessern. So wollen wir über den Prostacyclin-Mechanismus den Lymphfluß steigern und die Lymphgefäße weitstellen, nachdem uns im Gegensatz zu den Erfahrungen von Pfitzenmaier bei der direkten Prostata-Lymphographie durch Venalot keine Verbesserung der Ergebnisse gelang. Auch muß ein geeigneteres Tiermodell, etwa das Hausschwein, verwendet werden.

Wir glauben, mit der aufgezeigten Methode an der Schwelle einer echten Verbesserung des Lymph-Staging maligner Blasentumoren zu stehen. Nach Darstellung der ersten Lymphknotenstationen wollen wir die gezielte Feinnadelpunktion dieser Stationen ins Auge fassen, um so zu einer der Staging-Operation mindestens vergleichbaren Aussage zu kommen.

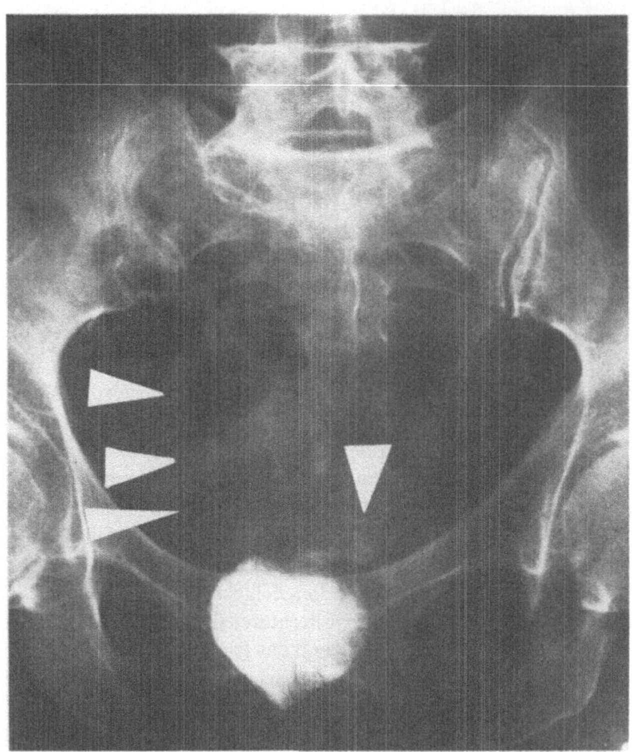

Abb. 1. Indirekte Blasenlymphographie mit 8 ml Iotasul bei 65jähriger Patientin; rechts durch 3 Pfeile markiert hauchzartes Lymphgefäß im Ureterverlauf; links mehrere zarte Lymphgefäße sowie paravesikaler Lymphknoten

Literatur

Donini J, Battezatti M (1972) The lymphatic system. Piccin Medical Books. - Harzmann R, Chiari R, Dohm G, Lehnhardt FH (1978) Indirekte Lymphographie der Harnblase im Tierversuch. Urologe [A] 17:261. - Pfitzenmaier N (1980) Die indirekte Prostata-Lymphographie zur Darstellung der primären Lymphdrainagestationen. Habilitationsschrift, Heidelberg. - Rothenberger K, Hofstetter A, Pfeiffer KJ, Rupp N (1979) Transperitoneale Feinnadelbiopsie retroperitonealer Lymphknoten in der Carcinom-Diagnostik. Fortschr Med 97:2218. - Siefert HM, Mützel W, Schöbel C, Weinmann HJ, Wenzel-Hora BI, Speck U (1980) Iotasul, a water-soluble contrast agent for direct and indirect lymphography. Lymphology 13:150

Dr. med. Rothenberger
Urolog. Abt.
Städt. Krankenhaus
Robert-Koch-Str.
D-8300 Landshut

Verhandlungsbericht der Deutschen Gesellschaft für Urologie, 34. Tagung (1982), 366–367
© Springer-Verlag Berlin Heidelberg 1983

ABH-Antigenität bei oberflächlichen Übergangszellkarzinomen der Harnblase – Erythrozytenadhärenztest oder Immunperoxidase?

G. Jakse und F. Hofstädter

Davidsohn hat 1969 eine Methode – spezifischer Erythrozytenadhärenz-Test (SRCA) – zur morphologischen Darstellung der Blutgruppen-Antigene an formol-fixierten Gewebsschnitten beschrieben. Besondere Aktualität erhielt diese Methode durch die Beobachtung von Decenzo u. Mitarb., daß die Anwesenheit bzw. der Verlust der ABH-Antigene bei oberflächlichen Urothelkarzinomen mit einer prognostischen Aussage verknüpft ist.

Die Beobachtungen von Decenzo wurden in weiterer Folge von mehreren Arbeitsgruppen in ihrer wesentlichen Aussage bestätigt. Da die Technik des SRCA-Testes trotz der Einfachheit im Ansatz einige Tücken aufweist und besonders die Ergebnisse der Blutgruppe 0 nur beschränkt verwertbar sind, suchte man andere Methoden.

Technik

SRCA-Test: Zweischichtmethode, das Präparat wird mit Antiblutgruppenserum inkubiert und die Antigen-Antikörperreaktion durch Erythrozyten sichtbar gemacht. Man unterscheidet eine positive und negative Testreaktion, wobei als positiv alle Reaktionen gewertet werden, bei denen 50% und mehr des Urothels mit Erythrozyten bedeckt sind.

ABH-Test: Indirekte Immunperoxidasetechnik, der erste Schritt entspricht bei der Blutgruppe A und B dem SRCA-Test. Im zweiten Schritt werden anstatt von Erythrozyten anti-humane IgM-Immunglobuline verwendet, die mit Peroxidase markiert sind. Die Peroxidase wird dann durch die 3-Amino-9-Athylcarbazolreaktion braun gefärbt. Zur Darstellung der H-Antigene wird das Präparat mit dem Lectin Ulex europeus inkubiert, diesem Lektin folgt ein Anti-Ulex-Serum von Kaninchen. Die Ulex-Anti-Ulex-Reaktion kann dann mit einem Peroxidase markierten Antikaninchen-IgG-Immunglobulinserum sichtbar gemacht werden.

Ergebnisse

Es wurden 141 Gewebsproben von normalen, präkanzerösen Urothel- und Übergangszellkarzinomen der Harnblase (nur Blutgruppe A, B) mit dem SRCA-Test und dem ABH-Test untersucht. Eine Übereinstimmung der Testergebnisse konnte in 92,5% erzielt werden.

Vergleichen wir beide Techniken zum Nachweis der ABH-Antigene, so sind sie bei der Blutgruppe A und B in ihrer Sensitivität etwas gleichwertig. Blutgruppe 0 kann jedoch nur zufriedenstellend mit dem ABH-Test nachgewiesen werden, wobei nach unseren bisherigen Erfahrungen SRCA-negative Präparate in etwa 50% positiv werden. Die Lokalisation der Antigene ist nur mit der Immunperoxidase-Technik möglich. Eine Quantifizierung der Reaktion ist beim Erythrozytenadhärenztest durch simples Auszählen möglich. Für den ABH-Test benötigt man ein Zytophotometer, wobei die Relevanz einer Quantifizierung wahrscheinlich nur für Grundlagenforschung besteht.

Die Kosten für beide Untersuchungen sind nicht wesentlich unterschiedlich, wenn man hier die Preise für 100 Präparate mit 75 bzw. 115 DM annimmt. Der Zeitaufwand beträgt bei beiden etwa 6 Stunden.

Zusammenfassung

Entsprechend dieser Untersuchung wird der SRCA-Test durch die indirekte Immunperoxidase-Technik (ABH-Test) in Zukunft ersetzt werden.

Literatur

Davidsohn I, Kovarik S, Ni LY (1969) Isoantigens A, B and H in benign and malignant lesions of the cervix.

Arch Pathol 87:306–314. – Decenzo JM, Howard P, Irish CE (1975) Antigenic deletion and prognosis of patients with stage A transitional cell bladder carcinoma. J Urol 114:874–878. – Jakse G, Hofstädter F (1978) Further experiences with the red cell adherence test in bladder cancer. Eur Urol 4:356–360

Univ.-Dozent Dr. Gerhard Jakse
Universitätsklinik für Urologie
Anichstraße 35, A-6020 Innsbruck/Österreich
Univ.-Dozent Dr. Ferdinand Hofstädter
Institut für Pathologie der Universität Innsbruck
Müllerstr. 44, A-6020 Innsbruck/Österreich

Verhandlungsbericht der Deutschen Gesellschaft für Urologie, 34. Tagung (1982), 368/369
© Springer-Verlag Berlin Heidelberg 1983

Tumorinfiltrationstyp – Eine Differenzierungsmöglichkeit muskelinfiltrierender Blasentumoren

G. Jakse, H. Rauschmeier und F. Hofstädter

Jewett und Strong haben 1946 auf die Bedeutung der Infiltrationstiefe für die Prognose von Blasentumorpatienten hingewiesen.

Jewett hat 1964 auf Grund von Autopsie, Blasenteilresektionen und Zystektomiepräparaten die muskelinfiltrierenden Tumore unterteilt in jene, die bis zur Blasenmitte und jene, die darüber hinausgehen. Dieser Unterteilung des Stadiums B wurde prognostisch Bedeutung beigemessen und deshalb auch von der UICC ins TNM-System übernommen.

Sieht man von der kleinen Fallzahl ab, auf der diese Unterteilung basiert, so ist weiters aus der Literatur bekannt, daß, abhängig von mehreren Faktoren, eine präoperative Fehleinschätzung der muskelinfiltrierenden Tumoren in 50% und mehr der Patienten zu erwarten ist. Ebenso ist die Mitte der Blasenwand eine willkürlich gezogene Grenze, die selbst an Zystektomiepräparaten nur schwer zu erfassen ist. Ein Vergleich von Ergebnissen unterschiedlicher Therapieformen oder verschiedener Institutionen ist nur beschränkt oder gar nicht möglich. Es werden im Folgenden die muskelinfiltrierenden Tumoren nicht nach ihrer Eindringtiefe, sondern nach der Art des invasiven Wachstums unterschieden.

Infiltrationstypen:

1. Plumper Infiltrationstyp: der Tumor komprimiert bei seinem Vordringen in das umgebende Gewebe kollagene und elastische Fasern zu einer Pseudokapsel.
2. Diffus-netziger Infiltrationstyp: Einzelne Tumorzellen oder Zellverbände wachsen ohne Ausbildung einer Pseudokapsel zwischen den Bindegewebsfasern vor.

Ergebnisse

Es handelt sich um 29 Patienten, die dem plumpen Infiltrationstyp und 87, die dem diffus-netzigen zugeordnet wurden. Alter, Geschlechtsverteilung und Multiplizität ähneln sich in beiden Gruppen.

Tumoren mit niedrigem Malignitätsgrad weisen zu 75% eine plumpe Infiltration auf, während von 84 Tumoren, Grad IV 78, das sind 92%, eine diffus-netzige Infiltration zeigen.

Die 5-Jahres-Überlebensrate beträgt 74% bzw. 22%. Dieser Unterschied entspricht einem Trend, ist aber nicht statistisch signifikant. Werden nur Grad-III-Tumoren berücksichtigt, die wiederum nur einer TUR unterzogen wurden, so ist die Absterberate im 1. Jahr zwischen beiden Gruppen signifikant unterschiedlich.

Patienten mit einem papillären Tumor, der eine plumpe Infiltration aufweist und der nur transurethral reseziert wurde, erleben in 44% das 6. postoperative Jahr, während jene mit solidem Tumor und diffus-netziger Infiltration nur zu 14% diesen Zeitraum überleben. Dieser Unterschied ist statistisch signifikant.

Zusammenfassung

1. Der Infiltrationstyp steht in Abhängigkeit zum Tumorgrad, zumindestens bei Anwendung des Bergkvist-Schemas.
2. Der Infiltrationstyp hat über das Tumorgrading hinaus einen autonomen Einfluß auf die Überlebensrate, wie bei Grad-III-Tumoren gezeigt wurde.
3. Berücksichtigt man zusätzlich die Tumorwuchsform, so haben Patienten mit solidem Tumor und diffus-netziger Infiltration die schlechteste Prognose.
4. Die von uns vorgestellten Ergebnisse beziehen sich hinsichtlich der Überlebenszeit auf die transurethrale Resektion als Monotherapie. Die Bedeutung der verschiedenen Infiltrationstypen für andere Therapieformen bleibt zu überprüfen.

Es scheint sich jedoch damit ein Parameter anzubieten, der das Tumorstadium exakter erfassen hilft und damit die Therapieplanung erleichtert, sowie den präziseren Vergleich von Ergebnissen der Blasentumorbehandlung ermöglicht.

Literatur

Hampert H (1966) Über das infiltrierende Tumorwachstum. Virchows Arch path Anat 240:185–205. – Jewett HJ, King LR, Shelley WH (1964) A study of 365 cases of infiltrating bladder cancer: relation of certain pathological characteristics to prognosis after exstirpation. J Urol 92:668–678

Univ.-Doz. Dr. Gerhard Jakse
Univ.-Ass. Dr. Hans Rauschmeier
Universitätsklinik für Urologie
Anichstr. 35
A-6020 Innsbruck
Österreich

Univ.-Doz. Dr. Ferdinand Hofstädter
Pathologisches Institut
der Universität Innsbruck
Müllerstr. 44
A-6020 Innsbruck
Österreich

Verhandlungsbericht der Deutschen Gesellschaft für Urologie, 34. Tagung (1982), 370/371
© Springer-Verlag Berlin Heidelberg 1983

Blasentumorinduktion durch Cytostatika – Klinische Erfahrungen und experimentelle Befunde

H. Rübben und H.-H. Dahm

Für eine Reihe von Substanzen oder Faktoren konnte der karzinogene Effekt auf die Blasenschleimhaut nachgewiesen werden; analytische epidemiologische Studien machen eine karzinogene Aktivität wahrscheinlich für den chronischen unspezifischen Harnwegsinfekt, Blasensteine, die Bilharziose, die Blakannephropatie, eine Exposition aromatischer Amine (2-naphtylamin, 4-aminobiphenyl, Benzidin und 4-nitrobiphenyl) exzessiver chronischer Zigarettenkonsum, Phenacetinabusus und Bestrahlung des kleinen Beckens. Nicht gesichert ist die Blasentumorinduktion in Folge einer Blasenextrophie, einer Virusinfektion, nach Kaffeekonsum oder Gebrauch von Süßstoff (Zyklamat, Saccharin) sowie genetischen Faktoren, gestörtem Tryptophanmetabolismus und einer Verschiebung der Betaglukorunidaseaktivität. Seit dem Einsatz cytostatischer Therapieschemata vor allem maligner Erkrankungen des Kindesalters werden vermehrt sekundäre Karzinome beschrieben. So fanden sich Blasentumoren gehäuft nach aggressiver systemischer Cyclophosphamidbehandlung. Die Latenzperiode ist mit drei bis dreizehn Jahren auffallend kurz.

Experimentelle Untersuchungen weisen auf einen karzinogenen oder kokarzinogenen Effekt auf die Blasenschleimhaut für folgende Faktoren oder Substanzen hin: Blasensteine, Bilharziose, aromatische Amine, Tabakteer, Phenacetin, Tryptophanmetaboliten sowie Sodiumsaccharin und Zyklamat.

Hinsichtlich der Blasentumorinduktion durch cytostatische Substanzen konnten Schmähl u. Habs 1979 durch lebenslange perorale Verfütterung von Cyclophosphamid dosisabhängig Blasenkarzinome in der Ratte induzieren.

Ziel der eigenen Untersuchungen war, den Effekt einer wiederholten intravesikalen Cytostatikainstillation auf die normale Blasenschleimhaut zu untersuchen.

Die *Studie I* umfaßte 396 weibliche Wistarratten; über eine Spezialnadel wurden in Äthernarkose für 30 Minuten 0,25 ml folgender Substanzen instilliert: Adriamycin, Mitomycin C, Cisplatin sowie als Kontrolle 1%ige Formalinlösung und Kochsalzlösung.

Das Intervall zwischen den Instillationen betrug 3 Tage, die Instillationsfrequenz war ein-, drei- und neunmal. Die Konzentration der instillierten cytostatischen Substanzen betrug 0,1, 0,5 und 2,5 mg/ml. Die Tiere wurden an Tag 2, 6, 10, 14, 18 und 34 getötet. Die Gesamt-Dosierung in den unterschiedlichen Behandlungsgruppen bestreicht ein Spektrum zwischen einem Faktor 1 (eine Instillation von 0,1 mg/ml) bis zu einem Faktor 225 (9 Instillationen einer Konzentration von 2,5 mg/ml).

Die Ratten wurden in Äthernarkose getötet, die Blase mit 0,25 Bouin-Lösung fixiert. Die histologischen Kriterien umfaßten quantitative Erfassung der Dysplasien, Hyperplasien, Plattenepithelmetaplasien, epithelialen Proliferationen und epithelialen Tumorbildung. Zusammengefaßt fanden sich eine epitheliale Proliferation, nach drei- und neunmaliger Instillation der cytostatischen Substanzen in einer Konzentration von 0,5 und 2,5 mg/ml und eine epitheliale Tumorbildung nach neunmaliger Instillation mit cytostatischen Substanzen in einer Konzentration von 0,5 und 2,5 mg/ml. Epitheliale Proliferationen und epitheliale Tumoren fanden sich weder in den Kontrollgruppen noch nach einmaliger Instillation oder mehrfacher Instillation einer Konzentration von 0,1 mg/ml.

Studie II umfaßt 160 weibliche Wistarratten. Instilliert wurden Adriamycin, Mitomycin C, Cisplatin und physiologische Kochsalzlösung, die Instillationsfrequenz betrug allen Behandlungsgruppen zehn, die Konzentration 2,0 mg/ml, die Tiere wurden 30, 60 und 90 Tage nach der letzten Instillation getötet.

Im Beobachtungszeitraum findet sich eine Abnahme der Plattenepithelmetaplasien und der epithelialen Proliferationen, jedoch keine Zu- oder Abnahme der epithelialen Tumorbildung.

Dies macht eine weitere Verlaufskontrolle notwendig, die z. Z. durchgeführt wird.

Studie III: 100 weibliche Wistarratten werden in vier Gruppen randomisiert aufgeteilt.

Gruppe I: Instillation von physiologischer Kochsalzlösung, 1mal wöchentlich über 8 Wochen.

Gruppe II: Verfütterung von 0,05% N-butyl-N-4hydroxibutylnitrosamin, einem blasenspezifischen Karzinogen, für 8 Wochen (subkarzinogene Dosis).

Gruppe III: Instillation von 2 mg/ml Adriamycin, einmal wöchentlich über 8 Wochen (übrige Parameter siehe Versuch I).

Gruppe IV: gleichzeitige Verfütterung von BBN und Instillation von Adriamycin.

Nach einem behandlungsfreien Intervall von weiteren 4 Wochen werden die Tiere wie oben getötet. Es stehen zur Verfügung zur Auswertung:

Gruppe I 20 Tiere
Gruppe II 20 Tiere
Gruppe III 28 Tiere
Gruppe IV 21 Tiere.

Epitheliale Proliferationen finden sich nicht in der Kontrollgruppe. In weniger als 5% in der Gruppe II und III, aber in mehr als 10% in Gruppe IV; die Bildung epithelialer Tumoren wird ausschließlich in der Gruppe IV, d. h. nach kombinierter BBN und Adriamycinbehandlung gefunden. Auch dieser kokarzinogene Effekt cytostytischer Substanzen nach intravesikaler Instillationsbehandlung wird in Langzeituntersuchungen kontrolliert.

Literatur

Schmähl D, Habs M (1979) Carcinogenic action of low-dose cyclophosphamide given orally to Sprague-Dawley rats in a lifetime experiment. Int J Cancer 23:706

Dr. med. Rübben
Urolog. Abt.
d. Med. Fakultät der RWTH
Goethestr. 27/29
D-5100 Aachen

Verhandlungsbericht der Deutschen Gesellschaft
für Urologie, 34. Tagung (1982), 372–374
© Springer-Verlag Berlin Heidelberg 1983

Spezielle Labordiagnostik beim Blasenkarzinom

U. Dunzendorfer, W. F. Whitmore und W. Weber

Cystoskopie mit randomisierter Biopsie, Sono- und Computer-Tomographie sind neben Urinzytologie bzw. automatisierter Zytofluorometrie diagnostische Routineverfahren, um das Tumorstadium des Blasenkarzinoms festzulegen.

Bei der Vielzahl von Tumormarkern ist es nützlich, tumorassoziierte Marker (Proteine wie CEA, TAP, TAG, Polyamine, Polypeptidhormone), monoklonale Antikörper - zur Zeit noch nicht erhältlich - und Serumproteine, deren Synthese in der Leber durch zirkulierende Tumormetaboliten verändert wird, zu unterscheiden [1, 2].

Die endokrinen, tumorassoziierten Marker sind physiologisch wirksame Peptid-Hormone oder unwirksame Hormonanaloge, die durch das Karzinom unabhängig von der hormonellen Regulation synthetisiert werden. Ektopisch gebildetes Parathormon (PTH), das einen Pseudohyperparathyreoidismus verursacht, ist bisher bei 4 Patienten nachgewiesen worden, wobei regelmäßig Blase, Harnleiter und Nierenbecken vom Urotheltumor befallen war. HCG gemessen als beta-HCG ist bei 5 Patienten mit invasiven Blasentumoren gemessen worden, während Calcitonin bei 1 Patienten pathologisch erhöht war [2].

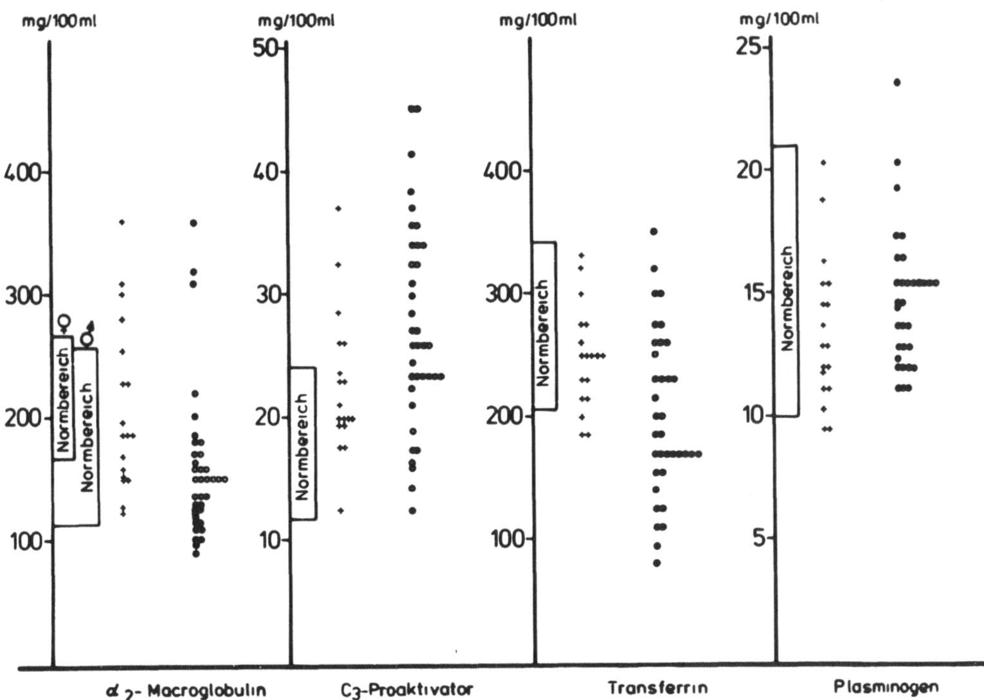

Abb. 1. Die Serumkonzentrationen von alpha$_2$-Makroglobin, C$_3$-Proaktivator Transferrin und Plasminogen bei präinvasiven (+) und invasiven (O) Blasenkarzinomen. Der Normalbereich ist angegeben. Die Konzentration von Transferrin nimmt beim invasiven Blasenkarzinom ab

Eigene Untersuchungen über die ektopische Hormonbildung bei 40 Patienten mit invasivem Blasenkarzinom ergaben weder für Parathormon (PTH), beta-HCG, Calcitonin, TSH, Prolaktin noch für Proinsulin krankhafte Werte. Die ektopische Hormonneubildung durch das Blasenkarzinom ist deutlich geringer als beim Nieren- oder Hodenkarzinom [3].

Vergleicht man dagegen die Serum-Proteine wie reaktives Protein (CRP), C-3 Proaktivator, Transferrin, Plasminogen und alpha-2-Makroglobin, so nehmen die pathologischen Werte von CRP mit der Ausbreitung des invasiven Blasenkarzinoms zu (Abb. 1, 2).

C - reaktives Protein beim invasiven und präinvasiven Blasenkarzinom

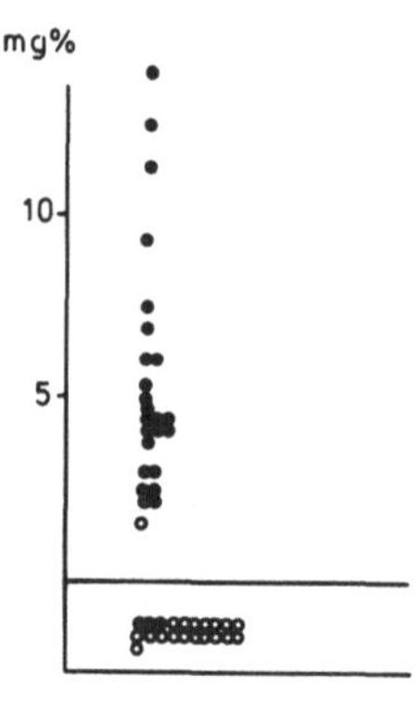

o = nicht invasiv
• = invasiv

Abb. 2. C-reaktives Protein beim Blasenkarzinom. Die pathologischen Werte für CRP nehmen beim invasiven Blasenkarzinom (●) deutlich zu. Der Normbereich liegt bei 0,1–2,0 mg %

Untersucht man das carcinoembryonale Antigen (CEA) gleichzeitig mit dem CRP, dem Polyamin Spermin und dem Isoenzym der Kreatininphosphokinase (CK-BB) und stellt die pathologischen Werte der Tumormarker dem histologischen Befund und den Ergebnissen der automatisierten Cytofluormetrie (ACF) gegenüber, dann ist folgendes zu erkennen:

Patienten mit einem seit 2 Jahren rezidivierenden Blasenkarzinom, histologisch und cytofluorometrisch zum Zeitpunkt der Laboruntersuchung infolge Therapie ohne Tumor, hatten in 10 von 23 Fällen pathologisch erhöhte Tumormarker.

Patienten mit nachweisbaren Blasenpapillomen hatten dagegen bei 7 von 9 Patienten pathologische Werte der Tumormarker und in 1 von 7 Fällen eine pathologische Urinzytologie.

Patienten mit präinvasiven Blasenkarzinomen (T1S) hatten bei 13 von 20 Patienten erhöhte Tumormarker, während die ACF in 5 von 7 Fällen karzinomverdächtige Zellen identifizierte.

Patienten mit invasivem Blasenkarzinom zeigten bei 9 von 14 Patienten pathologische Tumormarker, während die Urinzytologie in 12 von 14 Fällen positiv war.

Patienten mit metastasierendem Blasenkarzinom hatten in 6 von 6 Fällen pathologische Tumormarker und eine pathologische Urinzytofluormetrie (Tabelle 1).

7 von 10 Patienten mit Blasenkarzinom rezidivierten bei pathologischen Tumormarkern innerhalb der nächsten 18 Monate, während 11 von 13 Patienten bei normalen Tumormarkern im vergleichbaren Zeitraum ohne Tumor blieben.

5 von 7 Patienten mit Blasenpapillomen und pathologischen Tumormarkern zeigten ein Tumorrezidiv in den nächsten 18 Monaten, während alle Patienten mit normalen Tumormarkern 18 Monate später ohne Tumor waren.

Patienten mit präinvasiven Blasenkarzinomen und pathologischen Tumormarkern hatten in 12 von 13 Fällen ein Rezidiv, während 6 von 7 Patienten mit normalen Tumormarkern tumorfrei blieben (Tabelle 1).

Tabelle 1. Pathologisch erhöhte Tumormarker: (TM↑, CEA, CRP, Spermin und CK-BB) bei Patienten mit tumornegativem Befund (C_{Rx}, $J_x Z_x$), mit Blasenpapillomen, mit invasivem Karzinom und mit metastasierendem Karzinom. Nach 18 Monaten ist die Anzahl der Rezidive bei erhöhten oder normalen TM zu erkennen

	TM↑	ACF↑		TM↑	TM↓
$C_{Rx} J_x Z_x$	10/23	0/21	18 Mo →	7/10	2/13
P	7/9	1/7	18 Mo →	5/7	0/2
T1S	13/20	5/7	18 Mo →	12/13	1/7
T1–3 N0	9/14	12/14	18 Mo →	4/15	1/4
T1–4 N1 M1	6/6	6/6	18 Mo		

Patienten mit erhöhten Tumormarkern und invasiven Blasentumoren waren in 4 von 15 Patienten inoperabel, während alle Patienten mit normalen Tumormarkern radikal cystektomiert werden konnten.

3 von 4 Patienten mit erhöhten Tumormarkern nach Cystektomie entwickelten innerhalb der 18monatigen Nachuntersuchung Metastasen. Patienten mit normalen Tumormarkern nach Cystektomie blieben in dem gleichen Zeitraum ohne nachweisbare Metastasen.

24 von 28 Patienten mit normalen Tumormarkern waren 18 Monate später tumorfrei, während in 27 von 34 Fällen mit pathologischen Tumormarkern bei 6 Nachuntersuchungen innerhalb 18 Monaten sich ein Rezidiv feststellen ließ (Tabelle 1).

Die Bestimmung von CRP, CEA und Spermin vermittelt also lediglich eine zusätzliche Aussage über die biologische Aktivität, den Verlauf und die Operabilität des Harnblasenkarzinoms

Folgt man Berichten anderer Autoren ist diese Schlußfolgerung auch für die gleichzeitige Bestimmung von CEA und TPA und möglicherweise auch für andere Kombinationen zutreffend [1].

Literatur

1. Oehr P, Adolphs HD, Wustrow A, Klar R, Schlösser T, Winkler C (1981) Simultanbestimmung von CEA, TAG und TPA im Serum von Harnblasencarcinom-Patienten. Tumor Diagnostik 2:27–33. – 2. Altaffer LF (1982) Paraneoplastic endocrinopathies associated with nonrenal genitourinary tumors. J Urol 127:411–416. – 3. Dunzendorfer U, Weber W, Drahovsky D (1979) Aberrant level of peptidle hormone in patients with urogenital cancer. Eur Urol 5:128–132

Dr. med. Udo Dunzendorfer
Abteilung für Urologie
Klinikum der
Johann-Wolfgang-Goethe-Universität
Theodor-Stern-Kai 7
D-6000 Frankfurt am Main 70

Verhandlungsbericht der Deutschen Gesellschaft für Urologie, 34. Tagung (1982), 375–379
© Springer-Verlag Berlin Heidelberg 1983

Induktion falsch positiver CEA-Werte bei intestinaler Harnableitung cystektomierter Patienten

K.F. Klippel, D. Axt, T. Schärfe und C.R. Alves de Oliveira

Das zunächst für Adenokarzinome des kolorektalen Bereiches spezifisch geltende carcinoembryonale Antigen (CEA) wurde durch Nachweis bei anderen, extragastrointestinalen Tumoren und bei benignen Veränderungen sowie durch seine physiologische Präsenz in normaler Kolon- und Bronchialmukosa in seiner Spezifität eingeschränkt. Seit Guinan fand es auch in der Diagnostik urologischer Tumoren, insbesondere des Blasenkarzinoms, Verwendung. Unter der Annahme, daß das CEA im Plasma mit dem Glykoprotein im Urin nicht identisch sei, wurden auch vermehrt CEA-Bestimmungen im Urin zur Diagnostik von Tumoren der harnableitenden Wege vorgenommen. Das multilokuläre Vorkommen sowie die geringe Spezifität des CEA ließen es eher als Methode zur postoperativen Tumornachkontrolle als zum Screening Population werden. Falsch positive Resultate können in mehr als 10% im Plasma, z.B. durch Rauchen, und im Urin durch Harnwegsinfektionen und Zervikalmukoproteine erzeugt werden. Nachdem zahlreiche Autoren eine Positivitätsrate des CEA im Urin beim Blasenkarzinom von durchschnittlich 60% angeben und Übereinstimmungen von CEA-Plasma und CEA-Urin zwischen 40 und 82% ermittelt wurden, wurde dieser Test in die Tumornachsorge radikal zystektomierter Patienten mit primärem Harnblasenkarzinom eingeführt. Keine der für die Blasenkarzinomdiagnostik in Frage kommenden Substanzen birgt für sich allein die Sicherheit, über einen malignen Prozeß entscheiden zu können.

In Kombination mit anderen Parametern und Tumormarkern wird jedoch die Zuverlässigkeit und Aussagekraft des CEA erheblich gesteigert. Fraser und Prout sowie Neville berichten von Erhöhungen der richtig positiven Ergebnisse bei Blasenkarzinomdiagnostik durch Kombination von CEA mit anderen Markern von 58% auf 86%. Wajsman et al. kombinierten CEA mit Fibrinspaltprodukten mit gutem Aussageerfolg, während andere Autoren bei Kombination von CEA-Plasma mit konventionellen radiologischen Untersuchungsmethoden die Suche nach Lebermetastasen von 65% auf 95% richtig positiver Resultate steigern konnten.

Problemstellung

Nach Einführung der CEA-Bestimmung im Plasma und Urin in der Tumornachkontrolle bei Patienten mit radikaler Zystektomie wegen Harnblasenkarzinom ergab sich im hohen Prozentsatz ein isoliertes Positivwerden der CEA-Werte. Nach mehrfachen Kontrollen der Werte gaben diese Anlaß zu weiteren, teilweise invasiven Untersuchungen zum Ausschluß von Metastasen. Die überzufällige Erhöhung der CEA-Werte in diesem Klientel warf die Frage auf, ob durch die intestinale Urinableitung, sei es durch ein Colon-Conduit oder eine Uretero-Sigmoideostomie, ein Anstieg des CEA-Wertes provoziert wird.

Material und Methode

Aus diesem Grunde wurden radikal zystektomierte Patienten wegen eines infiltrierenden Harnblasenkarzinoms, aus der urologischen Universitätsklinik Mainz und der urologischen Abteilung des Allgemeinen Krankenhauses Celle, die eine intestinale Harnableitung i.S. eines Ileum-Conduits, Colon-Conduits oder einer Harnleiter-Darm-Implantation (Uretero-Sigmoideostomie (HDI), erhielten, einem Kollektiv von Patienten gegenübergestellt, denen die Blase wegen primär benigner Erkrankung (neurogene Blase, interstitielle Zystitis, Meningo-Myelozele) entfernt wurde.

Patienenkollektiv mit Harnblasenkarzinom

Von den 54 Patienten erhielten:
1 Patient einen Ileum-Conduit,

18 Patienten einen Colon-Conduit,
35 Patienten eine HDI.
Die Tumordiagnosen waren wie folgt:
1 x Prostatakarzinom
mit Infiltration der Blase,
1 x Urethrakarzinom
mit Ausbreitung trigonal,
52 x urotheliales Harnblasenkarzinom.

Von diesen 54 Patienten waren zum Zeitpunkt der Untersuchung 49 Patienten nach allen Kriterien der Tumorkontrolle tumorfrei, 4 Patienten hatten nachweislich Rezidive/Metastasen, die einer kurativen Therapie nicht mehr zugänglich waren. Diese 4 metastasentragenden Tumorpatienten waren 41, 50, 53 und 73 Jahre alt, 3 männlich und 1 weibliche Patientin. 1 Patient aus dem Tumorkollektiv der urologischen Abteilung Celle hatte eine sog. Salvage-Zystektomie hinter sich, d.h. radikale Zystektomie nach Versagen einer primär kurativ intendierten Radiotherapie mit über 8000 R.

Die Geschlechtsverteilung (Mann:Frau) = 37:13 = 2,8:1, was in etwa der typischen Geschlechtsverteilung beim Blasenkarzinom entspricht.

Bei allen untersuchten Patienten wurden folgende Parameter bestimmt:

1. Anamnese

Erkrankungen anderer Art als urologische, insbesondere, die als CEA-wirksam erwiesen gelten, wie benigne Lebererkrankung, Galleaffektion, Pankreatitis (alkohol. Genese) Alkoholkonsum, chronische Raucherbronchitis (ZIG/D), entzündliche Darmerkrankungen usw.

Besonderheiten der Harnableitung wie: Flokkung des Urins, Brennen bei Miktio, rezidivierende Harnwegsinfekte, Flankenschmerzen, Einnahme von Medikamenten, invasive Untersuchungen in der letzten Zeit, Trinkmenge usw. wurden erfragt.

2. Entnahme von Venenblut

Bestimmung von:
a) CEA
b) Blutbild, Diff.-Blutbild
c) BSG
d) Leberwerte
e) Elektrophorese
f) Elektrolyte
g) Blutgase
h) Phosphatasen
i) Kreatinin
i) Protein

3. Entnahme von 20 ml Urin aus dem Urinal

Bestimmung von:
Urinsediment
Urinkultur
CEA

Die Ergebnisse des Ausscheidungsurogrammes, des Rö.-Thorax, des Ultraschall-Abdomens, der Urethra-Auswaschzytologie sowie des CT im Rahmen der Nachsorge der Tumorpatienten wurde als Parameter der Ausbreitungsdiagnostik mit herangezogen.

Kontrollkollektiv

45 Patienten zwischen 6 und 30 Jahren wurden erfaßt, die ebenfalls eine Harnableitung in den Darm aufwiesen. Das Kollektiv bestand aus 25 männlichen und 20 weiblichen Patienten, das Verhältnis der Geschlechter betrug 1,25:1, die postoperative Zeitspanne betrug 3–14 Jahre.

Die Indikation zur Harnum- bzw. Harnableitung ergab sich aus folgenden Diagnosen:
Meningomyelozele mit neurogener
Blasenentleerungsstörung 33 x
Blasenextrophie 6 x
kongenitale Refluxblase 2 x
kaudale Regression mit Blasenlähmung 2 x
Tbc-destruierte Blase 1 x
Unfallquerschnitt mit Blasenlähmung 1 x

Bestimmung des CEA

CEA-EIA (Abbott): Anti-CEA (Ziege) / Peroxydase (Meerrettich)-Konjugat

Vorbereitung der Proben und der positiven Kontrolle: 0,5 ml jeder Probe bzw. der positiven Kontrolle im Teströhrchen (10 x 75 ml) wurden mit 1 ml Extraktionspuffer (3fach verdünnt) versetzt und bei 70 Grad im Wasserbad 15 Min. inkubiert, anschließend 10 Min. bei 1200 g zentrifugiert.

Es erfolgte die 2-Stunden-Inkubation mit Anti-CEA (Meerschweinchen)-Kugeln bei 45 Grad C (+/ 1 Grad C). In entsprechenden Vertiefungen der Inkubationsplatte wurden 0,2 ml des Standards, der positiven Kontrolle und der Probenüberstände mit den Anti-CEA-

Tabelle 1. Tumorpatientenkollektiv

Ableitungsart	Anzahl Pat.	Alter	NBZ in Jahren	CEA-Plasma ng/ml	CEA-Urin
Colon Conduit	18	41–72 62	1–11 5,2	1,2–11,7 4,1	1,8–2080 998
Ureterosigmoideostomie	35	37–70	2–14 7,2	2,3–9,6 6,3	

beschichteten Kugeln (1 Kugel pro Vertiefung) versetzt und die Platte mit Folie abgedeckt. Im weiteren wurde jede Kugel 2fach mit 4–5 ml destilliertem Wasser gewaschen. Vor der 2-Stunden-Inkubation bei 45 Grad im Wasserbad wurde in jede Vertiefung 0,2 ml Anti-CEA (Ziege)-Peroxydasekonjugat pipettiert und luftfrei mit Folie abgedeckt. Jede Kugel wurde 2fach gewaschen, mit OPD-Lösung vorbereitet und nach 30 Min. Inkubation der Probe mit Enzymsubstrat bei 20 Grad die Enzymreaktion durch 2 ml 1nHCL gestoppt. Innerhalb nachfolgender 2 Stunden wurde die Extinktion bei 492 nm gegen destilliertes H_2 als Leerwert bestimmt.

Ergebnisse

Von den 54 Patienten mit Zustand nach Blasenkarzinom und Anlegen einer Harnableitung ergaben sich folgende Werte:

Bei Betrachtung der Grundgesamtheit aller tumorfreier Patienten lag der Anteil pathologischer CEA-Plasmawerte bei 80%; unter den CC-Trägern (CC = Colon-Conduit) lagen 9 von 16 = 56% der Plasmawerte über 2,5 ng/ml, bei den HDI-Patienten ergaben sich in 92,9% pathologische Werte.

Die Spannweite der CEA-Plasmawerte insgesamt betrug unter den tumorfreien Patienten 0,5 ng/ml, wobei der maximale Wert 11,7 ng/ml, der minimale Wert 1,2 ng/ml erreichte. Der Medianwert lag in der Gruppe der CC-Träger bei 2,65 ng/ml, d.h. knapp über der Normgrenze, während er bei den HDI-Trägern bei 4,7 ng/ml lag und damit deutlich im pathologischen Bereich. Die Spannweite der CEA-Urinwerte lag bei 2078,2 ng/ml, der Median bei 465 ng/ml.

Die 4 tumoraktiven Patienten wiesen folgende recht unterschiedlichen Werte auf:

Die Patientin mit der offenbar CEA-wirksamen Metastase in der Nebenniere erreichte einen CEA-Plasmawert von 750 ng/ml, der nach Entfernung der Filia auf 14,3 ng/ml sank, bei 2 weiteren tumorpositiven Patienten mit genau lokalisierten Metastasen und anerkannten, möglicherweise CEA-wirksamen Parametern wie Leberzirrhose und chronische Raucherbronchitis lag der CEA-Plasmawert im Normbereich.

Bei Darstellung der CEA-Urinwerte in Abhängigkeit von den dazugehörigen CEA-Plasmawerten wurde graphisch und rechnerisch ($r = 0{,}06$) kein Zusammenhang deutlich. Unter Auslassung von 2 Ausreißerwerten errechnet sich ein der graphischen Darstellung eher entsprechender Wert für $r = 0{,}47$ (Pears'scher Korrelationskoeffizient).

Tabelle 2. Tumoraktive Patienten

Ableitungsart	Anzahl	Alter in Jahren	post-operative Zeit in Jahren	CEA-Plasma in ng/ml	CEA-Urin in ng/ml	pathologische Veränderungen
Colon Conduit	1	50	5	2,4	160	osteolytische Metast. Atlasbogen, Unterkiefer, bek. Lebercirrhose
HDI	2	53	6	6,6	–	Metast. LWK 3/4
HDI	3	70	7	2,1	–	multiple Skelettmetastasen
HDI	4	41	3	750	–	Nebennierenmetastase

Tabelle 3. Tumorfreies Kontrollkollektiv

Ableitungsart	Anzahl	Alter	CEA-Plasma	CEA-Urin
Colon-(Ileum-)Conduit	45	6–30 21,6	0,7–7,7	120–3500 1385
Harnleiterdarmimplantation	1	12	8,1	–

Non-Tumorpatienten-Kontrollkollektiv

Im Vergleichskollektiv der 45 Patienten mit nicht tumorbedingter Indikation zur Zystektomie wurden folgende Resultate gewonnen:

Bei Betrachtung aller 42 Patienten mit Colon-Conduit lagen 44% der CEA-Plasmawerte über 2,5 ng/ml und 98% der CEA-Urinwerte über 30 ng/ml. Der einzige Patient dieser Gruppe mit HDI zeigte einen CEA-Plasmawert von 8,1 ng/ml, die beiden Ileum-Conduitträger hatten beide mit 120 und 600 ng/ml erhöhte CEA-Urinwerte (4–20fach) bei normalem (1,8 ng/ml) und leicht erhöhtem (3,7 ng/ml) CEA-Plasmawert.

Die Zuordnung der CEA-Urinwerte zu den entsprechenden CEA-Plasmawerten ergab eine völlig diffuse Punktwolke ohne Anzeichen einer tendentiven Korrelation, was dem rechnerisch ermittelten $r = 0{,}12$ entspricht.

Diskussion

Die angeführten Ergebnisse bestätigen, statistisch signifikant, die Vermutung, daß bei ehemals Blasenkarzinompatienten mit einer Harnab- bzw. Umleitung der CEA-Spiegel sowohl im Plasma als auch besonders im Urin ohne gleichzeitiges Tumorrezidiv oder Metastasierung erhöht sein kann.

Dies geben auch einige Autoren an, wie Oshiumi et al., Hall et al., Guinan et al., Fraser et al. und Wahren et al., die bei Ileum-Conduit und HDI-Patienten erhöhte CEA-Urinwerte fanden. Oshiumi fand bei 66 Zystektomiepatienten mit Harnableitung über ein Darmsegment CEA-Erhöhungen im Urin ohne Tumorrekurenz. Er zeigte, daß der Anteil der Urin-CEA-Erhöhung bei Patienten mit bestehendem Blasenkarzinom sogar mit 86,96% niedriger lag als bei tumorfreien Patienten mit Ileum-Conduit (97%) und interpretierte die CEA-Erhöhung verursacht durch ein differentes Antigen, „NCA" des Dünndarms. Guinan fand bei Ileum-Conduit-Trägern bei einem Normalwert von 2,5–4,0 ng/ml eine mittlere CEA-Urinerhöhung auf 15,8 ng/ml. Fraser fand ebenfalls CEA-Erhöhungen im Urin, der durch ein Ileum-Conduit abgeleitet worden war.

In beiden hier untersuchten Kollektiven erscheint bei Berücksichtigung aller abschwächenden Faktoren eine unspezifisch-entzündliche Beteiligung der zur Harnableitung verwendeten Darmsegmente und infolgedessen vermehrte CEA-Expressionen wahrscheinlich. Aufgrund der Ergebnisse von Lo Gerfo et al., Rogers et al., Egan et al., Rule et al. und Rogalsky et al. sowie v. Kleist und Burtin über die physiologische Präsenz von CEA in der normalen Darmmukosa wird postuliert, daß bei der überwiegenden Zahl der Patienten beider Kollektive ein verändertes Verhalten der Darmwand mit erhöhter Expression des Antigens ins Lumen durch Abschilferung von Epithel und Mucos vorliegt. Diese Vermutung wird durch die Ergebnisse von Reifferscheid et al. durch ihre histologischen, histochemischen und morphometrischen Untersuchungen von Ileum-Conduit-Schleimhaut bestärkt. Die Autoren fanden eine mit zunehmender Funktionsdauer wachsende Zottenatrophie. Dem entsprach morphometrisch ein Schleimhautumbau vom hyperregeneratorischen Typ mit Ausbildung von Pseudokrypten wie bei der Zöliakie. Bei einzelnen Patienten fand der Umbau der Mucosa nur herdförmig statt, überall waren jedoch, unabhängig von bakterieller Infektion, die Submucosa des harnableitenden Segmentes entzündlich-zellig infiltriert, oder zumindest die Anzahl der Becherzellen erhöht, ohne daß eine Metaplasie des Darmepithels zu Urothel bestand. Histochemisch konnte ein vermehrter Gehalt an Glykoproteinen nachgewiesen werden.

Entzündlich soll dabei nicht als aktiv florider Vorgang mit Beeinträchtigung des Allgemeinbefindens definiert werden, sondern als adäquate Umstellungsreaktion der Darmschleimhaut auf den nicht physiologischen Urinreiz.

Rule et al. konnten histologisch eine mit adenomatöser und karzinomatöser Umwandlung der Kolonmukosa einhergehende vermehrte

Translokation des überwiegend lumennahe positionierten CEA in Richtung intraglandulär, intrazytoplasmatisch nachweisen, also eine Verschiebung des CEA zu Orten, die physiologischerweise dem NCA reserviert sind.

Gegen die Herkunft des CEA aus intrazytoplasmatischen Bestandteilen von Leukozyten oder Erythrozyten infolge der entzündlichen Auflockerung sprechen Befunde von Bordes et al., die CEA mit indirekter IF-Technik im Gegensatz zu NCA nicht in Leukozyten, Erythrozyten und anderen Zellen des hämatopoetischen Systems als intrazytoplasmatischen Bestandteil nachweisen konnten.

Schlußfolgerungen

In einem tumorfreien Patientenkkollektiv mit Harnableitung (Colon-Conduit, Harnleiter-Darm-Implantation) konnte eine von anderen pathologischen Veränderungen abhängige, breite CEA-Erhöhung im Urin festgestellt werden. CEA-Plasmaspiegel waren nur gering erhöht. Durch ein Vergleichskollektiv gesunder Personen mit ebenfalls Harnableitung nach Zystektomie aus nicht tumoröser Ursache mit ebenfalls stark erhöhten CEA-Urinwerten wird die Harnableitung per HDI als Quelle der CEA-Expression postuliert. Die zum Zwecke postoperativer Kontrolle bei ehemaligen Blasenkarzinompatienten mit intestinaler Harnableitung ausgeführten CEA-Urin- oder -Plasma-Bestimmungen sind somit in ihrer Aussagekraft bezüglich eines Tumorrezidivs deutlich abgeschwächt. Die Bestimmung des carcinoembryonalen Antigens im Plasma oder im Urin zur Rezidiv- oder Metastasenfrühdiagnostik kann bei dieser definierten Patientengruppe in der Tumornachsorge nicht empfohlen werden.

Prof. Dr. Klippel
Chefarzt der urolog. Abteilung
Allgem. Krankenhaus
Siemensplatz 4
D-3100 Celle

Verhandlungsbericht der Deutschen Gesellschaft für Urologie, 34. Tagung (1982), 380–382
© Springer-Verlag Berlin Heidelberg 1983

Intravaginaler und transglutealer Ultraschall: Neue Methoden zur Beurteilung des Beckens

H.-U. Eickenberg und R. Heckemann

Es bereitet oftmals Schwierigkeiten, Blase, Prostata und Adnexe mit Hilfe der herkömmlichen sonographischen Untersuchungsmethoden zu beurteilen, da diese Organe tief im kleinen Becken liegen. Die Entwicklung neuer Ultraschall-Diagnosesysteme und Applikationstechniken haben hier die Möglichkeiten des diagnostischen Ultraschalls in der letzten Zeit verbessert. Es lassen sich prinzipiell zwei verschiedene Applikationsarten unterscheiden:

1. Perkutan, entweder transabdominal oder perineal und
2. Intrakavitär, entweder transurethral oder transrektal [1–4].

Da diese Methoden aber teilweise technisch schwer durchführbar sind und nicht immer die Organe des Beckens komplett erfassen, haben wir zwei weitere „Fenster zum Becken" gefunden, um diesen Bereich mittels Ultraschall besser beleuchten zu können. Die Erfahrung mit dem intravaginalen Ultraschall und dem transglutealen Ultraschall werden vorgestellt.

Intravaginaler Ultraschall

Bei Anwendung des intravaginalen Radialscanners rotiert ein niederfrequenter 4,5-MHZ-Schallkopf innerhalb eines wassergefüllten Gummiballons, der den direkten Kontakt der Sonde mit der Vaginalschleimhaut vermeidet

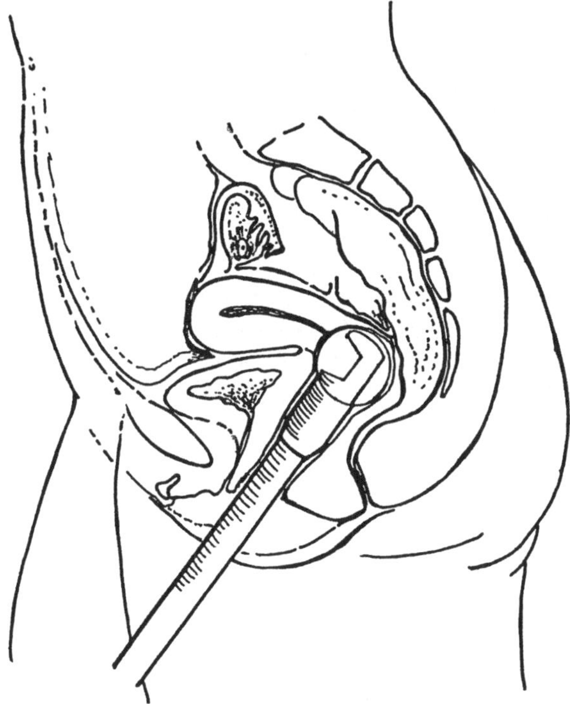

Abb. 1. Schema beim transvaginalen Ultraschall, der in Steinschnittlage durchgeführt wird

(Abb. 1). Die Untersuchung wird in Steinschnittlage durchgeführt. Es entstehen auf dem Bildschirm dynamische Querschnitte der Harnblase, des Uterus und der weiblichen Adnexe.

Beim intravaginalen Linearscanner sind eine Vielzahl von Schallelementen in Reihe hintereinander angeordnet und werden phasenweise angeregt. Im Unterschied zum radialen Scanner entstehen unter manueller Drehbewegung Longitudinalbilder der Blase und des weiblichen Genitalapparates. Darüber hinaus lassen sich unter der Miktion urodynamisch-funktionelle Abläufe sonographisch beobachten. Uterus und Vagina lassen sich von der Blasenhinterwand abgrenzen. Pathologische Blasenveränderungen, insbesondere im Trigonumbereich, werden gut dargestellt.

Blasentumore, die mühelos endoskopisch beurteilt werden können, lassen sich mittels der intravaginalen Ultraschalluntersuchung hinsichtlich ihrer Infiltrationstiefe – wie es auch beim transurethralen Ultraschall geschieht – beurteilen. Die Erfassung der Tiefenausdehnung eines sich extravesikal ausbreitenden Tumors ist jedoch durch die frequenzbedingte Eindringtiefe der Schallwellen limitiert. Andere urologische Veränderungen wie Blasendivertikel, Blasensteine und ektop mündende Harnleiter können mittels dieser Methode ebenfalls dokumentiert werden.

Der Hauptanwendungsbereich der intravaginalen Ultraschalluntersuchung wird jedoch im gynäkologischen Bereich liegen. Hier kann der Uterus mit Adnexe bei Tumorpatienten beurteilt werden und physiologische Vorgänge an den Ovarien, wie z.B. Folikelsprünge, diagnostiziert werden.

Transglutealer Ultraschall

Im Gegensatz zu den intrakavitären Untersuchungen erfolgt die Applikation perkutan. Der Patient wird in Bauchlage untersucht mit einem Kissen unter dem Abdomen (Abb. 2). Die Schallwellen können longitudinal, transvers und oblique durch die Glutealregion gesendet werden. Hierzu wird ein Real-Time-Gerät mit einer Frequenz von 2,4 MHZ (SAL 20 Toshiba) benutzt.

Anatomisch gesehen gehen die Schallwellen durch die Apertura pelvis dorsalis, welche durch das Os ileum, Os sacrum und Os coccygium begrenzt werden. Die zu durchdringenden Schichten sind von außen nach innen: Glutealmuskulatur, Fossa ischio-rectalis und der subperitoneale Raum, welcher den Uterus und beim Mann Prostata und Samenblasen beinhaltet. Schallwellen durch dieses „Fenster" gesandt, zeigen das hintere Beckenkompartment auf.

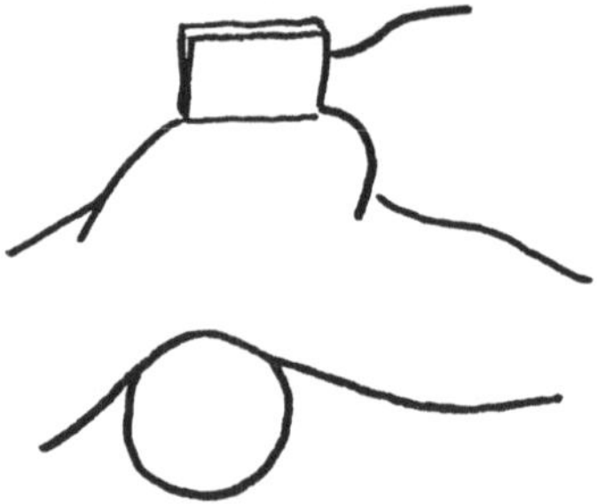

Abb. 2. Transgluteale Ultraschalluntersuchung in Bauchlagerung. Der Schallkopf wird in longitudinaler, transverser und schräger Richtung bewegt

Diese Untersuchungen wurden bei 10, mit histologischen und CT gesicherten Tumoren, Patienten durchgeführt. Das Alter der Patienten lag zwischen 6 Monaten und 82 Jahren. Wenn CT-Untersuchung und Ultraschall miteinander verglichen wurden, so war die diagnostische Genauigkeit für beide Modalitäten gleich. 9 von 10 Tumoren konnten mittels Ultraschall identifiziert werden; es war jedoch nur bei 6 der 10 Patienten möglich, den Tumor mit Ultraschall abzugrenzen. Bei einem Kind mit einem cystischen Ovarial-Tumor ergab der Ultraschall eine klarere Diagnose als das CT. Limitiert war die Ultraschalluntersuchung bei 3 Patienten, entweder durch eine zu weite Entfernung zwischen Schallkopf und Zielorgan oder eine extrem craniale Lage.

So ist der CT bei der Diagnosestellung von Tumoren im Becken dem US überlegen, jedoch erlaubt uns der transgluteale Ultraschall, durch ein bisher nicht bekanntes Fenster Tumoren in der Sakralhöhle zu beurteilen.

Während bei normalen Patienten nur homogene Echos gesehen werden, können bei Patienten mit Tumoren diese auf Grund ihrer verminderten Echogenität abgegrenzt werden. Zusätzlich kann die histologische Diagnose vor Ort mit einer Feinnadelbiopsie transgluteal gestellt werden.

So ist dies eine einfache Methode in der Nachsorgeuntersuchung von Patienten mit behandelten Tumoren des Beckens postoperativ und nach

Bestrahlung, um zu sehen, ob noch aktive Tumorzellen vorhanden sind.

Zusammenfassung

Der intravaginale Ultraschall als Sonderform des intrakavitären Ultraschalls nutzt die Vagina als Fenster zum Becken, um die dort liegenden Organe bei der Frau darzustellen. Tumoröse und physiologische Veränderungen können mittels dieser Methode ebenfalls demonstriert werden. Deswegen sollte diese Untersuchung mit zum Repertoire des schallenden Urologen gehören.

Der transgluteale Ultraschall bietet sich als initiale Untersuchung an, wenn ein CT für die Kontrolluntersuchungen von bekannten Tumoren des Beckenbereiches nicht zur Verfügung steht. Retrovesikale und prävesikale Erkrankungen können ohne störende Interferenz durch intestinale Strukturen beurteilt [5, 6] und ultraschallgeführte perkutane Biopsien durchgeführt werden.

Literatur

1. Walz PH, Alken P, Hutschenreiter G (1980) Ultraschalluntersuchung von Prostata und Samenblasen. Ultraschall 1:158. – 2. Watanabe H, Saitoh M, Mishina T, Igari D, Tanahashi Y, Harada K, Hisamichi A (1977) Mass screening program for prostatic diseases with transrectal ultrasonotomography. J Urol 117:746. – 3. Schüller J, Walther V, Staehler G, Bauer H-W (1981) Beurteilung von Blasenwandveränderungen mit der Ultraschalltomographie. Urologe [A] 20:204. – 4. Gammelgaard J, Holm HH (1980) Transurethral and transrectal scanning in Urology. J Urol 124:863. – 5. Thriller J, Schöpf R (1981) Sonographische Diagnostik pelviner Erkrankungen. Röntgenpraxis 34:330–338. – 6. Kurtz AB, Rubin CS, Kramer FL, Goldberg BB (1979) Ultrasound evaluation of the posterior pelvic compartment. Radiology 132:677–682

Prof. Dr. med. H.-U. Eickenberg
Chefarzt d. Urologischen Abteilung
St.-Franziskus-Hospital
Kisker Str. 26, D-4800 Bielefeld 1

Verhandlungsbericht der Deutschen Gesellschaft für Urologie, 34. Tagung (1982), 383/384
© Springer-Verlag Berlin Heidelberg 1983

Praktische Gesichtspunkte bei der Erkennung der Blasenbilharziose (Schistosomiasis haematobium)

A. Schilling, W. Wieland, H. Brandl, H.D. Nothdurft und F. v. Sonnenburg

Die klassischen Symptome der aktiven Blasenbilharziose sind die Hämaturie und Dysurie. Im allgemeinen wird die Mikro- oder Makrohämaturie als terminal berichtet. Die gleichfalls oft beklagten dysurischen Beschwerden bestehen aus Brennen in der Harnröhre während der Miktion sowie retropubischen und perinealen Schmerzen. Die Dysurie kann jedoch auch völlig fehlen. Desgleichen gilt für die häufig beobachtete Pollakisurie.

Bei der Auswertung des eigenen Patientenkollektives (n = 22) wurde das Leitsymptom Hämaturie allerdings nur bei 5 Patienten beobachtet. Dagegen klagten 14 über dysurische Beschwerden.

Bei der Abklärung kann zwischen beweisenden und nicht beweisenden, ergänzenden Maßnahmen unterschieden werden (Tabelle 1). In der Literatur wird meist die Cystoskopie als entscheidender diagnostischer Schritt angeführt. Im

Tabelle 1. Diagnostische Maßnahmen bei Blasenbilharziose

beweisend	ergänzend
Sed. 24-Std.-Sammelurin	Diff. BB. → Eosinophilie
Spülzytologie	IGE ↑
Zystoskopie	KBR
→ Biopsie	
→ *Nativ-Quetsch-Präparat*	
Vitalitätstest:	
Bewegung des Miracidiums	

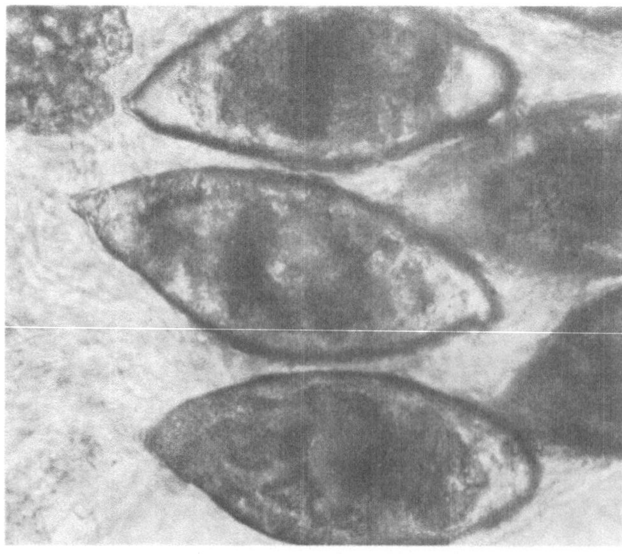

Abb. 1. Schistosomiasis-haematobium-Eier im Nativ-Quetsch-Präparat (400fach): die dunkle rundovale Organellenstruktur im Eizentrum (= Miracidium) weist beim vitalen Ei undulierende Bewegungen auf

eigenen Krankengut fällt jedoch auf, daß in einem Viertel der parasitologisch bestätigten Fälle endoskopisch entweder keine oder nur geringfügige Schleimhautveränderungen gefunden werden. Daraus ergibt sich die Forderung, daß auch bei endoskopisch unauffälliger Blasenschleimhaut in jedem Fall Probebiopsien entnommen werden müssen.

Die Auswertung darf nur am Nativ-Quetsch-Präparat vorgenommen werden (Abb. 1).

Die routinemäßige histologische Aufarbeitung des Biopsiematerials führt häufig zu falsch negativen Ergebnissen, weil beim Färbevorgang die Eier ausgewaschen werden.

Bei einem Vergleich von *sechs* nativ-untersuchten Ei-positiven Quetschpräparaten mit den histologisch aufgearbeiteten und gefärbten Präparaten der gleichen Patienten zeigte sich, daß nur in *zwei* Fällen der Einachweis gelang.

Der Beweis, daß es sich um eine aktive und nicht um eine ausgeheilte Bilharziose handelt, kann durch den Nachweis der Beweglichkeit des Miracidiums im Ei (dunkle, rund-ovale Organellenstruktur) geführt werden (Abb. 1).

Hierbei handelt es sich um undulierende Bewegungen dieser Struktur. Dieser Nachweis soll jedoch möglichst dem parasitologisch erfahrenen Tropenmediziner anvertraut werden.

Priv.-Doz. Dr. A. Schilling
Gstallerweg 16
D-8032 Lochham

Verhandlungsbericht der Deutschen Gesellschaft für Urologie, 34. Tagung (1982), 385-388
© Springer-Verlag Berlin Heidelberg 1983

Das Phäochromozytom der Harnblase

E. Vogel und W. Schütz

Katecholaminproduzierende Tumoren - in 0,5 % Ursache einer Hypertonie [4, 5, 6, 7, 10] - entstammen den Sympathikuszellen der ektodermalen Neuralleiste und können sich zu den meist malignen Neuroblastomen oder den überwiegend benignen, gut ausdifferenzierten Phäochromozytomen entwickeln [16]. Von diesen Tumoren sind 80-90% in den Nebennieren lokalisiert [7, 9, 14, 15].

Extraadrenale Phäochromozytome nehmen ihren Ursprung im chromaffinen Neuralgewebe des Abdomens, Beckens, Thorax und Halses [9].

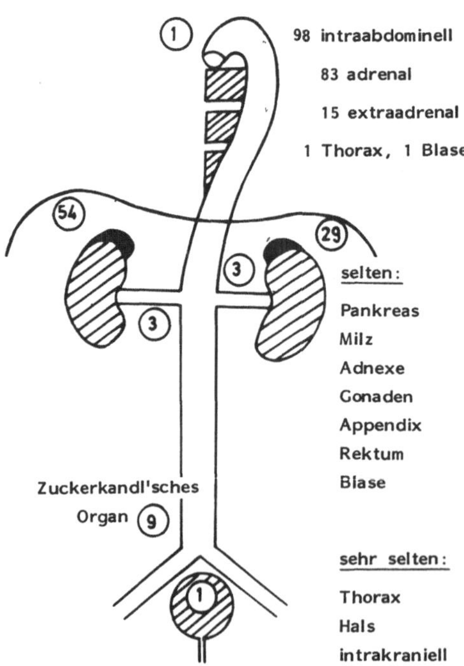

Abb. 1

Nach Melicow (1977) [12] waren in einer Zusammenstellung von 100 Tumoren 98 intraabdominal lokalisiert, wobei 83 adrenal und 15 Tumoren extraadrenal lagen. Äußerst selten trat die Geschwulst intrathorakal (1x) bzw. in der Blasenwand (1x) auf (Abb. 1).

Das Phäochromozytom der Harnblase, erstmals erwähnt 1953 von Zimmermann u. Mitarb. [19], ist bisher etwa 80mal beobachtet worden, das entspricht einer Gesamtinzidienz von 0,06% aller Harnblasentumoren [1, 8, 11, 14].

Anhand einer typischen Kasuistik werden im folgenden wesentliche Punkte in Diagnostik und Therapie des Phäochromozytoms der Harnblase dargestellt.

Anamnese

Ein 18jähriger, männlicher Patient klagt seit ca. 6 Monaten über intermittierende Kopfschmerzen, Herzklopfen, Schweißausbrüche und zunehmende Abgeschlagenheit. Die weitere Anamnese läßt eine Abhängigkeit der Symptome von der Miktion erkennen. Es finden sich unmittelbar nach der Miktion oder auch Defäkation Blutdruckwerte bis 300/195 mmHg, die nach wenigen Minuten wieder abklingen.

Diagnostik

Laborbefunde:
Die Vanillinmandelsäure im 24-Std.-Urin ist mit 33,4 mg um das 4- bis 5fache der Norm erhöht.

Auch andere Parameter, wie Blutdruckerhöhung, erhöhter Hämatokrit, Änderung der Herzfrequenz im Liegen und Stehen, Leukozytose und eine Hypercalciämie unterstützen die Verdachtsdiagnose eines extraadrenalen hormonproduzierenden Tumors [18] (Tabelle 1).

Tabelle 1. Pathophysiologie des Phäochromozytoms bei extraadrenaler Lokalisation

Hormonproduktion: Noradrenalin
↓
α-Rezeptorenstimulation
↓

		Eigener Fall:
Arterienkonstriktion	+++	RR bis 300 mmHg syst.
Venenkonstriktion	++	HK 51
Herzfrequenz	–	60/', im Stehen 100/' (Orthostase)
Insulinsekretion	––	BZ 115 mg%
Glykogenolyse	(+)	UZ Ø
Schweißsekretion	+	starkes Schwitzen
Leukozytose	+	Leuko: 11000
Elektrolytstörung	+	Hypercalciämie (12 mg/dl)

Lokalisationsdiagnostik:
Zur Lokalisationsdiagnostik gewinnen gegenüber instrumentellen Untersuchungen die Sonographie und das CT als nicht-invasive Methoden immer mehr an Bedeutung [4, 6, 10, 13, 14, 17].

Durch das Urogramm als Basisuntersuchung, Cystoskopie, Sonographie und CT konnte das laborchemisch nachgewiesene Phäochromozytom präoperativ lokalisiert werden.

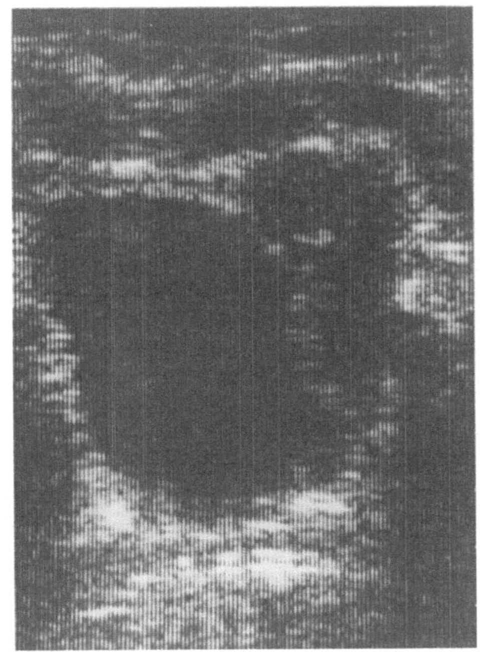

Abb. 2

Befunde im eigenen Kasus

Im Ausscheidungsurogramm fand sich eine Impression an der linken Blasenwand. Die Cystoskopie bestätigte diesen Befund und zeigte eine leicht gerötete, bullöse Schleimhaut mit Vorwölbung oberhalb des linken Ostiums.

Sonographisch wurde eine der Blase anliegende, ca. 7 cm durchmessende, solide Raumforderung, die im wesentlichen extravesikal lag, nachgewiesen (Abb. 2).

Im Computertomogramm, das nicht nur vom Becken, sondern auch von Abdomen und Thorax durchgeführt wurde, bestätigte sich lediglich der paravesikale Tumor, d.h., im Thorax und Abdomen fand sich kein Anhalt für weiteres Tumorgewebe.

Präoperative Maßnahmen

Die präoperative Vorbereitung besteht nach Hospitalisierung im wesentlichen in der Applikation von Alpha-Rezeptorenblockern, evtl. ergänzt bei Rhythmusstörungen und Tachycardien durch Beta-Rezeptorenblocker wie Propranolol [3]. Zur Operation erhält der Patient sowohl einen venösen als auch intraarteriellen Zugang und wird durch EKG-Monitoring überwacht (Tabelle 2).

Tabelle 2. Medikamentöse Vorbehandlung bei Phäochromozytom

Alpha-Rezeptorenblocker – Phenoxybenzamin –
10 mg/d bis 3mal 50 mg/d

Beta-Rezeptorenblocker – Propranolol –
2mal 5–20 mg/d
(nur bei Tachyarrhythmie)

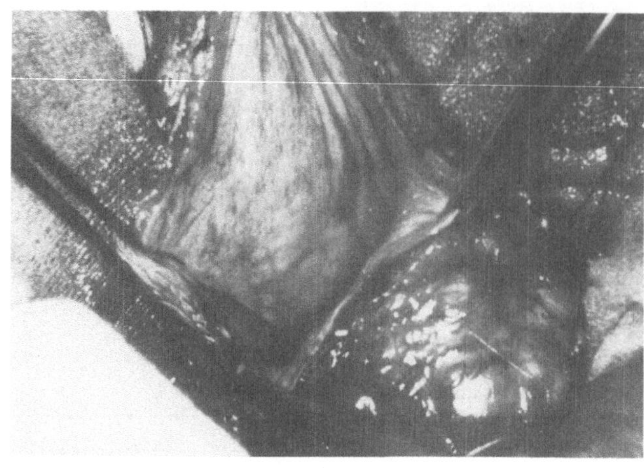

Abb. 3

Nach vorsichtiger Freipräparation des Tumors, wobei primär erst alle Gefäße ligiert oder koaguliert werden, ohne möglichst den Tumor zu traumatisieren („non touch operation"), wird das Phäochromozytom durch eine Blasenteilresektion in toto entfernt. Abbildung 3 zeigt die eröffnete Blase und lateral den aufsitzenden, freipräparierten Tumor. Die während der Operation aufgetretenen Blutdruckschwankungen werden durch intravenöse Zufuhr von Natriumnitroprussid und Arterenol kompensiert.

Histologisch wurde das Phäochromozytom bestätigt. Der Tumor infiltrierte die Muskelschichten der Blasenwand, wobei jedoch die Lamina propria und Mukosa tumorfrei blieben.

Unmittelbar nach der Operation normalisierten sich die Blutdruckwerte. Eine Kontrolluntersuchung nach 6 Monaten ergab einen glatten Abfluß aus beiden Nierenhohlsystemen bei normaler Blasenkonfiguration. Die Blutdruckwerte lagen um 140 mmHg systolisch. Die 24-Std.-Urinausscheidung der Vanillinmandelsäure ergab einen Normalwert von 4,7 mg, der Glukagontest war negativ. Der Patient hatte keinerlei Beschwerden mehr. Ein Fundus hypertonicus retinae hatte sich vom Stadium IV präoperativ auf das Stadium II postoperativ zurückgebildet.

Zusammenfassung und Schlußfolgerung

Das Phäochromozytom ist eine der wenigen operativ zu heilenden Hochdruckformen und war in der Vergangenheit mit einer hohen Mortalität behaftet, die noch vor 1950 mit 45%, Anfang der 60er Jahre mit 13% und in den 70er Jahren nur noch mit 3% angegeben wurde [3]. Zur Senkung der intraoperativen Komplikationen ist es wichtig, sich bereits vor der Operation ein Bild vom Ausmaß der endokrinen Aktivität des Tumors zu machen, da bei hoher endokriner Aktivität durch anhaltende Vasokonstruktion eine relative Hypovolämie besteht, die nach Entfernung des Tumors schnell zu einem lebensbedrohlichen Kreislaufschock führen kann. Die präoperative Rezeptorenblockade erhöht das zirkulierende Blutvolumen, das intraoperative Monitoring aller Herzfunktionen läßt Komplikationen schnell erkennen. Langfristige postoperative Blutdruckkontrollen und Provokationsteste zum Ausschluß möglicher weiterer Phäochromozytome sind erforderlich [3, 10, 18].

Um dem Radikalitätsanspruch des operativen Eingriffs zu genügen, sollte das Phäochromozytom der Blase möglichst nur durch Blasenteilresektion mit intraoperativer histologischer Kontrolle der Schnittränder auf Tumorfreiheit entfernt werden. Eine transurethrale Resektion kann diese Bedingungen nicht erfüllen.

Literatur

1. Albores-Saavedra J, Maldonado ME, Iberra J, Rodriguez HA (1969) Pheochromocytoma of the urinary bladder. Cancer, 23:1110. – 2. Bogaert MG, Vermeulen A (1972) Pheochromocytoma of the urinary bladder, with inconclusive chemical and pharmacologic tests. Amer H Med 53:797. – 3. Cordes U, Beyer J (1978) Die medikamentöse Behandlung des Phäochromozytoms prä-, intra- und postoperativ. Therapiewoche 28:5596. – 4. Heinz A, Hallwachs O (1979) Extraadrenales Phäochromozytom bei einem 12jährigen Jungen. Akt Urol 10/281. – 5. Helpap B

(1978) Extraadrenale Paraganglien und Paragangliome. Thieme, Stuttgart. - 6. Köster O, Distelmaier W, Helpap B (1982) Extraadrenales Paragangliom der Harnblase. Fortsch Röntgenstr 136:605. - 7. Lang R, Meurer KA, Kaufmann W (1977) Rezidivierendes Phäochromozytom. Med Welt 28(5):157. - 8. Leestma JE, Price EB (1971) Paraganglioma of the urinary bladder. Cancer 28:1063. - 9. Lenner V, Kümmerle F (1978) Chirurgische Behandlung der Nebennierentumoren. Therapiewoche 28:5569. - 10. Lohmann FW (1978) Klinik und Diagnostik des Phäochromozytoms. Therapiewoche 28:5542. - 11. Manger WM, Gifford RW (1977) Pheochromocytoma. Springer, New York Heidelberg Berlin. - 12. Melicow MM (1977) One hundred cases of pheochromocytoma (107 tumors) at the Columbia Presbyterian Medical Center, 1926–1926. A clinicopathologic analysis. Cancer 40:1987. - 13. Neisins D et al (1981) Phäochromozytom: Nicht-invasive Suche. Selecta 47:3465. - 14. Ochi K, Yoshioka S, Morita M, Takeuchi M (1981) Pheochromocytoma of bladder. Urology 17(3):228. - 15. Persand V, Douglas LL (1980) Pheochromocytoma of the urinary bladder. W J Med J 24:203. - 16. Schmid E (1970) Neuroblastoma sympathicum. Inaugural-Dissertation, Zürich. - 17. Stewart BH, Bravo EL, Meaney Th-F (1979) A new simplified approach to the diagnosis of pheochromocytoma. J Urol 122:579. - 18. Ziegler WH (1977) Diagnostische Maßnahmen bei Phäochromozytom. Dtsch med Wschr 102:325. - 19. Zimmermann IJ, Biron RE, Mac Mohon HE (1953) Pheochromocytoma of the urinary bladder. N Engl J Med 249:25

Dr. med. E. Vogel
Priv.-Doz. Dr. med. W. Schütz
Urologische Klinik u. Poliklinik rechts der Isar
der Technischen Universität München
Ismaninger Str. 22
D-8000 München 80

Verhandlungsbericht der Deutschen Gesellschaft
für Urologie, 34. Tagung (1982), 389/390
© Springer-Verlag Berlin Heidelberg 1983

Die externe Sphincterotomie bei der Detrusor-Sphinkter-Dyssynergie

R. Busch, H. Becker und G. Böttcher

In enger Zusammenarbeit mit dem Berufsgenossenschaftlichen Unfallkrankenhaus Hamburg-Boberg hat die Urologische Universitätsklinik Hamburg-Eppendorf seit Jahren die Betreuung querschnittgelähmter Patienten auf fachspezifischem Gebiet wahrgenommen. Seit 1978 wurde in diesem Rahmen jeder Querschnittverletzte am urodynamischen Meßplatz untersucht. Bei den folgenden Ausführungen wird nur über die diagnostischen und therapeutischen Ergebnisse bei Patienten mit einer sogenannten Läsion des oberen motorischen Neurons berichtet. Es sollen keine langen theoretischen Erläuterungen der Pathophysiologie folgen, aber doch einige Anmerkungen zu diesem Krankheitsbild gemacht werden:

Die Querschnittverletzung oberhalb des sogenannten sakralen Miktionszentrums ist durch das klassische Bild der Detrusor-Sphincter-Dyssynergie charakterisiert. Hierzu werden im Schema 2 typische urodynamische Meßkurven, in denen synchron der Blasendruck, der Abdominaldrück, das Beckenboden-EMG und der Harnfluß gemessen wurden (Abb. 1a, b) gezeigt.

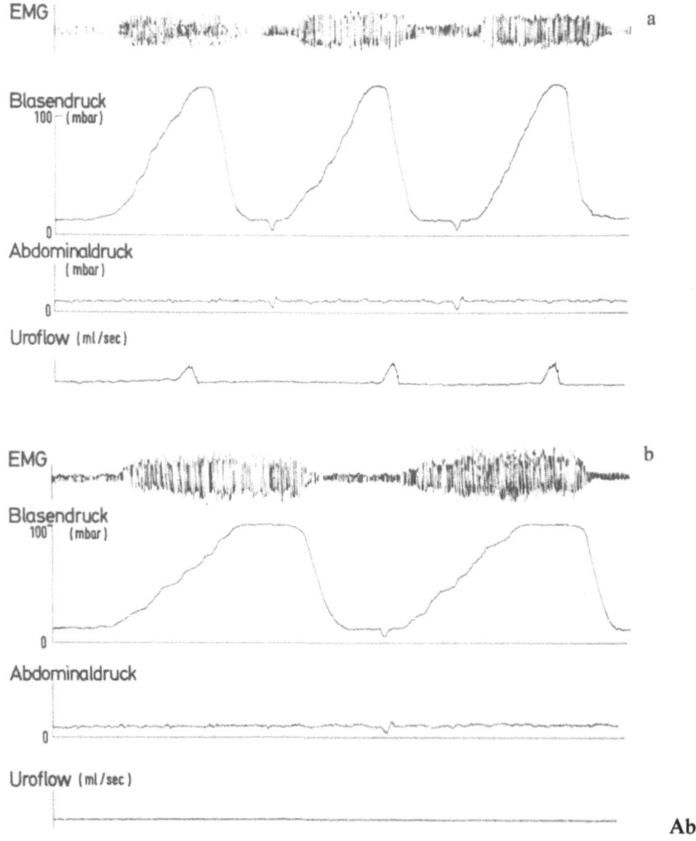

Abb. 1

Das erste Bild zeigt reflektorische Detrusorkontraktionen mit im Beckenboden-EMG synchron dazu deutlich werdender Aktivitätszunahme, wobei die dadurch verursachten pathologisch erhöhten intravesikalen Drucke von über 100 cm H_2O und der ungenügende Harnfluß hervorzuheben sind. Neben dem Parameter des zu hohen intravesikalen Druckes wird bei einem anderen Kurventyp häufig als pathologisches Zeichen eine über Minuten anhaltende Dauerkontraktion des Detrusor vesicae ohne jeden Harnfluß, bedingt ebenfalls durch die Sphincter-Dyssynergie, festgestellt. Es besteht heute kein Zweifel mehr, daß die fehlende Koordination zwischen Detrusor und Sphincter durch die funktionelle Obstruktion im Bereich des Beckenbodens letztlich die Ursache für die früher bei Querschnittverletzten häufig beobachtete Niereninsuffizienz darstellt. Das therapeutische Ziel ist somit die ausgeglichene Miktion durch Reduzierung des hierfür erforderlichen Druckes.

Folgende urodynamische Parameter stellen dabei die Indikation zur externen Sphincterotomie:

1. Der intravesikale detrusorbedingte Spitzendruck
2. Der intravesikale Druckkurvenverlauf
3. Die Analyse des Beckenboden-EMG's und
4. Der Uroflow und der Restharn.

Hierbei muß man immer wieder betonen, daß ein fehlender Restharn keine Kontraindikation zur Sphincterotomie darstellt und entscheidend letztlich das Detrusor-Sphincter-Verhalten ist.

In den letzten 3½ Jahren wurde an der Universitätsklinik Hamburg-Eppendorf unter den querschnittverletzten Patienten insgesamt eine Klientel von 136 Patienten mit einer oberen Querschnittsläsion gesehen. Hiervon mußten aufgrund der urodynamischen Parameter 75 sphincterotomiert werden. 6–8 Wochen nach diesem Eingriff wurde eine urodynamische Kontrolluntersuchung durchgeführt. Hierbei wurde für den Beweis des Therapieerfolges neben der gesenkten Restharnmenge vor allem Wert auf den Nachweis des gesenkten intravesikalen Miktionsdruckes gelegt. Wenn dieser Wert bei der urodynamischen Kontrollmessung nicht im physiologischen Bereich lag, wurde eine zweite oder sogar dritte Sphincterotomie durchgeführt, was in 14 bzw. 6 Fällen notwendig war. Letztlich wurde bei allen Patienten durch die externe Sphincterotomie der Restharn von 185 auf 50 ml im Mittel und – was noch wichtiger erscheint – der Miktionsdruck von 95 auf 60 cm H_2O gesenkt (Tabelle 1).

Tabelle 1. Ausgeglichene Miktion nach externer Sphincterotomie bei 75 Patienten mit Läsion des oberen motorischen Neurons

55 nach 1. operativer Sitzung
14 nach 2. operativer Sitzung
6 nach 3. operativer Sitzung

	vor	nach
	Sphincterotomie	
Intravesikaler Miktionsdruck	95	60 cm H_2O
Restharn	185	50 ml

Urologische Klinik der Universitätskliniken Hamburg-Eppendorf, Berufsgenossenschaftliches Unfallkrankenhaus Hamburg-Boberg (1978–1982)

In keinem Fall kam es durch die Beseitigung der infravesikalen Obstruktion nach der Sphincterotomie zu einer Durchlaufinkontinenz, die bestehende Reflexinkontinenz wurde hingegen gerade bei Patienten mit sehr aggressivem Detrusor häufig durch die nachlassende Reflexaktivität gebessert. In Übereinstimmung mit Madersbacher und Stöhrer wird aufgrund der vorgelegten Ergebnisse festgestellt, daß die frühzeitige stufenweise externe Sphincterotomie auf der Basis einer urodynamisch kontrollierten Indikationsstellung und eines urodynamisch nachgewiesenen Operationserfolges ein sicheres Therapeutikum ist, um bei Patienten mit einer oberen Querschnittsläsion die befürchteten späteren Sekundärveränderungen der oberen Harnwege zu vermeiden.

Literatur

Madersbacher H, Scott FB (1975) Urol Int 30:75. – Stöhrer M, Burgdörfer H (1979) Transurethrale Resektion. In: Stöhrer M (Hrsg) Urologie bei Rückenmarkverletzten. Springer, Berlin Heidelberg New York, S 81–89. – Stöhrer M, Müller A, Farnung F, Schöffner W (1980) Urologische Diagnostik und Therapie bei der Behandlung Rückenmarkverletzter, Verhandlungsbericht der Deutschen Gesellschaft für Urologie, 31. Tagung (1979). Springer, Berlin Heidelberg New York, S 284–285. – Stöhrer M (1981) Die operative Behandlung der Blasenentleerungsstörung beim Querschnittgelähmten. Urol [A] 20:78–84

Dr. R. Busch
Urolog. Univ.-Klinik Eppendorf
Martinistr. 52, D-2000 Hamburg 20

Verhandlungsbericht der Deutschen Gesellschaft für Urologie, 34. Tagung (1982), 391–393
© Springer-Verlag Berlin Heidelberg 1983

Neurohistologische und klinische Untersuchungen bei neurogen gestörten Harnblasen

N. Nürnberger und G. Lassmann

Es existieren bereits zahlreiche Untersuchungen über die Nervenversorgung des Harntraktes, wobei jedoch der Großteil der Befunde aus Untersuchungen an Tieren stammt [1]. Nur in einem sehr geringen Ausmaß sind bis jetzt gleiche Untersuchungen an menschlichen Harnblasen und anderen Anteilen des Urogenitaltraktes ausgeführt worden [2, 3]. Die tierspeziesabhängige Variabilität der Innervation bedingt es, daß die an diesem Material gewonnenen Ergebnisse nicht in allen Belangen mit dem beim Menschen vorliegenden Innervationsmuster verglichen werden können. Ein Umstand, der vor allem im Rahmen experimenteller Studien besonders zu beachten ist.

Die Häufung traumatischer Läsionen mit Querschnittslähmungen, die bessere Kenntnis der Veränderungen bei Neuropathien unterschiedlicher Genese und die iatrogenen Schädigungen im Gefolge gynäkologischer und chirurgischer Eingriffe im kleinen Becken lassen es zweckmäßig erscheinen, in enger Zusammenarbeit mit der Klinik neurohistologische Untersuchungen an entsprechendem bioptisch gewonnenem Material durchzuführen.

Solche Untersuchungen haben zwei wesentliche Ziele zu verfolgen:

1. Eine bessere Kenntnis der normalen Innervation durch afferente und efferente Formatio-

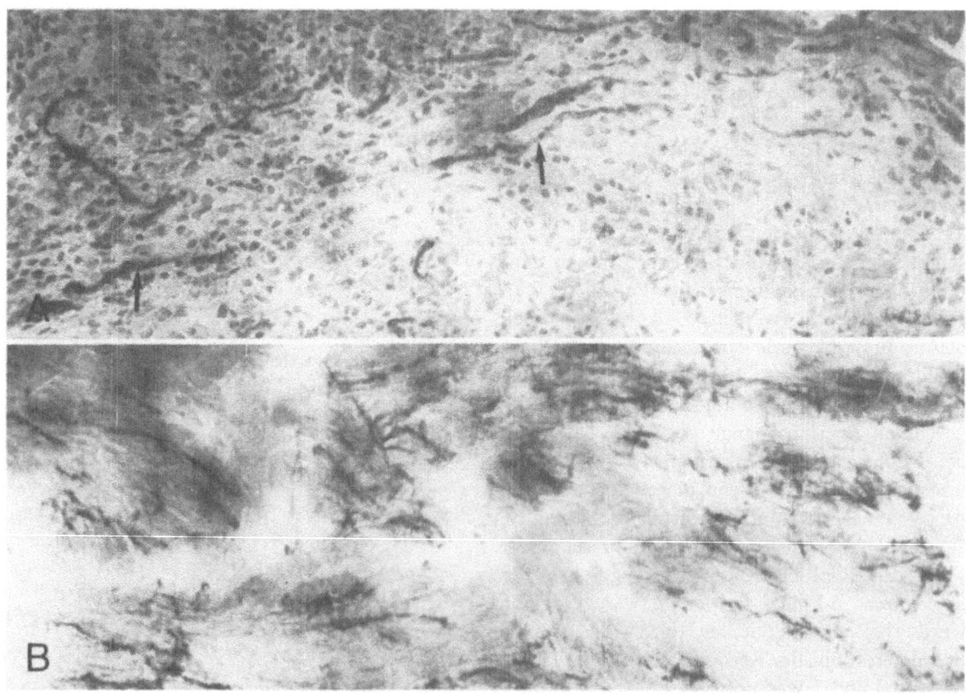

Abb. 1 A und B. Normale Innervation der Blasenseitenwand: **A** Epithel und Subepithelialbereich; **B** Muskulatur (Methode: Spezif. Cholinesterase, Root-Karnovski, Vergr. 200:1)

nen beim Menschen zu ermitteln, die bisher nur unvollständig vorliegen.

2. Die neurohistologisch erfaßbaren Veränderungen mit den klinischen Ausfällen zu korrelieren und ihren zeitlichen Ablauf zu studieren. Neben den degenerativen Veränderungen der unterschiedlichen Anteile der Nervenversorgung sind auch reparative Veränderungen zu erfassen und ihr zeitlicher Zusammenhang mit dem Wandel der klinischen Symptomatik in Einklang zu bringen.

In einer bisher 32 Fälle umfassenden Pilotstudie, die in den letzten 1½ Jahren ausgeführt wurde, haben sich vorläufig folgende auf Grund der kleinen Zahl sicher noch nicht in allen Belangen als gesichert anzusehende Ergebnisse erheben lassen:

Bei normal innervierten Blasen ist das Epithel von Blasenseitenwand und Trigonum sowie die Detrusormuskulatur von einem Netz cholinesterase positiver Fasern versorgt, das sich in Richtung Basalmembran verdichtet und im Bereich der Blasenseitenwand intraepitheliale Endigungen besitzt (Abb. 1). Der Blasenhalsbereich besitzt eine ausgeprägtere Innervation als die übrigen Abschnitte, es fehlen hier jedoch intraepitheliale Nervenendigungen. Statt dessen finden sich Papillen mit herdförmig angeordneten knäuelförmigen Endigungen, die aus dünnen Nervenfasern ohne Kapsel gebildet sind (Abb. 2). Noradrenerge Innervation findet sich vorwiegend im Trigonum und Blasenhalsbereich, als auch bei den Gefäßen, wobei in Richtung Endarterien bzw. A-V Anastomosen die noradrenerge Innervation eindeutig zunimmt.

Ein, wie wir glauben, gesetzmäßiges Verhalten zeigt die Degeneration der neuralen Strukturen in der Folge von Radikaloperationen im kleinen Becken (Wertheim, Rektumresektion) sowohl in Fällen ohne als auch bei einigen Fällen mit nachfolgender Bestrahlung. Es fand sich eine von der Schleimhaut gegen die äußeren Blasenschichten an Intensität abnehmende Denervierung. Am meisten geschädigt bzw. komplett eliminiert war in allen Fällen die Schleimhautinnervation in allen Abschnitten und in den meisten Fällen auch die Gefäßinnervation sowie die Innervation der glatten Muskulatur im subepithelialen Bereich. Hingegen war die Innervation der tiefen Blasenmuskulatur wohl im unterschiedlichen Ausmaß gestört, oder im Stadium des granulären Zerfalls jedoch allgemein wesentlich besser erhalten, als in den oberflächlich gelegenen Muskelzügen [4]. Es ist abzuklären, ob es sich dabei um einen, in Folge der Blasenwanddichte, verminderten Effekt der Strahlentherapie oder bereits um eine regenerative Phase handelt (Abb. 3). Die bisherigen Untersuchungen lassen in allen Fällen, auch bei zeitlich großer Distanz zwischen Läsion und Biopsieentnahme, keine sicheren Schlüsse auf re-

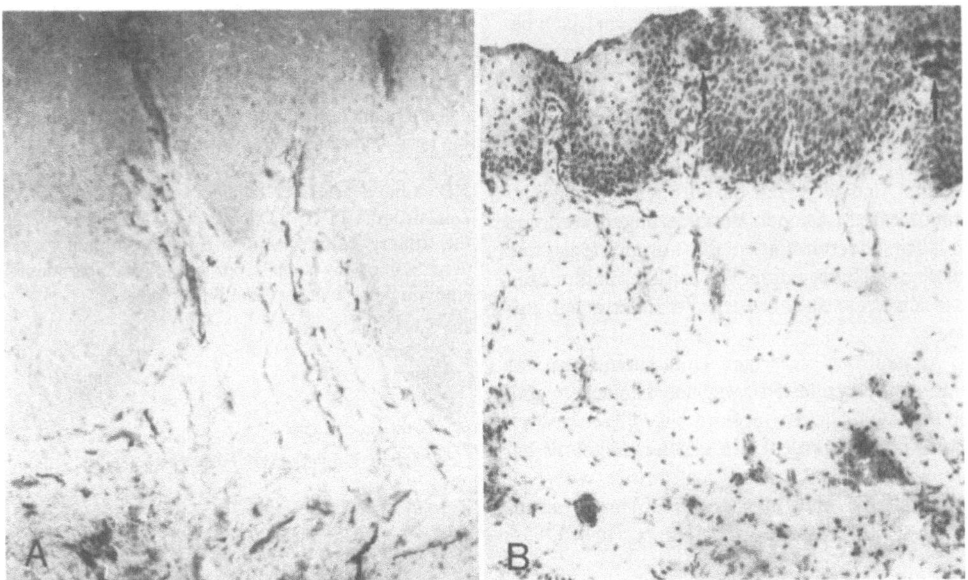

Abb. 2 A und B. Normale Innervation des Blasenhalses: **A** Papillen; **B** Freie afferente Endigungen in den Papillenspitzen (↑) (Spezif. Cholinesterase, Vergr. 120:1)

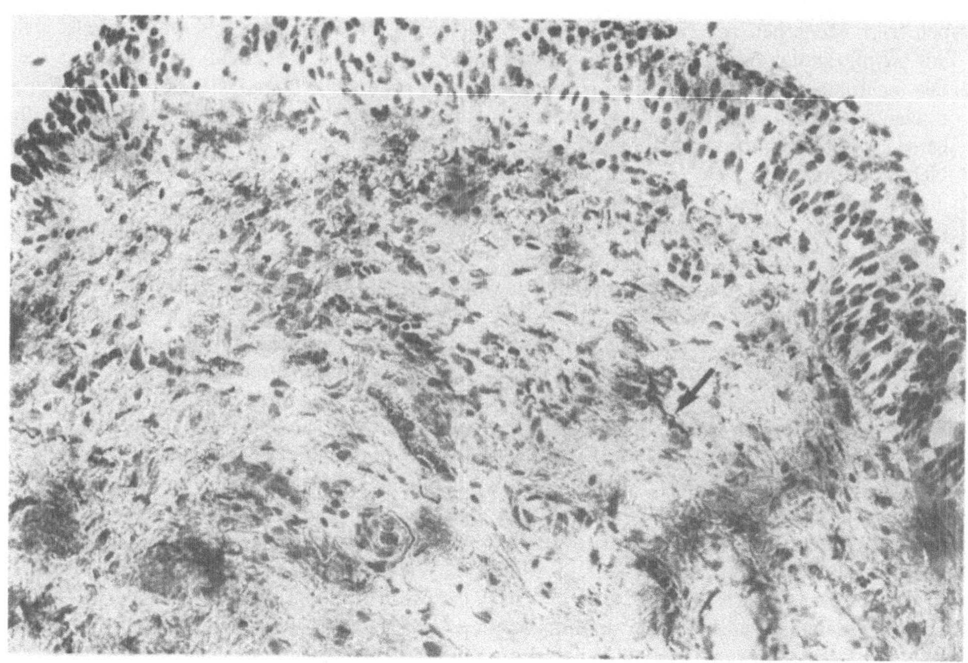

Abb. 3. Blasenseitenwand einer 64jährigen Frau, 3 Monate nach Wertheimscher Radikaloperation. Komplette Degeneration des Epithels mit vereinzelten Nervenfasern (↑) im Subepithelialbereich (Regeneration?) (Spezif. Cholinesterase, Vergr. 120:1)

generative Prozesse zu, wie solche auf Grund der Untersuchungen von Sundin angenommen werden konnten [5].

Eine verminderte Schleimhautinnervation stand stets mit der klinisch vorliegenden Sensibilitätsstörung im Einklang. Die cystometrisch beobachteten Detrusorfunktionsstörungen mit zum Teil verminderter Compliance zeigten eine Verminderung bzw. einen kompletten Ausfall der Muskelinnervation mit successiver Muskeldegeneration. Die Gefäßinnervation blieb lange erhalten und zeigte nur bei iatrogen bedingten infranukleären Läsionen Veränderungen, während in allen anderen Fällen die noradrenerge und cholinerge Innervation bis in den submukösen Bereich keine auffallenden Veränderungen aufwies.

Anhand der bisherigen Untersuchungen war eine gute Korrelation zwischen klinischem und neurohistologischem Befund bei *infranukleären Läsionen* zu erzielen. Ein gleiches Ergebnis bei *supranukleären Läsionen* fehlt bisher, wobei zu bemerken ist, daß nur Untersuchungen bei inkompletten Läsionen durchgeführt wurden.

Literatur

1. Elbadawi A (1982) Neuromorphologic basis of vesicourethral function. Neurourol Urodyn 1:3–50. – 2. Gosling JA, Dixon JS (1975) The structure and innervation of smooth muscle in the wall of bladder neck and proximal urethra. Brit J Urol 47:549. – 3. Nordling J, Christensen B, Gosling JA (1980) Noradrenergic innervation of the human bladder in neurogenic dysfunction. Urol Int 35:188. – 4. Nürnberger N, Lassmann G (1982) Neurohistological investigations in normal and neurogenic bladders. Proc JCS XII Annual Meeting, Leiden, p 68. – 5. Sundin T, Dahlström A (1973) The sympathetic innervation of the urinary bladder and after parasympathetic denervation of the spinal root level. An experimental study in cats. Scand J Urol Nephrol 7:131

Dr. N. Nürnberger
Urologische Universitätsklinik Wien
Alserstraße 4
A-1090 Wien
Österreich

Verhandlungsbericht der Deutschen Gesellschaft für Urologie, 34. Tagung (1982), 394/395
© Springer-Verlag Berlin Heidelberg 1983

Gerät zur Vermeidung von Blasenperforationen bei transurethraler Elektroresektion durch automatische Generatorabschaltung

M. Westenfelder, G. Farin und A. Baumüller

Die transurethrale Resektion von Blasentumoren ist kein Eingriff für Anfänger. Die Blasenwand ist relativ dünn und wechselt ihre Stärke sowohl von Patient zu Patient als auch mit dem jeweiligen Füllungszustand. Der Tumor muß im Gesunden und vollständig reseziert werden, wobei die Pathologen auf dicke Schnitte besonderen Wert legen.

Jeder Resekteur kennt die Gefahr der Blasenperforation aus eigener Erfahrung, auch muß er immer wieder machtlos an der Lehroptik zusehen, wie trotz Vorwarnung vom Anfänger perforiert wird. Damit ist nicht die gezielte gedeckte Perforation bei der Nachresektion, auch nicht die noch einigermaßen kontrollierte Perforation der zu tief geratenen Schlinge bei ruhig liegendem Patienten, sondern die völlig unkontrollierte stichförmige Perforation gemeint, die ensteht, wenn der Patient bei Obturatorius-Reiz heftig zuckt, wenn er hustet oder unerwartet aus der Vollnarkose erwacht. Die Blasenwand wird dabei ruckartig gegen die fixierte und unter Schneid- oder Koagulationsstrom stehende Schlinge gestoßen.

Die möglichen Folgen der Perforation sind dann Blutung, Tumorverschleppung, Einschwemmung, verlängerter Krankenhausaufenthalt und selten offene Revision und Blutstillung.

Es gibt viele Methoden, diese Art der Perforation zu vermeiden, keine ist aber absolut sicher, und besonders groß ist die Gefahr beim Anfänger oder beim recht großen Tumor an der Blasenseitenwand.

Wären wir aufgrund unseres Reaktionsvermögens in der Lage, den Strom in dem Augenblick zu unterbrechen, in dem die Blasenwand gegen die Schlinge zuckt, so würde eine Perforation vermieden. Unser Reaktionsvermögen, den Fuß vom Schalter zu nehmen, ist aber dafür zu langsam, d.h. die Schrecksekunde ist zu lange.

Wir fragten uns daher, ob nicht die mechanische Zuckung des Patienten zu einer automatischen Stromabschaltung ausgenutzt werden könnte und entwickelten dann zusammen mit der Firma Erbe Elektronik GmbH in Tübingen ein Gerät, bei dem ein Sensor die abrupte Bewegung des Patienten an der Beinauflage registriert und ohne Verzögerung in eine Generatorabschaltung umwandelt. Dadurch sind dann sowohl Schneide- als auch Koagulationsströme unmittelbar unterbrochen. Die Schneidwirkung der unkontrolliert gegen die Blase gepreßten Schlinge während der Schrecksekunde ist aufgehoben, die Schrecksekunde auf praktisch Null reduziert.

Die automatische Stromunterbrechung dauert so lange an, wie der Fuß auf dem Fußschalter verweilt. Wird der Fuß dann vom Schalter genommen und erneut niedergetreten, so steht der

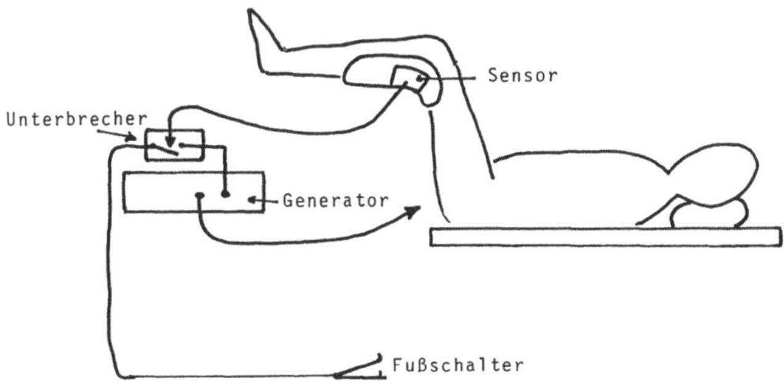

Abb. 1. Schematische Darstellung des Bewegungssensors an den Beinauflagen und des automatischen Generatorabschaltgerätes, welches zwischen Fußschalter und Generator zwischengeschaltet ist

Schneide- bzw. Koagulationsstrom wieder zur Verfügung.

Die Empfindlichkeit des Bewegungssensors kann am Gerät stufenlos eingestellt werden, so daß minimale Bewegungen nicht dauernd zu Stromunterbrechungen führen.

Selbstverständlich kann das Gerät keine Perforation verhindern, die der Resekteur aktiv durch zu tiefes Schneiden verursacht. Ob es jede husten- oder zuckungsbedingte Perforation verhindert, die bei dünner Blasenwand auch mechanisch erfolgen kann, wird erst die Zukunft zeigen, da es bisher unmöglich war, dies beim Patienten zu provozieren.

Die Anordnung ist relativ einfach (s. Abb. 1). Zwei pneumatische Drucksensoren sind in die Schaumstoffpolsterung der Fußstützen eingearbeitet und die hier auftretenden schnellen Druckschwankungen bei der Bewegung des Patienten werden im Gerät registriert, welches zwischen Fußschalter und Hochfrequenzstromgenerator zwischengeschaltet ist.

Es soll in Zukunft auch mit entsprechenden Übergangsbuchsen und Kabeln an Hochfrequenzgeräte anderer Firmen angeschlossen werden können.

Das Gerät ist patentrechtlich geschützt, die endgültige Ausführung aber noch nicht festgelegt, so daß auf weitere Abbildungen und Schaltdiagramme vorerst verzichtet wird.

Prof. Dr. M. Westenfelder
Leit. Oberarzt der Urologischen Abteilung
im Zentrum Chirurgie
der Universität Freiburg
Hugstetter Str. 55
D-7800 Freiburg

Verhandlungsbericht der Deutschen Gesellschaft für Urologie, 34. Tagung (1982), 396/397
© Springer-Verlag Berlin Heidelberg 1983

Vorteile der Behandlung des Maldescensus testis mit LHRH-Nasenspray

G. Fröhlich, L. Weißbach und B. Ibach

Der Maldescensus testis wurde bisher mit intramuskulären Gaben von humanem Choriongonadotropin therapiert. Die Nebenwirkungen dieser Therapie bestanden in einer Virilisierung, die sich vor allem in einer Penisvergrößerung, vorzeitiger Ausbildung der Schambehaarung und vermehrten Erektionen bemerkbar machte. An extragenitalen Nebenwirkungen wurde häufig eine vermehrte Aggressivität und Unruhe der Kinder beobachtet. Als gleichsam iatrogene Nebenwirkung kommt hinzu, daß viele der Kinder für alle Zukunft eine ausgesprochene Abwehrhaltung gegen medizinisches Personal entwikkeln - als Folge der wiederholten intramuskulären Injektionen.

Mit dem LHRH oder luteinisierendes Hormon - releasing Hormone können diese Nebenwirkungen vermieden werden. Der Wirksamkeitsnachweis von LHRH zur Behandlung von Descensusstörungen wurde bereits 1974 von Bartsch und Frick erbracht, damals noch durch Injektion. Neu ist jetzt die nasale Applikationsform des LHRH (Kurzbezeichnung Gonadorelin).

Wir haben insgesamt 101 Knaben im Alter von 1-12 Jahren mit LHRH-Nasalspray behandelt. Das Medikament wurde wie ein herkömmliches Nasenspray in jedes Nasenloch eingesprüht. Die Tagesdosis betrug, unabhängig vom Körpergewicht, 1,2 mg, aufgeteilt in 6 Sprühstöße à 0,2 mg, das heißt, morgens, mittags und abends je 1 Sprühstoß pro Nasenloch. Bei rund einem Viertel der Kinder wurde anfangs die gleiche Gesamtdosis noch auf 12 Sprühstöße à 0,1 mg verteilt. Wie die Auswertung zeigte, ergab die vereinfachte Anwendung mit nur 6 Sprühstößen täglich jedoch keine Nachteile hinsichtlich der Ergebnisse und der Nebenwirkungen. Die Behandlung wurde über insgesamt 4 Wochen durchgeführt, auch wenn sich bereits vorher ein Hodendescensus einstellte. Ziel der Studie war die Überprüfung der therapeutischen Wirksamkeit des LHRH-Sprays, der Verträglichkeit sowie der Wirkdosis. Das Präparat ist in der Zwischenzeit bereits als Kryptocur im Handel.

Bei den 101 Knaben fanden sich insgesamt 161 maldescente Hoden. 99 Hoden oder 61,5% zeigten einen kompletten, 16 Hoden oder 9,9% einen partiellen Descensus. 46 Hoden oder 28,6% änderten ihre Lage nicht. Bei 4 Kindern mit einem nur partiellen Descensus wurde die LHRH-Therapie wiederholt. Bei 2 dieser 4 Kinder stellte sich daraufhin noch ein vollständiger Descensus ein.

79 Kinder konnten noch ein halbes Jahr nach Therapieende weiter beobachtet werden. Es zeigte sich dabei, daß innerhalb von 3 Monaten nach Abschluß der Therapie noch 13 Hoden vollständig descendierten. Innerhalb dieser 3 Monate ascendierten aber auch wieder 8 Hoden. In der nachbeobachteten Gruppe verbesserte sich somit die Quote der vollständig descendierten Hoden insgesamt von 58% auf 62%. Dieses Ergebnis veränderte sich im Laufe der weiteren Beobachtungszeit bis zu 6 Monaten nach Therapieende nicht mehr.

Die Erfolgsrate ist mit der der HCG-Behandlung vergleichbar. 30 nicht descendierte Hoden wurden in der Zwischenzeit operiert. Bei 9 Hoden ließ sich morphologisch keine faßbare Ursache für den ausgebliebenen Descensus finden. Bei den übrigen 21 fanden sich 6mal eine Leistenhernie, 4mal eine bindegewebige Fixation, 3mal ein Bauchhoden, 1mal ein sehr kurzer Ductus deferens, 1mal eine Hypoplasie, 1mal eine Aorchie, 1mal eine Ektopie, 2mal war der Hoden subfascial nach oben geschlagen und 2mal war das Scrotum kaum ausgebildet.

Die Nebenwirkungen waren äußerst gering. 7mal kam es während der Spraybehandlung zu einer leichten Rhinitis, wobei man als Ursache auch einen banalen Schnupfen in Erwägung ziehen muß. 2mal traten leichte Hodenschmerzen auf. Die Nebenwirkungen zwangen in keinem Fall zu einer Unterbrechung der Therapie. Vermehrte Erektionen wurden von den Eltern nicht beobachtet, ebenso keine Zunahme der Schambehaarung.

Leicht verstärkte Unruhe und psychische Labilität der Kinder wurden lediglich in 4 Fällen angegeben.

Insgesamt sind die genitalen und extragenitalen Nebenwirkungen im Vergleich mit der HCG-Therapie unbedeutend. Dies rührt sicherlich daher, daß durch LHRH eine physiologische Stimulation der Hypophyse imitiert wird. Das Serumtestosteron wird unter der Therapie mit LHRH nicht erhöht, es kommt daher nicht zur Androgenisierung.

Korrekterweise muß man noch angeben, daß leider der Preis für das LHRH-Spray wesentlich höher als der für HCG liegt. Bei einem Preisvergleich muß man jedoch beim HCG den Zeitaufwand für 10 Arztbesuche sowie die Kosten für 10 intramuskuläre Injektionen miteinberechnen. Unter diesen Gesichtspunkten ist der Preisnachteil lange nicht mehr so gravierend.

Im Vergleich mit der HCG-Therapie hat die LHRH-Nasalspraybehandlung die gleiche Wirksamkeit bei erheblich weniger Nebenwirkungen und fehlender Traumatisierung der kleinen Patienten.

Literatur

Bartsch G, Frick J (1974) andrologia 6:197. – Bay V, Bierich JR, Hecker WC, van Keep D, Tonutti E (1974) Dtsch med Wschr 98:549. – Bulle G, Attanasio A, Rager K (1975) Wschr Kinderheilk 123:354. – Butenandt O, Knorr D (1977) Dtsch Ärztebl 74:1799. – Dahlen HG, Keller E, Schneider HPG (1974) Horm Metab Res 6:510. – Happ J (1981) Therapie mit Gonadotropin-Releasing-Hormon. Urban u. Schwarzenberg, München Wien Baltimore. – Happ J, Kollmann F, Krawehl C, Neubauer M, Beyer J (1975) Horm Metab Res 7:440. – Happ J, Kollmann F, Krawehl C, Neubauer M, Krause U, Demisch K, Sandow J, von Rechenberg W, Beyer J (1978) Fertil Steril 29:546. – Höcht B (1979) Habil Würzburg. – Illig R, Kollmann F, Borkenstein M, Kuber W, Exner GU, Kellerer K, Lungmayr G, Prader A (1977) Lancet:518. – Illig R, Torresani T, Bucher H, Zackmann M, Prader A (1980) Clin Endocrinol 12:91. – Kleinteich B (1979) Hodenhistologische Untersuchungen. In: Kleinteich B, Hadziselimovic F, Hesse V, Schreiber G (Hrsg) Kongenitale Hodendystopien. Thieme, Leipzig. – Kleinteich B (1979) Klinische Problematik. In: Kleinteich B, Hadziselimovic F, Hesse V, Schreiber G (Hrsg) Kongenitale Hodendystopien. Thieme, Leipzig. – Pirazzoli P, Zappulla B, Bernadi F, Villa MP, Aleksandrowicz D, Scandola A, Stancari P, Cicognani A, Cacciari E (1978) Arch Dis Child 53:235. – Popp W (1976) ZB Chir 101:961. – Sizonenko P, Cuendet A, Paunier L (1973) J Clin Endocrinol Metab 37:68. – Synder WH, Greaney EM (1969) Cryptorchidism. In: Mustard WT, Rayitch MM, Snyder WH, Welch KJ, Benson CD (eds) Pediatric surgery, Year book medical publishers, Chicago 1292, zit. nach: Waaler PE (1976) Acta paediatr Scand 65:553. – Spona J, Gleispach H, Happ J, Kollmann F, Torresani T, Ohe von der M (1979) Endocrinol Exp 13:201. – Weißbach L, Müller R (1975) Z Kinderchir 16:53

Dr. med. G. Fröhlich
Ltd. Arzt d. Urolog. Abt.
Kreiskrankenhaus Mechernich/Eifel
Stiftsweg 18
D-5353 Mechernich

Verhandlungsbericht der Deutschen Gesellschaft für Urologie, 34. Tagung (1982), 398/399
© Springer-Verlag Berlin Heidelberg 1983

Genetische Untersuchung bei männlicher Infertilität

K. Scheiber, K. Rhomberg und G. Bartsch

Zytogenetische Untersuchungen in der Abklärung der männlichen Infertilität beschränkten sich früher auf den Nachweis des Barrschen Chromatinkörperchens zur Feststellung numerischer Aberrationen im Bereich der Geschlechtschromosomen.

Jacobs und Strong gelang erstmals 1959 bei einem Patienten mit Klinefelter-Syndrom der Nachweis eines zusätzlichen X-Chromosoms. Bei mehreren Serienuntersuchungen an infertilen Männern zeigte sich, daß neben den verschiedenen Anomalien der Geschlechtschromosomen auch solche der Autosomen mit einer verminderten oder fehlenden Spermatogenese einhergehen können.

In Zusammenarbeit mit dem Institut für medizinische Biologie und Genetik der Universität Innsbruck wurden zwischen 1977 und 1981 153 Patienten mit männlicher Infertilität chromosomal untersucht.

Die Chromosomenanalyse aus Blutkultur wurde modifiziert nach Hungerford durchgeführt. Routinemäßig wurden von jedem Probanden mindestens 50 Metaphasen ausgezählt und je 3 Giemsagefärbte, Trypsin- und Quinacrinebandierte Karyogramme hergestellt und beurteilt. In ausgewählten Fällen wurde zusätzlich die C-Bandierung, R-Bandierung und die Ag-Färbung angewendet.

Entsprechend der Samenanalyse fanden sich bei den 153 untersuchten Patienten 79 Azoospermien und 74 pathologische Spermiogrammbefunde mit einer mittleren Spermzahl von 8,5 Mill./ml. Als weitaus häufigste chromosomale Aberration fand sich bei 19 Patienten eine numerische Chromosomenanomalie, die dem Klinefelter-Syndrom entspricht. 2 Patienten zeigten ein XXY/XY- und 1 ein XXY/XYY-Mosaik.

2 weitere Patienten hatten eine strukturelle Anomalie am langen Arm des Y-Chromosoms.

Ein 24jähriger Patient hatte einen Chromosomensatz von 46 XX. Der 1,62 m große Patient hatte klinisch Zeichen eines Hypogonadismus mit fehlendem Bartwuchs, femininer Schambehaarung und beidseitiger Gynäkomastie; beide Hoden sind klein.

Für die Genese des XX-Mann-Syndroms wird neben anderen, folgende Möglichkeit diskutiert: Ausprägung des H-Y-Antigens als testisdeterminierender Faktor auf Grund einer Mutation des Regulatorgens auf dem X-Chromosom. Dieser Annahme entsprechend wurde auch bei diesem Patienten ein positiver H-Y-Antigenbefund erhoben.

Eine Translokation des langen Armes von Chromosom 1 auf das Chromosom 12 wurde

Tabelle 1. Chromosomenbefunde bei Patienten mit Azoospermie

Chromosomen	Patientenzahl
abnorm	26
47 xxy	19
47 xxy / 46 xy	2
47 xxy / 47 xyy	1
46 xx	1
46 xyt (1/12) (q 11; q 24)	1
Strukturanomalie y	2
normal	
46 xy	53
gesamt	79

Tabelle 2. Chromosomenbefunde bei Patienten mit Oligozoospermie (Mittlere Spermzahl 8,1 Mill/ml)

Chromosomen	Patientenzahl
abnorm	
47 xyy / 46 xy	1
46 xyt (15/20) (p 11; p 11)	1
normal	
46 xy	72
gesamt	74

bei einem 27jährigen Patienten beobachtet. Außer der bestehenden Azoospermie wurden keine abnormen Befunde bezüglich der sexuellen Entwicklung und der klinischen Untersuchung erhoben.

Von den insgesamt 74 Patienten mit mehrfach nachgewiesener eingeschränkter exokriner Funktion des Hodens zeigte ein Patient ebenfalls eine Translokation, und zwar des kurzen Armes des Chromosoms 20 auf den kurzen Arm des Chromosoms 15. Auch dieser Patient zeigte anamnestisch und klinisch keinerlei Besonderheiten.

Ein Patient mit verminderter Spermzahl hatte eine Mosaikmuster von 47 XYY / 46 XY.

Nachdem X-autosomale und Y-autosomale Translokationen in fast allen Fällen mit einer Sterilität einhergehen, können rein autosomale Translokationen in sehr unterschiedlichem Ausmaße die Spermatogenese hemmen. Auffällig in diesem Zusammenhang erscheint die Tatsache, daß Infertilität häufiger bei Bruchlinien nahe der Zentromerregion vorkommt.

Zusammenfassend zeigt sich in Übereinstimmung mit früheren diesbezüglichen Untersuchungen, daß der überwiegende Anteil der Chromosomalen Anomalien auf Fälle mit Klinefelter-Syndrom entfällt.

In unserem Krankengut konnten wir bei 2,7% der Oligozoospermien und bei 32% der Azoospermien eine Chromosomenanomalie beobachten.

Es erscheint gerechtfertigt, Chromosomenuntersuchungen nicht nur bei Patienten mit Azoospermie und klinischem Verdacht, sondern auch bei Patienten mit stark eingeschränkter Spermiogenese durchzuführen.

Dr. K. Scheiber
Urol. Univ.-Klinik Innsbruck
Anichstr. 35
A-6020 Innsbruck, Österreich

Verhandlungsbericht der Deutschen Gesellschaft für Urologie, 34. Tagung (1982), 400–403
© Springer-Verlag Berlin Heidelberg 1983

LH-RH-Analoga zur Behandlung der Oligospermie

J. Frick, Ch. Danner und G. Kunit

Seit einiger Zeit ist aus Tierversuchen bekannt, daß die Regulation der LH-Rezeptoren im Hoden von der zirkulierenden LH-Konzentration abhängt. Es wurde weiters nachgewiesen, daß es im Anschluß an eine exogene Therapie mit Gonadotropin zu einem signifikanten Absinken der Rezeptorplätze kommt.

Auch die Behandlung mit synthetischem LH-RH und dessen potenten Analoga führt bei einer hochdosierten und engmaschigen Applikation zu einem drastischen Verlust der testikulären LH-Rezeptoren.

Daraus geht hervor, daß LH-RH oder dessen biologisch wirksamere und sehr potente Analoga, die hypophysäre LH-Sekretion und die testikuläre LH-Rezeptorenrate sehr unterschiedlich zu beeinflussen vermögen: niedrige Dosen einmal oder in regelmäßigen Impulsen verabreicht, bedingen eine Aktivierung, während hohe Dosen in schneller, chronischer Folge über einen längeren Zeitraum appliziert, eine Desensibilisierung der Hypophyse zur Folge haben.

Die einmalige Bolusapplikation des synthetischen Dekapeptids bzw. eines der potenten Ana-

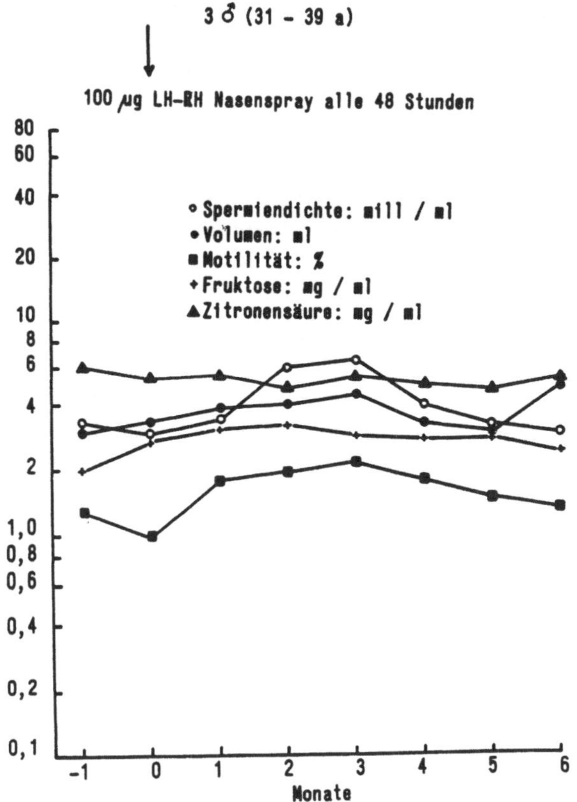

Abb. 1. Mittelwerte für Spermiendichte, Volumen, Motilität, Fruktose und Zitronensäure von 3 Patienten (31–39 Jahre alt) vor Behandlungsbeginn und über einen Behandlungszeitraum von 6 Monaten. Therapie: 100 µg Buserelin mittels Nasenspray alle 48 Stunden appliziert

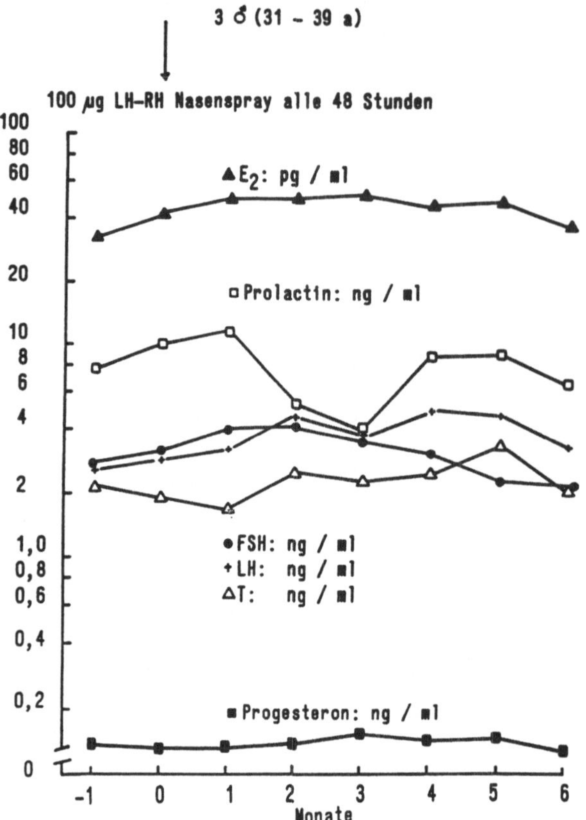

Abb. 2. Endokrine Profile für 17-β-Östradiol, Prolaktin, FSH, LH und Testosteron von derselben Patientengruppe wie Abb. 1

loga auch in einer geänderten Applikationsform, wie etwa mittels eines Nasensprays oder Nasentropfen, werden normalerweise dazu verwendet, um die Leistungsbreite der Hypophysen-Gonadenachse zu erfassen. Der sogenannte LH-RH-Test hat heute sicher einen wichtigen Platz in der Abklärung vieler hypogonadotroper Zustandsbilder.

Wir haben schon einmal über unsere ersten Erfahrungen mit der Anwendung von LH-RH-Analoga bei Oligospermien berichtet, wo Buserelin (HOE 766), ein LH-RH-Analogon, zubereitet in Form eines Nasensprays, verwendet worden war. Buserelin besitzt etwa die 140fache biologische Aktivität des normalen synthetischen LH-RH.

Material und Methode

Neun Männer im Alter zwischen 21 und 41 Jahren wurden in diese neue Studie integriert. Der klinische Befund war durchwegs unauffällig. Eine entzündliche Erkrankung der männlichen Adnexe oder eine Varicocele wurden ausgeschlossen. Vor Behandlungsbeginn wurde eine exakte klinische Untersuchung durchgeführt und mindestens zwei Spermiogramme und zweimal die Basis-Hormonwerte für LH, FSH, Testosteron, 17-β-Östradiol und Prolaktin. Während der Behandlungsphase wurden monatlich Spermiogramme und die Plasmahormonwerte wiederholt.

Die Patienten wurden in zwei Gruppen unterteilt:

Gruppe I: 3 Patienten erhielten 100 µg Buserelin alle 48 Stunden nasal mittels eines Nasensprays appliziert. Die Spermiendichte lag bei allen Patienten unter 10 Mill/ml, die progressive Motilität unter 20%.

Gruppe II: 6 Patienten erhielten 50 µg Buserelin dreimal pro Woche. Die Ausgangsspermiendichte betrug bei 4 Männern unter 20 Mill/ml, bei 2 Patienten lag sie um 40 Mill/ml.

Ergebnisse

Die Behandlungsdauer in der Gruppe I ging über 6 Monate. Die Spermiendichte erfuhr während des Beobachtungszeitraumes praktisch keine Zunahme, auch die progressive Motilität zeigte keine signifikante Änderung gegenüber den Ausgangswerten (Abb. 1).

Von den Hormonwerten wiesen LH und Testosteron gegen Ende des Behandlungszeitraumes eine geringgradige Erhöhung auf. Die Werte gegen Behandlungsende waren aber nicht signifikant verschieden gegenüber denen bei Behandlungsbeginn (Abb. 2).

In der zweiten Gruppe kam es sogar während der ersten Phase zu einer wohl nicht signifikanten Abnahme der Spermiendichte, die schließlich im 4. Behandlungsmonat etwas über der des Ausgangswertes lag, jedoch haben Berechnungen keine signifikante Erhöhung ergeben, auch die progressive Motilität wurde nicht verbessert (Abb. 3).

In dieser Gruppe zeigten weder 17-β-Östradiol, noch Testosteron, noch Prolaktin, noch FSH eine Änderung. Zu einer deutlichen Erhöhung kam es nur beim LH, wobei aber die Werte am Ende des 5. Behandlungsmonats gegenüber den Ausgangswerten keine signifikante Veränderung erfahren haben (Abb. 4).

Diskussion

Die Behandlung mit Buserelin haben alle in diese Studie aufgenommenen Patienten ohne Seiteneffekte vertragen. Es kam zu keinerlei Änderung der klinischen Parameter. In beiden Gruppen mit unterschiedlichen Dosierungen und unterschiedlichem zeitlichen Applikationsmodus konnte sicher kein positiver Effekt zur Verbesserung der Spermatogenese beobachtet werden. Vielleicht mag der bisherige Therapiezeitraum von 4 bzw. 6 Monaten zu kurz sein. Das könnte heißen, daß

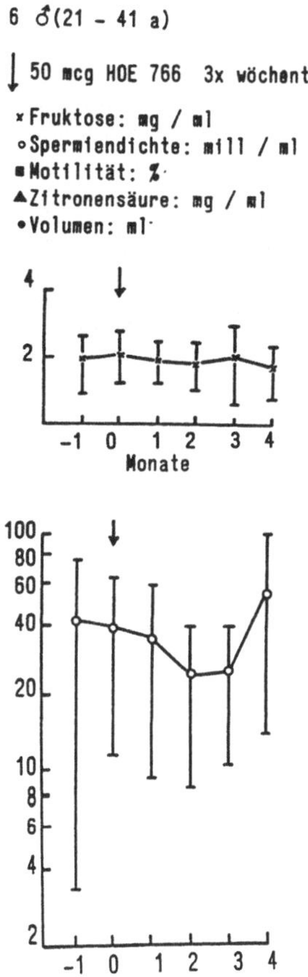

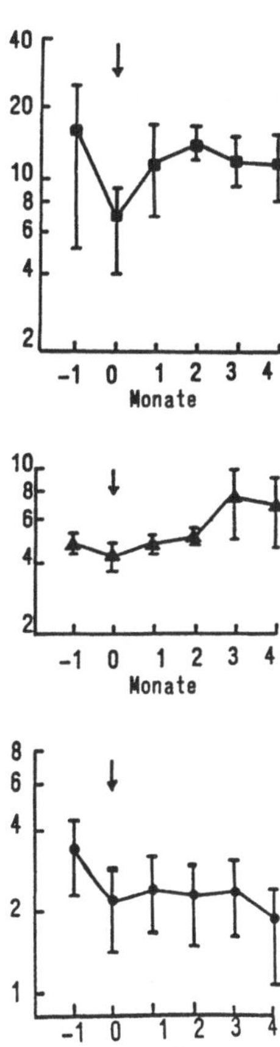

Abb. 3. Mittelwerte mit Standardabweichung für Spermiendichte, Volumen, Motilität, Fruktose und Zitronensäure von 6 Patienten (21–41 Jahre alt) vor Therapiebeginn und während des 4monatigen Behandlungszeitraumes. Therapie: 50 µg Buserelin (HOE 766) 3 x wöchentlich

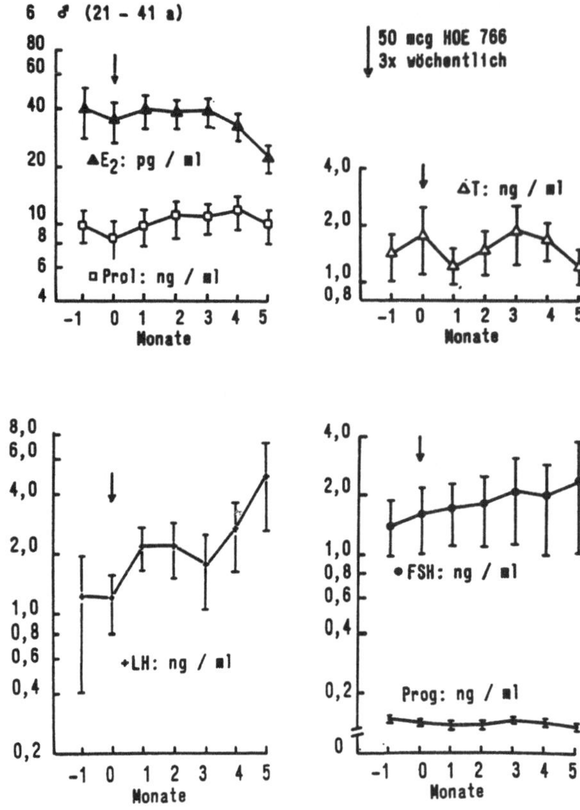

Abb. 4. Endokrine Profile für 17-β-Östradiol, Prolaktin, Testosteron, LH und FSH von derselben Patientengruppe wie Abb. 3

ein Therapieregime bis zu 9 und 12 Monaten angezeigt erschiene.

Unsere bisherigen Erfahrungen mit der Anwendung von Buserelin bei Patienten mit Oligospermie decken sich sehr gut mit den Ergebnissen von Schwarzstein aus Argentinien, der mit ähnlichen Dosierungsplänen und einem ähnlichen Applikationsmodus ähnliche Erfahrungen gemacht hat. Auch er hat in seinen Ergebnissen keine Verbesserung der Spermiendichte und progressiven Motilität finden können.

Literatur

Arimura A, Serafini P, Talbot S et al (1979) Reduction of testicular luteinizing hormone/human chorionic gonadotropin receptors by (D-Trp^6)-luteinizing hormone releasing hormone in hypophysectomized rats. Biochem Biophys Res Commun 90:687. – Catt KJ, Baukal AJ, Davies TF et al (1979) Luteinizing hormone-releasing hormone-induced regulation of gonadotropin and prolactin receptors in the rat testis. Endocrinology 104:17. – Rivier C, Rivier J, Vale W (1979) Chronic effects of (D-Trp^6, Pro^9-NEt) luteinizing hormone-releasing factor on reproductive process in the male rat. Endocrinology 105:1191. – Schally AV (1978) Aspects of hypothalamic regulation of the pituitary gland: Its implications for the control of reproductive process. Science 202:18. – Sundaram K, Cao Y-Q, Wang N-G et al (1981) Inhibition of the action of sex steroids by gonadotropin-releasing hormone (GnRH) agonists: A new biological effect. Life Sci 28:83. – Schwarzstein L: Persönliche Mitteilung

Dr. Julian Frick
Urologische Abteilung
Landeskrankenanstalten
A-5020 Salzburg
Österreich

Verhandlungsbericht der Deutschen Gesellschaft für Urologie, 34. Tagung (1982), 404/405
© Springer-Verlag Berlin Heidelberg 1983

Endokrinologische Befunde bei Potenzstörung*

G. Bartsch und K. Scheiber

Der Hoden erfüllt eine doppelte Funktion. Die exokrine Funktion, die Spermatogenese im tubulären Kompartiment, die endokrine Funktion, die Steroidgenese im intertubulären Kompartiment. Während die exokrine Funktion die Voraussetzung für die Fertilität darstellt, sind die Leydig-Zellen für die Induktion bzw. Erhaltung der Virilität verantwortlich.

In den Leydigschen Zwischenzellen erfolgt, ausgehend vom Cholesterin, über zahlreiche enzymatische Zwischenstufen die Testosteron-Biosynthese. Die tägliche Testosteronproduktion beträgt 6 bis 7 mg pro Tag; der Plasmaspiegel beim geschlechtsreifen Mann beträgt 4 bis 9 ng per ml.

Die Hypothalamus Hypophysengonadenachse reguliert die endo- und exokrine Funktion des Hodens. Immer deutlicher kristallisierte sich in den letzten Jahren die Bedeutung des Tuber cinereium als Sex behaviour center heraus. In diesem Gebiet entstehen die Gonadotropin-Releasing-Hormone, die zur Produktion und Ausschüttung der Hypophysenhormone führen. In diesem Gebiet liegen die empfindlichen Rezeptoren für die einzelnen Sexualhormone bzw. für ihre Metaboliten. Beide Gonadotropine, das luteinisierende und das follikelstimulierende Hormon haben direkten Einfluß auf das tubuläre und intertubuläre Compartement des Hodens. FSH ist im besonderen an der Regulation der Sertoli-Zelle bzw. des Keimepithels beteiligt, LH induziert und reguliert die Testosteron-Biosynthese.

202 konserkutive Patienten mit Impotenz wurden nach folgendem Schema abgeklärt: Anamnese, somatische Untersuchung, Ausschluß eines Diabetes mellitus, neurologische Untersuchung, acrale Oszillographie, Dopplerdruck-Messung der Arteria profunda mit Belastungstest, eventuelle Angiographie und endokrinologische Untersuchung.

Die endokrinologische Untersuchung umfaßte die Bestimmung von Testosteron, LH, FSH, 17β-Estradiol, Prolactin, bei einigen Patienten die Schilddrüsenhormone T3, T4 sowie das Testosteron-bindende Globulin. Für die Differentialdiagnose eines bestehenden Androgendefizits wurden folgende Stimulationsteste verwendet: die Funktionsfähigkeit der Leydig-Zelle wurde in einem HCG-Test, jene der Gonadotropine mit einem GnRH-Test beurteilt. Das hypothalamische System wurde durch einen Tamoxifen-Test geprüft. Durch diese Untersuchungen können entsprechend der Art der Störung zwei Formen des Androgenmangels unterschieden werden. Der hypogonadotrope Hypogonadismus mit niedrigen Gonadotropin- und niedrigen Testosteronspiegeln. Der hypergonadotrope Hypogonadismus mit niedrigen Testosteron-, jedoch erhöhten Gonadotropinspiegeln.

Bei insgesamt 202 endokrinologisch untersuchten Patienten fand sich bei 5 Patienten ein hypogonadotroper Hypogonadismus (Tabelle 1), bei 24 Patienten war ein hypergonadotroper Hypogonadismus endokrinologisch nachweisbar (Tabelle 1). Diese Form zeigt eine unzureichende Androgensekretion, niedriger Testosteronspiegel, durch den negativen Feedback-Mechanismus jedoch deutlich erhöhte LH-Spiegel. Das beschränkte Sekretionsvermögen der Leydig-Zellen kann in einem HCG-Test nachgewiesen werden. Bei 15 Patienten zeigte sich ein sogenannter kompensierter hypergonadotroper Hypogonadismus (Tabelle 1). Die Patienten zeigen im Serum zwar normale bis grenzwertig normale Testosteronwerte, die jedoch nur durch eine vermehrte LH-Ausschüttung der Hypophyse bewerkstelligt werden können.

Potenzstörungen gehören zur Symptomatik der Hyperprolactinämie. Prolactin, über dessen physiologische Funktion beim Mann wenig be-

* Unterstützt durch den Fond zur Förderung der wissenschaftlichen Forschung (Nr. 4030) Österreich

Tabelle 1. Endokrinologische Befunde bei 202 Patienten mit Potenzstörung (Universitätsklinik für Urologie, Innsbruck)

	Zahl	Testosteron (ng/ml)	LH (mU/ml)	FSH (mU/ml)	Prolactin (μU/ml)
Normbereich		5,1 ± 1,1	4–12	4–12	bis 300
Hypogonadismus					
Hypogonadotroper	5	2,1 ± 0,7	2,9 ± 0,6	3,3 ± 0,4	148 ± 45
Hypergonadotroper	24	2,6 ± 0,8	24,9 ± 4,9	28,6 ± 13,2	210 ± 46
Hypergonadotropkompensierter	15	5,5 ± 1,8	23,4 ± 6,6	11,8 ± 6,0	154 ± 71
Hyperprolactinämie (7 > 600 μU/ml)	14	4,9 ± 1,6	10,1 ± 6,0	7,3 ± 5,0	579 ± 266
gesamt	58 (28,7%)				
Negative Befunde	144	5,0 ± 1,5	8,4 ± 4,1	7,3 ± 2,8	123 ± 60

kannt ist, wird auf hypothalamischer Ebene hauptsächlich durch den hemmenden Einfluß des Prolactin inhibiting factors reguliert. Bei den 202 Patienten konnte bei 14 eine Hypoprolactinämie nachgewiesen werden. Prolactin produzierende Tumore, sogenannte Prolactinome sind selten. Folgende Formen von Prolactinomen sind bekannt: das Mikroadenom mit normaler Sella, das Makroadenom mit Ausweitung der Sella; in den letzten Jahren konnten drei Patienten mit Makroadenom und exzessiv erhöhten Prolactinspiegeln beobachtet werden.

Zusammenfassend, an einem Krankengut von 202 Patienten mit Potenzstörung konnte in 28% eine Störung im Bereiche der männlichen Hypothalamus-Hypophysen-Gonadenachse gefunden werden; diese Befunde bedeuten aber nicht, daß die Potenzbeschwerden der Patienten ausschließlich eine endokrinologische Ursache haben; vielmehr ist es bei vielen Patienten notwendig, diese Befunde in bezug auf Ursache und Folge für dieses Krankheitsbild zu erwägen.

Doz. Dr. G. Bartsch
Urologische Univ.-Klinik Innsbruck
Anichstraße 35
A-6020 Innsbruck
Österreich

Verhandlungsbericht der Deutschen Gesellschaft für Urologie, 34. Tagung (1982), 406-408
© Springer-Verlag Berlin Heidelberg 1983

Zur Problematik beidseitiger Hodentumoren

R. Hartung, R.-H. Ringert und B. Brehmer

Bekanntlich entfallen nur 1-2% aller maligner Erkrankungen des Mannes auf Hodentumoren, die Inzidenz beträgt 2,1 bis 2,5 Fälle auf 100000. Die Häufigkeit eines beidseitigen Tumorbefalls des Hodens schwankt in der Literatur zwischen 1,2 und 3,8% [2, 5-8, 10-12, 15, 21] (Tabelle 1).

Tabelle 1. Häufigkeit bilateraler Hodentumoren

Autor		Bilat. Tumor n	Tumor %
Whittle [20]	1957	4	3,0
Friedmann [9]	1960	7	0,0
Johnson [16]	1974	8	1,2
Lefevre [17]	1975	6	
Morris [18]	1976	3	3,8
Ware [19]	1982	6	2,6
Hoekstra [14]	1982	8	2,2
Urolog. Univ.-Klinik Essen	1982	12	3,2

Überlebt ein Patient seine Ersterkrankung, so ist die Möglichkeit, einen zweiten Tumor am anderen Hoden zu bekommen, mit einem 700fach höheren Risiko verbunden, als dies durchschnittlich für einen Hoden als Ersterkrankung der Fall ist. Dieser Risikofaktor erhöht sich noch bei Kombination mit Kryptorchismus oder Hodenatrophie bzw. bei einer nicht schon im Kleinkindesalter durchgeführten Orchidopexie [19, 14].

In unserer eigenen Serie entsprechen die hier vorgestellten 12 Patienten 3,2% aller in unserer Klinik in diesem Zeitraum behandelten Hodentumoren. Die Altersverteilung lag zwischen 17 und 35 Jahren, in 2 Fällen trat der bilaterale Tumor gleichzeitig auf, in den 10 anderen Fällen zwischen 2,5 und 5,5 Jahren nach der Erstdiagnose. In der Literatur finden sich Intervalle zwischen 2,8 und 20 Jahren (Tabelle 2).

Vergleichen wir dieses Verhalten in den Daten der Literatur – wobei hier nur solche mit einer

Tabelle 2. Häufigkeit sukzessiver oder simultaner Bilateralität bei Hodentumoren

Autor		Anzahl bilat. Hodentumoren	Auftreten sukzessiv/simultan
Abeshouse [1] (Übersicht)	1955	209	169/40
Friedman [9]	1960	7	6/1
Arvis [3] (Übersicht)	1970	35	19/16
Johnson [16]	1974	8	8/0
Urolog. Univ.-Klinik Essen	1982	12	10/2

Fallzahl von über 5 Patienten zitiert sind –, so erkennt man ein deutliches Überwiegen eines sukzessiven Auftretens. Bezüglich der Pathogenese der Doppelseitigkeit stehen sich hier Hypothesen einer multilokalen und einer metastatischen Tumorentwicklung gegenüber. Die oft langen Zeitintervalle ohne Metastasierung außerhalb des Retroperitoneums und die fehlende direkte Blut- und Lymphverbindung zwischen beiden Hoden unterstützen die multilokuläre Hypothese. Auch die unterschiedliche Dignität der Tumoren könnte dies unterstreichen, obgleich Metastasen nicht immer das Zellmuster des Primärtumors haben müssen. Bei simultaner Bilateralität ist eine metastatische Entwicklung auch eher unwahrscheinlich. Interessant ist in diesem Zusammenhang der Hinweis von Berthelsen u. Mitarb. [4], die bei Biopsien des erhalten gebliebenen Hodens zum Zeitpunkt der Entfernung des erkrankten Hodens in 8% ein Carcinoma in situ fanden [13].

Betrachten wir die Histologie in bezug auf simultanes und sukzessives Auftreten an dieser Literaturstatistik mit Einschluß unserer Patienten, so fällt auf, daß nur einmal bei gleichzeitigem Auftreten ein unterschiedlicher Tumor festge-

Tabelle 3. Therapie bei bilateralen Hodentumoren

Erst-Tumor		Zweit-Tumor	
Art	Therapie	Art	Therapie
Seminom	Radiatio	Seminom	Radiatio? evtl. RLA, evtl. PC
		Nicht-Seminom	RLA ± PC / PC + RLA
Nicht-Seminom	RLA RLA + PC PC + RLA	Seminom	(Radiatio, evtl. supraclav. + mediastin.)
		Nicht-Seminom	PC (RLA, evtl. bulky tumor)

RLA = retroperitoneale Lymphadenektomie
PC = Polychemotherapie

stellt wurde, daß der Folgetumor zwar überwiegend dem Ersttumor entspricht, bei unterschiedlichem zweiten Tumor meist Nicht-Seminome nachzuweisen sind, und in keinem Fall folgt in unserer Serie ein Seminom auf ein Teratokarzinom, obwohl auch solche Situationen beschrieben sind.

Das exakte Staging des Zweittumors kann durch die vorausgegangene Therapie erheblich erschwert sein. Die auch sonst üblichen Staginguntersuchungen sollten jedoch durchgeführt werden, daß Computertomographie und Sonographie nach vorausgegangener retroperitonealer Lymphadenektomie schwer zu beurteilen sind, ist klar, größere tumoröse Veränderungen sollten sich jedoch erkennen lassen (Tabelle 3).

Die Therapie nach doppelseitiger Orchidektomie richtet sich nach dem bösartigsten Tumoranteil. Beim reinen Seminom erfolgte bei unseren Patienten eine Radiatio der supraclaviculären und mediastinalen Lymphknotengebiete. Wurden Anteile eines nicht-seminomatösen Tumors festgestellt, so wurde je nach vorausgegangener Therapie und aktuellem Tumorstadium eine erneute Lymphadenektomie bei Anhalt für bulky-disease oder eine Chemotherapie oder beides durchgeführt.

Begleitend erfolgt eine hormonelle Substitution mit einem Testosteron-Präparat. Eine besondere psychische Betreuung dieser nun definitiv infertilen und meist zunächst auch impotenten Patienten erscheint uns dringend erforderlich.

Die Lebenserwartung beim doppelseitigen Hodentumor muß nicht schlechter sein als beim einseitigen. Rezidivfreie Zeiträume von 9–10 Jahren sind aus der Literatur bekannt. Auch hier ist eine Abhängigkeit von der Art des Tumors, vom lokalen T-Stadium und von der Ausdehnung seiner Metastasierung gegeben. In die Überlebenszeit der Zweittumorerkrankung ist die Prognose der Ersterkrankung einzubeziehen. Von unseren 12 Patienten ist einer verstorben, 3 konnten nicht bis heute verfolgt werden, die anderen leben zwischen 8 Monaten und 10 Jahren nach Diagnose und Therapie des Zweittumors.

Anhand unserer Daten und dem Literaturvergleich ergeben sich bei allen Hodentumorpatienten unter dem Aspekt einer möglichen bilateralen Erkrankung folgende Empfehlungen:

1. Eine besonders regelmäßige Kontrolle aller pexierten kryptorcher Hoden ist dringend zu empfehlen, insbesondere bei spät durchgeführter Orchidopexie nach dem Kleinkindalter.

2. Bei der Diagnose des Ersttumors sollte heute ein sonographischer Befund des palpatorisch unauffälligen Hodens der Gegenseite zum späteren Vergleich festgehalten werden. Da wir heute auch sonographisch kleine Tumoren feststellen können, die klinisch noch nicht erkannt werden können, könnte sich auf diese Weise eine frühzeitige Diagnosestellung verbessern.

3. Natürlich sind, wie beim unilateralen Tumor, regelmäßig lebenslange klinische und labordiagnostische Verlaufskontrollen angezeigt. Der Zeitraum zwischen erster Symptomatik und Diagnosestellung beim Zweittumor ist bei diesen Patienten deutlich vergrößert gegenüber denjenigen mit einem einseitigen Tumorbefall. Der orchiektomierte Patient neigt zur Bagatellisierung, um nicht auch noch den verbliebenen Hoden zu verlieren.

4. Besondere Kontrollen sind bei Patienten nach immunsuppressiver Therapie angezeigt. Man kennt Fälle von Tumornachweisen nach Organtransplantation, und es ist nicht auszuschließen, daß entweder ein klinisch noch nicht erfaßbarer Tumor unter der Immunsuppression heranwuchs oder eine Neubildung bei fehlender Immunabwehr entstand. Solche Beispiele sind auch für Hodentumoren bekannt.

5. Schließlich sollte der Patient selbst nach guter Aufklärung zur Selbstuntersuchung des verbliebenen Hodens angehalten werden.

Literatur

1. Abeshouse BS, Trongson A, Goldfarb M (1955) Bilateral tumors of testicles: Review of literature and report of case of bilateral simultaneous lymphosarcoma. J Urol 74:522–532. – 2. Aristizbal S, Davis JR, Miller RC, Moore MJ, Boone ML (1978) Bilateral primary germ cell testicular tumors. Cancer 42:591–597. – 3. Arvis G, Potet F, Steg A, Benassayag E (1970) Séminome spermatocytaire du testicle à forme bilatérale d'amblée. J Urol Néphrol 76:268–296. – 4. Berthelsen J, Skakkebaek NE, Mogensen P, Sørensen BL (1979) Incidence of carcinoma in situ of germ cells in contralateral testis of men with testicular tumours. Brit Med J 2:363–364. – 5. Coleman PN, McKeown KC (1954) A case of bilateral testicular tumours. Brit J Surg 42:219–221. – 6. Das J (1968) Bilateral testicular tumours. J Ind Med Ass 50:526–527. – 7. Dunlap DJ, Ochsner JA (1967) Bilateral successive embryonal carcinoma of the testis. J Urol 97:738–740. – 8. Fowler JE Jr, Vugrin D, Cvitkovic E, Whitmore WF Jr (1979) Sequential bilateral germ cell tumors of the testis despite interval chemotherapy. J Urol 122:421–425. – 9. Friedman M, Purkayaska MB (1960) Recurrent seminome of testis: Causes and treatment of late metastasis, recurrence or second primary tumor. J Urol 84:360–368. – 10. Geroulanos S, Leutenegger N (1976) Über einen Fall von gleichseitigem Auftreten eines malignen Teratoms im linken Hoden und eines Seminoms im rechten Hoden. Urologe [A] 15:83–86. – 11. Gilbert JB, Hamilton JB (1940) Studies in malignant testis tumors. III. Incidence and nature of tumors in ectopic testes. Surg Gynecol Obstet 71:731–743. – 12. Hamilton JB, Gilbert JB (1942) Studies in malignant tumor of the testis: IV. Bilateral testicular cancer. Incidence, nature and bearing upon management of the patient with a single testicular cancer. Cancer Res 2:125–129. – 13. Hedinger CE (1980) Frühe neoplastische Veränderungen des Hodens. Dtsch Ärzteblatt 42:2485–2488. – 14. Hoekstra HJ, Sleyfer D Th, Wobbes Th, Schraffordt Koops H (1982) Bilateral primary germ cell tumors of testis. Urology XIX (2):152–154. – 15. Hotchkiss R-S, Laury RB (1950) Concomitent bilateral malignant testicular tumors. J Urol 63:1086–1092. – 16. Johnson DE, Morneau JE (1974) Bilateral sequential germ cell tumors of testis. Urology 4:567–570. – 17. Lefevre RE, Levin HS, Banowsky LH, Straffon RA, Stewart BH, Hewitt CB (1975) Bilateral testicular tumors of germ cell origin. J Urol 114:556–559. – 18. Morris SA, Vaughan ED Jr, Constable WC (1976) Problems in management of primary bilateral germ cell testicular tumors: Report of 3 cases and review of literature. J Urol 115:566–568. – 19. Ware SM, Heyman J, Al-Askari S, Morales P (1982) Bilateral testicular germ cell malignancy. Urology XIX (4):366–372. – 20. Whittle RJM (1957) Tumours of the testicle. Brit J Radiol 30:7–12. – 21. Willis GW, Hajdus I (1972) Bilateral primary malignant germ cell tumors of the testis: Report of 2 cases. J Urol 107:279–280

Prof. Dr. Rudolf Hartung
Direktor der Urologischen Klinik
Universitätsklinikum der GHS Essen
Hufelandstraße 55
D-4300 Essen 1

Verhandlungsbericht der Deutschen Gesellschaft für Urologie, 34. Tagung (1982), 409
© Springer-Verlag Berlin Heidelberg 1983

Enuresis nocturna im Adolescenten- und Erwachsenen-Alter: Ergebnisse einer Doppelblindstudie mit Oxazepam

A. Neumayr, W. Thon, J.E. Altwein

Bis zum 4. Lebensjahr werden 72% bis 94% aller Kinder trocken (Oppel et al. 1968). Danach bleibt die Zahl der einnässenden Kinder bis ins Erwachsenenalter weitgehend konstant.

50 Enuretiker im Alter zwischen 16 und 50 Jahren wurden untersucht. Urologische Ursachen der Enuresis konnten durch adäquate Diagnostik ausgeschlossen werden (insbesondere durch Miktionszysturethrogramm und urodynamische Abklärung). Es folgte eine psychosoziale und neurologische Untersuchung: Umfeldanamnese, HAWIE, neurologischer Status, EEG und Schlaf-EEG. Auch internistische Erkrankungen wurden ausgeschlossen.

Es ergaben sich durch die Art des nächtlichen Einnässens 3 Kollektive:

1. Patienten mit Naßtraum in der REM-Phase ohne alpha-Synchronisation im Schlaf-EEG, die durch das Einnässen aus dem Schlaf erwachten.
2. Patienten, die in Tiefschlaf-Phasen traumlos einnäßten, ohne zu erwachen. Eine alpha-Synchronisation oder Spitzenpotentiale konnte nicht festgestellt werden.
3. Patienten, die in der Aufwach-Phase unter alpha-Synchronisation oder alpha-Spitzenpotentialen einnäßten.

Alle Patienten erhielten in einer Doppelblindstudie 25 mg Oxazepam/Placebo als Zäpfchen über die Dauer von 28 Tagen. Kontrolluntersuchungen fanden am 14. und 28. Tag statt, wobei neu aufgetretene anderweitige Erkrankungen und Medikation eruiert wurden.

Ergebnisse: Nach Abschluß der Therapie konnte bei Patienten mit Schlaf-EEG-Veränderungen (3.) ein signifikanter Rückgang der Enuresis durch Oxazepam festgestellt werden. In den beiden anderen Kollektiven (1. und 2.) war weder ein signifikanter Unterschied zwischen Placebo und Oxazepam festzustellen noch die Häufigkeit der Enuresis rückläufig.

Oxazepam scheint deshalb für eine Form der Enuresis nocturna, die mit alpha-Synchronisation und alpha-Spitzenpotential im Schlaf-EEG einhergeht, als Therapeutikum geeignet.

Literatur

Broughton RG, Gastaunt H (1963) Etude polygraphique de l'enurèsie nocturne. Revue Neurologique 109:246. – Ditman KS, Blinn KA (1955) Sleep levels in enuresis. American Psychiatry 111:913. – Evans JI (1971) Sleep of enuretics. Brit Med J 3:110. – Gunnarson S, Melin KA (1951) The EEG in enuresis. Acta Paediatr Scand 40:496. – Hallgren B (1956) Enuresis I: A study with reference to the morbidity risk and symptomatology. Acta Psychiatr Neurolog Scand 31:379. – Pierce CM (1963) Dream studies in enuresis, research. Can Psychiatr Assoc 8:415. – Ritvo ER, Ornitz EM, La Franchi S, Walter RD (1967) Effects of imipramine on the sleep dream cycle: an EEG study in boys. Electroencephalogr Clin Neurophysiol 22:465. – Salmon M, Taylor DC, Lee D (1973) Bludder control and enuresis. Spastics International Medical Publications 4, p 84

Prof. Dr. J.E. Altwein
Urologische Abteilung
Bundeswehrkrankenhaus Ulm
Oberer Eselsberg 40
D-7900 Ulm/Donau

Verhandlungsbericht der Deutschen Gesellschaft für Urologie, 34. Tagung (1982), 410/411
© Springer-Verlag Berlin Heidelberg 1983

Einaktige Korrektur langer Harnröhrenstrikturen durch einen gestielten Hautlappen

R. Hautmann und W. Lutzeyer

Von 1977 bis 1982 wurde die Indikation zur einaktigen Korrektur langer Harnröhrenstrikturen durch einen gestielten Hautlappen insgesamt 12mal gestellt. 5mal bei einer hinteren bzw. vorderen Harnröhrenstriktur, 2mal bei einer totalen Harnröhrenstriktur (Tabelle 1).

Die Gründe für die Indikation waren:

1. Die Unmöglichkeit weiterer Urethrotomie-Versuche
2. Die exzessive Spongiofibrose mit Zugrundegehen der Harnröhre über eine Länge von mehr als 5 cm und die Notwendigkeit der suprapubischen Harnableitung.

Die angewendete Technik basiert im wesentlichen auf dem von Blandy u. Singh angegebenen Verfahren [1]. Mit Ausnahme der Herkunft des gestielten Lappens ist sie im Prinzip für die vordere und hintere Harnröhre identisch.

Als Zugang zur hinteren Harnröhre verwenden wir eine zungenförmige Skrotalinzision, deren Basis am Perineum bzw. den beiden Oberschenkeln liegt (Abb. 1).

Die Harnröhre wird in der Mittellinie über die gesamte Strikturlänge bis 0,5 cm in die normale, gesunde Harnröhre hinein proximal und distal der Striktur gespalten. Ein gestielter Hautlappen wird aus der Spitze oder den Seiten des perinealen Lappens oder aus dem Skrotum bzw. der Oberschenkelinnenseite gewonnen. Bei der Ausschaltung des Hautlappens und der Präparation des breiten Fettstieles ist auf eine ausreichende Blutzufuhr größter Wert zu legen. Bei einer vorderen Harnröhrenstriktur ist eine longitudinale Inzision im Penisschaft angelegt und der gestielte Hautlappen aus der angrenzenden Haut des Penisschaftes gebildet.

Der gestielte Lappen wird nunmehr in die gespaltene Harnröhre eingenäht. Wir verwenden eine fortlaufende 5-0-Vicrylnaht. Auch wenn, wie in diesem Fall, kein Urothel mehr vorhanden ist, resezieren wir das Corpus spongiosum nicht, sondern spalten es und bauen um die Schnittränder herum die neue Harnröhre aus dem gestielten Hautlappen auf. Dann werden natürlich ⅚ oder mehr des neuen Harnröhrenumfanges aus dem gestielten Hautlappen geformt (Abb. 2).

Nunmehr wird der gestielte Hautlappen komplett über den Harnröhrendefekt gezogen und mit dem gegenseitigen Schnittrand der Harnröhre bzw. des Corpus spongiosum ebenfalls mit einer fortlaufenden 5-0-Vicrylnaht vereinigt. Die Blase wird suprapubisch mit einem Zystofix-Ka-

Tabelle 1. Einaktige Korrektur langer Harnröhrenstrikturen durch einen gestielten Hautlappen: Strikturlokalisation, Herkunft des „pedicle flap", Komplikationen[a]

Striktur-Lokalisation		Herkunft des „pedicle flap"		Komplikationen (Reoperation)
hintere H.	5	perineal zentral perineal lateral skrotal	1 2 2	Striktur Haarball + Striktur
vordere H.	5	Penis	5	
beides	2	Penis Skrotum	2 2	Striktur
total	12			total = 25%

[a] Dauer des follow up $\bar{x}$ = 2,1 Jahre

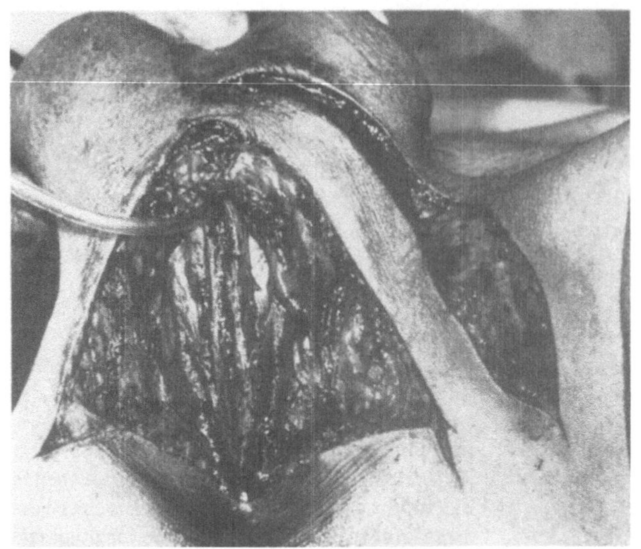

Abb. 1. Zungenförmiger Skrotallappen, Freilegung der strikturierten Harnröhre bis in den gesunden Bereich (proximal wie distal). Katheter in der distalen, intakten Harnröhre, Bougie, eingeführt durch die bestehende Zystostomie in der proximalen Harnröhre. Die strikturierte Harnröhre ist in ihrer gesamten Länge einschließlich des zugehörigen Corpus spongiosum gespalten

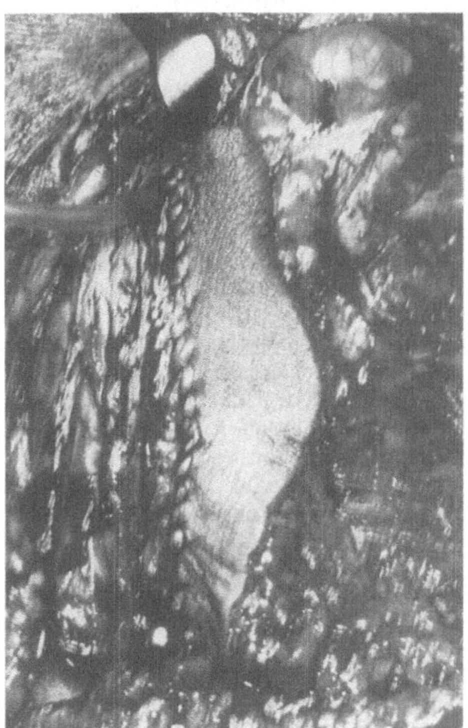

Abb. 2. Der linke Rand der gespaltenen Harnröhre (= Corpus spongiosum) mit dem Rand des Hautlappens vereinigt. Der Lappen wird nunmehr wie ein Deckel über das gespaltene Corpus spongiosum gestülpt, und damit zu einem primären „Rohr" geschlossen, in dem die beiden freien Ränder (des Lappens und des Corpus spongiosum) fortlaufend miteinander vereinigt werden

theter abgeleitet. Eine Drainage verwenden wir nicht, es wird jedoch ein Kompressionsverband angelegt.

Ernste Komplikationen, die einen neuerlichen Harnröhrenaufwand nötig machten, sahen wir in 3 der 12 Patienten (Tabelle 1). Eine neuerliche, komplette Striktur entwickelte sich je einmal bei einer hinteren und bei einer totalen Harnröhrenstriktur, bei einer hinteren Harnröhrenstriktur kam es einmal zur kompletten Striktur im Bereich des ehemaligen distalen Strikturendes mit ausgeprägter Haarball-Bildung. Diese Situation zwang zur kompletten Entfernung der aus dem „pedicle flap" gebildeten Harnröhre, die Sie hier sehen. Die durchschnittliche Dauer des follow up unserer 12 Patienten beträgt 2,1 Jahre.

Welche Folgerungen lassen sich aus diesen Ergebnissen ziehen? Die beschriebene, einaktige Operationsmethode ist relativ unkompliziert, hat in Anbetracht der ungünstigen Ausgangssituation eine vergleichsweise hohe Erfolgsrate und ist in unseren Augen die Methode der Wahl bei langen Harnröhrenstrikturen, bei denen die Urethrotomia interna nicht mehr als Behandlungsverfahren ausreicht.

Literatur

1. Blandy J (1978) One-stage and two-stage urethroplasty. In: Libertino JA, Zinman L (eds) Reconstructive urologic surgery. The Williams & Wilkins Company, Baltimore

Prof. Dr. med. R. Hautmann
Abteilung Urologie der RWTH Aachen
Goethestraße 27/29, D-5100 Aachen

Verhandlungsbericht der Deutschen Gesellschaft für Urologie, 34. Tagung (1982), 412–414
© Springer-Verlag Berlin Heidelberg 1983

Eine radiologisch-manometrische Methode zur Prüfung eines Refluxes in den Ductus deferens

J. Hannappel, K. U. Laval, R. Gerlach und W. Lutzeyer

1979 haben Altenähr et al. vor der Deutschen Gesellschaft für Urologie über die anatomischen Verhältnisse berichtet, die ein Einströmen von Urin in die Samenwege verhindern. Sie beriefen sich dabei vor allem auf Untersuchungen von Sachse (1965). Ein Reflux in diesem Bereich wird verhindert

1. durch den Ruhekollaps der Ductuli ejaculatorii,
2. durch einen Druck von außen auf den Colliculus seminalis und
3. durch eine Erweiterung des zentral gelegenen Utriculus prostaticus.

Madersbacher (1979) und Stanfield et al. (1977) zeigten, daß ein erhöhter Blasenauslaßwiderstand gehäuft zu einem Spontanreflux in die männlichen Adnexe führt. Theoretisch reflux- und damit infektionsgefährdet sind, ausgehend von der prostatischen Harnröhre, drei Organe:

1. Die Prostata,
2. die Samenblase und
3. über den Ductus deferens der Nebenhoden und der Hoden.

Fragestellung unserer Untersuchung war, ob ab einem bestimmten statischen Druck in der Harnröhre ein Reflux in die männlichen Adnexe auftritt, oder ob die anatomischen Refluxmechanismen allen physiologischen Druckverhältnisse gewachsen sind.

Mit Hilfe eines geänderten Foley-Katheters wurde Kontrastmittel in die proximale Harnröhre gebracht. Die Austrittsöffnung befand sich nicht mehr oberhalb, sondern unterhalb des Ballons. Der Ballon wurde durch Zug am Katheter auf den Beckenboden gezogen und dichtete die Harnröhre nach proximal ab. Nach distal wurde die Harnröhre im Bereich der Pars pendulans durch Umwickeln des Penis mit einem elastischen Band verschlossen. Unter antibiotischem Schutz wurde Kontrastmittel mittels einer Infusionspumpe und parallel geschaltetem Druckfühler oder über eine 1,50 m hoch hängende Infusionsflasche infundiert (Abb. 1).

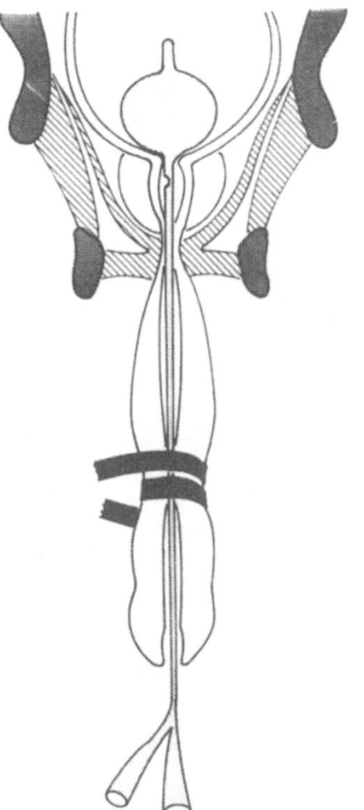

Abb. 1. Geänderter Foley-Katheter zur Prüfung eines Refluxes in den Ductus deferens

Zwei verschiedene Refluxformen wurden bei dieser Untersuchungstechnik beobachtet: Nach Füllen der prostatischen Harnröhre unter Druck Übertritt des Kontrastmediums in die Ductus deferentes und die Samenblase (Abb. 2). Häufiger fand sich bei den gleichen Druckwerten ein Reflux in die Ausführungsgänge der Prostata (Abb. 3). Insgesamt wurde diese Untersuchung an 24 Patienten durchgeführt:

Die Ergebnisse zeigen, daß in der Mehrzahl der Fälle bis zu einem Druck von 150 cm Wassersäule kein röntgenologisch nachweisbarer

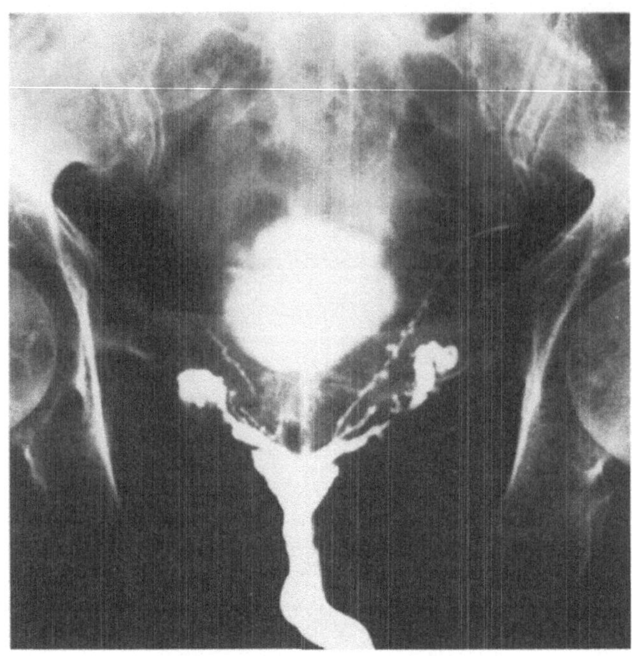

Abb. 2. Kontrastmittelreflux in Samenleiter und Samenblasen

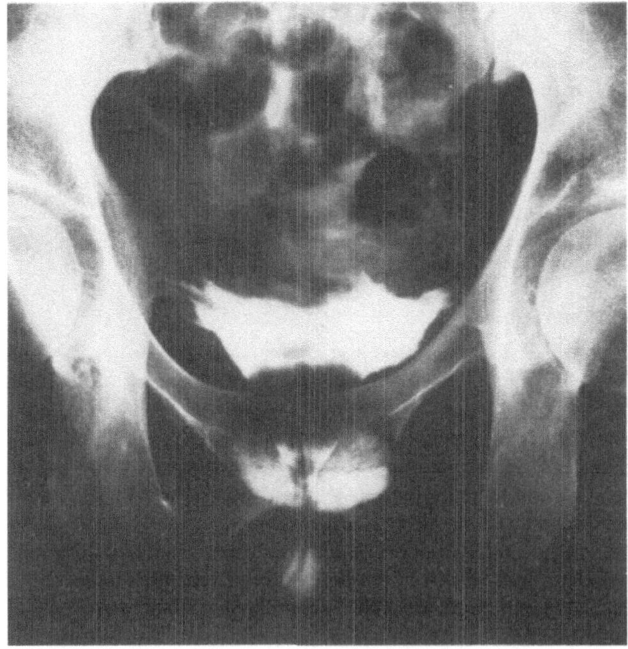

Abb. 3. Einströmen von Kontrastmittel in die Ausführungsgänge der Prostata

	Reflux in:		
	Ductus deferens	Prostata	Vesicula seminalis
14 Prostata-adenom	0	5	0
5 Z.n. TUR-P	1	3	1
2 Z.n. Adenom-ektomie	0	0	0
3 Neurogene Blase	1	1	1

Reflux in den Ductus deferens auftritt. Allerdings wurde bei 9 der 24 untersuchten Patienten ein Kontrastmittelübertritt in die Prostataausführungsgänge beobachtet.

Literatur

Altenähr E, Paulsen M, Hasselbeck T (1979) Pathophysiologie und pathologische Anatomie. Verhandlungsbericht der Deutschen Gesellschaft für Urologie 6–11. – Madersbacher H (1979) Adnexitis und funktionelle Blasenentleerungsstörung. Verhandlungsbericht der Deutschen Gesellschaft für Urologie 69–70. – Sachse H (1965) Morphologie und Funktion des Samenwegverschlusses. Med Klin 60:1925–1929. – Stanfield BM, Soderdahl DW, Schamber DT (1977) Idiopathic urethro-ejaculatory reflux. J Urol 118:47–48

Dr. med. J. Hannappel
Abt. Urologie der medizinischen Fakultät
der Rheinisch-Westfälischen
Technischen Hochschule Aachen
Goethestr. 27–29
D-5100 Aachen

Verhandlungsbericht der Deutschen Gesellschaft für Urologie, 34. Tagung (1982), 415–419
© Springer-Verlag Berlin Heidelberg 1983

Mehrfachtumoren bei metastasierenden urologischen Neubildungen

F. Hering, M.J. Mihatsch, C. Biedermann und G. Rutishauser

Die Häufigkeit der Mehrfach-Karzinome wird in der Literatur zwischen 1,9 und 12,2% angegeben [1, 2, 3, 4, 7, 12, 13]. Im Autopsie-Gut Basels betrug in den Jahren 1967–1976 der Anteil 8,6% [11]. Im Vergleich zum Jahre 1914 mit einem Anteil von 3% oder im Zeitraum 1961–1965 mit 4,9% [11] bedeutet dies eine eindeutige Zunahme. Erklärt wird dies einerseits durch ein höheres Sterbealter, aber auch durch eine verbesserte morphologische Diagnostik. In diesem Zusammenhang interessierte uns die Frage, welchen Anteil urologische Tumoren an Mehrfach-Tumoren haben und welcher der Tumoren das Leiden entscheidend beeinflußte.

Im Zeitraum 1967–1976 wurden von 24549 Verstorbenen der Stadt Basel 12605 autopsiert (Abb. 1). Der Anteil urologischer Tumoren an den Gesamt-Tumoren betrug 13,9%, davon 408 Prostata-Karzinome (7,4%), 189 Nieren-Karzinome (3,8%) und 151 Urothel-Karzinome der ableitenden Harnwege und der Harnblase (2,7%).

Bei 160 Patienten fand sich ein Mehrfach-Karzinom, davon 93 Patienten mit Prostata-Karzinom, 35 mit Nieren-Karzinom und 32 mit Urothel-Tumoren. Diese 160 Patienten wurden nach klinischen Gesichtspunkten in 4 Gruppen unterteilt:

1. Bekannter urologischer Tumor, Zweittumor zufällig bei der Sektion entdeckt.
   Der Anteil an zufällig entdeckten Tumoren betrug in diesem Autopsie-Gut 17,8% und wird in der Literatur zwischen 17 und 27% angegeben [5, 6, 8, 9, 10].
2. Nicht-urologischer Tumor bekannt, urologischer Zweittumor zufällig entdeckt.
3. Doppel- oder Trippel-Karzinome bekannt, bei Vorliegen eines Trippel-Karzinoms sind mindestens 2 Tumoren bekannt.
4. Mehrfach-Tumor klinisch unbekannt oder bei bekannter Metastasierung Primär-Tumor unbekannt.

Zur Gruppe 1 gehörten 27 Patienten – 2 Frauen und 25 Männer –, deren mittleres

MEHRFACHKARZINOME - UROLOGISCHE KLINIK BASEL

Verstorbene 1967 - 1976: 24.549
Autopsien : 12.605 (51,3 %)

	n	Anteil an Autopsien	Anteil an Gesamttumoren	in Kombination mit Mehrfachtumoren
Prostata - carcinom	408	3,2 %	7,4 %	93 (22,8 %)
Nieren - carcinom	189	1,5 % m 1,7 % w 1,3 %	3,8 % m 3,9 % w 3,6 %	35 (18,5 %)
Urothel - carcinome	151	1,2 % m 1,6 % w 0,6 %	2,7 % m 3,7 % w 1,4 %	32 (21,2 %)

160 Patienten,
136 Männer (84,7 %)
24 Frauen (15,3 %)

Abb. 1

GRUPPE 1

MEHRFACHKARZINOME - UROLOGISCHE KLINIK BASEL

KLINIK: Urologischer Tumor bekannt, Zweittumor unbekannt

n = 27, Frauen: 2, 74 u. 98 Jahre
Männer: 25, 70.6 (56 - 96) Jahre

Todesursache: Urologischer Tumor: 12
sonstiger Tumor: 9
andere : 6
Metatastasen: Urologischer Tumor: 13
sonstiger Tumor: 12
Dreifachkarzinom: 3

Abb. 2

GRUPPE 2

MEHRFACHKARZINOME - UROLOGISCHE KLINIK BASEL

KLINIK: Urologischer Tumor unbekannt, sonstiger Tumor bekannt
n = 50, Frauen: 11, 73.4 (57 - 86) Jahre
Männer: 39, 73.3 (51 - 91) Jahre
Todesursache: Urologischer Tumor: 2
sonstiger Tumor: 35
andere : 13
Metastasen: Urologischer Tumor: 4
sonstiger Tumor: 41
Dreifachkarzinom: 7

Abb. 3

Sterbealter in der 7. Lebensdekade lag (Abb. 2). In dieser Gruppe führte überwiegend der urologische Tumor zum Tode, aber auch in 9 Fällen der nicht-urologische Tumor. 6 Patienten verstarben an nicht-tumorbedingten Leiden wie akute Lungenembolie oder Herzinfarkte. Hinsichtlich der Metastasen-Häufigkeit bestehen keine Unterschiede. 3 Patienten wiesen in dieser Gruppe ein Trippel-Karzinom auf.

In der Gruppe 2 sind die Verhältnisse eindeutig anders (Abb. 3). Obgleich bei 2 von insgesamt 50 Patienten der urologische Tumor zum Tode führte, überwiegt doch hinsichtlich Todesursache und Metastasen-Häufigkeit das nicht-urologische Leiden. In den meisten Fällen wurde der urologische Tumor zufällig entdeckt, zumal dieser Tumor symptomlos blieb oder die Symptomatik bei beiden Patienten, die an urologischen Tumoren verstarben, fehlinterpretiert wurde. 7 Patienten dieser Gruppe wiesen ein Dreifach-Karzinom auf.

Zur Gruppe 3 gehörten 30 Patienten (Abb. 4). Obgleich die Metastasierung gerade der urologischen Tumoren leicht überwiegt, 15 : 14, spielen diese Tumoren in der Todesursachen-Statistik eine untergeordnete Rolle. Auffällig häufig führen nicht-tumorbedingte Leiden zum Tode. 5 Patienten dieser Gruppe litten an einem Dreifach- und ein Patient sogar an einem Vierfach-Karzinom.

Schließlich die Patienten mit Metastasen und unbekanntem Primär-Tumor (Abb. 5). Zu dieser Gruppe gehörten 24 Patienten, darunter nur eine Frau. Das mittlere Sterbealter liegt hier wie bei allen anderen Gruppen in der 7. Lebensdekade. Auch hier kommt dem urologischen Tumor hinsichtlich Todesursache und Metastasen eine untergeordnete Rolle zu. Diese Tatsache hat für den Kliniker sicherlich Konsequenzen für die Abklärung und die Primärtumor-Suche.

Die Kombination der Mehrfach-Tumoren ist in Abbildung 6 wiedergegeben. Es überwiegen die Tumoren des Magen-Darm-Traktes (weiße Säulen), während die übrigen Tumoren mit Ausnahme beim Prostata-Karzinom in etwa gleich verteilt sind. Auffällig häufig finden sich Tumo-

GRUPPE 3

MEHRFACHKARZINOME - UROLOGISCHE KLINIK BASEL

KLINIK: Doppel - oder Tripelkarzinom bekannt, bei Vorliegen eines Tripelkarzinoms mindestens 2 Tumoren bekannt
n = 30, Frauen: 6, 66,0 (52 - 82) Jahre
Männer: 24, 70,5 (59 - 91) Jahre

Todesursache: Urologischer Tumor: 8
sonstiger Tumor: 11
andere : 11

Metastasen: Urologischer Tumor: 15
sonstiger Tumor: 14

Dreifachkarzinom: 5
Vierfachkarzinom: 1

Abb. 4

GRUPPE 4

MEHRFACHKARZINOME - UROLOGISCHE KLINIK BASEL

KLINIK: Mehrfachtumor klinisch unbekannt, bei bekannter Metastasierung Primärtumor unbekannt
n = 24, Frauen: 1, 73 Jahre
Männer: 23, 72,9 (58 - 96) Jahre

Todesursache: Urologischer Tumor: 2
sonstiger Tumor: 12
andere : 10

Metastasen: Urologischer Tumor: 5
sonstiger Tumor: 14

Dreifachtumoren: 3
Vierfachtumor : 1

Abb. 5

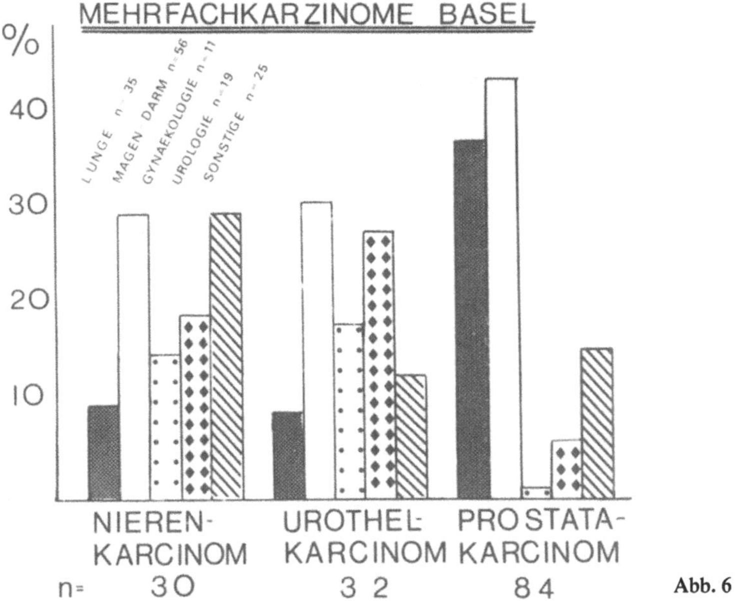

Abb. 6

ren der Lunge und des Bronchialsystems und die eben schon erwähnten Tumoren des Magen-Darm-Traktes, vergesellschaftet mit Prostata-Karzinom. Dies mag zwei Gründe haben: Einerseits lag das mittlere Sterbealter dieser Gruppe in der 7. und 8. Lebensdekade, wobei bekanntermaßen in diesen Altersstufen die Inzidenz der Prostata-Karzinome signifikant zunimmt. Andererseits mag diese Häufung durch eine systematischere Autopsie-Diagnostik bedingt sein, die auch den Nachweis von kleinen Karzinomen der Prostata erlaubt.

Zusammenfassend kann festgehalten werden:

1. Urologische Tumoren treten häufig mit weiteren Malignomen auf.
2. Meist führt nicht der urologische Tumor zum Tode.
3. Der überraschend niedrige Anteil der Frauen an Mehrfach-Karzinomen ist bedingt durch das relative Überwiegen der Prostata-Karzinome, welche hauptsächlich bei Patienten höheren Alters auftreten.
4. Bei Betrachtung des Sterbealters wird die statistische Lebenserwartung durch das Auftreten von Mehrfach-Karzinomen nur unwesentlich verkürzt.

Die statistische Lebenserwartung eines 70jährigen Mannes betrug im Zeitraum 1968–1972 10,35 und diejenige einer gleichaltrigen Frau 12,6 Jahre, die Zahlen für die 75jährigen betrugen bei den Männern 7,84 und bei den Frauen 9,34. Somit wurde die statistische Lebenserwartung dieser 4 untersuchten Patienten-Gruppen durch das Auftreten der Mehrfach-Karzinome nur unwesentlich beeinflußt.

(Auskunft: Eidgenössisches Gesundheitsamt, Bern)

Literatur

1. Barz H, Barz D (1977) Altersabhängigkeit der Einfach- und simultanen Doppeltumorfrequenz im Sektionsgut. Arch Geschwulstforsch 47:428–436. – 2. Berge T, Cederqvist L, Schoenenbeck J (1969) Multiple primary malignant tumours, an autopsy study of a circumscribe population. Acta path microbiol scand 76:171–183. – 3. Berge T, Lundberg S (1977) Cancer in Malmö 1958–1969. An autopsy study. Acta path microbiol scand Section A (1977) (Suppl 260). – 4. Bovet C (1978) Doppelmalignome. Erhebungen im Autopsiegut 1964–1973. Schweiz med Wschr 108:647–651. – 5. Britton M (1974) Diagnostic errors discovered at autopsy. Acta med scand 196:203–210. – 6. Britton M (1974) Clinical diagnostics: Experience from 383 autopsied cases. Acta med scand 196:211–219. – 7. Garuccio PA (1967) Multiple primary malignant neoplasms in Basel 1951–1965. Diss Basel. – 8. Hagmann OI (1969) Häufigkeit und Lokalisation klinisch unbekannter maligner Tumoren im Autopsiegut. Schweiz med Wschr 99:1213–1216. – 9. Harveit F (1979) Autopsy findings in cases with a clinically uncertain cancer diagnosis. J Path 129:111–119. – 10. Hedinger C, Dahler RP (1965) Unvermutete bösartige Geschwülste bei autoptischen und bioptischen Untersuchungen. Praxis 54:148–154.

– 11. Luedin H (1980) Die Häufigkeit maligner Tumoren im Autopsiegut Basler Einwohner 1967–1976. Inauguraldissertation, Basel. – 12. Walther HE (1948) Krebsmetastasen. Schwabe, Basel. – 13. Albrecht P (1952) Über die Multiplizität primärer maligner Geschwülste. Oncologia 5:12–42

Dr. F. Hering
Urologische Klinik
Dep. f. Chirurgie
Kantonsspital Basel
Spitalstraße 21
CH-4031 Basel, Schweiz

Verhandlungsbericht der Deutschen Gesellschaft für Urologie, 34. Tagung (1982), 420–423
© Springer-Verlag Berlin Heidelberg 1983

Sekundäre Harnleiterobstruktion bei metastasierendem Magenkarzinom – Eine Kasuistik

W. Weidner, R. Pust, J. Kracht und K.H. Link

Einleitung

Obstruktionen der oberen Harnwege durch sekundäre Harnleitergeschwülste sind morphologisch durch Tumorwachstum in der Ureterwand bzw. Tumornachweis im periureteralen Gewebe definiert [7]. Derartige Harnleitergeschwülste, die sich nicht per continuitatem aus Tumoren des kleinen Beckens, wie Prostatakarzinom und Rektumkarzinom oder des weiblichen Genitale entwickeln, sind jedoch selten. Die neueste autoptische Sammelstatistik über derartige Tumoren berichtet über eine Häufigkeit von 0,3 Prozent entsprechender Befunde in einem Sektionsgut von 11 698 Fällen [1]. Liegt eine karzinomatösbedingte sekundäre Harnleiterobstruktion vor und ist ein Primärtumor im kleinen Becken ausgeschlossen, so ist klinisch und autoptisch von verschiedenen Autoren darauf hingewiesen worden, daß bei extrapelviner Lokalisation des Primärtumors insbesondere an ein metastasierendes Magenkarzinom gedacht werden muß.

So werden Harnleitermetastasen von Magenkarzinomen in den Übersichten von Bennington [2] in 19,2 Prozent der Fälle und von Fitch et al. [3] in 13,7 Prozent der Fälle berichtet. Es handelt sich jedoch überwiegend um autoptische Auswertungen.

In der vorliegenden Untersuchung wird anhand einer Kasuistik von 5 Fällen versucht, den Verlauf von sekundären Harnleitermetastasen bei Magenkarzinom darzustellen und Konsequenzen für das klinische Vorgehen abzuleiten.

Eigene Untersuchungen

Patientengut: In der vorliegenden Untersuchung wird über 5 Patienten berichtet, die seit dem Jahr 1975 mit Obstruktion eines oder beider Harnleiter durch metastasierende Magenkarzinome in der urologischen Universitätsklinik Gießen behandelt worden sind. Die Daten zum Alter, Geschlecht und zur histologischen Ausgangssituation können Tabelle 1 entnommen werden.

Für den urologischen Untersucher sind die Symptome der Harnleiterobstruktion, die radiologisch bzw. sonographisch objektiviert werden, Leitsymptom. Nicht in jedem Fall steht diese Symptomatik jedoch am Anfang des klinischen

Tabelle 1. Bioptische und autoptische Daten im Bereich des Oberbauches bei 5 Patienten mit Magenkarzinom

	Primärtumor	Metastasen			
		Lymphogen		Hämatogen	Peritonealkarzinose
		regional	retroperitoneal		
1. P.K., 54 J.	Adeno-Ca.	+	+	+	+
2. Y.A., 35 J.	undifferenziertes Ca.	+	+	+	+
3. D.M., 57 J.	Retikulosarkom, Adeno-Ca. (Siegelringzellen)	+	–	–	–
4. R.W., 60 J.	Adeno-Ca. (Siegelringzellen)	+	+	+	+
5. S.R., 54 J.	Adeno-Ca.	+	–	–	–

Tabelle 2. Bioptische und autoptische Daten im Bereich des harnableitenden Systems bei 5 Patienten mit Magenkarzinom

Obstruktion	Lymphangiosis Carcinomatosa	Retroperitoneale Tumormassen	Intramurale Harnleitermetastasen	Nierenmetastasen
	periureteral			
1. distale Ureterobstruktion bds.	+	+	–	–
2. distale Ureterobstruktion bds.	+	+	+	+
3. distale Ureterobstruktion bds.	–	+	–	–
4. proximale Ureterobstruktion li.	+	–	+	+
5. distale Ureterobstruktion bds.	–	+	+	–

Tabelle 3. Kasuistik von 5 Patienten mit metastasierendem Magenkarzinom – urologischer Befund

	Symptomatik	Röntgen/ Sonographie
1. P.K., 54 J.	Kolik	Hydroureter li.
2. Y.A., 35 J.	Kolik	Hydroureter bds.
3. D.M., 57 J.	–	Hydroureter li.
4. R.W., 60 J.	Kolik	–
5. S.R., 54 J.	Anurie	Hydroureter li.

Verlaufes. Die kasuistischen Daten sind in Tabelle 3 und 4 zusammengefaßt. Nur Patient 1 und 2 sind primär wegen Koliken in urologische Behandlung gekommen. Beide Patienten entwickeln noch während der Diagnostik eine Hämatemesis, die umgehende Gastroskopie und explorative Laparatomie bestätigt in beiden Fällen ein inoperables Magenkarzinom. Die Patienten versterben kurz nach dem Eingriff. Bei Patientin 3 ist ein lokal inoperables Magensarkom mit Radiatio und Chemotherapie behandelt worden. 5 Jahre später fällt bei einer Begutachtung im Urogramm ein Hydroureter links auf. Die wegen der Vorgeschichte veranlaßte Gastroskopie und anschließende Laparatomie zeigt ein lokal inoperabeles Magenkarzinom, die Patientin lehnt jede weitere Therapie ab und verstirbt 4 Monate nach dem Eingriff.

Die Patienten 4 und 5 sind wegen eines Magenkarzinoms primär chirurgisch behandelt worden. Direkt postoperativ treten bei Patient 4 Harnleiterkoliken auf, die erst autoptisch abgeklärt werden. Bei Patient 5 entwickelt sich 3 Jahre nach scheinbar kurativer Gastrektomie eine Anurie auf dem Boden einer tumorösen Absiedlung von Magenkarzinommetastasen in beiden distalen Ureteren. Nur in diesem letzteren Fall ist wegen der langen rezidivfreien Vorgeschichte zur Sicherung des Harnabflusses bei funktionsloser Niere rechts eine chirurgische Intervention

Tabelle 4. Kasuistik von 5 Patienten mit metastasierendem Magenkarzinom – chirurgischer Befund

	Symptomatik	Operationsitus
1. P.K., 54 J.	Hämatemesis	lokal inop. Magen-Ca. Peritonealkarzinose
2. Y.A., 35 J.	Hämatemesis	lokal inop. Magen-Ca. Peritonealkarzinose
3. D.M., 57 J.	–	lokal inop. Magen-Ca. (Radiatio, Chemotherapie eines Sarkoms)
4. R.W., 60 J.	Hämatemesis	lokal inop. Magen-Ca. Peritonealkarzinose
5. S.R., 54 J.	–	lokal op. Magen-Ca. Gastrektomie

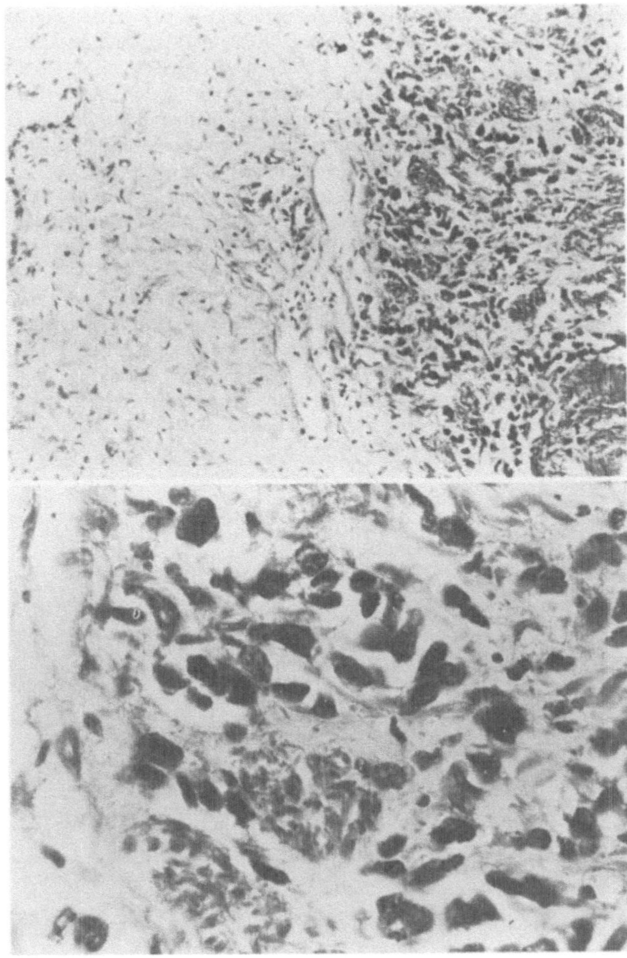

Abb. 1. Intramurale Harnleitermetastasen (HE-Übersicht, Ausschnittvergrößerung)

erfolgt. Hier wird eine Ureterocutaneostomie links angelegt. Die Patientin ist bisher nicht an ihrem Grundleiden verstorben.

Die bioptisch bzw. autoptischen Daten im Bereich des Oberbauches (Tabelle 1) und Retroperitoneums und harnableitenden Systems (Tabelle 2) bestätigen in allen Fällen das weit fortgeschrittene Tumorleiden im Einzelfall. Charakteristisch ist, daß bei allen Patienten zumindestens eine periureterale tumoröse Ummauerung der Harnleiter mit Nachweis von Karzinomzellen bestanden hat (Tabelle 2). Zusätzlich lassen sich bei 3 Patienten echte intramurale Harnleitermetastasen (Abb. 1) und auch Nierenmetastasen nachweisen. Morphologisch finden sich insbesondere entdifferenzierte Karzinomzellen in der Harnleiter-Adventitia, zum Teil herdförmig in der Muscularis und auch in der Mucosa. In keinem Fall ist die nachgewiesene Obstruktion durch eine totale Verlegung des Harnleiterlumens durch Tumormassen zu erklären.

Diskussion

Österwitz u. Bick [6] berichten 1981 zusammenfassend über 20 klinisch beschriebene Harnleitermetastasen bei primärem Magenkarzinom, sie selbst haben im Zeitraum bis 1979 5 zusätzliche Fälle beobachtet. Uns selbst sind aus der Literatur 2 weitere Fallberichte über metastasierende Magenkarzinome mit Harnleitermetastasen bekannt [3, 4], so daß wir unter Einbeziehung unseres Patientengutes und der Kasuistik von Möhring et al. [5] derzeit von 36 klinisch erkannten Fällen ausgehen. Die klinische Relevanz derartiger Verläufe ist also klein.

Entscheidend erscheint mir jedoch zu sein,

daß in Übereinstimmung mit der großen Übersicht von Presmen u. Ehrlich aus dem Jahre 1948 [7] der Nachweis einer sekundären Harnleiterobstruktion beim Magenkarzinom immer mit einem generalisierten metastasierenden, nicht mehr kurativ therapierbaren Grundleiden einhergeht. In Übereinstimmung mit diesen Autoren sollte die Therapie in jedem Fall den kleinstmöglichen urologischen Schritt beinhalten. Ureterocutaneostomie, Einlegen eines endoureteralen Stents bzw. die perkutane Nephrostomie sind die therapeutischen Maßnahmen der Wahl.

Literatur

1. Babaian R, Johnson DE, Ayala AG, Sie ET (1979) Secondary tumors of ureter. Urology 9:343. – 2. Bennington JL (1975) Secondary tumors involving the renal pelvis and ureter. In: Bennington JL, Beckwith JB (eds) Atlas of tumor pathology, vol 12. Armed Forces Institute of Pathology, Bethesda, Maryland, pp 319. – 3. Fitch WP, Robinson JR, Radwin HM (1976) Metastatic carcinoma of the ureter. Arch Surg 111:874. – 4. Fontana D, Garbarini A, Giraudi G (1974) A case of gastric carcinoma revealed by a ureteral metastasis. Panminerva Medica 16:165. – 5. Möhring K, Ikinger U, Pfitzenmaier N (1983) Obstruktionen des oberen Harntraktes bei metastasiertem Magenkarzinom. XXXIV. Kongreß der deutschen Gesellschaft für Urologie Hamburg 1982. – 6. Österwitz H, Bick C (1981) Maligne retroperitoneale Fibrose durch metastasierende nicht-urologische Tumoren als Ursache von Harnstauungsnieren. Z Urol Nephrol 74:355. – 7. Presman D, Ehrlich L (1948) Metastatic tumors of the ureter. J Urol 59:312

Dr. med. W. Weidner
Oberarzt der Urologischen Universitätsklinik
Klinikstraße 37A
D-6300 Gießen

Schlußsitzung

Verhandlungsbericht der Deutschen Gesellschaft für Urologie, 34. Tagung (1982), 424-428
© Springer-Verlag Berlin Heidelberg 1983

Der Arzt zwischen Heilauftrag und Gesetz auf dem Wege in die defensive Medizin?

G. Carstensen

Wenn die Wissenschaft einen Abschnitt ihres Weges zurückgelegt hat und sich wie heute einen Augenblick der Besinnung gönnt, dann stellt sie wohl fest, wie weit sie es gebracht hat, während es weniger dem Zug der Zeit entspricht, darüber nachzudenken, wie es weitergeht. Eine kritische Bestandsaufnahme erscheint hierzu nicht überflüssig, weil sich neuerdings auch Fragen ergeben haben, die die Wissenschaft allein nicht zu beantworten weiß und für die sie auch nur teilweise zuständig ist.

Die Idee der Wissenschaft ist die Suche nach Wahrheit. Das Geheimnis des Erfolges liegt darin, die richtige Frage zu stellen und sich zur rechten Zeit zu wundern. Dazu bedarf es allerdings einer Voraussetzung, die Oliver Wendell Holmes in die treffenden Worte gekleidet hat: „Wissenschaft ist ein erstklassiges Möbelstück für die bel étage - sofern im Erdgeschoß gesunder Menschenverstand herrscht."

Auch die Geschichte der Urologie ist ein Beispiel dafür, daß die Empirie der Grundlagenforschung vorausgeeilt ist. Dabei ist der Beginn aller chirurgischer Tätigkeit - und für diese Ausführungen mögen der Einfachheit halber mit Ihrem Einverständnis Chirurgie und Urologie identisch sein - keineswegs verheißungsvoll gewesen, wie das Schicksal der beiden ersten transplantierenden Ärzte, nämlich Kosmas und Damia, lehrt, die einen Altersbrand am Bein erfolgreich behandelt haben, indem sie das Bein einer frischen Moorenleiche überpflanzten. Es half diesen beiden Schutzheiligen der Ärzte und Bettler nicht, daß sie den Ruf der anargyroi genossen, d.h. der unentgeltlich behandelnden Ärzte. Halbgötter lebten schon damals gefährlich. Sie sind ans Kreuz genagelt, mit Pfeilen beschossen und, offenbar um ganz sicher zu gehen, enthauptet worden.

Den folgenden Betrachtungen seien Worte von Immanuel Kant und Bertrand Russell vorangestellt; zunächst Kant: „Durch Kritik wird unserem Urteil der Maßstab zugeteilt, wodurch Wissen von Scheinwissen mit Sicherheit unterschieden werden kann."

Dann Russell: „Das Ärgerliche in dieser Welt ist, daß die Dummen todsicher und die Intelligenten voller Zweifel sind."

Zweifel können einen Arzt durchaus plagen, ob ihm nämlich das Kunststück gelingt, den Erwartungen des Kranken - zumal ungeachtet seines Grundleidens - gerecht zu werden und gleichzeitig allen juristischen Gefährdungen zu entgehen. Abgesehen von der Kenntnis seiner eigenen Rechte sollte sich der Arzt dabei eine Regel zu eigen machen: Der Weg zum Erfolg führt über die Analyse des Mißerfolges.

Vom Arzt werden ständig ein Höchstmaß an Einsatzbereitschaft sowie Können und gleichzeitig eine ebenso große Rücksichtnahme auf den Kranken in seiner seelischen und körperlichen Beschaffenheit erwartet. Bedeuten ärztliche Leistung und Humanitas sich ausschließende, ergänzende oder gar steigernde Werte? Sich als Arzt mit ganzer Kraft um einen Menschen zu bemühen, zu helfen und zu heilen, sind Eckpfeiler der Berufsauffassung und sollten als selbstverständlich gelten. Und doch haben kritische Fragen eingesetzt, die - eigentlich paradoxerweise - mit dem naturwissenschaftlich-technischen Fortschritt des Helfenkönnens entstanden sind und, wie K.H. Bauer es ausgedrückt hat, auf der ständigen Zunahme des Instrumentalismus, des Apparatismus, des arbeitsteiligen Angewiesenseins und des Eingreifens in die großen Naturkonstanten beruhen. Nissen hat vom chirurgischen Dilemma gesprochen.

Kein Zweifel: Die Medizin und zumal ihre operativen Disziplinen sind mit ihren Untersuchungs- und Behandlungsverfahren in einem ungeahnten Maß, das zugleich Beklemmung auslöst, erfolgreicher, jedoch auch komplizierter und gefährlicher geworden. Fortschritt wird mit erhöhtem Risiko beglichen und ruft - das ist die ungebetene Kehrseite - Ansprüche bis zur

Selbstverständlichkeit des Außergewöhnlichen hervor.

Als entscheidender Schrittmacher hat sich die interdisziplinäre Zusammenarbeit erwiesen, die folgerichtig als Ergebnis der Zunahme des Wissens die moderne Medizin geprägt hat. Die Spezialisierung ist unser Schicksal. Sie hat uns Neuland eröffnet, allerdings mit dem Preis, den geistigen Horizont des einzelnen Arztes zu begrenzen – sicher ein schwerwiegender Nachteil; denn auch in der Medizin hat Goethe mit seinem Wort recht: „Zur Einsicht in den geringsten Teil ist die Übersicht des Ganzen nötig." Eine weitere Auswirkung dieser Entwicklung mit all' ihren Vor- und Nachteilen ist darin zu sehen, daß fachfremde Fehlerquellen kaum noch erkannt werden können.

Seit Ende des letzten Weltkrieges sind die Rechtsprobleme vielfältiger und für den operierenden Arzt verwirrender geworden. Der Arzt schuldet bekanntlich als Vertragspartner dem Kranken die erforderlichen medizinischen Maßnahmen nach den Regeln der ärztlichen Kunst (Laufs). Die Ausdrucksweise ist unzutreffend; denn diese Regeln gibt es nicht. Der jeweilige Wissensstand ist keine exakt bestimmbare Größe (Hellner). Man sollte daher auch nicht von einem Kunstfehler, dem Reizwort der Journalisten, sprechen, sondern von einem ärztlichen Behandlungsfehler, der vorwerfbar oder nicht vorwerfbar sein kann. Rudolf Virchow verstand unter dem „Kunstfehler" die „fahrlässige Verletzung allgemein anerkannter Regeln der ärztlichen Wissenschaft". Der Arzt hat nach dem Stande der Wissenschaft zu verfahren, um das Behandlungsziel auf die angemessen einfachste, schnellste und schonendste Weise zu erreichen. Hierzu muß er einen gewissen Leistungsstandard aufweisen (Putzo). Dunz betont, daß der Arzt zwar „sein Bestes" schuldet, aber keinen Erfolg; den Erfolg kann er nicht garantieren, sondern nur, daß er Mißerfolg nicht durch unsachgemäßes Vorgehen fördert oder erst ermöglicht.

Die höchstrichterliche Rechtssprechung drückt sich wie folgt aus: Der Arzt hat die anerkannten Regeln der ärztlichen Wissenschaft zu beachten (BGH-Urteil vom 17. 2. 1956). Liegen keine Kunstregeln vor, so ist die erforderliche Sorgfalt anzuwenden (BGH-Urteil vom 10. 12. 1957). Der Arzt muß über den neuesten Stand der Heilkunde auf seinem Gebiet informiert sein (5 BGH-Urteile, das letzte vom 27. 9. 1977). Der Arzt ist gehalten, sich bis an die Grenze des Zumutbaren über die Erkenntnisse und die Erfahrungen der Wissenschaft unterrichtet zu halten (BGH-Urteil vom 15. 3. 1977). Über neue Behandlungsmethoden sollten genügend Erfahrungen vorliegen (BGH-Urteil vom 27. 9. 1977).

Ärztliche Fahrlässigkeit tritt für die Judikatur vielfältig in Erscheinung:

In der Nichtbehandlung (8 BGH-Urteile, das letzte vom 27. 6. 1978),

in der Überbehandlung (3 BGH-Urteile, das letzte 16. 5. 1972),

in verfehlten Operationsmethoden (BGH-Urteil vom 27. 9. 1977,

in Schäden bei diagnostischen Eingriffen (BGH-Urteil vom 5. 10. 1972),

in der Unterlassung von diagnostischen Maßnahmen (BGH-Urteil vom 9. 12. 1974),

in mangelnden Fachkenntnissen (5 BGH-Urteile, das letzte vom 27. 9. 1977).

Ein Kranker kann verlangen, daß der Arzt alle, auch entfernt liegende Verletzungsmöglichkeiten erwägt und die modernsten Mittel anwendet, die zur Verfügung stehen (BGH-Urteil vom 11. 5. 1956).

Anmerkung: Ein operativ tätiger Arzt, der diese Gratwanderung ohne Sturz übersteht, muß wohl schon ein Artist sein. Der Ausweg in die defensive Medizin ist nicht mehr weit entfernt.

Zumal für die Tätigkeit in einem Spezialgebiet ist strafrechtlich zu bedenken, daß der Arzt nach seinen individuellen Kenntnissen und Fähigkeiten im Stande sein muß, die erforderliche Behandlung mit der entsprechenden Sorgfalt durchzuführen. Eine Behandlung darf er nicht übernehmen, die offensichtlich sein Wissen und seine Kräfte übersteigt, will er sich nicht dem Fahrlässigkeitsvorwurf aussetzen (RGSt 67, 12). Auch zivilrechtlich gilt, daß an einen Arzt, der auf seinem Gebiet als Spezialist bekannt ist, höhere Anforderungen zu richten sind als an einen durchschnittlichen Fachkollegen, wie Deutsch hervorhebt. Und schließlich noch unter dem Blickwinkel des Spezialgebietes: Hat der Arzt die in seinem Tätigkeitsbereich „erforderliche" Sorgfalt nicht beachtet, so kann er sich nicht darauf berufen, die „übliche" Sorgfalt angewendet zu haben (5 BGH-Urteile, das letzte vom 27. 6. 1975) Auch dem Bundesgerichtshof ist bekannt, daß sich hinter dem Üblichen Schlendrian verbergen kann. Manches, was in der Medizin üblich ist, ist deswegen noch nicht gut.

Der operativ tätige Arzt muß seine eigenen Erfahrungen sammeln. Aus Fehlern, die man selbst gemacht hat, lernt man bekanntlich am nachhaltigsten. Die Tragik dieser Fehler, sagt

Hellner, liegt für den Arzt darin, daß er manchmal aus dem anderen zugefügten Schaden lernen muß. Hier tut sich die Frage nach der Verantwortung auf, die der leitende Arzt zu tragen hat. Gemäß BGH-Urteil vom 24. 11. 1970 besteht die besondere Sorgfaltspflicht des verantwortlichen ärztlichen Leiters einer Klinik darin, einen bei ihm tätigen und noch nicht als Facharzt anerkannten Assistenzarzt unmißverständlich anzuweisen und sich zu überlegen, ob die Ausführung einer geplanten Operation durch den Assistenzarzt im Hinblick auf dessen Fachkenntnisse verantwortet werden kann. Gelöst werden kann dieses Problem meines Erachtens nur auf der Basis eines gegenseitigen Vertrauens.

Jede Heilbehandlung bedarf zu ihrer Rechtmäßigkeit der Einwilligung des Kranken, die eine Aufklärung voraussetzt. Sie hat zu umfassen: Die Natur des Leidens nebst Differentialdiagnose und Prognose, ferner Dringlichkeit sowie Art und Umfang des vorgeschlagenen Eingriffes mit Vor- und Nachteilen. Es braucht nicht betont zu werden, wie problematisch die Begriffe Diagnose und Prognose sind. Der Arzt muß oft ohne Diagnose handeln, um durch die Operation erst die Krankheit zu erkennen. Diagnose ist ein dynamischer Begriff, eine Funktion der Zeit und fast nie von vornherein abgeschlossen. Je länger ein Arzt in seinem Beruf tätig ist, um so vorsichtiger wird er mit der Prognose umgehen; als Rechtspflicht ist sie unerfüllbar.

Unter dem Eindruck der lauten und grellen Presse mag in den letzten Jahren der Eindruck entstanden sein, daß unsere juristischen Sorgen erst der jüngeren Vergangenheit angehören. Ein Blick in die Annalen lehrt, daß der Schein trügt. Die Aufklärungspflicht des Arztes wird in knapp 12 Jahren 100 Jahre alt und ist untrennbar mit Hamburg verbunden; wir können also auch in dieser Hinsicht dem Genius loci huldigen.

Das am 31. 5. 1894 verkündete Urteil des Reichsgerichtes hat sich als die für Chirurgen wohl einschneidendste Entscheidung herausgestellt, eine kurze Schilderung des Sachverhaltes erscheint daher gerechtfertigt.

Ein 7jähriges Mädchen litt an einer fortschreitenden tuberkulösen Osteomyelitis der Fußknochen, die unumgänglich eine Amputation erforderte. Ohne diese radikale Maßnahme wäre nach Überzeugung des ärztlichen Sachverständigen das Kind verloren gewesen. Die vital angezeigte Operation wurde fachgerecht vorgenommen, allerdings gegen das ausdrückliche Verbot des Vaters der Patientin, der Anhänger der Naturheilkunde und Gegner der Chirurgie war. Das Reichsgericht hat statuiert, daß „entstellende Beeinträchtigungen der körperlichen Unversehrtheit" rechtswidrige Körperverletzungen seien, falls sie nicht der zuvor erklärte Wille des Verletzten oder seines Willensvertreters decke.

Die grundsätzliche Bedeutung des Spruches reicht über die revisionsrichterliche Erledigung des Falles weit hinaus. Der Chirurg, der das Verhalten des Vaters als einen Mißbrauch des Sorgerechtes empfand, wurde übrigens vom Landgericht Hamburg, wohin das Reichsgericht die Sache zurückverwiesen hatte, erneut freigesprochen, allerdings mit der problematischen Begründung, die Patientin habe sich schon in der Narkose befunden, als der Vater erschien, um den Eingriff zu untersagen. Die Judikatur erhielt eine Richtlinie, der sie seit den 30er Jahren einheitlich und unbeirrbar gefolgt ist. Im zivil- und strafrechtlichen Arzthaftungsprozeß lautet seither die entscheidende Frage, ob der Arzt seiner Aufklärungspflicht genügt hat. 100 Jahre Aufklärung 1994 sind somit begründet.

Bei der Aufklärung geht die Rechtsprechung in Anlehnung an Jaspers von dem verständigen und vernünftigen Kranken aus und damit häufig an der Wirklichkeit vorbei. Jede Aufklärung kann nur sinnvoll und rechtswirksam sein, wenn derjenige, der aufgeklärt wird, begreift, worüber er aufgeklärt wird. Oftmals ist der Patient infolge Erkrankung, Lebensalter oder Intelligenz nicht in der Lage, die Aufklärung zu verstehen. Alle Bemühungen um die gebotene Aufklärung erreichen hier eine natürliche Grenze. Die Realität entzieht sich der Rechtsnorm.

Ob, wann, wieweit und in welcher Form aufgeklärt werden soll, sind Fragen, die allein die ärztliche Erfahrung und das ärztliche Gewissen beantworten können. Der Arzt kann es sich leicht machen mit der Totalaufklärung, die sich schützend vor ihn stellt und möglicherweise den Kranken vernichtet. Sicherlich hat die Rechtsprechung niemals die Forderung erhoben, in dieser rücksichtslosen Weise zu verfahren. Unbeabsichtigt können sich aber unvorhersehbare Folgen einstellen.

Tod durch Aufklärung entbehrt nicht der Wirklichkeit, wie eigene Beobachtungen lehren. Eine davon sei angeführt. Ein Kranker mit einem Aortenaneurysma wurde korrekt aufgeklärt. Als er ausdrücklich nach allen operativen Komplikationen fragte, wurden sie ihm unter Angabe ihrer Häufigkeit nicht verschwiegen. Darauf hin lehnte er den Eingriff ab und war trotz eindringlicher Warnung vor dem Spontanverlauf nicht umzustimmen. Er verließ die Klinik und starb 3 Wochen später an einer Aneurysmaruptur. Solche Schicksale haben sich inzwischen wiederholt, übrigens nicht zuletzt durch die Anästhesie-Aufklärung, nachdem die Kranken die chirurgische Aufklärung bereits in guter Verfassung überstanden hatten.

Bei der Aufklärungspflicht trägt der Arzt den Zwiespalt mit dem Gesetz, bei der Sachkunde mit sich selber aus. „Arzt bin ich durch Sachkunde", stellt Jaspers fest, und daran ist nicht zu rütteln.

Urologen, die den Fortschritt ihres Faches maßgeblich gefördert haben, haben stets über die erforderliche Sachkunde nach dem Wissensstand ihrer Zeit verfügt. Einen entscheidenden Beitrag zur Vermehrung der Sachkenntnis hat die Spezialisierung geleistet. Schon Aristoteles wußte, daß niemand in allen Wissensgebieten gleich sachkundig sein kann. Das Maß des Fortschrittes wird daher einerseits von der Spezialisierung bestimmt, andererseits davon, daß die Spezialisierung wiederum sinnvoll eingegliedert wird. Dies ist heute unser Problem; denn bei der überwältigenden Zunahme des Wissens mit einer Halbwertzeit von weniger als 10 Jahren wird es immer schwerer, einen Überblick zu behalten, wozu der Arzt verpflichtet ist. Ein Arzt braucht nicht alles zu wissen; aber er muß wissen, was er nicht weiß, und sollte eine Vorstellung davon haben, was der Spezialist weiß. Die Aufgabe des Arztes, seinen Kranken an den nach der Sachkunde zuständigen Arzt zu überweisen, ist gar nicht so einfach, zumal Spezialisten nicht selten eine Sprache sprechen, die sie für die einzige halten, mit der sich die Welt erklären läßt.

Interdisziplinäre Zusammenarbeit ist heute eine Selbstverständlichkeit. Der Geist kollegialer Wertschätzung früherer Zeit gehört der Vergangenheit an, wie er etwa in einem im Jahre 1738 in Utrecht erschienenen posthumen Werk des damaligen Dekans der Medizinischen Fakultät von Paris Mr. Philippe Hecquet unter dem Titel „Das Raubrittertum der Chirurgie oder die Unterdrükkung der inneren Medizin durch die chirurgischen Wegelagerer" zum Ausdruck kam.

Wenn der Arzt hinsichtlich der Sachkunde an sich selbst einen strengen Maßstab anlegt, fehlt ihm das Verständnis dafür, daß auch Unbefugte die Heilkunde legal ausüben dürfen. Es ist offenbar ein Zeichen der Gegenwart, daß wir es im Zeitalter des Mondfluges und der Nieren- oder Herztransplantation verlernt haben, uns noch wundern zu können. Das menschliche Bedürfnis nach Wundern und Mystik stillen heute als Ersatz jene Naturheilkundigen von stark unterschiedlichem Bildungsgrad, die sich im Besitze der letzten Wahrheiten zu befinden glauben.

Jahrhundertelang war in Deutschland die Kurpfuscherei verboten. Einen großen Fortschritt bedeutete die peinliche Halsgerichtsordnung Karls V. im Jahre 1532, die für das ganze Deutsche Reich strafrechtliche Normen schuf, indem sie bei dem Verfahren gegen einen angeklagten Arzt die Einvernahme von Sachverständigen verlangte und von deren Aussage sowie von den jeweiligen Umständen die Beurteilung abhängig machte. Aus diesen Strafbestimmungen ist besonders hervorzuheben, daß die Carolina weniger die approbierten Ärzte als in erster Linie die Kurpfuscher im Auge hatte.

Haftpflichtprozesse gegen Ärzte sind aus dieser Zeit nur in geringer Zahl der Nachwelt bekannt geworden. Der älteste Bericht stammt aus dem Jahre 1423, und ich kann meine Erleichterung nicht verbergen, darauf hinzuweisen, daß nicht ein Chirurg der erste Missetäter gewesen ist, sondern ein Urologe. Die von Kriegk überlieferte Notiz besagt, daß ein Hodenschneider von seinem Patienten verklagt wurde, weil er bei der Operation den diagnostizierten Blasenstein nicht gewonnen hatte.

Urologen haben aber keinen Grund zu verzagen. Vielmehr stellt sich das Gegenteil bei einem Blick auf die Ergebnisse der Gutachterkommission für ärztliche Behandlungsfehler bei der Ärztekammer Nordrhein heraus. Sie ist seit dem 1. 12. 1975 tätig und hat bis heute genau 300 vorwerfbare ärztliche Behandlungsfehler anerkannt. Davon entfallen ganze 5 auf das urologische Fachgebiet, das sind 1,7%, aus chirurgischer Sicht ein traumhaftes Ergebnis, da die Chirurgie 128 Fehler (= 42,7%) beisteuert. Die 5 urologischen Fehler betreffen einen zurückgelassenen Fremdkörper, die Exstirpation einer gesunden Niere in der Annahme eines malignen Tumors ohne vorherige Probeexcision, die Unterlassung einer erforderlichen Diagnostik bei einem Blasenpapillomrezidiv, ein infolge Umstechung herbeigeführter Verschluß der Vena ilica externa bei einer gleichzeitig neben einer Nieren-vorgenommenen Leistenbruchoperation und schließlich eine fehlerhafte Nahttechnik bei einem Kind mit einer Harnleiterabgangsstenose, deren Korrektur mit einer fortlaufenden Naht vorgenommen wurde, die frühzeitig zu einer Stenose führte und eine Rezidivoperation veranlaßte.

Die grundsätzlichen Schwierigkeiten im Verhältnis zwischen Richtern und Ärzten liegen darin begründet, daß der Jurist, der nur das Negative sieht, und zwar in verzerrter Größenordnung (K. H. Bauer), eine lediglich unvollkommene Kenntnis von der operativen Praxis besitzt und sich daher nur unzureichend in die jeweilige Entscheidungssituation hineinversetzen kann. Es ist ein fundamentaler Unterschied, unter dem Zwang der gegebenen Lage am Operationstisch rasch handeln zu müssen oder nach Ablauf des Geschehens den gleichen Vorgang in Ruhe und unter Heranziehung aller Weisheit von Sachverständigen und Bibliotheken am Richtertisch zu bewerten: Der Arzt entscheidet ex ante, der Richter ex post.

Unter dem Druck aller juristischen Auflagen einerseits und den erwartungsvollen Ansprüchen von Patienten, Rechtsanwälten sowie Kostenträgern andererseits – eine Situation ohne Beispiel in anderen Berufen – muß es nicht verwundern, wenn sich Ärzte gedanklich mit der defensiven Medizin beschäftigen, um Nachstellungen zu entgehen. Die defensive Medizin steht unserem Heilauftrag entgegen. Allerdings ist andererseits dem Arzt eine juristische Gefährdung nur in erträglichem Maße zuzumuten. Wohl alle – Kranker, Arzt und Richter – wollen keine amerikanischen Zustände. Die Rechtsprechung hat in den letzten Jahren die Probleme nicht geschürt, sondern eher in vernünftige Bahnen gelenkt. Anders steht es mit Rechtsanwälten, deren Geschäft der Prozeß ist, gleichgültig wie er ausgeht. Mit Blick auf die Zukunft müssen wir uns auf die juristischen Auflagen einstellen, ohne den Heilauftrag aufzugeben, den wir als Verpflichtung ansehen. Eine vernünftige Verständigung zwischen Judikatur und Medizin müßte möglich sein. Sonst können Entschlußkraft und Entschlußfreudigkeit des operativ tätigen Arztes in einer Weise belastet werden, die dem kranken Menschen kaum zum Segen gereicht.

Eine Veranstaltung wie die heutige sollte im Zeitalter ärztlicher Tätigkeit unter juristischer Aufsicht zum Nachdenken über die Regeln der Zukunft anregen. Derartige Bemühungen kommen nicht nur dem Kranken, sondern – und das möge nicht übersehen werden – ebenfalls dem Arzt zugute. Diese Erwägungen stehen auch dem Fortschritt in der Medizin zu, der rechtliche Voraussetzungen zu berücksichtigen hat. Er läßt sich bekanntlich nicht aufhalten, und es ist anfangs nicht immer zu erkennen, ob er hält, was er zunächst verspricht. Zeitlos gilt bei allem Fortschritt das Wort von Johann Wolfgang von Goethe: „Zuwachs an Kenntnis ist Zuwachs an Unruhe.“

Literatur

Bauer KH (1961) Aktuelle Rechtsfragen in der Chirurgie. Langenbecks Arch Chir 298:281–294. – Deutsch E (1976) Haftungsrecht I. K. Heymanns, Köln, S 283. – Dunz W (1980) Aktuelle Fragen zum Arzthaftungsrecht. Kommunikationsforum Köln. – Hellner H (1958) Das Kunstfehlerproblem aus chirurgischer Sicht. Dtsch med Wschr 83:2113–2116. – Hellner H (1970) Arzt – Kranker – Krankheit. J.F. Lehmanns, München. – Jaspers K (1963) Die Idee des Arztes. In: Philosophie und Welt. Piper, München. – Kriegk GL (1868) Deutsches Bürgertum im Mittelalter, Bd I, S 13. – Laufs A (1977) Arztrecht. C.H. Beck'sche Verlagsbuchhandlung, München. – Nissen R (1964) Chirurgisches Dilemma. Dtsch med Wschr 89:589–594. – Putzo H (1979) Die Arzthaftung – Grundlagen und Folgen. Medition Adenylchemie, Berlin

Nicht eingegangene Referate und Vorträge

Derzeitiger Stand der Immuntherapie bei urologischen Tumoren
(J. R. Kalden)

Entwicklung der Nierentransplantation bei pädiatrischen Patienten in Europa
(K. Schärer, M. Broyer, C. Chantler, R. Donckerwolcke)

Morphologische und immunhistologische Untersuchungen an transplantierten Nieren mittels einer sogenannten cito-Methode
(H. F. Otto, H. Huland, K. Bischoff)

Äthanol zum arteriellen Gefäßverschluß bei malignen Nierentumoren
(J. Hoevels, G. Ludwig, M. Bohrer)

Plastination maligner Nierentumoren
(U. Ikinger, K. Möhring, K. Schwab, G. v. Hagens)

Hodenautotransplantation: Kritische Bemerkungen
G. Carmignani, F. Firozii-Farina, St. de Stefani, Sassari

Obstruktionen des oberen Harntraktes bei metastasiertem Magencarcinom
(K. Möhrung, U. Ikinger, N. Pfitzenmaier)

Schlußsitzung

Primärer und secundärer Megaureter im Kindesalter
(R. Hohenfellner)

Fortbildungsseminar „Klinische Andrologie im Alltag“

Leitung: Prof. Dr. C. Schirren und Prof. Dr. H. Klosterhalfen

Verhandlungsbericht der Deutschen Gesellschaft für Urologie, 34. Tagung (1982), 433/434
© Springer-Verlag Berlin Heidelberg 1983

Einführung

C. Schirren

Mit der Einführung der Ovulationshemmer ist es erstmals in der Menschheitsgeschichte möglich geworden, nicht nur mehr Sicherheit in der Antikonzeption zu erhalten, sondern Sexualität und Fortpflanzung voneinander zu trennen. Es ist damit eine Entwicklung angestoßen worden, deren Folgen nicht absehbar sind. Zum gleichen Zeitpunkt begann der verstärkt vorgetragene Wunsch des Mannes nach operativer Unfruchtbarmachung (Vasektomie), um auch seinerseits einen Beitrag zur Familienplanung zu leisten. Es entbehrt nicht eines besonderen Reizes, wenn wir beobachten, daß die Masse der Bevölkerung an die Regulierung der Familienplanung mit dem Gedanken eines selbstverständlichen Anspruches an die Gemeinschaft herangeht, wie er sich innerhalb einer Wohlstandsgesellschaft entwikkelt hat. Vor diesem Hintergrund ist es zu verstehen, wenn in zunehmendem Umfange die chirurgische Kontrazeption als *einzige* Methode der Antikonzeption angesehen wird. Es besteht kein Zweifel darüber, daß die operative Methode bei sachgerechter Durchführung dem Sicherheitsbedürfnis der Bevölkerung am nächsten kommt; allerdings ist diese Methode nicht für jede Partnerschaft geeignet, und es handelt sich dabei ganz zweifellos um eine endgültige Regelung der Familienplanung.

Diese Endgültigkeit bedarf von ärztlicher Seite eines sehr klaren Vorgehens, gleichgültig, ob das Strafgesetzbuch dem Arzt Straffreiheit gewährt oder ob von einem bestimmten Lebensalter an dieser Eingriff grundsätzlich vorgenommen werden darf. Für den Arzt muß klar sein, daß auch ein Gesetz ihn nicht aus seiner ärztlichen Verantwortung entlassen kann. Ich will damit zum Ausdruck bringen, daß jeder Arzt im Einzelfall prüfen muß, ob ein derartiger Eingriff vorzunehmen ist oder nicht. Der auch noch so eindringlich vorgetragene Wunsch eines Mannes nach chirurgischer Kontrazeption ist zwar durchaus verständlich, geht aber an der Verantwortung des Arztes vorbei, da derselbe kein Erfüllungsgehilfe seiner Patienten sein kann.

Die Sterilisation des Mannes, die Vasektomie oder auch die operative Unfruchtbarmachung des Mannes – das sind Bezeichnungen für *einen* Begriff: Den aktiven Beitrag des Mannes zur endgültigen Familienplanung dadurch, daß er auf eine Fortpflanzung verzichtet.

Ich sehe darin einen sehr wichtigen Aspekt, den man nicht hoch genug einstufen kann. Wenn überhaupt von Partnerschaft zwischen Mann und Frau gesprochen werden darf, dann an diesem Punkt. Es ist notwendig, diesen Gesichtspunkt am Beginn unseres Seminars klar herauszustellen.

Das Seminar stellt sich die Aufgabe, das „Für und Wider" um die Vasektomie in breiter Form zu erörtern. Ich habe gemeinsam mit Herrn Klosterhalfen dieses Thema ausgewählt, weil diese Problematik wie keine andere für Urologen geeignet sein dürfte:
zur Fortbildung
zur Weiterbildung und
zur Allgemeinbildung.

Wenn wir bedenken, in welch großem Umfang der Wunsch nach operativer Unfruchtbarmachung wöchentlich, ja täglich an uns herangetragen wird, wenn wir berücksichtigen, wie häufig dieser Eingriff vorgenommen wird, und wenn ich bedenke, wie oft, d.h. in steigendem Umfange eine vor nicht allzulanger Zeit durchgeführte Vasektomie wieder rückgängig gemacht werden soll, ...

dann ist es notwendig, daß wir eine Bestandsaufnahme durchführen, um über das „Für und Wider" Klarheit zu gewinnen; denn das ist notwendig, weil dieser Eingriff nicht etwa von dem Wunsch eines bestimmten Mannes abhängig ist, sondern ebenso von dem Einverständnis seiner Partnerin und schließlich in gleicher Weise auch von unserer ärztlichen Entscheidung. Alle diese Dinge werden nach meiner Erfahrung leider zu wenig beachtet. Da ist mancher sehr großzügig mit der Vasektomie in Analogie zu dem Slogan „mein Bauch gehört mir".

Mancher will sich mit allem und jedem rückversichern

und eine dritte Gruppe lehnt die Vasektomie kategorisch ab.

Ich meine, wir müssen hierzu Stellung beziehen im Interesse der von uns betreuten Patienten.

Dabei geht es vor allem darum, daß wir uns über die Frage Klarheit verschaffen, unter welchen besonderen Bedingungen eine operative Unfruchtbarmachung beim Manne indiziert *sein kann.* Ich formuliere ganz bewußt „sein kann", denn ich meine, daß die Vasektomie *nur eine* von verschiedenen Möglichkeiten der Kontrazeption ist. Sie ist also nicht etwa die einzige Methode, wie oft angegeben bzw. vordergründig argumentiert wird. Nach meiner Erfahrung ist der Großteil von Männern, die mit dem Wunsche nach Vasektomie kommen, über die gängigen Methoden der Antikonzeption nicht informiert, und er ist darüber hinaus nicht über die Möglichkeiten von Nebenwirkungen der Vasektomie unterrichtet *und* er weiß nicht, daß die Erfolgsquote der Refertilisierung nach einer einmal stattgehabten Vasektomie biologisch bedeutend geringer ist, als aus den Erfolgszahlen der funktionellen Durchgängigkeit der ableitenden Samenwege hervorgeht.

Prof. Dr. C. Schirren
Dir. d. Abteilung für Andrologie
Zentrum für Reproduktionsmedizin
Universitätsklinik Eppendorf
Martinistraße 52
D-2000 Hamburg 20

Für und wider Vasektomie

Verhandlungsbericht der Deutschen Gesellschaft für Urologie, 34. Tagung (1982), 435–441
© Springer-Verlag Berlin Heidelberg 1983

Die Vasektomie aus juristischer Sicht

W. Weißauer

Aus rechtlicher Sicht ist der vital indizierte, dringende Eingriff, selbst wenn er mit einem sehr hohen medizinischen Risiko verbunden ist, verhältnismäßig unproblematisch. Seine Legitimation durch den Heilauftrag des Arztes und die ausdrückliche oder stillschweigende Einwilligung des Patienten stehen hier regelmäßig außer Zweifel, und jeder rechnet mit der Möglichkeit schwerwiegender Behandlungsmißerfolge.

Die forensischen Probleme nehmen zu, je weiter der ärztliche Eingriff sich vom Bereich des medizinisch Indizierten entfernt und je stärker er die körperliche Integrität des Patienten tangiert. Die Vasektomie ist danach geradezu prädestiniert für eine permanente Diskussion zwischen Recht und Medizin.

Lassen Sie mich drei große Problemfelder ansprechen, das der rechtlichen Zulässigkeit der Vasektomie, dann die Haftung bei Mißerfolgen und schließlich die Vasektomie bei den geistig Behinderten. In weiten Bereichen besteht bei der rechtlichen Beurteilung dieser Problemfelder zwischen der männlichen und weiblichen Sterilisation Übereinstimmung. Den Begriff der Vasektomie werde ich im folgenden stets dann verwenden, wenn es um spezifische Fragen der männlichen Sterilisation geht.

Die Zulässigkeit der Sterilisation

Heute liegt der Schwerpunkt der Diskussion nicht mehr beim ersten Problemkreis, der Zulässigkeit der Sterilisation. Dies beruht aber weniger darauf, daß die einschlägigen Rechtsfragen inzwischen eindeutig geklärt worden wären, sondern eher darauf, daß man sich an eine rechtliche Grauzone gewöhnt hat.

Der Diskussion um die Zulässigkeit der „operativen Kontrazeption" liegt die im Außerrechtlichen wurzelnde Frage zugrunde, ob und in welchen Grenzen die Fruchtbarkeit des Menschen zu seiner Disposition steht. Die Auffassung, daß der Mensch über die in ihm angelegte Fähigkeit zur Fortpflanzung nicht frei entscheiden könne, hat tiefe historische Wurzeln. In der Peinlichen Halsgerichtsordnung Kaiser Karl des V. aus dem Jahre 1532 wurde die Unfruchtbarmachung mit der Abtreibung gleichgesetzt und mit dem Tode bedroht. Die Fortpflanzungsfähigkeit stand also unter demselben Strafrechtsschutz wie das Leben selbst.

Normatives Defizit

Gekennzeichnet ist die gegenwärtige Situation durch ein normatives Defizit. Die Sterilisation, also die gezielte, auf Dauer gerichtete Unterbrechung der Ei- bzw. Samenleiter, ist – anders als die kriminologische Kastration – nicht spezialgesetzlich geregelt. Der Versuch, diesen Eingriff zusammen mit der Reform der Bestimmungen über den Schwangerschaftsabbruch zu normieren, ist gescheitert.

Der Sonderausschuß für die Strafrechtsreform hat die im Regierungsentwurf eines 5. Strafrechtsreformgesetzes (BT-Drucks. VI/3434) vorgesehene Regelung (§§ 226b bis 226d) ausgeklammert und als „weniger vordringlich" zurückgestellt. Nach dem Regierungsentwurf sollte die freiwillige Sterilisation einer voll einwilligungsfähigen, mindestens 25 Jahre alten Person ohne weitere Einschränkungen zulässig sein. Jüngere Personen sollten bei einer medizinischen oder genetischen Indikation sterilisiert werden dürfen oder wenn die betroffene Frau bzw. die Ehefrau des betroffenen Mannes mindestens vier Kinder geboren hatte. Die Beratung durch eine Beraterstelle sollte vorgeschrieben werden.

Die Abstinenz des Gesetzgebers ist, soweit es die Zulässigkeitsvoraussetzungen der Sterilisation erwachsener, geistig normaler Menschen betrifft, hinnehmbar. Seit dem aufsehenerregenden sog. Dohrn-Urteil des BGH wurden in der

Rechtspraxis freiwillige Sterilisationen ersichtlich nicht mehr strafrechtlich verfolgt. Eine im Einzelfall deutlich spürbare Unsicherheit ist jedoch geblieben.

Unter welchen Voraussetzungen ist der Eingriff zulässig?

Das Gesetz setzt der Dispositionsbefugnis des Menschen über seine körperliche Integrität Grenzen. Nach § 226a StGB ist ein Eingriff in die Körperintegrität, der mit Einwilligung des Betroffenen erfolgt, dann rechtswidrig, wenn er gegen die „guten Sitten" verstößt. Anhand dieses Beurteilungsmaßstabes ist zu bestimmen, unter welchen Voraussetzungen ein sterilisierender Eingriff zulässig ist.

Entscheidend für die Sittenwidrigkeit eines Eingriffs ist, ob er „gegen das Anstandsgefühl aller billig und gerecht Denkenden" in unserem Rechts- und Kulturkreis verstößt. Dabei ist sowohl auf die Art des Eingriffs als auch auf die mit ihm verfolgten Ziele und Beweggründe abzustellen.

Die zur Verhaltens- und Beurteilungsnorm erhobenen allgemeinen sittlichen Anschauungen sind aber nicht für alle Zeiten fixiert, sondern können sich im Laufe der Zeit ändern.

Nach den heute herrschenden Grundvorstellungen über die sittlichen Grenzen von Entscheidungen im privaten Lebensbereich wird eine Sterilisation jedenfalls dann akzeptiert, wenn sie medizinisch, eugenisch oder sozial indiziert ist. Der Diskussion, ob soziale Gründe eine Sterilisation rechtfertigen können, ist seit der Neufassung der §§ 218ff. StGB weitgehend die Grundlage entzogen, da diese Indikation selbst den Abbruch der Schwangerschaft, also die Verfügung über werdendes Leben zuläßt.

Abweichend von den Indikationen zum Schwangerschaftsabbruch, denen zum Schutze des werdenden Lebens strikte normative Grenzen gesetzt sind, ist eine Vasektomie schon zulässig, wenn der Ehefrau des Betroffenen bei einer Schwangerschaft eine irgendwie geartete, ernstzunehmende Gefahr für ihre physische oder psychische Gesundheit droht, wenn die überdurchschnittliche Möglichkeit einer genetischen Schädigung des Kindes besteht oder wenn ein Kind zu erheblicher wirtschaftlicher Bedrängnis oder zu einer sonstigen Notlage führen würde.

Ob eine Sterilisation auch zulässig ist, wenn keine der genannten Indikationen vorliegt, ist umstritten. Der Deutsche Ärztetag hat sich 1970 und 1976 dafür ausgesprochen, die Sterilisation nur aus medizinischen, genetischen oder schwerwiegenden sozialen Gründen zuzulassen.

Die Auffassung, daß die Entscheidung für oder gegen eine Elternschaft grundsätzlich alleinige Sache der Betroffenen ist und, von Ausnahmen abgesehen, auch dann nicht als „unsittlich" beurteilt werden kann, wenn keine der erwähnten Indikationen dahintersteht, ist jedoch im Vordringen. Nach einer grundlegenden zivilrechtlichen Entscheidung des BGH vom 29. 6. 1976 (BGHZ 67, 48) ist die verantwortliche Entscheidung z.B. einer 34jährigen Mutter von 3 Kindern für eine Sterilisation von der Sittenordnung nicht zu mißbilligen; der Arzt, der dem Wunsch der Frau entspricht, handelt rechtmäßig.

Es wird deshalb heute von dem Grundsatz auszugehen sein, daß der Wunsch nach einer Sterilisation von der Rechtsordnung zu respektieren ist, wenn er von einem *reifen Menschen* nach *gründlicher Überlegung* und aus *wohlerwogenen Gründen* geäußert wird. Dazu rechne ich auch die ernsthafte Auffassung eines Menschen, er könne es nicht verantworten, Kinder in die Fährnisse dieser Welt zu setzen.

Bei der Prüfung, ob eine nicht medizinisch oder eugenisch indizierte Sterilisation gegen die „guten Sitten" verstößt, ist auf die konkreten Umstände abzustellen. Insbesondere das Alter des Betroffenen ist ein in diesem Zusammenhang relevanter Faktor. Bei jüngeren Menschen etwa bis zum 25. Lebensjahr, also der im Entwurf eines 5. Strafrechtsreformgesetzes vorgesehenen Altersgrenze, ist eine gründliche Prüfung geboten, ob sie die nötige Reife für eine so schwerwiegende Entscheidung besitzen.

Der Arzt sollte die Gründe, aus denen der Betroffene die Sterilisation wünscht, in der Krankengeschichte festhalten. Liegen sie außerhalb des Bereichs einer medizinischen, genetischen oder schwerwiegenden sozialen Indikation, so ist Zurückhaltung geboten.

Gerade bei jungen Menschen ist zu beachten, daß die Sterilisation wegen ihrer Irreversibilität keine bloße Alternative zu anderen Methoden der Schwangerschaftsprophylaxe darstellt. Sie darf nicht als „erstbestes" Mittel der Empfängnisverhütung angesehen werden, sondern setzt sowohl von seiten des Arztes wie des Betroffenen reifliche Überlegung voraus. Zu mißbilligen wäre deshalb eine Sterilisation, die allein der Unbeschwertheit geschlechtlicher Beziehungen eines jungen Menschen dient.

Die vikariierende Vasektomie

Die Vasektomie eines verheirateten Mannes ist auch dann zulässig, wenn der Grund für den Eingriff nicht bei ihm, sondern bei seiner Frau liegt. Dies kann bei der medizinischen, aber auch bei einer genetischen Indikation in Betracht kommen.

Im Grundsatz sollte wegen der Möglichkeit einer Auflösung der Ehe durch Scheidung oder Tod die Sterilisation aber bei dem vorgenommen werden, in dessen Person die Indikation oder der Hauptgrund für den Eingriff liegt. Bei der Entscheidung wird nun freilich auch die Möglichkeit der Sperma-Konservierung in einer sog. Samenbank in Betracht gezogen werden. Sie eröffnet die Möglichkeit der Fortpflanzung nach einer Vasektomie und kann daher für die vikariierende Sterilisation sprechen.

Einwilligung und Aufklärung

Als Eingriff in die Körperintegrität setzt die Sterilisation eine wirksame Einwilligung voraus. Sterilisationen gegen den Willen des Betroffenen sind unzulässig und als schwere Körperverletzung nach § 225 StGB strafbar (Mindeststrafe 1 Jahr Freiheitsstrafe).

Wer muß einwilligen?

Es genügt die Einwilligung dessen, an dem der Eingriff durchgeführt wird. Es entspricht allerdings „gutem ärztlichen Brauch, den Ehegatten zu befragen und sich bei dessen Weigerung – je nach den von ihm ins Feld geführten Gründen – zurückzuhalten“ (BGHZ 67, 48/55).

Besonderheiten der Aufklärung

Eine Reihe spezieller Aspekte sind bei der Eingriffsaufklärung zu berücksichtigen. Anders als die weibliche Sterilisation ist die Vasektomie wohl nur in seltenen Ausnahmefällen medizinisch indiziert.

Damit sind von vornherein strenge Anforderungen der Rechtssprechung an Intensität und Umfang der Aufklärung in Rechnung zu stellen.

Die Eingriffsrisiken, die sonst das zentrale Aufklärungsproblem darstellen, sind bei der Vasektomie relativ gering. Zu informieren ist der Patient jedoch über die physiologischen Folgen, über die Erfolgsaussichten refertilisierender Eingriffe sowie über die möglichen psychischen Belastungen, die sich insbesondere bei einer Sterilisation aus Gründen der Familienplanung ergeben können, wenn sich später durch Tod oder Scheidung Änderungen der Familienverhältnisse ergeben.

Hinzuweisen ist auch auf die Möglichkeit der natürlichen Refertilisierung, weil sie für die Entscheidung des Patienten, sich dem Eingriff zu unterziehen, von Bedeutung sein kann. Unerläßlich ist die Aufklärung darüber, daß Unfruchtbarkeit erst nach Entleerung der diesseits der Unterbindung noch vorhandenen Samenfäden erreicht wird.

Auf die Details der Aufklärung brauche ich wohl nicht einzugehen. Wie Sie vielleicht wissen, versuche ich, mit einem System der Stufenaufklärung die Information des Patienten zu verbessern und die forensischen Risiken für den Arzt zu verringern. Zusammen mit Herrn Sökeland habe ich das Merkblatt für die Vasektomie vor kurzem beim perimed-Verlag herausgebracht. Sie können sich anhand eines Musters informieren, was wir im einzelnen als Basisinformation für richtig halten.

Spezifische Haftungsprobleme

Spezifische zivilrechtliche Haftungsprobleme ergeben sich, wenn es nach der Vasektomie zur Zeugung kommt.

Eine Haftung des Arztes kommt in einem solchen Fall dann in Betracht, wenn er entweder den Eingriff schuldhafterweise fehlerhaft durchgeführt hat oder wenn der Arzt den Patienten nicht darüber aufgeklärt hat, daß auch nach erfolgreichem Eingriff zunächst noch zugewartet werden muß, bis die endgültige Unfruchtbarkeit eingetreten ist, und daß eine natürliche Rekanalisation der Samenleiter möglich ist.

Haftungsumfang

Die umstrittene Frage, ob bei Vorliegen der Haftungsvoraussetzungen im Wege des Schadensersatzes die Unterhaltskosten geltend gemacht werden können, die die Existenz des Kindes mit sich bringt, ist inzwischen positiv geklärt. Der Bundesgerichtshof hat dazu ausgeführt, daß Schadensersatzansprüche bestehen,

„wenn durch das schuldhafte Versagen eines Arztes eine wirtschaftliche Familienplanung durchkreuzt worden ist. Das hängt vor allem damit zusammen, daß der Schadenscharakter – was allerdings oft durch emotional gefärbte Äußerungen der Gegenmeinung verwischt wird – nicht dem Kind selbst, sondern dem mit ihm verbundenen Unterhaltsaufwand seiner Eltern beizulegen ist, den diese durch eine wirtschaftliche Familienplanung gerade hatten vermeiden wollen. Wird durch diesen Aufwand eine sinnvolle Familienplanung gestört, dann ist nicht einzusehen, daß in den daraus den Eltern entstehenden wirtschaftlichen Nachteilen ein ersatzfähiger Vermögensschaden nicht soll liegen können."

Aber auch dann, wenn die Sterilisation eine für die Frau aus Gesundheitsgründen oder eine aus genetischen Gründen unerwünschte Schwangerschaft verhindern will, kann ein Anspruch auf Ersatz der Unterhaltsbelastung bestehen, wenn sich die Eltern im Glauben auf die vermeintliche Unfruchtbarkeit in ihrem Lebenszuschnitt darauf eingestellt haben, daß weitere Kinder ausbleiben.

Eine Ersatzpflicht entfällt, wenn auf Grund entsprechender Hinweistatsachen feststeht, daß die Eltern das Kind „unter Korrektur ihrer früheren Familienplanung nachträglich als erwünscht betrachten" (BGH). Für diese Feststellung genügt nicht, daß sie sich mit dem Kind abgefunden haben, es akzeptieren und ihm Liebe und Zuneigung entgegenbringen. Ein nachträglicher Sinneswandel der Eltern, der das zuerst „unerwünschte" Kind nachträglich zu einem „erwünschten" werden läßt, wird nur selten mit der vom BGH geforderten Sicherheit vom Gericht festgestellt werden können.

Hierzu der BGH:

„Die Ersatzpflicht der beklagten Stadt könnte nur verneint werden, wenn Hinweistatsachen (ein unmittelbarer Beweis für die Wandlung der inneren Einstellung der Eltern wird nur ausnahmsweise denkbar sein) keinen Zweifel daran ließen, daß die Kläger sich mit dem weiteren Kind nicht nur abgefunden haben, sondern es unter Korrektur ihrer früheren Familienplanung nachträglich als erwünscht betrachten. Inwieweit es solche Verläufe (etwa den plötzlichen Tod aller schon vorhandenen Kinder) geben kann, die sich als Indiz für einen nachträglichen Sinneswandel der Eltern aufdrängen, ist hier nicht zu prüfen. Für den vorliegenden Fall lassen sich aus der Tatsache allein, daß von den sechs bereits vorhandenen Kindern eines noch vor der Geburt des siebenten Kindes, um das es hier geht, unerwartet verstorben ist, entsprechende Schlüsse nicht ziehen."

Die Ablehnung eines rechtlich zulässigen Abbruchs der Schwangerschaft oder einer Freigabe des Kindes zur Adoption kann dem Anspruch der Eltern auf Ersatz der Unterhaltslasten nicht entgegengehalten werden. Mißlingt eine genetisch indizierte Sterilisation mit der Folge, daß ein geschädigtes Kind geboren wird, so erscheint fraglich, ob das Kind eigene Schadensersatzansprüche und ob die Eltern Ansprüche auf Ersatz des (erhöhten) Unterhaltsaufwands gegen den Arzt haben, der dies zu vertreten hat.

Das OLG München hat beide Fragen in einem Fall verneint, in dem es um die Nichterkennung einer Rötelnerkrankung bei einer Schwangeren mit der Folge ging, daß ein kindlich indizierter Schwangerschaftsabbruch unterblieb. Eine mißlungene Sterilisation war hier zwar nicht vorhergegangen, das Problem des Schadensersatzanspruchs des mit Schäden geborenen Kindes ist aber das gleiche.

Das Urteil des OLG München ist noch nicht rechtskräftig, die Entscheidung des BGH bleibt abzuwarten. Der BGH sprach das Problem in einer anderen Entscheidung, in der es um die Bestimmung des Streitwertes in einem Verfahren wegen der Unterhaltsbelastung nach fehlgeschlagener Sterilisation ging, bereits an, ließ aber seine Lösung dahinstehen. Er führte aus, daß von einer Körperverletzung eines *gesunden* Kindes dadurch, daß seine Geburt durch die fehlerhaft durchgeführte Sterilisation ermöglicht wurde, selbstverständlich nicht gesprochen werden könne. Er führt dann fort.

„Anderes könnte gelten, wenn – ein Fall, den der Senat noch nicht zu entscheiden hatte – ein Kind mit schweren gesundheitlichen Beeinträchtigungen geboren worden ist, um derentwillen seine Geburt gerade hätte vermieden werden sollen, ein in der angelsächsischen Rechtsprechung mit dem Stichwort ‚wrongful life' gekennzeichnetes Problem." (VersR 1981, 481)

Versicherungsrechtlich sind die Unterhaltslasten als Körperverletzungsfolgeschäden wohl den Körperschäden zuzurechnen, nicht den Vermögensschäden. Diese Frage ist jedoch noch ungeklärt. Die Deckungssumme für Vermögensschäden würde in der Regel für die Ansprüche auf Ersatz der Unterhaltsleistungen bei weitem nicht ausreichen. Für den Arzt, der Sterilisationen durchführt, empfiehlt es sich, dringend zu klären, ob er gegen solche Schäden ausreichend versichert ist. Nur am Rande sei erwähnt, daß sich die Haftung auch auf Schäden beziehen kann, die die Frau durch einen legalen Abbruch der Schwangerschaft oder durch die Schwangerschaft und Geburt nach einer mißlungenen Vasektomie erleidet.

Haftungsfreizeichnung?

Bei der Höhe der in Frage stehenden Ansprüche stellt sich die Frage, ob sich der Arzt von dem Schadensersatzanspruch freizeichnen kann.

Eine mit dem Betroffenen und seinem Ehepartner vor dem Eingriff vereinbarte Beschränkung der vertraglichen Haftung auf vorsätzliches und grobfahrlässiges Fehlverhalten erscheint nach dem Gesetz zwar generell möglich (§ 276 Abs. 2 BGB). Die Rechtsprechung und insbesondere die Rechtslehre haben die Freizeichnungsmöglichkeit in ihren konkreten Anwendungsbereichen aber stark beschnitten.

Nicht abdingbar ist für den Arzt die Haftung für Körperschäden aus dem Gesichtspunkt der unerlaubten Handlung. Dies widerspräche dem Wesen des Arzt-Patienten-Verhältnisses sowie Treu und Glauben (§ 138 BGB). In der Regel steht die Haftung aus unerlaubter Handlung neben der Haftung aus Vertrag.

Aber auch beim vertraglichen Haftungsausschluß gibt es Probleme. Entsprechende Klauseln in Formularen, die der Patient unterschreibt, können eine Beschränkung der Haftung des Arztes aus dem Behandlungsvertrag auf Vorsatz und grobe Fahrlässigkeit in der Regel nicht bewirken. Zwar läßt § 11 Nr. 7 AGBG eine solche Beschränkung allgemein zu. Nach § 9 AGBG sind Bestimmungen in Allgemeinen Geschäftsbedingungen jedoch dann unwirksam, wenn sie den Vertragspartner entgegen den Geboten von Treu und Glauben unangemessen benachteiligen, insbesondere wenn sie mit wesentlichen Grundgedanken der gesetzlichen Regelung nicht vereinbar sind oder wesentliche Rechte und Pflichten, die sich aus der Natur des Vertrages ergeben, so einschränken, daß der Vertragszweck gefährdet ist.

Danach ist eine Freizeichnung bei der Verletzung von Kardinal- und Elementarpflichten unzulässig. Die Herbeiführung der Unfruchtbarkeit ist aber die vertragliche Hauptpflicht schlechthin bei einem sterilisierenden Eingriff. Die Haftung bei Verletzung dieser Pflicht wird der Arzt bzw. Krankenhausträger deshalb in Allgemeinen Geschäftsbedingungen nicht einschränken können.

Hinzu kommt, daß das Haftungsrisiko des Arztes und des Krankenhausträgers versicherbar und in der Regel auch versichert ist. Auch dies spricht dafür, daß eine Haftungsbeschränkung „unangemessen" i. S. von § 9 AGBG ist. Dementsprechend hat das OLG Stuttgart (NJW 1979, 2355) eine in Vertragsbestimmungen öffentlicher Krankenhäuser enthaltene Beschränkung der Haftung auf Vorsatz und grobe Fahrlässigkeit bei Behandlungs- und Aufklärungsfehlern generell für unwirksam erklärt.

Zweifelhaft erscheint jedoch auch, ob individuell vereinbarte Beschränkungen der vertraglichen Haftung bei Körper- und Gesundheitsschäden mit dem besonderen Arzt-Patienten-Verhältnis und den Standespflichten vereinbar sind.

Die Zulässigkeit einer Vereinbarung über den Ausschluß der Haftung *für Vermögensschäden* bei schuldhaft mißlungener Sterilisation (Schlechterfüllung des Behandlungsvertrages) ist am Maßstab der Sittenwidrigkeit nach § 138 BGB zu messen. Insoweit werden ähnliche Überlegungen gelten müssen wie für die bereits erörterte Unwirksamkeit von Bestimmungen in Allgemeinen Geschäftsbedingungen, die den Vertragspartner „entgegen den Geboten von Treu und Glauben unangemessen benachteiligen".

Im Ergebnis möchte ich also von Vereinbarungen, mit denen die Haftung ausgeschlossen werden soll, abraten.

Die Vasektomie geistig Behinderter

Auf die Frage, ob und unter welchen Voraussetzungen geistig Behinderte sterilisiert werden können, ist der Gesetzgeber bisher die Antwort schuldig geblieben. Auch die Rechtslehre hat sich dieses „heißen Eisens" bisher kaum angenommen und die Betroffenen, also insbesondere die Eltern Behinderter, aber auch Heimleiter, Sozialarbeiter und um Rat und Hilfe gebetene Ärzte in dieser für sie so wichtigen Frage allein gelassen. Die Rechtslage muß als weitgehend ungeklärt angesehen werden.

Da die Einwilligungsfähigkeit nicht mit der Geschäftsfähigkeit identisch ist, folgt aus einer die Geschäftsfähigkeit einschränkenden geistigen Behinderung noch nicht in jedem Fall, daß der Betroffene auch unfähig sein müßte, Inhalt und Tragweite eines sterilisierenden Eingriffs zu begreifen und seinen Willen hiernach zu bestimmen. Der Arzt muß in jedem einzelnen Fall die Willensfähigkeit prüfen.

Ist der Betroffene auf Grund seines geistigen Zustands nicht in der Lage, Inhalt und Tragweite seiner Entscheidung zu überblicken und eine vernünftige Willensbildung vorzunehmen, so sind die Personensorgeberechtigten (das sind bei

Minderjährigen regelmäßig beide Elternteile, bei Volljährigen der Vormund oder ein Pfleger) zur Entscheidung über die Einwilligung in ärztliche Eingriffe befugt.

Die Wirksamkeit ihrer Einwilligung setzt nach den zum Heileingriff entwickelten Rechtsprechungsgrundsätzen voraus, daß sie die für und gegen die Vasektomie sprechenden Gründe abzuwägen vermögen. Der Arzt hat sie deshalb – anstelle des nicht Willensfähigen – über die Art und Bedeutung des Eingriffs, seine Folgen und Risiken sowie über die Versagerquote aufzuklären.

Der Entscheidung der Eltern über die Einwilligung in einen ärztlichen Eingriff ist die rechtliche Anerkennung zu versagen, wenn sie den Interessen des Kindes widerspricht und einen *Mißbrauch des Sorgerechts* darstellt (§ 1666 BGB).

Ein Mißbrauch wäre die Versagung der Einwilligung in einen medizinisch dringend indizierten Eingriff und umgekehrt die Erteilung der Einwilligung in die Sterilisation bei einem gesunden Kind, für die es keine spezifische Indikation gibt. Eine solche Entscheidung mit ihren irreversiblen Folgen würde dem Kindesinteresse widersprechen, im übrigen würde ein derartiger Eingriff auch gegen die guten Sitten nach § 226a StGB verstoßen.

Ist dagegen der Behinderte außerstande, eine Vater-Kind-Beziehung herzustellen und die Bedeutung der Sexualbeziehung für die Fortpflanzung zu erfassen, und ist er unfähig, die ihm von der Rechtsordnung auferlegten Verpflichtungen gegenüber seinen Nachkommen ohne Beeinträchtigung seines eigenen Lebensunterhalts und ohne Inanspruchnahme Dritter zu erfüllen, so erscheint die Vasektomie sozial indiziert. Kollidierende Interessen, die ihr entgegenstehen würden und die Entscheidung der Sorgeberechtigten für diesen Eingriff als Mißbrauch erscheinen lassen könnten, sind – jedenfalls generell – nicht erkennbar.

Ist dem geistig Behinderten eine bewußte Selbstverwirklichung im Kind nicht möglich und stellt sich die Fortpflanzungsfähigkeit damit als bloße biologische Funktion dar, so berührt ihr Verlust den Betroffenen subjektiv nicht. Wägt man die Vasektomie mit den Beschränkungen ab, die als Alternativen in Betracht kommen – insbesondere mit den Freiheitsbegrenzungen zur Verhinderung sexueller Kontakte –, so wird sie regelmäßig der weniger belastende Eingriff sein und im wohlverstandenen Interesse des Betroffenen liegen. Von einem Mißbrauch des Sorgerechts kann dann nicht gesprochen werden.

Verfügung über ein höchstpersönliches Rechtsgut

Weitgehend offen ist beim gegenwärtigen Stand der Diskussion jedoch noch die Frage, ob nicht die Einwilligung in die Sterilisation, mit der über ein zum Kernbereich der menschlichen Persönlichkeit gehörendes Rechtsgut verfügt wird, der höchstpersönlichen Entscheidung des Betroffenen vorzubehalten ist.

Wegen der besonderen Qualität dieses Rechtsguts sollte nach dem eingangs genannten Gesetzentwurf aus dem Jahre 1972 die Sterilisation einer auf Dauer einwilligungsunfähigen Frau verboten sein, es sei denn, der Frau drohte bei einer Schwangerschaft die anders nicht abwendbare Gefahr des Todes oder des völligen Verfalls ihrer Gesundheit. Dem lag die Auffassung zugrunde, bei der Entscheidung über das höchstpersönliche Rechtsgut der Fortpflanzungsfähigkeit gebe es grundsätzlich *keine Vertretung in der Willensbildung,* den Fall einer schwerwiegenden medizinischen Indikation ausgenommen, in dem der mutmaßliche Wille der Frau eindeutig für den Eingriff spreche.

Nicht zuletzt die Erkenntnis, daß diese Problematik zu den schwierigsten innerhalb des Gesamtkomplexes der Sterilisation gehört und die vorgeschlagene Regelung keine befriedigende Lösung darstellte, führte dazu, daß die Sterilisation insgesamt aus dem Gesetzentwurf herausgenommen und bis heute nicht gesetzlich geregelt wurde.

Das restriktive Regelungskonzept des Gesetzentwurfs stieß in der Folgezeit zunehmend auf Kritik. In der Psychiatrie-Enquête aus dem Jahre 1975 findet sich die Empfehlung, „eine gesetzliche Regelung, die auch die Sterilisation solcher geistig behinderter Personen zuläßt, die einwilligungsunfähig sind und bei denen der Eingriff *in ihrem eigenen wohlverstandenen Interesse angezeigt ist,* anzustreben".

Dies wird jedenfalls für die genetische Indikation gelten müssen. Aber auch in anderen Fällen ist eine Vasektomie – trotz der höchstpersönlichen Rechtsnatur der betroffenen Rechtsgüter – für zulässig anzusehen,

- wenn mit der Aufnahme sexueller Beziehungen durch den geistig Behinderten gerechnet werden muß und
- wenn der Betroffene unfähig ist, die Bedeutung der Fortpflanzungsfähigkeit und einer Vaterschaft zu begreifen und der damit verbundenen Verantwortung, insbesondere den

Unterhalts- und Sorgepflichten gerecht zu werden.

Vertritt man eine restriktive Auffassung, so wäre – von Fällen medizinischer Indikation abgesehen – eine Vasektomie geistig Behinderter generell unzulässig, da der Behinderte nicht *fähig* und die Sorgeberechtigten nicht *befugt* wären, wirksam in den Eingriff einzuwilligen. Dieses Ergebnis ist aus der Sicht der Sorgeberechtigten, aber auch im Interesse des Behinderten, nicht gerechtfertigt. Es erscheint mir mehr von den Schatten der Erinnerung an die Mißbräuche unter der Herrschaft des Nationalsozialismus diktiert zu sein, als aus rationalen Erwägungen hervorzugehen. Es ist an der Zeit, daß wir aus diesen Schatten der Vergangenheit heraustreten.

Einschaltung des Vormundschaftsgerichts

Ein Landgericht (Zweibrücken, Beschluß v. 27. 4. 79) hat entschieden, daß für die Sterilisation eines Behinderten ein Pfleger bestellt werden müsse und dessen Einwilligung der vormundschaftsgerichtlichen Genehmigung bedürfe. Eine positivrechtliche Grundlage für diese Entscheidung gibt es allerdings nicht. Die überwiegende Auffassung dürfte dahin gehen, daß eine Zuständigkeit des Vormundschaftsgerichts für diese Entscheidung nicht gegeben ist.

Gleichwohl kann es sich für die Beteiligten empfehlen, eine Entscheidung des Vormundschaftsgerichts herbeizuführen. Auch wenn es seine Zuständigkeit verneint, ist damit immerhin Klarheit geschaffen, daß die Sorgeberechtigten allein zu entscheiden haben.

Ziehen wir ein Resümee, so liegt bei der rechtlichen Beurteilung der Sterilisation noch manches in einer Grauzone. Es fragt sich, ob man daran rühren und nach dem Gesetzgeber rufen soll. Dazu bestünde aus meiner Sicht nur Anlaß, wenn es infolge dieser ungesicherten Rechtslage zu Straf- und Zivilprozessen käme. Dies ist aber offenbar nicht der Fall.

Dann aber erscheint es mir besser, der Entwicklung freien Raum zu lassen und die Problemlösungen nicht zu früh auf einem Status festzuschreiben, der dann nur noch schwer verändert werden kann.

Dr. med. h.c. Weißauer
Ministerialdirigent
Eckerstr. 34
D-8050 Freising

Verhandlungsbericht der Deutschen Gesellschaft für Urologie, 34. Tagung (1982), 442–446
© Springer-Verlag Berlin Heidelberg 1983

Vasektomie aus psychosomatischer Sicht

P. Petersen

„Die Sterilisation des Mannes und der Frau, insbesondere die Vasektomie, ist ein empfehlenswertes Mittel der Familienplanung" – dies war eine der Thesen, die ich vor 13 Jahren anläßlich meiner Habilitation als Psychiater öffentlich verteidigte. Ich hatte die segensreiche Wirkung der freiwilligen Vasektomie in den 60er Jahren während meiner Ausbildung als psychiatrischer Assistent in der Nordschweiz (Zürich) kennengelernt. Deshalb setzte ich mich nach meiner Rückkehr in mein Heimatland auch in Deutschland für die breitere Einführung dieser Methode in der Familienplanung ein. Ich befürworte sie heute weiterhin (und zwar noch vor der Tubenligatur) wegen ihrer eindeutigen Vorzüge vor anderen Kontrazeptiva, sofern ein Paar endgültig auf eigene (weitere) Kinder verzichtet hat. Diese eindeutigen Vorteile können sich bei oberflächlicher und rein technokratischer Handhabe jedoch in einen gefährlichen Nachteil verwandeln.

Ich habe Ihnen meine globale positive Einstellung gegenüber der freiwilligen Vasektomie deshalb ausdrücklich genannt, weil ich in meinem Referat auch kritischere Töne anschlagen werde. Jedoch resultiert meine Kritik nicht aus einem weltanschaulichen Vorurteil, sondern aus gelegentlich schlechten Erfahrungen wegen mangelhafter Beratung des zu Vasektomierenden. Die Kritik soll vor allem dem Wohle unserer Patienten dienen.

Die Vasektomie ist wegen ihrer Endgültigkeit ein tiefgreifender Eingriff in die menschliche Persönlichkeit und in die partnerschaftliche Beziehung. Diesen Grundsatz muß sich jeder Arzt klarmachen, wenn er als Berater und Operateur mit der endgültigen Fruchtbarkeitsverhütung zu tun hat. Unsere körperliche Fruchtbarkeit ist ein Gut von höchstem Wert – deshalb bezeichnen die Juristen es als ein höchstpersönliches Rechtsgut, über das niemand anderes als der Inhaber selbst verfügen darf; auch nicht ein Vormund im Falle einer schweren geistigen Behinderung, sofern der Patient selbst den Eingriff ablehnt. Zu welch hohem Wert die Fähigkeit, Kinder zu zeugen, erhoben wird, zeigt auch die Weisheit unserer Sprache: Im Flämischen, das mit dem Hochdeutschen aus dem gleichen Sprachstamm hervorging, lautet die Bezeichnung für das männliche Geschlechtsteil „het Leven", das Leben. Sterilisation ist demnach die Verhinderung von Leben.

Allerdings bedeutet Leben hier soviel wie elementares, unbewußtes, sich selbst produzierendes und reproduzierendes Leben, das in unreflektierter und insofern unbesonnener und unbedachter Selbstverständlichkeit ins Dasein tritt – ohne Rücksicht auf die vorhandenen oder nicht vorhandenen menschlichen Beziehungen. Mit „menschlichen Beziehungen" ist ein Stichwort gegeben, das für das Lebensverständnis des heutigen Arztes mitentscheidend ist. Familienplaner sprechen von unserer Zeit als vom kontrazeptiven Jahrhundert. Mit dem Schlagwort kontrazeptives Jahrhundert ist nicht auf verhindertes Leben oder auf die verhinderte Empfängnis hingewiesen – wie die wirkliche Übersetzung von Kontrazeption heißt –, sondern auf verantwortetes Leben. Verantwortung lebt aus der menschlichen Beziehung: der eine antwortet dem anderen, ich antworte dir, in der Selbstprüfung antworte ich meinem besseren Selbst. Verantwortetes und bezogenes Leben ist eine höchst bewußte Art menschlichen Lebens. Die Vasektomie ist eine weitaus schärfere Herausforderung an Verantwortung und menschliche Beziehung als alle anderen kontrazeptiven Mittel – darin liegt ihr Risiko und ihre Chance.

Um welche Beziehungen und Verantwortungen geht es denn dabei? Es geht um die Beziehung zwischen den Geschlechtspartnern, meist sind es Verheiratete, also Ehepartner. Es geht um die Beziehung zum potentiellen Dritten, dem möglichen Kind. Es geht um die Beziehung des Betroffenen zu seinem Körper, vor allem zu seiner Sexualität. Und – es geht um die Beziehung des Arztes zu dem Paar, das die endgültige Kontrazeption wünscht.

Das wesentliche Problem der definitiven Kontrazeption ist in den Industrieländern deshalb auch nicht ein chirurgisches – chirurgische Techniken stehen in genügender Vielfalt zur Verfügung und sind für den Fachkundigen rasch erlernbar –, ebensowenig ist es ein juristisches Problem – wenn auch der zivilrechtliche Aspekt durch die Entscheidung des Bundesgerichtshofes im Jahre 1980 ins allgemeine Bewußtsein gerückt wurde –, sondern in erster Linie ein psychologisches. Es ist jedoch keine fachpsychologische Frage, sondern eine der allgemeinen Psychologie des Arztes.

Für diese allgemeine Psychologie gilt der Grundsatz: Der endgültige und bewußt vollzogene Verzicht auf leibliche Nachkommenschaft ist die fundamentale Voraussetzung der definitiven Kontrazeption, und diesen Verzicht muß der Arzt vor der Operation prüfen.

Tabelle 1. Seelische Prognose der Sterilisation bei Mann und Frau

Günstige Bedingungen	Belanglose Bedingungen
Geklärte, eindeutige Motivation	Alter
Freie Entscheidung	Kinderzahl
Ausreichend Zeit für die Entscheidung	Religionszugehörigkeit
Gegenseitige Absprache beider Partner	Soziale Klasse (Erziehung, Beruf)
Harmonische Partnerschaft	
Ausgeglichene Persönlichkeit	
Objektive, individuelle, ausreichende Beratung durch einen Fachmann (unvoreingenommene Umgebung)	

Dieser allgemeine Grundsatz wird im einzelnen folgendermaßen veranschaulicht: Bei der Beratung des sterilisationswilligen Paares sind sieben Bedingungen zu beachten (Tabelle 1). Diese sieben Bedingungen haben sich aus der 50jährigen Forschung zur freiwilligen Sterilisation (es handelt sich um psychologisch-psychiatrische Nachuntersuchungen an etwa 12800 Frauen und 6900 Männern) als wesentlich ergeben:

Wenn Alter und Kinderzahl als „belanglose Bedingungen" (Tabelle 1) auftreten, so ist das folgendermaßen zu verstehen. Es handelt sich bei den seelischen Bedingungen um Persönlichkeitsfaktoren, die aufgrund empirischer Untersuchungen bei der *seelischen Verarbeitung* der Sterilisation zu Buche schlagen. Für die Verarbeitung ist eben offenbar die persönliche Reife und Entschiedenheit zur Sterilisation entscheidender als das Alter und die Zahl der eigenen leiblichen Kinder. Jedoch ist unbedingt zu beachten: die *Schicksalsprognose* ist mit dieser Tabelle *nicht gemeint*. Für das Schicksal eines Mannes oder einer Frau ist es natürlich entscheidend, ob die Sterilisation im 24. oder im 38. Lebensjahr stattfindet, ebenso auch die Kinderzahl. Insofern müssen Alter und Kinderzahl selbstverständlich bei der *endgültigen Entscheidung* wesentlich mit berücksichtigt werden; und der Arzt tut gut daran, bei jüngeren Menschen mit keinen Kindern die Indikation zur Sterilisation zurückhaltend zu stellen.

Eindeutige Motivation

Der oder die Betroffene meint mit ihrem Entschluß ausdrücklich den Verzicht auf leibliche Kinder, nicht aber verdeckte andere Motive – z.B. hofft eine Frau, ihre schwere sexuelle Störung würde durch die Operation behoben – oder ein Paar erhofft sich davon die Lösung jahrelanger ehelicher Spannungen. – Solche verdeckten Motive sind ungünstige Voraussetzungen.

Eindeutige Motivation heißt auch: Die Endgültigkeit des Eingriffs in die Fruchtbarkeit wird bejaht. Wenn dagegen ein Paar im stillen mit dem Gedanken spielt, doch noch später Kinder haben zu wollen, so ist diese Zwiespältigkeit (Ambivalenz) eine ungünstige Prognosebedingung.

Aus diesem Grunde sollte der Arzt die Möglichkeit der Refertilisierung auch nur unter negativen Vorzeichen erwähnen, nämlich so, daß sich endgültige Kontrazeption und Refertilisierung gegenseitig ausschließen. Wer zur Zeit der endgültigen Kontrazeption an Refertilisierung denkt, dürfte zwiespältig sein.

Aus einer katamnestischen psychologischen Studie (Hauswirth, Basler Universitätsfrauenklinik) wissen wir über die hervorragende Bedeutung einer eindeutigen Motivation. Es handelt sich um den Vergleich zwischen sterilisierten Frauen und Frauen mit Anti-Baby-Pille. Die Beobachtungszeit betrug fünf Jahre. Das Ergebnis der Studie war überraschend: die sterilisierten Frauen waren viel zufriedener mit dem kontrazeptiven Mittel als die Frauen der Pillengruppe (97% gegenüber 37%), sie waren emotional ausgeglichener (92% gegenüber 25%) und sie betrachteten ihre Ehe und Sexualität als viel stärker gebessert (80% gegenüber 22%). Der Grund für dieses auffällig bessere Ergebnis bei den sterilisierten Frauen dürfte in der Eindeutigkeit ihres Verzichtes auf Kinder gelegen haben. Das Fazit der Studie lautet insgesamt: die Sterilisation schafft eine *bereinigte Situation*. Dieses Ergebnis dürfte sich auch auf die Vasektomie übertragen lassen.

Freie Entscheidung

Eine weitere günstige Bedingung ist der freie Entschluß. Das heißt, unfrei wäre der Entschluß, wenn der Mann oder das Paar unter Druck gesetzt wäre. Manchmal werden ja die Männer von den Ehefrauen oder Verwandten als Opfer vorgeschoben. Die Unfreiheit kann auch subtilere Formen haben, so beispielsweise liegt Unfreiheit dann vor, wenn die Frauen die Entscheidung zur Sterilisation nicht vor sich selbst verantworten wollten, sondern diese Entscheidung unausgesprochen dem Arzt überlassen haben. Diese Delegation von Verantwortung beobachtet man gelegentlich bei der sogenannten vikariierenden Vasektomie. Eine vikariierende Vasektomie ist eine stellvertretende Sterilisation des Mannes für seine Frau: bei der Frau ist aus medizinisch-gesundheitlichen Gründen die Indikation zur definitiven Sterilisation gegeben, jedoch bei ihr aus Gesundheitsgründen nicht durchführbar. Der Mann springt in dieser Notlage ein. Wenn dann der Arzt als medizinische Autorität quasi für das Paar die Entscheidung gefällt hatte und nicht genügend darauf achtete, ob das Paar – insbesondere der Mann – den Entschluß innerlich wirklich vollzog, so kommt es zur Verschiebung von Verantwortung.

In diesen Fällen sind auch die seelischen Folgen ungünstiger als bei solchen Männern, die z.B. aus rein familienplanerischen Gründen die definitive Kontrazeption durchführen ließen. Wer sich aus Gründen der Familienplanung operieren ließ, hatte sich schärfer mit der Endgültigkeit des Eingriffs auseinandergesetzt. Es berührt merkwürdig, daß gerade diese klare Begründung für die Operation auch heute noch gelegentlich in herabsetzender Weise als „Gefälligkeitssterilisation“ bezeichnet wird.

Ausreichender Entscheidungszeitraum

Ein wichtiger Faktor ist der ausreichende Entscheidungszeitraum. Je nach Charakter der Paare braucht diese Entscheidung Wochen bis Jahre von der Erstinformation bis zum endgültigen Entschluß. Die Entscheidung muß reifen können. Positive Vorbilder aus der Nachbarschaft erleichtern oft die Entscheidung. Deshalb empfiehlt es sich im allgemeinen, nach solchen Persönlichkeiten zu fragen. Als Konsequenz aus dieser Forderung nach ausreichender Entscheidungszeit ergibt sich eine zweimalige Beratung im Abstand von einigen Wochen: In der ersten Sitzung informiert der Arzt – meist sind die Paare heute allerdings schon gut informiert – und er klärt die Motive. Die zweite Sitzung dient der Überprüfung, ob die Entscheidung auch tatsächlich eindeutig ist.

Partnerübereinstimmung

Beide Partner müssen einen übereinstimmenden Entschluß fassen. Der Mann ebenso wie die Frau müssen den Entscheidungsprozeß durchgearbeitet und die Entscheidung vollzogen haben. Die definitive Kontrazeption ist eine „Sterilisation des Paares“; denn Ehepaare oder Paare mit langem gemeinsamem Leben bilden eine psychosomatische Einheit. Diese Behauptung läßt sich auch aufgrund von Nachuntersuchungen beweisen. Zwei amerikanische Psychologen (Rodgers und Ziegler) haben in den sechziger Jahren (in einer prospektiven Longitudinalstudie) 39 Paare mit Vasektomie vier Jahre lang regelmäßig untersucht (vor der Operation, sechs Monate, zwei Jahre und vier Jahre danach) und diese Gruppe mit 22 Paaren verglichen, bei denen die Frau die Pille genommen hat. Dabei kam eine sublime seelische Labilisierung der Vasektomiegruppe zum Vorschein. Diese feinen seelischen Veränderungen, die nur als seelische Hintergrundsphänomene erkennbar waren, erschienen beim Mann wie bei der Frau – und zwar in stärkerem Maße als bei der Pillengruppe. Dieser seelische Verarbeitungsprozeß dauert bis zu vier Jahren. Das ist sicherlich kein pathologisches Phänomen, sondern ein Hinweis darauf, wie intensiv dieser Eingriff auf die seelisch-leibliche Befindlichkeit eines Paares wirken kann.

Harmonische Partnerschaft

Eine harmonische Partnerschaft ist eine weitere günstige Prognosebedingung. Mit harmonischer Partnerschaft ist keine heile Welt gemeint, sondern die Tatsache, daß mögliche Konflikte zwischen den Partnern bewußt und bis zu einem gewissen Grade verarbeitet sind, so daß sie nicht als virulente Herde aus dem Hintergrund wie Motivverschieber wirken. Typische Beispiele für eine solche Motivverschiebung ist folgende Krankengeschichte:

Es wird mir ein 49jähriger Mann zur psychotherapeutischen Beratung geschickt, der über Impotenz nach Vasektomie klagt. Der seelisch wenig differenzierte Mann ist mit einer 10 Jahre jüngeren Frau verheiratet und hat vier Kinder. Die Frau droht jetzt, ihren Mann zu verlassen, weil sie auf Geschlechtsverkehr angewiesen sei. Er reagiert darauf verzweifelt, mit Vorwürfen gegen den vasektomierenden Arzt, der inzwischen gestorben ist. In seiner medizinischen Leidensgeschichte spricht der Mann vergeblich in urologischen Kliniken um Hilfe vor. Aus den Beratungsunterlagen der Jahre 1973/74 vor der Vasektomie wird deutlich, daß er sich wegen Unverträglichkeit von Pille und Spirale bei seiner Frau anläßlich Abbruchs der fünften Schwangerschaft vasektomieren lassen wollte – zugleich auch, daß seine Frau erhebliche Widerstände gegen die Operation hatte. Später scheint die Frau zwar ihren Widerstand aufgegeben zu haben, aber der Mann zögerte die Operation dennoch mehr als ein Jahr hinaus. Aus jetzt nicht näher bekannten Überlegungen wurde die Operation vorgenommen, obwohl man schon vor der Operation einen Partnerschaftskonflikt im sexuellen Bereich erkannt hatte. Anscheinend hat man bei der Abwägung der Prognose hier die Ambivalenz des Mannes, den Widerstand der Frau und die Tatsache des latenten, jedoch spürbaren Partnerkonflikts zu gering eingeschätzt und das Paar zu wenig auf die ungünstige Prognose hingewiesen.

Ausgeglichene Persönlichkeit

Schließlich ist eine ausgeglichene Persönlichkeit eine günstige Voraussetzung für eine reife Verarbeitung der Operation. Ausgeglichene Persönlichkeit hat nichts zu tun mit Bildungsstand, Beruf oder Intelligenz, dagegen viel mit klarer Bewußtheit für die eigenen Grenzen und Möglichkeiten. Menschen, denen es an dieser Bewußtheit mangelt und die an mehr oder weniger ausgeprägten seelischen Störungen leiden, verarbeiten die definitive Kontrazeption häufig ungünstig, das heißt, sie sind unzufrieden mit der Operation, klagen über mannigfaltige vegetative oder sexuelle Störungen und zeigen seelische Verstimmungen.

Beratung durch den Arzt

Der siebte Faktor für die Prognose ist der wichtigste, es ist der Arzt selbst. Eine eingehende und sachliche Beratung ist die wesentliche Voraussetzung für eine günstige Verarbeitung der Operation. Zwei Ziele dieser Beratung sind zu nennen:

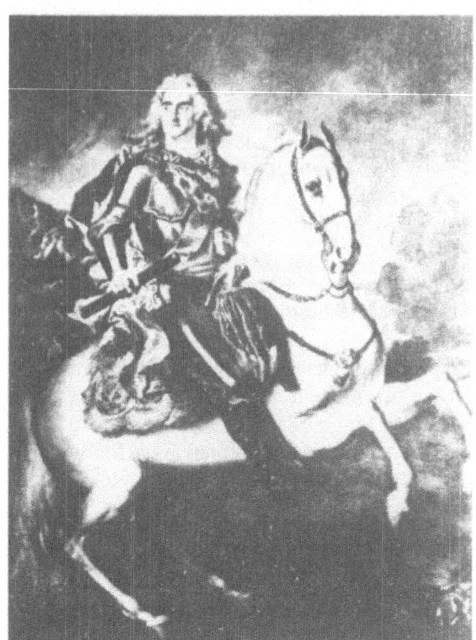

Abb. 1. August der Starke

Das eine Ziel betrifft den Arzt: Er muß sich vergewissern, ob das Paar den wirklichen Verzicht auf weitere Kinder vollzogen hat.

Das andere, wichtigere, Ziel betrifft das Paar: Ihm wird zur eigenen Entscheidung verholfen. Der Arzt ist als Entscheidungshelfer nicht eigentlich Handelnder, sondern aktiver Wegbegleiter, so wie das Ziel des Entscheidungsprozesses ja auch kein abgeschlossenes Faktum, sondern ein Weg ist.

Paracelsus sagt über diese Katalysatorfunktion des Arztes:

„Der Patient ist sein eigener Arzt,
der Arzt darf nur sein Helfer sein."

Die Beratung wird inhaltlich natürlich alle Bedingungen berücksichtigen, wie oben erwähnt. Einzelheiten und Empfehlungen für die Beratung sowie weiterführende Literatur finden sich in [1].

Um die zwischenmenschlichen Beziehungen des Paares bewußter zu machen, möge der Arzt auch die Tubenligatur zur Diskussion stellen. Bei dieser Gelegenheit möchte ich kurz auf eine nach meiner Vermutung unterschiedliche Bewertung von Tubenligatur und Vasektomie aufmerksam machen.

Die Vasektomie ist hierzulande wahrscheinlich noch weniger verbreitet als die Tubenligatur, obwohl die definitive Kontrazeption des Mannes chirurgisch einfacher, ungefährlicher, zeitsparender und billiger ist. In den USA dagegen wird inzwischen die Hälfte bis Dreiviertel aller Sterilisationen an Männern ausgeführt. Eine gewisse Tabuisierung der Vasektomie hierzulande hängt möglicherweise mit der Eitelkeit und dem Stolz der Männer zusammen: Unfähigkeit zum Kinderzeugen verletzt das männliche Selbstbewußtsein, den männlichen Narzißmus.

Sicherlich läßt sich dieses Eitelkeitssyndrom auch historisch verfolgen: Der edle Barockfürst König August der Starke von Sachsen (Abb. 1) soll laut der sich hartnäckig haltenden Legende 248 Kinder in die Welt gesetzt haben. Derartig historisch verwurzelte Strukturen des Patriarchats muß der Arzt als Berater natürlich beachten – auf keinen Fall darf er das Paar zur Vasektomie drängen.

Tabelle 2. Folgen der Sterilisation bei Mann und Frau

Schöpferische Kräfte werden freigelegt
Normale Trauerzeit Frauen bilden Restitutionsphantasien Männer konzentrieren sich mehr auf Familie und inneres Leben
Verborgene Konflikte der Partnerschaft werden aktualisiert (Chance zur Klärung)
Unerwünschte Nachwirkungen werden abgespalten (kognitive Dissonanz)

Gelegentlich fragen die Paare auch nach den seelischen Folgen (Tabelle 2). Daß eine allgemeine Entspannung der Ehe durch die Entlastung von der Schwangerschaftsangst und durch die Befreiung vom lästigen Pillenschlucken oder kontrazeptiven Manipulationen vor dem Geschlechtsverkehr eintritt und daß damit ganz allgemein schöpferische Kräfte frei werden können, ist zwar im allgemeinen vom Paar angestrebt und deshalb auch im vollen Bewußtsein. Dennoch sollte der Arzt diese Tatsachen ausdrücklich erwähnen, um das Paar in seinem Entschluß zu bestätigen. Weniger bekannt ist eine normale seelische Labilisierung von wenigen Monaten bis einigen Jahren Dauer, die ich schon zuvor erwähnte.

Männer können dabei introvertieren, d.h. sie beschäftigen sich beispielsweise mehr mit sich selbst und ihren Familien. Ebenfalls weniger bekannt ist die Explosivfunktion für brüchige Ehen oder verborgene Partnerkonflikte.

Die endgültige Kontrazeption kann eine Herausforderung sein, die Beziehung zwischen den Geschlechtern zu klären. Wenn dabei latente Konflikte mobilisiert werden, so ist das ebenso eine Chance für das Paar wie für den beratenden Arzt. Sofern er sich als Familiendoktor versteht, wird er die meist geringfügigen Gleichgewichtsstörungen der Ehe dann auch als Vermittler begleiten. In den wenigsten Fällen ist nach meiner Erfahrung eine Überweisung an den psychotherapeutischen Spezialisten oder an einen Eheberater notwendig.

Ein interessantes Phänomen ist die Abspaltung unerwünschter Nachwirkungen (kognitive Dissonanz). Wenn derartige Veränderungen auftreten (sexuelle, vegetative, stimmungsmäßige Störungen), dann werden sie häufig nicht mit der Operation in Verbindung gebracht, sondern mit ganz anderen Ursachen. Zugleich wird die eigene Zufriedenheit mit der Vasektomie besonders betont. Diese Verleugnung scheint ein psychologischer Schutzmechanismus zu sein. Die eigene Zwiespältigkeit gegenüber der durchgeführten Operation wird durch betonte Zufriedenheit zugedeckt – natürlich kann man nachteilige Folgen als Konsequenz dieser Operation dann erst recht nicht akzeptieren. Man erspart sich die Reue.

Diese Ausführungen über die Notwendigkeit einer intensiven Beratung sollten mit einem Appell beschlossen werden. Die qualifizierte Beratung gehört in die Sprechstunde des Hausarztes und des behandelnden Urologen.

Es ist eine ausgezeichnete Gelegenheit, um zwischen den Ehepartnern und zum Arzt einen näheren Kontakt herzustellen – sofern dieser nicht schon besteht. Der behandelnde Arzt möge diese Klienten (es sind ja keine Patienten) nicht an den spezialisierten Psychosomatiker oder an eine Familienberatungsstelle überweisen, sondern diese interessante und dankbare Aufgabe selbst übernehmen.

Literatur

1. Petersen P (Hrsg) (1981) Sterilisation – Beratung, Operation, Recht. Thieme, Stuttgart. Dort alle weiterführende Literatur.

Prof. Dr. med. P. Petersen
Arbeitsbereich Psychotherapie
im Zentrum Frauenheilkunde
der Medizinischen Hochschule Hannover
Pasteurallee 5, D-3000 Hannover 51

Verhandlungsbericht der Deutschen Gesellschaft für Urologie, 34. Tagung (1982), 447–450
© Springer-Verlag Berlin Heidelberg 1983

Vasektomie aus urologischer Sicht

L.V. Wagenknecht

Vor 2000 Jahren brauchte es etwa 16 Jahrhunderte für eine Verdoppelung der Weltbevölkerung. Heute wird die Verdoppelungszeit auf nur 30 Jahre geschätzt. Während im Jahre 1850 eine Milliarde Menschen auf der Erde lebten, waren es 100 Jahre später bereits drei Milliarden und wiederum nur 15 Jahre später vier Milliarden. Diese Zahlen verdeutlichen die dringende Notwendigkeit einer weltweiten Fertilitätskontrolle. Während in anderen weitaus bevölkerungsdichteren Regionen unserer Erde aus religiösen Gründen, Familien- und Sippentraditionen, der Sicherung der Altersversorgung, Machismus, Unwissenheit etc. Sterilisationsverfahren notwendiger, aber teilweise weniger durchsetzbar sind, scheint in unserem Land die Geburtenkontrolle eher über familienfeindliche Tendenzen, Luxusdenken und schließlich eine ganze Spannbreite von effektiven Fertilitätskontrollen zu laufen. Im Vergleich zu anderen Ländern wird die Vasektomie bei uns nicht häufig durchgeführt, obwohl hier eine erhebliche Dunkelziffer durch ambulant durchgeführte Eingriffe besteht. In den USA werden jährlich über 1 Million Männer vasoreseziert. Über die Hälfte der in der Welt sterilisierten Ehepaare leben in China. In einem Zeitraum von 7 Jahren wurden dort z.B. über 13 Millionen Männer sterilisiert.

Der Begriff *Vasektomie* tauchte erstmals um die Jahrhundertwende in der Literatur auf. Das Verfahren wurde damals nur aus medizinischen Gründen, z.B. zur Verhinderung einer Nebenhodenentzündung, bei Prostataoperationen oder fälschlicherweise als Verjüngungsmaßnahme durchgeführt. Der Begriff ist deshalb falsch, weil Vasektomie die Entfernung des gesamten Samenleiters bedeuten würde. Aus diesem Grunde sollte sich der Begriff der *Vasoresektion* durchsetzen.

Es kann nicht unwidersprochen bleiben, wenn von amerikanischer Seite gesagt wird, daß sich die Vasoresektion *dann* als Fruchtbarkeitskontrolle weiter durchsetzen würde, wenn die Möglichkeit der operativen Reversion dem Ehepaar optimistischer dargestellt würde. Unser Standpunkt muß aus mehreren Gründen gegensätzlich sein.

1. Wird eine Vasoresektion zur *Fertilitätskontrolle* und nicht zur späteren Reversion durchgeführt.
2. Muß die Endgültigkeit dieses Verfahrens dem Ehepaar in aller Deutlichkeit klargemacht werden, damit auf deren Seite ein gründlicher Entscheidungsprozeß ablaufen kann und nicht falsche Hoffnungen genährt werden.
3. Selbst wenn man heute nach Vaso-Vasostomie Durchgängigkeitsraten von 80 bis über 90% erreicht, werden doch nur ca. 50% dieser Männer fertil. Die Gründe für diesen Umstand sind zur Zeit nur unzureichend bekannt, sind aber sehr wahrscheinlich im Zusammenhang mit Druckänderungen im Nebenhoden, erhöhten Abbauraten von Spermatozoen sowie Autoantikörperspiegeln zu sehen.

Vor der Vasoresektion ist ein ausführliches Gespräch mit dem Ehepaar selbstverständlich. Nach reichlicher Überlegung müssen beide Partner eine schriftliche Einwilligung zum Eingriff geben. Erschwerende Begleitumstände wie Hernien, Hydrocelen, Hodenretentionen etc. müssen im präoperativ festgestellten Lokalbefund erfaßt und besprochen werden. Besondere Vorsichtsmaßnahmen sind bei Blutungsneigung oder Antikoagulantientherapie erforderlich. Der Eingriff selbst wird in Lokalanaesthesie, intravenöser Kurznarkose oder herkömmlicher Vollnarkose durchgeführt.

Das Operationsverfahren sollte eine vollständige und sichere Blockierung der Spermienpassage gewährleisten, möglichst komplikationslos, schnell und eventuell ambulant durchführbar sein. Die Vielzahl der zur Samenleiterdurchtrennung vorgeschlagenen Techniken zeigt, daß trotz hoher Zahl der durchgeführten und in der Weltliteratur beschriebenen Vasoresektionen immer noch eine Standardisierung der Technik fehlt.

OP-Technik: Nach Fixierung des Samenleiters unter der Skrotalhaut erfolgt darüber die Hautinzision, Hervorluxierung des Ductus deferens, Abklemmung desselben und Entfernung eines mehr oder weniger langen Stückes zur histologischen Verifizierung. Die offenen Ductusenden werden auf unterschiedliche Art und Weise verschlossen. *Eine Möglichkeit* ist das Umschlagen der Enden und Verschluß des Lumens durch eine Naht. Eine weitere Möglichkeit ist die Verlagerung beider ligierten Enden zwischen verschiedene Gewebsschichten. Eine längere Resektion des Samenleiters bis über 5 cm hat postoperative spontane Rekanalisationen nicht verhindert. Die Koagulation des caudalen Ductuslumens nach Schmidt hat durch bindegewebige Narbenbildung in der umgebenen Muskulatur die Formation von Spermagranulomen und eine spontane Rekanalisation praktisch ausgeschlossen. Über die Durchspülung des proximalen Samenleiterlumens zur Erreichung einer unmittelbar postoperativen Azoospermie gibt es in der Literatur unterschiedliche Angaben. 1%ige Rivanollösung, physiologische Kochsalzlösung, Nitrofurantoin oder Nitrofurazon haben jedoch in größeren Serien zu einem schnelleren Abtransport von Spermien aus dem cranialen Ductusende geführt. Postoperativ sind dem Ehepaar weiterhin Verhütungsmittel anzuraten, bis eine 3malige negative Spermakontrolle als letzter Erfolgsbeweis der Vasoresektion durchgeführt wurde. Einfache Ligaturen oder Clips ergeben teilweise einen undichten Verschluß, oder zu fest geknotete Ligaturen können durchschneiden, eine Nekrose verursachen und somit ein Spermaleck mit nachfolgender Spermagranulombildung und möglicher Rekanalisation hervorrufen. In einer Serie von über 2700 Fällen aus einem amerikanischen Zentrum ergaben Ligaturen oder Clips als Verschluß bei Vasoresektion Komplikationen in 6%, wobei kleinere mit 1,7% und größere Komplikationen mit 4,1% beteiligt waren und subjektive Beschwerden bei 2,4% der Patienten noch unberücksichtigt blieben.

Im einzelnen zeigt die Literaturanalyse von Serien mit mehr als 1000 Vasektomien folgende Komplikationsraten: Nebenhodenentzündung in 0,4–6,1%, Hodenabszeß in 0–5,5%, sonstige Infektionsherde im Wundbereich in 0–6%.

Nach Samenleiterdurchtrennung gehört die Ausbildung eines mehr oder weniger großen Hämatoms zu den häufigsten Komplikationen, die in der Literatur bis zu 18% der Fälle angegeben werden.

Die Entzündung entweder des Samenleiters selbst oder benachbarter Bereiche tritt gewöhnlich innerhalb von 3 Wochen nach Vasoresektion auf und kommt im allgemeinen ohne weitere Behandlung oder durch Hodenhochlagerung und Eisauflagerung zur Ruhe.

Eine schmerzhafte, harte und chronisch entzündliche Gewebsveränderung von etwa 1 cm Durchmesser kann sich 3 Wochen und später nach der Operation als sogenanntes Spermagranulom entwickeln. Diese Granulomentwicklung ist bedingt durch eine Leckage von Spermatozoen aus dem caudalen Ductussegment. Diese Granulome können Monate bis Jahre nach der Vasektomie entstehen. Banerji fand bei 37 von 202 Patienten, also in 18,6%, derartige Granulome im vormaligen Vasoresektionsbereich. Andere Autoren erwähnen diese Komplikationen in 4,9–15%. Es wird angenommen, daß die tierexperimentell nachgewiesenen starken Kontraktionen des Samenleiters auch beim Menschen das Durchschneiden der angelegten Ligaturen bedingen und einen Austritt von Spermaflüssigkeit hervorrufen. Aus folgenden Gründen sind Spermagranulome von Bedeutung:

1. Sie können Schmerzen verursachen, sich infizieren und eine Fistel zur Haut bedingen.
2. Die Ausbildung eines Spermagranuloms bereitet den Weg zur spontanen Rekanalisation vor. Sie können entzündliche Veränderungen im perivasalen Gewebe bedingen, den Ductus langstreckig sklerosieren und eine spätere Refertilisierungsoperation erschweren.
3. Sie könnten ebenfalls als eine Art Druckventil für den im Nebenhoden entstehenden Spermastau dienen, dadurch den druckbedingten Nebenhodenveränderungen vorbeugen und eine bessere Ausgangssituation für eine Vaso-Vasostomie bilden.

Die Rolle der Spermagranulome scheint insofern von besonderer Bedeutung, weil nach der Literatur etwa 60% aller Männer nach Vasoresektion Autoantikörper gegen die eigenen Spermatozoen bilden. Aglutinierende Autoantikörper lassen sich z.B. durch die Kibrick-Methode nachweisen, immobilisierende Antikörper durch die Isojima-Technik. Die genaue Klärung der klinischen Bedeutung von Antikörpern im Hinblick auf eine Beeinträchtigung der Fertilität nach Vaso-Vasostomie steht noch aus. Offensichtlich entsteht nach Vasoresektion eine Extravasation von Spermproteinen mit Bildung eines

Spermagranuloms, und die normale Blut-Hodenschranke wird umgangen. Damit kommt das Immunsystem des Mannes mit den eigenen Spermatozoen in Kontakt und produziert zirkulierende Antikörper. Normalerweise haben etwa 3–14% aller Männer nach Hoden- oder Nebenhodenentzündungen sowie Operationen an diesen Strukturen durch Umgehung der Blut-Hodenschranke zirkulierende Antikörper. Aglutinierende Spermaantikörper führen offensichtlich nicht zu einer völligen Infertilität des Mannes, jedoch ballen sich die Spermatozoen zusammen und können sich dementsprechend nicht normal bewegen. Immobilisierende Antikörper und Spermatoxine sind wahrscheinlich weitaus aggressivere Antikörper, die unter Komplementverbrauch zur Bewegungslosigkeit der Spermatozoen, deren Auflösung und Zelltod führen.

Zelluläre Immunreaktionen nach Vasoresektion sind am Menschen kaum untersucht, jedoch über vermehrte intraluminale Phagozytose der Spermatozoen durch Makrophagen und über die Entwicklung lymphohistiocytärer Infiltrate im Bereich von Spermagranulomen erklärbar. In Tierexperimenten fand sich kein Hinweis für eine zelluläre Immunantwort.

Die Gründe, warum nur etwa die Hälfte der Männer Spermatozoenantikörper bilden, könnte nach Alexander in der Entwicklung einer Immuntoleranz bei Resorption der Spermaantigene liegen, weiter in einer Blockierung durch *andere* aglutinierende Antikörper (eine zusätzliche Entzündungsreaktion ist offensichtlich für die Bildung von Autoantikörpern notwendig), und schließlich haben manche Personen *größere* Fähigkeiten, Antikörper gegen Spermaantigene zu bilden als andere.

Um die Bedeutung dieser *Antigenladung* für das Einzelindividuum besser abschätzen zu können, hat man die Größe von Spermagranulomen mit dem vor Vasoresektion durchgeführten Spermiogrammen korreliert. Je höher die präoperativen Spermatozoenzahlen waren, desto höher waren zumindest innerhalb von einem Zeitraum von einem Jahr postoperativ die Antikörpertiter. Dieses spricht für den Stimulus einer höheren „Antigenladung“, für eine Autoantikörperproduktion in der unmittelbar postoperativen Zeit.

Weiterhin wurde von Linnet u. Hjort sowie einer Vielzahl anderer Autoren eine gute Korrelation zwischen der Größe der Spermagranulome (d.h. zwischen der Menge an Sperma-Extravasat) und der Höhe der Antikörpertiter gefunden. Patienten mit größeren Spermagranulomen hatten auch höhere Spermagglutinintiter, insbesondere bei Messungen 2 Monate postoperativ. Vor und nachher waren derartige Korrelationen nicht so eindeutig.

Wenn die Beziehung zwischen Autoantikörpern und Infertilität eine logische Schlußfolgerung sein sollte, dürften jedoch nicht Patienten mit nach Refertilisation weiterhin hohen Antikörperspiegeln Kinder zeugen. Letzteres ist jedoch der Fall und stellt die Bedeutung der Antikörper für die Zeugungsunfähigkeit in Frage.

Eventuell sind andere, bislang nicht gemessene Antikörper ein wichtigerer Parameter für die Infertilität, wobei die jetzt *meßbaren* Antikörper bei enormer Fluktuation und auch Ungenauigkeit der heutigen Meßmethoden nur als Parallelereignisse zu werten sind.

Die Häufigkeit der spontanen Rekanalisation beträgt nach Leader u. Mitarb. 0,26% (bei 7 von 2711 Operierten). In einer von Rieser durchgeführten amerikanischen Umfragestatistik wurden die Angaben von fast 1000 Urologen und Chirurgen verwertet, die Vasoresektionen über Jahre durchführten. Es wurde über insgesamt 109 Fälle einer Rekanalisation und 13 Fälle mit doppelter Samenleiteranlage berichtet. Bei 55 dieser Patienten war ein Stück des Samenleiters herausgeschnitten und feingeweblich untersucht worden. Daraus kann geschlossen werden, daß auch die Entfernung von 3–5 cm des Samenleiters bei teilweiser oder kompletter Belassung der Samenleiterscheide keine Garantie gibt, daß *keine* spontane Rekanalisation erfolgt. Unter Verwendung der Muscosa-Elektrokoagulation gab es keine Versagerquote. Spontane Rekanalisationen treten meist innerhalb von 2 bis 3 Monaten auf, können allerdings auch 10 Monate später eintreten. Verdächtig sind nach anfänglicher Abnahme eine erneute Zunahme der Spermienzahlen oder ein erneutes Auftreten von Spermatozoen nach gesicherter Azoospermie.

Nach Vasoresektion können Spermatozoen im Ejakulat nach Untersuchungen von Schirren, Rieser u. Rugnar bis zu 1 Jahr postoperativ auftreten. In Abhängigkeit von der Ejakulationsfrequenz scheiden die meisten Patienten, die im cranialen Ductusanteil verbliebenen Spermatozoen innerhalb von 1 bis 2 Monaten postoperativ aus.

Wenn über einen längeren Zeitraum weiterhin Spermatozoen nach Vasoresektion in den Ejakulaten auftreten, müssen folgende Möglichkeiten in Erwägung gezogen werden:

1. Operationsmißerfolg, d.h. nicht durchtrennter und legierter Samenleiter.
2. Doppelt angelegter Samenleiter.

3. Spontane Rekanalisation oder
4. Sehr langsame Abgabe von Spermatozoen aus Reservoirnestern oberhalb der Ductusdurchtrennung.

Die in der Literatur angegebenen Operationsmißerfolge durch nicht erfolgte Identifikation und Durchtrennung des Samenleiters schwanken zwischen 0 und 6%. Die histologische Verifikation der intraoperativ entfernten Samenleiterstücke ist daher von wesentlicher Bedeutung.

Zwischenzeitlich sind Gerichtsprozesse von vasektomierten Vätern gegen die Operateure auch in Deutschland gewonnen worden. Wenn nach 2maliger Vasoresektion über Monate Spermatozoen in Millionenhöhe in den Ejakulaten auftreten, beträgt die Chance der 2maligen spontanen Rekanalisation bzw. die einer anatomischen Variante nur noch 1:26 Mill. Wahrscheinlicher ist ein operativer Fehler, welcher sich nach Gerichtsurteil in erheblichen finanziellen Belastungen, insbesondere nach Geburt eines Kindes, niederschlägt.

Die optimale Technik der Vasoresektion umfaßt präoperative Spermienkontrolle, intraoperatives Heraustrennen und histologische Verifizierung eines Ductusstückes, Elektroverkochung des hodennahen Ductuslumens und Umschlag des cranialen Endes. Die Komplikationsrate liegt bei 4–6%, die Mißerfolgsrate im Mittel bei 0,4%. Antikonzeptiva sind bis zur 3. negativen Ejakulatprobe erforderlich. Unter Beachtung einer ausreichenden Aufklärung und den genannten Grundprinzipien ist die Vasoresektion für Patient und Arzt ein sicheres Verfahren.

Prof. Dr. L. V. Wagenknecht
Urolog. Univ.-Klinik Eppendorf
Martinistr. 52
D-2000 Hamburg 20

Verhandlungsbericht der Deutschen Gesellschaft für Urologie, 34. Tagung (1982), 451/452
© Springer-Verlag Berlin Heidelberg 1983

Ergebnisse der Refertilisierung nach vorausgegangener Vasektomie

H. Becker

Mit dem Anstieg der Vasoresektionen als Möglichkeit der Antikonzeption des Mannes steigt auch die Zahl derjenigen Männer, die diesen Eingriff rückgängig machen lassen möchten. Der überwiegende Grund für eine Refertilisierung ist das Eingehen einer neuen Ehe und der Wunsch, mit der neuen Partnerin leibliche Kinder zu haben. Für einige Länder sind die Zahlen der gewünschten Refertilisierung dokumentiert: In England wünschen 42 und in Indien 106 von je 1000 Männern nach Vasoresektion eine Korrektur.

Je nach der Technik der vorausgegangenen Vasoresektion bestehen bei der beabsichtigten Refertilisierung verschiedene Ausgangssituationen, die ein unterschiedliches Vorgehen erforderlich machen. Die günstigste Situation besteht dann, wenn die beiden Ductusenden in unmittelbarer Nachbarschaft liegen und damit eine End-zu-End-Vaso-Vasostomie möglich ist. Über diese Technik wird im folgenden detaillierter berichtet. Eine Vaso-Vasostomie ist nicht möglich bei undurchgängigem proximalen Ductusende – hier ist u.U. eine Epididymovasostomie indiziert – oder bei langstreckigem Ductusdefekt bzw. einer Obstruktion distal der Vasoresektionsstelle – hier bleibt als letzte Möglichkeit die Implantation einer alloplastischen Spermatocele.

Der Ductus deferens hat eine dicke Wand und ein Lumen mit einem Durchmesser von 1 mm, das entspricht einem Drittel bis zur Hälfte des gesamten Ductusdurchmessers. Nach der Vasoresektion kommt es im hodennahen Ductusanteil zu einer Dilatation des Ductus-Lumens auf Kosten des muskulären Anteils. Im gestreckten Ductus-Anteil steigt der Durchmesser des Lumens um 70%, während der gesamte Durchmesser unverändert bleibt. Die Dilatation läßt sich bereits kurz nach der Vasektomie nachweisen und erreicht ihr Maximum etwa 6 Monate später. Wenn sich diese Dilatation des proximalen Ductus-Lumens nicht erkennen läßt, muß man an eine proximale Ductus- oder Nebenhodenobstruktion denken. Falls sowohl das testikuläre als auch das distale Ductus-Lumen dilatiert sind, besteht der Verdacht auf eine distale Obstruktion, die schon vor der Vasoresektion bestand. Im Normalfall findet sich jedoch nur eine Dilatation des hodennahen Ductus-Lumens, und das bedeutet, daß eine Anastomose zwischen 2 Lumina mit unterschiedlichen Durchmessern durchgeführt werden müssen.

Operationstechnik

Es wird ein Skrotalschnitt über dem palpablen Ductusdefekt durchgeführt, die Ductusenden werden dargestellt und die vernarbten Ductusstümpfe reseziert, bis ein Lumen sichtbar wird. Der Ductus wird nach distal auf Durchgängigkeit hin überprüft, indem Kochsalzlösung injiziert wird. Eine Röntgendarstellung der ableitenden Harnwege wird nur bei Verdacht auf eine Obstruktion vorgenommen. Bei der Durchtrennung des proximalen Ductusendes entleert sich meistens gestaute Samenflüssigkeit, die mikroskopisch analysiert wird.

In unserer Klinik wurden 3 unterschiedliche Anastomosentechniken angewandt. Anfangs wurde ein Splint in das Lumen gelegt, der 10 Tage lang belassen wurde, die Anastomose selbst wurde durch Adventitianähte erzielt. Diese Technik wurde wegen unzureichender Ergebnisse verlassen. Seit 1974 haben wir eine doppelschichtige Anastomosennaht und eine Technik mit durchgreifenden Wandnähten angewandt. Bei der von Silber beschriebenen doppelschichtigen Anastomose werden mit dem Operationsmikroskop zunächst 4 Nähte mit resorbierbaren 10x0-Vicrylnähten durch die Mucosa gelegt, danach erfolgt die Anastomose zwischen Muskulatur und Adventitia mittels 8x0-Prolenefäden.

Bei der Anastomose mit durchgreifenden Nähten erfolgt die Operation mittels Lupenbrille, dabei werden 4 beidseits nadelarmierte 8x0-Prolenefäden durch die volle Ductuswand gelegt.

Ergebnisse

Die Ergebnisse der Vaso-Vasostomien von 85 Patienten werden vorgestellt: 28 Patienten wurden mit der alten gesplinteten Ductusanastomose operiert. Von 17 nachuntersuchten Männern zeigten 11 eine postoperative Durchgängigkeit (65%). Mit der zweischichtigen Methode von Silber wurden am Operationsmikroskop 12 Patienten operiert. 10 dieser Patienten zeigten bei Kontrolle Durchgängigkeit (80%). Mit der durchgreifenden Naht wurden 45 Patienten operiert, von denen inzwischen 30 nachuntersucht wurden – bei 26 fanden sich durchgängige Samenwege (86%). 23 Kinder wurden von den 47 Männern mit durchgängigen Samenwegen gezeugt (49%). Da in unserer Serie die doppelschichtige Technik nach Silber gegenüber der durchgreifenden Naht keine Vorteile zeigt, bevorzugen wir die letztere Technik, zumal sie weniger aufwendig und schneller durchzuführen ist.

Postoperative Komplikationen wurden von uns nicht beobachtet. Schmidt empfiehlt sexuelle Karenz während der ersten 7 postoperativen Tage. Er führt den ersten Test zum Nachweis von Spermatozoen einen Monat nach der Vaso-Vasostomie durch, eine Ejakulatanalyse erfolgt nach 2 weiteren Monaten. Im allgemeinen steigt die Zahl und Beweglichkeit der Spermatozoen in den ersten 6 Monaten nach dem Eingriff an. Es kommt auch vor, daß die Spermatozoen wieder aus dem Ejakulat verschwinden, das spricht dann für eine erneute Stenosierung. Bei fehlender Durchgängigkeit kann dann u.U. ein zweiter Vaso-Vasostomieversuch unternommen werden.

Vor der Operation sollten die Patienten aufgeklärt werden, daß nur etwa 50% der Männer mit postoperativer Permeabilität auch fertil werden. Es ist bekannt, daß die Fertilitätsrate von dem Zeitintervall zwischen Vasoresektion und Vaso-Vasostomie abhängt, d.h. je länger das Zeitintervall ist, um so ungünstiger wird die Fertilitätsrate.

Zusammenfassung

1. Die Vasektomie ist in den meisten Fällen rückgängig zu machen. Nach Vaso-Vasostomie wird im allgemeinen eine Durchgängigkeit von über 80% und eine Schwangerschaftsrate von etwa 50% erzielt.
2. Voraussetzung für gute Ergebnisse nach Vaso-Vasostomie sind:

a) Ein erfahrenes Operationszentrum, das Refertilisationsoperationen häufig durchführt.

b) Die Benutzung von Lupenbrille oder Operationsmikroskop.

c) Das Operationsverfahren.

Die zweischichtige Anastomose mit dem Operationsmikroskop zeigt u.E. keine besseren Ergebnisse gegenüber den durchgreifenden Nähten mit der Lupenbrille. Die Operationsmethode mit Splint und Adventitianaht sollte nicht mehr angewandt werden.

d) Ein nicht zu langes Zeitintervall nach Vasoresektion.

Priv.-Doz. Dr. med. H. Becker
Urologische Universitätsklinik
Hamburg-Eppendorf
Martinistr. 52
D-2000 Hamburg 20

Verhandlungsbericht der Deutschen Gesellschaft
für Urologie, 34. Tagung (1982), 453-460
© Springer-Verlag Berlin Heidelberg 1983

5. Jahresbericht: „Register und Verbundstudie für Harnwegstumoren Aachen"

H. Rübben, H.H. Dahm, G. Jakse, P. Allhoff, R. Friedrichs und W. Lutzeyer
(Ruttac 1982)

Retrospektive Datenanalyse

Retrospektive Datenaufnahme

Die retrospektive Datenaufnahme von Patienten mit Harnwegstumoren ist abgeschlossen.

Es wurden ausschließlich Patienten in das Register aufgenommen, deren histologische Präparate aller behandelten Harnwegstumoren im Register verfügbar waren. Es werden keine neuen Kliniken zur Aufarbeitung des gesamten Harnwegstumormaterials in das Register aufgenommen, jedoch wird der Verlauf der bereits eingegebenen Patienten weiter kontrolliert und die neu zu behandelnden Patienten derjenigen Kliniken, die bereits mit der Registerarbeit vertraut sind, weiterhin dokumentiert.

Registerklassifikation

Bereits in der Information des Registers Nr. 14 deutete sich an, daß die Einteilung der Infiltrationstiefe in acht Stufen und zusätzlicher Kennzeichnung des Papilloms (TaG0) nicht in allen Schritten eine statistisch signifikant unterschiedliche Prognose signalisieren kann. Dies betrifft vor allen Dingen die Unterteilung zwischen TaG0- und Ta-Tumoren sowie der Unterteilung der muskelinvasiven Tumoren in T2 und T3a. Eine statistische Analyse unter Berücksichtigung des Differenzierungsgrades der Tumoren und anderer prognostisch bedeutsamer Faktoren, wie Multiplizität und durchgeführte Therapie, ist in Arbeit.

Basisdokumentation

Es stehen im Register zwei unterschiedliche Basisdokumentationen neben einem allgemeinen Überblick über den Inhalt des Registers zur Verfügung.

1. Abfrage von Häufigkeiten

Dieses Programm ist in der Registerinformation Nr. 14 dargestellt, es dient dazu, einen Sachverhalt unter Berücksichtigung des Erhebungszeitraumes, des Alters und des Geschlechts der Patienten, der T- und G-Kategorie der Tumoren, der Größe, Multiplizität und Rezidivfrequenz detailliert darzustellen.

2. Vergleich von Patientengruppen unterschiedlicher Klassifikation oder Therapie

In einer vergleichenden Darstellung wird die prognostische Bedeutung unterschiedlicher histologischer Befunde, diagnostischer Verfahren und verschiedener Behandlungsmethoden geprüft. Die Ergebnisse dieses Verfahrens sollen keine endgültige Aussage z.B. über die Wirksamkeit einer Behandlungsmethode geben, dazu bedarf es prospektiver randomisierter Studien. Sie soll vielmehr einen Anhalt geben, ob es überhaupt sinnvoll erscheint, eine Fragestellung durch eine umfassende statistische Analyse oder in einer prospektiven Studie zu kontrollieren.

Beispiel I

Definitive Strahlentherapie primärer urothelialer superficialer Blasenkarzinome nach transurethraler Elektroresektion

Fragestellung: Lassen sich Überlebenszeit, Rezidivhäufigkeit und Tumorprogression durch eine Hochvoltbestrahlung nach kompletter transurethraler Elektroresektion superficialer Blasenkarzinome günstig beeinflussen?

Koordination und beteiligte Institutionen:

Krankenhaus des Märkischen Kreises GmbH, Klinikbereich Hellersen, Abteilung Urologie, Paulmannshöher Str., 5880 Lüdenscheid, Dr. med. K.D. Ebbinghaus

RWTH Aachen, Abteilung Urologie, Goethestr. 27/29, 5100 Aachen, Dr. med. H. Rübben, Prof. Dr. med. W. Lutzeyer

bezüglich alleiniger transurethraler Elektroresektion: allgemeine Registerabfrage

Material und Methode

Von 1970 bis 1980 wurden 932 primäre urotheliale superficiale Blasentumoren ausschließlich transurethral reseziert und 95 zusätzlich, d.h., nach kompletter transurethraler Elektroresektion mit einer Hochvoltstrahlentherapie behandelt.

Für die Aufnahme in diese Auswertung müssen folgende Voraussetzungen erfüllt sein:

1. primäres, urotheliales, superficiales (Ta und T1) Blasenkarzinom (Rezidive werden ausgeschlossen).
2. histologische Sicherung der Diagnose und Verfügbarkeit der histologischen Schnitte im Register.
3. Dokumentation der Größe, Lokalisation und Multiplizität der Tumoren sowie des Krankheitsverlaufes.
4. Durchführung der Strahlenbehandlung mit einem Telekobaltgerät:
   a) 3-Feldertechnik, Feldgröße 9 x 12 cm (Lüdenscheid)
   b) Pendeltechnik (300°), Feldgröße 8 x 10 cm (Aachen)
   Mittlere Herddosis: 6300 rd (63 gy)

Studienpopulation, absolute Häufigkeitsverteilung

nicht bestr.	bestr.	T
601	40	Ta
331	55	T1

Relative Verteilung möglicherweise prognostisch wirksamer Kriterien

nicht bestr.	bestr.	T	
68,1	67,6	Ta-1	Alter
79	80	Ta-1	% männlich
100	100	Ta-1	% Primärtumoren
64	53	Ta	% Solitärtumoren
62	66	T1	
70	50	Ta	% Tumoren < 3 cm
67	52	T1	

Relative Häufigkeitsverteilung des Differenzierungsgrades

nicht bestr.	bestr.	G	
67	32	G1	
31	65	G2	Ta
2	3	G3	
16	9	G1	
50	47	G2	T1
34	44	G3	

Aus diesen Daten ergibt sich die Notwendigkeit, bei der Auswertung nicht nur Infiltrationstiefe und den Differenzierungsgrad getrennt zu beurteilen, sondern die Vergleichsgruppen so zu

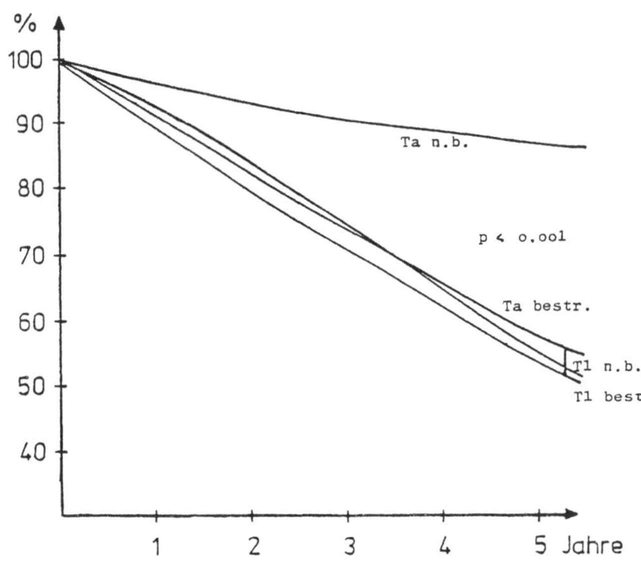

Überlebensrate für Ta- und T1-Tumoren nach alleiniger transurethraler Elektroresektion (n.b.) und nach Bestrahlung nach transurethraler Elektroresektion (bestr.)

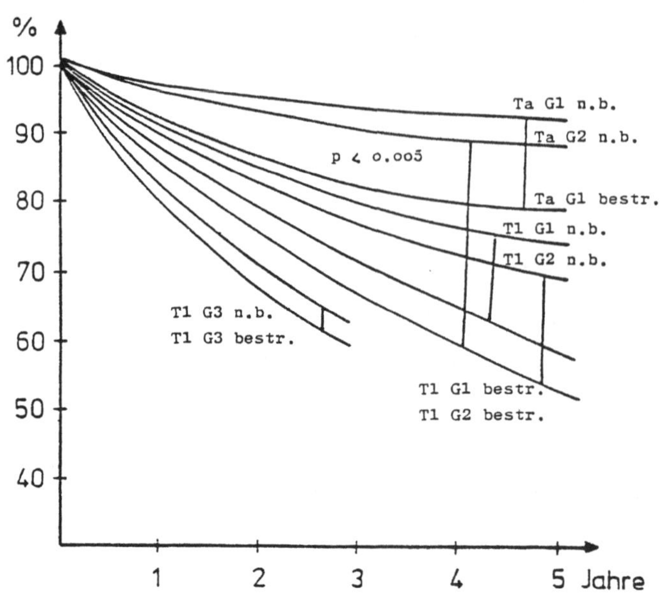

Überlebensrate für Ta- und T1-Tumoren in Abhängigkeit vom Differenzierungsgrad

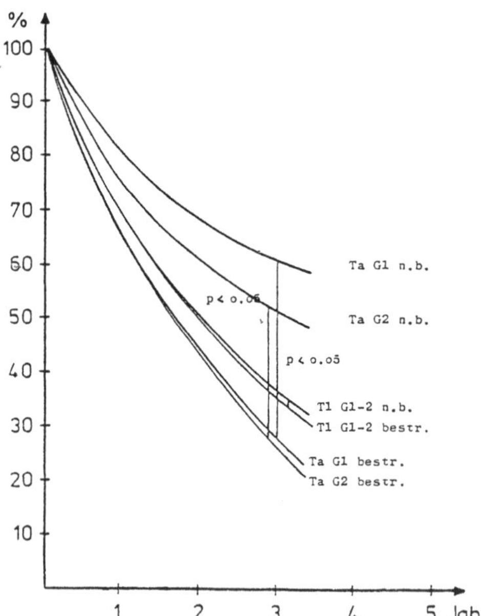

Rezidivhäufigkeit für Ta-Tumoren nach der G-Kategorie

Tumorprogression in Abhängigkeit der T-Kategorie

T		Progr. nach				
		Ta/1	T2/3a	T3b/n	verst.	
a	n. b.	71	8	3	18	(n. s.)
	bestr.	61	16	4	19	
1	n. b.	54	16	8	22	(n. s.)
	bestr.	32	36	8	24	

Zusammenfassung

Innerhalb der Behandlungsgruppen findet sich ein deutlicher Einfluß der Infiltrationstiefe und des Differenzierungsgrades auf die Überlebenszeit. Der Einfluß des Differenzierungsgrades kommt bei den Ta-Tumoren deutlicher zum Ausdruck als bei T1-Tumoren. Ein positiver Einfluß der Bestrahlungsbehandlung auf die Über lebenszeit, Rezidivhäufigkeit oder Tumorprogression läßt sich an diesem Patientengut nicht aufzeigen.

Studienprotokoll Nr. 105, 41

definieren, daß ein Therapieeffekt möglichst nicht durch eine unterschiedliche Verteilung prognostisch wirksamer Faktoren vorgetäuscht wird.

Beispiel II

Die Bedeutung der Diagnose Plattenepithelmetaplasie und Plattenepithelkarzinom für die Prognose von Patienten mit Blasenkarzinomen

Fragestellung: Weisen reine Übergangsepithelkarzinome eine andere Prognose auf als Übergangsepithelkarzinome mit Plattenepithelmetaplasie oder reine Plattenepithelkarzinome hinsichtlich der Überlebenszeit, Rezidivhäufigkeit und Tumorprogression?
Beteiligte Institutionen:
Allgemeine Registerabfrage

Material und Methode

Bis 1981 wurden 1207 reine urotheliale Karzinome, 146 Urothelkarzinome mit Plattenepithelmetaplasien und 54 reine Plattenepithelkarzinome im Harnwegstumorregister dokumentiert und der Verlauf kontrolliert. Zu allen Fällen sind die histologischen Präparate im Register verfügbar.

Vergleichend wurden analysiert die Überlebenszeit, die Rezidivhäufigkeit und Tumorprogression.

Studienpopulation, absolute Häufigkeitsverteilung

Urothel	+ Pl. Met.	Pl. Ca	T
616	24	1	a
354	42	4	1
183	58	18	2/3a
54	22	31	3b/a
1207	146	54	

Relative Verteilung der T-Kategorie

Urothel	+ Pl. Met.	Pl. Ca	T (%)
51	16	2	a
29	29	7	1
15	40	33	2/3a
5	15	58	3b/a
100	100	100	%

Relative Verteilung möglicherweise prognostisch wirksamer Faktoren

Urothel	+ Pl. Met.	Pl. Ca	
64	66	78	% solitär
63	44	34	% 1-3 cm
66,7	66,9	69,0	Alter
78	79	75	% männlich

Relative Häufigkeitsverteilung des Differenzierungsgrades in den T-Kategorien

Urothel	+ Pl. Met.	Pl. Ca	T	
67	29	–	G1	
32	67	–	G2	Ta
2	4	–	G3	
16	7	–	G1	
48	69	–	G2	T1
36	24	–	G3	
2	–	–	G1	
36	17	7	G2	T2/3a
62	83	93	G3	
1	–	–	G1	
16	9	2	G2	T3b/a
83	91	98	G3	

Die Überlebenszeiten ohne Berücksichtigung der Infiltrationstiefe zeigen einen hochsignifikanten Unterschied zwischen Urothelkarzinomen, Urothelkarzinom mit Plattenepithelmetaplasien und reinen Plattenepithelkarzinomen ($p < 0,001$)

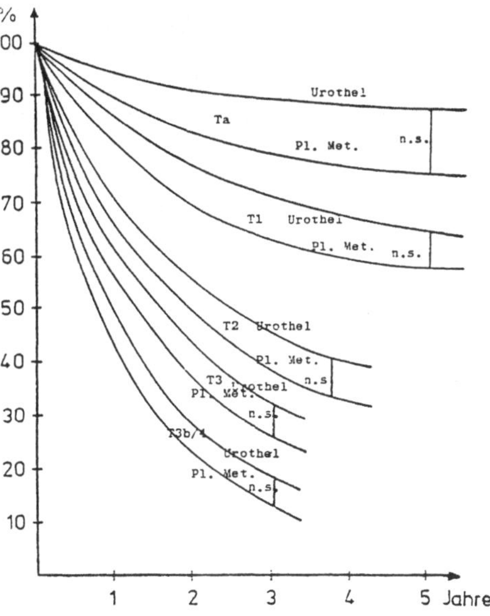

Überlebenszeiten in Abhängigkeit von der T-Kategorie: (in der Gruppe der reinen Plattenepithelkarzinome ist die Fallzahl so gering, daß das Lifetable-Programm nicht durchgeführt werden kann)

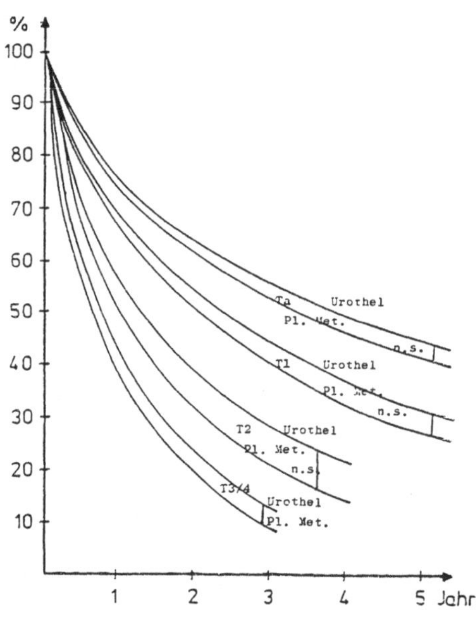

Ebenso zeigt die Dokumentation der Rezidivhäufigkeit keine statistisch signifikanten Unterschiede beim Vergleich der reinen Urotheltumoren und der Urotheltumoren mit Plattenepithelmetaplasien

Zusammenfassung

80% der Urothelkarzinome sind superficiale Tumoren, 91% der reinen Plattenepithelkarzinome bereits muskelinvasiv, 58% wachsen extravesikal. Innerhalb der einzelnen T-Kategorien können die Plattenepithelkarzinome wegen der geringen Fallzahl nicht ausgewertet werden. Bei einem Vergleich der reinen Urothelkarzinome mit den Urothelkarzinomen mit Plattenepithelmetaplasien zeigt sich eine deutliche Abhängigkeit der Überlebenszeit und Rezidivhäufigkeit von der T-Kategorie; eine unterschiedliche Prognose läßt sich innerhalb der T-Kategorien für die reinen und die Urothelkarzinome mit Plattenepithelmetaplasie nicht erarbeiten.
Studienprotokoll Nr. 105, 42

Cytophotometrische DNS-Analyse zur Objektivierung und Dokumentation des Differenzierungsgrades urothelialer Blasenkarzinome

Koordination und beteiligte Institutionen:

Dr. med. H.H. Dahm, Abteilung Pathologie, RWTH Aachen, Goethestr. 27/29

Dr. med. H. Rübben, Abteilung Urologie, RWTH Aachen, Goethestr. 27/29

OA Dr. med. Weigner, Prof. Dr. med. S. Lymberopoulos, Abteilung Urologie, Knappschaftskrankenhaus Bardenberg, Dr.-Hans-Böckler-Platz

Dr. med. Lutherer, Prof. Dr. med. B. Terhorst, Abteilung Urologie, Caritaskrankenhaus Bad Mergentheim, Uhlandstr. 7

Dr. med. P. Allhoff, Abteilung Urologie, Universitätsklinik Köln

Ziel der Studie

Von der Weltgesundheitsorganisation wurden 1973 die Kriterien für die histologische Bestimmung des Differenzierungsgrades urothelialer Blasenkarzinome festgelegt. Obwohl der Tumordifferenzierungsgrad charakterisiert und durch ein Bildbeispiel definiert ist, bleibt es im Einzelfall schwierig, diesen reproduzierbar zuzuordnen. Auf diese Schwierigkeit stößt man vor allem bei der Bestimmung der mittelgradig differenzierten Karzinome (G2). Durch die quantitative Messung des DNS-Gehaltes der Zellkerne an feulgengefärbten Schnittpräparaten ist theoretisch die Möglichkeit zur reproduzierbaren Dokumentation gegeben.

Organisation

Grundsätzlich können alle Patienten mit Blasentumoren in die Studie aufgenommen werden, Voraussetzung ist die Verfügbarkeit der histologischen Schnitte im Register sowie bei Teilnahme an der prospektiven Studie die Bereitstellung geeigneter Präparate zur Durchführung der cytophotometrischen Analyse.
Studienprotokoll Nr. 107 (retro), 109 (prosp)

Computertomographie, transkutane, intravesikale und transrektale Sonographie zur Bestimmung der T- und N-Kategorie beim Blasentumor

Koordination und beteiligte Institutionen:

Prof. Dr. med. E. Zingg, Abteilung Urologie, Urologische Universitätsklinik, Inselspital, Anna-Seiler-Haus, CH-3010 Bern

Dr. med. F. Jakob, Dr. med. H. Rübben, Abteilung Urologie, RWTH Aachen, Goethestr. 27/29, 5100 Aachen

Prof. Dr. med. H. Cottier, Abteilung Pathologie, CH-3010 Bern

Dr. med. H.-H. Dahm, Abteilung Pathologie, RWTH Aachen, Goethestr. 27/29, 5100 Aachen

Ziel der Studie

In einer prospektiven multizentrischen Studie soll die Wertigkeit der Computertomographie sowie der transkutanen, intravesikalen und transrektalen Sonographie zur Bestimmung der Ausdehnung des Primärtumors und der Ausdehnung der Lymphknotenmetastasierung beim primären Blasenkarzinom bestimmt werden. Die Ergebnisse sollen bei der UICC eingereicht werden und Einfluß nehmen auf die Revision der TNM-Klassifikation 1988.

Organisation

Aufgenommen werden in die Studie ausschließlich Patienten, die durch eine radikale Cystektomie behandelt werden, oder Patienten mit superficialen Karzinomen, bei denen durch den Pathologen die komplette Tumorsanierung bestätigt werden kann. Bei allen Patienten wird innerhalb drei Wochen vor dem operativen Eingriff ein Computertomogramm durchgeführt, sowie wahlweise eine transkutane und kombinierte intravesikale Sonographie.

Beurteilt wird durch die Computertomographie und die transkutane Sonographie sowohl die T- als auch die N-Kategorie. Durch die kombinierte transrektale und intravesikale Sonographie läßt sich ausschließlich das Ausmaß der Tumorinfiltration in die Blasenwand dokumentieren.

Voraussetzung für die Teilnahme an der Studie ist die Dokumentation des Krankheitsverlaufes auf den vorbereiteten Datenbögen, die Verfügbarkeit der histologischen Präparate in den Registerzentren und die Vorlage der computertomographischen Abbildung bei dem Referenzpathologen; diese werden durch Herrn Prof. Dr. med. E. Zingg bestimmt.
Studienprotokoll Nr. 106

Bestimmung der HLA-Antigenität urothelialer Blasenkarzinome

Ziel der Studie

In einer Pilotstudie soll geprüft werden, ob HLA-Antigenen in urothelialen Karzinomen eine ähnliche prognostische Bedeutung zukommt wie den ABH-Antigenen.

Die Aufnahme dieser Untersuchung in der Reihe der Registerprotokolle erscheint zum derzeitigen Zeitpunkt nicht angezeigt, da ein geeigneter und vor allen Dingen spezifischer Antikörper zum Nachweis von HLA-Antigenen im Gewebe zur Zeit nicht zur Verfügung steht.

Blutgruppenantigenität urothelialer Karzinome

Koordination und beteiligte Institutionen:

Dr. med. P. Allhoff, Abteilung Urologie, Universitätsklinik Köln, 5000 Köln

Priv.-Doz. Dr. med. G. Jakse, Abteilung Urologie, Universitätsklinik Innsbruck

Ziel der Studie

Die Bestimmungen der Blutgruppenantigenität A, B und H besitzen einen prognostischen Wert für Patienten mit superficialen Urothelkarzinomen. Patienten mit ABH positiven Tumormarkern neigen zu einem benignen Krankheitsverlauf, während bei Patienten mit ABH negativen Tumoren ein invasives Tumorwachstum zu erwarten ist.

In einer prospektiven Studie soll die Peroxidase - Antiperoxidaseimmunocytochemische Technik nach Sternberger an Formalin-fixierten und Paraffin eingebetteten Gewebsschnitten verglichen werden mit dem Nachweis der ABH-Antigene durch monoclonale Antikörper.

Organisation

Grundsätzlich können alle Patienten mit epithelialen Harnwegstumoren in die Studie aufgenommen werden.

Voraussetzung ist die Verfügbarkeit der histologischen Präparate bzw. die Bereitstellung von 10 ungefärbten Schnitten für das Registerzentrum. Die Bestimmung der ABH-Antigenität durch die Immunoperoxidase-Technik wird von der Abteilung Urologie der Universitätsklinik Innsbruck, der Nachweis durch monoclonale Antikörper durch die Abteilung Urologie der Universitätsklinik Köln durchgeführt.

Weitere Voraussetzung für die Teilnahme ist die Dokumentation des Krankheitsverlaufes auf den vorbereiteten Dokumentationsbögen.

Die Durchführung der Studie erfolgt in zwei Stufen:

- zunächst wird von denjenigen Patienten, die bereits im Register dokumentiert sind und von denen eingebettetes Material zur Verfügung steht, die ABH-Antigenität nachträglich nach beiden Methoden bestimmt. Gleichzeitig beginnt die
- prospektive Durchführung der Studie ebenfalls an Paraffin eingebetteten formalinfixiertem Material.

Studienprotokoll Nr. 110 (retro), 111 (prosp)

Glykosaminoglykane in Karzinomen der Niere, Prostata und Harnblase

Koordination und beteiligte Institutionen:

Dr. med. R. Friedrichs, Dr. med. H. Rübben, Abteilung Urologie, RWTH Aachen, Goethestr. 27/29

Dr. med. H. W. Stuhlsatz, Abteilung Klinische Chemie, RWTH Aachen, Goethestr. 27/29, 5100 Aachen

Ziel der Studie

Glykosaminoglykane finden sich in Tumoren des Urogenitaltraktes in qualitativ und quantitativ verändertem Verteilungsmuster im Vergleich zum gesunden Muttergewebe.

Ziel der Studie ist der vergleichende Nachweis der Glykosaminoglykane im Tumorgewebe selbst und im Urin. Folgende Fragen sollen beantwortet werden:

1. Eignen sich Glykosaminoglykane als Tumormarker in der primären Tumordiagnostik?
2. Ist der Nachweis von Glykosaminoglykanen ein prognostisches Kriterium, korreliert er z.B. mit dem Differenzierungsgrad?
3. Eignen sich die Glykosaminoglykane als Marker in der Verlaufskontrolle?

Die Urinanalyse erfolgt praeoperativ aus einem 24-Stunden-Sammelurin; intraoperativ wird von dem Tumorgewebe mindestens 1 g Trockengewicht unmittelbar in Aceton gegeben und dort aufbewahrt; 4 Wochen postoperativ erfolgt eine erneute Untersuchung des 24-Stunden-Sammelurins.

Das in Aceton aufbewahrte Tumorgewebe und die aus dem Urin ausgefällte Trockensubstanz werden an die Registerleitung in Aachen gesendet. In Zusammenarbeit mit der Abteilung Klinische Chemie wird die biochemische Analyse durchgeführt.

Voraussetzung für die Teilnahme an der Studie ist die Verfügbarkeit der histologischen Präparate sowie die Dokumentation der Diagnostik, Therapie und des Krankheitsverlaufs auf den vorbereiteten Datenerhebungsbögen.

Studienprotokoll Nr. 112

Exfoliative Urincytologie in der primären Blasentumordiagnostik – Bestimmung des Differenzierungsgrades

Koordination und beteiligte Institutionen:

Prof. Dr. med. B. Terhorst, Abteilung Urologie, Caritaskrankenhaus, Bad Mergentheim

Prof. Dr. med. P. Rathert, Abteilung Urologie, Krankenanstalten Düren, 5610 Düren

Dr. med. H. Rübben, Dr. med. R. Friedrichs, Abteilung Urologie, RWTH Aachen, Goethestr. 27/29, 5100 Aachen

Dr. med. H.-H. Dahm, Abteilung Pathologie, RWTH Aachen, Goethestr. 27/29, 5100 Aachen

Ziel der Studie

In einer prospektiven Pilotstudie, in der die Bestimmung des Differenzierungsgrades urothelialer Blasentumoren durch die exfoliative Urincytologie mit der histopathologischen Diagnose verglichen wurde, konnte in 11 von 154 Fällen, das sind 7%, eine histologische Unterschätzung des Differenzierungsgrades aufgedeckt und in allen Fällen durch wiederholte Biopsien oder transurethralen Elektroresektion auch histologisch bestätigt werden. Ziel der Studie ist die Kontrolle der Ergebnisse dieser Vorlaufstudie an einer größeren Patientenzahl. Im Falle einer Bestätigung der Ergebnisse sollte bei der UICC die Aufnahme der exfoliativen Urincytologie in die Minimalforderung an die primäre Tumordiagnostik 1988 beantragt werden.

Durch die gleichzeitige Anwendung verschiedener Färbemethoden kann die Wertigkeit der Methylenblaufärbung und der Anwendung vom Testsimplets im Vergleich zu herkömmlichen Papanikolaoufärbung bestimmt werden.

Organisation

Prae- und postoperativ werden je zwei Präparate für die Papanikolaoufärbung, die Methylenblau- und Testsimpletsmethode vorbereitet.

Grundsätzlich können alle Patienten mit Tumoren der Harnwege in die prospektive Studie aufgenommen werden. Voraussetzung ist die Dokumentation des Krankheitsverlaufes auf den Datenbögen, die Verfügbarkeit der histologischen Präparate im Register sowie der Anfertigung eines papanikolaougefärbten und wahlweise eines methylenblau- oder durch Testsimplets gefärbten Präparates. Die cytologische Befundung, insbesondere die Bestimmung des cytologischen Differenzierungsgrades erfolgt wahlweise durch die örtlichen Studienleiter oder Cytologen, die Diagnosen werden durch eine quantitative Bestimmung des DNS-Gehaltes durch eine Einzel-Zell-Cytophotometrie objektiviert.
Studienprotokoll Nr. 108

Therapiestudie

Intravesikale Chemorezidivprophylaxe bei urothelialen Ta- und T1-Karzinomen der Harnblase

In die Studie sind 201 Patienten aufgenommen. Eine erste Auswertung durch die Abteilung Dokumentation und Statistik erfolgt im Dezember dieses Jahres.

Die Ergebnisse werden den Mitarbeitern der Studie unmittelbar zugestellt.

Bei der Durchsicht der Nebenwirkungen und Komplikationen ergibt sich bislang kein Anhalt dafür, einen Arm der Studie frühzeitig abzubrechen.
Studienprotokoll Nr. 103

Therapiestudie

Intravesikale Chemorezidivprophylaxe superficialer Harnblasenkarzinome bei urothelialen Ta- und T1-Karzinomen

Im letzten Jahr sind nur 11 weitere Patienten in das Studienprotokoll aufgenommen worden, die sich ausschließlich aus einer Klinik rekrutieren. In Abhängigkeit von dem Ergebnis der Adriamycin-Studie im Dezember dieses Jahres soll über den Fortgang der Mitomycin-Studie dann erneut entschieden werden.
Studienprotokoll Nr. 104

Dr. med. H. Rübben
Abt. Urologie
der Med. Einrichtungen
der RWTH Aachen
Goethestr. 27–29
D-5100 Aachen

Verhandlungsbericht der Deutschen Gesellschaft
für Urologie, 34. Tagung (1982), 461
© Springer-Verlag Berlin Heidelberg 1983

Wissenschaftliche Ausstellung

1. **A new percutan Nephrotomy-Set**
Oosterlinck, W., de Sy, W.A., Gent, Belgien

2. **Angiographie und morphologische Befunde bei Hodentumoren**
Meyer-Schwickerath, M., Müller, K.M., Essen

3. **Carcinoma in situ der Harnblase**
Jakse, G., Hofstätter, F., Innsbruck

4. **Das Nierenbeckencarcinom, Diagnostik, Therapie, Ergebnisse**
Seppelt, U., Kiel

5. **Der Stellenwert der selektiven Penisgefäßdarstellung in der Diagnostik von Potenzstörungen**
Porst, H., Bähren, W., Altwein, J.E., Ulm

6. **DNS-Muster und Proliferationskinetik in urologischen Primärtumoren und ihren Metastasen**
Zimmermann, A., Truss, F., Blech, M., Göttingen

7. **Ein neuer Katheter zur Dauerableitung von Harnleiter-Hautfistelungen**
Lent, V., Köln

8. **Erfahrungen mit einer eigenen Modifikation der Nierenfistelzange nach Elsässer**
Pust, R., Weidner, W., Wille, K.H., Rothauge, C.F., Gießen

9. **Histologische Studien am Nebenhodenkopfrest bei Ductusaplasie**
Sommer, H.J., Wagenknecht, L.V., Hamburg

10. **Komplette Epididymo-testiculäre Separation**
Perovic, S., Belgrad

11. **Plastination maligner Nierentumoren**
Ickinger, U., Möhring, K., Schwab, K., Hagens, G.V., Heidelberg

12. **Selbstkatheterismus der Frau, 6 Jahre Erfahrung mit dem Bruijnen-Boer-Katheter**
Bruijnen, C.L.A.H., Boer, P.W., Eindhoven/Groningen

13. **Staging des Nierencarcinoms. Zur Wertigkeit der diagnostischen Verfahren**
Wieland, W., Marx, F.J., Zink, R., Hahn, D., Schilling, A., München

14. **Technik der Biopsie mit sofortiger Blutstillung**
Tauber, R., München

15. **Transurotheliale Elektrolyttransporte in der Blase bei Gesunden und nach kompletter Querschnittslähmung**
Hohlbrugger, G., Madersbacher, H., Innsbruck

16. **Untersuchungen über das Verhalten verschiedener resorbierbarer Nahtmaterialien im Urin**
Tauber, R., Sturm, W., Schubert, W., München

17. **Vorstellung einer neuen Biopsiezange mit Koagulationsmöglichkeit**
Tauber, R., Permanetter, W., München

Verhandlungsbericht der Deutschen Gesellschaft
für Urologie, 34. Tagung (1982), 462
© Springer-Verlag Berlin Heidelberg 1983

Wissenschaftliches Filmprogramm

Moderation: B. Brehmer, Velbert; M. Marberger, Wien; P. Rathert, Düren

1. **Behandlung koronärer und subkoronärer Hypospadie**
de Sy, W. A., Oosterlinck, W., Gent

2. **Die Laserurethrotomie der Harnröhrenstriktur**
Rothauge, C. F., Kraushar, J., Nöske, H. D., Gießen

3. **Erfolgreiche Implantation einer alloplastischen Spermatocele (Kelámi-Affeld-Prothese) beim Menschen**
Kelámi, A., Berlin

4. **Mikrochirurgische, geschiente Tubulo-Vasotomie**
Papadopoulos, I., Kelámi, A., Berlin

5. **Technik der transrectalen Feinnadel- bzw. Aspirationsbiopsie der Prostata**
Faul, P., Memmingen

6. **Die superselektive anatrophe Nephrolithotomie**
Zechner, D., Nürnberger, N., Wien

7. **Möglichkeiten der avasculären Nephrolithotomie**
Nürnberger, N., Zechner, D., Wien

8. **Die extracorporale Stoßwellenlithotripsie (ESWL) beim Harnsteinleiden**
Chaussy, Ch., Schmiedt, E., Joachm, D., Forssmann, B., Walter, V., München

9. **Perkutane Lithotripsie mit Ultraschall**
Marberger, M., Stackl, W., Hruby, W., Wien

10. **Die perkutane Nierensteinsanierung**
Alken, P., Hohenfellner, R., Hutschenreiter, G., Mainz

11. **Radikale Tumorchirurgie: Nierenkarzinom**
Jonas, U., Huysmans, H. A., Leiden

12. **Radikale Prostatektomie**
Vahlensieck, W., Bach, D., Choura, I., Bonn

13. **Ambulante urologische Operationen**
vom Ende, V., Müller, G., Lübeck

14. **Ultraschallgeführte Feinnadelpunktion des Retroperitoneums unter permanenter Sichtkontrolle**
Eickenberg, H. U., Meyer-Schwickerath, M., Heckemann, R., Essen/Bielefeld

15. **Alloplastisches Stomaimplantat für die Uretero-Cutaneostomie**
Harzmann, R., Kobashi, L. I., Raible, D., Bichler, K. H., Tübingen/Santa Ana/Irvine

16. **Ureterocystoneostomie im Psoas-Hitch-Verfahren**
Riedmüller, H., Ackermann, D., Jacobi, G., Hohenfellner, R., Mainz

Prämiierte Filme 1981

17. **Ultraschallgesteuerte perkutane Nierenfistelung unter permanenter Sicht**
Eickenberg, H.-U., Meyer-Schwickerath, M., Heckemann, R., Essen/Bielefeld

18. **Fortschritte in der Nierensteinchirurgie: Gefäß- und Steinlokalisation mittels Doppler und Ultraschall**
Hohenfellner, R., Alken, P., Hutschenreiter, G., Riedmüller, H., Mainz

Mitglieder der Filmjury

B. Brehmer, Velbert; D. Czaja, Krefeld; R. Hubmann, Hamburg; M. Marberger, Wien; P. Rathert, Düren; J. Sökeland, Dortmund

Verhandlungsbericht der Deutschen Gesellschaft
für Urologie, 34. Tagung (1982), 463–468
© Springer-Verlag Berlin Heidelberg 1983

Generalversammlung

Protokoll der ordentlichen Mitgliederversammlung der Deutschen Gesellschaft für Urologie am Freitag, dem 22. Oktober 1982, im Congress-Centrum Hamburg, Saal 3

(Versammlungsleitung: Präsident Professor Dr. H. Klosterhalfen, Direktor der Urologischen Universitätsklinik, Martinistraße 52, D-2000 Hamburg 20,
Protokollführer: 1. Schriftführer Professor Dr. H. Frohmüller, Direktor der Urologischen Klinik und Poliklinik der Universität Würzburg, Luitpoldkrankenhaus, D-8700 Würzburg.)

Der Präsident, Professor Dr. H. Klosterhalfen, eröffnet um 17.05 Uhr die Generalversammlung der Deutschen Gesellschaft für Urologie und begrüßt die 90 anwesenden Mitglieder. Er stellt fest, daß die Einladung zu dieser Mitgliederversammlung satzungsgemäß und fristgerecht ergangen ist, die Tagesordnung den Mitgliedern rechtzeitig angekündigt wurde und die Versammlung damit beschlußfähig ist.

Der Präsident stellt durch offene Abstimmung fest, daß die vorliegende Tagesordnung einstimmig genehmigt wird.

Tagesordnung

1. Prämienverleihung für die wissenschaftliche Ausstellung

Der Präsident gibt die Preisträger für die zwei besten wissenschaftlichen Arbeiten bekannt, die von der Jury, bestehend aus den Herren Lutzeyer, Sigel und Sökeland, ermittelt wurden.

Folgende Arbeitsgruppen erhielten gleichrangig den mit je DM 2000,– ausgestatteten Preis:

1. Ikinger, U., Möhring, K., Schwab, K. und von Hagens, G. (Urologische Abteilung der Chirurgischen Klinik und Anatomisches Institut der Universität Heidelberg): „Plastination maligner Nierentumoren“.
2. Jakse, G. und Hofstätter, F. (Urologische Klinik und Pathologisches Institut der Universität Innsbruck): „Carcinoma in situ der Harnblase“.

Im Namen der Gesellschaft gratuliert der Präsident den Preisträgern.

2. Prämienverleihung für das wissenschaftliche Filmprogramm

Die Filmjury, bestehend aus den Herren Brehmer, Czaja, Hubmann, Marberger, Rathert und Sökeland, hat beschlossen, zwei Filme gleichwertig und gleichrangig mit dem Preis, für den DM 5000,– zur Verfügung stehen, auszuzeichnen:

Chaussy, Ch., Schmiedt, E., Jocham, D., Forssmann, B. und Walter, V. (München): „Die extracorporale Stoßwellenlithotripsie (ESWL) beim Harnsteinleiden“.

Alken, P., Hohenfellner, R. und Hutschenreiter, G. (Mainz): „Die perkutane Nierensteinsanierung“.

Im Namen der Gesellschaft gratuliert der Präsident den Preisträgern.

3. Wahl des Präsidenten für das Amtsjahr 1983/84 und des Kongreßortes 1984

Der Präsident begründet den einstimmigen Vorschlag des Geschäftsführenden Vorstandes und des Ausschusses der Deutschen Gesellschaft für Urologie, Herrn Dr. Hans-G. Stoll, Direktor der Urologischen Klinik der Kliniken der Freien Hansestadt Bremen, Zentralkrankenhaus, St.-Jürgen-Straße, D-2800 Bremen, zum Präsidenten des Kongreßjahres 1983/84 zu wählen. Gegenkandidaten werden von der Generalversammlung nicht benannt.

Bei der geheimen Zettelwahl werden insgesamt 90 Stimmen abgegeben, von denen zwei ungültig sind. Von den 88 gültigen Stimmen entfallen auf Herrn Dr. med. Hans-G. Stoll 85 Stimmen. 2 gültige Stimmen werden für Herrn Hohenfellner und 1 gültige Stimme für Herrn Frohmüller abgegeben.

Damit ist Herr Dr. Hans-G. Stoll mit 85 von 88 gültigen Stimmen zum Präsidenten für die

Kongreßperiode 1983/84 gewählt und ist lt. Satzung damit gleichzeitig der neue 2. Vizepräsident der Gesellschaft.

Herr Dr. Hans-G. Stoll nimmt die Wahl an und dankt den Mitgliedern der Gesellschaft für das entgegengebrachte Vertrauen. Der Kongreß wird im Herbst 1984 in Bremen stattfinden.

4. Wahl des 1. Schriftführers

Herr Professor Dr. med. Hubert Frohmüller, Direktor der Urologischen Klinik und Poliklinik der Universität, Luitpoldkrankenhaus, Würzburg, scheidet lt. Satzung turnusgemäß in diesem Jahr als 1. Schriftführer aus. Er wird einstimmig als 1. Schriftführer wiedergewählt.

5. Wahl des 2. Schriftführers

Herr Professor Dr. med. Joachim Kaufmann, Chefarzt der Urologischen Klinik Altona, Paul-Ehrlich-Straße 1, D-2000 Hamburg 50, scheidet lt. Satzung turnusgemäß aus seinem Amt aus. Er wird einstimmig als 2. Schriftführer wiedergewählt.

6. Wahl des Schatzmeisters

Herr Dr. med. Werner Brachmann, Chefarzt der Urologischen Abteilung des Allgemeinen Krankenhauses Barmbek, Rübenkamp 148, D-2000 Hamburg 60, scheidet lt. Satzung turnusgemäß in diesem Jahr aus seinem Amt aus. Er wird einstimmig als Schatzmeister wiedergewählt.

7. Wahl von zwei nicht ständigen Ausschußmitgliedern

Satzungsgemäß scheiden nach 4 Jahren die Herren Professor Dr. J. Frick, Salzburg, und Dr. H. Müller-Marienburg, Ansbach, als nicht ständige Ausschußmitglieder aus.

Der Geschäftsführende Vorstand und der Ausschuß der Deutschen Gesellschaft für Urologie schlagen die Herren Professor Dr. G. Gasser, Wien, und Professor Dr. H. Bülow, Schweinfurt, für die kommende Wahlperiode als nicht ständige Ausschußmitglieder vor. Die beiden genannten Kollegen werden einstimmig als nicht ständige Ausschußmitglieder gewählt.

8. Bericht des Schatzmeisters und Kassenprüfung

Der Bericht des Schatzmeisters, der ursprünglich als Punkt 9 auf der Tagesordnung stand, wird auf Vorschlag des Präsidenten vorgezogen.

Der Schatzmeister stellt zunächst fest, daß lt. Satzung alle 2 Jahre ein Kassenbericht vorzulegen ist. Der jetzige Bericht umfaßt den Zeitraum vom 1.9.1980 bis 13.9.1982.

Der Schatzmeister berichtet, daß der Wirtschaftsprüfer Herr Dr. Schlamann, Hamburg, die Kasse für den genannten Zeitraum überprüft und festgestellt hat, daß die Buchführung und die Abrechnungen für diesen Zeitraum den Grundsätzen einer ordnungsgemäßen Rechnungsdarlegung entsprechen.

Im genannten Zeitraum betrugen die Gesamteinnahmen DM 502476,36. Diesen Einnahmen stehen Ausgaben in Höhe von DM 470881,25 gegenüber, so daß ein Überschuß von DM 31595,11 vorliegt.

Zum gegenwärtigen Zeitpunkt beträgt der Vermögensstand in Barvermögen und Bankguthaben DM 104444,32 sowie an Effektenvermögen mit einem Kurswert vom 30. September 1982 DM 122853,50. An rückständigen Beiträgen stehen derzeit noch aus: DM 6050,–.

Der Schatzmeister weist darauf hin, daß aufgrund der gegenwärtigen Kassenlage eine Beitragserhöhung für das nächste Jahr nicht erforderlich ist.

Der Präsident berichtet, daß die Kassenprüfung durch die Herren Knipper, Hamburg, und Zoedler, Düsseldorf, ordnungsgemäß erfolgte. Auf seinen Vorschlag hin wird dem Schatzmeister einstimmig Entlastung erteilt.

9. Bericht über das Geschäftsjahr 1981/82

Der Präsident übergibt Herrn Knipper, Hamburg, das Wort.

Herr Knipper berichtet zunächst über die Heinrich-Warner-Stiftung, die ausschließlich und unmittelbar wissenschaftliche Zwecke verfolgt im Sinne der steuerrechtlichen Vorschriften, und zwar durch die Förderung von Forschungsarbeiten auf dem Gebiet der klinischen und experimentellen urologischen Onkologie. Der diesjährige Preisträger ist Herr Professor Dr. G.H. Jacobi, Oberarzt der Urologischen Klinik der Johannes-Gutenberg-Universität, Mainz, der in Anerkennung seiner Forschungsarbeit: „Klinische und morphologische Analyse der Radiotherapie beim Prostata-Carcinom" mit dem Heinrich-Warner-Preis in Höhe von DM 10000,– ausgezeichnet wird.

Herr Knipper berichtet sodann über eine Klausurtagung der Fortbildungskommission, die am 19. bis 20. August 1982 in Köln stattfand, und über die Herr Nagel noch referieren wird.

Herr Knipper spricht ferner die Qualitätssicherung und die diesbezüglich bereits durchgeführte Pilot-Studie der Deutschen Gesellschaft für Urologie an. Über das Ergebnis dieser Pilot-Studie wurde bereits auf der Ordentlichen Mitgliederversammlung im vergangenen Jahr berichtet.

Herr Knipper kommt in seinen Ausführungen auf das Verhältnis zwischen Kinderärzten und Kinderchirurgen einerseits und den Kinderurologen andererseits zu sprechen und teilt mit, daß auf diesem Gebiet Konfrontationen leider nicht ausbleiben und u.U. mit einem Einbruch der Kinderchirurgie in den urologischen Aufgabenbereich zu rechnen ist.

In seiner Eigenschaft als Ehrenpräsident des Berufsverbandes der Deutschen Urologen e.V. berichtet Herr Knipper kurz über den im Bundeskabinett zur Abstimmung anstehenden Gesetzesentwurf über die neue Gebührenordnung für Ärzte. Auf dem urologischen Sektor ist bei Inkrafttreten dieses Gesetzentwurfes mit erheblichen Einnahmeverlusten zu rechnen.

Zum Schluß ermahnt Herr Knipper die deutschen Urologen, bei aller Rivalität ein anständiger Kollegenkreis zu bleiben.

10. Bericht des Archivars

Der Archivar hat im Berichtsjahr wieder zahlreiche, zum Teil wertvolle ältere, Werke angekauft: Brattler: Beitrag zur Urologie, 1858; Astley Cooper: Die Bildung und Krankheiten des Hodens, 1832; Guyon: Krankheiten der Harnwege. 3 Bände, 1897–1899; Juville: Traité des bandages herniaires. Mit Abbildungen früher Urinale von 1786; Landouzy: Varicocele und ihre Radikalheilung, 1839; Leroy: Exposé des Divers Procédés ... pour guérir de la pierre, 1825; Löwenfeldt: Symptomatologie und Therapie der Prostatakrankheiten, 1858; Prout: Untersuchungen über das Wesen und die Behandlung des Harngrieses, Harnsteins und anderer Krankheiten, 1823; Rega: Tractatus duo de urinis, 1761; Sabatier: De la médicine opératoire. 3 Bände, Paris, 1810, mit Kapiteln über die damalige operative Behandlung von Stein- und Blasenleiden; Tolet: Traité de la Lithotomie ou de l'extraction de la pierre, 1708; Zalesky: Untersuchungen über den urämischen Prozeß und die Funktion der Nieren, 1865.

Werke aus diesem Jahrhundert: Cabot: Modern Urology, 2 Bände, 1918; Jacoby: Lehrbuch der Kystoskopie und sterokystophotographischer Atlas von 1912; Lichtenstern: Die Überpflanzung der männlichen Keimdrüse, 1924; Siebek: Beurteilung und Behandlung der Nierenkrankheiten, 1920.

Hinzu kommen einige pathologisch-anatomische Werke über Nierenerkrankungen aus dem Besitz des früheren berühmten Freiburger Pathologen Professor Aschoff (Ex libris Ludwig Aschoff).

Aus der Sammlung von Professor Wildbolz seltene Bände der „Transactions of the American Association of Genito-Urinary Surgeons", Bände 45–65, ohne Band 48.

Zu den alten deutschsprachigen Dissertationen kommen zwei von der Jahrhundertwende hinzu.

Als Spende von Herrn Professor Dr. Frohmüller: Geschichte der Urologie in Würzburg, sowie die Festschrift „Vierhundert Jahre Universität Würzburg".

Eine Dissertation von Herrn Professor Mauermayer über die Entwicklung der TUR sowie von Herrn Professor Goerke, München, die Dissertation: „Die Harnwegschirurgie in München vor der letzten Jahrhundertwende".

An Spenden gingen im Berichtsjahr ein: Mehrere Metallbougies aus einer alten dermatologischen Praxis in Berlin-Tegel, die über drei verschiedene Arztgenerationen geführt wurde (Spende: Dr. Doth, Berlin-Hermsdorf).

Alle Neuerwerbungen werden insgesamt im Heft 1/1983 des Urologen B als Nachtrag veröffentlicht werden.

Als Jahresgabe 1983 der „Deutschen Gesellschaft für Geschichte der Medizin, Naturwissenschaft und Technik" wird nun auch das Tagebuch einer „Reise zum Sultan der Türkei, 1915" des berühmten Berliner Urologen James Israel – des Mitbegründers der urologischen Chirurgie – zusammen mit seiner Biographie und einer Übersicht über sein medizinisches Werk veröffentlicht werden. Der Preis für Interessenten aus dem Kreise der Urologen wird ca. DM 40,– betragen.

Zum nächsten Kongreß der Deutschen Gesellschaft für Chirurgie im Frühjahr 1983 in Berlin, anläßlich ihres 100jährigen Bestehens, ist eine Ausstellung alter Bücher und Instrumente geplant, an der sich auch unser Archiv beteiligen wird.

Der Archivar spricht schließlich Herrn Knipper, dem Ehrenpräsidenten des Berufsverbandes der Deutschen Urologen e. V., und dem Pharmazeutischen Werk TAD, Cuxhaven, seinen besonderen Dank dafür aus, daß sie es ermöglicht haben, daß der Bestand des Archivs der Deutschen Gesellschaft für Urologie in einem Sonderband herausgegeben werden kann.

Der Präsident spricht dem Archivar den ausdrücklichen Dank des Vorstandes für seine Tätigkeit aus.

11. Maximilian-Nitze-Preis

Der Präsident teilt mit, daß im Berichtsjahr keine einzige Arbeit mit der Bewerbung um den Maximilian-Nitze-Preis eingegangen ist.

Auf Vorschlag des Präsidenten hat der Geschäftsführende Vorstand der Deutschen Gesellschaft für Urologie beschlossen, eine Erhöhung des Maximilian-Nitze-Preises von gegenwärtig DM 8000,– auf DM 10000,– vorzunehmen.

Aus der Kommission des Maximilian-Nitze-Preises, die mit der Jury für die wissenschaftliche Ausstellung identisch ist, scheidet in diesem Jahr turnusmäßig Herr Hohenfellner aus. Als dessen Nachfolger wird Herr Professor Sommerkamp, Freiburg i. Br., vorgeschlagen und von der Mitgliederversammlung einstimmig akzeptiert. Der Kommission des Nitze-Preises gehören somit folgende Herren an: H. Klosterhalfen (Hamburg) (als Präsident), W. Lutzeyer (Aachen), R. Nagel (Berlin), E. Schmiedt (München), J. Sökeland (Dortmund), H. Sommerkamp (Freiburg i. Br.).

12. Zu- und Abgänge

Der erste Schriftführer berichtet, daß bis zum Beginn des jetzigen Kongresses 38 Herren die Neuaufnahme in die Deutsche Gesellschaft für Urologie beantragt haben. Die lt. § 3 der Satzung der Deutschen Gesellschaft für Urologie geforderte schriftliche Befürwortung durch zwei Mitglieder der Gesellschaft liegt für diese Aufnahmeanträge vor. Den Anträgen dieser 38 Herren wurde vom Ausschuß der Deutschen Gesellschaft für Urologie zugestimmt.

8 Mitglieder haben ihren Austritt aus der Deutschen Gesellschaft für Urologie erklärt. Da es sich bei diesen 8 Kollegen um einen Austritt wegen Erreichung der Altersgrenze handelte, wurden sämtliche 8 Kollegen angeschrieben, daß sie lt. Satzung von der Beitragspflicht befreit werden und trotzdem Mitglieder der Gesellschaft bleiben können. Daraufhin haben sich 5 dieser Kollegen entschieden, weiterhin Mitglieder der Deutschen Gesellschaft für Urologie zu bleiben.

13. Satzungsänderung

Der Geschäftsführende Vorstand der Deutschen Gesellschaft für Urologie schlägt eine Neufassung der bisherigen Satzung vor. Die Änderung der Satzung wird notwendig, um sie den praktischen Gegebenheiten und den jetzigen Erfordernissen anzupassen.

Den Mitgliedern der Deutschen Gesellschaft für Urologie wurde der Vorschlag der Satzungsänderung zusammen mit der Einladung zur Generalversammlung fristgerecht zugestellt.

Im einzelnen handelt es sich um folgende Änderungen:

a) Bisherige Satzung § 7
   Der freiwillige Austritt eines Mitgliedes erfolgt durch schriftliche Anzeige an den Schriftführer der Gesellschaft.
   Vorschlag der Neufassung der Satzung § 7
   Der freiwillige Austritt eines Mitgliedes kann frühestens nach einem Jahr Mitgliedschaft erfolgen. Die Austrittserklärung muß spätestens 3 Monate vor Ende des Kalenderjahres beim 1. Schriftführer der Gesellschaft eingegangen sein.
b) Bisherige Satzung § 8
   Zu Ehrenmitgliedern können Ärzte oder Gelehrte ernannt werden, die die urologische Wissenschaft oder die Gesellschaft in hervorragender Weise gefördert haben. Die Ernennung erfolgt auf Antrag des Vorstandes in der Mitgliederversammlung durch widerspruchslose Zustimmung oder durch Stimmzettel. Bei der Zettelwahl bedarf es einer Mehrheit von zwei Dritteln der abgegebenen Stimmen.
   Die Ehrenmitglieder haben die Rechte der Mitglieder ohne deren Pflichten.
   In gleicher Weise können Ärzte oder Gelehrte des In- und Auslandes zu korrespondierenden Mitgliedern ernannt werden.
   Korrespondierende Mitglieder haben die Rechte der Mitglieder, jedoch nur beratende Stimme.

Vorschlag der Neufassung der Satzung § 8
Zu Ehrenmitgliedern können Ärzte oder Gelehrte ernannt werden, welche die urologische Wissenschaft oder die Gesellschaft in hervorragender Weise gefördert haben. Die Ernennung kann von jedem ordentlichen Mitglied vorgeschlagen werden. Der Vorschlag ist mit Begründung dem Präsidenten der Gesellschaft bis zum 1. März des Kongreßjahres vorzulegen, der ihn den Mitgliedern des Vorstandes zur Beschlußfassung zuleitet. Die Ernennung gilt als vollzogen durch Bekanntgabe bei der Eröffnungssitzung des jährlichen Kongresses der Deutschen Gesellschaft für Urologie.
Die Ehrenmitglieder haben die Rechte der Mitglieder ohne deren Pflichten.
In gleicher Weise können Ärzte oder Gelehrte des In- und Auslandes zu korrespondierenden Mitgliedern ernannt werden. Korrespondierende Mitglieder haben die Rechte der Mitglieder, jedoch nur beratende Stimme.

c) Bisherige Satzung § 18
Die Deutsche Gesellschaft für Urologie läßt die wissenschaftlichen Berichte in Form eines Kongreßbandes erscheinen unter Schriftleitung des jeweiligen Präsidenten.
Vorschlag der Neufassung der Satzung § 18
Die Deutsche Gesellschaft für Urologie läßt die wissenschaftlichen Berichte in Form eines Kongreßbandes erscheinen unter Schriftleitung eines der beiden Schriftführer.

Die Satzungsänderung wird einstimmig von der Generalversammlung genehmigt.

14. Fortbildungskommission der Deutschen Urologen

Herr Professor Dr. R. Nagel, Berlin, erinnert zunächst daran, daß 1980 auf Beschluß des Vorstandes der Deutschen Gesellschaft für Urologie die Fortbildungskommission der Deutschen Gesellschaft für Urologie und des Berufsverbandes Deutscher Urologen e.V. gebildet wurde, der derzeit die Herren Eickenberg (Bielefeld), Hartung (Essen), Knipper (Hamburg), Nagel (Berlin), Sökeland (Dortmund) und Winz (Münster) angehören.

Das vorrangigste Ziel dieser Fortbildungskommission ist die Weiterbildung und es ist gelungen, für die in den Jahren 1983 und 1984 stattfindenden Regionalkongresse entsprechende Fortbildungsthemen anzubieten.

Erstmals fand ein solches Fortbildungsseminar mit dem Thema „Tumordiagnostik in der Urologie" im Rahmen der 8. gemeinsamen Tagung der Bayerischen Urologenvereinigung und der Österreichischen Gesellschaft für Urologie am 22. bis 24. April 1982 in Würzburg unter dem Vorsitz von Herrn Frohmüller statt. Im Rahmen dieses Kongresses wurde dem Fortbildungsseminar ein halber Tag eingeräumt.

Herr Nagel dankt den Vorsitzenden der Regionalkongresse in den Jahren 1983 und 1984, die sich mit den vorgeschlagenen Fortbildungsthemen einverstanden erklärt haben, und gleichzeitig auch den Referenten, die sich bereits jetzt für die entsprechenden Vorträge zur Verfügung gestellt haben.

Ein weiteres in der Fortbildungskommission behandeltes Thema betraf die Ausbildung bzw. Weiterbildung in der Sonographie durch Seminare und Übungen für niedergelassene Kollegen, die bisher nicht die Möglichkeit hatten, die Sonographie in ausreichendem Maße zu erlernen. Die Herren Hartung, Eickenberg und Sökeland sind derzeit damit beschäftigt, urologische Zentren ausfindig zu machen, an denen eine Fortbildung in Sonographie stattfinden kann.

Herr Eickenberg bat um eine bessere Repräsentanz der Urologen in der Deutschen Gesellschaft für Ultraschall, in der die Urologie gegenwärtig nur mit 4 Kollegen vertreten ist.

Herr Nagel berichtet weiterhin, daß bei der Fortbildungskommission 12 Filme eingereicht wurden zur Aufnahme in das Filmarchiv. 6 dieser Filme wurden angenommen, während weitere 6 Filme aus finanziellen Gründen abgelehnt werden mußten. Herr Nagel weist wiederum darauf hin, daß das Filmarchiv der Deutschen Urologen von der Firma Hoyer sowohl finanziell als auch personell betreut wird, wobei die Auswahl der Filme nicht durch die Firma Hoyer, sondern durch die Fortbildungskommission erfolgt.

Herr Nagel teilt ferner mit, daß geplant ist, auch für das urologische Assistenzpersonal Filme in das Archiv für audiovisuelle Information und Fortbildung aufzunehmen.

Die Firma Hoyer bereitet derzeit eine Umstellung des Filmarchivs auf Videobänder vor, wobei sie auch ein Aufnahmeteam sowie die entsprechenden Kameras und einen großen Schneideplatz bereitstellt.

Der Präsident dankt Herrn Nagel und der Fortbildungskommission der Deutschen Urologen für ihre uneigennützige Arbeit im Dienste der Weiterbildung.

15. Verschiedenes

a) Der Präsident teilt den Beschluß des Geschäftsführenden Vorstandes mit, innerhalb der Deutschen Gesellschaft für Urologie eine Arbeitsgemeinschaft für Nierentransplantation zu etablieren. Als Vorbild gilt die bereits seit mehreren Jahren gut funktionierende Arbeitsgemeinschaft für Kinderurologie.

b) Wie auf der Generalversammlung der 33. Tagung, am 23.10. 1981, in Köln, beschlossen, steht turnusgemäß eine Änderung der Filmjury an. Anstelle des Vorsitzenden der Filmjury, Herrn Rathert, Düren, wird von der Jury Herr R. Hautmann, Aachen, vorgeschlagen und anstelle von Herrn Czaja, Krefeld, wird Herr Hartung, Essen, nominiert. Diesen Vorschlägen der Filmjury stimmt die Mitgliederversammlung einstimmig zu.

c) Der 1. Schriftführer weist darauf hin, daß die Mitgliederzahl der Deutschen Gesellschaft für Urologie etwa der Hälfte derjenigen des Berufsverbandes der Deutschen Urologen entspricht. Er regt deshalb an, die Werbung um Mitglieder in der Deutschen Gesellschaft für Urologie zu intensivieren.

d) Der Präsident dankt Herrn K.F. Albrecht, Wuppertal, der mit dem Ende dieses Kongresses turnusgemäß aus dem Geschäftsführenden Vorstand der Deutschen Gesellschaft für Urologie ausscheidet. Herr Albrecht hat der Gesellschaft jahrelang als zuerst 2., dann 1. Schriftführer gedient und hat im vergangenen Jahr als Präsident einen hervorragenden Kongreß in Köln veranstaltet.

e) Der scheidende Präsident, Herr Professor Dr. H. Klosterhalfen, dankt allen Beteiligten für die Mitarbeit bei der Durchführung des Hamburger Kongresses und schließt die Versammlung.

Ende der Generalversammlung: 18.00 Uhr.

Professor Dr. H. Frohmüller
1. Schriftführer
der Deutschen Gesellschaft für Urologie

Satzung der Deutschen Gesellschaft für Urologie

(Stand 22. Oktober 1982)

§ 1

Die Deutsche Gesellschaft für Urologie ist eine Vereinigung von Urologen und urologisch interessierten Ärzten. Sie dient der Förderung der Wissenschaft, insbesondere auf dem Gebiete der Urologie. Der Zweck wird erreicht durch Gedankenaustausch, wissenschaftliche Anregungen und Arbeiten auf allen Gebieten der Urologie. Wissenschaftliche Arbeiten werden im Auftrag und auf Weisung des Vereins durchgeführt. Die Gesellschaft veranstaltet in regelmäßigen Abständen ihren Kongreß. Sämtliche wissenschaftlichen Vorträge werden veröffentlicht. Die auf dem Gebiete der Urologie tätigen Ärzte sollen in der Berufsausbildung gefördert werden.

Der Sitz der Gesellschaft ist München im Bezirk des Amtsgerichtes München. Sie ist in das Vereinsregister eingetragen. Sie verfolgt ausschließlich und unmittelbar gemeinnützige Zwecke im Sinne des Abschnitts „steuerbegünstigte Zwecke" der Abgabenordnung. Die Gesellschaft ist selbstlos tätig. Sie verfolgt nicht in erster Linie eigenwirtschaftliche Zwecke. Sie erstrebt keinen Gewinn. Etwaige Überschüsse und sonstige Zuwendungen werden ausschließlich dem Gesellschaftszweck zugeführt. Die Mitglieder haben keinen persönlichen Anspruch an das Vermögen, auch nicht bei Auflösung oder Aufhebung der Gesellschaft. Mittel der Gesellschaft dürfen nur für die satzungsmäßigen Zwecke verwendet werden. Die Mitglieder erhalten keine Zuwendungen aus Mitteln der Gesellschaft. Das Geschäftsjahr ist das Kalenderjahr.

§ 2

Die Gesellschaft besteht aus Mitgliedern, Ehrenmitgliedern und korrespondierenden Mitgliedern.

§ 3

Mitglied kann jeder approbierte Arzt werden, der Interesse für das Fachgebiet der Urologie hat. Dem Aufnahmeantrag ist eine schriftliche Befürwortung durch zwei Mitglieder der Gesellschaft beizufügen. Über die Aufnahme entscheidet der Ausschuß. Die Zustellung der Mitgliedskarte erfolgt nach Einzahlung der Aufnahmegebühr und des Beitrages für das laufende Geschäftsjahr.

§ 4

Jedes Mitglied zahlt eine Aufnahmegebühr sowie jährliche Mitgliedsbeiträge, deren Höhe von der Mitgliederversammlung festgelegt wird. Tritt ein Mitglied in den Ruhestand, so kann es auf Antrag von der Beitragspflicht befreit werden. Der Vorstand kann unter besonderen Umständen auch andere Mitglieder auf Zeit von der Beitragspflicht befreien.

§ 5

Ein Mitglied, welches trotz zweimaliger schriftlicher Mahnung durch den Schatzmeister mit der Beitragszahlung länger als ein Jahr im Rückstand bleibt, gilt als ausgeschieden.

§ 6

Bei einem Mitglied, welches das Ansehen der Vereinigung schädigt, kann auf Antrag des Vorstandes die Mitgliederversammlung auf Ausschluß erkennen.

Hierzu ist Zweidrittelmehrheit der anwesenden Mitglieder erforderlich. Die Abstimmung ist geheim und geschieht durch Stimmzettel. Ein Ausschlußantrag muß allen Mitgliedern mindestens 14 Tage vorher schriftlich mitgeteilt werden.

§ 7

Der freiwillige Austritt eines Mitgliedes kann frühestens nach einem Jahr Mitgliedschaft erfolgen. Die Austrittserklärung muß spätestens 3 Monate vor Ende des Kalenderjahres beim 1. Schriftführer der Gesellschaft eingegangen sein.

§ 8
Zu Ehrenmitgliedern können Ärzte oder Gelehrte ernannt werden, die die urologische Wissenschaft oder die Gesellschaft in hervorragender Weise gefördert haben. Die Ernennung kann von jedem ordentlichen Mitglied vorgeschlagen werden. Der Vorschlag ist mit Begründung dem Präsidenten der Gesellschaft bis zum 1. März des Kongreßjahres vorzulegen, der ihn den Mitgliedern des Vorstandes zur Beschlußfassung zuleitet. Die Ernennung gilt als vollzogen durch Bekanntgabe bei der Eröffnungssitzung des jährlichen Kongresses der Deutschen Gesellschaft für Urologie.

Die Ehrenmitglieder haben die Rechte der Mitglieder ohne deren Pflichten.

In gleicher Weise können Ärzte oder Gelehrte des In- und Auslandes zu korrespondierenden Mitgliedern ernannt werden. Korrespondierende Mitglieder haben die Rechte der Mitglieder, jedoch nur beratende Stimme.

§ 9
Der Vorstand besteht aus dem Präsidenten, dem ersten Vizepräsidenten, dem zweiten Vizepräsidenten, dem ersten und zweiten Schriftführer und dem Schatzmeister.

Der Präsident und der erste Vizepräsident vertreten die Gesellschaft gerichtlich und außergerichtlich je allein. Der Präsident beruft die Sitzungen des Vorstandes, des Ausschusses und die Mitgliederversammlung ein und leitet die Verhandlungen. Er ist gehalten, jährlich eine Ausschußsitzung und mindestens alle 2 Jahre eine Mitgliederversammlung einzuberufen. Die ausgeschiedenen Präsidenten sind ständige Mitglieder des Ausschusses, bis sie in den Ruhestand treten.

Der 1. Schriftführer leitet das Sekretariat der Gesellschaft, besorgt den Schriftverkehr und führt das Sitzungsprotokoll.

Der Schatzmeister verwaltet das Vermögen der Gesellschaft und zieht die Beiträge ein. Er ist, ebenso wie der 1. Schriftführer, zeichnungsberechtigt.

Der Ausschuß besteht aus dem Vorstand, den ständigen, vier nichtständigen Ausschußmitgliedern und dem jeweiligen Vorsitzenden des Berufsverbandes der Deutschen Fachärzte für Urologie e. V. Beschlüsse des Ausschusses werden mit einfacher Stimmenmehrheit der Anwesenden gefaßt. Bei Stimmengleichheit entscheidet die Stimme des Präsidenten.

Über die Einnahmen und Ausgaben ist Buch zu führen. Es darf keine Person durch Ausgaben, die dem Zweck der Körperschaft fremd sind, oder durch unverhältnismäßig hohe Vergütungen begünstigt werden.

Der Archivar ist ein Organ der Gesellschaft.

§ 10
Der Vorstand leitet die Geschäfte der Gesellschaft.

Er kann beliebige Aufgaben seines Geschäftsbereiches weiteren Mitgliedern der Gesellschaft übertragen.

Beschlüsse des Vorstandes werden mit einfacher Stimmenmehrheit der Anwesenden gefaßt. Bei Stimmengleichheit entscheidet die Stimme des Präsidenten.

§ 11
Die Amtsdauer des Präsidenten erstreckt sich über die Kongreßperiode.

Die Wahl des Präsidenten erfolgt in der Mitgliederversammlung durch Stimmzettel; einfache Mehrheit entscheidet. Wird diese im ersten Wahlgang nicht erzielt, so erfolgt eine Stichwahl zwischen den beiden Mitgliedern, die die meisten Stimmen erhalten haben. Der Präsident der vorausgegangenen Kongreßperiode wird stets erster Vizepräsident. Der neu gewählte Präsident wird zweiter Vizepräsident. Der ausscheidende Präsident ist für die nächste Kongreßperiode nicht wählbar.

Die Wahl der Schriftführer und des Schatzmeisters erfolgt in der Mitgliederversammlung, wenn notwendig durch Stimmzettel, mit einfacher Mehrheit. Die Wahl erfolgt für die Dauer von zwei Kongreßperioden. Wiederwahl auch für die nächste Kongreßperiode ist zulässig.

Die Wahl der nicht ständigen Ausschußmitglieder erfolgt in der Mitgliederversammlung, wenn notwendig, durch Stimmzettel, für die Dauer von 4 Jahren. Eine Wiederwahl ist nicht zulässig.

Die Wahl des Archivars erfolgt in der Mitgliederversammlung durch Stimmzettel. Die einfache Mehrheit entscheidet. Die Wahl erfolgt für einen unbefristeten Zeitraum. Eine Abwahl des Archivars kann auf Antrag des Vorstandes nur in der Mitgliederversammlung erfolgen. Hierzu ist eine ⅔-Mehrheit der anwesenden Mitglieder erforderlich. Die Abstimmung muß allen Mitgliedern auf der Einladung zur Mitgliederversammlung angekündigt werden.

§ 12
Scheidet ein Mitglied des Vorstandes im Laufe seiner Amtszeit aus, so kann sich der Vorstand

bis zur nächsten Mitgliederversammlung durch Zuwahl aus dem Ausschuß ergänzen.

§ 13
Der Vorstand hat mindestens alle 2 Jahre der Mitgliederversammlung einen Geschäftsbericht sowie die Abrechnung vorzulegen. Der Präsident beruft zwei Mitglieder zur Prüfung der Abrechnung. Die Mitgliederversammlung nimmt den Prüfungsbericht entgegen und erteilt dem Vorstand Entlastung.

§ 14
Eine Mitgliederversammlung ist ferner auch dann einzuberufen, wenn das Interesse der Gesellschaft es erfordert oder die Einberufung schriftlich vom zehnten Teil der Mitglieder unter Angabe des Zweckes und der Gründe vom Vorstand verlangt wird.

§ 15
Änderungen der Satzungen können der Mitgliederversammlung nur dann zur Beschlußfassung vorgelegt werden, wenn sie 4 Wochen vorher eingereicht sind und auf der Tagesordnung stehen.

§ 16
Die wissenschaftlichen Tagungen der Deutschen Gesellschaft für Urologie finden in regelmäßigen Abständen statt. Der Tagungsort wird jedesmal durch den Ausschuß bestimmt. Der Präsident legt das Kongreßprogramm dem Ausschuß vor.

§ 17
Vorträge sind dem Präsidenten termingerecht mit Inhaltsangabe anzumelden. Annahme und Sprechzeit werden vom Ausschuß bestimmt.

Vortragsanmeldungen (Erstautor) für die Tagung der Deutschen Gesellschaft für Urologie können nur durch Mitglieder der Gesellschaft erfolgen. Nichtmitglieder der Deutschen Gesellschaft für Urologie können nur auf Einladung des Vorstandes einen Vortrag halten.

§ 18
Die Deutsche Gesellschaft für Urologie läßt die wissenschaftlichen Berichte in Form eines Kongreßbandes erscheinen unter Schriftleitung eines der beiden Schriftführer.

§ 19
Auflösung der Gesellschaft: Der Antrag auf Auflösung der Gesellschaft wird der Tagesordnung nur eingefügt, wenn er von sämtlichen Vorstandsmitgliedern oder mindestens von der Hälfte der Mitglieder überhaupt unterzeichnet ist. Zur Beschlußfassung über diesen Antrag ist die nächste ordentliche Mitgliederversammlung zuständig, wenn dieselbe von mindestens zwei Dritteln der Mitglieder besucht ist.

Im Falle der Beschlußunfähigkeit muß der Vorstand innerhalb von 6 Wochen eine außerordentliche Mitgliederversammlung ordnungsgemäß unter Angabe der Tagesordnung einberufen, die dann unabhängig von der Zahl der erschienenen Mitglieder beschließt. Ein Beschluß, die Gesellschaft aufzulösen, kann in beiden Mitgliederversammlungen nur durch eine Mehrheit von drei Viertel der anwesenden Mitglieder gefaßt werden. Die Mitgliederversammlung, welche die Auflösung der Gesellschaft beschließt, verfügt zugleich über die Ausführung der Auflösung und über die Verwendung des Vermögens der Gesellschaft.

Bei Auflösung oder Aufhebung der Gesellschaft gelten die gesetzlichen Vorschriften. Das Gesellschaftsvermögen fällt bei der Auflösung oder Aufhebung oder Wegfall der bisherigen Zwecke an die Deutsche Forschungsgemeinschaft, die es unmittelbar und ausschließlich für bestimmte gemeinnützige Zwecke zu verwenden hat. Eine Zuwendung von Vermögen oder Vermögensteilen an Mitglieder der Deutschen Gesellschaft für Urologie ist ausgeschlossen. Beschlüsse über Verwendung des Vermögens der Gesellschaft sowie Beschlüsse über Satzungsänderungen, die die Zwecke der Gesellschaft und die Verwendung ihres Vermögens betreffen, sind auch vor Inkrafttreten dem zuständigen Finanzamt mitzuteilen. Über die Verwendung im einzelnen und die Beachtung der Bestimmungen der vorhergehenden Absätze entscheidet die Mitgliederversammlung.

Verhandlungsbericht der Deutschen Gesellschaft für Urologie, 34. Tagung (1982), 472–491
© Springer-Verlag Berlin Heidelberg 1983

Verzeichnis der Mitglieder der Deutschen Gesellschaft für Urologie

(Stand 22. Oktober 1982)

Organe der Gesellschaft

Geschäftsführender Vorstand

Präsident: Prof. Dr. G. Rodeck, D-3550 Marburg
1. Vizepräsident: Prof. Dr. H. Klosterhalfen, D-2000 Hamburg
2. Vizepräsident: Dr. H. Stoll, D-2800 Bremen
1. Schriftführer: Prof. Dr. H. Frohmüller, D-8700 Würzburg
2. Schriftführer: Prof. Dr. J. Kaufmann, D-2000 Hamburg

Schatzmeister: Dr. W. Brachmann, D-2000 Hamburg

Ständige Ausschußmitglieder

Albrecht, K.F., Prof. Dr., D-5600 Wuppertal
Brosig, W., Prof. Dr., D-1000 Berlin
Büscher, H. K., Prof. Dr., D-3000 Hannover
Dettmar, H., Prof. Dr., D-4000 Düsseldorf
Lutzeyer, W., Prof. Dr., D-5100 Aachen
Marberger, H., Prof. Dr., A-6020 Innsbruck
Mauermayer, W., Prof. Dr., D-8000 München
Nagel, R., Prof. Dr., D-1000 Berlin
Schmiedt, E., Prof. Dr., D-8000 München
Zoedler, D., Dr., D-4000 Düsseldorf

Nicht ständige Ausschußmitglieder

Bülow, H., Prof. Dr., D-8720 Schweinfurt
Davidts, H., Dr., D-5000 Köln
Elsässer, E., Prof. Dr., D-8000 München
Gasser, G., Prof. Dr., A-1130 Wien
Heck, D., Dr., D-6800 Mannheim (Vorsitzender des Berufsverbandes der Deutschen Urologen e.V.)
Knipper, W., Dr., D-2000 Hamburg, als beratendes Mitglied (Ehrenpräsident des Berufsverbandes der Deutschen Urologen e.V.)
Archivar: Schultze-Seemann, F., Dr., D-1000 Berlin

Ehrenmitglieder

Alken, Carl-Erich, Geh. Sanitätsrat, Prof. Dr. Dr. h.c. mult., ehem. Direktor d. Urolog. Univ.-Klinik, Lagerstraße 33, D-6650 Homburg/Saar
Andersson, Lennart, Prof. Dr., Department of Urology, Karolinska Sjukhuset, S-10401 Stockholm, Schweden
Babics, Antal, Prof. Dr., Ulloi 78/B. Budapest VII, Ungarn
Brosig, Wilhelm, Prof. Dr., Direktor der Urologischen Klinik der FU Berlin, Klinikum Steglitz, Hindenburgdamm 30, D-1000 Berlin 45
Culp, David A., M.D., Professor of Urology, University of Iowa College of Medicine, Iowa City, Iowa, USA
Donker, Pieter Jakob, Prof. Dr., Warmonderweg 16, NL-2341 KV Oegstgeest, Niederlande
Fritjofsson, Ake, Prof. Dr., Associate Professor, Chief of the Department of Urology, University Hospital, S-75014 Uppsala 14, Schweden
Giertz, Gustav, Prof. Dr., Karolinska Sjukhuset, S-10401 Stockholm 60, Schweden
Goodwin, Willard, E., Prof. Dr., University of California (UCLA), Los Angeles, California, USA
Heusch, Karl, Prof. Dr., Facharzt für Urologie und Chirurgie, Chefarzt der Urolog. Klinik i. R., Kaiser-Friedrich-Allee 39, D-5100 Aachen
Ichikawa, Tokuji, Prof. Dr., Director of the First National Hospital of Tokyo, Toyamacho, Shinjukuku, Tokyo 1, Japan
Knipper, Wolfgang, Dr., Ehrenpräsident des Berufsverbandes der Deutschen Urologen e. V., Ärztl. Direktor und Chefarzt der Urologischen Abteilung des Marienkrankenhauses, Alfredstraße 9, D-2000 Hamburg 76
Linder, Fritz, Prof. Dr. Dr. h.c. mult., ehem. Dir. d. Chirurg. Univ.-Klinik, D-6900 Heidelberg
Ljunggren, Einar, Prof. Dr., Carlanderska Sjukhemmet, S-41255 Göteborg, Schweden
Madsen, P. O., Prof. Dr., Chief of Urology Service, Veterans Administration Hospital, 2500 Overlook Terrace, Madison, Wisconsin 35705, USA
Mayor, Georges, Prof. Dr., Facharzt für Chirurgie u. Urologie, Ord. Prof. f. chirurg. Urologie, Universität Zürich, und Direktor der Urolog. Univ.-Klinik, Kantonsspital, Rämistraße 100, CH-8000 Zürich, Schweiz

Ravasini, Giorgio, Prof. Dr., Facharzt für Urologie, Chefarzt der Urolog. Univ.-Klinik i. R., Clinica Urologica Monoblocco Ospedaliero, Riviera Mugnai 8, I-35100 Padova, Italien

Schultheis, Theodor, Prof. Dr., Brunnenallee 52, D-3590 Bad Wildungen

Staehler, Werner, Prof. Dr., Facharzt für Urologie, ehem. Vorstand der Urolog. Abt. der Chirurg. Univ.-Klinik Tübingen, Sommerhalde 23, D-7400 Tübingen 6

Straffon, Ralph, A., M.D., Professor and Chairman, Department of Urology, Cleveland Clinic Foundation, 9500 Euclid Avenue, Cleveland, Ohio 44106, USA

Takayasu, Hisao, Prof. Dr., University of Tokyo, Hongo, Japan

Wildbolz, Egon, Prof. Dr., Sulgeneckstraße 25, CH-3000 Bern, Schweiz

Zenker, Rudolf, Prof. Dr. Dr. h.c., Hauensteinstraße 14, D-8000 München 90

Korrespondierende Mitglieder

Allwall, Nils, Prof. Dr., Direktor der Med. Univ.-Klinik (Nierenklinik), S-22356 Lund, Torsv. 14, Schweden

Auvert, Jean, Prof. Dr., 78, Avenue de Suffren, F-75015 Paris, Frankreich

Bakker, N. J., Prof. Dr., Verguiliuslaan 84, NL-5216 S'Hertogenbosch, Niederlande

Balogh, Ferenc, Prof. Dr., Facharzt für Urologie, Direktor der Urolog. Univ.-Klinik, Munkecy Mihaly u. 2, Pecs, Ungarn

Band, David, Dr., Edinburgh, Schottland

Bartrina, Josef, Prof. Dr., Diagonal 419, Barcelona, Spanien

Belonoschkin, Boris Alexander, Doz. Dr. habil., Facharzt für Frauenheilkunde, Stellvertr. Chefarzt der Frauenklinik, 10064 Sodersjukhuset, S-10401 Stockholm, Schweden

Biedermann, Günther, Priv.-Doz. Dr., Chirurg. Univ.-Klinik, A-6020 Innsbruck, Österreich

Bodechtel, Gustav, Prof. Dr., ehem. Direktor der Med. Univ.-Klinik, Ziemssenstraße 1, D-8000 München

Boer, Pieter W., Prof. Dr., Direktor der Urologischen Abteilung, Reichsuniversität Groningen, Akademisch Ziekenhuis, Oostersingel 59, NL-9713 EZ Groningen, Niederlande

Bruni, Pasquale, Prof. Dr., Libero Docente in Urologia, Primario Urologo, Ospedale S. Gennaro, Via Giovenale 9, I-80122 Napoli, Italien

Couvelaire, Roger, Prof. Dr., 44, Rue Boileau, Paris, Frankreich

Costantini, Alfiero, Prof. Dr., Direttore Clinica Urologica, Universita di Firenze, Ospedale Careggi, Villa Monna Tessa, Firenze, Italien

Dix, Victor Wilkinson, Prof. Dr., Tunbridge Wells, 8 Shandon Close, Kent, England

Duff, Francis Arthur, Dr., Lecturer in Urology, Vice-President, Royal College of Surgeons, 9. Fitzwilliam Place, Dublin, Irland

Eckstein, Herbert B., Prof. Dr., The Hospital for Sick Children, Great Ormond Street, London, WC 1N4JH, England

Edsmyr, Folke, Prof. Dr., Radiumhemmet, Karolinska Sjukhuset, S-10301 Stockholm, Schweden

Enfedjieff, Michael, Doz. Dr., Facharzt für Chirurgie und Urologie, Vorstand der Urolog. Klinik, Staatskrankenhaus, Sofia, Bulgarien

Ercole, Ricardo, Prof. Dr., Br. Oronno 755, Rosario, Argentinien

Flachenecker, Georg, Prof. Dr. Ing., Hochschule der Bundeswehr, Werner-Heisenberg-Weg 39, D-8014 Neubiberg

Gammelgaard, Peter A., Prof. Dr., Abd. H-110-Kovenhavns Amts Sygehus I, Herlev, Herlev Ringvej, DK-2730 Herlev, Dänemark

Garcia, Alberto E., Dr., Paraguay 1352, Buenos Aires, Argentinien

Giuliani, Luciano, Prof. Dr., Direttore Clinica Urologica, Universita di Genova, Genua, Italien

Glenn, James F., MD, Dean of the School of Medicine, Emery University, 1365 Clifton Road, N.E., Atlanta, Georgia 30322, USA

Grégoir, W., Prof. Dr., Université Libre des Bruxelles, Faculté de Medicine et de Pharmacie, Hôpital Universitaire Brugman, Clinique Urologique, Place Van Gehuchten, B-1020 Bruxelles, Belgien

Hald, Tage, Dr., Københavns Amts Sygehus I, Herlev, Herlev Ringvey, DK-2730 Herlev, Dänemark

Hanley, Howard, Dr., Devonshire Street, Portland Place W1, London, England

Hesse, Viktor E., Dr., 702 Nedpark Med. Centre, Trevenna Str. Sunnyside, Pretoria 0002, Republik Südafrika

Hjort, Erling, Dr., Akershus Fylke, Kirurkisk avdeling, Midstuen, Oslo, Norwegen

Howald, Rudolf, Dr., Facharzt für Urologie u. Chirurgie, Spiegelbergstraße 33, CH-4000 Basel, Schweiz

Ikoma, Fumihiko, Prof. Dr., Direktor der Urologischen Klinik der Medizinischen Hochschule Hyogo 1-1, Mukogawa-cho, 663 Nishinomiya, Japan

Küss, René, Prof. Dr., 63 Avenue Niel, F-75 Paris XVII, Frankreich

Mandel, J. V., Dr., 79 Harley Street, London W1, England

Patton, John, Dr., Walter Reed Army Hospital, Washington 12, D. C., USA

Petkovic, Sava, Prof. Dr., Facharzt für Chirurgie u. Urologie, Uroloska Klinika, Medicinskog Fakulteta Belgrad, General Zdanora 51, Belgrad, Jugoslawien

Pytel, Anton, Prof. Dr., Member Corr. Akademie Med. Sciences, Scientific Advisor of the Urological Clinik 2, Moskauer Med. Institut, Kotelnitscheskaja naber. I/15, w. 49, Moskau-240, USSR

Raposo-Montero, Luis, Dr., Facharzt für Urologie

(Privatklinik), Huerfanas, 15, Santiago de Compostela, Spanien

Rasmussen, Finn, Dr., Københavns Amts Sygehus I, Herlev, Herlev Ringvey, DK-2730 Herlev, Dänemark

Rauchenwald, Karl, Dr., Facharzt für Urologie und Chirurgie, ehem. Vorstand der Urolog. Abt. am Landeskrankenhaus, St. Veiter Str. 47, A-9010 Klagenfurt, Österreich

Rocca-Rosetti, Salvatore, Prof. Dr., Direttore Clinica Urologica, Universita di Trieste, Triest, Italien

Scholtmeijer, R. J., Professor für Kinderurologie, Urologische Klinik, Erasmus-Universität, Sophia-Kinderkrankenhaus, Gordelweg, Rotterdam, Niederlande

Scott, Russel jr., M.D., P.O. Box 1129, Aspen, Colorado 81611, USA

Serralach, Prof. Dr., Pelayo 40, Barcelona, Spanien

Sestic, Zlatko, Dr., Facharzt für Urologie, Trg M. Oreskovica 2, Zagreb, Jugoslawien

Sorrentino, Michelangelo, Prof. Dr., Riviera di Chiaia 207, I-Neapel, Italien

Szendröi, Z., Doz. Dr., Urolog. Univ.-Klinik, P.O. Box 194, H-1428 Budapest, Ungarn

Turner Warwick, Richard, T., BSc, DM, MCh, FRCS, MRCP, FACS, Consultant Urologist, 51 Harley House, Marylebone Road, London N.W.I., England

Van Camp, Koenraad, Prof. Dr., Ordinarius für Urologie an der Universität Antwerpen, Antwerpen, Belgien

Wesolowski, Stefan, Prof. Dr., Leiter der Urolog. Univ.-Klinik, Oczki 6, Warschau/Polen

Zielinsky, J., Prof. Dr., ul. Sklodowskiej-Curie 30/9, PL-40048 Katowiece, Polen

Ordentliche Mitglieder

(773 Mitglieder)

Aberle, Albrecht, Dr., Facharzt f. Urologie u. Chirurgie, Schwarzwaldstr. 84, D-6800 Mannheim 1

Ackermann, Rolf, Prof. Dr., Facharzt für Urologie, Ltd. Oberarzt der Urologischen Klinik und Poliklinik der Universität Würzburg, Luitpoldkrankenhaus, D-8700 Würzburg

Adam, Oswald, Dr., Facharzt für Chirurgie und Urologie, Niedergelassener Chirurg und Belegarzt im Michaeliskrankenhaus, Schlüterstraße 6/III, D-2000 Hamburg 13

Adolphs, Hans-Dieter, Dr., Facharzt für Urologie, Urol. Universitätsklinik, Venusberg, D-5300 Bonn

Aeikens, Bernhard, Dr., Urologische Klinik der Med. Hochschule Hannover, Karl-Wiechert-Allee 9, D-3000 Hannover 61

Al-Abadi, Hussein, Dr., Urologische Klinik und Poliklinik der FU Berlin, Klinikum Charlottenburg, Spandauer Damm 130, D-1000 Berlin 19

Albescu, Ion V., Dr. Chefarzt der Urologischen Abteilung des Kreiskrankenhauses, D-8304 Mallersdorf

Albrecht, Dieter, Dr., Facharzt für Urologie, An der Weide 31, D-2800 Bremen

Albrecht, Karl-Friedrich, Prof. Dr., Facharzt für Urologie und Chirurgie, Direktor der Urologischen Klinik der Städt. Krankenanstalten, Heusnerstr. 40, D-5600 Wuppertal-Barmen

Alfermann, Friedhelm, Dr., Facharzt für Urologie u. Chirurgie, Leitender Arzt der Urologischen Abt. des Elisabeth-Krankenhauses, Weinbergstraße 7, D-3500 Kassel

Alken, Peter, Dr., Urologische Klinik der Johannes-Gutenberg-Universität, Langenbeckstr. 1, D-6500 Mainz

v. Allesch, Wilhelm, Dr., Facharzt für Urologie, Chefarzt der Urolog. Abt. Krankenhaus Seepark, Zum Widacker 5, D-2857 Langen

Allhoff, Ernst, Dr., Urologische Universitätsklinik, Joseph-Stelzmann-Straße 9, D-5000 Köln 41

Alloussi, Schahnaz, Dr., Urologische Univ.-Klinik, D-6650 Homburg/Saar

Almstedt, Ulrich, Dr., Facharzt für Urologie, Bahnhofstraße 30a, D-3100 Celle

Altvater, Gerhard, Dr., Amselweg 12, D-4250 Kirchhellen

Altwein, Jens E., Prof. Dr., Leiter der Urolog. Abteilung des Bundeswehrkrankenhauses, Oberer Eselsberg 40, D-7900 Ulm

Alzin, Honore, Dr., Urologische Univ.-Klinik, D-6650 Homburg/Saar

Ammari, Bassam, Dr., Brückenstraße 14, D-4700 Hamm 1

Angelov, Angel, Dr., Am Forsthaus Gravenbruch 24, D-6087 Neu-Isenburg

Aplas, G., Dr., Marquardsenstraße 10, D-8520 Erlangen

Aranyossy, Szolt, Dr., Facharzt für Urologie, Hefnersplatz 1, D-8500 Nürnberg

Arbash, George, Dr., Urolog. Klinik, Krankenhaus Stade, Bremervoerderstraße 111, D-2160 Stade

Arnholdt, Fritz, Prof. Dr., Parlerstraße 27, D-7000 Stuttgart 1

Arnold, Uwe-Christian, Dr., Urologische Klinik und Poliklinik der FU Berlin, Klinikum Charlottenburg, Spandauer Damm 130, D-1000 Berlin 19

Asbach, H. W., Priv.-Doz. Dr., Urologische Abteilung, Städt. Krankenanstalten Krefeld, Lutherplatz 40, D-4150 Krefeld

Attobrah, F. B., D., Urolog.-Univ.-Klinik, Moorenstraße 5, D-4000 Düsseldorf 1

Bach, Dietmar, Dr., Urologische Universitätsklinik, Venusberg, D-5300 Bonn

Bacher, Karl, Dr., Facharzt für Urologie u. Chirurgie, Donnersbergstraße 9, D-6170 Frankenthal

Bandhauer, Klaus, Prof. Dr., Facharzt für Urologie, Chefarzt der Urolog. Klinik am Kantonsspital, CH-9006 St. Gallen, Schweiz

Bandtlow, Klaus, Dr., Facharzt für Urologie, Bahnhofstraße 12, D-8220 Traunstein

Bargenda, Bernhard, Dr., Facharzt für Urologie, Chefarzt der Urologischen Abt. des Städt. Auguste-Viktoria-Krankenhauses, Rubensstraße 125, D-1000 Berlin 41

Bartels, Henning, Dr., Chefarzt der Urologischen Abteilung des Ev. Krankenhauses Göttingen, An der Lutter 24, D-3400 Göttingen-Weende

Bartsch, Georg, Doz. Dr., Urologische Univ.-Klinik, Anichstraße 35, A-6020 Innsbruck, Österreich

Basak, Dogan, Dr., Klinik u. Poliklinik für Urologie, Robert-Koch-Str. 40, D-3400 Göttingen

Bastian, Hans-Peter, Prof. Dr., Am Reithof 16, D-5204 Lohmar 1

Basting, R., Dr., Bundeswehrkrankenhaus Ulm, Urologische Abteilung, Oberer Eselsberg 40, D-7900 Ulm

Bauer, Hartwig Wilhelm, Dr., Urolog. Klinik und Poliklinik der Ludwig-Maximilians-Universität München, Klinikum Großhadern, Marchioninistraße 15, D-8000 München 70

Bauer, Karl-Michael, Prof. Dr., Facharzt für Urologie und Chirurgie, Lug ins Land 53, D-8200 Rosenheim

Bauermeister, Hermann, Dr., Jessenstr. 2-6, D-2000 Hamburg 50

Baumbusch, Friedrich, Prof. Dr., Facharzt für Urologie u. Chirurgie, Direktor der Urolog. Klinik der Städt. Krankenanstalten, Lutherplatz 40, D-4150 Krefeld

Baumgärtel, Hermann, Prof. Dr., Chefarzt der Urologischen Klinik im Krankenhaus Siloah, Rosebeckstraße 46, D-3000 Hannover 91

Baumgart, Rolf, Dr., Facharzt für Urologie und Chirurgie, Chefarzt der Urolog. Abt. der Städt, Krankenanstalten, An den Voßbergen 70/99, D-2900 Oldenburg

Baumüller, A., Dr., Chirurg. Univ.-Klinik, Abteilung Urologie, Hugstetterstraße 55, D-7800 Freiburg/Breisgau

Baur, Alfons, Dr., Facharzt für Urologie, Laudahnstraße 33, D-5000 Köln 41

Baur, Hans-Helmut, Dr., Chefarzt der Urolog. Abt. des Kreiskrankenhauses, Schloßhausstraße 100, D-7920 Heidenheim/Brenz

Beckendorf, Fritz, Dr., Facharzt für Chirurgie, Steinbrink 1, D-3352 Einbeck

Becker, H. C., Dr., Lehrstuhl und Abteilung für Urologie der Justus-Liebig-Universität, Klinikstraße 37, D-6300 Gießen

Becker, Hermann, Dr., Facharzt für Urologie, Urologische Universitätsklinik und Poliklinik des Universitätskrankenhauses Eppendorf, Martinistraße 52, D-2000 Hamburg 20

Behr, Jürgen, Dr., Facharzt für Urologie, Chefarzt der Urolog. Abt. des Evang. Krankenhauses, Forster Weg 34, D-3450 Holzminden

Behrendt, Johannes, Dr., Urologische Universitätsklinik der GHS, Hufelandstraße 55, D-4300 Essen 1

Bellenberg, Hans-Günther, Dr., Chefarzt der Urolog. Abt. des St. Elisabethen-Krankenhauses, Ginnheimer Str. 3, D-6000 Frankfurt/Main

Berendsen, Gert-Ulrich, Dr., Urologische Klinik und Poliklinik der FU Berlin, Klinikum Charlottenburg, Spandauer Damm 130, D-1000 Berlin 19

Berglin, Thorwald, Dr., P. L. 1046, S-43041 Kullavik, Schweden

Bergmann, G., Dr., Facharzt für Urologie, Chefarzt der Urologischen Abteilung in der Klinik Dr. Bergmann, Helmholtzstraße 4–6, D-5300 Bonn 1

Bergmann, Max, Prof. Dr., Leiter der Urologischen Abteilung im Allg. Krankenhaus, A-4020 Linz/Donau, Österreich

Berndt, Rudolf, Dr., Facharzt für Urologie u. Chirurgie, Eichenallee 32, D-1000 Berlin 19

Bertermann, Hagen, Dr., FA f. Urologie, Abtlg. Urologie im Klinikum der Universität Kiel, Hospitalstr. 40, D-2300 Kiel

Bichler, Karl-Horst, Prof. Dr., Facharzt für Urologie, Direktor der Urologischen Univ.-Klinik Tübingen, Calwer Straße 7, D-7400 Tübingen

Bieberbach, Joachim, Dr., Facharzt für Urologie, Eisenacher Weg 60, D-3000 Hannover 1

Bielenberg, Dieter, Dr., Facharzt für Urologie, Schillerstraße 1, D-2900 Oldenburg

Biernat, Walter, Dr., Facharzt für Erkrankungen der Harnwege, Oldenstaedter Straße 3, D-3110 Uelzen

Bischoff, W., Priv.-Doz. Dr., Belegarzt am Kreiskrankenhaus, Eduard-Breuninger-Straße 3, D-7150 Backnang

Blech, Manfred, Dr., Klinik und Poliklinik für Urologie der Universität Göttingen, Robert-Koch-Straße 40, D-3400 Göttingen

Bleicken, Hans Gerd, Dr., Facharzt für Urologie und Chirurgie, Berglytz 12, D-2392 Glücksburg-Bochhofen

Bless, Klaus-Diethelm, Dr., Facharzt für Urologie, Am Schölzbach 90-92, D-4270 Dorsten

Blumensaat, Carl, Dr., Uferstraße 12, D-8992 Wasserburg

Blumenstock, Ulrich, Dr., Facharzt für Urologie, Schulenburgring 128, D-1000 Berlin 42

Bocancea, Dragos, Ass. Prof., M. D. Chief, Department of Urology, Clinical Hospital of Sector 4, Bucarest, Rumänien

Bode, Hans-Ulrich, Dr., Kesselgasse, D-5300 Bonn 1

Bode, Ullrich, Facharzt f. Urologie, Groner-Tor-Str. 2-3, D-3400 Göttingen

Boden, Otto, Dr., Facharzt für Urologie, Kitschburger Straße 9, D-5000 Köln 41

Böck, Fritz, Dr., Facharzt für Urologie, Unterländer Straße 52, D-7000 Stuttgart 40

Böcker, R., Prof. Dr., Im Schlehdorn 2a, D-5860 Iserlohn

Böcking, Alfred, Dr., Pathologisches Institut Ludwig-Aschoff-Haus, Klinikum der Albert-Ludwig-Universität, Albertstr. 19, D-7800 Freiburg

Bödeker, Jürgen, Priv-Doz. Dr., Mozartstraße 6, D-7890 Waldshut-Tiengen 1

Böhringer, Konrad, Dr., Facharzt für Urologie u. Chirurgie, Friedrich-Verleger-Straße 5, D-4800 Bielefeld

Boeminghaus, Frank, Prof. Dr., Lukas-Krankenhaus, Preussenstraße 84, D-4040 Neuss
Böttger, Paul, Dr., Facharzt für Urologie, Bahnhofstraße 35, D-6050 Offenbach
Böwering, R., Dr., Oberarzt der Urologischen Abt. d. Städt. Krankenhauses München Thalkirchner Straße, Thalkirchner Str. 48, D-8000 München 2
Bofinger, Günther, Dr., Facharzt für Urologie, Kimmichstraße 2, D-7000 Stuttgart 31
Bogdan, Roman, Dr., Facharzt für Urologie, Bundesallee 95, D-1000 Berlin 41
Bondarenko, Georg, Dr., Stadtkrankenhaus, D-2190 Cuxhaven
Bonert, Dusan, Dr., Urologe, Bulevar 23 Oktobra 25/4, YU-21000 Novi Sad, Jugoslawien
Bopp, Günter, Dr., Facharzt für Urologie, Chefarzt der Urol. Hauptabteilung am Kreiskrankenhaus, D-7090 Ellwangen/Jagst
Borgmann, Volker, Dr., Facharzt für Urologie, Oberarzt der Urologischen Klinik und Poliklinik der FU Berlin, Klinikum Charlottenburg, Spandauer Damm 130, D-1000 Berlin 19
Bornhof, Christian, Dr., Urolog. Univ.-Klinik, Postfach 35 60, Maximiliansplatz, D-8520 Erlangen
Brachmann, Werner, Dr., Facharzt für Urologie und Chirurgie, Chefarzt der Urolog. Abteilung des Allg. Krankenhauses Barmbek, Rübenkamp 148, D-2000 Hamburg 60
Brandstäter, Peter, Dr., Facharzt für Urologie und Chirurgie, Chefarzt der Urologischen Abteilung des Kreiskrankenhauses, Posilipostraße, D-7140 Ludwigsburg
Brauer, Robert, Dr., Facharzt für Urologie, Hallerstraße 26, D-8500 Nürnberg 90
Braun, Hans-Peter, Dr., Chefarzt der Urolog. Abt. des St.-Vinzenz-Krankenhauses, Holzstraße 4, D-6720 Speyer
Braun, Jürgen, Dr., Urologische Klinik und Poliklinik rechts d. Isar der TU München, Ismaninger Str. 22, D-8000 München 80
Braun, Reiner, Dr., Facharzt für Urologie, Oberarzt der Urolog. Klinik des Schwerpunktkrankenhauses Wetzlar, Bachstraße 66, D-6301 Heuchelheim
Bravetta, Giovanni, Doz. Dr., Primario Urologo, Ospedale Bassini-Milano, Legnano 32, I-20121 Milano, Italien
Brehmer, Bernd, Priv.-Doz. Dr., Facharzt für Urologie, Klinikum Niederberg, Robert-Koch-Straße, D-5620 Velbert
Bremicker, Dieter, Dr., Urologische Abteilung des Knappschaftskrankenhauses, Wieckes-Weg 12, D-4600 Dortmund
Brenner, Werner, Dr., Facharzt für Urologie und Chirurgie, D-8100 Garmisch-Partenkirchen
Bressel, Max, Dr., Facharzt für Chirurgie u. Urologie, Chefarzt der Urolog. Abt. im Allg. Krankenhaus Hamburg-Harburg, Eißendorfer Pferdeweg 52, D-2100 Hamburg 90
Broda, Dr., Oberarzt der Urologischen Abteilung des Friederikenstiftes Hannover, Humboldtstraße 5, D-3000 Hannover
Broegger, Karl-Josef, Dr., Facharzt für Urologie und Chirurgie, Moerser Straße 127 (Rheinhof), D-4005 Meerbusch 1
Brühl, P., Prof. Dr., FA für Urologie u. Laboratoriumsdiagnostik, 1. Oberarzt d. Urolog. Univ.-Klinik, Venusberg, D-5300 Bonn
Brunzema, Friedrich, Dr., Facharzt für Urologie, Chefarzt der Urologischen Abteilung d. Marien-Hospitals, Rochusstraße 2, D-4000 Düsseldorf 30
Bülow, H., Prof. Dr., Facharzt für Urologie, Chefarzt der Urologischen Klinik, Leopoldina-Krankenhaus der Stadt Schweinfurt, Gustav-Adolf-Straße 8, D-8720 Schweinfurt
Bünz, Werner, Dr., Facharzt für Chirurgie u. Urologie, Karlstraße 35, D-2000 Hamburg 76
Büscher, Hans-Kaspar, Prof. Dr., Facharzt für Urologie, Leitender Arzt der Urolog. Abt. des Friederikenstiftes, Humboldtstraße 5, D-3000 Hannover
Burk, K., Dr., Urolog. Univ.-Klinik, Robert-Koch-Straße 8, D-3550 Marburg/L.
Busch, Rainer, Dr., Facharzt für Urologie, Urologische Universitätsklinik und Poliklinik des Universitätskrankenhauses Eppendorf, Martinistraße 52, D-2000 Hamburg 20
Buskühl, Dr. med., Kirchenstraße 15, D-8031 Gröbenzell
Butz, Manfred, Dr., Ass.-Prof., Facharzt für Urologie, Urologische Universitätsklinik der FU Berlin im Klinikum Steglitz, Hindenburgdamm 30, D-1000 Berlin 45
Carl, Peter, Priv.-Doz. Dr. habil., Facharzt für Urologie, Chefarzt der Urolog. Abt. d. Kreiskrankenhauses Deggendorf, Perlasberger Straße 41, D-8360 Deggendorf
Carmignani, Giorgio, Dr., Clinica Urologica Universita, Viale Benedetto, I-16132 Genova, Italien
Caspers, Hans-Peter, Dr., Oberarzt d. Urolog. Abtlg. d. Klinik Golzheim, Friedrich-Lau-Str. 11, D-4000 Düsseldorf
Chaussy, Christian, Prof. Dr., Urologische Klinik der Universität München, Klinikum Großhadern, Marchioninistraße 15, D-8000 München 70
Chiari, Reinhard, Priv.-Doz. Dr., Facharzt für Urologie, Oberarzt der Urologischen Klinik, Städtische Kliniken, Pacelliallee 4, D-6400 Fulda
Christians, Jochen, Dr., Leitender Arzt der Urolog. Abt. d. Evang. Krankenhauses, D-4200 Oberhausen
Class, Gerhard, Dr., Facharzt für Urologie, Dreiköniggasse 17, D-7900 Ulm
Correia-Branco, Manuel J., M.D., D.A.B., 389 Broadway, Cambridge, Massachusetts 02139 (USA)
Cranidis, Angelos, Dr., Oberarzt der Urolog. Klinik des Caritaskrankenhauses Bad Mergentheim, Uhlandstraße 7, D-6990 Bad Mergentheim
Crone-Münzebrock, Helmut, Dr., Facharzt für Urologie, Am Schifferwall 5, D-3140 Lüneburg
Czaja, Dieter, Dr., Facharzt für Urologie, Ostwall 191, D-4150 Krefeld 1
Danger, Wilhelm, Dr., Facharzt für Chirurgie u. Urologie, Am Hang 14, D-4800 Bielefeld

Dathe, Günter, Priv.-Doz. Dr., Facharzt für Urologie und Chirurgie, Oberarzt der Urolog. Abteilung der Chirurg. Univ.-Klinik, D-6000 Frankfurt/Main 70

Daut, Hans, Dr., Ulmenstieg 1, D-3590 Bad Wildungen

Davidts, Helmut, Dr., Hohenstaufenring 59, D-5000 Köln

Decristoforo, Anton, Prim. Dr., Leiter der Urologischen Abteilung, Krankenhaus Ried, Schloßberg 1, A-4910 Ried im Innkreis, Österreich

Deeb, George, Dr., Dr.-Hans-Berger-Str. 17, D-8630 Coburg

Dege, Hans-Albert, Dr., D-7411 St. Johann 4

Degenhardt, W., Facharzt für Urologie, Oberarzt der Urolog. Klinik, Westfalendamm 403-407, D-4600 Dortmund 1

Deilmann, Friedrich-Wilhelm, Dr., Facharzt für Chirurgie und Urologie, Chefarzt des Krankenhauses der Barmherzigen Brüder i. R., Urologische Abteilung, Sickingenstraße 14, D-5500 Trier

Deilmann, Wolfgang, Dr., Ltd. Arzt d. Urolog. Abt. des Krankenhauses St. Franziskus, D-5510 Saarburg

Dembowski, J., Dr., Hirtenweg 22, 3320 Salzgitter

Dettmar, Hermann, Prof. Dr., Facharzt für Urologie, Ziegelfeldstr. 2, D-8391 Saldenburg

Dettmar, Horst, Dr., Oberarzt, Kreiskrankenhaus, Röntgenstraße, D-4930 Detmold

Deutz, Hinnerk, Dr., Arzt f. Urologie, Pappelstraße 95, D-2800 Bremen

Devens, K., Prof. Dr., Facharzt für Chirurgie, Kinderchirurgische Klinik der Universität, Lindwurmstraße 4, D-8000 München 2

Diemer, Dr., Kreiskrankenhaus, D-3440 Eschwege

Diener, Wolfgang, Dr., Facharzt für Urologie und Chirurgie, Chefarzt d. Urolog. Abteilung des Evang. Jung-Stillung-Krankenhauses, D-5900 Siegen

Dietz, Paul, Dr., Facharzt für Urologie, Leineweberstraße 55, D-4330 Mülheim/Ruhr

Djulepa, Jasenko, Priv.-Doz. Dr., Facharzt für Urologie, Hermann-Ehlers-Straße 20, D-6730 Neustadt/Weinstraße

Dreikorn, K., Prof. Dr., Oberarzt der Urologischen Abteilung d. Chirurg. Univ.-Klinik, Im Neuenheimer Feld 110, D-6900 Heidelberg 1

Dührig, Herbert, Dr., Facharzt für Urologie u. Chirurgie, Fuhlsbüttler Straße 104, D-2000 Hamburg 60

Dunzendorfer, Udo, Dr., Klinikum der Johann-Wolfgang-Goethe-Univ., Zentrum der Chirurgie, Abt. Urologie, Theodor-Stern-Kai 7, D-6000 Frankfurt 70

Durben, G., Dr., Max-Eyth-Straße 18, D-4600 Dortmund

Ebbinghaus, Klaus-Dieter, Dr., Facharzt für Urologie u. Chirurgie, Chefarzt der Urolog. Abt. an den Krankenhäusern des Kreises, D-5880 Lüdenscheid-Hellersen

Ebhardt, Klaus, Prof. Dr., Humboldtstraße 51, D-7530 Pforzheim

Edelhoff, Julius, Med.-Dir. Dr., Facharzt für Chirurgie, Ltd. Med.-Dir. a. D., Lutherstr. 10, D-2400 Lübeck

Egger, Bernd, Dr. med., Oberarzt d. Urolog. Klinik und Poliklinik der TU München, Klinikum rechts der Isar, Ismaninger Straße 22, D-8000 München 80

Eichler, Heinz, Dr., Facharzt für Urologie, Kasinostraße 2a, D-6230 Frankfurt 80

Eickenberg, Hans-Udo, Priv.-Doz. Dr., Facharzt für Urologie, Chefarzt der Urologischen Abtlg. Franziskus-Krankenhaus, D-4800 Bielefeld

Eisenberger, Ferdinand, Prof. Dr., Facharzt für Urologie, Direktor der Urolog. Klinik des Katharinenhospitals, Kriegsbergstraße 60, D-7000 Stuttgart 1

Ekmann, Hans, Doz. Dr., Facharzt für Chirurgie u. Urologie, Sahlgrenska Sjukhuset, Linnéplatsen 4, S-Göteborg SV

Elsässer, Erich, Prof. Dr., Facharzt für Chirurgie u. Urologie, Chefarzt der Urolog. Abt. des Krankenhauses der Barmherzigen Brüder, D-8000 München 2

vom Ende, Volker, Dr. med., Facharzt f. Urologie, Belegarzt am DRK-Krankenhaus, Moislinger Allee 8, D-2400 Lübeck

Engbert, Anders, Prof. Dr., Dept. of Urology, University Hospital, S-58186 Linköping, Schweden

Engehausen, Gerhard, Dr., Facharzt für Urologie, Chefarzt der Urolog. Klinik des Evang. Krankenhauses „Lutherhaus", Hellweg 100, D-4300 Essen 14

Engelking, Rüdiger, Prof. Dr., Facharzt für Urologie, Direktor der Urolog. Univ.-Klinik, J.-Stelzmann-Str. 9, D-5000 Köln 41

Engelmann, Dr., Arzt f. Urologie, Urolog. Klinik u. Poliklinik, Langenbeckstraße 1, D-6500 Mainz

Erkens, Helmut, Dr., Facharzt für Chirurgie u. Urologie, Chefarzt der Urolog. Abt. St.-Vinzenz-Hospital, Merheimer Straße 217, D-5000 Köln 60

Esch, W., Dozent, Dr., Urologische Universitätsklinik, Alserstraße 4, A-1090 Wien 9, Österreich

Fabian, Peter, Dr., Facharzt für Urologie, Utbremerstraße 100, D-2800 Bremen

Faris, Faruk, Dr., Facharzt für Urologie, Ufergarten 1, D-5650 Solingen

Faul, Peter, Prof. Dr., Facharzt für Urologie, Chefarzt der Urologischen Abteilung des Stadtkrankenhauses, D-8940 Memmingen

Federschmidt, Klaus, Dr., Facharzt für Urologie, Chefarzt der Urolog. Abt. d. Ev. Johannes-Krankenhauses, Schildescher Straße 99, D-4800 Bielefeld 1

Feiber, Helmut, Dr., Urologische Univ.-Klinik, Lindenweg 9, D-3550 Marburg/Lahn

Fensterer-Nnabueze, Monika, Dr. med., Fachärztin für Urologie, Oberärztin, Urolog. Klinik, Stadtkrankenhaus, D-6050 Offenbach

Fiedler, Helmut, Dr., Facharzt für Urologie u. Chirurgie, Casanovastraße 2, D-1000 Berlin 41

Fiedler, Ulrich, Prof. Dr., Facharzt für Urologie, Düppelstraße 19, D-1000 Berlin 37

Figdor, Peter Paul, Univ.-Doz. Dr., Facharzt für Urologie, Vorstand der Urologischen Abteilung des Kaiser-Franz-Josef-Spitals der Stadt Wien, Kundratstraße 3, A-1100 Wien, Österreich

Finsterwalder, Hans-Rolf, Dr., Urolog. Univ.-Klinik, Hufelandstraße 55, D-4300 Essen

Fischer, Axel G., Dr., Arzt f. Urologie, Limburger Str. 13, D-6290 Weilburg

Fischer, Christoph, Dr., Leitender Arzt der Urolog. Abt. Krankenhaus Itzehoe, Robert-Koch-Str. 2, D-2210 Itzehoe

Fischer, Dirk, Dr. Dr., Bayernstraße 49, D-6700 Ludwigshafen

Fischer, Johannes, Dr., Facharzt für Urologie, Spielbudenplatz 5, D-2000 Hamburg 4

Flach, A., Prof. Dr., Ärztlicher Direktor d. Kinderchirurg. Abtlg. d. Chirurgischen Univ.-Klinik, Calwer Str. 7, D-7400 Tübingen

Flüchter, Stephan Heribert, Dr., Lehrstuhl und Abteilung für Urologie, Universität Tübingen, Calwer Straße 7, D-7400 Tübingen 1

Forner, Lothar, Dr., Facharzt für Urologie u. Chirurgie, Marktstraße 31, D-2940 Wilhelmshaven

Forster, K.-D., Dr. med., Am Koglerberg 10, D-8022 Grünwald

Frank, Wolfgang, Dr., Facharzt für Urologie und Chirurgie, Urolog. Klinik Dr. Castringius, Germeringer Straße 32, D-8033 Planegg bei München

Frei, Albert, Dr., Facharzt für Urologie, Chefarzt der Urolog. Klinik, Städt. Krankenhaus, D-7700 Singen/Hohentwiel

Frick, Julian, Prof. Dr., Vorstand der Urolog. Abt. der Landeskrankenanstalten, A-5020 Salzburg

Friedrich, Carola, Dr., Fachärztin für Urologie, Naumburger Straße 2, D-8500 Nürnberg

Fritsch, Fedor, Dr., Oberarzt der Urolog. Klinik der Univ.-Klinik, Ljubljana, Jugoslawien

Fröhlich, Gert, Dr., FA f. Urologie, Ltd. Arzt d. Urolog. Abtlg. des Kreiskrankenhauses Mechernich/Eifel, Stiftsweg 18, D-5353 Mechernich

Fröhlich, Günther, Dr., Facharzt für Urologie, Chefarzt der Urolog. Abteilung St.-Franziskus-Hospital, Franziskusstraße, D-2842 Lohne

Frohmüller, Hubert, Prof. Dr., Direktor der Urologischen Klinik und Poliklinik der Universität, Luitpoldkrankenhaus, D-8700 Würzburg

Frohne, Karl-Heinz, Dr., Facharzt für Urologie und Chirurgie, Bismarckstraße 92, D-2870 Delmenhorst

Frohneberg, Detlef, Dr., Urologische Klinik der Johannes-Gutenberg-Universität Mainz, Langenbeckstr. 1, D-6500 Mainz

Fudickar, Georg, Dr., Benzenbergweg 14, D-5657 Haan 1

Funfack, Hans-Joachim, Dr., Facharzt für Urologie und Chirurgie, Marktstraße 53, D-7470 Albstadt 1

Funk, Klaus, Dr., Facharzt für Urologie, Chefarzt d. Urolog. Abt. und Ärztl. Direktor, Knappschaftskrankenhaus Bergmannsheil, Schemerweg 4, D-4650 Gelsenkirchen-Buer

Funke, Peter-Jörg, Dr., Oberarzt der Urolog. Klinik der Ruhr-Universität Bochum, Josefs-Hospital, Widumer Straße 8, D-4690 Herne 1

Gaca, Adalbert, Prof. Dr., Facharzt für Urologie, Leibnizstraße 18a, D-6200 Wiesbaden-Sonnenberg

Gallenmüller, Karl, Dr., Facharzt für Urologie u. Chirurgie sowie Belegarzt am St.-Franziskus-Hospital Flensburg, Hafendamm 40, D-2390 Flensburg

Garcia, Martinez, Dr., J. Polo de Medina 1, Murcia, Spanien

Gasser, Georg, Prim., Univ.-Prof. Dr., Facharzt für Urologie, Vorstand der Urolog. Abteilung d. Krankenhauses der Stadt Wien-Lainz, Wolkersbergenstraße 1, A-1130 Wien, Österreich

Gassert, Kurt, Dr., Facharzt für Urologie, Bahnhofstraße 52, D-6798 Kusel

Gasteyer, K. H., Dr., Krankenhaus Nordwest der Stiftung Hospital zum Heiligen Geist, Steinbacher Hohl 2-26, D-6000 Frankfurt (Main) 90

Geister, Helmut, Dr., Facharzt für Urologie u. Chirurgie, Chefarzt der Urolog. Klinik der Städt. Krankenanstalten, D-2160 Stade

Gerecht, Wolfgang, Dr., Facharzt für Urologie, Ärztehaus, D-6630 Saarlouis 2

Germann, Walter, Dr., Facharzt für Urologie, Alpenstraße 1, CH-6004 Luzern, Schweiz

Gib, Karl-Michael, Dr., Urologische Univ.-Klinik, D-6650 Homburg/Saar

Gieselmann, Heinrich, Dr., Chefarzt der Urolog. Abteilung, Vinzenz-Krankenhaus, Lange Feldstraße 31, D-3000 Hannover 71

Giesselmann, Walter, Dr., Facharzt für Urologie und Chirurgie, Im Kamp 45, D-3000 Hannover 51

Gilbert, P., Dr., Weyergrafweg 11, D-4005 Meerbusch 1

Gilch, Wilhelm, Dr., Heinrichstraße 16, D-6400 Fulda

Glantschnig, Wilfried, Dr., Facharzt für Urologie, Moarfeldweg 6, A-9900 Lienz/Osttirol, Österreich

Glavicki, Stevan, Dr., Facharzt für Urologie, Urolog. Abt., Krankenhaus Siloah, Auestraße 46, D-3000 Hannover

Gleißner, Otto, Dr., Masurenallee 9, D-3590 Bad Wildungen

Gloede, Horst, Dr., Facharzt für Urologie u. Chirurgie, Adenauer-Allee 8, D-2000 Hamburg 1

Göckel-Beining, Bernt, Waldweg 74, D-4934 Horn-Bad Meinberg

Gödde, Steffen, Prof. Dr., Facharzt für Urologie, Chefarzt der Urolog. Klinik des St.-Johannes-Hospitals, An der Abtei 7–11, D-4100 Duisburg 11

Goebels, Rudolf, Dr., Facharzt für Urologie, Adolf-Flecken-Straße 10, D-4040 Neuss

Goedert, Jean, Dr., Facharzt für Urologie, 31, Bd Joseph II, Luxemburg, Luxemburg

Göttinger, Hans, Leitender Arzt der Urologischen

Abtlg. des Kreiskrankenhauses Mühldorf, D-8260 Mühldorf

Goldmann, Konrad, Dr., Facharzt für Urologie, Bertholdstraße 45, D-7800 Freiburg

Gollasch, Dietmar, Dr., Facharzt für Urologie, Kaiserstraße 65, D-4330 Mülheim/Ruhr 1

Gonnermann, Dietrich, Dr., Urolog. Klinik, Univ.-Krankenhaus Eppendorf, Martinistraße 52, D-2000 Hamburg 20

Gonnermann, Horst, Dr., Facharzt für Urologie, Wandsbeker Marktstraße 24–26, D-2000 Hamburg 70

Graber, Pierre, Prof. Dr., Hôpital Cantonal, Clinique Universitaire d'Urologie, CH-1211 Genf, Schweiz

Grabner, Friedrich, Dr., Facharzt für Urologie, Leiter der Abteilung Urologie des Nephrologischen Zentrums Niedersachsen, Am Vogelsang 37, D-3510 Hannoversch-Münden

Graf, Christian, Dr., FA f. Urologie, Am Hof 2, D-8832 Weißenburg i. Bay.

Della Grazia, Mariano, E., Prof. Dr., Primario Urologo, Ospedale Generale, Provinciale di Melegnano (Milano), Via P. Togliatti, 65, I-20077 Melegnano, Italien

Gröninger, Karl-Heinz, Dr., Facharzt für Urologie u. Chirurugie, Rankestraße 72, D-8500 Nürnberg

Grohmann, Walter, Dr., Urolog. Abt. Kreiskrankenhaus, D-8360 Deggendorf

Günther, Wolfgang, Dr., Urolog. Klinik im Klinikum Barmen, Heusnerstraße 40, D-5600 Wuppertal

Günthert, Ernst-Albrecht, Dr., Facharzt für Urologie, Leopoldstraße 58/IV, D-8000 München 50

Gumbrecht, Hanns, Dr., Facharzt für Urologie, Chefarzt der Urolog. Abt. d. Missionsärztl. Klinik, Salvatorstraße, D-8700 Würzburg

Gunkel, Horst, Dr., Facharzt für Urologie, Westenfelder Straße 16, D-4640 Wattenscheid

Gunst, Werner, Dr., Facharzt für Urologie, Chefarzt der Urolog. Abt. des Kreiskrankenhauses, D-7950 Biberach/Riß

Gutwinski, Erhard, Dr., Facharzt für Urologie, Kemnater Straße 50, D-7301 Ostfildern 1

Haas, H., Dr., Darmstädter Straße 9, D-6148 Heppenheim

Hagenmüller, Albrecht, Dr., Facharzt für Urologie, Hauptmann-Bauer-Weg 18, D-8110 Murnau/Oberbayern

Hagmaier, V., Dr., Urologische Klinik und Poliklinik, d. Chirurgischen Departements, Universitätskliniken, Spitalstraße 21, CH-4031 Basel, Schweiz

Haidlen, Wolfgang, Dr., Chefarzt der Urolog. Abt. des Ev. Diakonissenkrunkenhauses, Rosenbergstraße 38, D-7000 Stuttgart

Hak-Hagir, A., Prim. Dr. med., Allgemein Öffentl. Krankenhaus, A-3830 Waidhofen an der Thaya/Niederösterreich, Österreich

Halbig, W., Dr. med., Urolog. Klinik der Univ.-Klinik, Moorenstraße 5, D-4000 Düsseldorf 1

Hallwachs, Otto, Prof. Dr., Facharzt für Urologie, Dir. d. Städt. Urolog. Klinik, Grafenstraße 9, D-6100 Darmstadt

Hamann, Franz, Dr., Facharzt für Urologie, Oberarzt der Urologischen Klinik der Städt. Kliniken Kassel, Mönckebergstraße 41-43, D-3500 Kassel

Hannappel, J., Dr., Abteilung für Urologie der Med. Fakultät der RWTH, Goethestraße 27-29, D-5100 Aachen

Hanschke, Hanns-Jürgen, Prof. Dr., Facharzt für Urologie u. Chirurgie, Chefarzt d. Urolog. Klinik im Stadtkrankenhaus, D-2190 Cuxhaven

Hansen, Fritz Hellmuth, Dr., Facharzt für Urologie, Chefarzt der Urolog. Klinik im Stadtkrankenhaus Rendsburg, Lilienstr. 22-28, D-2370 Rendsburg

Hantelmann, W., Dr., Urologische Klinik der FU Berlin, Klinikum Steglitz, Hindenburgdamm 30, D-1000 Berlin 45

Hartig, Dieter, Dr., Facharzt für Urologie, Chefarzt der Urolog. Abt. im Albert-Schweitzer-Krankenhaus, D-3410 Northeim

Hartmann, Michael, Dr., Facharzt für Urologie, Leitender Arzt d. Urolog. Abt. am Bundeswehrkrankenhaus, Lesserstr. 180, D-2000 Hamburg 70

Hartung, Rudolf, Prof. Dr., Facharzt für Urologie, Direktor d. Urolog. Univ.-Klinik der Gesamthochschule Essen, Hufelandstr. 55, D-4300 Essen

Harzmann, Rolf, Prof. Dr., Ltd. Oberarzt d. Urolog. Abt. d. Universitätskliniken, Calwer Str. 7, D-7400 Tübingen

Hasche-Klünder, Rütger, Prof. Dr., Facharzt für Urologie, Gerrit-Engelke-Straße 1, D-3007 Gehrden

Haschek, Horst, Prof. Dr., Facharzt für Urologie, Vorstand der Urolog. Abt. der Wiener Allg. Poliklinik, Mariannengasse 10, A-Wien IX, Österreich

Haselberger, J., Dr. med., Oberarzt d. Urolog. Klinik der Städt. Krankenanstalten, Postfach 23, D-6800 Mannheim 1

Haubensak, Klaus, Prof. Dr., Chefarzt d. Urolog. Klinik, Klinikum Minden, Portastr. 7-9, D-4950 Minden/Westf.

Haug, Roland, Arzt für Urologie, Im Spitz 15, D-7701 Hilzingen

Hauge, Alexander, Prof. Dr., Facharzt für Urologie, Chefarzt der Urolog. Abtl. der Kurklinik Quellental, Wiesenweg, D-3590 Bad Wildungen-West

Hauri, D., Priv.-Doz. Dr., Oberarzt der Urolog. Univ.-Klinik, Kantonsspital, Rämistraße 100, CH-8006 Zürich, Schweiz

Hautkappe, Wilhelm, Dr., Facharzt für Urologie, Chefarzt der Urolog. Abteilung, Karolinenhospital, Norbertusstraße 19, D-5760 Arnsberg 2

Hautmann, Richard, Prof. Dr., Abt. Urologie der Med. Fakultät an der RWTH Aachen, Goethestraße 27/29, D-5100 Aachen

Hautumm, Bernhard, Dr., Joseph-Ponten-Str. 19, D-5100 Aachen-Richterich

Hayo, Hassan, Dr., St.-Vincenz-Hospital, Papendelle 6, D-4100 Duisburg 1

Heck, Dieter, Dr., Facharzt für Urologie, Tullastraße 3, D-6800 Mannheim

Heckl, Wilhelm, Dr., Urolog. Klinik und Poliklinik der Universität, Luitpoldkrankenhaus, Josef-Schneider-Straße 2, D-8700 Würzburg

Hegemann, Dr., Chefarzt der Urolog. Abteilung des Marienhospitals, D-5040 Brühl

Hegemann, M., Dr., Urolog. Klinik und Poliklinik rechts der Isar der TU München, Ismaninger Straße 22, D-8000 München 80

Heim, Günter, Dr., Facharzt für Urologie, Hauptstraße 37, D-8998 Lindenberg/Allgäu

Heinert, Gerd, Dr., Abteilung für Urologie im Zentrum der Chirurgie, Joh.-Goethe-Univ., Theodor-Stern-Kai, D-6000 Frankfurt/Main

Heinrich, Werner, Facharzt für Urologie, Chefarzt der Urolog. Abt. am Städt. Krankenhaus Moabit, Turmstraße 21, D-1000 Berlin 21

Heinrich, W. D., Dr., Facharzt für Urologie, Rüttenscheider Straße 62 a, D-4300 Essen

Heinz, Arved, Dr., Urologische Klinik, Grafenstr. 9, D-6100 Darmstadt

Heise, Gerhard, Prof. em. Dr. sc., Herderstraße 44, DDR-3010 Magdeburg

Heising, J., Prof. Dr., Ltd. Oberarzt an der Urolog. Univ.-Klinik Köln, Josef-Stelzmann-Straße 9, D-5000 Köln 41

Henftling, Theo, Dr., Facharzt für Urologie, Inhaber u. Leiter einer Privatklinik, Oststraße 24, D-7100 Heilbronn/Neckar

Hennig, Otto, Prof. Dr., Facharzt für Chirurgie u. Urologie, Burgmairstraße 20, D-8900 Augsburg

Henning, Klaus, Dr., Urolog. Abteilung, Landeskrankenhaus, St. Veiter Straße 47, A-9010 Klagenfurt, Österreich

Heravi, Peter Bagher, Dr., Facharzt für Urologie, Pirmasenser Straße 23, D-6783 Dahn/Pfalz

Heredia-Demis, César, Dr., Facharzt für Urologie, Pérez Aranibar 280, Miraflores – Barrio Medico, Lima, Peru

Hering, Franz-Josef, Urolog. Univ.-Klinik, CH-4000 Basel, Schweiz

Hermanek, Paul, Prof. Dr., Leiter der Abteilung für Klinische Pathologie i. d. Chirurg. u. Urolog. Klinik d. Univ. Erlangen-Nürnberg, Maximiliansplatz, D-8520 Erlangen

Herrberg, Werner, Dr., Facharzt für Urologie, Ebershaldenstraße 22, D-7300 Esslingpn/Neckar

Herrlinger, Axel, Dr., Urolog.-Univ.-Klinik, Postfach 35 60, D-8520 Erlangen

Hertel, E., Priv.-Doz. Dr., Chefarzt der Urologischen Abteilung des Städt. Krankenhauses, Sebastianstraße 18, D-8070 Ingolstadt

Hess, Herbert, Dr., Chefarzt der Urologischen Abteilung Krankenhaus Salem, Zeppelinstraße 33, D-6900 Heidelberg

Heusterberg, Karl-Heinz, Dr., Facharzt für Urologie, Neuhauser Straße 4, D-8000 München 2

Hild, Franz, Dr., Urologische Klinik d. Städt. Krankenanstalten Dortmund, Westfalendamm 403-407, D-4600 Dortmund

Hilden, Heinrich, Dr., Facharzt für Urologie, Glogauer Straße 15, D-8500 Nürnberg-Langwasser

Hilgenfeldt, Otto, Prof. Dr., Facharzt für Chirurgie, Parkstraße 17, D-4630 Bochum

Hochberg, Klaus, Prof. Dr., Facharzt für Urologie, Chefarzt der Urologischen Klinik, Städt. Krankenanstalten, Mainaustraße, D-7750 Konstanz 1

Hoeltzenbein, Josef, Prof. Dr., Facharzt für Chirurgie, Zum Guten Hirten 31, D-4400 Münster

Höhn, W., Dr., Urologische Universitätsklinik, Maximiliansplatz, D-8520 Erlangen

Hörr, Ernst, Dr., Auf dem Klingenberg 36, D-7170 Schwäbisch Hall

Hoffmann, Dietrich, Dr., Facharzt für Urologie, Johannisstraße 19-20, D-4500 Osnabrück

Hoffmann, Günter, Dr., Facharzt für Urologie, Theaterstraße 7, D-3000 Hannover

Hoffmeister, R., Oberarzt der Urologischen Abteilung und des urologisch-wissenschaftlichen Institutes der Klinik Golzheim, Friedrich-Lau-Str. 11, D-4000 Düsseldorf

Hofstetter, A., Prof. Dr., Chefarzt der Urolog. Abteilung im Städt. Krankenhaus Thalkirchner Straße, Thalkirchner Straße 48, D-8000 München 2

Hohenfellner, Rudolf, Prof. Dr., Facharzt f. Urologie, Direktor der Urolog. Univ.-Klinik, Langenbeckstraße 1, D-6500 Mainz

Homann, Walter, Dr., Urologische Univ.-Klinik der GHS, Hufelandstraße 55, D-4300 Essen 1

Hošek, Milan, Dr., Facharzt für Urologie, Ordinarius für Urologie, Qúenz Prostějov-nemocnice, Krankenhaus, Břno-Mendlovo nám 6, CSSR

Hrgovic, Zlatko, Dr., Am Anger 41a, D-3300 Braunschweig

Hubmann, Guntram, Dr. med., Urolog. Abt. Marienhospital Erwitte, D-4782 Erwitte

Hubmann, Rolf, Priv.-Doz. Dr., Chefarzt der Urolog. Abt. des Allg. Krankenhauses St. Georg, Lohmühlenstraße 5, D-2000 Hamburg 1

Hubmer, Gerhart, Prof. Dr., Leiter d. Departements f. Urologie d. Univ.-Klinik f. Chirurgie, Auenbruggerplatz, A-8036 Graz, Österreich

Huhn, K. H., Dr., Facharzt für Urologie, Mühlstraße 19, D-6450 Hanau

Huland, Hartwig, Prof. Dr., Oberarzt der Urologischen Universitätsklinik und Poliklinik des Universitätskrankenhauses Eppendorf, Martinistraße 52, D-2000 Hamburg 20

Huntgeburth, Wilhelm, Dr. Facharzt für Urologie, Karlstraße 36, D-4790 Paderborn

Huth, Eberhard, Dr., Facharzt für Urologie, Ludmillastraße 15 a, D-8300 Landshut

Hutschenreiter, Gert, Prof. Dr., Urolog.-Klinik d. Ev. u. Johanniter-Krankenanstalt Duisburg-Nord, Oberhausen, Steinbrinkstraße 96, D-4200 Oberhausen-Sterkrade

Huttinger, F., Dr., Chefarzt d. Urolog. Abt., Krankenhaus Harlaching, Sanatoriumsplatz 2, D-8000 München 90

Ichim, V., Dr. habil., Urolog. Univ.-Klinik, Panduri-Hospital, SOS, Pandurilor Nr. 20, Bukarest, Rumänien

Ikinger, U., Dr., Urologische Abteilung der Chirurgischen Klinik, Klinikum der Universität Heidelberg, Im Neuenheimer Feld 110, D-6900 Heidelberg 1

Jacobi, G. H., Prof. Dr., Urologische Klinik des Klinikums der Johannes-Gutenberg-Universität, Langenbeckstr. 1, D-6500 Mainz

Jaeger, Norbert, Dr., Urolog. Univ.-Klinik, Siegmund-Freud-Straße 25, D-5300 Bonn 11

Jäppelt, Manfred, Dr., Facharzt f. Urologie, Reichsstraße 40, D-5600 Wuppertal-Barmen

Jakse, G., Dr., Facharzt f. Urologie, Urolog. Univ.-Klinik, Anichstraße 35, A-6020 Innsbruck, Österreich

Janca, Kosta, Prof. Dr., Bulevar M. Tita 18/IV, Novi Sad, Jugoslawien

Jannopoulos, B., Dr., Facharzt für Urologie, Vas. Sofias Ave. 64, Athen 611, Griechenland

Jansen, Dr., Facharzt für Urologie, Theaterstraße 54-56, D-5100 Aachen

Jellinghaus, Wilfried, Priv.-Doz. Dr. med., Chefarzt der Urolog. Klinik am Stadtkrankenhaus Worms, D-6520 Worms

Jenne, Kurt, Dr., Werdenfelser Str. 13, D-8070 Ingolstadt-Friedrichshafen

Jocham, Dieter, Dr. med., Urolog. Klinik und Poliklinik der Ludwig-Maximilians-Universität, Klinikum Großhadern, Marchioninistraße 15, D-8000 München 70

Jörger, Wolfgang, Dr., Loersweg 7, D-2000 Hamburg 20

Jonas, Dietger, Prof. Dr., Paul-Ehrlich-Straße 50, D-6000 Frankfurt/Main

Jonas, Udo, Prof. Dr., Rijksuniversiteit Leiden, Academisch Ziekenhuis, Afdeling Urologie, Rijnsburgerweg 10,.Leiden, Holland

Jooss, Th., Dr., Am Haselnußstrauch 13, D-8000 München 45

Joost, Jörg, Dr., Urolog. Univ.-Klinik, Anichstraße 35, A-6020 Innsbruck, Österreich

Jung, Hans Peter, Dr., Facharzt für Urologie, Leitender Arzt der Urolog. Abt. am Thurgauischen Kantonsspital, CH-8596 Münsterlingen

Jurković, Kurt, Dr., Facharzt für Urologie, Elisabethstraße 7, A-4020 Linz, Österreich

Kaldewey, Walther, Dr., Hemelinger Bahnhofstr. 17, D-2800 Bremen

Kandalaft, Elias R., Dr., Urologist, P.O. Box 2618, Amman, Jordanien

Karcher, Götz, Dr. med., Hauptstraße 14, D-7918 Illertissen

Karcher, Günther, Prof. Dr., Facharzt für Urologie, Chefarzt der Urolog. Abt. des Stadtkrankenhauses, D-6050 Offenbach/Main

Kastendiek, H., Prof. Dr., Facharzt für Pathologie, Abt. Pathologie AK Harburg, Eißendorfer Pferdeweg 52, D-2100 Hamburg 90

Kastert, Hans-Bernhard, Dr., Oberarzt der Urolog. Klinik d. Städt. Krankenanstalten Ulm, Prittwitzstraße, D-7900 Ulm (Donau)

Kaufmann, Joachim, Prof. Dr., Facharzt für Urologie, Chefarzt der Urolog. Abteilung, Ärztl. Leiter des Allg. Krankenhauses Altona, Paul-Ehrlich-Straße 1, D-2000 Hamburg 50

Kazkaz, Hischam, Dr., Oberarzt der Urologischen Klinik, Robert-Koch-Krankenhaus, D-3007 Gehrden/Hannover

Keilani, Ragheb, Dr., Oberarzt der Urologischen Klinik, Zweckverband Stadt- und Kreiskrankenhaus Minden, Portastraße 7–9, D-4950 Minden/West.

Kelâmi, Alpay, Prof. Dr., Urolog. Klinik und Poliklinik der FU Berlin, Klinikum Steglitz, Hindenburgdamm 30, D-1000 Berlin 45

Keller, Albert, Dr., Facharzt für Urologie, St.-Trudpert-Krankenhaus, Urologische Klinik, D-7530 Pforzheim

Keller, Erwin, Dr., Hauptplatz 19, A-3300 Amstetten, Österreich

Keller, Lutz, Dr., Facharzt für Urologie, Chefarzt der Urolog. Abteilung des Kreiskrankvnhauses, Röntgenstraße 20, D-7270 Nagold

Kemper, Jens, Dr. med., Milchgrund 41, D-2100 Hamburg 90

Kemper, Klaus, Urolog. Klinik, D-6631 Berus

Kersting, Dieter, Dr., Chefarzt der Urolog. Abteilung Städtische Krankenanstalten, Auf der Freiheit 16, D-5758 Fröndenberg

Kesslinger, H., Dr., Facharzt für Chirurgie und Urologie, Urolog. Abt. im Stadt- und Kreiskrankenhaus, Salzstraße 3, D-8940 Memmingen

Khaffaf, Necib, Dr., Facharzt für Urologie, Sandstraße 38, D-3008 Garbsen 1

Kierfeld, G., Prof. Dr., Leitender Arzt der Abteilung für Urologie im Zentrum für operative Medizin, Städt. Krankenhaus, Dhünnberg 60, D-5090 Leverkusen 1

Kiermeier, Katharina, Dr., Fachärztin für Urologie und Chirurgie, Oberärztin der Krankenanstalten Karlsruhe, Urolog. Klinik, Moltkestraße 14, D-7500 Karlsruhe

Kirchheim, Dieter, Prof. Dr., 5213 Klahanie Court N., Olympia, Washington 98502, USA

Kirchmeier, Peter, Dr., Institut für Pathologie der FU Berlin, Klinikum Charlottenburg, Spandauer Damm 130, D-1000 Berlin 19

Kissler, K., Dr. med. Facharzt für Urologie, Hochkalterstraße 1, D-8262 Altötting

Klaus-Goldberg, Margarete, Dr., Fachärztin für Urologie, Hasenbergsteige 28 A, D-7000 Stuttgart 1

Kleinefenn, Otto, Dr., Facharzt für Urologie, Wißmannstraße 10, D-4200 Oberhausen

Kletschke, Hans-Gottfried, Dr., Facharzt für Urologie, Chefarzt der Urolog. Abteilung d. DRK-Krankenhauses Jungfernheide, Max-Dohrn-Straße 10, D-1000 Berlin 10

Klingelhöfer, Karl-Heinz, Dr., Chefarzt der Urolog. Abt. des St.-Elisabeth-Hospitals, D-4530 Ibbenbüren

Klippel, Karl-Friedrich, Prof. Dr., Facharzt für Urologie, Chefarzt d. Urolog. Abt. d. Allgem. Krankenhauses, Siemensplatz 4, D-3100 Celle

Klosterhalfen, Herbert, Prof. Dr., Direktor der Urolog. Univ.-Klinik, Martinistraße 52, D-2000 Hamburg 20

Knauth, Horst, Dr., Facharzt für Urologie, Augsburger Straße 17b, D-8860 Nördlingen

Knebel, Ludwig, Dr., Urologische Klinik, Klinikum Mannheim der Universität Heidelberg, Postfach 23, D-6800 Mannheim

Kneise, Gerhard, Dr., Facharzt für Chirurgie, Chefarzt des Kreiskrankenhauses, D-7118 Künzelsau (Württ.)

Knipper, Wolfgang, Dr., Facharzt für Chirurgie und Urologie, Ärztl. Direktor und Chefarzt der Urolog. Abt. des Marienkrankenhauses, Alfredstraße 9, D-2000 Hamburg 76

Knüpfer, H.-Eberhard, Dr., Arzt f. Urologie, Am Michaelshof 4, D-5300 Bonn 2

Knuth, Olaf, Dr., Facharzt für Urologie, Urologische Klinik, Wagnerstraße 3-5, D-3400 Göttingen

Koch, Peter-Michael, Dr., Facharzt für Urologie, Chefarzt der Urolog. Abt. des Diakonie-Krankenhauses, D-2730 Rotenburg/Wümme

Koch, V., Dr., FA f. Urologie, Schützenstr. 14/1, D-7200 Tuttlingen

Köllermann, Manfred, Priv.-Doz., Dr., Chefarzt Dr. Horst Schmidt-Kliniken der Landeshauptstadt Wiesbaden, Urolog. Klinik, Ludwig-Ehrhard-Straße 100, D-6200 Wiesbaden

König, Karl, Prof. Dr., Facharzt für Urologie, Karlstraße 107, D-5340 Bad Honnef

Körner, Friedrich, Prof. Dr., Facharzt für Urologie und Chirurgie, Schanzenstraße 21, D-5788 Winterberg

Kösters, Stefan, Dr. med., Urolog. Klinik d. Städt. Krankenanstalten, Lutherplatz 40, D-4150 Krefeld 1

Kövesdi, Sándor, Facharzt für Urologie, Speckbacherstraße, A-6380 St. Johann/Tirol, Österreich

Kolle, Peter, Prof. Dr., Direktor der Urolog. Univ.-Klinik, Karl-Wiechert-Allee 9, D-3000 Hannover

Kollwitz, Arne-Andreas, Prof. Dr., Facharzt der Urologie, Chefarzt der Urolog. Abt. des Franziskus-Krankenhauses, Burggrafenstraße 1, D-1000 Berlin 30

Konrad Gunter, Dr., Urologische Klinik und Poliklinik der Universität des Saarlandes, D-6650 Homburg/Saar

Kopper, Bernd, Priv.-Doz. Dr., Urologische Klinik und Poliklinik der Universität des Saarlandes, D-6650 Homburg/Saar

Korte, Hermann, Dr., Facharzt für Chirurgie u. Urologie, Chefarzt der Urolog. Abt. im Heilig-Geist-Krankenhaus, Graseggerstraße 105, D-5000 Köln

Korth, Knut, Dr., Chefarzt der Urologischen Abteilung im Loretto-Krankenhaus, Mercystraße 6-14, D-7800 Freiburg

Kowohl, Klaus, Dr., Facharzt für Urologie, Wilhelmstraße 12, D-5210 Troisdorf

Kracht, Heinz, Dr., Facharzt für Urologie, Leitender Arzt der Urolog. Abteilung des Marienhospitals, Virchowstraße 135, D-4650 Gelsenkirchen

Krafft, Peter, Dr., Facharzt für Urologie, Nibelungenhaus, Nibelungenstraße 9, D-8390 Passau

Kraft, Klaus, Dr., Facharzt für Urologie, Chefarzt der Urolog. Abteilung des Krankenhauses St. Liborius, Liboriusstraße, D-3590 Bad Wildungen

Krassel, Berthold, Dr., Facharzt für Urologie u. Chirurgie, Myliusstraße 6, D-7140 Ludwigsburg

Kreiß, Gunther, Dr., Facharzt für Urologie, Albert-Roller-Straße 7, D-7050 Waiblingen

Kröpfl, Darko, Dr., Urologische Klinik u. Poliklinik, Hufelandstr. 55, D-4300 Essen

Kronsbein, Heinrich, Dr., Facharzt für Urologie, Hamburger Allee 18, D-3000 Hannover

Krüger, E., Dr. med., Facharzt f. Urologie, Chefarzt der Urolog. Abteilung d. Maria-Josef-Hospitals, Lindenstraße 29, D-4402 Greven

Kuber, Walter, Dr., Oberarzt, Urolog. Abt., Stadtkrankenhaus Oberwart, A-7400 Oberwart, Österreich

Kühn, Michael-W., Dipl.-Phys. Dr. med., Urolog. Univ.-Klinik, Siegmund-Freud-Straße 25, D-5300 Bonn 1

Kürn, Karl-Günter, Dr., Facharzt für Urologie, Karl-Bröger-Straße 27, D-8500 Nürnberg 40

Kuhnen, B., Dr., Chefarzt der Urolog. Abt. des St.-Marien-Hospitals Lünen, D-4628 Lünen

Kult, Klaus, Dr., Hobökentwiete 65b, D-2000 Hamburg 56

Kunit, Gerhard, Dr., Facharzt für Urologie, Oberarzt der Urologischen Abteilung des Landeskrankenhauses Salzburg, A-5020 Salzburg, Österreich

Kuntz, R., Dr. med., Urolog. Klinik und Poliklinik der TU München, Klinikum rechts der Isar, Ismaninger Straße 22, D-8000 München 80

Kunze, E., Prof. Dr., Pathologisches Institut der Med. Einrichtungen der Universität Göttingen, Robert-Koch-Str. 40, D-3400 Göttingen

Kurth, K. H., Dr., Facharzt für Urologie, Afdeeling Urologie, Erasmus Universiteit, Postbus 1738, Rotterdam, Holland

von Kusserow, Hans-Jochen, Dr., Facharzt für Urologie, Humperdinckstraße 25, D-4000 Düsseldorf-Benrath

Lachmund, Joachim, Dr., Rathenaustraße 15, D-3000 Hannover 1

Lahm, Wilhelm, Dr., Facharzt für Urologie und Chirurgie, Cranachstraße 3, D-4800 Bielefeld 1

Laible, Volker, Dr., Urolog. Klinik u. Poliklinik der LMU München, Marchioninistraße 15, D-8000 München 70

Landmann, Erik, Dr., Facharzt für Urologie, Tautenburger Straße 2f, D-1000 Berlin 46

Lang, Heiner, Dr., Facharzt für Urologie, Bahnhofstraße 31, D-6680 Neunkirchen

Lauer, Helmut, Dr., Facharzt für Urologie und Chirurgie, Marktstraße 4, D-8972 Sonthofen

Lauschke, Wolfgang, Dr., Facharzt für Urologie, Kölner Straße 105, D-5070 Bergisch-Gladbach 1

Laval, Karl-Ulrich, Dr., Arzt f. Urologie, Münsterstr. 342, D-4000 Düsseldorf-Mörsenbroich

Lazica, M., Dr., FA f. Urologie, Urolog. Klinik im Klinikum Barmen, Heusnerstr. 40, D-5600 Wuppertal

Legner, Christoph, Dr., Facharzt für Urologie, Schillerstraße 51, D-6660 Zweibrücken

Lehmann, Hans-Dieter, Dr., Facharzt für Urologie u.

Chirurgie, Chefarzt der Urolog. Abt., Neufelder Straße 32, D-5000 Köln 80

Leisinger, H.-J., Dr., Spezialarzt für Urologie FMH, Leitender Arzt der Urologischen Abteilung des Kantonspitals, CH-8202 Schaffhausen, Schweiz

Leistenschneider, Wolfgang, Dr., FA für Urologie, Urolog. Klinik und Poliklinik der FU Berlin, Klinikum Charlottenburg, Spandauer Damm 130, D-1000 Berlin 19

Leliefeld, H.-H.-J., Prof. Hugo de Vrieslaan 3, NL-3571 GE-Utrecht, Niederlande

Lent, Volkmar, Priv.-Doz. Dr., Arzt für Urologie und Chirurgie, Leiter der Urologie, Oberarzt der Chir. Klinik, II. Chir. Lehrstuhl der Univ. Köln, Städt. Krankenanstalten Köln-Merheim, Ostmerheimer Straße 200, D-5000 Köln 91

Lenzner, Arnim, Dr., Leitender Arzt der Urolog. Abt. des St.-Elisabeth-Krankenhauses, Königsweg 14, D-2300 Kiel

Lichtenauer, Peter, Prof. Dr., Leiter d. Urolog. Abt. d. Medizinischen Hochschule Lübeck, Ratzeburger Allee 160, D-2400 Lübeck

Limmer, Heinz, Dr., Ostwall 100, D-4150 Krefeld

Linde, Fritz, Dr., Facharzt für Chirurgie und Urologie, Dörfflerstraße 12, D-3550 Marburg/Lahn

Lindenberg, K., Dr., Spezialarzt für Urologie, FMH, Walchestraße 21, CH-8006 Zürich, Schweiz

Lindner, Arnulf, Dr., Singschwanenweg 1, D-4600 Dortmund 30

Lingnau, Wieland, Dr., Facharzt für Urologie, Nymphenburger Straße 160, D-8000 München 19

Linke, K. H., Dr., Facharzt für Urologie und Chirurgie, Osianderweg 2, D-3220 Alfeld/Leine

Lipsky, H., Prim., Doz. Dr., Urologische Abteilung, Landeskrankenhaus Leoben, A-8700 Leoben, Österreich

Litos, Michael, Dr., Facharzt für Urologie, Neophyton Deuka 10, Athen 139, Griechenland

Litz, Karl, Dr., Facharzt für Chirurgie u. Urologie, Am Höhenblick 26, D-7932 Munderkingen

Ljubovič, Esad, Prof. Dr., Facharzt für Chirurgie und Urologie, Ul. Djure Djakoviča, Ciglane, A-1, Ulaz I, Y-71000 Sarajevo, Jugoslawien

Loebenstein, Heinrich, Prim., Dr., Facharzt für Urologie, ehem. Vorstand der Urolog. Abt. der Krankenanstalt Rudolfstiftung, Boerhavegasse 8, A-1030 Wien, Österreich

Löchner-Ernst, D., Dr., OA der Urolog. Abt. der Berufsgenossenschaftlichen Unfallkliniken Murnau, Postfach 13 80, D-8110 Murnau/Obb.

Löhe, Edgar, Dr., Facharzt für Urologie, Solinger Straße 58, D-4018 Langenfeld

Loening, Stefan, Dr., M.D., Assistant Professor, University of Iowa Hospitals and Clinics, Dpt. of Urology, Iowa City, Iowa 52242 (USA)

Lötters, Helmuth, Dr., OA der Urolog. Klinik, Krankenhaus d. Missionsschwestern, Westfalenstraße 109, D-4400 Münster-Hiltrup

Lohmann, Raimund, Dr., Facharzt für Urologie, Tannenbergstraße 25, D-5450 Neuwied

Lorentzen, Friedmann, Dr., Speestraße 20, D-4030 Ratingen 4-Lintorf

Luchesi, Joseph Christian, Dr., Facharzt für Urologie u. Chirurgie, Frankfurter Straße 50, D-6350 Bad Nauheim

Ludvik, Walter, Univ.-Prof. Prim. Dr. med., Vorstand der Urolog. Abt. des Krankenhauses der Barmherzigen Brüder, Garnisongasse 11/5, A-1090 Wien, Österreich

Ludwig, Gerd, Priv.-Doz. Dr., Facharzt für Urologie, Oberarzt der Urologischen Klinik der Städt. Krankenanstalten, D-6800 Mannheim 1

Lunglmayr, G., Univ.-Doz. Dr., Urologische Universitätsklinik, Alserstraße 4, A-1090 Wien 9, Österreich

Lurz, Hans, Dr., Facharzt für Urologie, Chefarzt der Urolog. Abt. im Diakonissenkrankenhaus, Speyerstraße 96, D-6800 Mannheim

Lutherer, Siegfried, Dr., Arzt für Urologie, Urolog. Klinik des Caritaskrankenhauses, D-6990 Bad Mergentheim

Lutzeyer, Hans Wolfgang, Prof. Dr., Facharzt für Chirurgie u. Urologie, Vorstand der Abt. Urologie der Med. Fakultät, RWTH, Goethestraße 27/29, D-5100 Aachen

Lux, Bernhard, Dr. med., Urolog. Klinik der Krankenhausstiftung, Untere Sandstraße 32, D-8600 Bamberg

Lymperopoulos, Stavros, Prof. Dr., Chefarzt d. Urolog. Abt. Knappschaftskrankenhaus, Dr.-Hans-Böckler-Platz, D-5124 Bardenberg

Maar, K., Priv.-Doz. Dr., Kommissarischer Leiter der Urologischen Univ.-Klinik, Moorenstraße 5, D-4000 Düsseldorf 1

Madersbacher, H., Priv.-Doz. Dr., Oberarzt der Urolog. Univ.-Klinik, Anichstraße 35, A-6020 Innsbruck, Österreich

Märk, Reimund, Dr., Karl-Schönherr-Straße 1, A-6020 Innsbruck, Österreich

Maier, Wolfgang A., Dr., Direktor der Kinderchirurgischen Klinik der Städt. Krankenanstalten, Karl-Wilhelm-Straße 1, D-7500 Karlsruhe 1

Makrigiannis, Dimitros, Dr., B. Frideriki 19a, Larissa, Griechenland

Mankabady, Dr., Rheinhöhenweg, 9, D-5060 Bergisch-Gladbach

Marberger, Johannes, Prof. Dr., Facharzt für Urologie, Vorstand der Urolog. Univ.-Klinik, Anichstraße 35, A-6020 Innsbruck, Österreich

Marberger, Michael, Prof. Dr., Facharzt für Urologie, Vorstand der Urolog. Abteilung der Krankenanstalt Rudolfsstiftung, Juchgasse 25, A-1030 Wien, Österreich

Marquardt, Hans-Dieter, Prof. Dr., Facharzt für Urologie und Chirurgie, Chefarzt der Urolog. Klinik, Prittwitzstraße 43, D-7900 Ulm

Marquardt, Henning, Prof. Dr., Facharzt für Urologie, Reichsstraße 103, D-1000 Berlin 19

Marx, F. J., Dr., Oberarzt der Urologischen Universitätsklinik München, Klinikum Großhadern, Marchioninistraße 15, D-8000 München 70

Massier, Johannes, Dr., Facharzt für Urologie, Kaiserallee 15, D-7500 Karlsruhe

Mast, Georg, Dr., Urolog. Klinik u. Poliklinik der Universität des Saarlandes, D-6650 Homburg/Saar

Matouschek, Erich, Prof. Dr. Dr., Facharzt für Urologie u. Chirurgie, Direktor der Urolog. Klinik, Moltkestraße 14, D-7500 Karlsruhe 1

Matthiesen, B., Dr., Facharzt für Urologie, Chefarzt der Urolog. Klinik, Robert-Koch-Krankenhaus, von-Reden-Straße 1, D-3007 Gehrden/Hannover

Matz, Joachim, Dr., Facharzt für Urologie u. Chirurgie, Bermpohlstraße 19a, D-2820 Bremen 70

Mauermayer, Wolfgang, Prof. Dr., Facharzt für Urologie, Direktor der Urolog. Klinik und Poliklinik der Techn. Universität, Klinikum rechts der Isar, Ismaninger Straße 22, D-8000 München 80

May, Peter, Prof. Dr., Facharzt für Urologie, Chefarzt der Urolog. Klinik des Allg. Krankenhauses, D-8600 Bamberg

Mayer, Hans Peter, Dr. med., Urolog. Klinik und Poliklinik der Ludwig-Maximilians-Universität München, Klinikum Großhadern, Marchioninistraße 15, D-8000 München 70

Medenwaldt, Bernd, Dr., Facharzt für Urologie, Urologische Universitätsklinik und Poliklinik des Universitätskrankenhauses Eppendorf, Martinistraße 52, D-2000 Hamburg 20

Meinertz, Otto, Dr., Facharzt für Chirurgie u. Urologie, Gärtnergasse 11-15, D-6500 Mainz

Meixner, Dr., Chefarzt d. Urolog. Abt. d. Städt. Krankenanstalten, D-8510 Fürth

Melchior, Hans-Jörg, Prof. Dr., Leiter der Urolog. Klinik, Städt. Kliniken Kassel, Akadem. Lehrkrankenhaus d. Philipps-Univ. Marburg, Mönckebergstr. 43, D-3500 Kassel

Mellin, Hans-Eberhard, Dr., Urologische Universitätsklinik München, Klinikum Großhadern, Marchioninistraße 15, D-8000 München 70

Mense, Gerhard, Dr., Facharzt für Urologie, Landgraf-Karl-Str. 10, D-3500 Kassel-Wilhelmshöhe

Menzel, Elmar, Dr., Facharzt für Urologie, Chefarzt d. Urolog. Abt. am Knappschafts-Krankenhaus, Röntgenstraße 1a, D-4250 Bottrop

Meridies, Reinhard, Prof. Dr., Facharzt für Urologie, Leitender Arzt der Urolog. Abteilung d. Prosper-Hospitals, Hohenzollernstraße 13, D-4350 Recklinghausen

Metzger, Hans-Jürgen, Dr., Facharzt für Urologie, Urolog. Abt. Theresien-Krankenhaus, Josef-Braun-Ufer 9, D-6800 Mannheim 1

Meurer, Otto, Dr., Facharzt für Urologie, Rheinbabenstraße 5, D-4000 Düsseldorf 30

Meuser, Herbert, Dr., Facharzt für Urologie, Blutgasse 5, A-Wien 1, Österreich

Meyer, Wolf-Hartmut, Dr., Univ.-Krankenhaus Eppendorf, Martinistr. 52, D-2000 Hamburg 20–25

Meyer-Delpho, H., Dr. med., Facharzt für Urologie, Leiter d. Urolog. Klinik, Terrasse 30, D-3500 Kassel

Meyer-Delpho jun., Walter, Dr., Urologische Universitätsklinik, Venusberg, D-5300 Bonn

Michel, Hubert, Dr., Facharzt für Urologie, Wilhelminenstraße 20, D-6100 Darmstadt

Michel, Rainer, Dr., Facharzt für Urologie, Schmiedstr. 23, D-7988 Wangen-Herfetz

Miller, Fritz, Dr., Facharzt für Urologie, Neue Straße 3, D-7900 Ulm/Donau

Miller, R., Dr., Leitender Arzt der Urologischen Abteilung des Kreiskrankenhauses, Christophstr. 1, D-7320 Göppingen

Mira-Llinares, Antonio, Dr., Facharzt für Urologie u. Chirurgie, C/s. Pascual Perez, Alicante, Spanien

Moeller, Jürgen, Dr., Facharzt f. Urologie, Wilhelmstraße 57, D-6840 Lampertheim

Möhring, K., Prof. Dr., Klinikum d. Universität Heidelberg, Abteilung Urologie, Im Neuenheimer Feld 110, D-6900 Heidelberg 1

Möllhoff, Helmut, Dr., Facharzt für Urologie und Chirurgie, Chefarzt d. Urolog. Abteilung des Marien-Hospitals, Robert-Koch-Straße 21, D-4370 Marl

Mönch, Roland, Dr., Urolog. Klinik des Akademischen Krankenhauses, D-6400 Fulda

Moissidis, Perikles, Dr., Facharzt für Urologie, Oberarzt der Urologischen Abteilung der Augusta-Krankenanstalt, Bergstraße 26, D-4630 Bochum

Molitor, Dietmar, Dr., Urologische Univ.-Klinik, Sigmund-Freud-Str. 25, D-5300 Bonn 1

Molitor, Walter, Dr., Facharzt für Urologie, Postwiesenstraße 80d, D-7530 Pforzheim

Molnar, Stefan, Dr., Facharzt für Urologie, Weinstraße 7, D-8000 München 2

Moncada-Ochoa, José, Dr. med., Oberarzt d. Urolog. Klinik der Stadt, Klinikum Barmen, Heusnerstraße 40, D-5600 Wuppertal 2

Moonen, W. A., Dr., Gagellaan, Sint-Michielsgestel, Niederlande

Moormann, J. G., Prof. Dr., Facharzt für Urologie, Chefarzt der Urolog. Abtl., Krankenhaus der Barmherzigen Brüder, Nordallee 1, D-5500 Trier

Morkos, Nabil, Dr., Facharzt für Urologie, Senftenberger Ring 13, D-1000 Berlin 19

Mossig, Heinrich, Dr., Urologische Abteilung des Krankenhauses der Stadt Wien-Lainz, Wolkersbergenstraße 2, A-1130 Wien, Österreich

Müller, Helmut, Dr., Ludwig-Ebner-Straße 1, D-8360 Deggendorf

Müller, Robert B., Dr., Urologe, Am Schwalbanger 1, D-8858 Neuburg/Donau

Müller-Beissenhirtz, Peter, Dr., Facharzt für Urologie, Chirurgische Klinik, Salzdalumer Straße 90, D-3300 Braunschweig

Müller-Dieckert, Detlef, Dr., Facharzt für Urologie, Marktplatz 29/31, D-3352 Einbeck 1

Müller-Marienburg, Hatto Wilhelm Ludwig, Dr., Facharzt für Urologie, Chefarzt der Urolog. Abteilung des Stadt- und Kreiskrankenhauses Ansbach, Heidingsfelder Weg 22, D-8800 Ansbach

Müssiggang, Hartwig, Dr., Facharzt für Urologie und Chirurgie, Schlierseestraße 31, D-8000 München 90

Mukherjee, Kajad Kumar, Dr., Facharzt für Chirurgie u. Urologie, Westenhellweg 103, D-4600 Dortmund

Mund, Erich, Dr., Facharzt für Urologie, Leitender Arzt der Urolog. Abteilung des Evang. Krankenhauses, Bahnhofstraße 63, D-5810 Witten/Ruhr

Naber, Kurt, Prof. Dr., Chefarzt der Urolog. Abt. St.-Elisabeth-Krankenhaus, Schulgasse 20, D-8440 Straubing

Naewie, Wolfgang, Dr., Zur Goldbrede 78, D-4720 Beckum

Nagel, Heinz, Dr., Facharzt für Urologie, Carl-Spitzweg-Str. 7a, D-5000 Köln 50

Nagel, Reinhard, Prof. Dr., Facharzt für Urologie, Direktor d. Urolog. Klinik und Poliklinik, Freie Universität Berlin, Klinikum Charlottenburg, Spandauer Damm 130, D-1000 Berlin 19

Nagels, Heinz, Dr., Facharzt für Urologie, Frühlingstr. 59, D-4300 Essen

Narath, Peter, Dr., Urologische Abteilung des Landeskrankenhauses Graz, Auenbruggerplatz 1, A-8020 Graz, Österreich

Neide, Ernst Leo, Karl-Theodor-Straße 95, D-8000 München 40

Neisius, Dietmar, Dr., Urologische Univ.-Klinik, D-6650 Homburg/Saar

Neugebauer, Wolfgang, Dr., Facharzt für Urologie, Oberarzt der Urologischen Abt., St.-Josefs-Hospital, Dortmund-Hörde, Wilhelm-Schmidt-Str. 4, D-4600 Dortmund 1

Nicolescu, Prof. Dr., Direktor der Urolog. Univ.-Klinik, Str. Dr. Marinescu 1, 43 Targu-Mures, Rumänien

Nürnberger, Prof. Dr., Direktor der Urolog. Univ.-Klinik, Str. Dr. Marinescu 1, 43 Targu-Mures, Rumänien

Nuri, Mehdi, Prof. Dr., Facharzt für Urologie, Leitender Urologe, Ev. Krankenhaus, Waldstraße 73, D-5300 Bonn-Bad Godesberg

Obé, Gerhard, Dr., Facharzt für Urologie, Sulzbachstraße 28, D-6600 Saarbrücken 3

Obmann, Karl-Heinz, Dr., Facharzt für Urologie, Köthener Weg 18, D-6800 Mannheim 42

Oderwald, W. H. J., Uroloog. Rederijklaan 32, NL-5713 PV Mierlo, Niederlande

Offermann, Heribert, Dr., Facharzt für Chirurgie, Chefarzt der Chirurg. Abteilung des St.-Willehad-Hospitals, Ansgaristraße 12, D-2940 Wilhelmshaven

Ohler, Ernst, Dr., Facharzt für Urologie, Postfach 33, CH-6614 Brissago

Orestano, Fausto, Prof. Dr., Via Pietro D'Asaro 48, Palermo, Italien

Osterhage, Hans-Rainer, Priv.-Doz. Dr., Facharzt für Urologie, Urolog. Klinik und Poliklinik der Universität, Luitpoldkrankenhaus, D-8700 Würzburg

Oswald, Karl, Dr., Facharzt für Urologie, Chefarzt d. Urolog. Abt. des Städt. Krankenhauses St. Elisabeth, D-5440 Mayen (Eifel)

Ottmann, K., Dr., Arzt für Urologie, Moltkestraße 9, D-8710 Kitzingen

Otto, Peter, Dr., Facharzt für Urologie, Rosgartenstraße 14, D-7750 Konstanz

Otto, U., Dr., Univ.-Krankenhaus Eppendorf, Urolog. Klinik, Martinistraße 52, D-2000 Hamburg 20

Overbeck, Holger, Dr. med., Urolog. Klinik und Poliklinik der FU Berlin, Klinikum Charlottenburg, Spandauer Damm 130, D-1000 Berlin 19

Pačes, Václar, Prof. Dr., Facharzt für Urologie, Vorstand der Urolog. Klinik des Institutes für die ärztliche Fortbildung in Prag, Nomocnice Bulorka, Praha 8-Libeu, CSSR

Padidar, Adel Ali, Dr., Facharzt für Chirurgie und Urologie, Ostenallee 4, D-4700 Hamm/Westf.

Palmlöv, Andreas, Facharzt für Urologie, Chefarzt der Urolog. Klinik, Erika Sjukhus, Box 12600, S-11282 Stockholm, Schweden

Palmtag, H., Prof. Dr., Oberarzt der Urologischen Abteilung der Chirurgischen Klinik, Klinikum der Universität Heidelberg, Im Neuenheimer Feld 110, D-6900 Heidelberg 1

Papandreou, Nikolaus, Dr., Facharzt für Urologie, Argonafton Str. 40, Volos, Griechenland

Papic, Rodolub, Dr., Peter-Rosegger-Str. 11, D-4006 Erkrath 1

Patel, V. J., Dr. med., Oberarzt d. Urolog. Abteilung des Städt. Krankenhauses, Sebastianstraße 18, D-8070 Ingolstadt/Donau

Pauer, Prim, Dr., Leiter der Urologischen Abteilung des Allg. Krankenhauses, A-4600 Wels, Österreich

Peczat, Rolf, Dr., Facharzt für Urologie, Im Zingel 5, D-3200 Hildesheim

Peter, Stephan, Dr., Arzt für Urologie, Klinikum der Stadt Mannheim, Urolog. Klinik, Postfach 23, D-6800 Mannheim 1

Peters, H. J., Priv.-Doz. Dr., Wildenburgstraße 16, D-5000 Köln 41

Petritsch, Peter H., Univ.-Doz. Dr., Dept. Urologie, Chirurgische Universitätsklinik, Auenbruggerplatz, A-8036 Graz, Österreich

Pfab, R., Dr., Urolog. Klinik u. Poliklinik rechts der Isar der TU München, Ismaninger Straße 22, D-8000 München 80

Pfaffel, Regina, Dr., Fachärztin für Urologie, Steinacher Straße 5, D-1000 Berlin 62

Pfeiffer, Hans., Dr., Facharzt für Chirurgie, Uhlandstraße 24, D-7120 Bietigheim (Württemberg)

Pfitzenmaier, N., Dr., Urologische Abteilung der Chirurgischen Klinik, Klinikum der Universität Heidelberg, Im Neuenheimer Feld 110, D-6900 Heidelberg

Pilz, Lothar, Dr., Facharzt für Urologie, Königswall 6, D-4350 Recklinghausen

Planz, Konrad, Prof. Dr., Chefarzt der Urolog. Klinik, Städt. Kliniken, D-6400 Fulda

Pommer, Wolfgang, Dr., Medizinische Klinik der FU Berlin, Klinikum Steglitz, Hindenburgdamm 30, D-1000 Berlin 45

Pompino, Hermann-Josef, Prof. Dr., Facharzt für Urologie, Facharzt für Chirurgie-Kinderchirurgie, Leitender Arzt der chirurgischen und urologischen

Abteilung an der DRK-Kinderklinik, Wellersbergstraße 60, D-5900 Siegen 1

Popelier, Guy, Dr., Facharzt für Urologie, Belgielei 199, B-2000 Antwerpen, Belgien

Porst, Hartmut, Dr., Haubensteigweg 74, D-8960 Kempten

Potempa, Joachim, Prof. Dr., Facharzt für Urologie, Direktor der Urolog. Klinik der Städt. Krankenanstalten, Klinikum d. Univ. Heidelberg, D-6800 Mannheim

Pottinger, Persival, Dr., Arzt für Urologie, Hauptstraße 73, D-5000 Köln 50 (Rodenkirchen)

Praetorius, Georg-Michael, Dr., Facharzt für Urologie, Waldstraße 6 b, D-8032 Gräfelfing

Praetorius, Michael, Dr., Facharzt für Urologie und Chirurgie, Untertaxetweg 10, D-8035 Gauting

Puigvert Gorro, Antonio, Prof. Dr., Cartagena 340, Barcelona 13, Spanien

Purwita, Sujono, Dr., Urologische Klinik u. Poliklinik d. FU Berlin, Klinikum Charlottenburg, Spandauer Damm 130, D-1000 Berlin 19

Pust, Reiner, Prof. Dr., Urologische Abteilung im Zentrum für Chirurgie der JL-Universität, Klinikstr. 37, D-6300 Gießen

Range, Rolf-Werner, Facharzt für Urologie, Rabenkopfstraße 39, D-8000 München 90

Rapp, Walter, Dr., Facharzt für Chirurgie u. Urologie, Urolog. Abt., Stadtkrankenhaus, August-Bebel-Straße 59, D-6090 Rüsselsheim

Rathert, Peter, Prof. Dr., Chefarzt der Abteilung Urologie der Krankenanstalten Düren, D-5160 Düren

Rattenhuber, U., Dr., Urologische Klinik der Universität München, Klinikum Großhadern, Marchioninistraße 15, D-8000 München 70

Rave, Bernhard, Dr., Facharzt für Urologie und Chirurgie, Hohenzollernstraße 30, D-4350 Recklinghausen

Redecker, Klaus-Dietrich, Dr., Facharzt für Urologie u. Chirurgie, Chefarzt der Urolog. Abteilung des Krankenhauses, Goethestraße 13, D-7520 Bruchsal

Reh, Norbert, Dr., Facharzt für Urologie und Chirurgie, Mühlenstraße 83, D-4050 Mönchengladbach

Rehker, Heinrich, Dr., Facharzt für Urologie, Chefarzt der Belegabteilung am St.-Agnes-Hospital, Casinowall 10, D-4290 Bocholt/Westfalen

Reichelt, Harald, Dr., Oberarzt, Allgemeine Poliklinik der Stadt Wien, Urolog. Abt., Auerspergstraße 2, A-1010 Wien, Österreich

Reichert, Hans-Erich, Dr., Urologische Klinik und Poliklinik der Universität, Luitpoldkrankenhaus, D-8700 Würzburg

Reinecke, F., Dr. med., Facharzt f. Urologie, Hamburger Straße 208, D-2000 Hamburg 76

Reinicke, Rolf, Dr., Facharzt für Urologie, Astfelder Straße 1, D-3380 Goslar 1

Reissfelder, Günter, Dr., Urologische Klinik und Poliklinik der Universität des Saarlandes, D-6650 Homburg/Saar

Reuter, Hans-Joachim, Prof. Dr., Facharzt für Urologie, Urolog. Klinik, Humboldtstr. 16, D-7000 Stuttgart 1

Reuter, Ulrich-Heinz, Dr., Facharzt für Urologie und Chirurgie, ehem. Chefarzt der Urolog. Klinik, Robert-Koch-Straße 3, D-4950 Minden (Westfalen)

Richter, Claus-Heinrich, Dernburgstraße 2, D-1000 Berlin 19

Riedasch, G., Dr., Klinikum d. Universität Heidelberg, Abteilung Urologie, Im Neuenheimer Feld 110, D-6900 Heidelberg 1

Riedel, B., Prof. Dr., Facharzt f. Urologie, Leitender Arzt der Urolog. Klinik des Reinhard-Nieter-Krankenhauses, Friedrich-Paffrath-Straße 100, D-2940 Wilhelmshaven

Riedmiller, Hubertus, Dr., Urologische Klinik u. Poliklinik der Johannes-Gutenberg-Universität Mainz, Langenbeckstr. 1, D-6500 Mainz

Rilling, Johann Georg, Dr., Facharzt für Urologie, Niedere Straße 52, D-7730 Villingen

Ringert, Rolf-Hermann, Dr., Urologische Universitätsklinik der GHS, Hufelandstraße 55, D-4300 Essen 1

Roblick, Dr., Facharzt für Urologie, Ärztlicher Leiter der Urolog. Abteilung d. Kreis- und Stadtkrankenhauses Wunsiedel-Marktredwitz, Postfach 540, D-8590 Marktredwitz

Rodeck, G., Prof. Dr., Direktor der Urolog. Univ.-Klinik, Robert-Koch-Straße 8, D-3550 Marburg/Lahn

Röhl, Lars, Prof. Dr., Facharzt für Urologie, Direktor der Urolog. Abt. der Chirurg. Univ.-Klinik, D-6900 Heidelberg

Rösner, Norbert, Dr., Facharzt für Urologie, Mainstraße 1, D-3575 Kirchhain 7

Rohrbach, Klaus, Dr., Facharzt für Urologie, Zingel 17, D-3200 Hildesheim

Roßner, Eckhard, Dr., Facharzt für Urologie, Haferacker 14, D-2104 Hamburg 92

Rost, Armin, Prof. Dr., Chefarzt der Urolog. Abt. des St.-Bonifacius-Hospitals Lingen, Am Wall 31–33, D-4450 Lingen 1

Rothauge, Carl Friedrich, Prof. Dr., Facharzt für Urologie, Leiter der Abt. für Urologie der Justus-Liebig-Universität, Klinikstraße 37, D-6300 Gießen

Rothenberger, K.-H., Dr., Urolog. Abteilung, Städt. Krankenhaus, Robert-Koch-Str., D-8300 Landshut

Rübben, H., Dr., Abteilung für Urologie der Med. Fakultät der RWTH, Goethestraße 27/29, D-5100 Aachen

von Rütte, Bernhard, Priv.-Doz. Dr., Spezialarzt für Chirurgie u. Urologie FMH, Effinger Straße 15, CH-3008 Bern, Schweiz

Rugendorff, Erwin Walter, Dr. Dr., Facharzt für Urologie, Ludwigsplatz 11, D-6300 Gießen

Ruile, Kurt, Prof. Dr., Facharzt für Urologie, Chefarzt der Urolog. Klinik der Städt. Krankenanstalten, D-7730 Villingen-Schwenningen

Rummelhardt, Sepp, Prof. Dr., Facharzt für Urologie, Vorstand der Urolog. Univ.-Klinik Wien, Alserstraße 4, A-1130 Wien, Österreich

Rutishauser, Georg, Prof. Dr., Facharzt für Urologie und Chirurgie, Chefarzt der Urologischen Klinik des Departements für Chirurgie der Universität Basel, Kantonsspital, CH-4054 Basel, Schweiz

Sachse, Detlef, Dr., Facharzt für Urologie, Talstr. 51, D-6650 Homburg/Saar

Sachse, Hans, Prof. Dr., Facharzt für Urologie, Chefarzt der Urolog. Klinik der Krankenanstalten, Flurstraße 17, D-8500 Nürnberg

Salim, Semir, Dr., Oberarzt der Urolog. Klinik und Poliklinik der FU Berlin, Klinikum Charlottenburg, Spandauer Damm 130, D-1000 Berlin 19

Sauerwein, Dieter, Dr., Facharzt für Urologie, Chefarzt der Urolog. Abt., Werner-Wicker-Schwerpunktklinik, Im Kreuzfeld, D-3590 Bad Wildungen-West

von Scanzoni, Curt, Dr., Facharzt für Urologie, Jasperallee 19, D-3300 Braunschweig

Schabert, Peter, Priv.-Doz. Dr., Facharzt für Urologie, Chefarzt des Elisabeth-Krankenhauses, Hubertusstraße 100, D-4070 Rheydt

Schärfe, T., Dr., Johannes-Gutenberg-Univ., Urologische Klinik, Langenbeckstraße 1, D-6500 Mainz

Schalkhäuser, K., Dr., Leitender Arzt der Urolog. Abteilung des Kreiskrankenhauses, D-8250 Dorfen

Scheibe, H., Dr., Urologische Abteilung der Justus-Liebig-Universität, Klinikstr. 37, D-6300 Gießen/Lahn

Scheiber, Karl, Dr., Univ.-Klinik f. Urologie, Anichstraße 35, A-6020 Innsbruck, Österreich

Schendzielorz, Fritz, Dr., Facharzt für Chirurgie und Urologie, Freier Weg 5, D-5300 Bonn 2

Schilling, A., Dr., Urologische Universitätsklinik München, Klinikum Großhadern, Marchioninistraße 15, D-8000 München 70

Schimatzek, Anton, Dr., Univ.-Facharzt für Urologie, Oberarzt d. Urolog. Poliklinik der Stadt Wien, Reischachstraße 3/7, A-1090 Wien, Österreich

Schindler, Eckehard, Priv.-Doz. Dr., Oberarzt der Urologischen Klinik der Medizinischen Hochschule, Karl-Wiechert-Allee 9, D-3000 Hannover

Schindler, Ernst, Dr., Facharzt für Urologie und Chirurgie, Leitender Arzt d. Urolog. Abt. im Klinikum „Alte Mühle", Ludwig-Konrad-Str. 6, D-3590 Bad Wildungen

Schmandt, Werner, Prof. Dr., Vorstand der Urolog. Abt. d. Chirurg. Univ.-Klinik Münster, Jungeblodtplatz 1, D-4400 Münster

Schmeller, Nikolaus, Dr., Urolog. Klinik u. Poliklinik, Klinikum Großhadern, Marchioninistraße 15, D-8000 München 70

Schmich, Hubert, Dr., Facharzt für Urologie und Chirurgie, Leiter der Urolog. Abteilung am Krankenhaus Maria Hilf, Dahlienweg 3–5, D-5483 Bad Neuenahr-Ahrweiler 1

Schmidt, Albrecht C., Dr., Chefarzt der Urolog. Abt. Diakoniekrankenhaus Schwäbisch Hall, D-7170 Schwäbisch-Hall

Schmidt, Joachim, Dr., Facharzt für Chirurgie u. Urologie, Oberarzt der Urolog. Klinik des Stadtkrankenhauses, Ob den Reben 3, D-7700 Singen

Schmidt, Peter, Dr., Untermarkt 13, D-6460 Gelnhausen

Schmidt, Rainer, Dr., Erhardtstraße 4, D-8000 München 5

Schmidt, Theodor, H., Dr., Ltd. Medizinaldirektor, Chefarzt der Urolog. Klinik am Landkrankenhaus Coburg, Ketschendorfer Straße 33, D-8630 Coburg

Schmidt-Mende, Manfred, Prof. Dr., Facharzt für Urologie und Chirurgie, Chefarzt der Urologischen Klinik, St.-Bernward-Krankenhaus, Treibe-Straße 9, D-3200 Hildesheim

Schmiedt, Egbert, Prof. Dr., Facharzt für Chirurgie u. Urologie, Direktor der Urolog. Klinik u. Poliklinik der Universität München, Klinikum Großhadern, Marchioninistraße 15, D-8000 München 70

Schmitz, Werner, Prof. Dr., Chefarzt der Urolog. Abteilung des Kreiskrankenhauses, D-4930 Detmold

Schmucki, O., Dr., Oberarzt der Urologischen Universitätsklinik, Kantonsspital, Rämistraße 100, CH-8091 Zürich, Schweiz

Schmutte, E., Dr., Facharzt für Urologie, Gutzkowstraße 9, D-6000 Frankfurt/Main

Schönefeld, Gerhard, Dr., Trivastr. 2/IV, D-8000 München 19

Schöngart, Klaus, Dr., Facharzt für Chirurgie u. Urologie, Wilhelm-Busch-Straße 2, D-3006 Burgwedel 1

Schrader, Gerd, Dr., Oberarzt der Urolog. Abteilung des Kreiskrankenhauses, Fuhrberger Straße 4, D-3006 Burgwedel 1

Schreiber, Berthold, Dr., Facharzt für Urologie, Chefarzt am St.-Marien-Hospital, Urologische Abteilung, Mühlenstraße 5–9, D-4660 Gelsenkirchen-Buer

Schreiner, Hellmuth, Dr., Facharzt für Urologie u. Chirurgie, Bahnhofsplatz 6, D-6930 Eberbach

Schreiter, F., Dr., Leitender Arzt der Urolog. Abteilung, Verbandskrankenhaus Schwelm, Dr.-Möller-Straße 15, D-5830 Schwelm

Schröder, F. H., Prof. Dr., Direktor der Urologischen Klinik, Erasmus-Universität, NL-3002 Rotterdam, Niederlande

Schroeter, Heinz, Dr., Facharzt für Urologie, Nowackanlage 15/17, D-7500 Karlsruhe 1

Schrott, Karl M., Priv.-Doz. Dr., Urolog. Univ.-Klinik, Maximiliansplatz, Postfach 3560, D-8520 Erlangen

Schubert, G. E., Prof. Dr., Direktor des Pathologischen Institutes d. Stadt Wuppertal, Arrenberger Straße 20–56, D-5600 Wuppertal 1

Schüller, Jörg, Dr. med., Urolog. Klinik und Poliklinik der Ludwig-Maximilians-Universität, Klinikum Großhadern, Marchioninistraße 15, D-8000 München 70

Schütz, W., Dr. med., Urolog. Klinik und Poliklinik der TU München, Klinikum rechts der Isar, Ismaninger Straße 22, D-8000 München 80

Schütze, Richard, Dr., Facharzt für Urologie, Königstraße 1b, D-7000 Stuttgart 1

Schulte-Vels, Klaus, Dr., Facharzt für Urologie, Oberarzt der Urolog. Abteilung, Städt. Krankenanstalten, Auf der Freiheit 16, D-5758 Fröndenberg

Schultheis, Hans-M., Dr., Arzt für Urologie, Dr.-Marc-Straße 1, D-3590 Bad Wildungen

Schultheis, Justus-W., Dr., Arzt für Urologie, Dr.-Marc-Straße 1, D-3590 Bad Wildungen

Schultze-Seemann, Fritz, Dr., Facharzt für Urologie u. Chirurgie, Münchener Straße 22, D-1000 Berlin 28

Schulz, Jürgen, Dr., Urologische Klinik und Poliklinik der FU Berlin, Klinikum Charlottenburg, Spandauer Damm 130, D-1000 Berlin 19

Schulze-Brüggemann, Bernd, Dr., Facharzt für Urologie, Urologische Klinik der Städt. Kliniken Osnabrück, Caprivistraße 1, D-4500 Osnabrück

Schuster, Detlev, Dr., Facharzt für Urologie u. Chirurgie, Leit. Arzt. d. Urolog. Klinik, Stadtkrankenhaus, Eppenreuther Str. 9, D-8670 Hof

Schwaab, Hans-Hartmut, Dr. med., Oberarzt der Urolog. Abteilung der St.-Barbara-Klinik Heesen, D-4700 Hamm 5

Schwaiger, Rainer, Dr., Urologische Klinik und Poliklinik der Universität des Saarlandes, D-6650 Homburg/Saar

Schwander, Gottfried, Dr., Facharzt für Urologie, St.-Markus-Krankenhaus, Ginnheimer Landstraße 98, D-6000 Frankfurt 90

Schwartz, Lothar, Dr., Facharzt für Urologie, Chefarzt der Urolog. Abt., Krankenhaus, Auf der Ennest 31, D-5940 Lennestadt 1

Scultéty, Sándor, Dr., Facharzt für Urologie und Chirurgie, Chefarzt der Urolog. Abt. des Stadtkrankenhauses, Postfach 455, Szeged, Ungarn

Seidl, Peter, Dr., Facharzt für Urologie, Turfweg 4, D-8400 Regensburg

Semmelroch, Hermann, Dr., Facharzt für Chirurgie, Chefarzt der Chirurg. Abt. u. Direktor des Stadtkrankenhauses, D-8458 Sulzbach-Rosenberg

Senge, Theodor, Prof. Dr., Facharzt für Urologie, Direktor an der Ruhruniversität Bochum, Josefs-Hospital, Widumerstraße 8, D-4690 Herne 1

Seppelt, Ulrich, Priv.-Doz. Dr. med., Oberarzt d. Urolog. Abteilung im Klinikum der Univ., Hospitalstraße 40, D-2300 Kiel

Sharaya, Ali, Dr. med., Höhenweg 94, D-4300 Essen 11

Sichert, Wolfram, Dr., Wilhelmstraße 29, D-5100 Aachen

Sickinger, Kurt, Dr., Rothenbaumchaussee 179, D-2000 Hamburg 13

Sigel, Alfred, Prof. Dr., Facharzt für Chirurgie u. Urologie, Vorstand d. Urolog. Klinik d. Univ. Erlangen-Nürnberg, Niendorfstraße 15, D-8520 Erlangen

Simmet, Johannes, Dr., Facharzt für Urologie, Salzstraße 10, D-6634 Wallerfangen

Simon, Jürgen, Dr., Facharzt für Urologie, Tegeler Weg 4, D-1000 Berlin 10

Sinagowitz, Priv.-Doz. Dr., Facharzt für Urologie, Urolog. Gemeinschaftspraxis, Karlstraße 59, D-7990 Friedrichshafen

Singer, Heinz, Prof. Dr., Leopoldstraße, D-8000 München 40

Sintermann, R., Dr. med., Chefarzt der Urolog. Klinik, Hellweg 100, D-4300 Essen 14

Skerra, Gerhard, Dr., Facharzt für Urologie, Ahstedter Straße 6, D-3207 Harsum 3

Smoler, Hans, Dr., Facharzt für Urologie, Am Pfänderholz 15, D-7971 Isny

Socha, Paul, Dr., Facharzt für Chirurgie u. Urologie, Königswiese 19, D-4650 Gelsenkirchen-Buer

Soder, Erich, Dr., Facharzt für Chirurgie u. Urologie, Chefarzt der Chirurg. Abt. des Städt. Krankenhauses, D-6740 Landau (Pfalz)

Sökeland, Jürgen, Prof. Dr., Facharzt für Urologie, Direktor der Urolog. Klinik, Westfalendamm 403-407, D-4600 Dortmund

Sommerkamp, Horst, Prof. Dr., Leiter der Urolog. Abt. der Chirurg. Univ.-Klinik, Hugstetter Straße 55, D-7800 Freiburg i. Brsg.

Sonnenberg, Sigmar, Dr., Facharzt für Urologie, Hochstraße 48, D-4850 Bottrop

Sonnenschein, Richard, Dr., Facharzt für Urologie, Bergstraße 18–20, D-5650 Solingen 1

Sosath, Günther, Dr., Grüner Brink 2a, D-2391 Harrislee

Sparwasser, Herbert, Dr., Facharzt für Urologie u. Chirurgie, Chefarzt der Urolog. Klinik d. Städt. Krankenhauses, Kemperhof, D-5400 Koblenz

Spranger, Rudolf, Dr., Facharzt für Urologie, Oberarzt der Urolog. Abteilung am Städt. Urban-Krankenhaus, Dieffenbachstraße 1, D-1000 Berlin 61

Staehler, G., Priv.-Doz. Dr., Urolog. Klinik und Poliklinik d. Ludwig-Maximilian-Universität, Klinikum Großhadern, Marchioninistraße 15, D-8000 München 70

Stähler, Hartmut, Dr., Facharzt für Urologie und Chirurgie, Chefarzt der Urolog. Klinik Krankenhauszweckverband, Henisiusstr. 1, D-8900 Augsburg

Stammel, Ulrich, Dr., Facharzt für Urologie, Kaiserring 23, D-4230 Wesel

Stangel, Dr., Facharzt für Urologie, Alte Freiheit 3, D-5600 Wuppertal 1

Stark, Gerhard, Dr., Facharzt für Urologie, Hochwaldstr. 62, D-6640 Merzig

Steffens, Ludwig, Dr., Facharzt für Urologie, Chefarzt der Urolog. Klinik u. Abt. f. Kinder-Urologie, St.-Antonius-Hospital Eschweiler, Akademisches Lehrkrankenhaus, Dechant-Deckers-Straße 8, D-5180 Eschweiler

Steffens-Krebs, Dieter, Dr., Facharzt für Urologie und Chirurgie, Chefarzt des Stadtkrankenhauses, Laustraße 30, D-3590 Bad Wildungen

Stockamp, Karl, Prof. Dr., Urologische Klinik der Städtischen Krankenanstalten, Bremserstraße 79, D-6700 Ludwigshafen

Stöber, Ulrich, Dr. med., Mathias-Spital, Postfach 760, D-4440 Rheine

Stöhrer, Manfred, Dr., Chefarzt der Urologischen Abteilung d. Berufsgenossenschaftlichen Unfallklinik Murnau, D-8110 Murnau/Obb.

Stoll, Hans, G., Dr., Facharzt für Chirurgie u. Urologie, Direktor der Urolog. Klinik, Kliniken der Freien Hansestadt Bremen, Zentralkrankenhaus, St.-Jürgen-Straße, D-2800 Bremen

Straube, Winfried, Prof. Dr., Facharzt für Urologie, Chefarzt der Urologischen Abteilung des Marienhospitals, Hospitalstraße 24, D-4300 Essen 12

Strauss, Wolfgang, Dr., Facharzt für Urologie und Chirurgie, Belegarzt der Urolog. Abteilung, Kreiskrankenhaus, Ernst-Putz-Straße 4, D-8788 Bad Brückenau 2

Strobel, Alois, Dr. med., Westenstraße 2, D-8833 Eichstätt

Strohmenger, Paul, Prof. Dr., Facharzt für Urologie, Chefarzt der Urolog. Klinik, Städt. Kliniken Osnabrück, Caprivistraße 1, D-4500 Osnabrück

Strothotte, Erich, Dr., Facharzt für Urologie und Chirurgie, Kleine Flurstraße 9, D-5600 Wuppertal-Barmen

Studemund, Hartwig, Dr., Facharzt für Urologie, Lornsenstraße 9, D-2300 Kiel

Sturm, Werner, Dr., Urolog. Klinik, Klinikum Großhadern, Marchioninistraße 15, D-8000 München 70

Taha, Saoud-A., Dr. Assistant Professor of Urology, King Faisal-University, P.O. Box 2114, Dammam/Saudi-Arabia

Tauber, Roland, Dr. med., Urolog. Klinik und Poliklinik der Ludwig-Maximilians-Universität, Klinikum Großhadern, Marchioninistraße 15, D-8000 München 70

Taupitz, Artur, Prof. Dr., Facharzt für Urologie, Chefarzt der Urolog. Klinik des Städt. Krankenhauses, D-6750 Kaiserslautern

Teodorescu, Alexandru, Dr., Facharzt für Urologie, judetul OLT (0500), Slatina, Rumänien

Terhorst, Bodo, Prof. Dr., Chefarzt der Urolog. Abt., Caritaskrankenhaus, Uhlandstraße 7, D-6990 Bad Mergentheim

Thelen, Anton, Prof. Dr., Facharzt für Chirurgie u. Urologie, Beethovenstraße 6, D-7800 Freiburg

Thelen, Paul, Dr., Facharzt für Urologie, Im Klapperhof 52, D-5000 Köln 1

Therhag, Hans, G., Dr., Dürerstraße 32, D-5620 Velbert

Thiel, Karl Heinz, Dr., Facharzt für Chirurgie u. Urologie, Chefarzt der Urolog. Klinik der Städt. Krankenanstalten, Jägerhausstraße 26, D-7100 Heilbronn

Thiele, Rudolf, Dr., Facharzt für Urologie, Reichsstraße 22, D-8850 Donauwörth

Thüroff, J., Dr. med., Urologische Klinik d. Johannes-Gutenberg-Universität, Langebeckstraße 1, D-6500 Mainz

Tiggemann, Claus, Dr., Facharzt für Urologie, Pfinztalstraße 2, D-7500 Karlsruhe 41

Tölle, E., Dr., OA der Urolog. Abt. d. Chir. Klinik und Poliklinik, Jungeblodtplatz 1, D-4400 Münster

Tonnesen, Johannes, Dr., Urologe, Borromäus-Hospital, Urologische Abteilung, Postf. 209, D-2950 Leer/Ostfriesland

Truss, Friedrich, Prof. Dr., Facharzt für Urologie, Direktor der Klinik u. Poliklinik für Urologie der Univ. Göttingen, Robert-Koch-Straße 40, D-3400 Göttingen

Tschervenakov, Anton, Dr., Facharzt für Chirurgie u. Urologie, Vorstand des Lehrstuhls für Urologie am Institut für ärztliche Fortbildung, Belo More 8, Sofia, Bulgarien

Tscholl, R., Priv.-Doz. Dr., Kantonsspital, Leitender Arzt d. Urolog. Klinik, CH-5001 Aarau, Schweiz

Tunn, Ulf, Priv.-Doz. Dr., Facharzt für Urologie, Leitender Oberarzt der Urologischen Klinik der Ruhruniversität, Marien-Hospital, Widumer Straße 8, D-4690 Herne 1

Uhlir, Karel, Prof. Dr., Direktor der Urolog. Univ.-Klinik, Pekařská, Brno, CSSR

Ulbricht, Roland, Dr. med., Urolog. Klinik und Poliklinik der FU Berlin, Klinikum Charlottenburg, Spandauer Damm 130, D-1000 Berlin 19

Ulrich, Heinz Jürgen, Dr., Facharzt für Urologie, Pferdemarkt 16, D-2400 Lübeck

Ulshöfer, B., Dr., Urologische Klinik und Poliklinik der Universität, Robert-Koch-Straße 8, D-3550 Marburg/Lahn

Ultzmann, Harald, Dr., Facharzt für Urologie, Alserstraße 27, A-1080 Wien, Österreich

Unger, Joachim, Dr., Facharzt für Urologie und Chirurgie, Leitender Arzt d. Urologischen Abt. am Städt. Krankenhaus, D-8830 Treuchtlingen

Unger, Victor, Dr., Facharzt für Urologie u. Chirurgie, Viktoriastraße 2, D-6600 Saarbrücken

Urlesberger, Hadwin, Primarius, Dr., Urologische Abteilung, Landeskrankenhaus, St. Veiter Straße 47, A-9010 Klagenfurt, Österreich

Vahlensieck, Winfried, Prof. Dr., Facharzt für Urologie, Direktor der Urolog. Univ.-Klinik, D-5300 Bonn-Venusberg

Vardakis, Georg, Dr., Facharzt für Urologie, Trift 19, D-3100 Celle

Voegele, Ulrich, Dr., Facharzt für Urologie, Fischertor 1, D-4950 Minden

Völter, Dieter, Prof. Dr., Chefarzt der Urologischen Abteilung des St.-Trudpert-Krankenhauses, D-7530 Pforzheim

Vogel, E., Dr., Urolog. Klinik und Poliklinik rechts der Isar der TU München, Ismaninger Straße 22, D-8000 München 80

Vogt, Wolfgang-Erich, Dr., Facharzt für Urologie, Tauentzienstraße 13, D-1000 Berlin 30

Volck, Hartmut, Dr., Arzt f. Urologie, Bahnhofstr. 1, D-7030 Böblingen

Vouros, Demetrios, Professor Dr., Facharzt für Urologie, Chefarzt der Urologischen Abteilung, Theagenion Medical Institute, Serronstr. 2, Thessaloniki, Griechenland

Wagener, Klaus, Dr., Facharzt für Urologie, Chefarzt im Sanatorium Hartenstein, D-3590 Bad Wildungen

Wagenknecht, Lothar-Viktor, Prof. Dr., Urologische

Univ.-Klinik, Martinistraße 52, D-2000 Hamburg 20
Wagner, W., Priv.-Doz. Dr., Facharzt für Urologie, Chefarzt d. Urolog. Abt., St. Josefs-Hospital, Kurfürstenstraße 69, D-4150 Krefeld-Uerdingen
Walczak, Michael, Dr., Arzt für Urologie, Leitender Arzt der Urolog. Abt., Marienhospital, von-Droste-Straße 14, D-4782 Erwitte
Walther, Volker, Dr. med., Baumgartenstraße 30, D-8150 Holzkirchen
Walz, P. H., Dr., Urologische Klinik, Klinikum der Johannes-Gutenberg-Universität, Langenbeckstraße 1, D-6500 Mainz
Wand, Heribert, Prof. Dr., Facharzt für Urologie und Chirurgie, Leiter der Abteilung für Urologie im Klinikum der Univ. Kiel, Hospitalstraße 40, D-2300 Kiel
Wandschneider, Gerhard, Dr., Primarius, Univ.-Doz., Vorstand d. Urolog. Abt. d. Landeskrankenhauses Graz, Petersbergenstraße 61, A-8042 Graz, Österreich
Wanner, Klaus, Dr. med., Oberarzt d. Urolog. Klinik am Katharinenhospital, Kriegsbergstraße 60, D-7000 Stuttgart 1
Wassmuth, Klaus, Dr., Stadtkrankenhaus, Urologische Abteilung, Würzburger Weg 22, D-8832 Weißenburg
Weber, Wolfgang, Prof. Dr., Leiter der Abteilung für Urologie im Zentrum der Chirurgie d. Joh.-v.-Goethe-Univ., Theodor-Stern-Kai 7, D-6000 Frankfurt/Main
Wehner, Walter, Dr., Facharzt für Urologie, Chefarzt der Urolog. Klinik, Hohenzollernstraße 7–9, D-7000 Stuttgart
Weidner, W., Dr., Lehrstuhl und Abteilung für Urologie der Justus-Liebig-Universität, Klinikstraße 37, D-6300 Gießen
Weigele, Günter Norbert, Dr., Facharzt für Urologie, Schwellerhaldestraße 23, D-7410 Reutlingen 11
Weigner, K., Dr. med., Oberarzt der Urolog. Abteilung des Knappschafts-Krankenhauses, Dr.-Hans-Böckler-Platz, D-5102 Würselen 1
Weißbach, L., Prof. Dr., Ltd. Oberarzt der Urolog. Univ.-Klinik, Sigmund-Freud-Str. 25, D-5300 Bonn
Weißmüller, Johannes, Dr., Urolog. Univ.-Klinik, Postfach 3560, Maximiliansplatz, D-8520 Erlangen
Weissteiner, Gerhard, Dr., Univ. med., Meinhardstraße 9/III, A-6020 Innsbruck, Österreich
Wellstein, Hans, Dr., Facharzt für Urologie, Holzstraße 21, D-7000 Stuttgart 1
Wenderoth, Heinz, Dr., Facharzt für Urologie u. Chirurgie, Chefarzt der Urolog. Klinik d. Allg. Krankenhauses, Buscheystraße 15a, D-5800 Hagen
Wenderoth, U., Dr., Hauptstraße 158 b, D-5483 Bad Neuenahr
Werner, Horst, Dr., Facharzt für Urologie u. Chirurgie, Chefarzt der Urolog. Abt. des St.-Elisabeth-Krankenhauses, Werthmannstraße 1, D-5000 Köln 41
Westenfelder, Martin, Prof. Dr., Facharzt f. Urologie, Oberarzt der Abteilung für Urologie des Klinikums der Universität Freiburg, Hugstetter Straße 55, D-7800 Freiburg
Wichmann, D., Dr. med., Leitender Arzt d. Urolog. Abteilung des St.-Franziskus-Hospitals, D-2842 Lohne
Widok, Klaus, Dr., Allgäuer Straße 1, D-8000 München 71
Wieland, Wolf F., Dr. med., Urolog. Klinik und Poliklinik der Ludwig-Maximilians-Universität, Klinikum Großhadern, Marchioninistraße 15, D-8000 München 70
Wienhöwer, Reiner, Dr., Facharzt für Urologie, Oberarzt d. Klinik Golzheim, Urologische Abt., Friedrich-Lau-Straße 11, D-4000 Düsseldorf
Wigger, Curt, Dr., Facharzt für Urologie, Gartenstraße 14, D-4930 Detmold
Wilbert, Heinz, Dr., Facharzt für Urologie und Chirurgie, Siegfriedstraße 31, D-6520 Worms/Rhein
Wilhelm, E., Dr. med., Urolog. Univ.-Klinik, Maximiliansplatz, D-8520 Erlangen
Wille, Claus-A., Dr., Arzt für Urologie, Bochumer Straße 5, D-5000 Köln 90
Wille-Baumkauff, Horst, Prof. Dr., Facharzt für Urologie, Moltkestraße 1, D-3300 Braunschweig
Wiltschke, Heribert, Prim. Dr., Facharzt f. Urologie, Kajetanerplatz 5, A-5020 Salzburg, Österreich
Winkler, Peter, Dr., Facharzt für Urologie, Lahnstraße 9, D-5000 Köln 50
Winz, Richard, Dr., Facharzt für Urologie, Burgwall 64, D-4400 Münster
Wirth, Manfred, Dr. med., Urolog. Klinik und Poliklinik der Univ. Würzburg, Luitpoldkrankenhaus, D-8700 Würzburg
Witschel, Rüdiger, Dr. med., Facharzt für Urologie, Belegabt. Krankenhaus Bad Oeynhausen, Bahnhofstraße 20, D-4970 Bad Oeynhausen 1
Witzel, Reinhold, Dr., Facharzt f. Urologie, Lennéstraße 9a, D-5300 Bonn
Woelk, Eberhard, Dr., Facharzt für Urologie, Chefarzt der Urolog. Abt. Kath. Krankenhaus Du-Zentrum, Pappendelle 6, D-4100 Duisburg 17
Woeller, Albrecht, Dr. med., Arzt für Urologie und Chirurgie, Sigismundstraße 11, D-4330 Mülheim a.d. Ruhr
Wohlrabe, Kurt, Dr., Facharzt f. Urologie, Altendorfer Straße 288, D-4300 Essen 1
Wolterhoff, Hermann, Dr., Facharzt für Urologie, Hochdahler Straße 350, D-4010 Hilden
Wortberg, Klaus, Dr., Facharzt für Urologie, Albertinenkrankenhaus, D-4503 Dissen
Wricke, Gerhard, Dr., Facharzt für Urologie und Chirurgie, Bonifatiusplatz 8, D-6500 Mainz
Wulff, Hans Diederich, Prof. Dr., Facharzt für Urologie, Chefarzt d. Urolog. Klinik, Schwarzenmoorstraße 70, D-4900 Herford
Wulsch, Eberhard, Arzt für Urologie, Yorkstraße 82, D-1000 Berlin 61
Wurdas, Hermin, Dr., Facharzt für Urologie, Theodor-Heuss-Platz 1–3, D-4040 Neuß

Zechner, O., Dr., Urologische Universitätsklinik, Alserstraße 4, A-1090 Wien 9, Österreich

Zeiss, Peter, Facharzt für Urologie, Sanatoriumsplatz 2, D-8000 München 90

Zemann, Emil, Univ.-Doz., Facharzt für Urologie, Heimeradstr. 7, D-3501 Niedenstein 5-Kirchberg

Ziegler, Manfred, Prof. Dr., Direktor der Urolog. Univ.-Klinik, D-6650 Homburg/Saar

Ziegler, Wilhelm, Dr., Facharzt für Urologie, Schillerstraße 10, D-7600 Offenburg (Baden)

Zikic, Dr. Dr., Behringstraße 13, D-4930 Detmold

Zimmermann, Armin, Priv.-Doz. Dr. med., Ltd. Arzt der Abt. Urologie der Städt. Kliniken, An den Voßbergen 79–99, D-2900 Oldenburg/Oldb.

Zingg, Ernst, Prof. Dr., Facharzt für Chirurgie u. Urologie, Direktor der Urolog. Univ.-Klinik, CH-3010 Bern, Schweiz

Zink, Roman A., Dr. med., Urolog. Klinik und Poliklinik der Ludwig-Maximilians-Universität, Klinikum Großhadern, Marchioninistraße 15, D-8000 München 70

Zöckler, Hans-Theodor, Dr., Facharzt für Urologie, Urologische Klinik der Med. Hochschule, Karl-Wiechert-Allee 9, D-3000 Hannover-Kleefeld

Zoedler, Dietmar, Dr., Facharzt für Urologie, Chefarzt der Urolog. Abt. der Klinik Golzheim, Friedrich-Lau-Straße 11, D-4000 Düsseldorf

Zorn, Dietrich, Prof. Dr., Facharzt für Urologie, Aussiger Wende 17, D-3000 Hannover-Kirchrade

Zurborg, Clemens, Dr., Facharzt für Urologie, Chefarzt der Urolog. Abteilung des Krankenhauses Maria-Hilf, Oberdissener Straße 94, D-4150 Krefeld

Zwergel, Th., Dr. med. Urolog. Univ.-Klinik, D-6650 Homburg/Saar

Zwergel, Ulrike, Dr. med., Urolog. Univ.-Klinik, D-6650 Homburg/Saar

Autorenregister